MANUAL de
TRANSPLANTE
HEPÁTICO

LUIZ AUGUSTO CARNEIRO D'ALBUQUERQUE
LUCIANA BERTOCCO DE PAIVA HADDAD
WELLINGTON ANDRAUS

MANUAL de TRANSPLANTE HEPÁTICO

São Paulo
2024

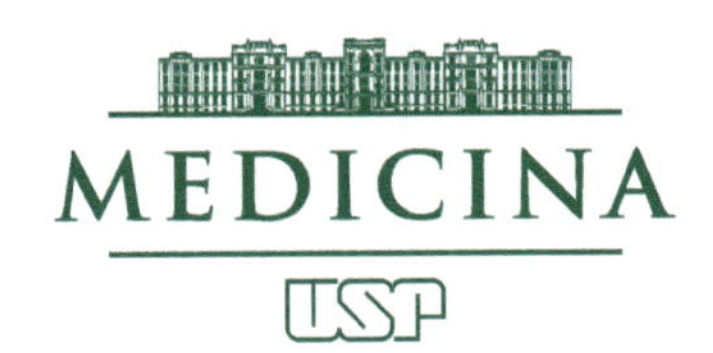

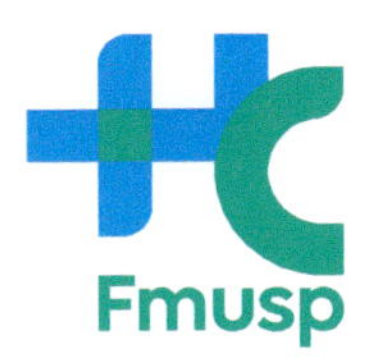

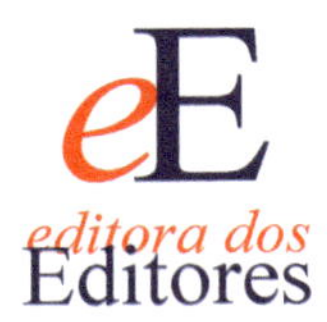

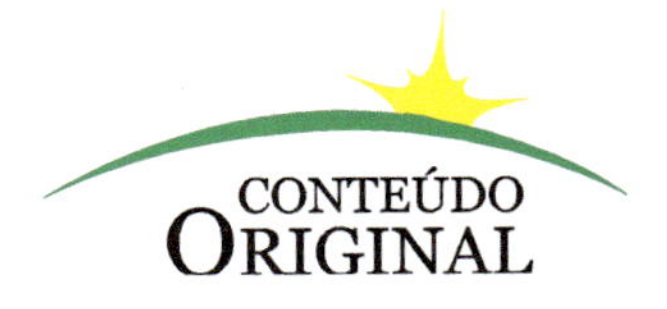

Produção editorial: **Villa d'Artes**
Capa: **Villa d'Artes**
Imagens de capa e de abertura de capítulo: **Freepik/Canva**

Dados Internacionais de Catalogação na Publicação (CIP)

(Câmara Brasileira do Livro, SP, Brasil)

Manual de transplante hepático / editores Luiz Augusto Carneiro D'Albuquerque, Luciana Bertocco de Paiva Haddad, Wellington Andraus. -- São Paulo : Editora dos Editores, 2024.

Vários autores
ISBN 978-65-6103-021-2

1. Fígado - Doenças - Tratamento 2. Fígado - Transplante 3. Hepatologia - Congressos 4. Transplante de órgãos, tecidos etc. 5. Transplante hepático - Cirurgia I. D'Albuquerque, Luiz Augusto Carneiro. II. Haddad, Luciana Bertocco de Paiva. III. Andraus, Wellington.

24-211465 CDD-617.430592

Índices para catálogo sistemático:

1. Fígado : Transplante : Cirurgia : Medicina
   617.430592

Eliane de Freitas Leite - Bibliotecária - CRB 8/8415

Este livro foi criteriosamente selecionado e aprovado por um Editor científico da área em que se inclui. A *Editora dos Editores* assume o compromisso de delegar a decisão da publicação de seus livros a professores e formadores de opinião com notório saber em suas respectivas áreas de atuação profissional e acadêmica, sem a interferência de seus controladores e gestores, cujo objetivo é lhe entregar o melhor conteúdo para sua formação e atualização profissional.

Desejamos-lhe uma boa leitura!

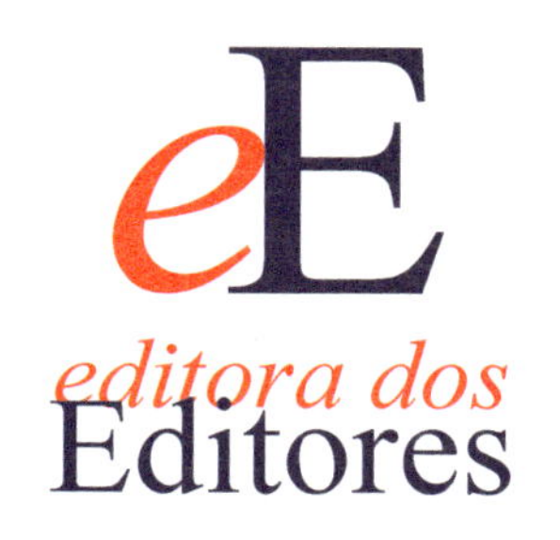

EDITORA DOS EDITORES
Rua Marquês de Itu, 408 — sala 104 — São Paulo/SP
CEP 01223-000
Rua Visconde de Pirajá, 547 — sala 1.121 — Rio de Janeiro/RJ
CEP 22410-900

+55 11 2538-3117
contato@editoradoseditores.com.br
www.editoradoseditores.com.br

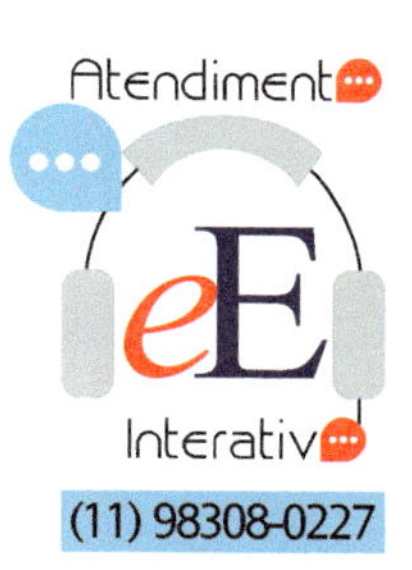

Sobre os Editores

Este livro é o resultado do esforço colaborativo de destacados profissionais da área médica, sob a orientação e liderança de três renomados especialistas:

LUIZ AUGUSTO CARNEIRO D'ALBUQUERQUE

Professor Titular da Disciplina de Transplantes de Fígado e Órgãos do Aparelho Digestivo no Departamento de Gastroenterologia e Nutrologia da Faculdade de Medicina da Universidade de São Paulo desde 2008, o Prof. Dr. Luiz Augusto Carneiro D'Albuquerque é uma autoridade reconhecida em sua área. Graduado pela Faculdade de Medicina de Taubaté em 1974, ele desempenha um papel fundamental como Chefe do Departamento de Gastroenterologia e Nutrologia da mesma instituição. Além disso, é Diretor da Divisão de Transplantes de Fígado e Órgãos do Aparelho Digestivo do Hospital das Clínicas da FMUSP. O Prof. Luiz Augusto também exerce influência significativa como membro titular do Conselho Diretor do Instituto Central do Hospital das Clínicas da FMUSP e do Conselho Deliberativo do Complexo do Hospital das Clínicas da FMUSP. Sua dedicação estende-se à educação e inovação, sendo Presidente do LEPIC – Laboratório de Ensino, Pesquisa e Inovação em Cirurgia do HCFMUSP. Ele também ocupou a presidência do Colégio Brasileiro de Cirurgia Digestiva e do Colégio Brasileiro de Cirurgia Hepatobiliar de 2021 a 2023. Além disso, é membro da Câmara Técnica de Transplantes de Fígado, Transplante de Intestino e Multivisceral do SNT – Sistema Nacional de Transplantes – Ministério da Saúde. Sua vasta experiência na área da Medicina, com ênfase em Cirurgia do Aparelho Digestivo, reflete-se em sua atuação destacada em temas como doenças do fígado, transplante de fígado, cirrose hepática, hipertensão portal e diagnóstico. Em reconhecimento a suas contribuições excepcionais, o Prof. Luiz Augusto foi nomeado Professor "DOUTOR HONORIS CAUSA" pela Universidade Federal de Goiás.

LUCIANA BERTOCCO DE PAIVA HADDAD

A Profa. Dra. Luciana Bertocco de Paiva Haddad, médica graduada pela Faculdade de Ciências Médicas da Santa Casa de São Paulo em 2001, é uma figura proeminente na comunidade médica. Sua jornada acadêmica inclui uma residência em Cirurgia Geral e em Cirurgia do Aparelho Digestivo no Hospital das Clínicas da Faculdade de Medicina da Universidade de São Paulo, bem como uma residência médica em Cirurgia Digestiva no Hospital Cochin, em Paris, França. Com um doutorado em Cirurgia do Aparelho Digestivo pela FMUSP concluído em 2009 e um pós-doutorado em Avaliação Econômica pela mesma instituição em 2014, ela demonstrou um compromisso notável com a excelência acadêmica. A Profa. Luciana é médica assistente da Divisão de Transplante de Fígado e Órgãos do Aparelho Digestivo do Departamento de Gastroenterologia e Nutrologia do Hospital das Clínicas da FMUSP e coordenadora do ambulatório de transplantes. Desde 2009, ela tem se dedicado a estudos em Economia da Saúde no âmbito do SUS, e atualmente lidera o Núcleo de Avaliação de Tecnologias da Saúde do Instituto Central – Hospital das Clínicas da FMUSP na Rede Brasileira de Avaliação de Tecnologias da Saúde, REBRATS/DECIT-MS. Além disso, a Profa. Luciana é a atual presidente da Associação Brasileira de Transplante de Órgãos – ABTO, demonstrando seu comprometimento com o avanço da medicina e da saúde pública.

WELLINGTON ANDRAUS

O Prof. Dr. Wellington Andraus obteve seu diploma em Medicina pela Universidade Estadual de Londrina em 1996. Sua formação acadêmica abrange residências médicas em Cirurgia Geral e Cirurgia do Aparelho Digestivo pela Universidade de São Paulo, além de especializações em Cirurgia Hepatobiliar pelo Hospital Beaujon, em Paris, França, e em Transplante de Fígado de Doador Vivo no ASAN MEDICAL CENTER, em Seul, Coreia do Sul. Desde 2013, é Professor Livre-Docente do Departamento de Gastroenterologia e Nutrologia da Faculdade de Medicina da Universidade de São Paulo (FMUSP). O Prof. Andraus é membro ativo de diversas sociedades médicas renomadas, incluindo o Colégio Brasileiro de Cirurgiões, o Colégio Brasileiro de Cirurgia Digestiva, a Associação Brasileira de Transplante de Órgãos e a Sociedade Brasileira de Cirurgia Hepato-Pancreato-Biliar, entre outras. Desde 2001, exerce sua profissão como médico-cirurgião do aparelho digestivo e transplantador, e a partir de 2014, assumiu o cargo de Coordenador do Serviço de Transplante de Fígado do Hospital das Clínicas da Universidade de São Paulo (HCFMUSP). Sua vasta experiência e comprometimento o destacam como uma autoridade na área da cirurgia e transplante de órgãos.

Sobre os Autores

Alberto Luiz Monteiro Meyer

Especialista em Cirurgia de Vias Biliares e Pâncreas pela FMUSP (2011), com Mestrado e Doutorado em Cirurgia do Aparelho Digestivo pela mesma instituição (2009/2013). Possui Certificado de Habilitação e Qualificação em Cirurgia Oncológica do Aparelho Digestivo (CBCD/AMB, 2007) e foi laureado com o Prêmio Daher Cutait (2011) e Prêmio Prof. Edmundo Vasconcelos (2016/2022). Realizou cursos de Cirurgia do Aparelho Digestivo e Vídeolaparoscopia na França e Espanha (2009/2010), além de especialização em Cirurgia Minimamente Invasiva pelo IRCAD/EITS (2010). Completou o European Course on Laparoscopic Surgery (2011) e um Fellowship em Cirurgia Laparoscópica Avançada na França (2011). Participou do American College of Surgeons Young Fellow Mentorship Program (2014) e é Fellow do American College of Surgeons (FACS), além de membro de várias sociedades internacionais de cirurgia.

Alberto Queiroz Farias

Professor Associado de Gastroenterologia e Hepatologia. Departamento de Gastroenterologia e Nutrologia. Faculdade de Medicina da USP. Livre-docente em Gastroenterologia e Hepatologia pela USP. Fellow da AASLD – American Association for the Study of Liver Diseases

Alice Tung Wan Song

Doutora em Ciências pelo Departamento de Moléstias Infecciosas da Faculdade de Medicina da Universidade de São Paulo. Infectologista da Divisão de Transplante de Fígado e Órgãos do Aparelho Digestivo do Hospital das Clínicas da Faculdade de Medicina da Universidade de São Paulo.

Aline Lopes Chagas

Residência Médica em Gastroenterologia e Hepatologia no Hospital das Clínicas da Faculdade de Medicina da Universidade de São Paulo. Doutora em Gastroenterologia pela Faculdade de Medicina da Universidade de São Paulo. Coordenadora da Equipe de Gastroenterologia e Hepatologia do Instituto do Câncer do Estado de São Paulo do Hospital das Clínicas da Faculdade de Medicina da Universidade de São Paulo.

Allana Christina Fortunato Maciel

Residência médica em Cirurgia do Aparelho Digestivo pelo Hospital das Clínicas da Universidade Federal do Triangulo Mineiro (UFTM) – Uberaba/MG. Residência médica em Transplante de Fígado e Órgãos do Aparelho Digestivo pelo Hospital das Clínicas da FMUSP – São Paulo/SP. Fellow em Transplante de Pâncreas de Ilhotas pelo Hospital das Clínicas da FMUSP – São Paulo/SP. Doutora em Ciências em Gastroenterologia pelo Hospital das Clínicas da FMUSP – São Paulo/SP. Assistente do serviço de Cirurgia e Transplante de Fígado do Hospital de Base de São José do Rio Preto.

Amanda Maria da Silva

Cirurgiã Geral e Cirurgiã do Aparelho Digestivo, com residência médica realizada no Hospital Santa Marcelina, em São Paulo, no período de 2018 a 2020. Possui especialização em Transplante de Fígado e Órgãos do Aparelho Digestivo, bem como em Transplante de Pâncreas e Ilhotas Pancreáticas, pelo Hospital das Clínicas da Faculdade de Medicina da Universidade de São Paulo (HCFMUSP). Atua como Cirurgiã Geral, Cirurgiã do Aparelho Digestivo e Cirurgiã de Transplante de Fígado e Órgãos do Aparelho Digestivo.

Amanda Rodrigues De Morêto Longo Galvão

Graduação em Medicina pela Escola Superior de Ciências da Santa Casa de Misericórdia de Vitória. Residência de Clínica Médica pelo Hospital Santa Casa de Misericórdia de São Paulo. Residência de Gastroenterologia pelo Hospital das Clínicas da Faculdade de Medicina da Universidade de São Paulo. Hepatologista pela Sociedade Brasileira de Hepatologia – SBH.

Ana Luiza Vilar Guedes

Residência Médica em Clínica Médica na Universidade federal de São Paulo – UNIFESP e em Gastroenterologia Clínica no Hospital das Clínicas da Faculdade de Medicina da Universidade de São Paulo – HC FMUSP. Título de especialista pela Federação Brasileira de Gastroenterologia (FBG) e Certificado de Área de Atuação em Endoscopia Digestiva pela Sociedade Brasileira de Endoscopia Digestiva (SOBED) e Certificado de Área de Atuação em Hepatologia pela Sociedade Brasileira de Hepatologia (SBH).

André Dong Won Lee

Graduação Médica pela Faculdade de Ciência Médica da Santa Casa de São Paulo. Residência Médica de Cirurgia Geral Santa Casa de São Paulo. Mestrado em Cirurgia do Aparelho Digestivo pela Faculdade de Medicina da Universidade de São Paulo. Doutorado em Cirurgia do Aparelho Digestivo pela Faculdade de Medicina da Universidade de São Paulo. Médico Assistente do Departamento de Gastroenterologia da Faculdade de Medicina da Universidade de São Paulo: Transplante de Órgãos do Aparelho Digestivo e Nutrologia Médica no HCFMUSP.

Betânia da Silva Rocha

Médica assistente na Divisão de Gastroenterologia e Hepatologia do Departamento de Gastroenterologia e Nutrologia da Faculdade de Medicina da USP. Especialista em Gastroenterologia e Hepatologia Clinica.

Bruna Carla Scharanch

Médica Intensivista pelo Hospital das Clínicas da FMUSP. Especialização em Cuidados Paliativos pelo Instituto de Ensino e Pesquisa (IEP) do Hospital Sírio Libanês. Pós-graduação em Neurointensivismo pelo Hospital Israelita Albert Einstein. Graduação em Clínica Médica pela Universidade Federal do Triângulo Mineiro. Intensivista diarista na UTI da Gastroenterologia e Transplantes do HC FMUSP e nas UTIs Rede Dor (UTI Oncológica e Neurológica Hospital São Luiz Itaim e UTI Geral Vila Nova Star).

Bruna Damásio Moutinho

Gastroenterologista pelo Hospital das Clínicas da Faculdade de Medicina da Universidade Estadual Paulista (UNESP) e Hepatologista pelo Hospital das Clínicas da Faculdade de Medicina da Universidade de São Paulo (FMUSP). Médica-assistente da Divisão de Gastroenterologia e Hepatologia Clínica do Hospital das Clínicas da Faculdade de Medicina da Universidade de São Paulo (HCFMUSP)

Camilla de Almeida Martins

Gastroenterologista pela Universidade de São Paulo (USP). Doutora em Ciências em Gastroenterologia pela FMUSP.

Claudia Pinto Marques Souza Oliveira

Professora Associada do Departamento de Gastroenterologia e Nutrologia da Faculdade de Medicina da Universidade de São Paulo. Vice Coordenadora da Pós-Graduação do programa Ciências em Gastroenterologia (nota 6) do mesmo Departamento. Chefe da Hepatologia do Serviço de Gastroenterologia HC-FMUSP. Membro Titular da Comissão de Pesquisa da FMUSP e Membro Titular da Comissão de Pós-Graduação da FMUSP. Responsável pelo Laboratório de Investigação Médica da Gastroenterologia (LIM07) do HC-FMUSP

Daniel Reis Waisberg

Residência Médica em Cirurgia Geral (2014), Cirurgia do Aparelho Digestivo (2016), Transplante de Fígado (2018) pelo Hospital das Clínicas da FMUSP e Doutorado em Medicina pela Universidade de São Paulo. Médico assistente da Divisão de Transplantes de Fígado e Órgãos do Aparelho Digestivo do Hospital das Clínicas da FMUSP (2024).

Débora Raquel Benedita Terrabuio

Doutora em Ciências em Gastroenterologia pela Faculdade de Medicina da Universidade de São Paulo (2018). Especialista em Gastroenterologia pela Federação Brasileira de Gastroenterologia (2005), Especialista em Hepatologia pela Sociedade Brasileira de Hepatologia (2018). Médica do Departamento de Gastroenterologia e Nutrologia do Hospital das Clínicas da Faculdade de Medicina da Universidade de São Paulo, coordenadora clínica do Transplante Hepático do Hospital das Clínicas da Faculdade de Medicina da Universidade de São Paulo, com área de atuação em hepatologia e transplante hepático.

Edson Abdala

Professor Associado da Faculdade de Medicina da Universidade de São Paulo, Departamento de Infectologia e Medicina Tropical. Infectologista do Serviço de Transplante de Fígado e Órgãos do Aparelho Digestivo do Hospital das Clínicas da FMUSP.

Estela Regina Ramos Figueira

Professora Livre-docente pela Disciplina de Cirurgia do Aparelho Digestivo da Faculdade de Medicina da USP. Doutora em Ciências Médicas pela Universidade de São Paulo. Professora Colaboradora da Faculdade de Medicina da USP.

Evandro de Oliveira Souza

Doutor em Ciências em Gastroenterologia pela Faculdade de Medicina da USP. Médico assistente da Divisão de Gastroenterologia e Hepatologia do Departamento de Gastroenterologia e Nutrologia do Hospital das Clínicas da Faculdade de Medicina da USP.

Flair José Carrilho

Graduação em Medicina pela Universidade Estadual de Londrina (1973), residência médica em Gastroenterologia pela Universidad Autonoma de Barcelona, "research fellow" em Hepatologia pela Universitat de Barcelona, mestrado em Gastroenterologia Clínica pela Universidade de São Paulo (1987) e doutorado em Gastroenterologia Clínica pela Universidade de São Paulo (1993). Livre-Docência em Gastroenterologia pela Universidade de São Paulo (2000). Professor titular da Divisão de Gastroenterologia e Hepatologia Clínica do Departamento de Gastroenterologia e Nutrologia do Hospital das Clínicas da Faculdade de Medicina da USP (2004 – 2022).

Flávio Henrique Ferreira Galvão

Professor Livre-docente pelo Departamento de Gastroenterologia da Faculdade de Medicina da Universidade de São Paulo (FMUSP). Doutor pelo Departamento de Clínica Cirúrgica da FMUSP. Mestre pela Disciplina de Técnica Cirúrgica e Cirurgia Experimental Pela Escola Paulista de Medicina. Especialista em Transplante pelo Centro Thomas Starzl de Transplante da Universidade de Pittsburgh (EUA). Chefe do Laboratório de Investigação Médica (LIM) 37 da FMUSP.

Giolana Nunes

Especialista em Medicina Intensiva pela Associação Médica Brasileira (AMB) e pela Associação de Medicina Intensiva Brasileira (AMIB) (2006). Médica Intensivista na Unidade de Terapia Intensiva de Transplante Hepático do Serviço de Cirurgia do Aparelho Digestivo do Hospital das Clínicas da Faculdade de Medicina da Universidade de São Paulo (HCFMUSP).

Guilherme Marques Andrade

Médico diarista da Unidade de Terapia Intensiva do Departamento de Gastroenterologia e Nutrologia HC-FMUSP. Prof. de Gastroenterologia da Universidade Federal de Uberlândia – UFU. Doutor em Ciências em Gastroenterologia pela FMUSP. Clínica Médica e Gastroenterologia pelo HC-FMUSP.

João Paulo Costa dos Santos

Residência em Transplante de Fígado e Órgãos Abdominais e Complementação Especializada em Transplante de pâncreas e Ilhotas pelo Departamento de Gastroenterologia e Nutrologia da Faculdade de Medicina da Universidade de São Paulo (HCFMUSP). Residência em Cirurgia Geral e Cirurgia Aparelho Digestivo (HUJBB-UFPA/PA). Médico Cirurgião Geral e Aparelho Digestivo no Hospital do Servidor Público Municipal de São Paulo, UNIMED SOROCABA-Hospital Dr. Miguel Soeiro e Médico Colaborador da Divisão de Transplante de Fígado e Órgãos do Aparelho Digestivo (HC/FMUSP).

Joel Avancini Rocha Filho

Doutor em Ciências Médicas pela Faculdade de Medicina da Universidade de São Paulo. Pós-Doutorado na Faculdade de Medicina da USP. Médico Supervisor da Divisão de Anestesia do Hospital das Clínicas da Faculdade de Medicina da USP e Supervisor da Equipe de Anestesia de Transplantes do HCFMUSP. Professor Colaborador da Faculdade de Medicina da USP.

José Tadeu Stefano

Doutorado pela Faculdade de Medicina da Universidade de São Paulo – FMUSP (2005) e Pós-Doutorado no Departamento de Gastroenterologia e Nutrologia da Faculdade de Medicina da Universidade de São Paulo – FMUSP (2008). Pesquisador do Laboratório de Gastroenterologia Clínica e Experimental da Faculdade de Medicina da Universidade de São Paulo.

Julia Fadini Margon

Residência em Clínica Médica pela Universidade Federal de São Paulo – UNIFESP. Residência em Gastroenterologia e Hepatologia pelo Hospital das Clínicas da FMUSP. Plantonista Unidade de Terapia Intensiva da Gastroenterologia e Nutrologia do Hospital das Clínicas da FMUSP.

Juliana Marquezi Pereira

Enfermeira Encarregada da Coordenação de Enfermagem da Divisão de Transplante de Fígado e de Órgãos do Aparelho Digestivo do Departamento de Gastroenterologia e Nutrologia do Hospital das Clínicas da FMUSP. Graduada em Enfermagem e Obstetrícia pela Universidade do Oeste Paulista (UNOESTE) em 2011. Especialista em Captação, Doação e Transplante de Órgãos e Tecidos pelo Hospital Israelita Albert Einstein em 2013.

Kaline Bezerra Nobre

Residência médica em Clínica médica pela Unicamp (2015). Residência médica Gastroenterologia pelo HC-FMUSP (2017). Ano adicional em Endoscopia Digestiva pelo HC-FMUSP (2018). Médica gastroenterologista e endoscopista pela EBSERH na Universidade Federal de Uberlândia. Trabalha como gastroenterologista e endoscopista na Clínica Viagastro em Uberlândia-MG

Liana Machado de Codes Foulon

Formada em Medicina pela FMB-UFBA, completou residências em Clínica Médica e Gastroenterologia nos hospitais Santo Antônio e Universitário Professor Edgard Santos. Além disso, obteve mestrado em Medicina pela UFBA e realizou Fellowship em Hepatologia na França. Concluiu o doutorado em Medicina na UFBA e possui título de especialista em Gastroenterologia pela Associação Médica Brasileira, além de certificado para a área de atuação em Hepatologia.

Liliana Ducatti Lopes

Médica Cirurgiã da Divisão de Transplantes de Fígado e Órgãos do Aparelho Digestivo do Departamento de Gastroenterologia e Nutrologia do Hospital das Clínicas da FMUSP. Doutora em Ciências em Gastroenterologia pela Faculdade de Medicina da USP. Fellowship em transplante de Fígado no serviço de Transplantes da Université Catholic de Louvain Bruxelas – Bélgica 2012/2013.

Lívia Zignago Moreira dos Santos

Certificado em Infectologia através de Residência Médica no Hospital Eduardo de Menezes, com especialização adicional em Hepatologia pela Universidade Federal de São Paulo (UNIFESP). Aprimoramento especializado em imunizações e medicina do viajante. Pós-graduação no Programa de Doenças Infecciosas e Parasitárias da Universidade de São Paulo (USP).

Lucas Souto Nacif

Post-doctoral Clinical and Research fellow no Hospital Clínic Barcelona. Pós-Doutorando em Ciências em Gastroenterologia na FMUSP. Mestrado e Doutorado em Ciências em Gastroenterologia na FMUSP. Fellow em Cirurgia Hepatobiliopancreática e Transplante de Fígado no Hospital Clínic de Barcelona. Master in Translational Medicine – MSc na Universidade de Barcelona (UB). Cirurgia do Fígado e Transplante de Órgãos do Aparelho Digestivo no HC/FMUSP.

Lucia da Conceição Andrade

Professora Associada da Disciplina de Nefrologia do Departamento de Clínica Médica da Faculdade de Medicina da USP. Pós-doutorado na University of Texas Medical Branch at Gaveston, Texas e na University of Arkansas for Medical Science, Arkansas, Estados Unidos no período de 1998 – 2000. Livre-docente em Nefrologia pela Faculdade de Medicina da USP. Chefe do Grupo de Agudos da Divisão de Nefrologia do Hospital das Clínicas da FMUSP.

Luciana Bertocco de Paiva Haddad

Livre Docente do Departamento de Gastroenterologia – HCFMUSP. Coordenadora do Ambulatório de Transplante de Órgãos do Ap. Digestivo – HCFMUSP. Professora do programa de Pós-Graduação da FMUSP. Coordenadora do Núcleo de Avaliação de Tecnologias da Saúde do Instituto Central – Hospital das Clínicas da FMUSP na Rede Brasileira de Avaliação de Tecnologias da Saúde, REBRATS/DECIT-MS. Atualmente é presidente da Associação Brasileira de Transplante de Órgãos – ABTO.

Luciana Lofêgo Gonçalves

Doutora em Gastroenterologia pela Faculdade de Medicina da Universidade de São Paulo (FMUSP). Professora Adjunta do Departamento de Clínica Médica da Universidade Federal do Espírito Santo (UFES). Chefe do Serviço de Gastroenterologia e Hepatologia do Hospital Universitário Cassiano Antônio Moraes – HUCAM / UFES.

Luísa Leite Barros

Doutorado em Ciências em Gastroenterologia pela Universidade de São Paulo e o pós-doutorado em Doenças Inflamatórias Intestinais pela Mayo Clinic, Rochester, Estados Unidos. Médica assistente da Divisão de Gastroenterologia e Hepatologia do Hospital das Clínicas da USP e médica do corpo clínico do Hospital Israelita Albert Einstein.

Luiz Augusto Carneiro D´Albuquerque

Professor Titular da Divisão de Transplantes de Fígado e Órgãos do Aparelho Digestivo do Departamento de Gastroenterologia e Nutrologia da Faculdade de Medicina da Universidade de São Paulo (desde 2008). Chefe do Departamento de Gastroenterologia e Nutrologia da Faculdade de Medicina da Universidade de São Paulo. Diretor da Divisão de Transplantes de Fígado e Órgãos do Aparelho Digestivo do Hospital das Clínicas da FMUSP. Professor Responsável LIM 37 – Laboratório de Investigação Medica – Transplante de Fígado FMUSP, Membro Titular do Conselho Diretor do Instituto Central do Hospital das Clínicas da FMUSP, Membro Titular do Conselho Deliberativo do Complexo do Hospital das Clínicas da FMUSP, Presidente LEPIC – Laboratório de Ensino, Pesquisa e Inovação em Cirurgia do HCFMUSP.

Luiz Marcelo Sá Malbouisson

Residência médica em Anestesiologia no Hospital das Clínicas da Faculdade de Medicina da USP (1997) e especialização em Medicina Intensiva no Instituto do Coração da Faculdade de Medicina da USP (1998). Título de especialista e Medicina Intensiva (AMIB) e Nutrologia (SBNEP). Título Superior em Anestesiologia (SBA). Research Fellow no Hospital Pitié-Salpétrière da Universidade Paris VI (1998 – 2000), Doutorado em Ciências pela Universidade de São Paulo em 2003 e Livre Docência pela Universidade de São Paulo em 2013. Atualmente exerce atividade de coordenação médica da Unidade de Terapia Intensiva Cirúrgica da Divisão de Anestesiologia desde 2005 e da UTI do Departamento de Gastroenterologia e Nutrologia do desde 2013.

Marconi Moreno Cedro Souza

Gastroenterologista pelo Hospital das Clínicas da Faculdade de Medicina da USP/SP. Endoscopista pelo Centro Diagnóstico em Gastroenterologia da USP/SP. Excelência em Qualidade em Endoscopia pela ASGE. Diretor do Serviço de Endoscopia do Grupo CDR e Med Center, Eunápolis Bahia.

Marcos Vinicius Monteiro Lins de Albuquerque

Cirurgião de Transplante Hepático. Graduado em Medicina pelo Centro Universitário Nilton Lins. Residência em Cirurgia Geral e Cirurgia do Aparelho Digestivo pelo Hospital Universitário Getúlio Vargas (HUGV-UFAM). Residência em Transplante de Fígado e Órgãos do Aparelho Digestivo da Faculdade de Medicina da Universidade de São Paulo (HCFMUSP). Preceptoria e Fellowship em Transplante de Fígado e Órgãos do Aparelho Digestivo da Faculdade de Medicina da Universidade de São Paulo (HCFMUSP). Membro da Associação Brasileira de Transplante de Órgãos [ABTO]. Coordenador Estadual de Transplantes do Amazonas.

Maria Clara de Camargo Traldi

Médica formada pela Faculdade de Ciências Médicas da Santa Casa de São Paulo. Pré-Requisito em Área Básica Cirúrgica pelo Hospital das Clínicas da FMUSP. Cirurgiã do Aparelho Digestivo pelo Hospital das Clínicas da FMUSP. Médica preceptora da Divisão de Transplante dos Órgãos do Aparelho Digestivo do Hospital das Clínicas da FMUSP

Maria Cristina Chammas

Doutorado em Radiologia pela Universidade de São Paulo (2002). Assistente e diretora do Serviço de Ultrassonografia, pelo Hospital das Clínicas da Faculdade de Medicina da Universidade de São Paulo.

Maria Luiza Lima Pires Ferreira

Médica formada pela Universidade Federal de Pernambuco. Doutorado em Patologia pela Faculdade de Medicina da USP. Especialista em Clínica Médica e Terapia Intensiva pela Associação de Medicina Intensiva Brasileira – AMIB. Médica Assistente da Unidade de Terapia Intensiva da Gastrocirurgia e Transplante do Hospital das Clínicas da FMUSP.

Mariana Hollanda Martins Rocha

Médica Assistente da Nutrologia Médica do HCFMUSP. Coordenadora do Ambulatório e Reabilitação Intestinal do HCFMUSP. Presidente do Comitê de Terapia nutricional da Diretoria Clínica do HCFMUSP. Presidente do Comitê de Falência Intestinal da Sociedade Brasileira de Nutrição Parenteral e Enteral (SBNPE).

Mário Reis Álvares-da-Silva

Professor associado nível 4 do Departamento de Medicina Interna (Gastroenterologia/Hepatologia) da Universidade Federal do Rio Grande do Sul (UFRGS) e Livre-Docente em Gastroenterologia Clínica da Universidade de São Paulo (USP). Coordenador do Laboratório Experimental de Hepatologia e Gastroenterologia (LEHG) do Centro de Pesquisa Experimental do HCPA. Coordenador do Programa de Pós-Graduação em Gastroenterologia e Hepatologia da UFRGS e a Comissão de Pós-Graduação (COMPG) da Faculdade de Medicina da UFRGS. Chefe do Serviço de Gastroenterologia do Hospital de Clínicas de Porto Alegre (HCPA) desde 2017. Diretor do World Gastroenterology Organisation (WGO) Porto Alegre Hepatology Training Center e do Project ECHO HCPA – Liver Diseases Clinic.

Marta Heloisa Lopes

Professora Associada do Departamento de Infectologia e Medicina Tropical da Faculdade de Medicina da Universidade de São Paulo. Médica responsável pelo Centro de Referência para Imunobiológicos Especiais (CRIE) do Hospital das Clínicas da FMUSP.

Nayana Fonseca Vaz Drumond

Residência Médica em Clínica Médica na Universidade Estadual de Campinas- Unicamp (2016). Residência Médica em Gastroenterologia na Universidade Estadual de Campinas- Unicamp (2018). Mestrado em Ciência Aplicada à Qualificação Médica na Universidade Estadual de Campinas- Unicamp (2018). Residência Médica em Hepatologia pela Universidade de São Paulo-USP (2020).

Paola Sofia Espinoza Alvarez

Doutorado em Andamento em Ciências em Gastroenterologia. Hospital das Clínicas da Faculdade de Medicina da USP, HCFMUSP, Brasil. Residência médica em Transplante Hepático no Hospital das Clínicas da Faculdade de Medicina da USP (HCFMUSP). Residência médica na Universidad Nacional de Asunción, UNA, Paraguai. Graduação em Medicina y Cirurgia pela Universidad Nacional de Asunción, UNA, Paraguai.

Paulo Lisboa Bittencourt

Doutorado em Gastroenterologia Clínica pela Universidade de São Paulo (1999). Atualmente é Coordenador da Unidade de Gastroenterologia e Hepatologia do Hospital Português, Coordenador Clínico do Transplante de Fígado da Real Sociedade Portuguesa de Beneficência, Coordenador do Serviço de Gastroenterologia do Hospital Cardiopulmonar e da UTI G1 do Hospital Aliança.

Paulo Ricardo Gessolo Lins

Coordenador Médico – UTI de Nefrologia e Cirurgia Vascular – Hospital das Clínicas da Faculdade de Medicina da USP. Médico Assistente – Grupo de Agudos – Divisão de Nefrologia, Hospital das Clínicas da Faculdade de Medicina da USP. Residência em Nefrologia pela Universidade Federal de São Paulo – UNIFESP/EPM. Doutor em Ciências – Nefrologia pela Universidade Federal de São Paulo – UNIFESP/EPM.

Pedro Henrique de Marqui Moraes

Residência médica em Radiologia e Diagnóstico por Imagem no Instituto de Radiologia (INRAD) da Faculdade de Medicina da USP (2014). Atualmente é assistente e membro da Diretoria do setor de Ultrassonografia do Instituto de Radiologia do HC-FMUSP. Membro da coordenação do Setor de Ultrassonografia da rede Salomão & Zoppi Diagnósticos.

Rafael Oliveira Ximenes

Pesquisador do Serviço de Gastroenterologia e Hepatologia do Hospital das Clínicas da Universidade Federal de Goiás. Pós-doutorado no Departamento de Gastroenterologia da Faculdade de Medicina USP (em andamento). Doutorado em Ciências em Gastroenterologia pela Faculdade de Medicina da USP. Membro do Comitê Diretor do Grupo de Interesse Especial em Hipertensão Portal da American Association for the Study of Liver Diseases (AASLD).

Rafael Soares Nunes Pinheiro

Cirurgião do Aparelho Digestivo e de Transplantes de Órgãos do Aparelho Digestivo do Hospital das Clínicas da Faculdade de Medicina da Universidade de São Paulo. Mestre e Doutor e Livre Docente pela Faculdade de Medicina da USP. Responsável pelo Ambulatório de Carcinoma Hepatocelular da Divisão de Transplante de Fígado e Órgãos do Aparelho Digestivo do Departamento de Gastroenterologia e Nutrologia do Hospital das Clínicas da Faculdade de Medicina da Universidade de São Paulo.

Rodolpho Augusto de Moura Pedro

Graduado em Medicina da Universidade Federal de Rondônia. Residência em Clínica Médica pela Faculdade de Medicina da Universidade de São Paulo (FMUSP), Residência em Terapia Intensiva pela Faculdade de Medicina da Universidade de São Paulo (FMUSP).

Rodrigo Bronze de Martino

Cirurgião da Equipe de Transplante de Fígado e Órgãos do Aparelho Digestivo do Departamento de Gastroenterologia e Nutrologia do HCFMUSP. Fellow Clínico no King's College (2013 – 2014). Doutorado em Clínica Cirúrgica pela Faculdade de Medicina da Universidade de São Paulo (2010). Livre-docência em Ciências em Gastroenterologia pela Faculdade de Medicina da Universidade de São Paulo (2023).

Roque Gabriel Rezende de Lima

Formado em medicina na Universidade Federal de Uberlândia (UFU). Gastroenterologia pelo Hospital de Base do Distrito Federal. Hepatologia pela Divisão de Gastroenterologia e Hepatologia Clínica do HCFMUSP. Médico assistente da Divisão de Gastroenterologia e Hepatologia Clínica do HCFMUSP. Médico Assistente da Unidade de Terapia Intensiva da Gastrocirurgia e Transplante do HCFMUSP.

Rubens Macedo Arantes Junior

Médico Cirurgião da Divisão de Transplante de Fígado e Órgãos do Aparelho Digestivo do Departamento de Gastroenterologia e Nutrologia do Hospital das Clínicas da Faculdade de Medicina da Universidade de São Paulo. Formação em Transplante de Fígado e Órgãos do Aparelho Digestivo pelo Hospital das Clínicas da Faculdade de Medicina da Universidade de São Paulo e pela Universidade de Oxford, Inglaterra. Doutorado em Ciências pela Faculdade de Medicina da Universidade de São Paulo (2022).

Rui Carlos Detsch Junior

Graduação em Medicina pela Universidade Federal do Paraná. Residência Médica em Ginecologia e Obstetrícia no Hospital de Clínicas da Universidade Federal do Paraná. Residência Médica em Anestesiologia pelo CET-SBA da Irmandade Santa Casa de Curitiba. Fellowship em Anestesiologia no Hospital Universitário Charité – Berlim, Alemanha. Médico Colaborador da Anestesia para Transplantes do HCFMUSP.

Silas Camargo Galvão

Advogado e especialista em processo civil pela Pontifícia Católica de São Paulo (PUC-SP) e mestrando pela Faculdade de Medicina da Universidade de São Paulo (FMUSP).

Vinicius Galdini Garcia

Graduado em Medicina pela Universidade de São Paulo, Especialista em Clínica Médica e Medicina Intensiva pela Faculdade de Medicina da Universidade de São Paulo (FMUSP); Médico Intensivista da Unidade de Terapia Intensiva do Hospital Samaritano Paulista.

Vinicius Rocha Santos

Residência Médica em Cirurgia Geral pela Faculdade de Medicina da USP (1998-1999); Residência Médica em Cirurgia do Aparelho Digestivo pela Faculdade de Medicina da USP (2000-2002); Especialização em Cirurgia Hepatobiliar pelo Hospital Beaujon da Universidade de Paris (2004-2005); Doutorado em Medicina (Cirurgia do Aparelho Digestivo) pela Faculdade de Medicina da USP (2010). Médico Assistente da Divisão de Transplante de Fígado e Órgãos do Aparelho Digestivo do Departamento de Gastroenterologia e Nutrologia do Hospital das Clínicas da Faculdade de Medicina da USP. Livre-Docente pelo Departamento de Gastroenterologia e Nutrologia do Hospital das Clínicas da Faculdade de Medicina da USP (2018).

Wellington Andraus

Residência Médica em Cirurgia Geral pela Universidade de São Paulo (1997-1999); Residência Médica em Cirurgia do Aparelho Digestivo pela Universidade de São Paulo (1999-2001); Mestrado em Medicina (Cirurgia do Aparelho Digestivo) pela Universidade de São Paulo (2003); Especialização em Cirurgia Hepatobiliar pelo Hospital Beaujon, Paris, França (2006-2007); Doutorado em Medicina (Cirurgia do Aparelho Digestivo) pela Universidade de São Paulo (2007). Fellowship in Living Donor Liver Transplantation – ASAN MEDICAL CENTER, em Seul, Coreia do Sul (2008). Professor Livre-Docente do Departamento de Gastroenterologia e Nutrologia da FMUSP (2013). Médico-cirurgião (desde 2001) e Coordenador do Serviço de Transplante de Fígado e Órgãos do Aparelho Digestivo (desde 2014) do Departamento de Gastroenterologia e Nutrologia do Hospital das Clínicas da Universidade de São Paulo – HCFMUSP.

Agradecimentos

A elaboração e concretização deste manual se tornou realidade devido à dedicação constante de uma equipe médica unida e comprometida em proporcionar excelência técnico-científica e cuidados médicos de alta qualidade aos seus pacientes. Agradecemos aos médicos **Prof. Dr. Wellington Andraus, Prof. Dr. Flávio Galvão, Profa. Dra. Luciana Haddad, Prof. Dr. Rodrigo Bronze, Prof. Dr. Vinicius Rocha, Dr. Rubens Macedo, Prof. Dr. Rafael Pinheiro, Dr. Lucas Nacif, Dra. Liliana Ducatti, Dr. Daniel Waisberg, Dra. Alice Song, Dr. André Lee, Prof. Dr. Edson Abdala, Prof. Dr. Eleazar Chaib** e **Dr. Vincenzo Pugliese**.

Cada um destes desempenha papel fundamental em nossa missão de proporcionar cuidados de saúde e salvar vidas. Suas habilidades cirúrgicas, conhecimento médico e atenção aos detalhes são a base do sucesso das cirurgias que realizamos, oferecendo esperança e cura aos nossos pacientes.

Esse grau de excelência é atingido, principalmente, por meio de uma equipe multidisciplinar de qualidade equivalente. Expressamos nossa gratidão à Divisão de Enfermagem do Hospital, com um agradecimento especial a **Maria Cristina Braido** e **Ligia Maria Secco**, pela dedicação e notável desempenho. Isso estende-se às nossas enfermeiras coordenadoras de transplante: **Juliana Marquezi, Valdecy Miranda, Vanessa Borges, Lucinete Marques** e **Ana Paula Dias**, bem como às enfermeiras assistenciais **Marlene Duarte, Ângela Kamimura, Vanessa Teixeira, Flávia Regina Eiras** e **Luciana Brandão**.

Queremos expressar nosso profundo agradecimento à dedicada e talentosa **equipe de fisioterapia, psicologia e assistência social** do hospital. Seu comprometimento incansável em proporcionar cuidados de alta qualidade aos nossos pacientes é inestimável. Através de suas habilidades e dedicação, eles desempenham um papel fundamental na recuperação e no bem-estar dos pacientes, contribuindo para a excelência em nossa instituição de saúde. Sua atenção e cuidado fazem uma diferença significativa na vida daqueles que servem, e estamos imensamente gratos por sua contribuição valiosa.

Queremos expressar nossa mais sincera gratidão aos nossos dedicados funcionários administrativos, com destaque especial para **Mariliza Fernandes, Daniele Abud, Karina Segatto, Roberto Senna, Doroteia Freitas, Norma Maia** e **Rita Ruschioni**. Seu trabalho desempenha papel fundamental no funcionamento do nosso serviço. Cada um de vocês é uma peça-chave na engrenagem que mantém nossa equipe operando de forma eficiente.

Queremos expressar nossa sincera gratidão à equipe do LIM 37, composta por **Cinthia Lanchotte, Alessandra Crescenzi, Jairo Marques, Marcia Kubrusly, Sandra Sampietre, Genivaldo Silva, Alcione Sanches, Cinira Cintra, Genilton Serejo, Valcineia Gaspar** e **Otávio Pádua**. O trabalho incansável e a dedicação de cada membro desempenham um papel fundamental na realização dos nossos objetivos e na manutenção da excelência dos serviços que oferecemos. Cada um de vocês contribui de maneira única para o sucesso do LIM 37 e para o avanço contínuo da pesquisa e dos cuidados de saúde que fornecemos.

Além disso, não podemos deixar de expressar nossa constante apreciação pela parceria essencial que mantemos com os nossos colegas hepatologistas, incluindo **Prof. Flair Carrilho**, **Prof. Dr. Eduardo Luiz Rachid Cançado**, **Prof. Dr. Alberto Queiroz Farias**, **Dr. Mário Guimarães Pessôa**, **Profa. Dra. Claudia Pinto Marques Souza de Oliveira**, **Profa. Dra. Suzane Kioko Ono**, **Dra. Débora Raquel Benedita Terrabuio**, **Prof. Dr. Tomás Navarro Rodriguez**, **Dra. Maira Nacimbem Marzinotto Vana**, **Dra. Betânia da Silva Rocha**, **Dr. Evandro de Oliveira Souza** e **Dr. Roque Gabriel Rezende de Lima**. Sua experiência e dedicação à saúde hepática são fundamentais para o nosso trabalho em equipe e para o bem-estar dos pacientes.

Prefácio

Apresentamos o Manual de Transplante Hepático. Esta 1ª edição reforça o pioneirismo do Hospital das Clínicas da Faculdade de Medicina da Universidade de São Paulo nos transplantes de órgãos. Com mais de 50 anos de experiência, e 2.200 transplantes de fígado em adultos realizados pelo Serviço de Transplante de Órgãos do Aparelho Digestivo, somos também responsáveis pelos primeiros transplantes de intestino, multiviscerais e de útero no país.

A atual gestão da Divisão de Transplante de Órgãos do Aparelho Digestivo assumiu em 2009, processando reformulação e modernização de práticas clínicas, científicas e de gestão. Essa transformação foi pautada em processos de qualidade, através da criação de uma sólida base de dados e acompanhamento de indicadores, buscando evolução contínua e de forma sustentada.

Dessa forma, criamos e aperfeiçoamos nossos protocolos institucionais, com impacto direto na assistência. Conseguimos com essa implementação, resultados compatíveis com os principais centros transplantadores do mundo. Esta preocupação com a qualidade em transplantes possibilitou não só a melhoria dos resultados como o incremento do número de procedimentos realizados, transformando o complexo HC num dos maiores centros de referência do mundo.

Em função disso passamos a receber, com enorme frequência, visitantes, estagiários, alunos e residentes vindos do exterior ou das diversas regiões do nosso país. Nos consolidamos como um centro formador de relevância internacional e responsável pela nucleação de novas lideranças. Contudo, havia uma lacuna a ser preenchida e que agora estamos concretizando, de maneira amadurecida.

Dessa forma, consideramos o momento oportuno para compilar nossa experiência e conhecimento. Nosso grupo é experiente e sedimentado, e traz, neste manual, de forma concisa, todos os importantes temas da área da transplantação.

Temos o objetivo de apresentar um formato prático, de interesse desde o aluno de graduação de medicina, residentes de cirurgia geral, cirurgia do aparelho digestivo, clínica médica, gastroenterologia e hepatologia; e a todos os profissionais que se deparam com pacientes transplantados ou possíveis candidatos à transplante na prática clínica.

Abordamos desde indicações de transplante, cuidados com paciente em lista, os procedimentos cirúrgicos e suas complicações, aos cuidados pós-operatórios a curto e longo prazo; com os mais recentes protocolos de tratamento e todos os avanços na área, incluindo procedimentos atuais como o autotransplante, com o objetivo de aliviar as listas de espera.

Os autores incluídos neste manual são especialistas com anos de experiência prática em transplantes de órgãos, e também pesquisadores atuantes nas principais inovações da área. Realizaram um excelente trabalho na produção de capítulos precisos e confiáveis, e sintetizam quantidades enormes de dados clínicos e científicos. No ambiente atual, de atuação tão rica em informações e em rápida evolução e inovações, eles garantem a atualidade desse domínio.

Esperamos que você considere esta edição um recurso educacional excepcionalmente valioso.

Os Editores

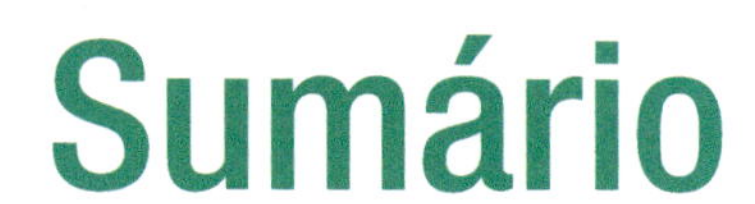

Sumário

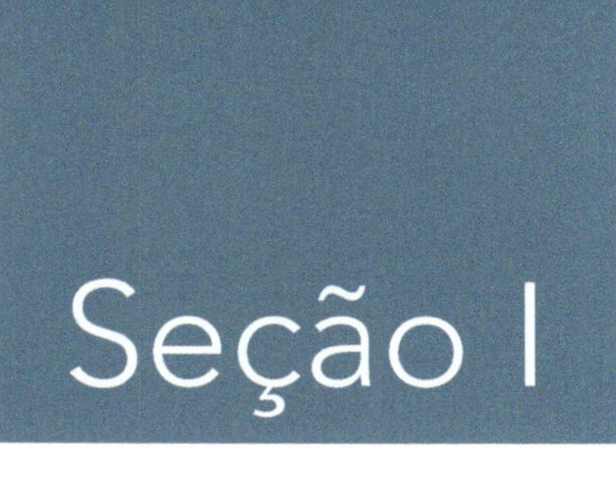

Cuidados do Paciente na Lista de Espera

Alberto Queiroz Farias | Débora Raquel Benedita Terrabuio

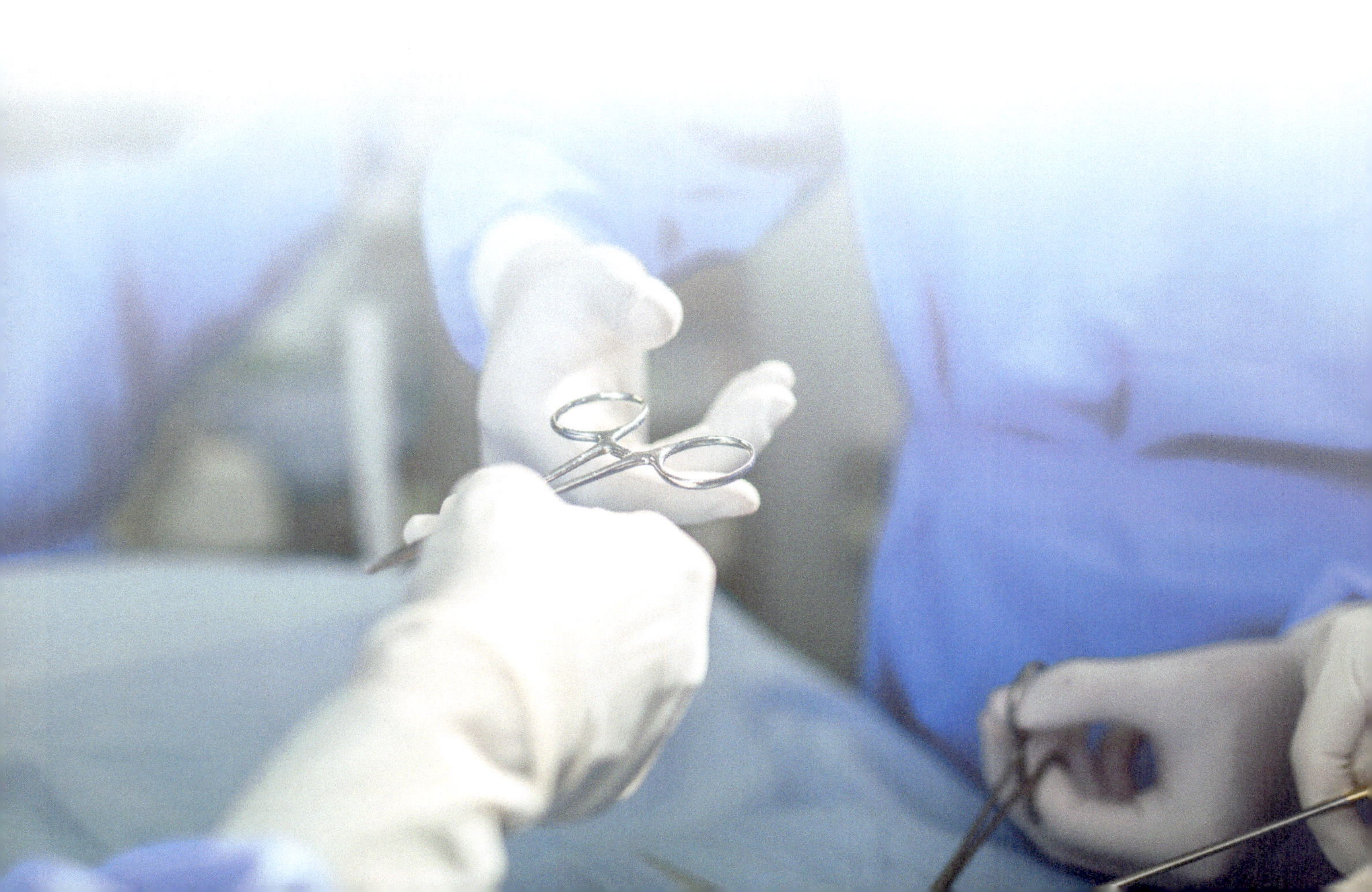

1.1

Tratamento das Doenças Hepáticas Virais e Não Virais na Cirrose Descompensada

Ana Luiza Vilar Guedes | Amanda Moreto | Mário Guimarães Pessoa | Eduardo Luiz Rachid Cançado

Embora o transplante hepático (TH) seja habitualmente a terapia mais adequada na cirrose descompensada (CD) e a sua indicação não deva ser adiada, o diagnóstico etiológico e o tratamento da hepatopatia de base podem melhorar o prognóstico e, em alguns casos, reverter a descompensação.[1]

Na investigação, deve-se questionar uso abusivo de álcool, uso de medicações hepatotóxicas, comportamentos de risco para hepatites virais, histórico familiar de hepatopatias ou consanguinidade, além da presença de síndrome metabólica ou doenças autoimunes. Ao exame físico, deve-se atentar para sinais relacionados a cada morbidade. A investigação laboratorial pode ser realizada em série, uma por vez, ou em paralelo, preferível em casos mais graves, quando os exames para pesquisar as hepatopatias são solicitados simultaneamente (Tabela 1.1.1).

Tabela 1.1.1 Características clínicas, critérios diagnósticos e achados de biópsia das principais hepatopatias virais e não virais

Hepatopatia	Características clínicas e laboratoriais	Critérios diagnósticos	Marcadores etiológicos na biópsia hepática
Doença hepática associada ao álcool[3,4]	▪ Histórico de etilismo; ▪ Elevação de AST e GGT (pacientes sem abstinência); ▪ Contratura de Dupuytren; ▪ Hipertrofia de parótidas; ▪ Risco de síndrome de abstinência alcoólica e de Wernicke-Korsakoff.	A confirmação diagnóstica em pacientes com cirrose exige biópsia hepática. O diagnóstico presuntivo na cirrose descompensada pode ser feito na presença de histórico de etilismo, excluindo-se diagnósticos diferenciais.	Inflamação lobular neutrofílica, esteatose hepática, balonização hepatocelular, presença de corpúsculos de Mallory-Denk e fibrose pericelular.
Esteato-hepatite não-alcoólica[7]	▪ Associação com síndrome metabólica (obesidade, dislipidemia, DM2), síndrome dos ovários policísticos; ▪ Ausência de etilismo importante; ▪ Resistência à insulina (HOMA-IR elevado); ▪ Ferritina elevada.	A confirmação diagnóstica em pacientes com cirrose exige biópsia hepática. O diagnóstico presuntivo na cirrose descompensada pode ser feito com a presença de esteatose, elevação de AST e ALT e ausência de história de etilismo e outros diagnósticos diferenciais.	Esteatose em ≥ 5% dos hepatócitos, lesão hepatocitária (balonização), inflamação lobular.
Hepatite autoimune[9,10]	▪ Associação com outras doenças autoimunes; ▪ IgG elevado; ▪ Hipergamaglobulinemia; ▪ Presença de autoanticorpos, dividindo habitualmente em tipos 1 (ASMA, FAN) e 2 (anti-LKM, anti-LC); anti-SLA/LP (tipo 3?). ▪ Boa resposta à imunossupressão.	Escore do Grupo Internacional de hepatite autoimune, envolvendo, entre outros achados, ALT > AST, biópsia compatível, presença de autoanticorpos, elevação de IgG. Resposta terapêutica a corticosteroides e imunossupressores.	Hepatite de interface, infiltrado linfoplasmocitário, rosetas hepatocitárias e emperipolese.
Colangite biliar primária[10,11]	▪ Fadiga, prurido, xantomas; ▪ Associação com outras doenças autoimunes, principalmente síndrome de Sjögren; ▪ IgM elevada; ▪ Reatividade do AMA.	Presença de 2 de 3 parâmetros: ▪ FA > 2x o valor de referência; ▪ AMA ou FAN nuclear do tipo pontos isolados, envelope nuclear; ▪ Biópsia compatível.	Colangite destrutiva não-supurativa, lesão ductal florida, granulomas e/ou células epitelioides e perda de ductos biliares interlobulares.

Tabela 1.1.1 Características clínicas, critérios diagnósticos e achados de biópsia das principais hepatopatias virais e não virais (*Continuação*)

Hepatopatia	Características clínicas e laboratoriais	Critérios diagnósticos	Marcadores etiológicos na biópsia hepática
Colangite esclerosante primária[10]	▪ Associação com doença inflamatória intestinal (principalmente colite ulcerativa); ▪ Elevação assintomática de enzimas colestáticas, icterícia obstrutiva ou colangite bacteriana; ▪ Associação com colangiocarcinoma e câncer colorretal; ▪ Reatividade do p-ANCA.	Colestase clínica ou laboratorial associada a um dos achados: ▪ CPRM ou CPRE com estenoses e/ou dilatações de ductos biliares intra ou extra-hepáticos; ▪ Biópsia compatível.	Fibrose periductal concêntrica (lesão em casca de cebola).
Hemocromatose hereditária[12]	▪ História familiar ou de consanguinidade; ▪ Hiperpigmentação cutânea; ▪ Outros órgãos acometidos: cardiomiopatia, diabetes *mellitus*, hipogonadismo, porfiria cutânea tarda, artropatia; ▪ Maior risco de carcinoma hepatocelular.	▪ Ferritina > 150-200 ng/mL e/ou saturação de transferrina > 45%; ▪ Mutações do gene *HFE*: C282Y, S65C, H63D; ▪ Mutações nos genes *HAMP*, *HJV* e *TfR2*; ▪ RM ou biópsia com sobrecarga hepática de ferro.	Siderose hepatocitária mais importante em região periportal.
Doença de Wilson[13]	▪ História familiar ou de consanguinidade; ▪ Manifestações neuropsiquiátricas: parkinsonismo, disartria, ataxia, riso sardônico, espasticidade, insônia, depressão, psicose, entre outras; ▪ Presença de anel de Kayser-Fleischer; ▪ RM com lesões de gânglios da base e tálamo.	Sistema de pontuação pelos critérios de Leipzig. Entre outros critérios, o diagnóstico está estabelecido se mutações detectadas em 2 cromossomas (gene *ATP7B*) ou 2 dos seguintes: ▪ Anel de KF; ▪ Ceruloplasmina < 10 mg/dL; ▪ Cobre livre* elevado (> 25 mcg/dL); ▪ Cobre urinário elevado (> 100 mcg/24 h ou > 1.600 mcg/24 h com teste de d-PA); ▪ Cobre hepático > 4 μmol/g; ▪ Sintomas neurológicos graves ou alterações em RM.	▪ Sobrecarga de cobre; ▪ Rodanina positivo; ▪ Esteatose pode estar presente.
Deficiência de alfa-1-antitripsina (A1AT)[1]	▪ Histórico de enfisema; ▪ Hepatite colestática; ▪ Paniculite.	Nível sérico de A1AT reduzido, associado a genótipo compatível (PiZZ ou, menos frequentemente, PiSZ e PiMZ); mutações no gene *SERPINA*.	Grânulos eosinofílicos PAS positivos nos hepatócitos. A imuno-histoquímica confirma que se tratam da alfa-1-antitripsina.
Hepatite B (HVB)	▪ História de comportamento de risco; história familiar de hepatite B (transmissão vertical).	HBsAg; HBeAg/anti-HBe (mutação pré-core); DNA HVB (carga viral); genotipagem (menos importante que na hepatite C).	Hepatite de interface; hepatócitos em vidro fosco; imuno-histoquímica com HBsAg e HBcAg.
Hepatite C (HCV)	História de comportamento de risco; história familiar (bem menos importante que hepatite B).	Anti-HCV; RNA HCV (carga viral); genotipagem (1a, 12b, 2, 3, 4, 5 e 6).	Hepatite de interface; lesão biliar; esteatose hepática; sobrecarga de ferro; achados de hepatite autoimune *like*.

*Calcula-se o cobre livre pela fórmula cobre sérico total – 3,15x ceruloplasmina sérica. ALT: alanina aminotransferase; ANCA: anticorpo anticitoplasma de neutrófilos; anti-LC: anticorpo anticitosol hepático; AMA: anticorpo antimitocôndria; anti-LKM1: anticorpo antimicrossomal fígado-rim; anti-SLA/LP: anticorpo antiantígeno hepático solúvel/fígado-pâncreas (anti-SLA/LP); ASMA: anticorpo antimúsculo liso; AST: aspartato aminotransferase; CPRM: colangiopancreatografia por ressonância magnética; CPRE: colangiopancreatografia retrógrada endoscópica; DM2: diabetes mellitus tipo 2; DPA: d-penicilamina; GGT: gama-glutamiltransferase; IgG: imunoglobulina G; AML: antimúsculo liso; FA: fosfatase alcalina; FAN: fator antinúcleo; IgG: imunoglobulina G; IgM: imunoglobulina M; KF: Kayser-Fleischer; PAS: ácido periódico de Schiff; RM: ressonância magnética.

Fonte: Desenvolvida pela autoria.

1.1.1 DOENÇAS HEPÁTICAS NÃO VIRAIS

Entre as hepatopatias não virais que podem evoluir para CD, serão abordadas as de maior prevalência: doença hepática associada ao álcool (DHAA) esteato-hepatite não alcoólica (EHNA), hepatite autoimune (HAI), colangite biliar primária (CBP), colangite esclerosante primária (CEP), hemocromatose hereditária (HH), doença de Wilson (DW) e deficiência de alfa-1-antitripsina.

A biópsia hepática torna-se desnecessária para o diagnóstico de cirrose, quando há evidências claras de insuficiência hepática e hipertensão portal. Na presença de CD, em raros casos em que o diagnóstico etiológico esteja indefinido e seja necessária, a biópsia via transjugular deve ser a de preferência, pois pode ser realizada com ascite ou coagulopatias e ainda permite a medida do gradiente de pressão venosa hepática.[2]

1.1.1.1 Doença hepática associada ao álcool

A doença hepática associada ao álcool (DHAA) deve ser considerada como causa da CD quando o consumo de álcool é considerado significativo. Mais do que saber apenas a quantidade diária de gramas de álcool ingerida, é importante utilizar questionários validados para definir o padrão de consumo alcoólico de risco. Existem diversos questionários, como o CAGE, o AUDIT e o AUDIT-C – este último é o mais recomendado para uso à beira leito (http://www.hepatitis.va.gov/provider/tools/audit-c.asp). Níveis de consumo a partir de duas doses diárias de bebida alcoólica (28 g) para mulheres ou três (42 g) para homens já são considerados de risco para DHAA.

A principal medida terapêutica específica para DHAA é a abstinência alcoólica, que deve ser indicada em todos os pacientes com hepatopatia crônica. Em pacientes com CD, a abstinência alcoólica pode melhorar o prognóstico em longo prazo e levar a compensação progressiva da cirrose; por outro lado, a ingestão alcoólica pode ser um fator desencadeante para a insuficiência hepática crônica agudizada.[3]

A dependência do álcool está fortemente associada a problemas psicossociais e outras morbidades psiquiátricas, de forma que o paciente deve ser seguido com uma equipe de saúde mental.[1] Entre os fármacos disponíveis para tratamento da dependência alcoólica, o baclofeno já foi testado na CD. O uso de 10 mg 3 vezes ao dia por 12 semanas foi seguro e reduziu o risco de recaída em um ano, porém com resultados controversos. Pacientes com encefalopatia foram excluídos do estudo, já que a medicação pode interferir no estado mental.[3] Em pacientes com síndrome de abstinência, em que o uso de benzodiazepínicos seja necessário, o lorazepam pode ser o fármaco utilizado, mas não por mais que 10 a 14 dias.[4]

O tabagismo, vício frequentemente conjunto ao etilismo, está associado à progressão da fibrose e ao aumento do risco de carcinoma hepatocelular e da morbimortalidade no pós-transplante, e deve ser desaconselhado em todos os portadores de hepatopatias e proibido em pacientes listados para TH.[1] Nos portadores de CD, principalmente naqueles com DHAA, a avaliação nutricional é necessária. Deve-se repor vitaminas e micronutrientes, com atenção especial à tiamina.[3-5] Alguns pacientes apresentam-se no serviço de saúde com CD associada à hepatite alcoólica (HA), que deve ser manejada conforme o fluxograma (Figura 1.1.1). Para o cálculo da função discriminante de Maddrey (https://www.mdcalc.com/maddreys-discriminant-function-alcoholic-hepatitis), Modelo para Doença Hepática Terminal (MELD – https://www.mdcalc.com) e escore de Lille (https://www.mdcalc.com/lille-model-alcoholic-hepatitis) sugere-se o uso de calculadora on-line. No paciente com hepatite alcoólica e CD, deve-se atentar especialmente para o risco de infecção associada ao uso de corticosteroides, que está contraindicado também na presença de hemorragia digestiva e síndrome hepatorrenal.[3,4]

O TH está indicado quando o paciente mantém a descompensação da cirrose, apesar da abstinência alcoólica. No Brasil, e em vários países, é exigida abstinência por seis meses para que o paciente possa ser listado. Embora em constante discussão, essa exigência permite avaliar a adesão ao tratamento, além de levar à melhora da função hepática a ponto de que alguns pacientes prescindam do TH.[5]

1.1.1.2 Esteato-hepatite não-alcoólica

A esteato-hepatite não-alcoólica (EHNA) caracteriza-se histologicamente por esteatose hepática em mais de 5% dos hepatócitos, associada à lesão hepatocitária (balonização), inflamação lobular, evoluindo com fibrose e, posteriormente, cirrose, em pacientes sem uso abusivo do álcool. Em grande parte dos casos, a EHNA está associada a condições que compõem a síndrome metabólica: obesidade, diabetes *mellitus* tipo 2 (DM2) e dislipidemia.[6]

O tratamento da EHNA envolve modificações do estilo de vida (MEV), associadas à terapia farmacoló-

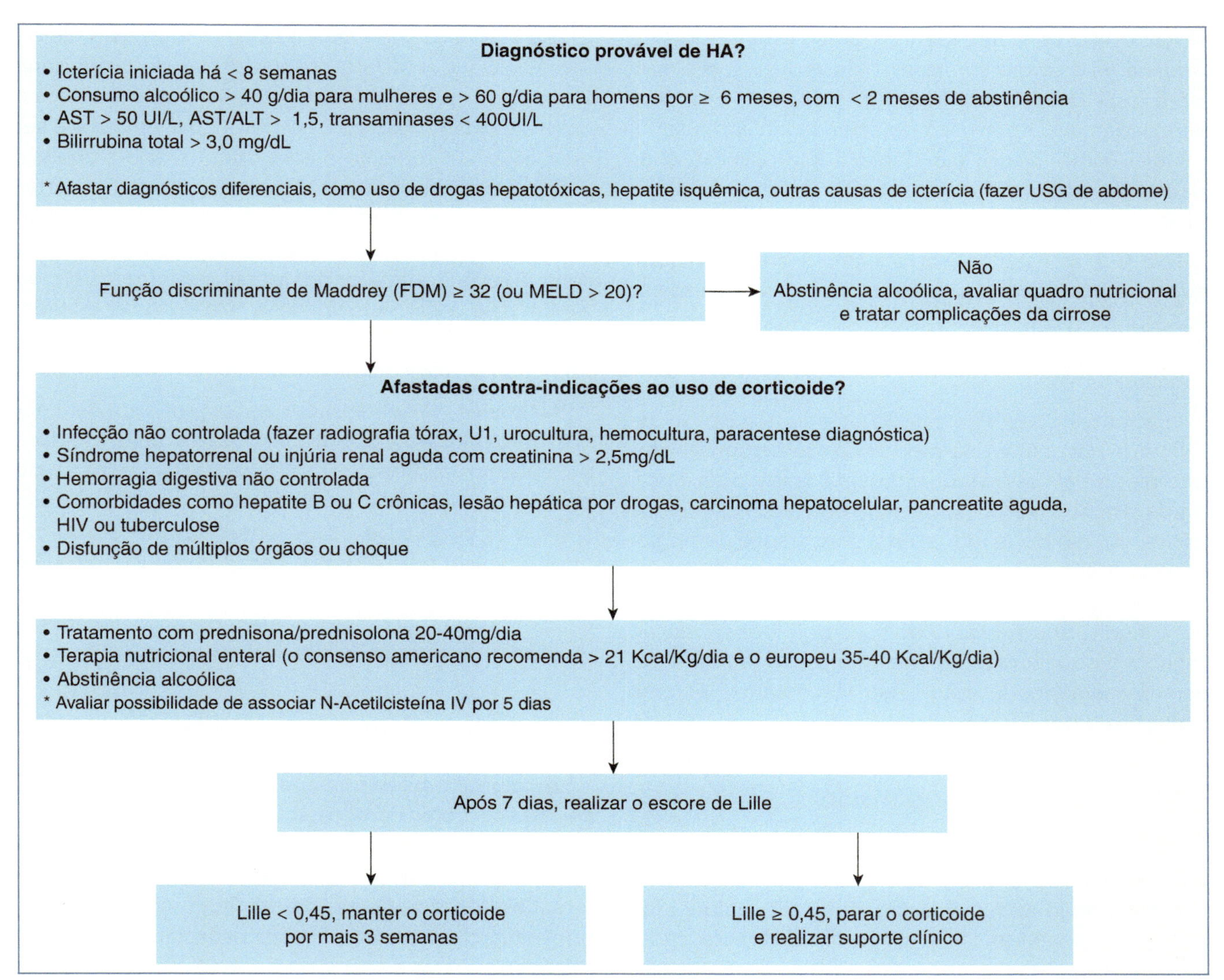

Figura 1.1.1 **Fluxograma de manejo da hepatite alcoólica (HA) na cirrose descompensada.**
Fonte: adaptada de EASL (2018) e Crabb et al. (2020).[3,4]

gica específica. As drogas usadas atualmente no tratamento da EHNA, vitamina E e pioglitazona, não estão indicadas na fase de CD.[6]

As MEV estão indicadas em todos os pacientes. A obesidade, principalmente quando o índice de massa corpórea (IMC) está acima de 40 kg/m^2, é fator de pior prognóstico no pós-transplante e é considerada uma contraindicação relativa.[1,6] A avaliação do IMC deve sempre considerar a possibilidade de retenção hídrica e ascite e, nesse caso, calculá-lo com base no peso seco do paciente.[5] Em pacientes obesos, deve ser aconselhada perda de peso de 5-10%, por meio de dieta acompanhada por nutricionista e/ou nutrólogo, e exercícios físicos, associados à abstinência alcoólica.[1] Em alguns casos, é necessária dieta hipocalórica (redução de 500 a 800 kcal/dia), mas se deve observar a manutenção do aporte proteico (> 1,5 g/kg/dia).[5]

Embora os exercícios de resistência sejam provavelmente seguros, não está claro qual é o mais adequado na cirrose. Deve-se evitar o aumento da pressão abdominal em pacientes com hipertensão portal.[5] A cirurgia bariátrica não é recomendada em pacientes com CD, sendo indicada em pacientes com função hepática preservada e sem hipertensão portal.[1] Recentemente, a gastrectomia vertical realizada concomitantemente ao TH tem sido considerada opção razoável.[1]

No tratamento das comorbidades associadas à EHNA, a descompensação da cirrose deve ser considerada e o escore de Child-Pugh (https://www.mdcalc.com) pode ser utilizado para contraindicar ou não determinada medicação. Em pacientes com DM2 e CD, principalmente se escore Child-Pugh C, deve-se evitar o uso de antidiabéticos orais, preferindo-se a insulina. A metformina, apesar de reduzir a resistência à insulina e auxiliar na perda ponderal, não deve ser usada na CD por risco de acidose lática. As sulfoniureias foram pouco estudadas nessa população de pacientes e têm como risco principal a ocorrência de hipoglicemia.[7]

Na CD, as estatinas, principalmente a atorvastatina, devem ser evitadas, já que os efeitos adversos se sobrepõem ao benefício da terapia hipolipemiante.[6] O ômega-3 pode ser indicado na presença de hipertrigliceridemia.

Pacientes com hipertensão arterial sistêmica geralmente necessitam da redução e até suspensão dos anti-hipertensivos quando chegam à fase mais avançada da cirrose.[2] Na CD, principalmente na presença de ascite, os inibidores da enzima conversora de angiotensina (IECA), bloqueadores do receptor de angiotensina II (BRA) e do receptor alfa-1-adrenérgico estão contraindicados em razão do risco de piora da função renal.[1,8] Bloqueadores do canal de cálcio também devem ser evitados e, caso sejam necessários, exigem redução da dose.[8]

1.1.1.3 Hepatite autoimune

A hepatite autoimune (HAI)[9,10] é uma doença hepática inflamatória, imunomediada, que predomina em mulheres jovens, mas pode acometer qualquer faixa etária, sexo e etnia. Um conjunto de características é necessário para o diagnóstico (Tabela 1), entre eles a elevação de aminotransferases e das imunoglobulinas (IgG), a reatividade de autoanticorpos, os achados histológicos e a resposta à imunossupressão. O tratamento habitual da HAI pode ser iniciado com prednisona 1 mg/kg/dia em monoterapia ou prednisona 30 mg associada à azatioprina 50 mg, sendo a dose do corticoide reduzida e a do imunossupressor aumentada, até atingir o valor de prednisona 5-15 mg e azatioprina 1-2 mg/kg/dia. O objetivo inicial é a resposta bioquímica, com normalização das aminotransferases, e, posteriormente, remissão histológica.

A HAI pode se apresentar como uma CD e, ainda assim, responder ao tratamento clínico, com melhora da função hepática evitando o TH. Nos pacientes com CD, a azatioprina não deve ser inicialmente utilizada, pelos riscos de eventos adversos, principalmente infecções e citopenias, estando indicada a monoterapia com corticosteroides. Embora o consenso norte-americano indique a dose de 20 a 40 mg de prednisona nesses casos, o esquema de tratamento do Ambulatório de Doenças Autoimunes e Metabólicas do Fígado do Hospital das Clínicas da Faculdade de Medicina da Universidade de São Paulo (HC-FMUSP) propõe o uso de prednisona 20 mg/dia, reduzindo os efeitos adversos associados à dose elevada de corticosteroides. O paciente deve ser reavaliado clinicamente e com exames laboratoriais, a cada duas a quatro semanas. Nesse contexto, as metas de resposta bioquímica e histológica podem ser flexibilizadas, até que o paciente tenha a doença hepática compensada e a azatioprina possa ser introduzida, ou evolua para o TH. A recidiva da HAI deve ser evitada, podendo ser um fator desencadeante para a insuficiência hepática crônica agudizada.

Naqueles pacientes com ascite em uso de imunossupressão, no HC-FMUSP opta-se pelo uso fora de bula do norfloxacino para profilaxia primária de peritonite bacteriana espontânea. Em razão do uso crônico de corticoide, os pacientes devem ser submetidos a densitometria óssea, dosagem de vitamina D e receber reposição de cálcio (1.000 a 1.200 mg/dia) e vitamina D (400-800 UI/dia), além de bisfosfonatos, a depender do caso e do resultado dos exames.

1.1.1.4 Colangite biliar primária

A colangite biliar primária (CBP)[10,11] é uma doença colestática crônica progressiva que acomete principalmente mulheres a partir da 5ª década de vida. Caracteriza-se pela elevação da fosfatase alcalina, associada à reatividade do anticorpo antimitocôndria e anticorpos antinucleares com padrões específicos (múltiplos pontos nucleares e envelope nuclear) e/ou biópsia hepática compatível.

Na presença de CD, o TH deve ser a conduta de escolha na CBP. O benefício do ácido ursodesoxicólico (AUDC), tratamento habitual da CBP, não é claro nesse estádio e é desaconselhado em bula. A dose de AUDC para CBP é de 13-15 mg/kg/dia. Após 12 meses de tratamento com AUDC, deve-se avaliar a resposta terapêutica por meio dos diversos escores e critérios disponíveis. Para os pacientes não respondedores, há opções terapêuticas de segunda linha (como os fibratos, no Brasil, e o ácido obeticólico, ainda não disponível no país), mas não estão indicadas em pacientes com CD. A elevação progressiva dos níveis de bilirrubinas é marcador fiel, que indica a necessidade do transplante.

O prurido é sintoma que pode se tornar incapacitante na CBP, sendo indicação especial de TH se refratário. A colestiramina é uma droga segura para uso na CD. Anti-histamínicos devem ser evitados, já que têm excreção predominantemente hepática e há relato de aparecimento de encefalopatia hepática com uso de hidroxizina. A sertralina e o naloxone também devem ser evitados. Pacientes com CBP devem receber cálcio, na dose de 1.000-1.500 mg/dia, e vitamina D, na dose de 1.000 UI/dia.

1.1.1.5 Colangite esclerosante primária

A colangite esclerosante primária (CEP)[10] é uma doença colestática crônica que acomete principalmente ductos biliares pequenos ou maiores. Está classicamente associada à doença inflamatória intestinal e pode se apresentar com elevação das enzimas colestáticas, icterícia obstrutiva ou colangite infecciosa.

Não há tratamento específico efetivo para CEP, embora seja habitual o uso de AUDC de 17-23 mg/kg/dia, já que alguns estudos evidenciaram alguma resposta bioquímica e histológica. Na presença de CD, o TH está indicado. Todos os pacientes que tenham doença inflamatória intestinal associada devem ser submetidos à colonoscopia anual, para rastreio de câncer colorretal. O rastreio para colangiocarcinoma também deve ser realizado, embora não haja consenso em relação ao melhor método. Caso disponível, uma prática adequada seria realizar colangiopancreatografia por ressonância magnética (CPRM) anual, intercalada com ultrassonografia a cada seis meses, além da dosagem de CA19.9.

Na presença de uma estenose biliar dominante, deve-se fazer diagnóstico diferencial com colangiocarcinoma, pela colangiopancreatografia retrógrada endoscópica (CPRE) com escovado ou biópsia para exame citológico e FISH (*fluorescent in situ hibridization*). Caso a estenose dominante seja em ducto extra-hepático e sintomática (icterícia obstrutiva com colangite infecciosa), o tratamento endoscópico, com dilatação e passagem de prótese biliar, está indicado.

1.1.1.6 Hemocromatose hereditária

A hemocromatose hereditária[12] é uma doença genética que decorre principalmente de mutações no gene *HFE* (C282Y, S65C e H63D, em homozigose ou heterozigose composta) embora outros genes (*HAMP*, *HJV*, *TfR2*) estejam associados à hemocromatose não-HFE. As mutações levam à sobrecarga férrica e os exames indicados para rastreio inicial da hemocromatose hereditária são a dosagem do ferro sérico a saturação de transferrina e a ferritina. Quando o diagnóstico se dá na fase de CD, a ferritina geralmente está acima de 1.000 ng/mL. Deve-se ter em mente, no diagnóstico diferencial, situações que podem estar associadas à sobrecarga de ferro, como a síndrome metabólica e a presença de *shunts* porto-sistêmicos que cursam com hemólise crônica.

Na CD por hemocromatose, o TH é o tratamento de escolha, atentando-se para possíveis contraindicações, como a cardiomiopatia, que pode decorrer do depósito de ferro no tecido cardíaco.[12] A terapia de redução do ferro pode melhorar os desfechos no pós-transplante e está indicada no paciente em lista.[12] O tratamento clínico é realizado mediante sangrias terapêuticas de 500 mL/semana, se toleradas. A ferritina deve ser avaliada a cada 10 a 12 sangrias (3 meses), que são realizadas até se alcançarem níveis de ferritina entre 50-100 ng/mL, quando, então, devem ser espaçadas. Suplementos com ferro e/ou vitamina C estão proscritos.

É importante rastrear o acometimento de outros órgãos-alvo, como cardiomiopatia, diabetes, hipotireoidismo e hipogonadismo, pela realização de ecocardiograma, dosagem de glicemia, insulina, peptídeo-C, hemoglobina glicada, perfil tireoidiano e testosterona.

1.1.1.7 Doença de Wilson

A doença de Wilson (DW)[1,13] é uma doença genética de herança autossômica recessiva, decorrente de mutações do gene *ATP7B*, que leva à sobrecarga de cobre. Parte dos pacientes apresenta, com a doença hepática, manifestações neurológicas e/ou psiquiátricas. O tratamento é vitalício e deve ser mantido ou iniciado mesmo na CD, consistindo em quelantes [d-penicilamina (d-PA) ou trientina], que levam à excreção urinária do cobre e melhora clínica mais rápida. Os sais de zinco, que impedem sua absorção intestinal, não são inicialmente indicados nessa forma por ter ação lenta.

A dose habitual da d-PA ou trientina é de 1 g/dia (dose máxima de 1,5 g para DPA e 2 g para trientina), dividida em 2-4 tomadas. Inicia-se de forma escalonada, para evitar piora ou aparecimento de manifestações neurológicas, que podem ocorrer por deslocamento nos depósitos de cobre. As medicações devem ser utilizadas 1 hora antes ou 2 horas após as refeições, e a d-PA deve ser associada à piridoxina 25-50 mg/dia. A trientina deve ser o quelante de escolha caso o paciente apresente efeitos adversos da d-PA (plaquetopenia, anemia aplásica, proteinúria, síndrome lúpus-*like*) e, pelo perfil de segurança, é uma opção mais adequada na CD, porém menos disponível e muito mais cara. A resposta aos quelantes pode ser avaliada após cerca de três meses pelo início de melhora clínica, dosagem do cobre sérico livre (mantido < 10 µg/dL) ou cobre urinário de 24 h (mantido entre 200-500 µg/dL).

Os sais de zinco disponíveis são o sulfato ou o acetato, este com melhor tolerância gastrointestinal. A dose deve ser de 150 mg de zinco elementar ao dia, dividida em três tomadas, 1 hora antes ou 2s horas após as refeições (equivale a 220 mg 3 vezes ao dia de sulfato de zinco ou 170 mg 3 vezes ao dia de acetato de zinco). Especialmente no primeiro ano do tratamento, orienta-se o paciente para dieta pobre em cobre, que está presente principalmente em feijões, café, chocolate, frutos do mar, amêndoas, fígado, cogumelos e soja.

Naqueles pacientes que não respondem à terapia clínica, indica-se o TH. Na presença de manifestações neuropsiquiátricas, é essencial que a decisão seja compartilhada com o neurologista e/ou psiquiatra no intuito de não se tentar tratar sequelas.

1.1.1.8 Deficiência de alfa-1-antitripsina

A deficiência de alfa-1-antitripsina[1] é uma doença hereditária rara, autossômica recessiva de expressão codominante, devendo ser investigada em pacientes com hepatopatia não explicada por outras causas. Uma mutação no gene *SERPINA1* leva à redução da atividade sérica da proteína, ao mesmo tempo em que há acúmulo nos hepatócitos. Após a investigação inicial (eletroforese de proteínas com redução do pico da alfa-1-globulina e alfa-1-antitripsina sérica reduzida), deve-se confirmar com a genotipagem. A única terapia efetiva em pacientes descompensação é o TH. Deve-se excluir pneumopatia que contraindique a cirurgia. Após o TH, o receptor passa a expressar o fenótipo do doador, de forma que não há recorrência da doença.

1.1.2 HEPATITES VIRAIS

As hepatites virais representam um grave problema de saúde pública, resultando em grandes consequências sobre a morbimortalidade dos pacientes. A rapidez no diagnóstico, bem como o estabelecimento do tratamento precoce gera impacto na qualidade de vida e, em alguns casos, é capaz de prevenir a cirrose, bem como suas complicações.[14] No entanto, a melhor abordagem é a prevenção com vacinação.[15,16]

O TH nas hepatites virais, assim como em outras doenças hepáticas, está indicado de acordo com o MELD (https://www.mdcalc.com), em pacientes com CD (Child-Pugh ≥ 7) ou de acordo com situação especial naqueles com insuficiência hepática aguda grave.[17]

1.1.2.1 Hepatite A

A hepatite A[14,15] está entre as doenças infectocontagiosas mais comuns no mundo e a maioria dos infectados apresenta evolução benigna, geralmente com melhora em, no máximo, em seis meses. Entretanto, portadores de hepatopatia crônica estão sob maior risco de descompensação e óbito em caso de terem hepatite aguda A. O tratamento da hepatite A consiste na terapia de suporte, composta de analgésicos e sintomáticos.

Por conta da ausência de um tratamento específico, a prevenção é a melhor forma de se evitar desfechos desfavoráveis. A vacina deve ser administrada em todos os pacientes com sorologia negativa, principalmente nos cirróticos, independentemente da idade.

1.1.2.2 Hepatite B

A hepatite B[14,15,16] é uma infecção sexualmente transmissível e é imunoprevenível por meio de vacina, que deve ser administrada em todos os pacientes com sorologia negativa para contato anterior. A cura na infecção aguda ocorre espontaneamente em até 90% dos infectados. Os pacientes sob maior risco de cronificação são os neonatos e as crianças de até 4 anos de idade, bem como os portadores de coinfecção com o HIV. Assim como todas as hepatites agudas, os pacientes com hepatopatia crônica têm maior morbimortalidade e risco de óbito.

Nos casos de hepatite aguda em portadores de hepatopatia crônica, só está indicado o tratamento medicamentoso naqueles com quadro mais grave, representado pela piora importante da coagulopatia e/ou da icterícia (por mais de 14 dias), sendo o suporte clínico, ainda, o tratamento mais adequado. O tratamento da hepatite B crônica está indicado para todos os cirróticos. O tenofovir é a medicação padrão em nossa portaria ministerial para os pacientes sem cirrose e o entecavir está indicado para a maioria daqueles com cirrose, quando o tenofovir tem contraindicação relativa. Este possui outras contraindicações, caracterizadas por doença renal crônica, osteoporose ou outras doenças do metabolismo ósseo. Em todos esses casos, está indicado o uso do entecavir.

O entecavir deve ser usado na dose de 0,5 mg/dia e nos pacientes com CD, ou seja, com escore de Child-Pugh > 7, recomenda-se 1 mg/dia. Em razão de sua excreção renal, ajusta-se a sua dose conforme a função renal do paciente.

O objetivo maior do tratamento é reduzir o risco de progressão da doença hepática nos pacientes sem cirrose, bem como o risco de carcinoma hepatocelular, CD e óbito. O resultado ideal, raramente alcançado, consiste na perda completa do HBsAg na presença ou não da positividade do anti-HBs (cura funcional). Nos casos com o HBsAg positivo com reatividade ou não do HbeAg (mutação *pre-core*), a meta consiste na soroconversão para anti-HBe no primeiro grupo e negativação de carga viral (resposta virológica) com normalização da alanina aminotransferase (resposta bioquímica) em ambos os grupos.

1.1.2.3 Hepatite C

A maioria dos pacientes, incluindo os cirróticos, desenvolve uma doença subclínica e/ou assintomática da hepatite C[17,18] aguda, o que atrapalha e atrasa o diagnóstico. Quando não tratada, até 80% dos pacientes evoluem para cronicidade. A hepatite C normalmente é diagnosticada em sua fase crônica, pois tem um curso insidioso e 20% dos portadores evoluem para cirrose em período médio de 20 a 30 anos. Essa evolução pode ser acelerada pelo uso do álcool, por exemplo.[14,18]

Atualmente, o tratamento da hepatite C está indicado para todos os pacientes, independentemente do grau de fibrose hepática. Entretanto, existem critérios de exclusão, entre os quais podemos citar: a) crianças menores de 3 anos; b) pacientes oncológicos com cirrose com escore de Child-Pugh B ou C, ou, se a expectativa de vida for inferior a 12 meses, sem remissão da doença oncológica (nos casos de doença em remissão, a decisão pelo tratamento deverá ser individualizada); c) pacientes adultos com CD e com indicação de TH, que apresentam o MELD ≥ 20 (caso o tempo de espera na fila de espera para o transplante seja superior a 6 meses), bem como pacientes cuja expectativa de vida for menor que 12 meses, em razão da própria hepatopatia e de outras comorbidades. A opção pelo tratamento nesses casos podera ser avaliada individualmente. Estão excluídos, também, aqueles com hipersensibilidade ou intolerâncias que impossibilitam o uso das medicações indicadas na terapia farmacológica, principalmente por interações medicamentosas.

Quando optado por tratar paciente com CD, ou seja, com escore Child-Pugh ≥ 7, indica-se o tratamento em centros especializados em razão da atenção especial que esses casos requerem. Assim, a terapêutica é realizada de acordo com o genótipo do vírus e o tempo deve ser de 12 a 24 semanas (Tabela 1.1.2).

Tabela 1.1.2 Tratamento da hepatite C aguda ou crônica em cirróticos Child B ou C em pacientes virgens de tratamento.[17]

Genótipo	Esquema terapêutico
1a e 1b	Sofosbuvir + Daclatasvir + Ribavirina OU
	Ledipasvir/Sofosbuvir ± Ribavirina OU
	Sofosbuvir/Velpatasvir ± Ribavirina
2	Sofosbuvir + Daclatasvir + Ribavirina OU
	Sofosbuvir/Velpatasvir ± Ribavirina
3	Sofosbuvir + Daclatasvir + Ribavirina OU
	Sofosbuvir/Velpatasvir ± Ribavirina
4	Sofosbuvir + Daclatasvir + Ribavirina OU
	Sofosbuvir/Velpatasvir ± Ribavirina
5	Sofosbuvir + Daclatasvir + Ribavirina OU
	Sofosbuvir/Velpatasvir ± Ribavirina
6	Sofosbuvir + Daclatasvir + Ribavirina OU
	Sofosbuvir/Velpatasvir ± Ribavirina
Genótipo	**Cirrose Child B ou C**
1a e 1b	Sofosbuvir + Daclatasvir + Ribavirina OU
	Ledipasvir/Sofosbuvir ± Ribavirina OU
	Sofosbuvir/Velpatasvir ± Ribavirina
2	Sofosbuvir + Daclatasvir + Ribavirina OU
	Sofosbuvir/Velpatasvir ± Ribavirina
3	Sofosbuvir + Daclatasvir + Ribavirina OU
	Sofosbuvir/Velpatasvir ± Ribavirina
4	Sofosbuvir + Daclatasvir + Ribavirina OU
	Sofosbuvir/Velpatasvir ± Ribavirina
5	Sofosbuvir + Daclatasvir + Ribavirina OU
	Sofosbuvir/Velpatasvir ± Ribavirina
6	Sofosbuvir + Daclatasvir + Ribavirina OU
	Sofosbuvir/Velpatasvir ± Ribavirina

Fonte: Adaptada de Protocolo Clínico e Diretrizes Terapêuticas para Hepatite C e Coinfecções. Brasília: Ministério da Saúde, 2019.

Aqueles pacientes cirróticos, Child B ou C, não respondedores aos antivirais de ação direta (DAA) da classe dos inibidores de NS5A, como daclatasvir, ledipasvir e ombitasvir, devem receber sofosbuvir/velpatasvir por 24 semanas. O objetivo do tratamento consiste no alcance da resposta virológica sustentada (RVS), definida pela ausência de HCV-RNA (carga viral) na 12ª ou 24ª semana após o término da terapia farmacológica.[18]

Está indicada a suspensão do tratamento nos pacientes que apresentam descompensação da doença hepática, como ascite, encefalopatia e/ou aumento significativo da bilirrubina direta.[18]

1.2.4 Hepatite D

O vírus da hepatite D,[19] também chamada hepatite Delta, é um vírus defectivo, pois precisa da presença do HBsAg para conseguir infectar o ser humano. No Brasil, a hepatite D tem maior importância epidemiológica na região amazônica, em crianças e adultos jovens. Por conta de sua dependência ao vírus da hepatite B, ambos possuem mecanismos de transmissão idênticos. Os portadores crônicos inativos do vírus B constituem os principais reservatórios para a disseminação da hepatite D nas regiões endêmicas da hepatite B.[14]

A infecção pelo vírus Delta pode ser concomitante (coinfecção) ou posterior à infecção (superinfecção) pelo vírus B. Na coinfecção, a maioria dos pacientes evolui com hepatite aguda de curso benigno, chegando à recuperação em 95% dos casos. A superinfecção denota um perfil de maior gravidade, com pior prognóstico. A presença simultânea do HBsAg favorece uma replicação intensa do vírus Delta com consequente dano hepático mais grave. O risco de cronificação é maior na superinfecção (79,9%) do que na coinfecção (3%) ou na hepatite B clássica. A evolução para a doença crônica varia entre 2 e 6 anos, sendo observada uma progressão mais rápida em crianças.[21]

Todos os pacientes com hepatite Delta têm indicação de tratamento da doença, que é composto, tradicionalmente, por alfapeguinterferona 2a e/ou um análogo de núcleos(t)ídeo (tenofovir ou entecavir).[21]

A presença de CD representa uma contraindicação ao uso de alfapeguinterferona. Nesses casos, o tratamento deve ser feito seguindo as orientações do tratamento da hepatite B.[21]

1.2.5 Hepatite E

A hepatite E[19] é provocada por um vírus com transmissão fecal-oral, o que favorece sua disseminação nos países em desenvolvimento. A transmissão interpessoal é incomum e a cronicidade pode ser observada em pacientes imunossuprimidos.[14,22]

A doença habitualmente é autolimitada, entretanto, pode ocasionar formas graves de hepatite, principalmente em gestantes e em portadores de cirrose, de doença renal crônica e do vírus da imunodeficiência humana (HIV). A infecção aguda pela hepatite E é similar à hepatite A. O tratamento clínico na infecção aguda ainda consiste em suporte clínico. Naqueles que evoluem com infecção crônica, cuja suspeição clínica é difícil pela sua infrequência, a ribavirina tem sido apontada como uma possibilidade terapêutica, porém ainda permanece em estudo. Até então, não existe vacina disponível que previna a hepatite E. A melhor forma de tratar a doença, de fato, consiste na prevenção, com medidas sanitárias e de higiene, como lavar as mãos, ingerir água potável e tratamento adequado de esgoto. Em países desenvolvidos como a França, a transmissão do vírus E está associada à ingestão de carnes de caça.[22]

Pontos-chave

- O transplante hepático (TH) é a terapia mais adequada na cirrose descompensada (CD) e a sua indicação não deve ser adiada.
- O conhecimento e o tratamento da doença de base podem melhorar o prognóstico e, em alguns casos, reverter a descompensação e a necessidade de TH.
- Abstinência alcoólica e suporte nutricional são pilares para o tratamento da doença hepática alcoólica; na hepatite alcoólica o uso de corticosteroides pode estar indicado. O TH está liberado após 6 meses de abstinência.
- Modificação do estilo de vida e tratamento das comorbidades associadas à síndrome metabólica são medidas fundamentais na abordagem da doença hepática gordurosa não alcoólica. Obesidade é fator de pior prognóstico pós-TH e deve ser abordada no pré-TH. A cirurgia bariátrica, vitamina E e pioglitazona não são recomendadas na CD.
- Prednisona está indicada em monoterapia na hepatite autoimune com CD; avaliar associação de profilaxia primária para peritonite bacteriana espontânea, se ascite estiver presente. Introduzir azatioprina após compensação do paciente.
- Na colangite biliar primária, o uso de ácido ursodesoxicólico (AUDC) 13-15 mg/kg/dia é a única terapia recomendável na CD.

- Na colangite esclerosante primária em fase de descompensação, o TH está indicado: pode-se tentar o AUDC na dose de 17-23 mg/kg/dia em pacientes ainda compensados.
- Flebotomias de até 500 mL/semana, se bem toleradas, estão indicadas na hemocromatose, espaçando-as à medida que os níveis de ferritina tendem a normalizar.
- D-PA ou trientina são os medicamentos mais bem indicados na doença de Wilson pela resposta terapêutica mais rápida que os sais de zinco, associados à dieta pobre em cobre inicialmente. O TH não deve ser indicado, *a priori*, nas manifestações neuropsiquiátricas graves.
- Na deficiência de alfa-1-antitripsina, o receptor passa a expressar o fenótipo do doador após o TH, sendo essa a única terapia efetiva após a descompensação hepática.
- Todo paciente com CD deve ser vacinado contra as hepatites A e B se ele não for imune.
- Na CD, a medicação indicada para tratamento da hepatite B é o entecavir.
- O paciente com CD por hepatite C tem indicação de tratamento quando o MELD estiver abaixo de 20. Em situações de maior gravidade, o tratamento deverá ser realizado preferencialmente após o transplante.
- O tratamento da hepatite D na CD deve seguir as orientações do tratamento da hepatite B.
- A suspeição diagnóstica da hepatite E em cirróticos descompensados é extremamente difícil em virtude da infrequente evolução para formas crônicas dessa virose.

Referências

1. Martin P, Di Martini A, Feng S, Brown R, Fallon M. Evaluation for Liver Transplantation in Adults: 2013 Practice Guideline by the American Association for the Study of Liver Diseases and the American Society of Transplantation. Hepatology 2014;59(3):1144-65. doi: 10.1002/hep.26972.
2. European Association for the Study of the Liver. EASL Clinical Practice Guidelines for the Management of Patients with Decompensated Cirrhosis. J Hepatol 2018;69(2):406-40. doi: 10.1016/j.jhep.2018.03.024.
3. Crabb DW, Im GY, Szabo G, Mellinger JL, Lucey MR. Diagnosis and Treatment of Alcohol-Associated Liver Diseases: 2019 Practice Guidance from the American Association for the Study of Liver Diseases. Hepatology 2020;71(1):306-33. doi: 10.1002/hep.30866.
4. European Association for the Study of the Liver. EASL Clinical Practice Guidelines: Management of Alcohol Related Liver Disease. J Hepatol 2018;69(1):154-81. doi: 10.1016/j.jhep.2018.03.018.
5. European Association for the Study of the Liver. EASL Clinical Practice Guidelines on Nutrition in Chronic Liver Disease. J Hepatol 2019;70(1):172-93. doi: 10.1016/j.jhep.2018.06.024.
6. European Association for the Study of the Liver. EASL Clinical Practice Guidelines: Liver Transplantation. J Hepatol 2016:64(2):433-85. doi: 10.1016/j.jhep.2015.10.006.
7. Chalasani N, Younossi Z, Lavine JE, Charlton M, Cusi K, Rinella M, Harrisson SA et al. The diagnosis and management of nonalcoholic fatty liver disease: practice guidance from the American Association for the Study of Liver Diseases. Hepatology 2018;67(1):328-57. doi: 10.1002/hep.29367.
8. The Health Base Foundation/The Netherlands. Drugs in Liver Cirrhosis. 2020. Disponível em: https://www.drugsinlivercirrhosis.org/. Acesso em: 30 abr. 2021.
9. Mack CL, Adams D, Assis DN, Kerkar N, Manns MP, Mayo MJ et al. Diagnosis and Management of Autoimmune Hepatitis in Adults and Children: 2019 Practice Guidance and Guidelines from the American Association for the Study of Liver Diseases. Hepatology; 2020;72(2):671-722.doi: 10.1002/hep.31065.
10. Bittencourt PL, Couto CA. Manual de Condutas em Doenças Colestáticas e Autoimunes do Fígado da Sociedade Brasileira de Hepatologia. São Paulo: DOC Content; 2019.
11. Lindor KD, Bowlus CL, Boyer J, Levy C, Mayo M. Primary Biliary Cholangitis: 2018 Practice Guidance from the American Association for the Study of Liver Diseases. Hepatology 2019;69(1):394-419. doi: 10.1002/hep.30145.
12. Bacon BR, Adams PC, Kowdley KV, Powell LW, Tavill AS, American Association for Study of Liver Diseases (AASLD). Diagnosis and Management of Hemochromatosis: 2011 Practice Guideline by the American Association for Study of Liver Diseases. Hepatology 2011;54(1):328-43.doi: 10.1002/hep.24330.
13. Roberts EA, Schilsky ML, American Association for Study of Liver Diseases (AASLD). Diagnosis and Treatment of Wilson Disease: An Update. Hepatology 2008;47(6):2089-111. doi: 10.1002/hep.22261.

14. Brasil. Ministério da Saúde. Manual Técnico para o Diagnóstico das Hepatites Virais. 1. ed. Brasília, Ministério da Saúde; 2015: 1-70 p.
15. Keeffe EB. Hepatitis A and B Superimposed on Chronic Liver Disease: Vaccine-Preventable Diseases. Trans Am Clin Climatol Assoc 2006;117:227-38.
16. Brasil. Ministério da Saúde. Secretaria de Vigilância em Saúde. Departamento de DST, Aids e Hepatites Virais. Protocolo Clínico e Diretrizes Terapêuticas para Hepatite B e Coinfecções. Brasília: Ministério da Saúde, 2017: 120 p.
17. Brasil. Ministério da Saúde. Secretaria de Vigilância em Saúde. Departamento de Vigilância, Prevenção e Controle das Infecções Sexualmente Transmissíveis, do HIV/Aids e das Hepatites Virais. Protocolo Clínico e Diretrizes Terapêuticas para Hepatite C e Coinfecções. Brasília: Ministério da Saúde; 2019: 68 p.
18. Rodrigues-Filho EM, Franke CA, Junges JR. Liver Transplants and Organ Allocation in Brazil: From Rawls to Utilitarianism. Cad Saude Publica. 2018;34(11). doi: 10.1590/0102-311x00155817.

1.2 Manejo da Ascite Refratária

Reneé Mignolo Tanaka Ferreira | Luísa Leite Barros

1.2.1 INTRODUÇÃO

A ascite é a complicação mais comum em pacientes com cirrose. Cerca de 60% dos cirróticos desenvolvem ascite em até 10 anos após o diagnóstico, e em 10% destes casos ela é refratária ao tratamento convencional. A presença de ascite é considerada um fator de mau prognóstico, com sobrevida estimada de 40% e 50% em um e dois anos, respectivamente.

O desenvolvimento de ascite só acontece em vigência de hipertensão portal, que é o principal fator responsável pela vasodilatação esplâncnica, e queda no volume arterial efetivo, por conta da ação de substâncias vasodilatadoras como o óxido nítrico. Ocorre, então, ativação de fatores antinatriuréticos e vasoconstritores como sistema renina-angiotensina-aldosterona, sistema nervoso simpático e arginina-vasopressina, que aumentam a absorção tubular proximal de sódio e água nos néfrons.

Mais recentemente, o papel da translocação bacteriana ou produtos de degradação das bactérias – padrão molecular associado aos patógenos (PAMPS) – tem sido avaliado nas anormalidades sistêmicas observadas na cirrose, por estimularem a produção de citocinas que estimulam a produção de óxido nítrico e gás carbônico, aumentando a vasodilatação arterial esplâncnica.

A classificação atual da ascite subdivide os pacientes em três grupos de acordo com o volume de líquido acumulado: grau I (fluido detectado apenas por ultrassonografia), grau II (ascite moderada com distensão simétrica do abdome) e grau III (ascite volumosa com grande distensão do abdome).

Define-se ascite refratária, de acordo com o Clube Internacional da Ascite, como aquela que não pode ser mobilizada ou que recorre precocemente após paracentese volumosa, apesar do uso de diuréticos. Sua presença está associada a pior prognóstico e à sobrevida média de 6 meses após o diagnóstico. A definição dos tipos de ascite refratária é descrita na Tabela 1.2.1.

Tabela 1.2.1 Definições.

Resistente diurético	Ascite que não é removida ou que recorre precocemente sem que possa ser prevenida por falta de resposta à restrição de sódio na dieta e à dose máxima de diuréticos.
Ascite intratável	Ascite que não é removida ou que recorre precocemente por conta de complicações induzidas pelo uso de diuréticos.

Fonte: Desenvolvida pela autoria.

1.2.2 CRITÉRIOS DIAGNÓSTICOS

1. **Duração do tratamento:** pacientes têm que estar em uso de altas doses de diuréticos (espironolactona 400 mg/dia e furosemida 160 mg/dia) por pelo menos uma semana e em dieta de restrição de sódio de menos de 90 mmol/dia.
2. **Ausência de resposta:** perda média inferior a 800 g em 4 dias e excreção de sódio urinário menor que a ingesta de sódio.
3. **Recorrência precoce da ascite:** reaparecimento de ascite grau 2 ou 3 dentro de quatro semanas da mobilização inicial.
4. **Complicações induzidas por diuréticos:**
   - *Encefalopatia induzida por diurético:* definida pelo surgimento de encefalopatia na ausência de outro fator precipitante.
   - *Lesão renal induzida por diurético:* aumento de creatinina em 100% para um valor acima de 2 mg/dL em pacientes com resposta ao tratamento da ascite.
   - *Hiponatremia induzida por diuréticos:* queda no sódio sérico em 10 mmmol/L para sódio menor que 125 mmol/L.
   - *Hiper ou hipocalemia induzidos por diuréticos:* alteração do potássio para valores inferiores a 3 ou superiores a 6 mmol/L, a despeito de medidas apropriadas.
   - *Câimbras incapacitantes.*

No diagnóstico de refratariedade, devem ser excluídas peritonite bacteriana espontânea e hemorragia, condições que pioram o controle da ascite sem que se caracterize como refratária.

1.2.3 TRATAMENTO

O tratamento mais efetivo para ascite refratária é o transplante de fígado. Pacientes em lista de espera para transplante e/ou com contraindicação a esse procedimento podem ser submetidos à paracentese de largo volume ou TIPS.

1.2.4 PARACENTESE DE GRANDE VOLUME

Pacientes com ascite refratária requerem paracenteses a cada 2 a 4 semanas. Deve ser retirado tanto quanto possível de líquido ascítico. Pacientes que necessitam de drenagem superior a 5 L recebem infusão de albumina 8 g/L de líquido retirado para prevenção de disfunção circulatória pós paracentese.

Uma vez caracterizada ascite refratária, o tratamento com diuréticos deve ser suspenso. Apenas nos casos de excreção de sódio urinário superior a 30 mmol/dia e, se bem tolerado, ele pode ser considerado.

1.2.5 SHUNT PORTOSSISTÊMICO TRANSJUGULAR INTRA-HEPÁTICO

O *shunt* portossistêmico transjugular intra-hepático (TIPS) é um método não cirúrgico que descomprime a pressão portal a partir de inserção de um *stent* intra-hepático entre uma veia hepática e a veia porta por acesso transjugular. O benefício do TIPS para ascite foi percebido rapidamente em pacientes cuja indicação inicial era hemorragia digestiva alta.

Com a redução na pressão portal, a ascite desaparece na maior parte dos pacientes. No curto prazo, ocorre vasodilatação arterial periférica e, após 4 a 6 semanas, ocorre aumento do volume efetivo e melhora da função renal, levando a aumento na excreção renal de sódio. O implante do TIPS pode também melhorar a qualidade de vida, o balanço nitrogenado e o estado nutricional dos pacientes. Outros benefícios do TIPS são redução na incidência de peritonite espontânea e de hemorragia digestiva alta.

Por outro lado, cerca de 50% dos pacientes evoluem com encefalopatia após a passagem do TIPS. A incidência dessa complicação caiu para 18% em um estudo de Wang Q et al., porém, a indicação de TIPS nesse estudo foi hemorragia digestiva, não podendo ser avaliado o benefício na ascite refratária.

Seis ensaios clínicos randomizados comparando TIPS com paracentese de grande volume em pacientes com ascite refratária ou de difícil manejo foram avaliados e, com base nesses estudos, sete metanálises foram feitas.

As conclusões dessas metanálises foram:

1. TIPS controla a ascite melhor que a paracentese de grande volume. Em análises multivariadas, TIPS foi fator independente associado à maior sobrevida sem transplante hepático.
2. A incidência de encefalopatia é maior em pacientes submetidos a TIPS.

Essa complicação pode ser grave em pacientes chegando a estado semelhante à demência. A reversão do *shunt* com redução do *stent* ou oclusão do TIPS nem sempre reverte a encefalopatia completamente.

Em estudo observacional realizado pela Divisão de Gastroenterologia e Hepatologia do Hospital das Clínicas da Universidade de São Paulo, 60 pacientes com ascite foram avaliados e, destes, 49 apresentaram ascite refratária. A idade média dos pacientes foi 57 anos e a causa mais comum da cirrose foi relacionada ao álcool. Do subgrupo de pacientes refratários, 5 foram submetidos a TIPS e apenas 1 paciente apresentou regressão da ascite, sem necessidade de diureticoterapia. O principal evento adverso foi encefalopatia hepática que ocorreu em 80% dos casos pós-TIPS e a mortalidade foi de 28,6% nos casos refratários durante o período de seguimento de 18 meses.

Por isso, ao se avaliar um paciente com ascite refratária para TIPS, é necessário reconhecer os fatores de risco relacionados à encefalopatia hepática como episódios prévios de confusão mental, doença hepática avançada e pacientes com *shunts* largos em exame de imagem abdominal.

Além da seleção criteriosa dos pacientes, a experiência da equipe em realizar o procedimento influencia o resultado. O TIPS não é recomendado para pacientes com CHILD C, MELD > 18 e plaquetas < 75.000/mm³, encefalopatia superior ao grau II, infecção ativa, disfunção renal progressiva, disfunção cardíaca severa ou hipertensão pulmonar (Tabela 1.2.2).

Tabela 1.2.2 Contraindicações absolutas e relativas ao TIPS.

Absolutas	Relativas
Child ≥ 12 ou MELD ≥ 18	Idade > 70 anos
Insuficiência cardíaca congestiva	Trombose de veia porta
Hipertensão pulmonar grave	Má aderência à restrição de sódio
Encefalopatia grau ≥ 2	Carcinoma hepatocelular
Plaquetas < 75.000	Presença de cistos hepáticos
Sepse ou infecção vigente	
Obstrução biliar	

Fonte: Desenvolvida pela autoria.

1.2.6 TRATAMENTO ALTERNATIVO

Pacientes não candidatos a TIPS são estudados para alternativas de tratamento.

Clonidina, um agonista de receptor alfa-2, isolada ou em associação a antagonista V2 da vasopressina tolvaptan ou octreotide e albumina, mostrou resultados promissores, mas sem evidência suficiente para serem recomendados até o momento.

Nas últimas décadas, alguns dispositivos mecânicos intra-abdominais têm sido desenvolvidos com o objetivo de controlar a ascite de forma menos invasiva. O sistema alfapump é atualmente o mais estudado, apesar do seu uso ainda ser controverso na literatura. Trata-se de uma bomba automatizada e recarregável implantada no tecido subcutâneo do paciente, que mobiliza a ascite de forma contínua para bexiga por meio de dois cateteres. A bomba é programada para funcionar apenas durante o dia e, dessa forma, não impactar a qualidade de vida do paciente.

Alguns estudos demonstraram efetividade no controle da ascite refratária com redução da necessidade de paracentese de grande volume, entretanto, o risco de infecção, mau funcionamento da bomba e deslocamento do cateter são consideráveis.

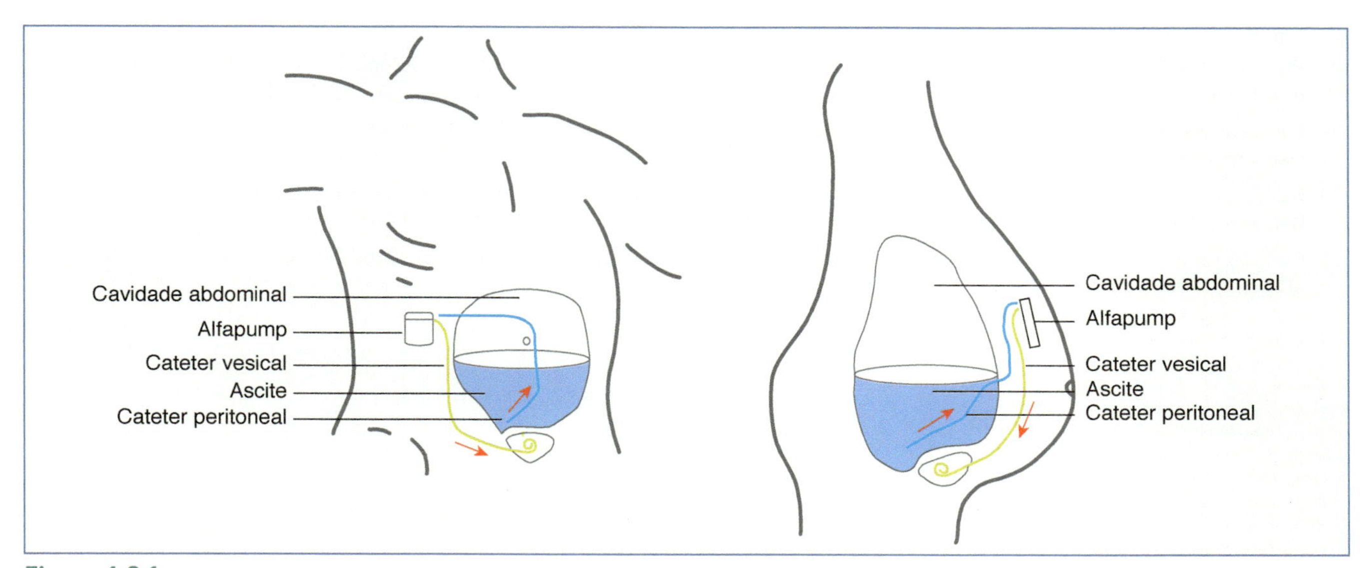

Figura 1.2.1

Fonte: Adaptada de Pose *et al.*, 2017.

1.2.7 TRANSPLANTE DE FÍGADO

Pacientes com ascite refratária devem ser avaliados para transplante, uma vez que essa complicação reflete deterioração significativa na função hepática.

A sobrevida em pacientes com ascite refratária é ruim e menor que a prevista pelo escore de MELD e, por isso, essa condição é considerada situação especial para alocação na lista de espera para transplante.

São solicitados, além dos exames para cálculo do MELD, sódio urinário de 24 horas, datas das paracenteses realizadas e volume retirado, dose máxima de diuréticos em uso, presença de outras complicações, como encefalopatia hepática ou hidrotórax.

Considerando que a pontuação para ascite refratária exige critérios rigorosos e que mesmo pontuados para situação especial a mortalidade em lista de espera é alta, recomenda-se que todo paciente com cirrose que descompense com ascite seja encaminhado para serviço de transplante de fígado.

Referências

1. Pose E, Cardenas A. Translating Our Current Understanding of Ascites Management into New Therapies for Patients with Cirrhosis and Fluid Retention. Dig Dis. 2017;35(4):402-10. doi: 10.1159/000456595
2. Caly WR, Abreu RM, Bitelman B, Carrilho FJ, Ono SK. Clinical Features of Refractory Ascites in Outpatients. Clinics (Sao Paulo). 2017;72(7):405-10. doi: 10.6061/clinics/2017(07)03
3. Stirnimann G, Banz V, Storni F, De Gottardi A. Automated Low-Flow Ascites Pump for the Treatment of Cirrhotic Patients with Refractory Ascites. Therap Adv Gastroenterol. 2017;10(2):283-92. doi: 10.1177/1756283X16684688
4. La Mura V, Salerno F. Therapy of the Refractory Ascites: Total Paracentesis vs. TIPS. Gastroenterol Hepatol. 2016;39(7):477-80. doi: 10.1016/j.gastrohep.2015.07.011
5. Sudulagunta SR, Sodalagunta MB, Raja SKB, Khorram H, Sepehar M, Noroozpuor Z. Clinical Profile and Complications of Paracentesis in Refractory Ascites Patients with Cirrhosis. Gastroenterology Res. 2015;8(3-4):228-33. doi: 10.14740/gr661w
6. Biecker E. Diagnosis and Therapy of Ascites in Liver Cirrhosis. World J Gastroenterol. 2011;17(10):1237-48. doi: 10.3748/wjg.v17.i10.1237
7. Runyon BA, AASLD Practice Guidelines Committee. Management of Adult Patients with Ascites due to Cirrhosis: An Update. Hepatology. 2009;49(6):2087-107. doi: 10.1002/hep.22853
8. Runyon BA, AASLD. Introduction to the Revised American Association for the Study of Liver Diseases Practice Guideline Management of Adult Patients with Ascites due to Cirrhosis 2012. Hepatology. 2013;57(4):1651-3. doi: 10.1002/hep.26359
9. European Association for the Study of the Liver. EASL Clinical Practice Guidelines for the Management of Patients with Decompensated Cirrhosis. Journal of Hepatology 2018; 69(2):406-60. doi: 10.1016/j.jhep.2018.03.024
10. Bai M, Qi X-S, Yang Z-P, Yang M, Fan D-M, Han G-H. TIPS Improves Liver Transplantation-Free Survival in Cirrhotic Patients with Refractory Ascites: An Updated Meta-Analysis. World J Gastroenterol 2014;20:2704-14. doi: 10.3748/wjg.v20.i10.2704
11. Piano S, Tonon M, Angeli P. Management of Ascites and Hepatorenal Syndrome. Hepatol Int. 2018;12(Suppl 1):122-34. doi: 10.1007/s12072-017-9815-0

1.3
Estadiamento e Tratamento Não Cirúrgico do Carcinoma Hepatocelular

Aline Lopes Chagas | Flair José Carrilho

1.3.1 INTRODUÇÃO

As neoplasias malignas primárias do fígado correspondem à 5ª causa de câncer e 3ª causa de morte por câncer no mundo. O carcinoma hepatocelular (CHC) é responsável por 85% a 90% dos casos de tumores primários do fígado. O CHC corresponde hoje à complicação mais frequente e à principal causa de óbito nos pacientes com cirrose compensada.

A maioria dos casos de CHC está associada à cirrose, o que torna o tratamento do paciente com esse tumor um grande desafio. Nas últimas décadas, o tratamento do CHC passou por uma grande evolução, existindo atualmente diversos tratamentos disponíveis para os vários estádios tumorais, como tratamentos cirúrgicos, locorregionais e sistêmicos. Nesse cenário, o transplante de fígado corresponde ao tratamento com maior potencial de cura, visto que trata não só o tumor, como também a patologia de base, a hepatopatia crônica.

O adequado estadiamento tumoral é fundamental para escolha entre os tratamentos disponíveis e sempre que possível à abordagem do paciente com CHC deve ser feita de forma multidisciplinar.

1.3.2 EPIDEMIOLOGIA

A incidência global estimada do CHC é de 500 mil a 1 milhão de novos casos, levando a 600 mil óbitos por ano. No Brasil, quando avaliado o *burden* da doença hepática, considerando 850 mil hospitalizações e 300 mil óbitos, esta ocupou a oitava causa de morte no *ranking* das doenças, estando o CHC entre as principais causas de óbito entre as doenças do fígado. O Brasil é considerado um país com incidência moderada de CHC e a relevância do CHC e de suas etiologias subjacentes aumentou significantemente de 1990 a 2015 nos níveis global, nacional e regional.

Do ponto de vista epidemiológico, o CHC é caracterizado por ampla variabilidade geográfica, com uma distribuição altamente heterogênea, provavelmente relacionada a fatores etiológicos. A cirrose de qualquer etiologia é o principal fator de risco para o desenvolvimento do CHC, particularmente quando está associada à hepatite C (VHC), hepatite B (VHB), exposição a aflatoxinas, uso abusivo de álcool, diabetes *mellitus*, obesidade, doença hepática gordurosa não alcoólica (DHGNA) e hemocromatose hereditária (HH).

Em um estudo nacional que incluiu 1.405 pacientes com diagnóstico de CHC, de 29 centros, a cirrose esteve presente em 98% dos casos e a infecção crônica por VHC foi a etiologia mais comum (54%), seguida por VHB (16%) e álcool (14%). A DHGNA tem se tornado um fator de risco cada vez mais importante para o desenvolvimento do CHC, sendo observado em todo o mundo um aumento significativo dos casos de CHC relacionados a essa etiologia.

A realização de rastreamento do CHC nas populações de alto risco, principalmente os pacientes com cirrose, é fundamental para o diagnóstico precoce, possibilitando a realização de tratamentos com intenção curativa para esse tumor. O rastreamento deve ser realizado com ultrassonografia (US) de abdome com ou sem AFP, em um intervalo de seis meses. Em um estudo realizado no Hospital das Clínicas da FMUSP, foi observada uma incidência anual de CHC 3,5% em pacientes cirróticos em programa de rastreamento e, nesse estudo, 70% dos pacientes foram detectados em estádio tumoral precoce.

O diagnóstico de CHC em pacientes cirróticos pode ser realizado por meio de métodos não invasivos e/ou biópsia. Os estudos multifásicos de TC e RM são os principais exames radiológicos utilizados. A presença do padrão típico na TC e RM de hiper-realce arterial e "lavagem" do meio de contraste nas fases portal ou tardia, apresenta sensibilidade entre 66% e 82% e especificidade superior a 90% para o diagnóstico de CHC em pacientes com cirrose e nódulo > 1 cm de diâmetro. Nos casos em que não for possível o diagnóstico a partir dos exames de imagem, dever ser feita a biópsia do nódulo guiada por USG ou TC.

1.3.3 SISTEMAS DE ESTADIAMENTO TUMORAL

Diferentemente de outros tumores, quando abordamos o paciente com carcinoma hepatocelular, estamos lidando, na maioria dos casos, com duas doenças: o tumor e a cirrose. Cerca de 90% dos casos de CHC acontecem no contexto da hepatopatia crônica. Assim, ao considerarmos o tratamento do CHC, a avaliação da função hepática é um ponto fundamental no manejo desses pacientes.

O sistema de estadiamento ideal para o paciente com CHC deve incluir, além das variáveis relacionadas ao tumor (número, tamanho, invasão vascular, disseminação extra-hepática e presença de sintomas), parâmetros que avaliem a função hepática, como Child-Pugh (CHILD), MELD (*Model for End stage Liver Disease*) e a presença ou não de hipertensão portal. Além disso, o sistema ideal deve fazer a conexão entre o estadiamento da doença com uma proposta terapêutica. No mundo ocidental, o sistema de estadiamento tumoral mais utilizado é o sistema de estadiamento BCLC (*Barcelona Clinic Liver Cancer Group*) e consegue abranger todos esses aspectos citados. Esse sistema já foi extensamente validado no mundo e também no Brasil. Outros sistemas de estadiamento disponíveis são o TNM, *Cancer of the Liver Italian Program* (CLIP), o *Hong-Kong Liver Cancer* (HKCL) e o *Japonese Integrated Staging* (JIS). Na Tabela 1.3.1 resumimos os principais sistemas de estadiamento para o CHC.

Tabela 1.3.1 Principais sistemas de estadiamento do carcinoma hepatocelular.

Sistema de Estadiamento	n	Estadiamento tumoral	Função hepática	Objetivo	Resultados
Okuda (1985)	850	Envolvimento tumoral do fígado > 50%	Bilirrubinas, albumina, ascite	–	I, II e III
CLIP (1998)	435	Morfologia tumoral, AFP, invasão vascular	Child-Pugh	–	0–6
GRETCH (1999)	761	Invasão vascular e AFP	Bilirrubina, fosfatase alcalina	Karnofsky	A–C
BCLC (1999)		Número e tamanho dos nódulos, invasão vascular, metástases extra-hepáticas	Child-Pugh, hipertensão portal	ECOG-PST	0, A–D
AJCC /TNM (2020)		Número e tamanho dos nódulos, invasão vascular, metástases extra-hepáticas	–	–	I, II, III, IV
CUPI (2002)	926	TNM e AFP	Bilirrubinas, ascite, fosfatase alcalina	Sintomas	Escore 0–12 3 grupos de risco
JIS (2003)	722	TNM pelo LCSGJ	Child-Pugh	–	0–5
Tokyo (2005)	403	Número e tamanho dos nódulos	Bilirrubinas, albumina	–	0–8
Taipei Integrated (2010)	2.030	Volume tumoral total e AFP	Child-Pugh,	–	0–6
Hong Kong Liver Cancer Staging (2014)	3.927	*Status* do tumor*, invasão vascular, metástases extra-hepáticas	Child-Pugh,	ECOG-PST	I, IIa, IIb, IIIa, IIIb, IVa, IVb, Va, Vb

Fonte: Adaptada de Forner *et al.*, 2014.

1.3.4 SISTEMA DE ESTADIAMENTO BCLC

O sistema de estadiamento BCLC estratifica os pacientes com CHC em cinco estádios (BCLC 0: muito precoce; BCLC A: precoce; BCLC B: intermediário; BCLC C: avançado; BCLC D: terminal (Figura 1.3.1).

1.3.4.1 Carcinoma hepatocelular muito precoce (BCLC 0)

Os pacientes com CHC estágio BCLC 0 apresentam tumor único, menor do que 2 cm, função hepática preservada (CHILD A) e são assintomáticos, com ECOG-PS (*Eastern Cooperative Oncology Group – Performance*

Status) 0. Nesse paciente é possível oferecer um tratamento curativo, com sobrevida em 5 anos que varia de 60% a 80%, podendo exceder 95%, com baixo risco de recorrência tumoral, sendo as principais opções de tratamento a cirurgia e as terapias ablativas percutâneas.

1.3.4.2 Carcinoma hepatocelular precoce (BCLC A)

Os pacientes com CHC precoce são aqueles que possuem tumor único ou até três nódulos ≤ 3 cm, com função hepática preservada e ECOG-PS 0. As opções terapêuticas para esse estádio são os tratamentos cirúrgicos – ressecção hepática (RH) e transplante de fígado – e as terapias ablativas percutâneas.

A escolha da modalidade terapêutica deve levar em consideração número e tamanho dos nódulos, localização, função hepática e presença ou não de hipertensão portal. Pacientes com nódulos únicos, função hepática preservada (Child-Pugh A) e sem hipertensão portal devem ser avaliados para realização de tratamento cirúrgico. A sobrevida para os pacientes submetidos à ressecção hepática é em torno de 70%, em 5 anos, nos pacientes com função hepática preservada. Na presença de hipertensão portal, essa sobrevida pode cair para 50%.

O transplante hepático é o tratamento de escolha para pacientes com CHC precoce, função hepática comprometida e/ou hipertensão portal. Com a aplicação dos Critérios de Milão (CM) – um nódulo ≤ 5 cm

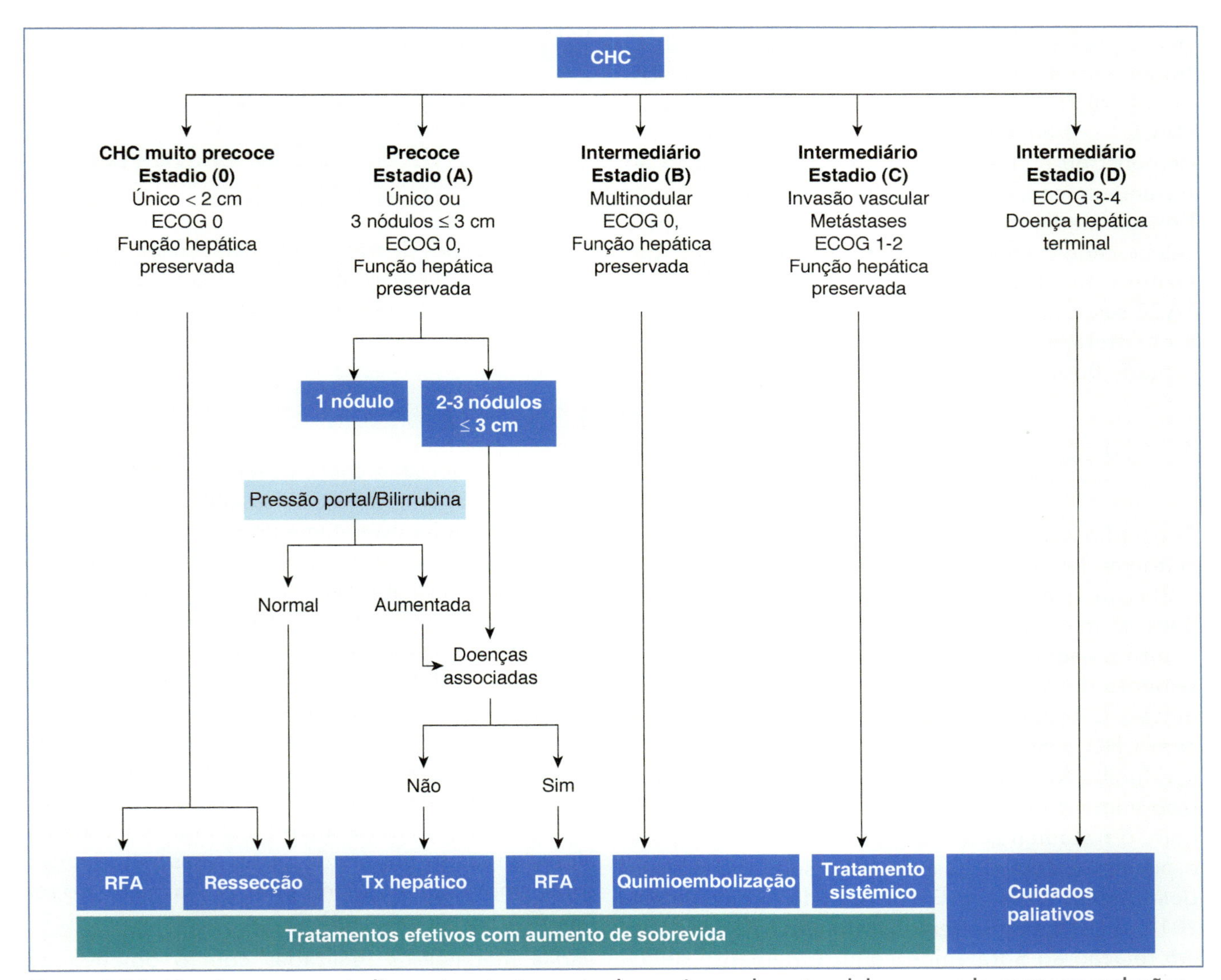

Figura 1.3.1 Algoritmo para estadiamento e tratamento do carcinoma hepatocelular, segundo as recomendações do BCLC

Fonte: Adaptada de Forner *et al.*, 2018.

ou 3 nódulos ≤ 3 cm, sem invasão vascular ou doença extra-hepática –, a sobrevida, em 5 anos, é em torno de 70%, com uma taxa de recorrência inferior a 15%.

Nos pacientes com CHC precoce, sem indicação de ressecção ou transplante, a ablação por radiofrequência é o tratamento de escolha, principalmente em pacientes com tumores únicos, menor ou igual a 3 cm. A sobrevida pós-ablação, em pacientes Child-Pugh A, atinge 50% a 75%, em 5 anos.

1.3.4.3 Carcinoma hepatocelular intermediário (BCLC B)

Os pacientes no estádio intermediário apresentam tumor multifocal e/ou irressecável, sem invasão vascular ou metástase extra-hepática, com função hepática preservada e assintomáticos (ECOG-PS 0). O tratamento de escolha para os pacientes com CHC intermediário é a quimioembolização transarterial (TACE – *Transarterial Chemoembolization)*, que demonstrou aumento de sobrevida em relação ao tratamento conservador, podendo chegar a uma sobrevida média maior que 30 meses, em pacientes selecionados. Outras opções terapêuticas no paciente com CHC intermediário e não candidatos a TACE são a radioembolização transarterial (TARE) e a radioterapia estereotática corpórea (SBRT – *Stereotatic Body Radiation Therapy*).

1.3.4.4 Carcinoma hepatocelular avançado (BCLC C)

O estádio avançado BCLC C inclui pacientes com sintomas leves relacionados ao câncer (ECOG-PS 1-2) e/ou invasão vascular ou metástases extra-hepáticas, mas ainda com função hepática relativamente preservada. A expectativa de vida sem tratamento dos pacientes, nesse estádio, é de 4 a 10 meses. O tratamento de escolha para o paciente com CHC avançado é o tratamento sistêmico. O sorafenibe foi o primeiro tratamento que demonstrou aumento de sobrevida nesse estádio, sendo, hoje, o tratamento de escolha como 1ª linha para o pacientes com CHC avançado, segundo os *guidelines* mais recentes. Em um estudo publicado em 2018, o Levantinibe demonstrou não-inferioridade em relação ao Sorafenibe como tratamento de 1ª linha. Como opcões de tratamento de segunda linha para o paciente com CHC avançado, temos o regorafenibe; para os pacientes com boa tolerância, o Sorafenibe; e, mais recentemente, o Cabozatinibe e o Ramucirumabe para pacientes com AFP elevada (> 400).

1.3.4.5 Carcinoma hepatocelular terminal (BCLC D)

Este grupo engloba pacientes com disfunção hepática grave (Child-Pugh C) e/ou com condição física muito deteriorada, definida como ECOG-PS > 2. Nesse estádio, os pacientes apresentam um prognóstico bem reservado, estando indicado, na maioria dos casos, apenas tratamento de suporte (cuidados paliativos exclusivos). Entretanto, os pacientes com função hepática comprometida, Child-Pugh C, mas que ainda apresentam CHC dentro dos Critérios de Milão, podem ser avaliados para transplante hepático.

1.3.5 TRATAMENTO NÃO CIRÚRGICO DO CARCINOMA HEPATOCELULAR

Entre as opções de tratamento não cirúrgico do CHC, incluímos as terapias ablativas percutâneas, as terapias transarteriais guiadas por imagem e as terapias sistêmicas.

1.3.5.1 Terapias ablativas percutâneas

Nas últimas décadas, com o desenvolvimento dos métodos de imagem, várias técnicas ablativas foram descritas e utilizadas no tratamento do CHC. As terapias ablativas percutâneas mais disponíveis e utilizadas no nosso meio são a ablação por radiofrequência (RFA) e a injeção percutânea de etanol (PEI). A RFA induz uma lesão térmica a partir da deposição de energia eletromagnética de forma localizada, resultando em danos celulares irreversíveis pela geração de calor. A injeção de etanol provoca desidratação celular, desnaturação proteica e oclusão de microcirculação. Outras modalidades de terapia ablativa percutânea são a crioablação, ablação por micro-ondas ou ultrassom focado de alta intensidade. Entretanto, como esses métodos não estão amplamente disponíveis no nosso meio, não serão abordados neste capítulo.

Várias metanálises realizadas com o objetivo de comparar PEI *vs.* RFA, demonstraram que a RFA é superior a PEI em termos de sobrevida global, sobrevida livre de recidiva e taxas de recorrência. Quando a RFA foi comparada a RH, em uma revisão da Cochrane que incluiu 574 pacientes com CHC precoce candidatos à RH, não foram encontradas diferenças nas taxas de mortalidade. Embora a recorrência do CHC tenha sido menor no grupo de RH, os eventos adversos foram menos frequentes na RFA. A localização do tumor desempenha um papel fundamental na escolha entre os dois métodos (ressecção × RFA). Nos tumores mais centrais, que implicam em perda parenquimatosa grande, favorecemos a utilização da RFA.

Segundo os *guidelines* mais recentes, a RFA hoje é o tratamento de escolha para pacientes com CHC muito precoce ou precoce (BCLC 0-A) não candidatos a tratamento cirúrgico (ressecção ou transplante). Em pacientes com CHC único < 2 cm (BCLC 0), em localizações favoráveis, a RFA pode ser adotada como 1ª escolha, mesmo em pacientes candidatos à cirurgia. Os melhores resultados da RFA são observados em pacientes com tumor único ≤ 3 cm.

A PEI pode ser recomendada em casos de CHC muito precoce e precoce (BCLC 0-A), quando a RFA não é tecnicamente possível ou não está disponível, especialmente em tumores menores que 2 cm. No entanto, em lesões > 2 cm a PEI deve ser desencorajada pela sua associação com altas taxas de resposta incompleta e de recorrência local.

As terapias ablativas percutâneas também podem ser utilizadas como "tratamento ponte" para transplante em pacientes em lista de espera, em locais onde o tempo de espera é maior do que 6 meses. Não existem estudos randomizados, controlados, comparando a TACE com a RFA em pacientes em lista. Assim, a escolha de um dos métodos para esse fim deve ser individualizada e levar em consideração tamanho, número de nódulos e localização.

As contraindicações relativas à RFA incluem: tumor adjacente a grandes vasos, órgãos extra-hepáticos ou cápsula do fígado. Contraindicações absolutas incluem: tumores adjacentes a grandes ductos biliares, cirrose descompensada (CHILD ≥ B9) ou história recente de complicações da cirrose, como ascite volumosa, encefalopatia e hemorragia digestiva alta.

1.3.5.2 Terapias transarteriais guiadas por imagem

As terapias transarteriais guiadas por imagem levam à necrose tumoral, baseando-se no fato de que o CHC tem uma vascularização arterial predominante em comparação com o restante do parênquima hepático, permitindo o tratamento desse tumor por meio de uma administração intravascular seletiva de drogas, partículas embólicas ou dispositivos radioativos.

As terapias transarteriais disponíveis para tratamento do CHC incluem: a embolização de micropartículas sem agente quimioterápico, chamada embolização transarterial (TAE), ou com a com associação de um agente quimioterápico (geralmente doxorrubicina ou cisplatina), chamada quimioembolização transarterial (TACE). Na TACE convencional (TACEc), a embolização é realizada com micropartículas em emulsão com agentes quimioterápicos. Na embolização com *drug eluting beads* (partículas carreadoras de drogas), DEB-TACE, são utilizadas microesferas que são capazes de sequestrar ativamente e liberar lentamente o quimioterápico dentro da lesão-alvo.

Outra técnica utilizada para o tratamento do CHC é a radioembolização transarterial (TARE), que consiste na administração intra-arterial seletiva de microesferas carregadas com um composto radioativo (geralmente ítrio).[90] Ela exerce seu efeito terapêutico a partir da radiação transportada por essas microesferas.

A TACE corresponde ao tratamento de escolha no paciente com CHC intermediário – BCLC B, função hepática compensada e bom *performance status*. Também é uma opção terapêutica em pacientes com CHC precoce (BCLC A) que apresentem contraindicação a RFA/PEI ou em serviços nos quais não exista disponibilidade dessas terapias ablativas percutâneas. Também pode ser utilizada como "tratamento ponte" para transplante de fígado no paciente com CHC precoce em lista de espera. Não existem estudos randomizados controlados comparando a TACE com as terapias ablativas percutâneas nesse contexto. No Brasil, a TACE corresponde ao tratamento mais utilizado para o CHC.

A DEB-TACE foi lançada como uma alternativa a TACEc. Entretanto, apesar do forte racional para o seu uso, as evidências da superioridade dessa estratégia em relação à TACEc são escassas e a maioria dos estudos comparativos não mostrou vantagem do uso do DEB-TACE em relação à sobrevida e aos desfechos clínicos. Alguns estudos demonstraram menor incidência de toxicidade hepática e eventos adversos em pacientes com CHC > 5 cm e doença bilobar com a DEB-TACE, quando comparada com a TACEc.

As principais contraindicações a TACE são a presença de cirrose descompensada (CHILD ≥ B9) ou história recente de descompensação (ascite volumosa, encefalopatia, hemorragia digestiva alta etc.), trombose hemática de veia porta, insuficiência renal, cardiopatia moderada/grave, fístula arteriovenosa e acometimento do fígado pelo tumor > 50% e/ou tamanho do maior nódulo > 10 cm.

A radioembolização (TARE) corresponde a uma opção terapêutica para o paciente com CHC intermediário (BCLC B) ou CHC localmente avançado (BCLC C) sem doença extra-hepática. No contexto do CHC intermediário, entretanto, não existem ensaios clínicos randomizados prospectivos em larga escala comparando TARE e TACE. Em uma metanálise de oito estudos incluindo 1.499 pacientes com CHC não ressecável, a TARE mostrou taxa de resposta tumoral semelhante, com um melhor perfil de segurança e sobrevida global em comparação com a TACE. Entretanto, esta metanálise incluiu apenas estudos de caso controle e de coorte. No paciente com CHC localmente avançado, a TARE foi comparada ao sorafenibe em dois ensaios. Nesses estudos, não foram observadas diferenças na sobrevida global entre as duas estratégias de tratamento, embora as taxas de resposta do tumor tenham sido significativamente maiores com a TARE. Assim, os estudos sugerem que a TARE é uma opção terapêutica promissora para o CHC, com um bom perfil de segurança. No entanto, os dados são insuficientes para recomendar a TARE em relação à TACE para pacientes com CHC intermediário ou a TARE sobre o sorafenibe para pacientes com CHC avançado. O subgrupo de pacientes que se beneficiarão da TARE ainda precisa ser melhor definido.

1.3.5.3 Tratamento sistêmico do CHC

O tratamento sistêmico do CHC apresentou uma grande evolução nos últimos anos, atualmente contando com várias medicações que demonstraram aumento de sobrevida tanto em 1ª linha quanto em 2ª linha.

As principais indicações de tratamento sistêmico no CHC são:

- Tratamento do paciente com CHC avançado (BCLC C);
- Tratamento do paciente com CHC precoce ou intermediário (BCLC A ou B) com contraindicação a realização de tratamento cirúrgico ou locorregional;
- Tratamento do paciente com CHC intermediário (BCLC B) com doença progressiva pós-tratamento com TACE e sem nova indicação de tratamento locorregional.

As principais opções de tratamento sistêmico para o paciente com CHC englobam as terapias alvo moleculares e a imunoterapia. Os estudos realizados com quimioterapia sistêmica convencional não conseguiram demonstrar benefícios em termos de sobrevida no paciente com CHC e, em geral, está associada a uma alta taxa de eventos adversos.

O sorafenibe é um inibidor de multiquinases oral, que age inibindo vários receptores de tirosina quinases (VEGFR1-3, PDGFR, KIT e RET) e, com isso, leva ao bloqueio das vias de angiogênese e à proliferação celular. Foi a primeira droga que demonstrou aumento de sobrevida nos pacientes com CHC avançado, sendo aprovado em 2008 como o primeiro tratamento sistêmico para CHC nesse estádio tumoral. Esse benefício na sobrevida foi demonstrado em estudo prospectivo fase III, randomizado e controlado com placebo (estudo SHARP), no qual a sobrevida média foi de 10,7 meses, sendo a do grupo placebo de 7,9 meses ($p < 0,001$). Essa maior sobrevida foi também demonstrada no estudo Ásia-Pacífico, fase III, priorizando uma população com o vírus da hepatite B. Desde então, o sorafenibe tem sido considerado terapia sistêmica de 1º linha para tratamento do CHC. Vários estudos de vida real subsequentes confirmaram os benefícios do sorafenibe em aumentar a sobrevida do paciente com CHC.

Outra opção como tratamento sistêmico de 1ª linha para o paciente com CHC é o levantinibe, recentemente aprovado no Brasil. No estudo REFLECT, publicado em 2018, foi demonstrado que o levantinibe apresentava não inferioridade com relação ao sorafenibe no tratamento de pacientes com CHC avançado e CHC intermediário sem indicação de tratamento locorregional, com sobrevida média de 13,6 m em comparação com 12,3 m para o sorafenibe. Nesse estudo, o levantinibe apresentou maior sobrevida livre de progressão e maior taxa de resposta em relação ao sorafenibe, porém com sobrevida semelhante. Foram excluídos desse estudo pacientes com tumor ocupando > 50% do fígado, trombose tumoral de ramo portal principal e invasão de ducto biliar.

Em um estudo fase III (IMbrave 150) ainda não publicado, apresentado em 2019, a combinação de imunoterapia com um inibidor de tirosina quinase (atezolizumabe + bevacizumabe) demonstrou superioridade em relação ao sorafenibe como tratamento sistêmico de 1ª linha para o CHC.

Em relação às opções de tratamento sistêmico de 2ª linha, no estudo RESORCE, o regorafenibe foi a primeira medicação que demonstrou benefícios em termos de sobrevida em pacientes com progressão tumoral com sorafenibe quando comparado com o placebo. Nesse estudo foram incluídos pacientes que, apesar da progressão ao sorafenibe, apresentavam boa tolerância a essa medicação e mantinham função hepática preservada (CHILD A).

Em 2018, foi publicado um estudo de fase III, no qual o cabozatinibe, inibidor oral de tirosinas quinases com atividade contra VEGFR 1-3, c-MET, AXL, também demonstrou aumento de sobrevida em relação ao placebo como tratamento sistêmico de 2ª linha em pacientes com progressão ou intolerância com o sorafenibe. Nesse estudo, foi observado aumento na sobrevida global mediana no grupo que utilizou a droga (10,2 meses) em relação ao grupo placebo (8 meses) (HR 0,76; 95% IC, 0,63–0,92; p = 0,005). Tal droga ainda não tem aprovação em bula no Brasil para o uso em CHC, embora já aprovada pelo FDA.

O ramucirumabe é um anticorpo monoclonal IgG1 que inibe a ativação do VEGFR2. No estudo REACH-2, demonstrou aumento de sobrevida em relação ao placebo em pacientes com CHC avançado/intermediário e intolerância ou progressão com uso de b e com AFP ≥ 400. Corresponde ao primeiro tratamento sistêmico com biomarcador. Na Tabela 1.3.2 descrevemos os principais estudos publicados com as drogas de 1ª e 2ª linhas para o tratamento sistêmico do CHC e que comprovadamente levaram a aumento de sobrevida.

As principais contraindicações ao tratamento sistêmico no paciente com CHC são a presença de cirrose descompensada (CHILD ≥ B8), história recente de complicações da cirrose (ascite, HDA, encefalopatia), ECOG-PST > 2 e presença de comorbidades graves.

1.3.6 CONCLUSÃO

A decisão terapêutica no paciente com CHC é complexa e deve levar em consideração múltiplos fatores, como número, tamanho e localização do tumor, função hepática, presença ou não de hipertensão portal, estado geral do paciente e presença ou não de comorbidades. Assim, o estadiamento tumoral adequado deve levar em consideração todos esses aspectos e deve ser uma ferramenta para guiar o tratamento. O ideal é que o tratamento para o CHC seja discutido de forma multidisciplinar, envolvendo diversas especialidades, como hepatologistas, cirurgiões, radiologistas intervencionistas, oncologistas, entre outros, permitindo uma abordagem completa e individualização do tratamento.

Tabela 1.3.2 Tratamento sistêmico de 1ª e 2ª linhas para o carcinoma hepatocelular.

Estudo	Medicação	Linha de terapia	Controle	Objetivo	Resultados
SHARP	Sorafenibe	1ª linha	Placebo	Sobrevida global	10,7 vs 7,9 m RR: 0,69 (IC 95% 0,55–0,47, p < 0,001)
REFLECT	Lenvatinibe	1ª linha	Sorafenibe	Sobrevida, Não-inferioridade	13,6 vs 12,3 m RR: 0,76 (IC 95% 0,63–0,92)
RESORCE	Regorafenibe	2ª linha	Placebo	Sobrevida global	10,6 vs 7,8 m RR: 0,63 (IC 95% 0,50–0,79 p < 0,001)
CELESTIAL	Cabozantinibe	2ª linha	Placebo	Sobrevida global	10,2 vs 8 m RR: 0,76 (IC 95% 0,63-0,92 p = 0,005)
REACH – 2	Ramucirumabe	2ª linha AFP ≥ 400	Placebo	Sobrevida global	8,5 vs 7,3 m RR: 0,71 (IC 95% 0,53–0,949 p = 0,0199)

Fonte: Desenvolvida pela autoria.

Referências

1. Bray F, Ferlay J, Soerjomataram I, Siegel RL, Torre LA, Jemal A. Global Cancer Statistics 2018: GLOBOCAN Estimates of Incidence and Mortality Worldwide for 36 Cancers in 185 Countries. CA Cancer J Clin. 2018;68:394-424. doi: 10.3322/caac.21492.
2. Global Burden of Disease Liver Cancer Collaboration, Akinyeniju T, Abera S, Ahmed M, Alam N, Alemayohu MA et al. The Burden of Primary Liver Cancer and Underlying Etiologies from 1990 to 2015 at the Global, Regional, and National Level. JAMA Oncol 2017; 3:1683-169. doi: 10.1001/jamaoncol.2017.3055.
3. Nader LA, Mattos AA, Bastos GA. Burden of liver Disease in Brazil. Liver Int. 2014;34:844-9. Disponível em: https://www.vhpb.org/files/html/Meetings_and_publications/Presentations/BRAS72.pdf. Acesso em: 3 jul. 2023.
4. El-Serag HB. Epidemiology of Viral Hepatites and Hepatocellular Carcinoma. Gastroenterology. 2012;142:1264-73. doi: 10.1053/j.gastro.2011.12.061.
5. Paranaguá-Vezozzo DC, Ono SK, Alvarado-Mora MV, Farias AQ, Cunha-Silva M, França JI et al. Epidemiology of HCC in Brazil: Incidence and Risk Factors in a Ten-Year Cohort. Ann Hepatol. 2014;13:386-93.
6. Carrilho FJ, Kikuchi L, Branco F, Goncalves CS, Mattos AA. Clinical and Epidemiological Aspects of Hepatocellular Carcinoma in Brazil. Clinics. 2010;65:1285-90. doi: https://doi.org/10.1590/S1807-59322010001200010.
7. Carrilho FJ, Paranaguá-Vezozzo DC, Chagas AL, Alencar RSSM, da Fonseca LG. Epidemiology of Liver Cancer in Latin America: Current and Future Trends. Semin Liv Disease. 2019. doi: 10.1055/s-0039-3399561.
8. European Association for the Study of the Liver. EASL Clinical Practice Guidelines: Management of hepatocellular carcinoma. Journal of Hepatology 2018;69: 182-236. doi: 10.1016/j.jhep.2018.03.019.
9. Forner A, Reig M, Bruix J. Hepatocellular Carcinoma. Lancet 2018;391:1301-14. doi: 10.1016/S0140-6736(18)30010-2.
10. Villanueva A. Hepatocellular Carcinoma. N Engl J Med 2019;380:1450-62. doi: 10.1056/NEJMra1713263.
11. Forner A, Díaz-González A, Liccioni A, Vilana R. Prognosis Prediction and Staging. Best Pract Res Clin Gastroenterol 2014;28:855-65.
12. Lencioni R. Loco-Regional Treatment of Hepatocellular Carcinoma. Hepatology. 2010; 52:762-73. doi: 10.1002/hep.23725.
13. Nault JC, Sutter O, Nahon P, Ganne-Carrie N, Seror O. Percutaneous Treatment of Hepatocellular Carcinoma: State of the Art and Innovations. J Hepatol. 2018;68(4):783-797. doi: 10.1016/j.jhep.2017.10.004.
14. Schiavon LL, Ejima FH, de Menezes MR, Bittencourt PL, Members of the Pannel of the 1st Joint Meeting of the SBH, SOBED and SOBRICE. Recommendations for Invasive Procedures in Patients with Diseases of the Liver and Biliary Tract: Report of a Joint Meeting of the Brazilian Society of Hepatology (SBH), Brazilian Society of Digestive Endoscopy (SOBED) and Brazilian Society of Interventional Radiology and Endovascular Surgery (SOBRICE). Arq. Gastroenterol. 2019;56(02). https://doi.org/10.1590/S0004-2803.201900000-42.
15. Vogel A, Saborowski A. Current Strategies for the Treatment of Intermediate and Advanced Hepatocellular Carcinoma. Cancer Treat Rev. 2020;82:101946. doi: 10.1016/j.ctrv.2019.101946.

1.4

Manejo da Encefalopatia Hepática

Bruna Damásio Moutinho | Débora Raquel Benedita Terrabuio

1.4.1 INTRODUÇÃO

A encefalopatia hepática (EH) é caracterizada por alterações neurológicas e neuropsiquiátricas em paciente com disfunção hepática grave, aguda ou crônica, e em pacientes com *shunts* portossistêmicos na ausência de doença hepática.[1-5]

Sua apresentação varia de manifestações subclínicas até o coma, e seu diagnóstico é feito com uso de diferentes ferramentas, dificultando a definição exata de sua epidemiologia. Alguns estudos com pacientes cirróticos de etiologia alcoólica demostraram a prevalência de EH no diagnóstico entre 6% e 13%.[5] Na cirrose descompensada, estima-se que a EH ocorra em 16% a 21% no momento do diagnóstico. Um estudo recente[6] demonstrou prevalência de 53% de EH na admissão de 293 pacientes com ascite descompensada, sendo que 31% apresentaram piora da EH no terceiro dia de admissão.[6] De maneira geral, o risco de recidiva da EH aumenta a cada episódio subsequente, chegando a 40% em 1 ano após o primeiro episódio.[5] Em consultório, a EH mínima ou leve foi detectada em 20% a 53% dos pacientes cirróticos, por meio de vários testes diagnósticos.[5] Em pacientes submetidos a shunt portossistêmico intra-hepático transjugular (TIPS), a incidência de EH em 1 ano variou de 27% a 53%. Existem poucos dados nacionais sobre a epidemiologia da EH. Um estudo brasileiro encontrou frequência de 50% de EH mínima entre pacientes cirróticos estudados.[7] A progressão da EH se correlacionou, de forma independente do MELD, com menor sobrevida em 90 dias.

O impacto da EH na morbimortalidade do paciente cirrótico também foi demonstrado em um estudo norte-americano com 111 pacientes cirróticos, que apresentou taxas de sobrevida em 1 e 3 anos nos que desenvolveram EH graus 3 e 4 de West Haven de 42% e 23%, respectivamente.[8] Pacientes em lista de espera para transplante hepático com EH graus 3 e 4 possuem risco 66% maior de mortalidade que aqueles sem EH ou com doença mais leve. Um estudo com cerca de 10 mil pacientes em lista de transplante de fígado demostrou que cirróticos com EH avançada (grau 3 ou 4) com MELD ≥ 30 tiveram mortalidade 58% maior que aqueles com MELD ≥ 30 sem EH grave.[5]

O impacto da EH no sistema de saúde é considerável; dados norte-americanos demostraram aumento de internações entre 2004 e 2014 de 95.232 para 156.205, com aumento do custo por paciente de US$ 46.663 para US$ 63.108. No final desse período, o total de encargos relacionados à EH foi de mais de US$ 7 bilhões. Infelizmente, no Brasil não há dados concretos em relação ao Sistema Único de Saúde (SUS), mas, estima-se um impacto igualmente grande nos gastos em saúde.[5]

1.4.2 FISIOPATOLOGIA

A fisiopatologia da encefalopatia hepática é complexa e ainda não completamente elucidada (Tabela 1.4.1). Acredita-se que seja resultado de múltiplos processos que causam comprometimento funcional das células neuronais. A interação de concentrações elevadas de amônia, alterações no metabolismo de aminoácidos e inflamação são fatores centrais para a compreensão da doença.[1-3,5,9,10]

Tabela 1.4.1 Fatores envolvidos na patogênese da EH.

Hiperamonemia
Alterações na neurotransmissão: desordens nas vias de monoaminas, catecolaminas, glutamina e serotonina
Alterações nas concentrações de aminoácidos aromáticos e redução nas concentrações de aminoácidos de cadeia ramificada
Alterações na permeabilidade da barreira hematoencefálica
Alteração na utilização cerebral de glicose
Deficiência de zinco
Impregnização de manganês nos núcleos da base
Aumento do tônus das vias inibitórias gabaérgicas

Fonte: Desenvolvida pela autoria.

Em condições normais, a amônia é sintetizada principalmente no intestino e, em menor escala, nos músculos e rins. Bactérias do cólon e enzimas da mucosa quebram as proteínas digeridas, liberando amônia no intestino. O sangue rico em amônia é direcionado através da circulação portal, na qual é convertida pelo fígado em ureia e predominantemente eliminada pelos rins. Em casos de insuficiência hepática, a hipertensão portal causa desvio do sangue rico em amônia para a circulação sistêmica e seu metabolismo fica prejudicado. Em altas concentrações, a amônia atravessa a barreira hematoencefálica, na qual é absorvida pelos astrócitos, o principal fator de lesão neurológica na EH. No cérebro, a amônia se liga ao glutamato formando glutamina, que precipita a formação de espécies reativas de oxigênio, causando inflamação. Altas concentrações de glutamina aumentam o gradiente osmótico levando a edema cerebral e, consequentemente, disfunção neuronal.[1,3-5,10] Outros mecanismos patogênicos que contribuem para a EH também foram descritos. Acredita-se que alterações na produção de neurotransmissores, especificamente ácido gama-aminobutírico (GABA) e serotonina, desempenhem papel importante em fenômenos como alteração no ciclo sono-vigília.[3-5]

1.4.3 NOMENCLATURA E CLASSIFICAÇÃO

Em 1998, no 11° Congresso Mundial de Gastroenterologia, em Viena, foi proposta a primeira classificação para EH, levando em consideração as diferentes etiologias da doença hepática.[4,5,11] A EH "tipo A" ocorre na insuficiência hepática aguda grave, com envolvimento cerebral decorrente de alterações hemodinâmicas sistêmicas e da barreira hematoencefálica, o que pode levar à hipertensão intracraniana. A EH "tipo B" está relacionada à presença de shunts portossistêmicos sem doença/insuficiência hepática subjacente, geralmente com melhor prognóstico do que os outros tipos de EH. Já a EH "tipo C" está relacionada com a presença de cirrose hepática descompensada. Recentemente, foi proposto o "tipo D", que seria a EH em pacientes com insuficiência hepática crônica agudizada[4] (acute-on-chronic liver failure – ACLF).

Em 2011, a International Society for Hepatic Encephalopathy and Nitrogen Metabolism (ISHEN) propôs uma nova classificação para a EH: ausente, clinicamente inaparente ou encoberta (*covert*) e clinicamente aparente (*overt*) (Tabela 1.4.2).

Tabela 1.4.2 Descrição clínica da encefalopatia hepática.

Tipo	Grau		Tempo de evolução	Fator precipitante
A	EH mínima	Encoberta (*covert*)	Episódica	
B	I			Espontânea
C	III	Evidente (*overt*)	Recorrente	Fator precipitante específico
D	IV			

A: *acute*; B: *bypass* ou *shunt* portossistêmico; C: *cirrhosis*. A encefalopatia deve ser caracterizada por um dos componentes de cada uma das quatro colunas. Exemplo: EH tipo C, grau III, evidente, episódica, precipitada por desidratação.

Fonte: Adaptada de AASLD-EASL *guideline*, 2014.

A EH também por ser classificada de acordo com a gravidade (Critérios de West Haven – Tabela 1.4.3), com o curso clínico (episódica, recorrente e persistente) e com a presença ou não de fatores desencadeantes. A presença de EH, na ausência de um fator precipitante, pode indicar progressão da doença hepática subjacente, conferindo mau prognóstico ao paciente.

De acordo com o curso clínico a EH pode ser classificada em:

- Encefalopatia episódica: um episódio isolado de EH em um período de 6 meses.
- Encefalopatia recorrente: mais de um episódio de EH em um intervalo de 6 meses.
- Encefalopatia persistente: alterações neuropsiquiátricas presentes persistentemente, com oscilações entre diferentes graus de EH.

Tabela 1.4.3 Critérios de West Haven para classificação da EH de acordo com a gravidade.

Grau	Consciência	Características
0	Normal	Sem anormalidades
I	Normal	Confusão leve, euforia, ansiedade, alterações leves de comportamento
II	Letargia/apatia	Desorientação no tempo e espaço, alterações na personalidade, comportamento inadequado, *flapping*
III	Sonolência/torpor	Resposta a estímulos verbais, desorientação grosseira, agitação psicomotora, desaparecimento do *flapping*
IV	Coma	Coma não responsivo a estímulos verbais, incapacidade de avaliação do nível mental

Fonte: Desenvolvida pela autoria.

1.4.4 DIAGNÓSTICO

A EH possui um espectro variado de apresentação clínica, desde manifestações subclínicas, alterações de consciência e personalidade, alterações motoras e de cognição, desorientação têmporo-espacial, distúrbios do ciclo sono-vigília, agitação, sonolência e até mesmo coma.[1,2,4,5,12] No exame físico, pode-se observar hipertonia, rigidez muscular, bradicinesia, fala lentificada, tremor, asterix (flapping), entre outras alterações. Essas alterações são inespecíficas; nenhuma delas é patognomônica de EH e podem estar presentes também em outros distúrbios extra-hepáticos (Tabela 1.4.4). Por isso, o diagnóstico de EH acaba sendo desafiador, sendo necessária uma história clínica completa, exame físico e exclusão de outras possíveis causas para a ocorrência dos sintomas.[2,4,5,12]

Tabela 1.4.4 **Diagnósticos diferenciais de encefalopatia hepática.**

Diagnósticos diferenciais
Encefalopatias metabólicas: hipoglicemia, estado hiperosmolar/cetoacidose, azotemia, hipóxia, intoxicação por CO_2, sepse
Encefalopatia tóxicas: álcool (intoxicação, abstinência/delirium, Wernicke-Korsakoff), psicotrópicos, benzodiazepínicos, neurolépticos, opioides, salicilatos, metais pesados
Distúrbios SNC: neuroinfecções, AVC, epilepsia
Distúrbios eletrolíticos: hiponatremia, hipercalcemia, hipomagnesemia, hipercalemia
Lesões intracranianas: traumáticas, neoplásicas
Distúrbios neuropsiquiátricos

AVC: acidente vascular cerebral; SNC: sistema nervoso central.

Fonte: Desenvolvida pela autoria.

A EH encoberta (mínima ou grau 1 de West Haven) é altamente prevalente (cerca de 60% a 80% de pacientes com cirrose) e seu diagnóstico pode ser difícil em razão da falta de sintomas clinicamente aparentes. No entanto, é de grande importância por conta do impacto na vida social do paciente, causando prejuízos no trabalho, nas habilidades motoras, de aprendizado e de atenção. Ela é considerada um estágio pré-clínico da EH, ocorrendo progressão para a forma clinicamente manifesta em até 50% dos casos em curtos períodos de seguimento. As alterações neuropsiquiátricas não são perceptíveis no exame clínico e a forma de se diagnosticar a EH mínima ainda é controversa. São vários os testes disponíveis para diagnóstico da EH encoberta:[1,8,10] testes de papel e lápis (sendo o escore psicométrico para EH o padrão-ouro), testes neurofisiológicos (Critical Flicker Frequency e eletroencefalograma) e testes computadorizados como o EncephalApp Stroop Test – que está disponível em qualquer dispositivo Apple ou Android – e pode ser usado como triagem em apenas 3 a 7 minutos.[1]

De acordo com os guidelines, é recomendada a realização de mais de um teste, já que cada um deles avalia diferentes funções cerebrais. No entanto, esses testes são de disponibilidade limitada e ainda necessitam de validação em diferentes populações. Nenhum deles é utilizado rotineramente na prática clínica.

Exames de imagens estão indicados apenas se houver suspeita de alterações estruturais ou vasculares. Pacientes com EH aguda podem apresentar na ressonância magnética (RNM) de crânio intensidade de sinal ligeiramente mais baixa em T1 e insultos corticais difusos com hiperintensidade nas imagens em T2 e Flair. Já a EH crônica caracteriza-se por edema cerebral de baixo grau e o achado mais comum e específico é a hiperintensidade T1, bilateral e simétrica dos gânglios da base, relacionada à deposição excessiva de manganês.[13]

Níveis séricos elevados de amônia são inespecíficos e não são indicados para o diagnóstico de EH no paciente com cirrose hepática.O diagnóstico deve ser guiado pelos sintomas clínicos do paciente e não pelo achado de alto nível de amônia.[1]

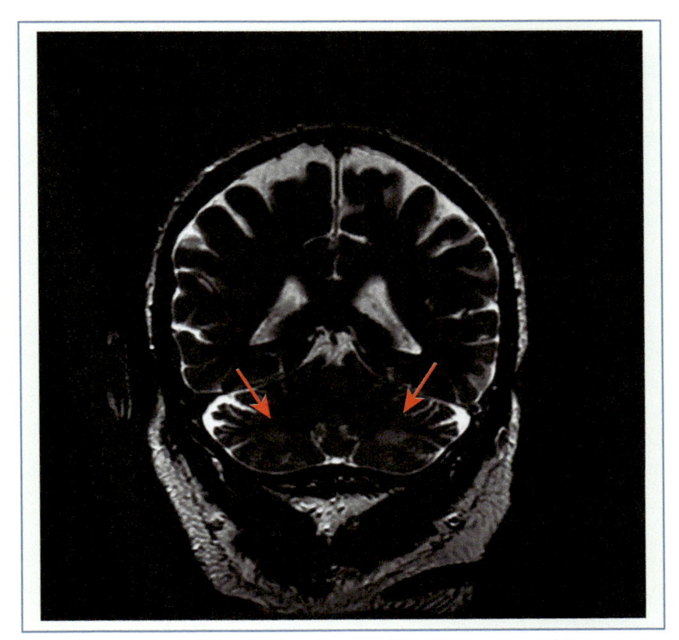

Figura 1.4.1 **RNM de crânio em T2: hipersinal bilateral e simétrico na substância branca dos hemisférios cerebelares (seta).**

Fonte: Acervo da autoria.

1.4.5 MANEJO DA ENCEFALOPATIA CLINICAMENTE EVIDENTE

O primeiro passo no manejo clínico do paciente cirrótico com EH é detectar e corrigir o fator desencadeante, presente em cerca de 90% dos episódios[6] (Tabelas 1.4.5 e 1.4.6). A identificação e a remoção do fator desencadeante podem solucionar cerca de 90% dos casos.

As medicações disponíveis atualmente (Tabela 1.4.7) estão baseadas nas hipóteses da patogênese; elas estão destinadas a reduzir níveis de amônia, melhorar sua eliminação ou diminuir sua produção. A base do tratamento tem sido o uso de dissacarídios não absorvíveis (lactulose) e antibióticos (neomicina, rifaximina).[1,4,5,10]

Tabela 1.4.5 Fatores desencadeantes de encefalopatia hepática.

Fatores precipitantes
Hiperamonemia no Sistema Nervoso Central
Constipação
Infecções
Acidose metabólica
Hemorragia gastrointestinal
Desidratação/hipovolemia
Vômitos, diarreia
Hemorragias IRA/SHR
Paracentese de grande volume sem reposição de albumina
Medicamentos
Uso excessivo de diuréticos (por desidratação e alterações eletrolíticas)
Benzodiazepínicos, narcóticos, álcool
Piora da função hepatocelular
Hepatite alcoólica
Trombose de veia porta
Carcinoma hepatocelular
Lesão hepática induzida por drogas
***Shunts* portossistêmicos**
Naturais
TIPS
Outros
Jejum prolongado
Diabetes melito descompensado
Uremia
Pancreatite
Hipóxia/hipercapnia
Disfunção tireoidiana

Fonte: Desenvolvida pela autoria.

Tabela 1.4.6 Tratamento dos fatores precipitantes da EH.

	Causa precipitante	Conduta sugerida
Identificação da causa precipitante da EH	Hipovolemia	Expansão volêmica e suspensão de diuréticos
	Distúrbios hidroeletrolíticos (DHE)	Correção dos DHE e suspensão de diuréticos
	Constipação intestinal	Catárticos; lavagem intestinal
	Hemorragia digestiva	
	Infecção (identificar foco)	Antibiótico específico
	Uso de benzodiazepínicos	Flumazenil 0,5-1 mg EV

Fonte: Desenvolvida pela autoria.

A rifaximina é um antibiótico oral minimamente absorvido, com boa concentração no trato gastrointestinal e com baixo risco de induzir resistência bacteriana.[14] Por conta de sua pequena biodisponibilidade sistêmica e, com isso, menos efeitos colaterais, seu uso a longo prazo pode ser superior a outros antibióticos.[14] Bass et al.[14] demostraram que o uso da rifaximina reduziu o risco de novos episódios de EH durante um período de 6 meses em pacientes com história recente de EH recorrente. Esse estudo reforçou achados de trabalhos anteriores[15,16] em que o uso da rifaximina, quando comparado com o uso da lactulose isolada, estaria associado a menor taxa e duração de hospitalizações.

Hudson e Schuchmann,[17] em uma revisão sistemática, mostraram evidências crescentes do benefício do uso da rifaximina associado á lactulose no tratamento a longo prazo de pacientes com EH.

A rifaximina é uma opção recentemente disponível no Brasil (2019), mas que ainda tem seu uso limitado por conta de custo elevado.

Pacientes com cirrose são frequentemente desnutridos e a restrição proteica está associada ao aumento da mortalidade. Por isso, atualmente, pacientes com EH não devem ser orientados a suspender a ingesta de proteínas na alimentação. Preconiza-se suporte nutricional objetivando ingesta calórica de 35 a 40 kcal/kg/dia e ingestão proteica de 1,2 a 1,5 g/kg/dia, já que a melhora nutricional otimiza o metabolismo muscular da amônia. Em pacientes cujos sintomas pioram com a ingesta de proteínas, a substituição de proteínas do peixe, leite e carne por proteínas vegetais podem melhorar o balanço de nitrogênio e o status mental.[18]

Para pacientes com EH persistente, principalmente naqueles cuja função hepática for preservada, pode-se investigar a presença de shunt portossistêmico calibroso com exame de imagem (USG Doppler ou angioTC/RNM), com oclusão dos shunts por radiologia intervencionista. A oclusão reduziria o desvio de fluxo hepático para o Sistema Nervoso Central, diminuindo sua exposição à amônia, podendo melhorar o quadro de EH.[1,4,5,10] O transplante hepático é uma opção terapêutica mais definitiva e, nesse caso, o paciente é incluído em fila de transplante com pontuação especial, independentemente da função hepática (este tema será abordado em capítulo específico).

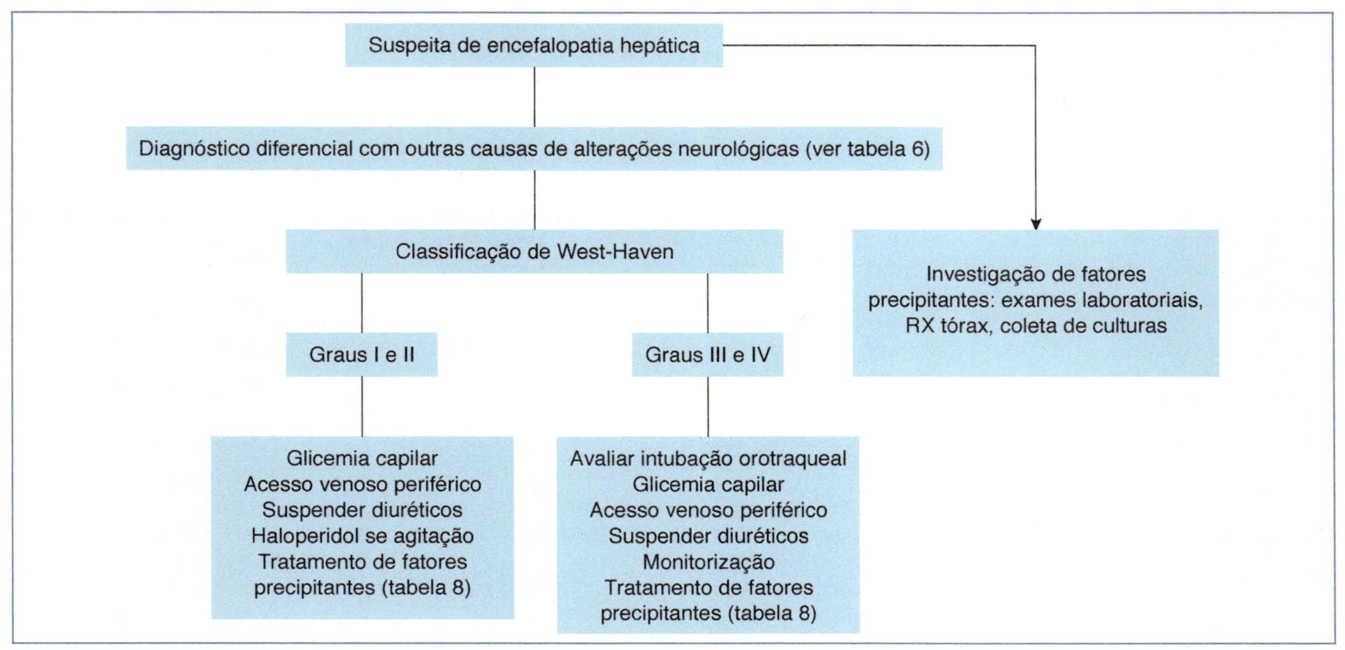

Figura 1.4.2 **Abordagem inicial da encefalopatia hepática.**
Fonte: Desenvolvida pela autoria.

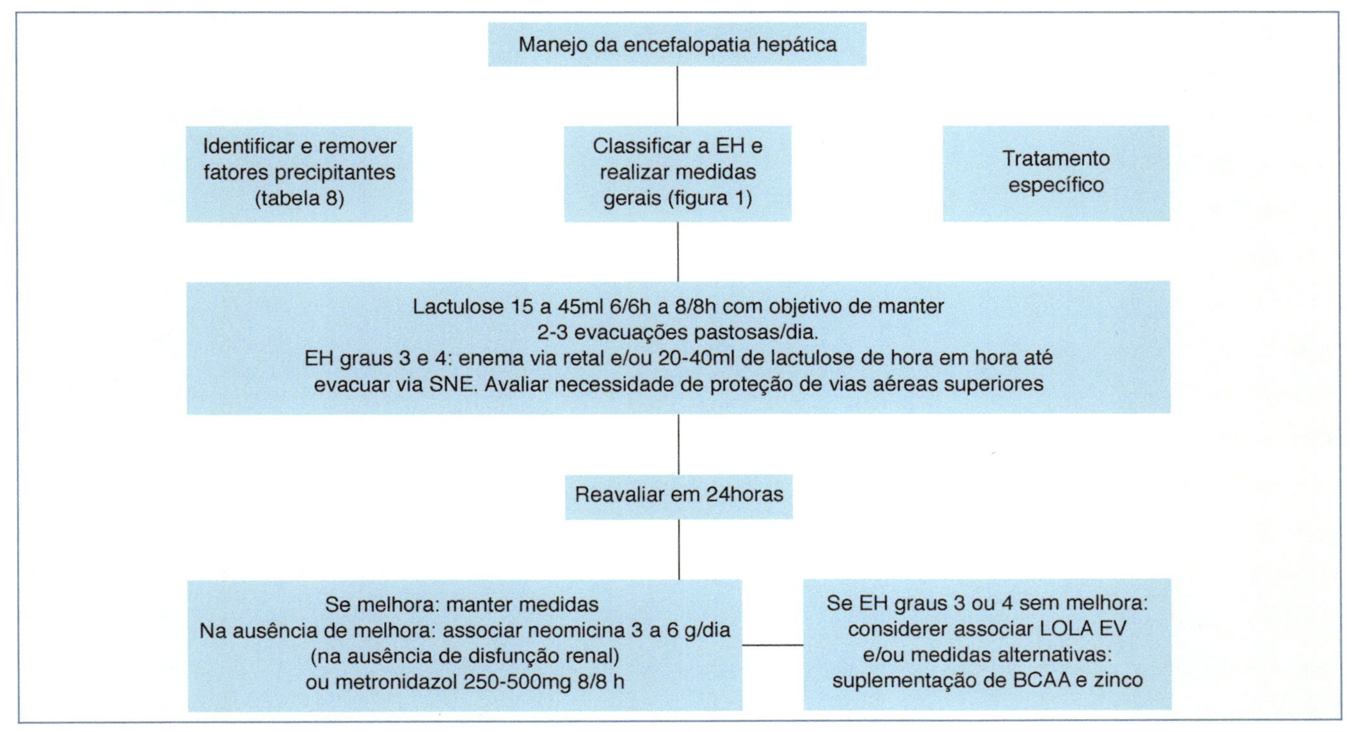

Figura 1.4.3 **Tratamento medicamentoso da encefalopatia hepática em pacientes cirróticos.**
LOLA: L-ornitina L-aspartato; BCCA: aminoácidos de cadeia ramificada.

Fonte: Desenvolvida pela autoria.

1.4.6 MANEJO DA ENCEFALOPATIA MÍNIMA OU ENCOBERTA

As diretrizes da AASLD/EASL não recomendam tratamentos específicos de rotina para todos os pacientes com EH encoberta, pois não há consenso sobre as ferramentas diagnósticas. Além disso, o termo EH encoberta abrange condições heterogêneas e requer algum tipo de quantificação. Do ponto de vista clínico, deve-se distinguir pacientes assintomáticos que possuem EH mínima (apenas alterações psicométricas ou neurofisiológicas) e aqueles que são levemente sintomáticos (EH grau 1). O tratamento da EH encoberta está indicado apenas para aqueles pacientes que apresentam prejuízo na qualidade de vida.

Por outro lado, alguns autores consideram que o tratamento da EH mínima possa ser considerado profilaxia da EH aparente, o que tornaria razoável rastrear e tratar os pacientes com essa condição.

Tabela 1.4.7 Medicações para tratamento da encefalopatia hepática.

Medicamento	Mecanismo de ação	Efeitos colaterais	Comentários
Lactulose (beta-galactosido-frutose) Lactitol (beta-galactosidosorbitol)	Dissacarídeo não absorvível que reduz os níveis de amônia por acidificação do cólon e por alteração na microbiota, deslocando bactérias produtoras de urease para não produtoras de urease, além de seu efeito catártico. Dose: necessária para 2-3 evacuações pastosas/dia.	Flatulência, diarreia, desidratação, hipernatremia.	Considerado tratamento de escolha.
L-ornitina L-aspartato (LOLA)	Sal estável dos aminoácidos ornitina e aspartato. Ao fornecer substrato para o ciclo da ureia no fígado e para síntese de glutamina no músculo esquelético, o LOLA estimula a detoxificação de amônia e reduz a amônia no sangue. Dose: infusão EV 20 g/dia // 3 a 6 g VO 3x/dia.	Sem efeitos colaterais reportados.	Em um pequeno estudo, o uso de LOLA resultou na melhoria do estado mental e da função cognitiva na EH evidente e mínima. No entanto, evidências para seu uso rotineiro é fraca.
Zinco	A amônia é convertida em ureia pela ornitil transcarbamilase no fígado e é combinada com glutamato pela glutamina sintetase no músculo esquelético para formar glutamina. Dose: 600 mg/dia (sulfato de zinco).	A ingestão excessiva de zinco pode resultar em náusea, vômito, perda de apetite, cólicas abdominais, diarreia e dores de cabeça.	Inversamente correlacionado com amônia no sangue. Estudos experimentais mostraram que os suplementos de zinco melhoram a desintoxicação de amônia.
Rifaximina	Antibiótico mal absorvido. Reduz bactérias intestinais produtoras de urease e, com isso, reduz a produção de amônia. Dose: 400 mg 8/8h ou 550 mg 12/12h.	Por conta de sua baixa absorção sistêmica, possui baixa frequência de efeitos colaterais.	Seu uso manteve remissão de HE superior ao do placebo e reduziu o risco de hospitalização por EH. Ocupa lugar principalmente na prevenção da recorrência de HE quando a lactulose falha.
Neomicina	Antibiótico aminoglicosídeo mal absorvido. Reduz bactérias intestinais produtoras de amônia. Dose: 3 a 6 g/dia.	Nefrotoxicidade, ototoxicidade a longo prazo.	Aprovada pela FDA para tratamento de EH aguda, mas não crônica. Menos eficaz que a lactulose.
Metronidazol	Reduz bactérias intestinais produtoras de amônia. Dose: 250-500 mg 8/8h.	Náusea/vômitos. Neuropatia periférica.	Utilizado em episódios de EH aguda como alternativa a rifaximina.
Aminoácidos de cadeia ramificada (BCAA: leucina, isoleucina, valina)	Detoxificação de amônia fora do fígado por meio de efeitos na síntese de proteínas do músculo esquelético. Dose: 20-40 g/dia.	Ausência de efeitos adversos.	Estudos demostraram melhora da EH com BCAAs em comparação a grupos controles, sem evidência de efeito na sobrevida.

Fonte: Adaptada de Yanny, 2019.

O tratamento inicial da EH encoberta deve ser baseado em modificações dos hábitos alimentares associados à dose de lactulose suficiente para gerar duas a três evacuações diárias com fezes macias. Os pacientes devem ser orientados a terem uma dieta rica em fibras, com ingestão proteica de 1,2 a 1,5 g/kg/dia e calórica de 35 a 40 kcal/kg/dia, com pequenos lanches nos intervalos das principais refeições e lanche noturno, evitando longos períodos de jejum.[18]

Outras possibilidades descritas na literatura, tanto para EH mínima quanto para EH clinicamente evidente, são o uso de L-ornitina L-aspartato (LOLA), prebióticos/probióticos, aminoácidos de cadeia ramificada (BCAA) e rifaximina.

Referências

1. Bajaj JS. Diagnosis and Treatment of Hepatic Encephalopathy. Gastroenterol Hepatol (N Y). 2019;15(8):434-6. Disponível em https://www.ncbi.nlm.nih.gov/pubmed/31592244. Acesso em: 23 jul. 2023.
2. Rahimi RS, Rockey DC. Hepatic Encephalopathy: How to Test and Treat. Curr Opin Gastroenterol. 2014;30(3):265-71. doi: 10.1097/MOG.0000000000000066.
3. Wijdicks EF. Hepatic Encephalopathy. N Engl J Med. 2016;375(17):1660-70. doi: 10.1056/NEJMra1600561.
4. Amodio P. Hepatic Encephalopathy: Diagnosis and Management. Liver Int. 2018;38(6):966-75. doi: 10.1111/liv.13752.
5. Yanny B, Winters A, Boutros S, Saab S. Hepatic Encephalopathy Challenges, Burden, and Diagnostic and Therapeutic Approach. Clin Liver Dis. 2019 ;23(4):607-23. doi: 10.1016/j.cld.2019.07.001. Disponivel em https://www.sciencedirect.com/science/article/abs/pii/S1089326119300443?via%3Dihub. Acesso em: 23 jul. 2023.
6. Maggi DC, Borgonovo A, Bansho ET, Soares-Silva PE, Silva TE, Colombo BS et al. Serial Assessment of Hepatic Encephalopathy in Patients Hospitalized for Acute Decompensation of Cirrhosis. Ann Hepatol. 2019;18(2):331-37. doi: 10.1016/j.aohep.2018.11.002.
7. Bragagnolo Jr. MA, Teodoro V, Lucchesi LM, Ribeiro TCR, Tufik S, Kondo M. Detecção de Encefalopatia Hepática Mínima Através de Testes Neuropsicológicos e Neurofisiológicos e o Papel da Amônia no seu Diagnóstico. Arq. Gastroenterol. 2009;46(1):43-9. doi.org/10.1590/S0004-28032009000100013.
8. Bajaj JS, Wade JB, Gibson DP, Heuman DM, Thacker LR, Sterling RK et al. The Multi-Dimensional Burden of Cirrhosis and Hepatic Encephalopathy on Patients and Caregivers. Am J Gastroenterol. 2011;106(9):1646-53. doi: 10.1038/ajg.2011.157.
9. Kornerup LS, Gluud LL, Vilstrup H, Dam G. Update on the Therapeutic Management of Hepatic Encephalopathy. Curr Gastroenterol Rep. 2018;20(5):21. doi: 10.1007/s11894-018-0627-8.
10. American Association for the Study of Liver Diseases, European Association for the Study of the Liver. Hepatic Encephalopathy in Chronic Liver Disease: 2014 Practice Guideline by the European Association for the Study of the Liver and the American Association for the Study of Liver Diseases. Journal of Hepatology. 2014;61(3):642-59.
11. Dharel N, Bajaj JS. Definition and Nomenclature of Hepatic Encephalopathy. J Clin Exp Hepatol. 2015;5(Suppl 1):S37-41. doi:10.1016/j.jceh.2014.10.001.
12. Bajaj JS, Cordoba J, Mullen KD, Amodio P, Shawcross DL, Butterworth RF et al. Review Article: The Design of Clinical Trials in Hepatic Encephalopathyan International Society for Hepatic Encephalopathy and Nitrogen Metabolism (ISHEN) consensus statement. Aliment Pharmacol Ther. 2011;33(7):739-47. doi: 10.1111/j.1365-2036.2011.04590.x.
13. Zhang XD, Zhang LJ. Multimodal MR Imaging in Hepatic Encephalopathy: State of the Art. Brain Disease, 2018;33(3):661-71. doi:10.1007/s11011-018-0191-9.
14. Bass NM, Mullen KD, Sanyal A, Poordad F, Neff G, Leevy CB et al. Rifaximin Treatment in Hepatic Encephalopathy. N Engl J Med. 2010;362(12):1071-81. doi: 10.1056/NEJMoa0907893.
15. Leevy CB, Phillips JA. Hospitalizations During the Use of Rifaximin Versus Lactulose for the Treatment of Hepatic Encephalopathy. Dig Dis Sci. 2007;52:737-41. doi: 10.1007/s10620-006-9442-4.
16. Neff GW, Kemmer N, Zacharias VC, Kaiser T, Duncan C, McHenry R et al. Analysis of Hospitalizations Comparing Rifaximin Versus Lactulose in the Management of Hepatic Encephalopathy. Transplant Proc. 2006;38(10):3552-5. doi: 10.1016/j.transproceed.2006.10.107.
17. Hudson M, Schuchmann M. Long-Term Management of Hepatic Encephalopathy with Lactulose and/or Rifaximin: A Review of the Evidence. Eur J Gastroenterol Hepatol. 2019;31(4):434-50. doi: 10.1097/MEG.0000000000001311.
18. European Association for the Study of the Liver. EASL Clinical Practice Guidelines on nutrition in chronic liver disease. J Hepatol. 2019;70(1):172-93. doi: 10.1016/j.jhep.2018.06.024.

1.5 Diagnóstico da Síndrome Hepatopulmonar e da Síndrome Portopulmonar

Vinicius Rocha Santos

1.5.1 SÍNDROME HEPATOPULMONAR

1.5.1.1 Introdução

A síndrome hepatopulmonar (SHP) é definida pela presença de alteração na oxigenação pulmonar relacionada a dilatações vasculares intrapulmonares (DVIP) em pacientes com hipertensão portal (HP) estabelecida.

A SHP comumente acompanha quadros avançados de hipertensão portal e cirrose, embora também possa ocorrer em pacientes com insuficiência hepática aguda ou na presença de *shunts* portossistêmicos, mesmo sem hepatopatia associada. Em todos os cenários, a presença da síndrome correlaciona-se a um pior prognóstico e maior morbimortalidade sem a realização do transplante hepático.

1.5.1.2 Epidemiologia

A prevalência estimada da SHP entre pacientes com hepatopatia é bastante variável na literatura (4% a 47%, a depender dos critérios diagnósticos e da população estudada, com média de 25%), sendo tanto maior quanto pior for a classificação funcional do doente (avaliada pelo escore de Child-Pugh e extrapolada de centros de transplante a partir do MELD). Estudo mostrou alteração no ecocardiograma transtorácico (ECO-TT) com microbolhas em 38% dos pacientes com cirrose comprovada. No entanto, apenas 17,5% dos pacientes apresentavam anormalidades gasométricas, mostrando que uma parcela considerável dos pacientes com DVIP documentada são subclínicos e não preenchem critérios para SHP.

Nos pacientes com doença hepática, além da presença de hipertensão portal, não foram identificados outros fatores de risco que predisponham ao desenvolvimento de SHP. Pode haver coexistência da síndrome com outras doenças pulmonares: asma; doença pulmonar obstrutiva crônica (DPOC); doenças intersticiais, inclusive com outra doença pulmonar em pacientes com doença hepática; hipertensão portopulmonar (HPP), que pode agravar a hipoxemia e aumentar ainda mais a morbidade desses pacientes.

1.5.1.3 Etiologia e fisiopatologia

A patogênese da SHP tem natureza multifatorial e complexa, não sendo ainda completamente elucidada. Modelos experimentais demonstram a existência de dois processos patológicos principais no cerne da síndrome: a vasodilatação intrapulmonar induzida por substâncias vasoativas, dentre as quais as efetoras principais são o óxido nítrico (NO) e o monóxido de carbono (CO), e a neoangiogênese, mediada em modelos pelo fator de crescimento do endotélio vascular (VEGF).

A translocação bacteriana característica dos pacientes cirróticos também parece ter contribuição para o desenvolvimento da SHP, gerando um estado pró-inflamatório (endotoxinemia), com participação do fator de necrose tumoral (TNF) alfa, recrutamento de células inflamatórias para o pulmão, culminando em ativação da NO sintase e vasodilatação, além de estímulo à angiogênese.

A combinação desses processos de vasodilatação, proliferação capilar e angiogênese resultam em um distúrbio complexo de troca gasosa, envolvendo alterações na relação ventilação/perfusão (V/Q), presença de *shunts* arteriovenosos e restrição à difusão de oxigênio (O_2), levando finalmente à hipoxemia característica da SHP.

1.5.1.4 Manifestações clínicas

A hipoxemia domina o quadro clínico do doente com SHP, sendo a dispneia o principal sintoma da SHP, presente em 80% dos casos, com caráter progressivo. A presença de platipneia (dispneia que piora com a posição ortostática e alivia com o decúbito) e sua manifestação gasométrica, denominada ortodeoxia (definida pela queda de 4 mmHg na pressão parcial de oxigênio [PaO_2] ou de 5% na saturação de oxigênio [SaO_2] após mudança para ortostase), embora não sejam patognomônicas, são achados bastante específicos da SHP, estando presentes em 25% dos cirróticos com a síndrome. Baqueteamento digital e cianose, também relacionados ao quadro de hipoxemia crônica, podem estar presentes na SHP.

Além das manifestações clínicas da hipoxemia, encontram-se presentes os estigmas de hepatopatia crônica e hipertensão portal (e de suas respectivas etiologias). A presença de telangiectasias difusas é bastante comum na SHP, com alguns estudos demonstrando associação com maior vasodilatação sistêmica e pulmonar, além de alterações gasométricas mais pronunciadas e maior gradiente alvéolo-arterial quando comparado a controles com SHP sem esse achado clínico (20 mmHg *vs.* 8 mmHg).

1.5.1.5 Diagnóstico

O diagnóstico da SHP deve ser suspeitado em todo paciente com hepatopatia crônica e hipertensão portal que apresente hipoxemia (definida por uma SaO_2 < 96% em ar ambiente e repouso) e/ou sintomas compatíveis (dispneia, platipneia e ortodeoxia). Os critérios diagnósticos da SHP formam uma tríade, demonstrada por:

- Presença de hipertensão portal (cirrótica ou não-cirrótica, como nos casos de *shunts* portossistêmicos e outras doenças, como esquistossomose);
- Alteração na oxigenação pulmonar com hipoxemia (PaO_2 < 80 mmHg) ou presença de um gradiente alvéolo-arterial (gradiente A-a) de O_2 em ar ambiente ≥ 15 mmHg (ou ≥ 20 mmHg, se idade ≥ 65 anos);
- Demonstração da presença de DVIP (através do ECO-TT com microbolhas, cintilografia ou arteriografia).

A propedêutica diagnóstica do paciente com SHP deve constar de exames de imagem, radiografia (raio-X) ou tomografia computadorizada (TC) de tórax, provas de função pulmonar, gasometria arterial e um método para documentar a presença do *shunt* direita-esquerda causado pelas DVIP características da síndrome. Todo candidato a transplante hepático deve ser rastreado para SHP, por meio de uma gasometria arterial e um ECO-TT com microbolhas.

- Exames de imagem (raio-X e TC de tórax): úteis na exclusão de outras pneumopatias como diagnóstico diferencial de pacientes com SHP, podem apresentar alterações discretas, como a presença de vasos periféricos dilatados, com aumento da relação artéria-brônquio na TC de tórax de alta resolução.
- Provas de função pulmonar: não apresentam importância diagnóstica na SHP, sendo úteis para descartar outras etiologias associadas aos sintomas. A espirometria costuma ser normal nos doentes com SHP, assim como os volumes pulmonares. A presença de distúrbios obstrutivos e/ou restritivos deve suscitar uma avaliação de associação com outras pneumopatias. Há uma redução na capacidade de difusão do monóxido de carbono (DLCO) na maioria dos doentes com SHP, demonstrando o distúrbio ventilação-perfusão (V/Q) causado pelas DVIP presentes na síndrome. No entanto, a presença de uma DLCO normal não afasta o diagnóstico de SHP.
- Gasometria arterial: a coleta de gasometria arterial, em posição sentada, respirando em ar ambiente é o método mais adequado para demonstração do prejuízo na oxigenação desses pacientes. O cálculo do gradiente (A-a) de O_2 é mais sensível do que a análise isolada da PaO_2 nesses doentes, já que compensa a hiperventilação característica dos pacientes cirróticos. Realizar duas medidas em dias diferentes aumenta a acurácia do teste. Além de critério diagnóstico, a avaliação gasométrica é útil na estratificação de gravidade da SHP (Tabela 1.5.1).

Tabela 1.5.1 Classificação de gravidade da SHP.

Classificação	PaO_2 (em mmHg)
Leve	≥ 80 mmHg
Moderado	60 a 79 mmHg
Grave	50 a 59 mmHg
Muito grave	< 50 mmHg

SHP: síndrome hepatopulmonar; PaO_2: pressão parcial arterial de oxigênio.
Fonte: Desenvolvida pela autoria.

Demonstração de DVIP

- Ecocardiograma transtorácico com microbolhas (ECO-TT): o ECO-TT (usando salina agitada como meio de contraste) é o método inicial de eleição na avaliação do *shunt* direita-esquerda causado pelas DVIP nos pacientes com SHP. Sob circunstâncias normais, as bolhas produzidas, que medem entre 8 e 15 μm, são retidas no leito capilar pulmonar, não sendo visualizadas no átrio esquerdo. Na SHP, a dilatação dos vasos capilares pulmonares (que chegam a medir até 100 μm) possibilitam a passagem das microbolhas, que costumam ser vistas no átrio esquerdo em média 3 a 6 ciclos cardíacos após serem visualizadas no átrio direito, demonstrando a presença do *shunt*. Apresenta maior sensibilidade se realizado na posição ortostática. A visualização precoce das microbolhas (após 1 a 3 ciclos cardíacos) é compatível com o diagnóstico de *shunt* intracardíaco (como defeito do septo atrial ou forame oval patente, por exemplo). Existe um proposta de classificação quantitativa do *shunt* baseada no número máximo de microbolhas que passam para o ventrículo esquerdo, estádio 1 (< 30 microbolhas), estádio 2 (de 30-100 microbolhas) e estádio 3 (> 100 microbolhas), porém requer correlação com grau de hipoxemia em estudos posteriores. O uso do ecocardiograma transesofágico, embora mais específico, costuma ser evitado nesses pacientes, já que é invasivo e envolve riscos adicionais como sedação e hemorragia varicosa.

- Cintilografia com ^{99m}Tc e albumina marcada: método alternativo para demonstração de *shunt* na SHP (usado quando ECO-TT com microbolhas for indisponível ou inconclusivo), porém, é mais invasivo e menos sensível que o ECO-TT com microbolhas. Envolve a injeção IV de um radioisótopo ligado a um macroagregado de albumina que, em condições normais, é retido no leito vascular pulmonar. A captação desse isótopo marcado nos rins e no cérebro denota a presença de *shunt*, sendo ainda capaz de quantificá-lo, embora não consiga diferenciar sua origem (intracardíaco *vs*. intrapulmonar). Captação cerebral ≥ 6% denota *shunt*. Quando o *shunt* é > 20%, na presença de hipoxemia muito grave (PaO_2 < 50 mmHg), observa-se associação com desfecho ruim após o transplante hepático. Pode ser útil em pacientes com doença pulmonar concomitante, para determinar a contribuição da SHP para a hipoxemia do doente.
- Arteriografia pulmonar: método invasivo, com maior taxa de complicações, perdeu espaço após o surgimento do ECO-TT com microbolhas. Apresenta utilidade na avaliação da presença de malformações arteriovenosas (MAV) intrapulmonares. A embolização de grandes *shunts* também tem sido relatada em alguns casos específicos. Dessa forma, pode ser indicada em pacientes com hipoxemia grave (PaO_2 < 60 mmHg) pouco responsivos à administração de oxigênio a 100% e em pacientes com forte suspeita (por TC de tórax) de terem comunicações arteriovenosas que seriam passíveis de embolização.

A oximetria de pulso pode ser útil na suspeita diagnóstica de SHP em adultos candidatos a transplante hepático, visto que a SaO_2 < 96% é muito sensível e específica na detecção de SHP em pacientes com PaO_2 < 70 mmHg. Dessa forma, tem sido sugerida como exame de triagem, limitando a realização de gasometria arterial (porém esta ainda é necessária para o diagnóstico de SHP), conforme demonstrado na Figura 1.5.1.

1.5.1.6 Tratamento

O único tratamento definitivo da SHP é o transplante hepático, indicado para os casos graves (PaO_2 < 60 mmHg em ar ambiente) na forma de priorização por situação especial para aqueles doentes que não preencheriam critérios de elegibilidade para transplante pelo MELD, haja vista a alta morbimortalidade relacionada à SHP e à potencial reversão do quadro pulmonar nos doentes transplantados, com melhora importante do quadro clínico em 6 a 12 meses em cerca de 80% dos pacientes. Como a hipoxemia grave (PaO_2 < 45-50 mmHg) está associada com aumento de mortalidade pós-transplante hepático e a doença é progressiva, análise gasométrica deve ser realizada a cada 6 meses nos pacientes com SHP para facilitar avaliação em tempo adequado de priorização para transplante naqueles com indicação (PaO_2 < 60 mmHg, em dois exames realizados em datas diferentes nos últimos 6 meses, com intervalo mínimo de 30 dias e na ausência de descompensação grave da cirrose, hemorragia digestiva alta, síndrome hepatorrenal, infecções sistêmicas ou pulmonares).

Todos os pacientes devem ser avaliados quanto à necessidade de suplementação de O_2, com indicações extrapoladas daquelas usadas para pacientes com outras pneumopatias crônica (Tabela 1.5.2), em que há benefício claro na melhora dos sintomas e até de mortalidade. Pacientes com quadros leves a moderados, que não preenchem critérios para uso contínuo de O_2 suplementar (PaO_2 < 55 mmHg ou SO_2 < 88%, em ar ambiente), devem realizar oximetria de pulso e/ou gasometria arterial a cada 6 a 12 meses para monitorar progressão da doença, além de realizar o teste da caminhada dos 6 minutos e oximetria noturna para avaliar a necessidade de uso de O_2 durante atividade física ou durante o sono, respectivamente.

Terapias experimentais, como a realização de anastomose portossistêmico intra-hepático transjugular (TIPS) ou embolização arteriográfica de grandes DVIP e MAV, têm sido descritas em alguns relatos de casos, ainda sem benefício comprovado. O uso de drogas vasoativas, em especial cápsulas com extrato de alho (*Allium sativum*), um inibidor da síntese de óxido nítrico, mostrou, em um ensaio controlado com 41 pacientes,

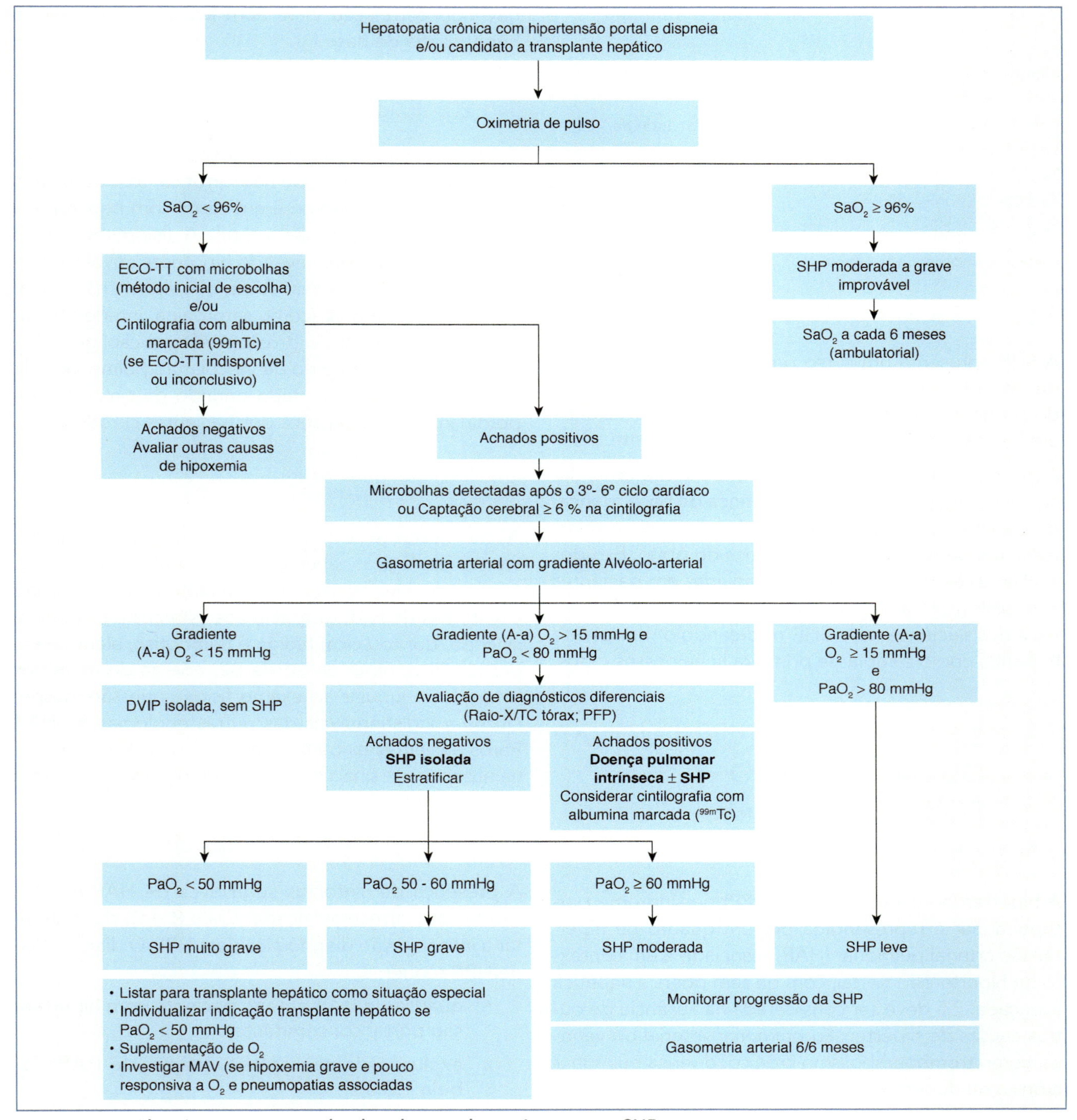

Figura 1.5.1 Algoritmo proposto de abordagem do paciente para SHP.

DVIP: dilatações vasculares intrapulmonares; ECO-TT: ecocardiograma transtorácico; PaO2 pressão arterial de oxigênio; FP: prova de função pulmonar; SaO2: saturação de oxigênio; SHP: síndrome hepatopulmonar; TC: tomografia computadorizada; PMAV: malformações arteriovenosas.

Fonte: Adaptada de Fuhrmann *et al*. J, 2018; Machicao *et al*., 2014.

benefício na resolução da SHP e redução de mortalidade quando comparado ao grupo placebo. Outras drogas, como pentoxifilina, octreotide, antibióticos (norfloxacino), betabloqueadores, dentre outros, apresentam evidência fraca e resultados conflitantes na literatura para manejo de SHP.

Tabela 1.5.2 Indicações gerais de oxigenioterapia em longo prazo.

$PaO_2 \leq 55$ mmHg ou saturação de $O_2 \leq 88\%$ (em repouso, ar ambiente)
$55 < PaO_2 \leq 59$ mmHg, com sinais de *cor pulmonale*, definidos por: ▪ Onda P *pulmonale* no ECG (eletrocardiograma) ▪ Hematócrito > 55% ▪ Evidência clínica de insuficiência cardíaca direita

Fonte: Desenvolvida pela autoria.

1.5.1.7 Prognóstico

A SHP apresenta um curso progressivo (queda média de 5 mmHg/ano na PaO_2 após o diagnóstico), conferindo prognóstico adverso e aumentando a mortalidade em 5 anos dos doentes listados para transplante.

A mortalidade no doente com SHP é multifatorial, decorrendo em grande parte da doença de base avançada e suas complicações, sendo a insuficiência respiratória hipoxêmica raramente a causa do óbito. Estudos avaliando os desfechos pós-transplante em pacientes com SHP mostraram taxas de mortalidade semelhantes a dos pacientes sem SHP, reforçando o transplante hepático como terapia de primeira linha nesses casos.

1.5.2 SÍNDROME PORTOPULMONAR OU HIPERTENSÃO PORTOPULMONAR

1.5.2.1 Introdução

A hipertensão portopulmonar (HPP) ou síndrome portopulmonar é representada por um quadro de hipertensão arterial pulmonar (HAP) associado a um contexto de hipertensão portal, com ou sem doença hepática avançada. Ela deve ser considerada na ausência de outras causas de hipertensão pulmonar arterial ou venosa, como tromboembolismo crônico, doença pulmonar crônica ou doença cardíaca esquerda crônica.

1.5.2.2 Epidemiologia

A incidência de HPP varia conforme a população estudada, com taxas que variam de 3% a 10% em pacientes listados para transplante hepático, a depender do estudo. O sexo feminino e a presença de doença hepática autoimune preexistente são consideradas fatores de risco para o desenvolvimento de HPP. O desenvolvimento da síndrome é mais frequente nos pacientes com grandes *shunts* portossistêmicos, não havendo correlação clara com a classe funcional da hepatopatia de base.

1.5.2.3 Etiologia e fisiopatologia

O desenvolvimento de HPP requer um quadro de hipertensão portal (cirrótica ou não-cirrótica) associada, não se observando a síndrome em casos com hepatopatia crônica sem hipertensão portal. A fisiopatologia da HPP é desconhecida, havendo hipóteses envolvendo a ação de substâncias vasoativas que atuam na circulação arterial pulmonar (como serotonina, interleucina-1, endotelina-1, dentre outros), predisposição genética, além de remodelamento da vasculatura pulmonar pelo fluxo sanguíneo aumentado oriundo da circulação hiperdinâmica característica dos pacientes cirróticos.

1.5.2.4 Manifestações clínicas

As manifestações clínicas da hipertensão portal (ascite, varizes esofágicas, encefalopatia hepática, dentre outras) costumam ocorrer concomitantemente aos sinais e sintomas de HAP (dispneia aos esforços e ortopneia, síncope, dor torácica, fadiga e hemoptise, além de sopro sistólico, hiperfonese de B2, edema de membros e turgência jugular ao exame físico), que são inespecíficos e indistinguíveis das outras etiologias de HAP. Raros pacientes exibem sintomas do quadro pulmonar na ausência de sinais e sintomas de hipertensão portal.

1.5.2.5 Diagnóstico e classificações

A presença de sintomas sugestivos de HAP em paciente com cirrose avançada (Child B e C) deve suscitar a investigação diagnóstica para HPP. O diagnóstico de HPP requer:

- quadro de HAP em um paciente com hipertensão portal concomitante;
- exclusão de causas secundárias de HAP (Tabela 1.5.3)

O diagnóstico da hipertensão pulmonar (HP) é feito por meio do cateterismo cardíaco direito (CCD), sendo definida pelos critérios indicados a seguir, de acordo com as diretrizes do último simpósio de HP, realizado em Nice, em 2018:

- pressão média de artéria pulmonar (PMAP) > 20 mmHg (em repouso);
- pressão de oclusão da artéria pulmonar (POAP) ≤ 15 mmHg;

Tabela 1.5.3 Classificação clínica de hipertensão pulmonar.

Grupo 1 – Hipertensão arterial pulmonar (HAP)
▪ Idiopática
▪ Hereditária
▪ Induzida por drogas e toxinas
▪ Relacionada a:
▪ doenças do tecido conjuntivo (esclerose sistêmica, lúpus, artrite reumatoide, dentre outras);
▪ infecção pelo HIV;
▪ hipertensão portal;
▪ doenças cardíacas congênitas;
▪ esquistossomose.
▪ Respondedores a bloqueadores de canal de cálcio
▪ Doença veno-oclusiva/hemangiomatose capilar pulmonar
Grupo 2 – Relacionada a doenças do coração esquerdo
Grupo 3 – Relacionada a pneumopatias crônicas e/ou hipóxia
Grupo 4 – Relacionada a obstrução da artéria pulmonar
Grupo 5 – Multifatorial e casos indefinidos

Fonte: Adaptada de NICE, 2018.

- resistência vascular pulmonar (RVP) ≥ 240 dynes/s/cm^{-5} (3 unidades Woods).

Essas características hemodinâmicas incluem HP dos grupos 1 (HAP), 3, 4 e 5, e evidenciam um comprometimento pré-capilar da vasculatura pulmonar.

Estados hemodinâmicos isolados de comprometimento pós-capilar são encontrados nos grupos 2 e 5. Nessa condição encontramos:

- pressão média de artéria pulmonar (PMAP) > 20 mmHg (em repouso);
- pressão de oclusão da artéria pulmonar (POAP) > 15 mmHg;
- resistência vascular pulmonar (RVP) < 240 dynes/s/cm^{-5} (3 unidades Woods).

Por fim, existem estados hemodinâmicos combinados, de comprometimento pré e pós-capilar, também encontrados nos grupos 2 e 5.

A HPP faz parte do grupo 1 (HAP). O estado hemodinâmico é de um comprometimento pré-capilar, com aumento da PMAP e da RVP, o que, dependendo do grau, pode contraindicar o transplante de fígado (Tabela 5.4). Mas há outros estados hemodinâmicos encontrados em pacientes com doença hepática avançada, que não se relacionam com morbimortalidade ao transplante

Tabela 1.5.4 Mortalidade associada a transplante hepático conforme o padrão hemodinâmico da HPP.

PMAP		Mortalidade
< 35 mmHg		0%
35 a 49 mmHg	RVP ≤ 240 dynes/s/cm^{-5}	0%
	RVP > 240 dynes/s/cm^{-5}	50%
≥ 50 mmHg		100%

HPP: hipertensão portopulmonar; PMAP: pressão média de artéria pulmonar; RVP: resistência vascular pulmonar.

Fonte: Desenvolvida pela autoria.

hepático e não requerem tratamento específico. Tais situações são:

- Excesso de volume: PMAP > 20 mmHg, RVP < 240 dynes/s/cm^{-5} (3 unidades Woods), POAP > 15 mmHg e débito cardíaco (DC) elevado.
- Estado circulatório hiperdinâmico: PMAP > 20 mmHg, RVP < 240 dynes/s/cm^{-5} (3 unidades Woods), POAP ≤ 15 mmHg e débito cardíaco (DC) elevado.

O diagnóstico de hipertensão portal, por sua vez, é inferido a partir da combinação de história clínica, exame físico, achados de imagem ou histopatológicos, e métodos hemodinâmicos, como por meio da avaliação do gradiente de pressão venosa hepática (HVPG).

O ECO-TT está recomendado para todos os pacientes candidatos a transplante hepático, e acaba sendo o exame de triagem para avaliação de possível HPP. Utilizando o ponto de corte de pressão sistólica de artéria pulmonar (PSAP) > 30 mmHg pelo ECO-TT, tem-se um valor preditivo negativo de 100% (exclui HPP), porém um valor preditivo positivo de apenas 59%. Entretanto, o melhor ponto de corte para evitar o não diagnóstico de HPP e prevenir a realização desnecessária de CCD permanece indeterminado. Em geral, medida de PSAP < 30 mmHg é recomendada para excluir HPP, enquanto PSAP > 40-50 mmHg é preditiva de HPP e selecionaria os pacientes para realização de CCD. Parâmetros ecocardiográficos como insuficiência pulmonar, hipertrofia, dilatação e disfunção de ventrículo direito, assim como aumento de átrio direito podem ser de grande valor para o rastreamento de HPP, visto que podem representar sinais indiretos de HAP. A Figura 1.5.2 apresenta um algoritmo proposto de rastreamento para HPP em candidatos a transplante de fígado.

1.5.2.6 Tratamento

Medidas gerais

Antes de iniciar qualquer tratamento, é de suma importância uma avaliação clínica (a partir de escalas que

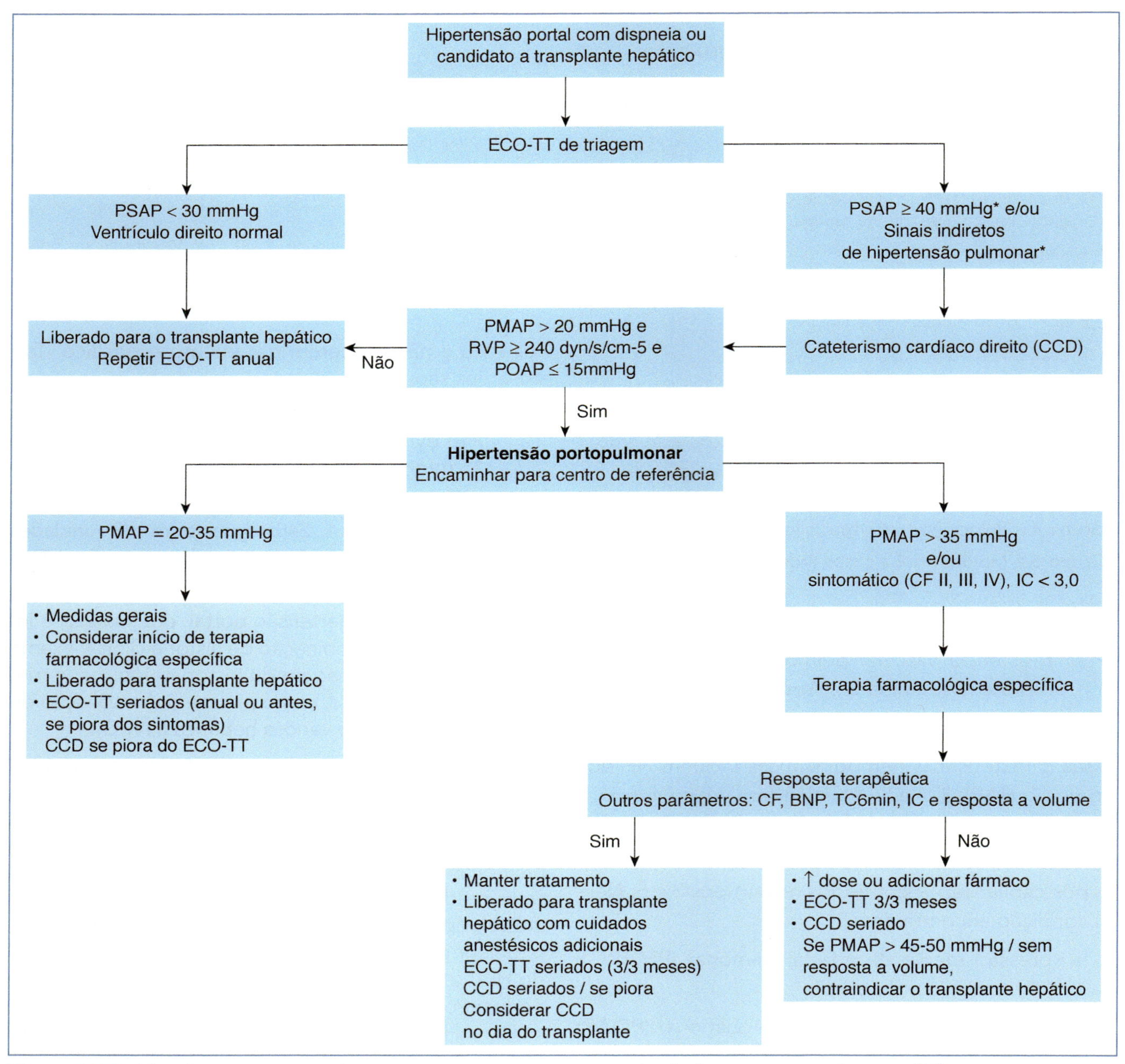

Figura 1.5.2 Algoritmo proposto de rastreamento e tratamento de síndrome portopulmonar. Diferentes pontos de corte para indicação de cateterismo cardíaco direito são utilizados, sendo que alguns centros recomendam sua realização quando PSAP entre 30 e 50 mmHg.

¥ Insuficiência pulmonar, hipertrofia, dilatação e disfunção de ventrículo direito, aumento de átrio direito.

§Resposta a volume: aumento do IC > 15% e/ou normalização do IC (500 mL de soro fisiológico).

BNP: Brain Natriuretic Peptide (peptídeo natriurético cerebral); CCD: cateterismo cardíaco direito; CF: classe funcional (NYHA/OMS); ECO-TT: ecocardiograma transtorácico; IC: índice cardíaco; PSAP: pressão sistólica da artéria pulmonar; PMAP: pressão média da artéria pulmonar; POAP: pressão de oclusão da artéria pulmonar; RVP: resistência vascular pulmonar; TC 6 min: teste da caminhada dos 6 minutos,

Fonte: Adaptado de Fussner *et al.*, 2016; Machicao *et al.*, 2014.

avaliam classe funcional, como a da NYHA ou da OMS) e hemodinâmica (por meio do cateterismo cardíaco direito) de base do paciente, no sentido de avaliar a melhor proposta terapêutica. Os objetivos do tratamento são promover alívio dos sintomas, melhorar a sobrevida e facilitar o transplante hepático seguro e bem-sucedido.

A maioria das opções terapêuticas indicadas para HPP foi extrapolada de estudos com pacientes portadores de HAP idiopática, sendo a população de cirróticos um grupo peculiar, com desfecho e impacto terapêutico das intervenções ainda sob investigação. Entretanto, importantes distinções terapêuticas devem ser reconhecidas no manejo da HAP em indivíduos com HPP. Embora anticoagulação oral seja regularmente utilizada em muitas formas de HAP, geralmente ela não é recomendada para pacientes com HPP por conta do risco aumentado de sangramento gastrointestinal nessa população. Além disso, terapia inicial com bloqueadores de canal de cálcio é recomendada para uma minoria de pacientes com HAP que mostre resposta ao teste agudo com vasodilatador no CCD, porém, em pacientes com doença hepática, seu uso pode causar vasodilatação esplâncnica e agravar a hipertensão portal, devendo ser usado com cautela em pacientes com HPP. Betabloqueadores não seletivos são frequentemente utilizados na hipertensão portal para redução do risco de sangramento varicoso, entretanto, em pacientes com HPP, eles também devem ser utilizados com cautela (ou mesmo suspensos, com manejo das varizes de esôfago por terapia endoscópica), visto que um estudo mostrou com seu uso piora da capacidade de exercício e da hemodinâmica pulmonar entre pacientes com HPP.

Terapia farmacológica

O uso de agentes vasodilatadores e com ação no remodelamento vascular deve ser indicado nos doentes com HPP que permanecem sintomáticos (classes funcionais II, III e IV), apesar do tratamento otimizado da hepatopatia de base e das medidas gerais descritas anteriormente. Recentemente, estudos têm demonstrado que a terapia combinada (associação de vasodilatadores com vias de ação diferentes) tem demonstrado melhora da sobrevida pré e pós-transplante hepático. Lembre-se que frente a um caso confirmado de HPP, este deve ser referenciado para seguimento em centro especializado em HP. A seguir é apresentada relação dos fármacos disponíveis:

- **Análogos da prostaciclina**: Epoprostenol – efeito vasodilatador, além de propriedades antiagregantes plaquetárias e antiproliferativas. Prolongou sobrevida (quando administrado sob infusão IV contínua) em estudos com pacientes apresentando HAP idiopática, sendo considerado em casos graves de HPP como uma ponte para o transplante. Iloprosta – uso inalatório, cujas taxas de sobrevida em 1, 2 e 3 anos em uma coorte retrospectiva foram melhores que os controles históricos. Selexipague – uso via oral, estudos recentes têm mostrado impacto significativo em morbimortalidade.
- **Antagonistas do receptor de endotelina:** Bosentana, Ambrisentana e Macitentana – de administração oral com efeito benéfico em pacientes com HPP. Podem causar hepatotoxicidade, e a agência regulatória americana (FDA) recomenda evitar o uso dessa classe de drogas em pacientes com disfunção hepática grave ou com elevação de transaminases.
- **Inibidores do subtipo 5 da fosfodiesterase:** Sildenafila – uso oral demonstrou sucesso em estudo observacional pequeno com 14 pacientes, com melhora dos parâmetros hemodinâmicos e clínicos ao final de três meses de uso. Agentes de ação prolongada como a tadalafila, também têm sido usados na HPP.

Transplante hepático

Considerada terapia de eleição nos casos de SHP, o transplante pode apresentar contraindicação na presença de HPP moderada a grave. Isso decorre de estudos que mostram que nos casos graves de HPP (PMAP ≥ 50 mmHg, principalmente se falência ventricular direita), a mortalidade é muito alta (Tabela 1.5.4). A maioria dos centros considera contraindicação absoluta ao transplante pacientes com PMAP ≥ 45 mmHg, independentemente da terapêutica aplicada. O surgimento de novos agentes vasodilatadores vêm mudando esse conceito, tornando possível em alguns centros a listagem de pacientes com HPP, com PMAP ≥ 35 mmHg responsivos a terapia farmacológica, em regime de situação especial, salvaguardando a não progressão da HPP. Nos Estados Unidos desde 2010, pacientes com HPP com PMAP > 35 mmHg que melhoraram com terapia específica, (queda da PMAP < 35 mmHg e da RVP < 400 dynes/s/cm^{-5}), recebem pontos adicionais de MELD. No Brasil, até o momento, não existe priorização para transplante hepático de pacientes com HPP.

1.5.2.7 Prognóstico e seguimento

Pacientes com HPP têm, por definição, um quadro avançado de hipertensão portal de base, sendo a presença da síndrome um achado prognóstico ruim, que traz consigo taxas de morbimortalidade elevadas. A taxa de sobrevida em 1 ano varia de 35% a 46% sem tratamento adequado, sendo a taxa de mortalidade tão maior quanto maior for a pressão no átrio direito e menor o índice cardíaco.

Comparados com outras etiologias de HAP, pacientes com HPP apresentaram, em coorte retrospectiva (174 pacientes, no total), pior sobrevida em 2 e 5 anos do que o grupo controle. Entretanto, já existe evidência demonstrando melhora da sobrevida com o uso de terapia farmacológica, mesmo naqueles pacientes não candidatos a transplante hepático.

O paciente com HPP submetido à cirurgia requer monitorização hemodinâmica intra e pós-operatória específica, com uso de cateter de Swan-Ganz e emprego de medicações específicas (prostaciclina IV, óxido nítrico inalatório) para redução da PMAP, em especial no período pós-reperfusão, quando há aumento importante da pré-carga, com risco de falência ventricular direita aguda e disfunção de enxerto por congestão hepática.

No pós-operatório, alguns pacientes com HPP demonstram melhora ou completa normalização dos parâmetros hemodinâmicos no pós-transplante, com relatos e séries de casos mostrando descontinuação de terapia farmacológica no seguimento em longo prazo. Mesmo havendo viabilidade para o transplante hepático, os dados da literatura mostram que as taxas de mortalidade e disfunção de enxerto são maiores nos pacientes com HPP em comparação aos casos sem a síndrome.

Referências

1. European Association for the Study of the Liver. EASL Clinical Practice Guidelines for the Management of Patients with Decompensated Cirrhosis. J Hepatol. 2018;69(2):406-60.
2. Fuhrmann V, Krowka M. Hepatopulmonary Syndrome. J Hepatol 2018;69(3):744-5.
3. Fussner LA, Krowka MJ. Current Approach to the Diagnosis and Management of Portopulmonary Hypertension. Curr Gastroenterol Rep. 2016;18(6):29.
4. Iqbal S, Smith KA, Khungar V. Hepatopulmonary Syndrome and Portopulmonary Hypertension: Implications for Liver Transplantation. Clin Chest Med. 2017;38(4):785-95.
5. Krowka MJ, Fallon MB, Kawut SM, HFuhrmann V, Heimbach JK, Ramsay MAE et al. International Liver Transplant Society Practice Guidelines: Diagnosis and Management of Hepatopulmonary Syndrome and Portopulmonary Hypertension. Transplantation. 2016;100(7):1440-52.
6. Machicao VI, Balakrishnan M, Fallon MB. Pulmonary Complications in Chronic Liver Disease. Hepatology. 2014;59(4):1627-37.
7. Raevens S, Fallon MB. Potential Clinical Targets in Hepatopulmonary Syndrome: Lessons from Experimental Models. Hepatology. 2018;68(5):2016-28.
8. São Paulo (Estado). Secretaria de Saúde. Resolução SS n° 6, de 8-2-2019. Dispõe sobre a estrutura organizacional e operacional do Sistema Estadual de Transplantes de São Paulo. n° 29, DOE, 12/02/2019 – seção 1 – p. 22. Disponível em http://www.saude.sp.gov.br.
9. Rodríguez-Roisin R, Krowka MJ, Agustí A. Hepatopulmonary Disorders: Gas Exchange and Vascular Manifestations in Chronic Liver Disease. Compr Physiol. 2018;8(2):711-29.
10. Simonneau G, Montani D, Celermajer DS, Denton CP, Gatzoulis MA, Krowka M et al. Haemodynamic Definitions and Updated Clinical Classification of Pulmonary Hypertension. Eur Resp J. 2019;53:1801913.

1.6 Manejo do Prurido de Difícil Controle

Débora Raquel Benedita Terrabuio | Nayana Fonseca Vaz

1.6.1 INTRODUÇÃO

O prurido é um sintoma presente em diversas enfermidades de causas metabólica, hepatobiliar, neoplásica ou infecciosa. Na doença hepática crônica, habitualmente está relacionado à colestase, como na colangite biliar primária (CBP), colangite esclerosante primária (CEP) e colestases hereditárias.[1] Pode estar presente também nas hepatites agudas e crônicas, cirroses de diferentes etiologias e obstruções biliares benignas ou malignas. Nas doenças hepatobiliares, usualmente é generalizado, podendo ter distribuição específica em membros, palmas das mãos e plantas dos pés; exibe ritmo circadiano (maior intensidade nos períodos vespertino e à noite); e pode se intensificar com o calor. A pele não apresenta lesões primárias, mas podem ser vistos escoriações e *purigo nodularis*. Mulheres com colestase frequentemente cursam com piora do prurido durante a fase de progesterona do ciclo menstrual, no final da gestação e durante terapias de reposição hormonal.[1] O prurido pode ocorrer em qualquer estágio da doença hepática,[2] apresenta curso flutuante e sua intensidade não se correlaciona com os índices bioquímicos ou atividade da doença.[3] Possui impacto negativo na qualidade de vida dos pacientes, com associação significativa com privação de sono, fadiga, prejuízo das atividades diárias, depressão e até ideação suicida.[1]

1.6.2 EPIDEMIOLOGIA

Prurido é o sintoma mais frequente das doenças hepáticas de etiologia biliar, sendo encontrado em cerca de 70% dos pacientes com CBP, podendo preceder seu diagnóstico em cerca de 75% dos casos.[4] Na CEP, embora 50% dos pacientes sejam assintomáticos ao diagnóstico, as três manifestações mais comuns dos sintomáticos são fadiga, dor e prurido.[5] Na colestase intra-hepática da gestação (CIHG), condição caracterizada por aumento das concentrações séricas de ácidos biliares e das taxas de desfechos fetais adversos, é um sintoma definidor do diagnóstico, ocorrendo a partir de 25 a 32 semanas de gestação, habitualmente evoluindo com melhora nos primeiros dias após parto e resolução em cerca de 2 a 3 semanas.[6]

O prurido também está presente nas doenças hereditárias, como colestase intra-hepática familiar progressiva (PFIC) e colestase intra-hepática recorrente benigna (BRIC), e desordens autossômicas recessivas associadas a defeitos de transporte canalicular resultantes de mutações em ATP8B1, ABCB11 e ABCB4. A BRIC é caracterizada por icterícia intermitente e prurido, e os sintomas clínicos podem ser graves, durando de semanas a meses e geralmente com resolução espontânea. O prurido nas obstruções biliares benignas é menos frequente do que na obstrução maligna; na coledocolitíase, por exemplo, o prurido foi observado em 16% dos pacientes e em até 45% dos pacientes com obstrução biliar por carcinoma da cabeça do pâncreas.[1]

Nas doenças hepáticas não biliares, estudos de coortes com pacientes portadores de hepatite C crônica evidenciaram prurido em 2,5% a 15% dos casos.[7,8] O prurido nesses pacientes não foi associado à colestase[7] e a progressão da fibrose hepática foi um fator de risco que contribuiu para seu surgimento.[8]

1.6.3 FISIOPATOLOGIA

A fisiopatologia do prurido ainda não está completamente esclarecida. Diversas substâncias pruritogênicas foram implicadas de forma controversa na fisiopatogenia, como histamina, sais biliares, opioides endógenos, substância P, endocanabinoides endógenos e serotonina. Estudos recentes indicam que o ácido lisofosfatídico (LPA), um potente ativador neuronal, e a autotaxina (ATX), enzima que forma o LPA, são elementos-chave na sua patogênese e que a atividade sérica da ATX se correlaciona com a intensidade do prurido e com a resposta ao tratamento.[9]

1.6.4 DIAGNÓSTICO

O diagnóstico é clínico, devendo-se descartar causas secundárias de prurido cutâneo, como xerose cutânea e outras lesões dermatológicas que possam causar/intensificar o prurido. Deve-se buscar alérgenos adicionais, especialmente em pacientes com hipereosinofilia associada ou alergia mediada por IgE.[2] Na CEP, deve-se descartar obstrução das vias biliares como causa de surgimento/piora do prurido, em razão do maior risco de colangiocarcinoma, particularmente na presença de estenoses dominantes das vias biliares. A utilização de escala visual análoga (EVA) é útil na quantificação do prurido e na avaliação da resposta terapêutica: 0 a 3 – prurido leve; 4 a 8 – prurido moderado; 9 a 10 – prurido intenso.[10] A escala 5-D também é um instrumento confiável para quantificar o prurido crônico, tendo forte correlação com a EVA, também podendo ser empregada para avaliação do prurido nas doenças colestáticas.[11]

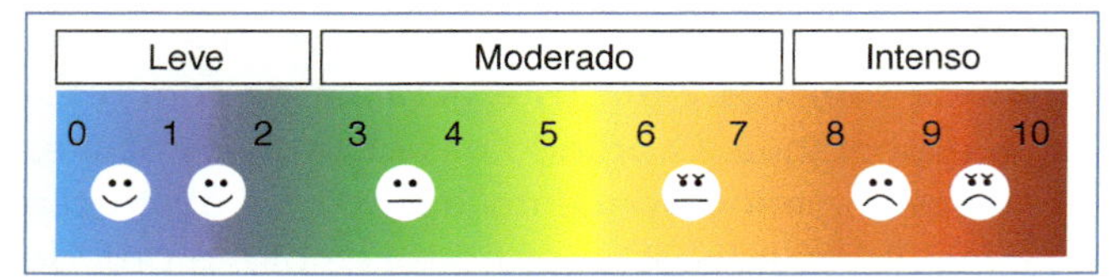

Figura 1.6.1 Escala Visual Analógica (EVA).
Fonte: Adaptada de Bittencourt e Couto, 2019.

1.6.5 TRATAMENTO

Os pacientes devem ser orientados sobre medidas não farmacológicas e conselhos práticos, como uso de hidratantes tópicos para melhorar o ressecamento da pele, banhos com água fria para fornecer alívio dos sintomas desencadeados ou exacerbados pelo calor,[2] manutenção de unhas curtas para evitar ferimentos na pele,[9] uso de roupas soltas e/ou de algodão, evitar exposição solar excessiva e, por vezes, intervenções psicológicas para o ato de coçar viciante ou dependente.[2]

Opções terapêuticas para o prurido nas doenças hepáticas são baseadas em poucos estudos prospectivos, randomizados e placebo-controlados.

1.6.5.1 Colestiramina

A colestiramina é uma resina de troca não absorvível de carga altamente positiva que se liga a ânions carregados negativamente, como os ácidos biliares, removendo-os da circulação entero-hepática.[12] Os sequestradores de sais biliares são amplamente utilizados como terapia de primeira linha, apesar de evidências limitadas. Deve-se atentar para interações medicamentosas e orientar os pacientes a não fazer uso de nenhuma medicação oral 2 horas antes ou 4 horas após a administração da colestiramina, incluindo ácido ursodesoxicólico (AUDC) e ácido obeticólico, visto que interferem na absorção dos outros medicamentos. A dose recomendada é de 4 g a 16 g em uma a quatro tomadas, preferencialmente na primeira refeição do dia.[2] Alguns pacientes queixam-se de edema, constipação e sintomas gastrointestinais, o que reduz a tolerância à referida medicação. Cerca de 75% dos pacientes referem alívio dos sintomas com uso da colestiramina.[13] É importante monitorar os níveis das vitaminas lipossolúveis, pois as resinas de troca podem interferir também na sua absorção.

O colestipol e o colesevelam são resinas de troca mais novas, com apresentação em comprimido, geralmente mais bem toleradas, no entanto, apesar da descrição de seu benefício na redução significativa dos níveis séricos de ácidos biliares, os resultados dos estudos ainda são controversos.[14] Além disso, no Brasil, somente a colestiramina está disponível.

1.6.5.2 Rifampicina

A rifampicina é um agente de segunda linha, indutor enzimático e agonista potente do receptor pregnane X,[2] que reduz a expressão de autotaxina ao nível transcricional dos hepatócitos humanos. Ensaios clínicos randomizados, controlados, com uso de placebo, mostraram eficácia da rifampicina no tratamento do prurido.[15-18] Esse efeito foi confirmado em metanálises posteriormente publicadas.[19,20] A dose recomendada é de 150 mg a 300 mg por dia. Entre os efeitos colaterais, são encontrados hepatotoxicidade, nefrotoxicidade e anemia hemolítica. Os pacientes que iniciam o tratamento requerem monitoramento regular de transaminases e hemograma e a medicação deve ser suspensa nos casos de toxicidade.[2] Em um estudo retrospectivo com 105 pacientes (principalmente CBP/CEP) que usaram rifampicina por média de 131 dias no período de 2012 a 2016, 82% tiveram boa tolerância e apenas 4,8% desenvolveram hepatotoxicidade, em um período médio de 70 dias após o início da medicação, sendo que 80% normalizaram enzimas hepáticas após a suspensão da medicação. Apenas um paciente evoluiu com piora de função renal.[21] A rifampicina também afeta o metabolismo da vitamina K e pode levar a um aumento do INR, principalmente em pacientes com icterícia.[2] Interações são descritas com vários medicamentos, inclusive com inibidores seletivos da recaptação de serotonina.[12]

1.6.5.3 Naltrexona

Os antagonistas dos receptores opioides, naltrexona e nalmefeno são usados como terapia de terceira linha. Alguns pacientes podem apresentar uma reação semelhante à síndrome de abstinência nos primeiros dias de uso, caracterizada por náuseas, desconforto abdominal, hipertensão arterial, taquicardia, calafrios, pesadelos e despersonalização. Para diminuir o risco de sua ocorrência, deve-se iniciar a medicação em dose baixa de 12,5 mg/dia (no caso da naltrexona) e aumentar a dose progressivamente a cada 3 a 7 dias, até melhora do prurido ou dose máxima de 50 mg/dia. Seu uso a longo prazo pode desencadear reações semelhantes à abstinência de opioides ou reduzir o limiar de dor.[12]

1.6.5.4 Sertralina

A sertralina, inibidor seletivo da recaptação de serotonina (ISRS), é utilizada como droga de quarta linha para tratamento do prurido em pacientes que não responderam a outros agentes. Presume-se que os ISRSs atuem modulando a sinalização central da coceira/dor, além de exercer efeito antidepressivo, potencialmente melhorando o humor e a qualidade do sono. A droga é utilizada na dose de 50 a 100 mg/dia. Os efeitos colaterais dos ISRSs incluem boca seca, alterações no sono e sintomas gastrointestinais.[2]

1.6.6 DROGAS ALTERNATIVAS PARA TRATAMENTO DO PRURIDO

A histamina não parece ter papel importante na fisiopatologia do prurido nas colestases, logo, os anti-histamínicos não são drogas eleitas para seu tratamento. Entretanto, podem ser úteis como terapia adjuvante por conta de suas propriedades sedativas, auxiliando na indução do sono.[2]

Não há evidências que o AUDC tenha qualquer efeito sobre o prurido, com exceção da CIHG, em que a droga se torna o agente de escolha para tratamento inicial. O ácido obeticólico, opção terapêutica para tratamento da CBP com resposta parcial ao AUDC, na dose de 10 mg/dia, pode exacerbar o prurido, com necessidade de suspensão da medicação.[2] Por outro lado, o aumento progressivo da dose diminui o risco de ocorrência desse efeito colateral.

Os fibratos são agonistas do receptor PPAR (*peroxisome proliferator-activated receptor*) têm efeito comprovado na melhora da bioquímica hepática e, em estudos mais recentes, seu uso se associou à redução significativa da intensidade do prurido em pacientes com CBP e CEP,[22] entretanto, a droga ainda não foi recomendada pelas principais sociedades de hepatologia para tratamento específico do prurido nessas doenças.

A ausência de resposta ao uso escalonado de colestiramina, rifampicina, naltrexona e sertralina define

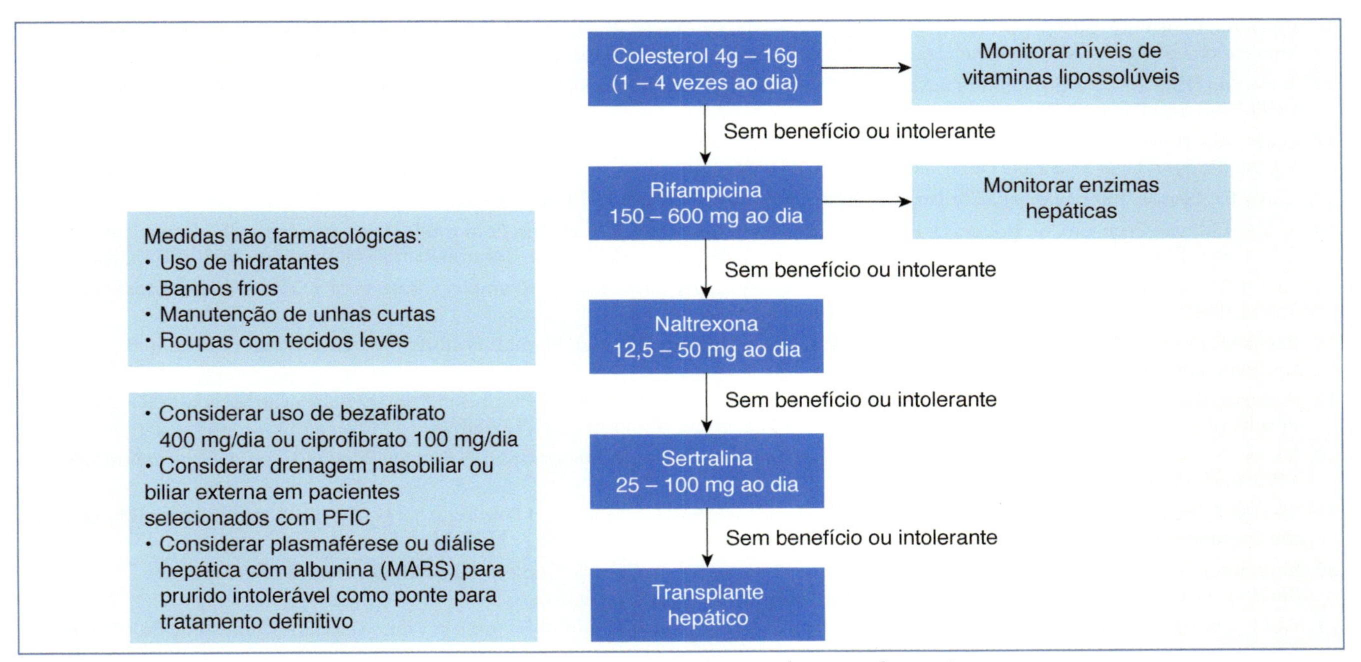

Figura 1.6.2 Algoritmo escalonado para o manejo do prurido nas doenças hepáticas.

Fonte: Desenvolvida pela autoria.

refratariedade ao tratamento convencional.[22] Existem outras terapias experimentais, porém sem evidências científicas suficientes para justificar seu uso regular, sendo elas: ondansetrona (4 a 24 mg/dia), fenobarbital (2 a 5 mg/kg/dia), propofol (7 mg a 15 mg IV em *bolus*, 1 mg/kg/hora) e lidocaína (100 mg/dia).[22] Abordagens como drenagem biliar/nasobiliar, MARS (*Molecular Adsorbent Recirculating System*) e terapia com luz ultravioleta (UV) são experimentais, com relatos/séries de casos demostrando benefício, com baixo grau de evidência científica e altos custos.[2]

O transplante hepático é altamente eficaz, com rápida redução da intensidade do prurido (frequentemente nas primeiras 24 horas do transplante). O prurido "persistente e intratável" é uma das indicações para transplante de fígado.[2] No Brasil, o transplante hepático pode ser indicado para tratamento do prurido refratário relacionado à doença hepática, mesmo na ausência de cirrose hepática/complicações de hipertensão portal, recebendo pontuação adicional ao MELD,[22] como será discutido no capítulo referente às situações especiais .

1.6.7 RECOMENDAÇÕES

Tratamento do prurido cutâneo nas doenças colestáticas, conforme orientações de *guidelines* da Sociedade Brasileira de Hepatologia (SBH) e da Sociedade Europeia para estudo das doenças do fígado (EASL).

Referências

1. Tajiri K, Shimizu Y. Recent Advances in the Management of Pruritus in Chronic Liver Diseases. World J Gastroenterol. 2017;23(19):3418-26.
2. European Association for the Study of the Liver. EASL Clinical Practice Guidelines: The Diagnosis and Management of Patients with Primary Biliary Cholangitis. J Hepatol. 2017;67(1):145-72.
3. Fujino H, Tanaka M, Imamura M, Morio K, Ono A, Nakahara T et al. Pruritus in Patients with Chronic Liver Disease and Serum Autotaxin Levels in Patients with Primary Biliary Cholangitis. BMC Gastroenterol. 2019;19(1):169-77.
4. Rishe E, Azarm A, Bergasa NV. Itch in Primary Biliary Cirrhosis: A Patients' Perspective. Acta Derm Venereol. 2008;88(1):34-7.
5. Karlsen TH, Folseraas T, Thorburn D, Vesterhus M. Primary Sclerosing Cholangitis – A Comprehensive Review. J Hepatol. 2017;67(6):1298-323.
6. Ma K, Berger D, Reau N. Liver Diseases During Pregnancy. Clin Liver Dis. 2019;23(2):345-61.
7. Dega H, Francès C, Dupin N, Lebre C, Simantov A, CallotLaporte JL et al. Pruritus and the Hepatitis C Virus. The MULTIVIRC Unit. Ann Dermatol Venereol. 1998;125(1):9-12.
8. Cacoub P, Poynard T, Ghillani P, Charlotte F, Olivi M, Piette JC, Opolon P. Extrahepatic Manifestations of Chronic Hepatitis C. MULTIVIRC Group. Multidepartment Virus C. Arthritis Rheum. 1999;42(10):2204-12.
9. Bittencourt PL, Cançado ELR, Couto CA, Levy C, Porta G, Silva AEB et al. Brazilian Society of Hepatology Recommendations for the Diagnosis and Management of Autoimmune Diseases of the Liver. Arq Gastroenterol. 2015;52(Suppl 1):15-46.
10. Czaja AJ, Souto EO, Bittencourt PL, Cançado ELR, Porta G, Goldberg AC, Donaldson PT. Clinical Distinctions and Pathogenic Implications of Type 1 Autoimmune Hepatitis in Brazil and the United States. J Hepatol. 2002;37(3):302-8.
11. Terrabuio DBR. 20 anos de hepatite autoimune. Dissertação de Mestrado – Mestrado em Ciência – Gastroenterologia Clínica – HCFMUSP. São Paulo; 2006.
12. Lindor KD, Bowlus CL, Boyer J, Levy C, Mayo M. Primary Biliary Cholangitis: 2018 Practice Guidance from the American Association for the Study of Liver Diseases. Hepatology. 2018;69(1):394-419.
13. Carey EJ, Levy C. Primary Biliary Cholangitis: A New Era. Clin Liver Dis. 2018;22(3):xiii-xiv.
14. Kuiper EM, van Erpecum KJ, Beuers U, Hansen BE, Thio HB, de Man RA et al. The Potent Bile Acid Sequestrant Colesevelam is Not Effective in Cholestatic Pruritus: Results of a Double-Blind, Randomized, Placebo-Controlled Trial. Hepatology. 2010;52(4):1334-40.
15. Ghent CN, Carruthers SG. Treatment of Pruritus in Primary Biliary Cirrhosis with Rifampicin. Results of a Double-Blind, Crossover, Randomized Trial. Gastroenterology. 1988;94(2):488-93.
16. Bachs LP, Pares A, Elena M, Piera C, Rodés J. Comparison of Rifampicin with Phenobarbitone for Treatment of Pruritus in Biliary Cirrhosis. Lancet. 1989;1(8638):574-6.
17. Podesta AL, Terg P, Villamil R, Flores F, Mastai D, Udaondo R et al. Treatment of Pruritus in Primary Biliary Cirrhosis with Rifampicin. Results of a Double blind, Cross-over, Randomized Trial. Gastroenterology. 1991;94:488-93.
18. Bachs LP, Elena M, Piera M, Rodés J. Effects of Long-term Rifampicina Administration in Primary Biliary Cirrhosis. Gastroenterology. 1992;102(6):2077-80.
19. Tandon P, Rowe BH, Vandermeer B, Bain VG. The Efficacy and Safety of Bile Acid Binding Agents, Opioid Antagonists or Rifampin in the Treatment of Cholestasis-associated Pruritus. Am J Gastroenterol. 2007;102(7):1528-36.
20. Khurana S, Singh P. Rifampin is Safe for Treatment of Pruritus Due to Chronic Cholestasis: A Meta-Analysis of Prospective Randomized-Controlled Trials. Liver Int. 2006;26(8):943-8.
21. Webb GB, Rahman SR, Levy C, Hirschfield GM. Low Risk of Hepatotoxicity from Rifampicin When Used for Cholestatic Pruritus: A Cross-disease Cohort Study. Aliment Pharmacol Ther. 2018;47(8):1213-9.
22. Bittencourt PL, Couto CA. Manual de Condutas em Doenças Colestáticas e Autoimunes do Fígado. São Paulo: DOC Content/ Sociedade Brasileira de Hepatologia; 2019.

1.7 Diagnóstico Diferencial da Lesão Renal Aguda no Paciente Cirrótico

Rafael Oliveira Ximenes | Alberto Queiroz Farias

1.7.1 INTRODUÇÃO

Lesão renal aguda (LRA) é conceituada como uma redução da taxa de filtração glomerular (TFG) que ocorre no período de horas a dias. Trata-se de uma complicação comum em pacientes com cirrose. Contribuem para a elevada incidência o uso de drogas nefrotóxicas, infecções bacterianas, hemorragia digestiva alta, hipotensão arterial, paracenteses sem reposição de albumina e desidratação por uso de diuréticos.[1]

Nos últimos anos, novas classificações de LRA, com maior sensibilidade, foram desenvolvidas, permitindo o diagnóstico mais precoce quando comparadas aos critérios tradicionais.

Em que pese ser reconhecida como causa específica de LRA em pacientes com cirrose, a síndrome hepatorrenal (SHR) não é a única nem a mais frequente etiologia de LRA nesses pacientes. Dessa forma, reconhecer os fatores precipitantes e a etiologia da disfunção renal é essencial para a correta condução do tratamento.

1.7.2 EPIDEMIOLOGIA

A incidência da LRA em pacientes com cirrose varia conforme o cenário (pronto-socorro, enfermaria ou unidade de terapia intensiva), a presença de outras complicações (ascite, hemorragia digestiva alta e infecções bacterianas) e a classificação utilizada.

Utilizando-se o conceito tradicional de LRA em cirrose, a incidência em pacientes internados é de 20%, podendo chegar a 49% naqueles em unidade de terapia intensiva.[1] Com a utilização das novas classificações, apresentadas a seguir neste capítulo, a incidência de LRA atinge 41% no pronto-socorro, 53% nas enfermarias e 60% nas unidades de terapia intensiva.[2,3] Em pacientes com cirrose e infecção bacteriana, a incidência de LRA é de 33% durante a internação hospitalar, sendo o risco quatro vezes maior naqueles com ascite. De fato, de acordo com nossa experiência no Hospital das Clínicas da Universidade de São Paulo (HC-FMUSP), utilizando-se as novas classificações de LRA em cirrose, pacientes com infecção bacteriana e ascite apresentam incidência de LRA de 63% à admissão hospitalar e de até 75% considerando todo o período de internação.

1.7.3 ETIOLOGIA E FISIOPATOLOGIA

Além da SHR, pacientes com cirrose podem apresentar LRA por etiologias comuns à população geral, em especial LRA pré-renal e necrose tubular aguda (NTA). Outras etiologias como LRA pós-renal e glomerulopatias são bem menos frequentes. Em alguns casos, mais de uma etiologia pode estar envolvida no desenvolvimento de LRA, e um mesmo fator precipitante pode resultar em LRA por diferentes mecanismos.

1.7.3.1 LRA pré-renal

LRA pré-renal corresponde a cerca de 45% dos episódios de LRA em pacientes com cirrose.[4] Ocorre pela diminuição da perfusão renal resultando em queda da TFG. A causa mais comum é a depleção de volume intravascular que ocorre como consequência da desidratação pelo uso de diuréticos, diarreia (uso de lactulose, gastroenterocolite aguda), vômitos, paracenteses de grande volume sem administração adequada de albumina humana por via intravenosa ou hemorragia digestiva alta. Outros mecanismos possíveis são:

- Vasodilatação sistêmica (p. ex., sepse);
- Vasoconstricção renal (p. ex., contraste iodado);
- Redução do débito cardíaco;
- Perda da capacidade de autorregulação do fluxo sanguíneo renal pelo uso de medicamentos, como anti-inflamatórios não esteroides (AINES), inibidores da enzima conversora de angiotensina (iECA) ou bloqueadores de receptor de angiotensina II. Pacientes com ascite são especialmente dependentes dos mecanismos de autorregulação renal, com alto risco de LRA quando expostos a essas medicações.

Na LRA pré-renal, os rins estão ávidos por reabsorver sódio e água, em uma tentativa de restaurar a volemia. Tal fato produz baixa concentração de sódio urinário, baixa fração de excreção de sódio (FENa) e alta osmolalidade urinária. Embora menos utilizada na prática clínica, uma fração de excreção de ureia baixa (FEUr) pode auxiliar no diagnóstico, particularmente em pacientes em uso de diuréticos (os diuréticos podem elevar o sódio urinário e FENa, mas não influenciam o resultado da FEUr). A Tabela 2 mostra os resultados esperados da análise urinária em pacientes com diferentes formas de LRA.

1.7.3.2 Síndrome hepatorrenal

A SHR é uma forma funcional de LRA em pacientes com cirrose e ascite em consequência das alterações hemodinâmicas presentes na cirrose avançada que levam à baixa perfusão renal. Corresponde a cerca de 23% dos episódios de LRA em pacientes com cirrose.[4] Pode ocorrer de forma aguda (SHR-LRA, antigamente chamada de tipo 1) ou não aguda (SHR-não LRA, antigamente chamada tipo 2). Esta última pode ser dividida em SHR tipo doença renal aguda (TFG < 60 mL/min/1,73 m² há menos de 3 meses) e SHR tipo doença renal crônica (TFG < 60 mL/min/1,73 m² há mais de 3 meses).[5]

A hipertensão portal presente na cirrose leva ao aumento da expressão de óxido nítrico (NO) sintase como resultado do estresse de cisalhamento. A produção aumentada de NO gera uma vasodilatação esplâncnica e sistêmica. As consequências são piora da hipertensão portal pelo aumento de fluxo esplâncnico e a queda do volume arterial circulante efetivo. Esta última leva à hiperativação de sistemas vasoconstrictores, como sistema nervoso simpático (SNS) e sistema renina-angiotensina-aldosterona (SRAA), resultando em reabsorção renal de sódio e água e contribuindo para a formação de ascite e o desenvolvimento de hiponatremia. Com o agravamento das alterações hemodinâmicas, há tendência à hipotensão e ativação mais intensa do SNS e SRAA, causando ascite de difícil controle. Na fase mais avançada, a vasoconstrição das artérias renais, em decorrência dos níveis elevados de noradrenalina circulante (liberada em resposta à ativação neuro-hormonal) contribuiu, em combinação com a hipovolemia central relativa (resultante da vasodilatação) para redução do fluxo sanguíneo renal e da TFG. O débito cardíaco, inicialmente aumentado em decorrência da hiperativação do SNS, pode sofrer redução com o avanço da disfunção hemodinâmica. Em situações de estresse, como infecções bacterianas, o aumento do volume sistólico, que seria esperado, deixa de ocorrer de forma adequada, agravando-se a baixa perfusão renal. Mais recentemente, tem sido dada ainda especial atenção ao papel da inflamação no desenvolvimento de disfunções orgânicas na cirrose, incluindo disfunção renal e SHR.[5]

Fatores desencadeantes comuns da SHR incluem a realização de paracentese de grande volume (especialmente sem a administração de albumina), infecções bacterianas e hepatite alcoólica.

A análise urinária é semelhante àquela descrita para a LRA pré-renal, com baixos níveis de sódio urinário e FENa baixa (Tabela 1.7.2). No paciente com SHR, a hiperativação do SRAA faz com que não haja grande resposta natriurética com o uso de diuréticos. Por isso, essas medicações não têm grande influência sobre o sódio urinário e a FENa nesses pacientes.

1.7.3.3 Necrose tubular aguda

Ocorre pela lesão e pelas alterações morfológicas das células tubulares renais, resultando em perda de suas funções e morte celular. Corresponde a cerca de 32% dos episódios de LRA em pacientes com cirrose.[4]

As causas mais frequentes são a isquemia grave (p. ex., hipotensão arterial e choque) e o uso de agentes nefrotóxicos, em particular antibióticos aminoglicosídeos, vancomicina, AINES e contraste iodado.

A análise urinária típica da NTA inclui a demonstração da presença de marcadores urinários de lesão tubular renal (proteinúria leve, cilindros granulosos) e uma bioquímica urinária compatível com disfunção tubular (incapacidade de reabsorver sódio e água), com alta concentração de sódio urinário, FENa elevada e osmolalidade baixa, além de FEUr alta. No entanto, a hiperativação do SRAA característico da cirrose avançada resulta em ávida reabsorção de sódio nas células tubulares ainda preservadas. Assim, a concentração do sódio urinário e a FENa na NTA no paciente com cirrose é inferior àquelas encontradas em pacientes com NTA sem cirrose.

1.7.4 MANIFESTAÇÕES CLÍNICAS

As manifestações clínicas da LRA são relacionadas na maioria das vezes ao fator desencadeante (hemorragia digestiva alta, infecções bacterianas, vômitos, diarreia). No entanto, em casos graves, podem surgir sinais e sintomas de LRA, como oligúria, hipervolemia (piora da ascite, edema de membros inferiores, congestão pulmonar), acidose metabólica com alteração do padrão respiratório e uremia (náuseas, vômitos, rebaixamento do nível de consciência, sangramento cutaneomucoso por disfunção plaquetária, soluços).

1.7.5 DIAGNÓSTICO E CLASSIFICAÇÕES

Tradicionalmente, o diagnóstico da LRA em pacientes com cirrose era feito pela demonstração da elevação de creatinina sérica para valores acima de 1,5 mg/dL, às vezes associado a uma elevação de pelo menos 50% da creatinina basal. Tal critério apresenta como principal limitação o fato de ser baseado em valor único da creatinina, sem levar em conta variações em seu valor ao longo do tempo. Pacientes com cirrose apresentam creatinina basal menor que a da população geral por conta da diminuição de produção hepática de creatina, aumento do volume de distribuição (edema e ascite), desnutrição e perda de massa muscular, comuns na fase avançada da doença.

Em razão dessas limitações, novas classificações de LRA, desenvolvidas por grupos internacionais de Nefrologia, surgiram nos últimos anos e foram progressivamente incorporadas à Hepatologia.

Em 2004, a classificação *Risk Injury Failure Loss of Kidney Function and End-Stage Kidney Disease* (RIFLE) buscou padronizar o conceito de LRA baseando-se na variação de creatinina sérica, taxa de filtração glomerular e débito urinário. Posteriormente, a classificação *Acute Kidney Injury Network* (AKIN) reconheceu que pequenas variações da creatinina sérica (0,3 mg/dL em 48 horas) têm importância prognóstica e deveria ser valorizada. Mais recentemente, a classificação *Kidney Disease Improving Global Outcomes* (KDIGO) combinou conceitos das duas classificações anteriores, sendo a mais utilizada atualmente.

Desde 2015, consensos internacionais de LRA em pacientes com cirrose incorporaram as novas classificações vindas da Nefrologia, incluindo a revisão mais recente publicada em 2019 (Tabela 7.1).[5,6] A nova definição foi baseada em uma modificação da classificação de KDIGO, que foi chamada de ICA-AKI (*International Club of Ascites – Acute Kidney Injury*). A adoção do novo conceito de LRA em cirrose (ICA-AKI) leva em conta a creatinina basal do paciente e permite o diagnóstico da LRA com pequenas elevações de creatinina sérica.

Tabela 1.7.1 Critérios ICA-AKI para diagnóstico e estadiamento de LRA em cirrose.

Critério ICA-AKI	Aumento de creatinina sérica ≥ 0,3 mg/dL em 48 horas ou aumento percentual de creatinina sérica > 50% do basal conhecida ou presumivelmente ocorrido nos últimos 7 dias.
Estadiamento ICA-AKI	▪ Estádio 1: elevação de creatinina sérica ≥ 0,3 mg/dL OU elevação de creatinina sérica ≥ 1,5 a 2,0 vezes o basal. ▪ Estádio 2: elevação de creatinina sérica > 2,0 a 3,0 vezes o basal. ▪ Estádio 3: elevação de creatinina sérica > 3,0 vezes o basal OU creatinina sérica ≥ 4,0 mg/dL com elevação aguda ≥ 0,3 mg/dL OU início de terapia de substituição renal.

Obs.: a creatinina basal é considerada a mais recente dos últimos 3 meses. Caso não esteja disponível o valor da creatinina nos últimos 3 meses, a creatinina da admissão pode ser considerada como basal.

Fonte: Desenvolvida pela autoria.

1.7.6 DIAGNÓSTICO DIFERENCIAL

Diante de um paciente com LRA, fazer o correto diagnóstico diferencial da sua etiologia é de suma importância. Para isso, devemos analisar a história clínica do paciente, sinais vitais e a bioquímica urinária. Os principais critérios a serem utilizados encontram-se nas Tabelas 1.7.2 e 1.7.3. Outro dado relevante é o estadiamento da LRA, já que em pacientes com LRA estádio 1, a principal etiologia envolvida é pré-renal, enquanto nos estádios 2 ou 3 predominam SHR e NTA.[3] Vale ressaltar que, em alguns pacientes, podem coexistir diferentes etiologias de LRA, tornando o diagnóstico diferencial ainda mais difícil. Um exemplo seria a LRA durante infecções bacterianas, que pode envolver mecanismos tão diversos, como vasodilatação e hipovolemia (LRA pré-renal), choque e isquemia (NTA), hiperativação de SNS e SRAA e vasoconstricção de artérias renais (SHR), e alterações de microcirculação e disfunção mitocondrial que só se reverterrão com o tratamento da infecção.

Por fim, é importante diferenciar o quadro de LRA de um quadro puramente de doença renal crônica (DRC), na qual a TFG é reduzida (< 60 mL/min/1,73 m²), porém sem queda abrupta recente. Em pacientes com dosagens prévias de creatinina disponíveis para o cálculo da TFG (recomenda-se o uso preferencial da fórmula MDRD-6), o diagnóstico de DRC pode ser facilmente realizado. Naqueles sem exames prévios disponíveis, DRC deve ser suspeitada especialmente em pacientes com ultrassonografia com rins diminuídos de tamanho e com perda da diferenciação córtico-medular e naqueles com fatores de risco como hipertensão arterial e diabetes *mellitus* (doença renal estrutural) e ascite refratária (doença renal funcional).

Tabela 1.7.2 Diagnóstico diferencial da etiologia da LRA em cirrose.

	Pré-renal	SHR	NTA
Desencadeantes	Diuréticos, vômitos, diarreia, hemorragia digestiva, iECA, bloqueador de receptor de angiotensina II, AINES, contraste iodado	Paracentese de grande volume, infecções bacterianas, hepatite alcoólica	Choque, aminoglicosídeos, vancomicina, AINES, contraste iodado
Ascite	Ausente ou presente em qualquer grau	De difícil controle (sem resposta a diuréticos) ou refratária	Ausente ou presente em qualquer grau
Pressão arterial	Normal ou tendência à hipotensão	Tendência à hipotensão	Choque
Relação ureia/creatinina séricas	> 40:1	> 40:1	< 20:1
Sódio sérico	Qualquer valor	< 130–135 mEq/L	Qualquer valor
Sódio urinário	< 20 mEq/L	< 20 mEq/L	> 40 mEq/L
FENa	< 0,5%	< 0,1–0,5%	> 0,5–2,0%
Osmolalidade urinária	> 500 mOsm/kg	> 500 mOsm/kg	< 350–400 mOsm/kg
Proteinúria	< 500 mg/24 horas	< 500 mg/24 horas	> 500 mg/24 horas
Cilindros granulosos	Ausentes	Ausentes	Presentes
Resposta a albumina	Presente	Ausente	Ausente

iECA: inibidores da enzima de conversão da aldosterona; AINES: anti-inflamatórios não esteroides.

Fonte: Desenvolvida pela autoria.

Ressalta-se que pode haver coexistência de DRC e LRA, a chamada doença renal crônica agudizada, na qual o paciente preenche critérios para ambas as doenças. De fato, tem-se observado uma grande interação LRA-DRC em pacientes com cirrose, com cada uma dessas situações aumentando o risco da outra.[7]

A interpretação da FENa deve ser feita de acordo com o grau de disfunção hemodinâmica do paciente com cirrose. Naqueles com ascite de difícil controle ou refratária, mesmo na presença de NTA, a FENa pode ser próxima a 0,5%. Pacientes com cirrose sem ascite ou com ascite de fácil controle, a FENa pode ser > 2% em casos de NTA. Nesses pacientes, a FENa é influenciada ainda pelo uso de diuréticos. Por esse motivo, pode ser utilizada alternativamente a FEUr (< 35% na LRA pré-renal e > 50% na NTA). Não há suspeita de SHR em pacientes sem ascite, e tal diagnóstico se torna muito improvável em pacientes com ascite de fácil controle.

Uma alternativa ao uso da proteinúria de 24 horas é o índice de proteinúria/creatinina urinária (IPC), ambos de amostra isolada de urina. Um IPC de 0,5 corresponde a uma proteinúria de 24 horas de 500 mg. Há outras causas de proteinúria além da lesão tubular, como a nefropatia diabética e outras glomerulopatias (que podem resultar em proteinúria > 1 g/24 horas ou até mesmo > 3,5 g/24 horas). Dessa forma, pacientes com cirrose e nefropatia diabética evoluindo com LRA pré-renal ou SHR podem ter um IPC > 0,5 sem que isso signifique a presença de lesão tubular (NTA).

Tabela 1.7.3 Critérios diagnósticos da SHR-LRA.[5]

Cirrose com ascite (ou insuficiência hepática aguda ou insuficiência hepática crônica agudizada)
LRA pelos critérios ICA-AKI e/ou débito urinário < 0,5 mL/kg/h por > 6 horas
Ausência de resposta parcial ou completa à suspensão de diuréticos e expansão com albumina na dose 1 g/kg/dia por pelo menos 2 dias
Ausência de choque
Ausência de uso atual ou recente de drogas nefrotóxicas
Ausência de doença renal estrutural indicada por proteinúria > 500 mg/24h, hematúria > 50 hemácias/campo, alteração de biomarcadores de lesão renal (se disponíveis) e/ou e de alterações à ultrassonografia renal
Evidência de vasoconstricção renal, com FENa < 0,2% (valores < 0,1% são altamente sugestivos)

Fonte: Adaptada de Angeli P, Garcia-Tsao G, Nadim MK, *et al.*, 2019.

Em relação à resposta a albumina (que é utilizada principalmente para diferenciar LRA pré-renal de SHR), deve ser realizada a administração de albumina humana endovenosa na dose de 1 g/kg/dia por pelo menos 2 dias, com suspensão dos diuréticos no período.

Além dos parâmetros citados, novos biomarcadores de lesão renal têm sido estudados para auxiliar no diagnóstico precoce e diferenciação etiológica da LRA em pacientes com cirrose, incluindo *Neutrophil Gelatinase-Associated Lipocalin* (NGAL), interleucina-18 (IL-18), *Kidney Injury Molecule*-1 (KIM-1), *Liver-type Fatty Acid Binding Protein* (L-FABP) e cistatina C.

1.7.6.1 Biomarcadores de lesão renal aguda em cirrose

Dentre os novos biomarcadores de LRA estudados, aquele melhor validado em cirrose até o momento é o NGAL, um biomarcador inflamatório produzido por células tubulares renais lesadas. Sua concentração urinária varia conforme a etiologia da LRA em pacientes com cirrose.[8] Pacientes com LRA pré-renal apresentam os menores níveis urinários de NGAL (mediana de 30 μg/g creatinina), pacientes com NTA apresentam valores muito aumentados de NGAL urinário (mediana 417 μg/g creatinina), enquanto pacientes com SHR apresentam níveis intermediários (mediana 76 μg/g creatinina). O NGAL urinário se mostrou preditor precoce do desenvolvimento de LRA em pacientes com cirrose e infecção bacteriana. Nesse cenário, um estudo realizado no HC-FMUSP demonstrou que o diagnóstico de LRA, utilizando-se critérios tradicionais baseados na creatinina sérica, foi tardio, em média 5 dias após a internação. O NGAL urinário, dosado após 6 horas de internação hospitalar, identificou precocemente os pacientes que desenvolveram LRA (143±33 μg/g creatinina em pacientes que desenvolveram LRA × 48±13 μg/g creatinina em pacientes que não desenvolveram, p = 0,047).[9]

O NGAL urinário correlaciona-se com a evolução da LRA. Valores mais elevados são encontrados na LRA persistente (LRA persistente: 953±1.198 μg/g creatinina × LRA transitória: de 83±79 μg/g creatinina, p =0,008). O NGAL correlaciona-se ainda com a mortalidade em 90 dias (mediana: 39 μg/g creatinina nos sobreviventes × 458 μg/g creatinina nos não sobreviventes, p < 0,0001). Dessa forma, a dosagem urinária de NGAL pode predizer desfechos clínicos relevantes em pacientes com cirrose e possivelmente auxiliar nas decisões terapêuticas ao identificar a etiologia da LRA de forma precoce. No entanto, há ainda grande variação entre os melhores pontos de corte entre os estudos e baixa disponibilidade do exame, limitando seu uso na prática clínica neste momento.

1.7.7 TRATAMENTO

O tratamento da LRA em pacientes com cirrose deve ser feito conforme a sua gravidade e etiologia (Figura 7.1). Em todos os casos, deve-se procurar por fatores desencadeantes (especialmente infecções bacterianas e uso de drogas nefrotóxicas), bem como suspender o uso de medicações que podem agravar a LRA (iECA, BRA, AINES). Na LRA pré-renal e na SHR, recomenda-se a suspensão de diuréticos.

Pacientes com LRA pré-renal devem receber expansão volêmica adequada. Aqueles francamente desidratados, bem como aqueles sem ascite ou com ascite de fácil controle, podem receber cristaloides, como Ringer com lactato ou soro fisiológico. Nos demais casos, deve se dar preferência ao uso de albumina humana por via endovenosa. Nos casos de hemorragia digestiva alta, a expansão volêmica inicial pode ser feita com cristaloides. Se a hemoglobina estiver abaixo de 7 g/dL, recomenda-se transfusão de concentrado de hemácias. Alguns pacientes com anemia sintomática, especialmente aqueles com doença arterial coronariana ou cerebrovascular, bem como pacientes com sangramento grave e choque, podem necessitar de transfusão mesmo com hemoglobina acima de 7 g/dL.

A SHR deve ser tratada com a combinação de albumina e um vasoconstrictor (terlipressina ou noradrenalina). A dose preconizada de albumina é de 1 g/kg no D1 (máximo 100 g) seguida por 20 a 40 g/dia. O principal efeito colateral da administração da albumina é a congestão pulmonar, situação em que ela deve ser suspensa e a hipervolemia deve ser tratada com o uso de diuréticos se necessário.

A dose inicial da terlipressina em pacientes com SHR deve ser de 1 mg EV 6/6h. Após 2 dias de tratamento, deve-se avaliar a resposta (queda de 25% da creatinina em relação à inicial). Em pacientes respondedores, a dose da terlipressina é mantida e o tratamento continuado até que a creatinina retorne para até 0,3 mg/dL da creatinina basal ou até o tempo máximo de 14 dias. Em pacientes não respondedores, a dose de terlipressina deve ser aumentada a cada 2 dias até que haja resposta, efeitos colaterais ou até a dose máxima de 12 mg/dia. Alternativamente, pode-se utilizar a terlipressina em infusão contínua, especialmente em pacientes em que se há maior receio de eventos adversos. Nesse caso, deve-se iniciar com 3 mg/dia e a dose deve ser aumentada em 1 mg/dia a cada 2 dias se não houver resposta. Sugere-se diluir a dose em soro glicosado 5% 50 mL e administrar em bomba de infusão contínua.

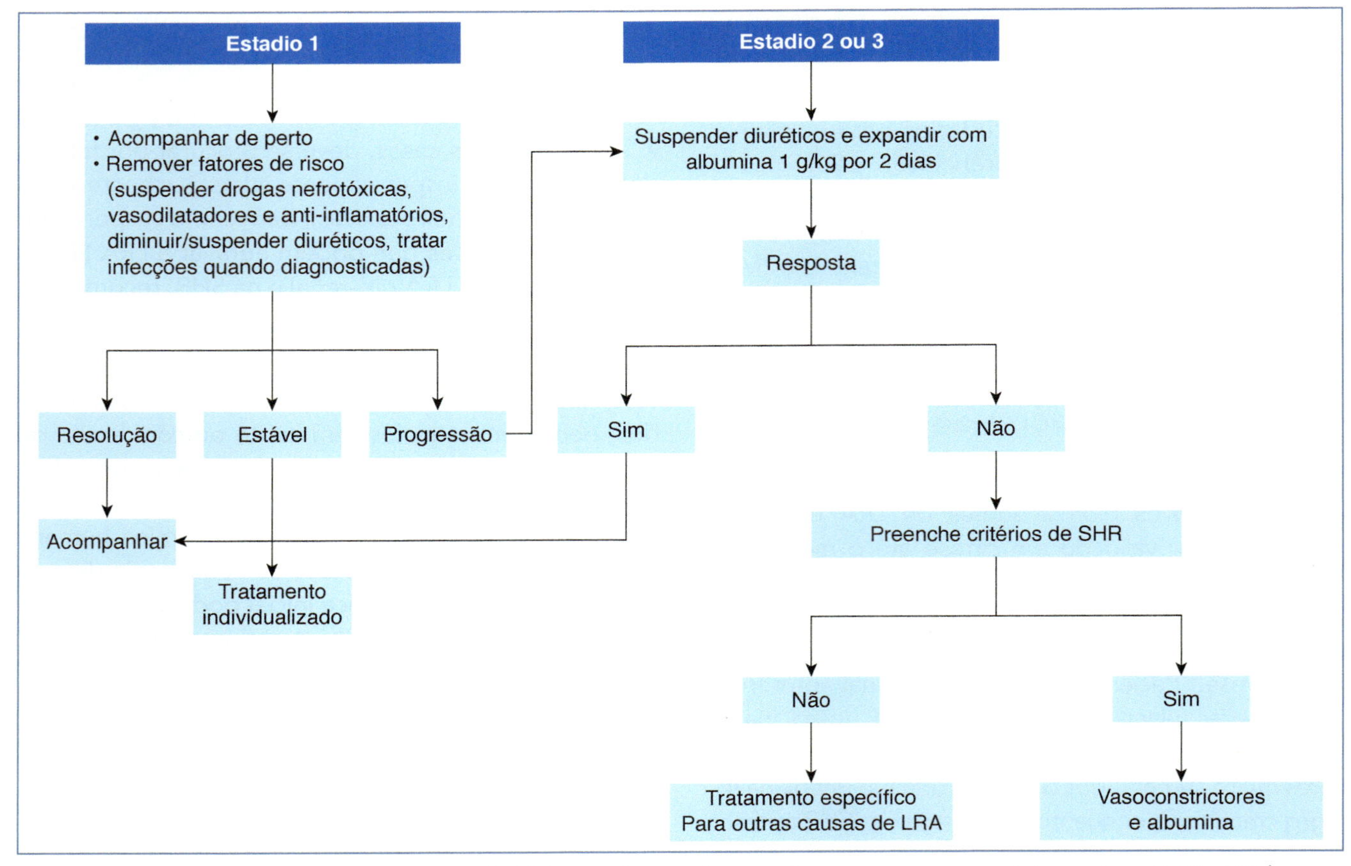

Figura 1.7.1 **Fluxograma de tratamento da LRA em cirrose de acordo com o consenso internacional ICA-AKI.**[6]
Fonte: Desenvolvida pela autoria.

Os principais efeitos colaterais da terlipressina são congestão pulmonar, eventos isquêmicos (infarto agudo do miocárdio, acidente vascular cerebral, isquemia periférica), bradiarritmias e taquiarritmias. Pelo seu perfil de eventos adversos, a terlipressina é contraindicada em pacientes com doença cardiovascular conhecida e deve ser usada com cautela em pacientes com fatores de risco para doenças cardiovasculares (idosos, diabéticos, hipertensos, dislipidêmicos).

Uma alternativa ao uso da terlipressina é a noradrenalina, que deve ser utilizada na dose de 0,5 mg a 3 mg/h em bomba de infusão contínua, ajustada para que se obtenha uma elevação de pressão arterial média de 10 mmHg em relação ao basal. Deve ser feita em ambiente de UTI com monitorização invasiva de pressão arterial, possuindo eficácia semelhante à terlipressina.

No caso de NTA, o tratamento deve ser voltado para retirada da sua causa (reversão do choque, suspensão de drogas nefrotóxicas) e suporte clínico. Pode ser necessário o uso de diuréticos para controle da hipervolemia, bem com medidas para acidose metabólica e hipercalemia. Nos casos em que o tratamento clínico não conseguir reverter essas complicações, deve-se considerar terapia renal substitutiva (hemodiálise). Pacientes com instabilidade hemodinâmica devem ser submetidos preferencialmente a métodos dialíticos contínuos. O prognóstico do paciente deve ser levado em conta na decisão de se iniciar ou não a diálise. Em pacientes com prognóstico reservado, a terapia dialítica pode ser contraindicada por futilidade, especialmente em pacientes que não são candidatos a transplante hepático.

1.7.8 PROGNÓSTICO

A mortalidade de um episódio de LRA varia conforme a etiologia, estadiamento inicial e sua progressão. Cerca de 40% dos pacientes com cirrose e LRA progridem para estádios mais avançados, e quase 25% necessitam de hemodiálise. LRA pré-renal apresenta em geral bom prognóstico. A mortalidade hospitalar na NTA e SHR atinge 27% e 60%, respectivamente. Pacientes que apresentam estádios iniciais de LRA apresentam mortalidade drasticamente diferente segundo a progressão subsequente (Tabela 1.7.4).[10]

Tabela 1.7.4 Mortalidade de pacientes com cirrose e LRA conforme evolução ao longo da internação.[10]

Inicial	Evolução			
	Estádio 1	Estádio 2	Estádio 3	Diálise
Estádio 1	2%	29%	50%	55%
Estádio 2	7%		18%	60%
Estádio 3	21%			71%

Fonte: Desenvolvida pela autoria.

1.7.9 CONCLUSÃO

- LRA é uma alteração comum no paciente com cirrose (incidência de 20% a 75%), especialmente com ascite, e que está associada à alta mortalidade.
- O diagnóstico diferencial etiológico é essencial para decisões terapêuticas e é baseado no cenário clínico e na bioquímica urinária.
- O estadiamento e acompanhamento evolutivo são importantes para a determinação do prognóstico.
- A LRA pré-renal é causada por hipovolemia e distúrbios hemodinâmicos, e deve ser tratada com expansão volêmica e retirada dos desencadeantes.
- A SHR é um tipo funcional de LRA do paciente com cirrose e ascite, e deve ser tratada com a combinação de albumina e um vasoconstrictor (terlipressina ou noradrenalina).
- O tratamento da NTA é de suporte, com terapia renal substitutiva se necessário.

Referências

1. Bittencourt PL, Farias AQ, Terra C. Renal Failure in Cirrhosis: Emerging Concepts. World J Hepatol. 2015;7(21):2336-43.
2. Ximenes RO, Farias AQ, Scalabrini Neto A, Diniz MA, Kubota GT, Ivo MM et al. Patients with Cirrhosis in the ED: Early Predictors of Infection and Mortality. Am J Emerg Med. 2016;34(1):25-9.
3. Huelin P, Piano S, Solà E, Stanco M, Solé C, Moreira R et al. Validation of a Staging System for Acute Kidney Injury in Patients with Cirrhosis and Association With Acute-on-Chronic Liver Failure. Clin Gastroenterol Hepatol. 2017;15(3):438-445.e5.
4. Garcia-Tsao G, Parikh CR, Viola A. Acute Kidney Injury in Cirrhosis. Hepatology. 2008;48(6):2064-77.
5. Angeli P, Garcia-Tsao G, Nadim MK, Parikh CR. News in Pathophysiology, Definition and Classification of Hepatorenal Syndrome: A Step Beyond the International Club of Ascites (ICA) Consensus Document. J Hepatol. 2019;71(4):811-22.
6. Angeli P, Gines P, Wong F, Bernardi M, Boyer TD, Gerbes A et al. Diagnosis and Management of Acute Kidney Injury in Patients with Cirrhosis: Revised Consensus Recommendations of the International Club of Ascites. Gut. 2015;64(4):531-7.
7. Bassegoda O, Huelin P, Ariza X, Solé C, Juanola A, Gratacós-Ginès J et al. Development of Chronic Kidney Disease After Acute Kidney Injury in Patients with Cirrhosis is Common and Impairs Clinical Outcomes. J Hepatol. 2020;72(6):1132-9.
8. Fagundes C, Pépin MN, Guevara M, Barreto R, Casals G, Solà E et al. Urinary Neutrophil Gelatinase-Associated Lipocalin as Biomarker in the Differential Diagnosis of Impairment of Kidney Function in Cirrhosis. J Hepatol. 2012;57(2):267-73.
9. Ximenes RO, Farias AQ, Helou CM. Early Predictors of Acute Kidney Injury in Patients with Cirrhosis and bacterial Infection: Urinary Neutrophil Gelatinase-Associated Lipocalin and Cardiac Output as Reliable Tools. Kidney Res Clin Pract. 2015;34(3):140-5.
10. Belcher JM, Garcia-Tsao G, Sanyal AJ, Bhogal H, Lim JK, Ansari N et al. Association of AKI with Mortality and Complications in Hospitalized Patients with Cirrhosis. Hepatology. 2013;57(2):753-62.

1.8
Diagnóstico e Tratamento da Colangite Aguda e de Repetição

Liana Machado de Codes Foulon | Paulo Lisboa Bittencourt

9.1 INTRODUÇÃO

O transplante hepático (TH) é o tratamento de eleição para cirrose descompensada por propiciar aumento de sobrevida e qualidade de vida. Por conta da escassez de órgãos, deve-se priorizar pacientes com maior risco de mortalidade a curto prazo e/ou redução importante da qualidade de vida por condições incapacitantes, como prurido refratário. Visando regulamentar a alocação de órgãos para TH utilizando os valores intangíveis de equidade e justiça, vários países, incluindo o Brasil, adotaram o sistema de pontuação MELD (*Model for End-Stage Liver Disease*), que se baseia em valores objetivos de bilirrubinas, creatinina e INR (*international normalized ratio*) para predição do risco de mortalidade em 3 meses em pacientes cirróticos. A alocação baseada no MELD no mundo e no Brasil, em 2006, reduziu a mortalidade dos pacientes cirróticos em lista de TH e não aumentou significantemente a morbimortalidade pós-operatória.[1,4] O benefício do TH tornou-se particularmente claro para pacientes com valores de MELD acima de 15, que apresentam, de forma geral, ganho de sobrevida com o procedimento, uma vez que a sobrevida com o transplante tende a ser superior àquela estimada ou obtida com cirrose descompensada. Consequentemente, MELD ≥ 15 é atualmente considerado ponto de corte recomendado para listagem de pacientes em lista de transplante hepático.[1,3] Existem, entretanto, complicações da cirrose nas quais o prognóstico não é adequadamente avaliado pelo MELD, como carcinoma hepatocelular, ascite refratária, encefalopatia hepática grave e incapacitante, prurido refratário e colangite aguda de repetição. Na legislação vigente, algumas dessas situações, como carcinoma hepatocelular e SHP, recebem pontuação especial pré-estabelecida extra-MELD (situações especiais previstas), enquanto outras (situações especiais não previstas), como ascite refratária, encefalopatia, prurido refratário e colangite de repetição, requerem avaliação individualizada caso a caso pela Câmara Técnica Nacional (CTN) de Transplantes para concessão de pontuação especial para priorização em fila de transplante na alocação do órgãos.

Neste capítulo, daremos enfoque ao manejo da colangite aguda e de repetição, circunstâncias relacionadas às doenças biliares. Nos pacientes com doenças biliares, a indicação de transplante deve ser considerada na presença de hepatopatia descompensada, complicações relacionadas à hipertensão portal e em casos de episódios repetidos de colangite ou prurido refratário ao tratamento.

A colangite aguda é uma condição sistêmica grave, resultado da infecção bacteriana das vias biliares, secundária à obstrução e/ou estase biliar. Pacientes com alterações estruturais na árvore biliar em razão de colangite esclerosante primária (CEP), síndrome de Caroli ou colangite isquêmica têm risco aumentado para colangite bacteriana de repetição.[5,6,7]

Caso a via biliar tenha alguma obstrução, a colangite bacteriana pode ser desencadeada por uma abordagem diagnóstica ou terapêutica da via biliar – colangiopancreatografia retrógrada endoscópica (CPRE) ou colangiografia hepática percutânea (CHP) –, embora os episódios de colangite bacteriana possam ocorrer de forma espontânea. A presença de bile infectada ou purulenta sob pressão nos ductos biliares leva à rápida disseminação de bactérias na corrente sanguínea, com consequente sepse e elevado risco de mortalidade. Às vezes, bacteremia comprovada por cultura, com sítio desconhecido, pode ser a única manifestação de colangite bacteriana nesses pacientes com doenças biliares.[8]

A infecção pode ocorrer a partir da via hematogênica, via linfática ou pela via ascendente a partir do intestino. Os germes responsáveis são geralmente aeróbicos: *Escherichia coli, Klebsiella, Enterobacter* e *Streptococcus faecalis*. Os germes anaeróbicos são mais raros, embora *Clostridium* ou *Bacteroides fragilis* possam ser detectados em cerca de 15% dos casos. Flora mista também pode ser observada a partir da cultura da bile em meios apropriados .

Característica clínica típica da colangite é a tríade de Charcot, traduzida por febre, ictérica e dor em quadrante superior de abdome. Alterações do estado mental e hipotensão em combinação à tríade de Charcot, designadas de pêntade de Reynolds, ocorrem nas colangites supurativas graves.[10,11] Embora classicamente o diagnóstico de colangite aguda seja descrito considerando-se a tríade de Charcot e pêntade de Reynolds, dados mais atualizados da literatura mostram que essas ferramentas têm utilidade clínica limitada, sendo parâmetros imprecisos na prática clínica. Em uma recente revisão sistemática de literatura incluindo mais de 4 mil pacientes, os autores calcularam a sensibilidade geral da tríade de Charcot em 36%, com especificidade global de 93%.[12]

Laboratorialmente, nota-se leucocitose, elevação da proteína C reativa (PCR) e hiperbilirrubinemia. O nível sérico de bilirrubinas ultrapassa 2 mg/dL em 80% dos pacientes. As aminotransferases podem estar moderadamente aumentadas. Hiperamilasemia também pode ser observada. As hemoculturas podem ser positivas para organismos entéricos, principalmente se as amostras forem colhidas durante episódios de febre e calafrios. O organismo encontrado no sangue é invariavelmente o mesmo encontrado na bile.

Na ausência de tratamento precoce com antibióticos, o paciente pode evoluir com sepse. Abscessos intra-hepáticos também podem se manifestar como complicação. A colangite bacteriana se associa à alta probabilidade de desfechos ruins se não for tratada precocemente e agressivamente. O reconhecimento apropriado, antibioticoterapia de amplo espectro e a ressuscitação fluida são primordiais. A descompressão biliar precoce é crucial para controle da infecção e redução da mortalidade.

1.8.2 ESTENOSES DOMINANTES EM PACIENTES COM CEP

A presença de estenoses dominantes em pacientes com CEP pode induzir a colestase, colonização bacteriana e, consequentemente, risco aumentado de colangite bacteriana aguda. A estenose biliar dominante é definida pela presença de estenose < 1,5 mm de diâmetro no ducto biliar comum e < 1,0 mm em ducto hepático direito ou esquerdo.[8] Estenoses dominantes podem ser observadas em 45% a 58% dos pacientes com CEP.[13]

O tratamento endoscópico dessas estenoses pode reduzir o risco de colangites. Pohl *et al.*[14] documentaram infecção bacteriana em 41% dos pacientes com CEP e estenose dominante e ausência de infecção em pacientes sem estenose. Nessa casuística, tratamento antibiótico por curto período não se mostrou eficaz na erradicação bacteriana em pacientes com estenoses dominantes. Pacientes selecionados com colangite bacteriana recorrente podem se beneficiar de profilaxia antibiótica de longo prazo, usando um antibiótico continuamente ou realizando um rodízio entre amoxicilina-clavulonato, ciprofloxacino e cefalexina, embora as evidências de benefício para esta estratégia sejam fracas.

Atualmente, biomarcadores como calprotectina e IL-8 estão sendo avaliados em relação à gravidade da CEP, podendo talvez se tornar ferramentas úteis na determinação da atividade da doença, bem como na predição de desfechos da CEP: estenoses dominantes, infecção biliar, neoplasia, necessidade de intervenções biliares futuras.[16,17]

A distinção entre estenose dominante e colangiocarcinoma (CC) é muitas vezes difícil. O CC complica cerca de 5% a 15% dos pacientes com CEP. Metade dos casos de CC é relatada no primeiro ano do diagnóstico de CEP. Infelizmente, a citologia do escovado biliar realizada via CPRE tem sensibilidade limitada, cerca de 18% a 40% apesar da boa especificidade . Antes do transplante, o CC deve ser investigado e excluído por meio de marcadores biológicos e técnicas de imagens. O prognostico do CC é reservado. A ocorrência dessa complicação habitualmente contraindica o transplante em razão da elevada frequência de recidiva tumoral após a intervenção.[18]

1.8.3 COLANGITE DE REPETIÇÃO

Colangite aguda e colangite recorrente ou de repetição podem ser manifestações iniciais da CEP em 6% e 10% dos casos respectivamente.[19] Esses episódios de infecção geram impacto adverso na evolução dos pacientes, com progressão da doença e prejuízo na sobrevida desses doentes.

Pacientes com CEP e estenose dominante, bem como os pacientes com outros tipos de doenças biliares, quando apresentam colangites de repetição devem inicialmente ser avaliados para tratamento endoscópico. Outras modalidades de drenagem biliar, como hepaticojejunostomia em Y-de Roux, são controversas diante da morbimortalidade relacionada ao procedimento e da perspectiva de transplante de fígado no futuro.

O tratamento endoscópico para estenoses dominantes é associado à melhora clínica e bioquímica em cerca de 80% dos pacientes com CEP sem cirrose. Contudo, essa estratégia não deve ser a escolha em pacientes com CEP e doença avançada, já que nesses casos o transplante de fígado seria a opção mais adequada.

O tratamento endoscópico pode ser feito a partir da colocação de próteses com ou sem dilatações prévias. Todavia, se próteses são empregadas, elas devem ser trocadas a cada 3 meses para prevenir colangite por obstrução da prótese, que pode ocorrer em até metade dos pacientes. Essas abordagens devem ser feitas por profissionais com *expertise* em CPRE terapêutica. Alguns pacientes podem necessitar de uso de prótese por períodos prolongados. Não há, até o momento, estudos comparativos entre próteses e dilatações nessa população de pacientes.[19]

O diagnóstico preciso de lesões biliares indeterminadas é essencial para o adequado planejamento do tratamento. As técnicas endoscópicas atualmente disponíveis apresentam algumas limitações na avaliação de lesões biliares indeterminadas. O sistema de colangioscopia digital de operador único (*SpyGlass*) vem sendo desenvolvido e é equipado com uma qualidade de imagem melhorada, podendo ser útil para melhor diferenciação entre lesões benignas ou malignas. Essa técnica possibilita a colocação seletiva de fios-guia em estenoses complexas e pode ajudar a evitar procedimentos mais invasivos, como a drenagem biliar percutânea trans-hepática. A técnica de SpyGlas,s entretanto, não é isenta de complicações. Eventos adversos, como pancreatite, colangite e sangramentos, são descritos. Estudos prospectivos e multicêntricos são justificados para demonstração da eficácia e segurança dessa modalidade de tratamento endoscópico.[20,21,22]

Em 2011, especialistas franceses avaliaram critérios para a priorização do transplante em casos selecionados de pacientes com doenças biliares e colangites de repetição. Foram considerados os parâmetros associados a desfechos desfavoráveis:

a. Doença biliar refratária a tratamento endoscópico ou percutâneo com mais de dois episódios de colangite bacteriana nos últimos 6 meses ou pelo menos um episódio de infecção grave incluindo ocorrência de abscesso hepático ou sepse. O transplante foi recomendado, nesse subgrupo de pacientes, em um período inferior a 6 meses.
b. Colangite com choque séptico ou infecção documentada com bactéria multirresistente, bem como colangite relacionada a complicações biliares intratáveis após o transplante de fígado. Nesse subgrupo, o transplante foi recomendado dentro de um período de 3 meses.

A Sociedade Brasileira de Hepatologia e a Câmara Técnica Nacional de Transplante de Fígado corroboraram as recomendações dos centros transplantadores franceses, conferindo pontuação especial de 20, 24 e 29 pontos para pacientes selecionados (Tabela 1.8.1), respectivamente, após inclusão em lista de TH como situação especial, e após 3 e 6 meses de espera em lista.[19]

Tabela 1.8.1 Recomendações da Sociedade Brasileira de Hepatologia para priorização de pacientes com colangite de repetição.

1	Pacientes com colangite de repetição por doença refratária a tratamento médico, endoscópico ou cirúrgico.
2	Pontos adicionais de MELD na presença de: a) dois ou mais episódios de colangite em 6 meses; b) um episódio de colangite recorrente com sepse (não relacionado a procedimentos no trato biliar); ou c) infecção com bactéria multirresistente.

Fonte: Desenvolvida pela autoria.

1.8.4 CONCLUSÕES

O acesso ao transplante de fígado tem transformado o tratamento de doenças hepáticas avançadas, porém vem resultando em uma coorte expandida de potenciais receptores com a concomitante escassez de fígados provenientes de doadores mortos. Assim, a avaliação para transplante deve ser considerada quando complicações importantes das doenças hepáticas acontecem. O MELD é um bom preditor de risco de mortalidade em curto prazo, mas esse índice tem limitações e existem condições nas quais a gravidade da doença não é bem descrita por esse marcador prognóstico. A colangite de repetição em pacientes com doenças biliares é uma dessas situações de exceção do MELD. Priorização deve ser considerada diante da presença de preditores de desfechos desfavoráveis.

Referências

1. Durand F, Valla D. Assessment of the Prognosis of Cirrhosis: Child-Pugh Versus MELD. J Hepatol. 2005;42 Suppl(1):S100-7.
2. Polyak A, Kuo A, Sundaram V. Evolution of Liver Transplant Organ Allocation Policy: Current Limitations and Future Directions. World J Hepatol. 2021;13(8):830-9.
3. Freeman RB Jr. Model for End-Stage Liver Disease (MELD) for Liver Allocation: a 5-Year Score Card. Hepatology. 2008;47(3):1052-7.
4. Bittencourt PL, Farias AQ, Couto CA. Liver Transplantation in Brazil. Liver Transpl. 2016;22(9):1254-8.
5. Tabibian JH, Ali AH, Lindor KD. Primary Sclerosing Cholangitis, Part 1: Epidemiology, Etiopathogenesis, Clinical Features, and Treatment. Gastroenterol Hepatol (NY). 2018;14(5):293-304.
6. Fahrner R, Dennler SGC, Dondorf F, Ardelt M, Rauchfuss F, Settmacher U. Liver Resection and Transplantation in Caroli Disease and Syndrome. J Visc Surg. 2019;156(2):91-5.
7. Voigtländer T, Jaeckel E, Lehner F, Manns MP, Lankisch TO. Liver Transplantation for Critically Ill Patients with Secondary Sclerosing Cholangitis: Outcome and Complications. Liver Transpl. 2015;21(10):1295-9.
8. European Association for the Study of the Liver. EASL Clinical Practice Guidelines: Management of Cholestatic Liver Diseases. J Hepatol. 2009;51(2):237-67.
9. Wah DLC, Christophi C, Muralidharan V. Acute Cholangitis: Current Concepts. ANZ J Surg. 2017;87(7-8):554-9.
10. Lee JG. Diagnosis and Management of Acute Cholangitis. Nat Rev Gastroenterol Hepatol. 2009;6(9):533-41.
11. Ely R, Long B, Koyfman A. The Emergency Medicine-Focused Review of Cholangitis. Journal of Emergency Medicine. 2018;54(1):64-72.
12. Rumsey S, Winders J, MacCormick AD. Diagnostic Accuracy of Charcot's Triad: A Systematic Review. ANZ J Surg. 2017;87(4):232-8.
13. Stiehl A, Rudolph G, Klöters-Plachky P, Sauer P, Walker S. Development of Dominant Bile Duct Stenoses in Patients with Primary Sclerosing Cholangitis Treated with Ursodeoxycholic Acid: Outcome After Endoscopic Treatment. J Hepatol. 2002;36(2):151-6.
14. Pohl J, Ring A, Stremmel W, Stiehl A. The Role of Dominant Stenoses in Bacterial Infections of Bile Ducts in Primary Sclerosing Cholangitis. Eur J Gastroenterol Hepatol. 2006;18(1):69-74.
15. Chapman R, Fevery J, Kalloo A, Nagorney DM, Boberg KM, Shneider B et al. Diagnosis and Management of Primary Sclerosing Cholangitis. Hepatology. 2010;51(2):660-78.
16. Gauss A, Sauer P, Stiehl A, Rupp C, Krisam J, Leopold Y et al. Evaluation of Biliary Calprotectin as a Biomarker in Primary Sclerosing Cholangitis. Medicine (Baltimore). 2016;95(17):e3510.
17. Vesterhus M, Holm A, Hov JR, Nygård S, Schrumpf E, Melum E et al. Novel Serum and Bile Protein Markers Predict Primary Sclerosing Cholangitis Disease Severity and Prognosis. J Hepatol. 2017;66(6):1214-22.
18. European Association for the Study of the Liver. EASL Clinical Practice Guidelines: Liver Transplantation. J Hepatol. 2016;64(2):433-85.
19. Bittencourt PL, Cançado EL, Couto CA, Levy C, Porta G, Silva AE et al. Brazilian Society of Hepatology Recommendations for the Diagnosis and Management of Autoimmune Diseases of the Liver. Arq Gastroenterol. 2015;52 Suppl 1:15-46.
20. Woo YS, Lee JK, Oh SH, Kim MJ, Jung JG, Lee KH, Lee KT. Role of SpyGlass Peroral Cholangioscopy in the Evaluation of Indeterminate Biliary Lesions. Dig Dis Sci. 2014;59(10):2565-70.
21. Bokemeyer A, Gross D, Brückner M, Nowacki T, Bettenworth D, Schmidt H et al. Digital Single-Operator Cholangioscopy: A Useful Tool for Selective Guidewire Placements Across Complex Biliary Strictures. Surg Endosc. 2019;33(3):731-7.
22. Lenze F, Bokemeyer A, Gross D, Nowacki T, Bettenworth D, Ullerich H. Safety, Diagnostic Accuracy, and Therapeutic Efficacy of Digital Single-Operator Cholangioscopy. United European Gastroenterol J. 2018;6(6):902-9.

1.9
Hérnias Abdominais no Cirrótico

Alberto Luiz Monteiro Meyer | Liliana Ducatti Lopes | Rafael Soares Nunes Pinheiro | Wellington Andraus

1.9.1 INTRODUÇÃO

A doença hepática crônica (DHC) é uma entidade comum, afetando aproximadamente 4,5% a 9,5% da população geral em todo o mundo.[1] É a décima principal causa de morte nos Estados Unidos.[2]

A doença hepática crônica, e em particular a doença hepática na presença de cirrose e ascite, apresenta um prognóstico ruim.[3] A presença de ascite está associada a uma má qualidade de vida, aumento do risco de infecções abdominais espontâneas e insuficiência renal.[4] Por esses motivos, além da suposta descompensação perioperatória, o reparo das hérnias da parede abdominal e inguinal nesses pacientes é tradicionalmente gerenciado por uma "estratégia de observação" ("*watch and see strategy*").[5,6] No entanto, estudos recentes desafiaram essa estratégia de gerenciamento.[7,8] Neste capítulo, discutiremos a fisiopatologia das hérnias da parede abdominal e inguinal, o momento do reparo da hérnia e a abordagem cirúrgica do reparo da hérnia em pacientes com DHC.

1.9.2 HISTÓRICO (EPIDEMIOLOGIA)

Em homens adultos, uma das condições mais comuns que requerem intervenção cirúrgica é uma hérnia inguinal. O reparo da hérnia inguinal é uma das cirurgias realizadas com mais frequência, com mais de 20 milhões de hernioplastias inguinais em todo o mundo a cada ano.[9] No Brasil, aproximadamente 300 mil cirurgias para reparo de hérnia são realizadas a cada ano e as técnicas laparoscópicas são empregadas em cerca de 30% dos casos em todo o mundo e, no Brasil, somente 0,6% dos casos são realizados por laparoscopia no sistema público de saúde.[10]

No entanto, esses procedimentos têm sido associados à morbimortalidade significativa em pacientes com cirrose. Pacientes com cirrose são propensos a complicações da parede abdominal, principalmente por hérnia umbilical (HU), mas também hérnia inguinal e hérnia incisional.

A HU, mais comum, está presente em 20% dos pacientes cirróticos compensados e em 40% dos pacientes com ascite – isso é 10 vezes maior que a incidência de HU na população geral. Essa prevalência elevada é essencialmente em razão da presença de ascite, atenuação da parede abdominal e desnutrição. O início da HU geralmente corresponde à presença ou história de ascite e, consequentemente, está associado à função hepatocelular alterada.[11]

del Olmo *et al.*[12] compararam 135 pacientes cirróticos com 86 não cirróticos submetidos à cirurgia geral não hepática e encontraram uma mortalidade perioperatória de 16,3% em pacientes com cirrose em comparação com 3,5% em pacientes sem cirrose. A literatura sobre pacientes com cirrose submetidos a reparo de hérnia mostra uma ampla gama de taxas de morbimortalidade. A variabilidade é resultado da heterogeneidade dessa população de pacientes. Esses fatores incluem o tipo de procedimento, seja ele eletivo ou de emergência, e o grau de disfunção hepática.

1.9.3 CONCEITO (ETIOLOGIA)

Existem maneiras pelas quais a disfunção hepática é categorizada. Uma boa correlação foi demonstrada entre o modelo para pontuação na doença hepática terminal (MELD) e escore de Child-Turcotte-Pugh (CTP) para uma variedade de procedimentos.[13] A mortalidade após operações abdominais abertas varia de 10% em pacientes com cirrose de classificação A de Child-Pugh a 82% em pacientes com classificação C de Child-Pugh.[14] Pacientes com hérnia com cirrose e ascite geralmente apresentam sintomas significativos, porque a ascite entra no saco hérnia , tanto na posição em pé quanto quando deitada. A hérnia é, então, aumentada e frequentemente dolorosa e pode inibir a deambulação.

Se a ascite for significativa, pode forçar o paciente a ficar na cama. Infelizmente, a maioria dos estudos sobre hérnia em pacientes com cirrose consiste em um número baixo de pacientes não uniformes e, portanto, torna difícil fazer recomendações específicas.[15] Apesar do fato de que pacientes cirróticos podem representar um desafio formidável para o cirurgião, sabemos que as hérnias da parede abdominal têm um grande impacto na qualidade de vida em pacientes com cirrose.

1.9.4 FISIOPATOLOGIA

Há uma diferença distinta na propensão para o desenvolvimento de hérnia de parede abdominal e inguinal entre aqueles pacientes apenas com DLC e aqueles com DLC associados à ascite. Nos pacientes com doença hepática crônica e/ou cirrose, a prevalência de hérnia de parede abdominal e inguinal é semelhante à observada na população em geral. No entanto, para pacientes com DPC associado à ascite, a prevalência de parede abdominal e hérnias inguinais é estimada em 20%.[16]

Ascite, por definição, é o acúmulo patológico de líquido extracelular que é armazenado na cavidade peritoneal. A formação de ascite é dependente da presença de hipertensão portal; à medida que a hipertensão portal progride, o sistema arterial esplâcnico vasodilata além da capacidade, que pode ser mitigada com um aumento no débito cardíaco, levando a uma diminuição da resistência vascular sistêmica. A diminuição da resistência vascular sistêmica ativa o sistema renina-angiotensina-aldosterona, que leva ao aumento da retenção de sódio, subsequente aumento da reabsorção de água e acúmulo de ascite. Além disso, por conta da síntese proteica alterada e muitas vezes ineficaz no cenário de doença hepática crônica, a presença de ascite é ainda mais apoiada por um aumento da permeabilidade capilar e diminuição da pressão oncótica.[17,18]

Está bem estabelecido que fatores que aumentam a pressão intra-abdominal tornam os pacientes suscetíveis à parede abdominal e à formação de hérnia inguinal.[19] Portanto, não surpreende que a prevalência de hérnias da parede abdominal e inguinal em pacientes com ascite seja maior do que a da população em geral. O local mais comum para a formação de hérnia nesses pacientes é o umbigo.

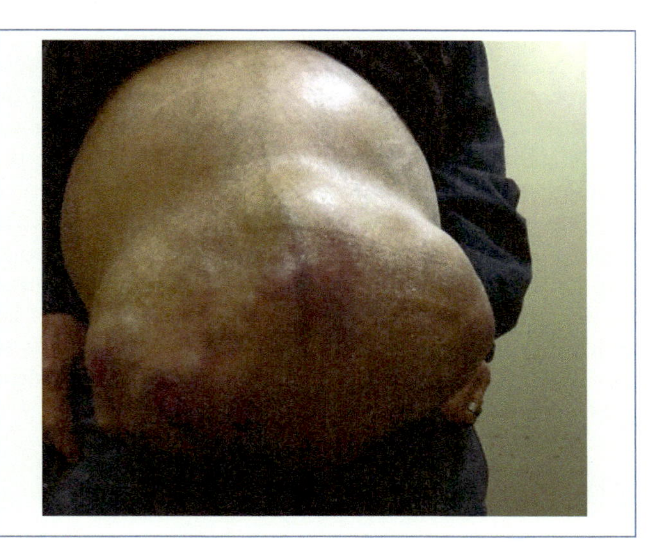

Figura 1.9.1 Paciente com hérnia. Hérnia umbilical e escarificação da pele.

Fonte: Acervo da autoria.

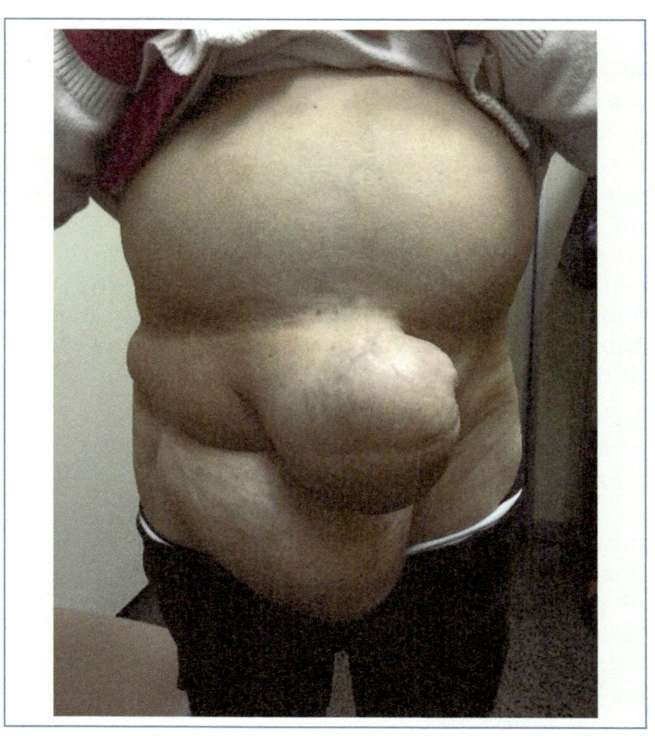

Figura 1.9.2 Paciente com ascite. Hérnia umbilical e inguinal direita.

Fonte: Acervo da autoria.

Além do aumento da pressão intra-abdominal das ascites e do enfraquecimento da fáscia da parede abdominal devido à perda de síntese proteica e subsequente desnutrição, os pacientes com hipertensão portal também apresentam veia umbilical dilatada como parte do sistema vascular colateral, que leva ao alargamento da abertura preexistente da fascial supraumbilical e, portanto, a aumento na formação de hérnia umbilical.[3-5]

1.9.5 TRATAMENTO

1.9.5.1 Momento para o reparo da parede abdominal e da hérnia inguinal

O momento ideal para o reparo da hérnia em pacientes com doença hepática avançada permanece em discussão. Historicamente, uma abordagem de "estratégia de observação" tem sido usada nessa população de pacientes por conta das maiores taxas de morbimortalidade.[5,6] Porém, essa estratégia pode levar a piores resultados para o paciente em condições clínicas inadequadas, como em casos de emergência, em que um risco aumentado de morbimortalidade perioperatória é frequentemente encontrada. Além disso, a qualidade de vida em pacientes com hérnias volumosas torna-se muito prejudicada.[7,8]

Até o momento, não existem estudos prospectivos que abordem o momento do reparo da hérnia em pacientes com doença hepática. No entanto, detalharemos os resultados de séries de casos mais recentes e revisões retrospectivas que acreditamos fornecer evidências substanciais para uma mudança de paradigma no tempo do reparo cirúrgico das hérnias abdominais e inguinais nessa população de pacientes. Esse tópico ainda permanecerá em evidente debate nos próximos anos, mas recomendamos fortemente uma tentativa agressiva de otimização desses pacientes para permitir o reparo cirúrgico eletivo de sua hérnia.

McKay *et al.*[4] utilizaram uma revisão bibliográfica e uma pesquisa enviada a cirurgiões hepatobiliares no Canadá para concluir que o reparo precoce de hérnias umbilicais em pacientes com cirrose e ascite é seguro. Os resultados da pesquisa mostraram que a gravidade da doença hepática (refletida no escore de Child-Turcotte-Pugh), o nível de albumina e o controle da ascite afetaram a decisão de prosseguir com o reparo eletivo da hérnia umbilical. O escore de Child-Turcotte-Pugh consiste em cinco variáveis usadas para medir a gravidade e o prognóstico de pacientes com doença hepática crônica, refletidos em um sistema de três níveis, sendo "A" a doença menos grave e "C" a mais avançada. De acordo com esse estudo, a maioria dos cirurgiões repararia uma hérnia umbilical assintomática em pacientes com doença "A", mas apenas repararia uma hérnia umbilical em um paciente com doença "B" ou "C" se houvesse complicações (ou seja, encarceramento ou estrangulamento, por exemplo) ou como um procedimento concomitante quando controlada a ascite.

Geralmente, concordamos com a prática de uma abordagem cirúrgica agressiva para pacientes com doença hepática menos grave para permitir o reparo da hérnia antes que ela se torne cada vez mais complexa ou que a doença hepática do paciente progrida. No entanto, o paciente com doença hepática avançada continua sendo um desafio significativo. Estamos convencidos de que esses pacientes precisam de uma abordagem multidisciplinar com um especialista em hepatologia, a fim de tentar todas as medidas possíveis para otimizar o controle da descompensação hepática e ascite para permitir um reparo mais seguro e de forma eletiva da hérnia, ou considerar o transplante de fígado antes de apresentar uma emergência relacionada à sua hérnia.

Andraus *et al.*[7] publicaram que pacientes com DLC submetidos a reparo de hérnia de emergência tinham 10,8 vezes mais chances de sofrer morbimortalidade perioperatória do que aqueles submetidos a reparo de hérnia eletivo, ou seja, planejado. Tal estudo confirmou os achados de Marsman *et al.*,[5] que mostraram que os pacientes submetidos à correção de hérnia umbilical eletiva tiveram melhor desempenho no período perioperatório em comparação aos pacientes que foram originalmente tratados com "estratégia de observação". De fato, no grupo de pacientes que foi originalmente acompanhado sem cirurgia, quase 80% dos pacientes exigiram internação hospitalar para encarceramento de hérnia, aproximadamente 50% necessitaram de uma operação de emergência e 15% dessa coorte morreu de complicações relacionadas à hérnia.

Perguntas sobre o uso da tela nessa população de pacientes e a viabilidade do reparo da hérnia em pacientes com doença hepática mais avançada foram respondidas por Eker *et al.*[6] Em seu estudo, 30 pacientes diagnosticados com cirrose hepática e ascite foram acompanhados prospectivamente e os resultados após o reparo eletivo da hérnia umbilical foram coletados. Oitenta por cento dos pacientes tiveram um escore de Child-Pugh B ou C e o modelo médio para o estágio final da doença hepática (MELD) foi 12. O escore MELD foi desenvolvido em resposta a críticas sobre a utilidade clínica do escore de Child-Turcotte-Pugh. O escore de Child-Turcotte-Pugh e o escore MELD são frequentemente usados em conjunto para priorizar o transplante de fígado. A profilaxia para peritonite bacteriana espontânea é recomendada com pontuação MELD igual ou superior a 12.[20]

Os achados de Eker *et al.*[6] estão de acordo com nossa experiência em relação ao reparo de hérnia de parede abdominal. Os pacientes que foram submetidos a reparo de hérnia umbilical com tela não apresentaram ferida no pós-operatório ou complicações relacionadas à tela. Além disso, não houve mortalidade relacionada à cirurgia nesse estudo. Este mostra a importância de uma abordagem de equipe multidisciplinar no tratamento de pacientes hepáticos com hérnias concomitantes. Se os pacientes puderem ser otimizados com sucesso, a técnica padrão de reparo da hérnia será apropriada.[6]

Por fim, resta uma escassez de literatura que discute o reparo de hérnias inguinais nessa população de pacientes. No entanto, os achados de dois relatos de casos detalhando a abordagem do reparo da hérnia inguinal em pacientes com doença hepática crônica parecem correlacionar-se bem com a abordagem do reparo da hérnia de parede abdominal nessa população de pacientes. Especificamente, Hur *et al.* e Hurst *et al.*, ambos apoiam o reparo eletivo de hérnias inguinais sem um grande aumento na morbimortalidade perioperatória em comparação com uma "estratégia de observação".[17,21]

1.9.5.2 Abordagem cirúrgica

Conforme declarado nas seções anteriores, o planejamento cirúrgico não deve ser realizado isoladamente. Em vez disso, o uso de uma equipe multidisciplinar, incluindo hepatologia, cirurgia, anestesia e fisioterapia, ajudará a facilitar a otimização pré-operatória dessa população de pacientes e minimizar o potencial de descompensação hepática no pós-operatório.

As considerações importantes ao avaliar pacientes com DLC na clínica cirúrgica incluem a extensão da doença do paciente, como evidenciado pela presença ou ausência de hipertensão portal e ascite. A Figura 1.9.3 detalha o caminho do cuidado que comumente usamos ao decidir a abordagem cirúrgica desses pacientes. Cada etapa será detalhada a seguir.

Hipertensão portal

Na ausência de hipertensão portal, descobrimos que os pacientes com doença hepática respondem de maneira semelhante ao estresse da anestesia geral e da cirurgia como os demais pacientes com hérnia de parede abdominal. Nesses pacientes, nossa abordagem cirúrgica é consistente com nosso padrão de atendimento, que é um reparo de hérnia com tela permanente para defeitos maiores (> 10 cm de largura) e reparo laparoscópico para defeitos menores (<10 cm de largura).

No entanto, o tipo de tela usada durante esses reparos é importante e será discutida brevemente. Historicamente, os cirurgiões gerais têm hesitado em usar a tela permanente em pacientes com doença hepática crônica por conta do risco de possível coinfecção, caso o paciente desenvolva peritonite bacteriana espontânea em qualquer ponto do pós-operatório. No entanto, não há estudos que tenham apoiado essa crença. Além disso, os benefícios propostos da utilização da tela biológica, incluindo maior resistência à infecção e durabilidade a longo prazo, não se mantiveram verdadeiros.

Em razão da natureza de alto risco desses pacientes, todas as precauções devem ser tomadas para garantir um reparo duradouro da hérnia a longo prazo. A literatura atual apoia a tela sintética permanente de poros grandes a esse respeito, razão pela qual preferimos usar esse tipo em nossos pacientes. Além disso, a colocação da tela extraperitoneal pode produzir menos aderências e facilitar a cirurgia durante um futuro transplante de fígado.

Na presença de hipertensão portal, o grau de disfunção hepática é importante. Se houver varizes esofágicas ou intra-abdominais ou trombocitopenia, a extensão da disfunção hepática é quase certamente grave. Para esses pacientes, é importante delinear a presença de sintomas, bem como alterações sobrepostas da pele, como afinamento dérmico, para determinar o manejo adequado. Na ausência de sintomas obstrutivos ou alterações cutâneas, os pacientes devem ser tratados com uma faixa abdominal e encaminhados a um hepatologista para tratamento da hipertensão portal. Por outro lado, pacientes com sintomas obstrutivos ou achados preocupantes na pele requerem intervenção cirúrgica.

A abordagem cirúrgica de pacientes sintomáticos com hipertensão portal varia de acordo com o grau de hipertensão portal. Para pacientes com hipertensão portal de início recente, sem varizes associadas ou trombocitopenia, pode-se realizar um reparo com tela permanente em qualquer posição na parede abdominal (p. ex., retromuscular ou extraperitoneal). Por outro lado, para pacientes com doença mais avançada, é utilizada uma abordagem extraperitoneal (*onlay*) com tela permanente. Essa abordagem requer menos manipulação dos tecidos intra-abdominais, o que reduz o risco de hemorra-

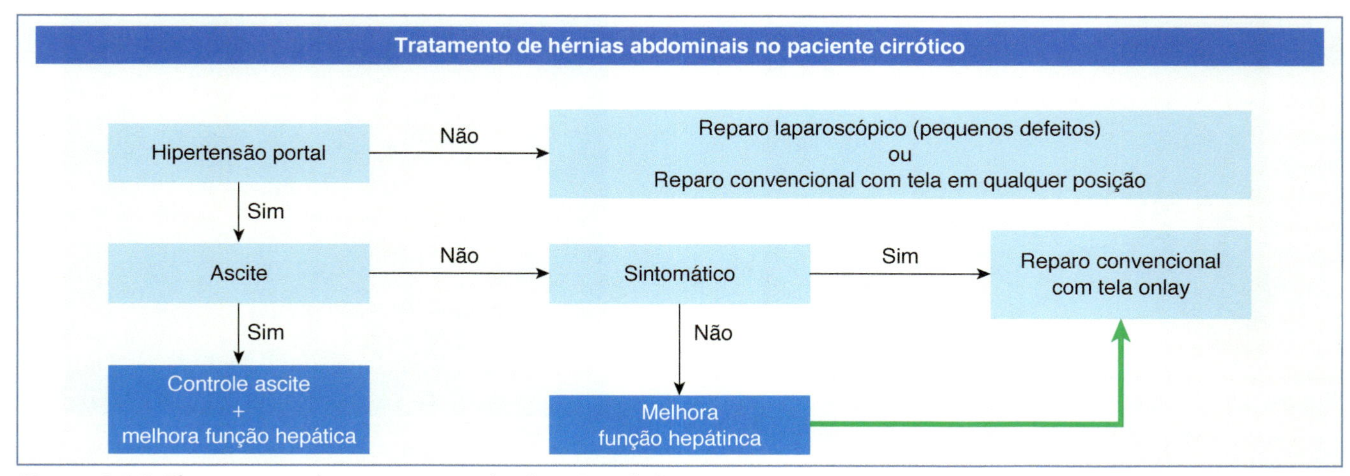

Figura 1.9.3 Fluxograma de tratamento das hérnias abdominais em pacientes cirróticos.
Fonte: Desenvolvida pela autoria.

gia cirúrgica ou descompensação hepática pós-operatória nesses pacientes de alto risco.

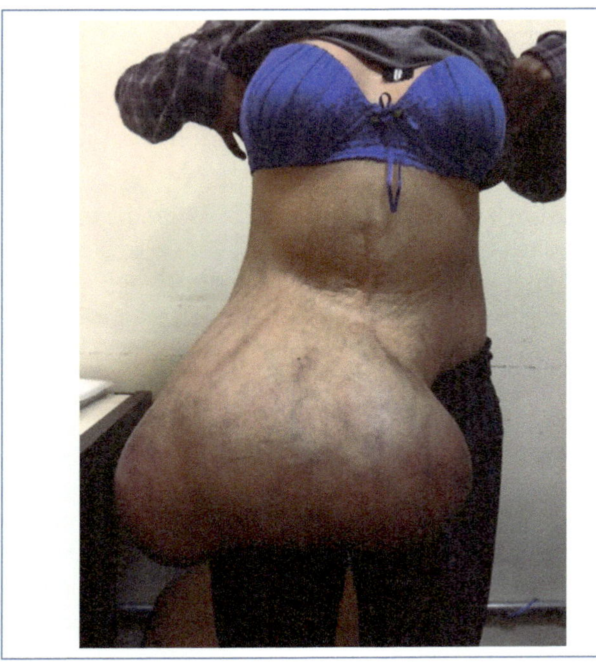

Figura 1.9.4 Paciente com hérnia umbilical recidivada, ascite e hipertensão portal. Hérnia recidivada e intraoperatório.

Fonte: Acervo da autoria.

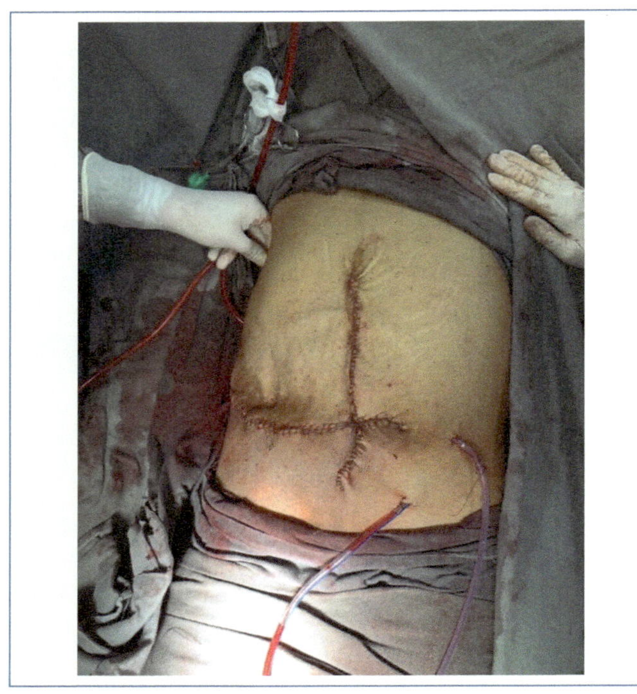

Figura 1.9.5 Paciente com hérnia umbilical recidivada, ascite e hipertensão portal. Término da cirurgia de reparo com tela extraperitoneal (*onlay*).

Fonte: Acervo da autoria.

Presença de ascite

Como mencionado anteriormente, o desenvolvimento de ascite não pode ocorrer sem a presença de hipertensão portal.[17] Isso significa que pacientes com ascite têm um risco inerente de cirurgia mais elevado do que pacientes com hipertensão portal sozinha.

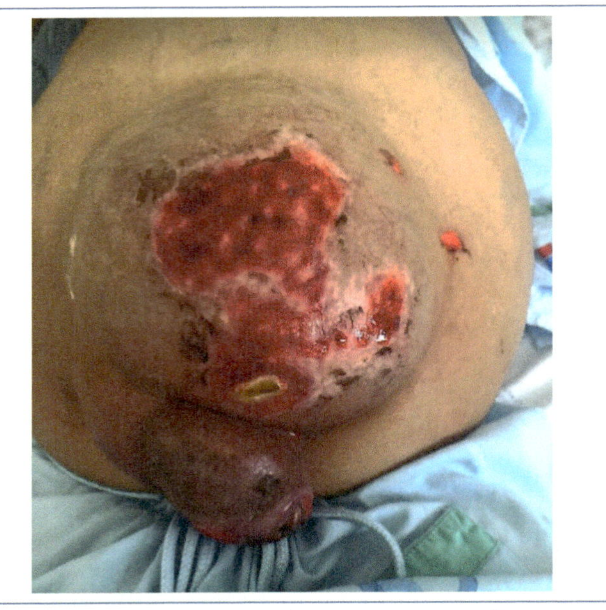

Figuras 1.9.6 Paciente com hérnia com escarificação e perfuração na pele, ascite e hipertensão portal.

Fonte: Acervo da autoria.

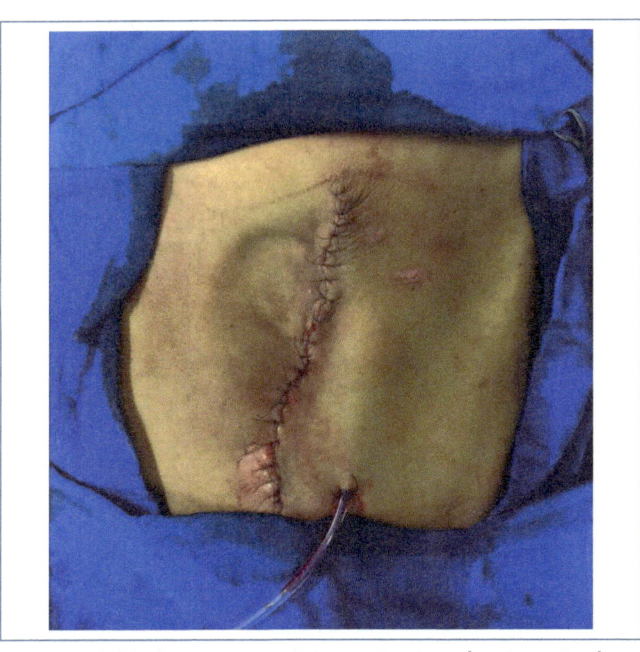

Figuras 1.9.7 Intraoperatório – término da cirurgia de reparo com tela extraperitoneal (*onlay*).

Fonte: Acervo da autoria.

A opção pela intervenção cirúrgica em pacientes com ascite, portanto, raramente é discutida durante a primeira consulta clínica. Em vez disso, esses pacientes são encaminhados a um hepatologista para tratamento médico de sua doença hepática a partir do uso de dieta restrita em sal e diuréticos. Uma vez que pacientes com hipertensão portal ou hipertensão portal com ascite são clinicamente otimizados, estes são considerados para cirurgia com base na extensão dos sintomas remanescentes.

1.9.6 CONSIDERAÇÕES ESPECIAIS

1.9.6.1 Pacientes com doença refratária apesar do tratamento médico

Há um baixo número de pacientes que terão doenças graves e refratárias, apesar dos cuidados especializados de um hepatologista. Se esses pacientes progridem para desenvolver sintomas associados à hérnia da parede abdominal ou desenvolvem alterações na pele subjacentes, é melhor prosseguir com o reparo eletivo da hérnia da parede abdominal. A opção por um dreno subcutâneo de longo prazo, a colocação de um cateter de diálise peritoneal para drenagem de ascites ou a realização concomitante de um procedimento de controle de ascites, como um TIPS durante o reparo de hérnia de parede abdominal, deve ser discutida em detalhes com a equipe e pesar o risco/benefício do procedimento. Pacientes com ascite descontrolada no momento da operação apresentam maior risco de descompensação hepática, infecção de tela, insuficiência renal, recorrência de hérnia e morte, os quais devem ser discutidos com o paciente no pré-operatório. Esses pacientes devem ser tratados apenas em um centro com uma equipe multidisciplinar equipada para lidar e tratar com a potencial morbidade existente.

1.9.6.2 Pacientes submetidos a transplante de fígado

Pacientes com hérnia abdominal sintomática que estão se aproximando do transplante de fígado devem ser submetidos a reparo primário da hérnia no momento do transplante de fígado, se possível. Após o transplante bem-sucedido, os sintomas de hipertensão portal e ascite serão tratados, permitindo circunstâncias ideais nas quais proceder com o reparo definitivo da hérnia no futuro. Além disso, todos os pacientes com hérnias incidentais ou assintomáticas encontradas no momento do transplante de fígado também devem ser submetidos a reparo primário. Isso ocorre porque estudos anteriores descobriram que o risco de encarceramento de hérnia é maior após o transplante de fígado devido à resolução de ascites.[22]

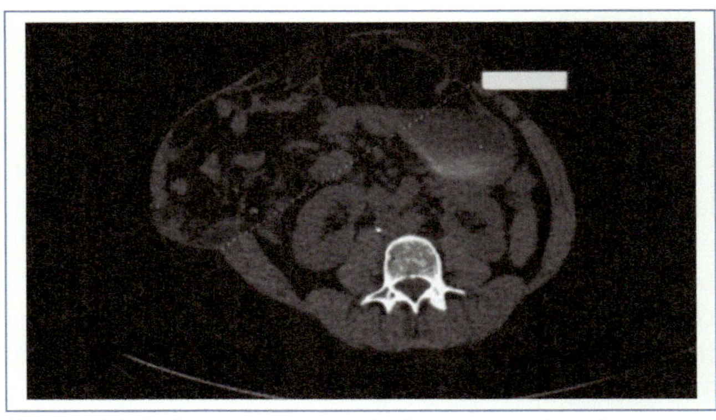

Figura 1.9.8 Paciente com hérnia incisional após transplante hepático por hepatite fulminante: tomografia de abdome.

Fonte: Acervo da autoria.

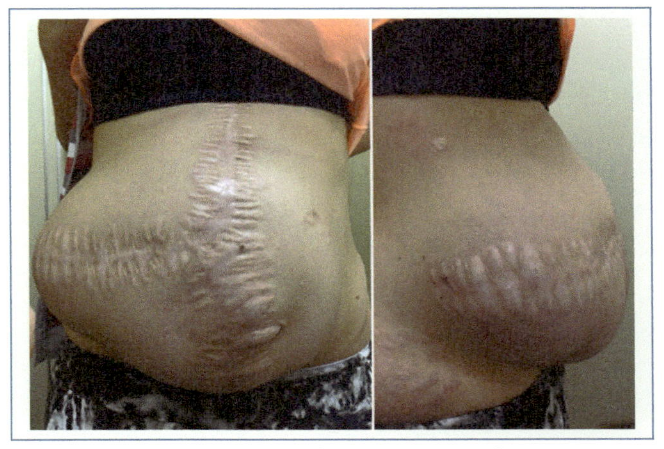

Figura 1.9.9 Paciente com hérnia incisional após transplante hepático por hepatite fulminante: pré-operatório.

Fonte: Acervo da autoria.

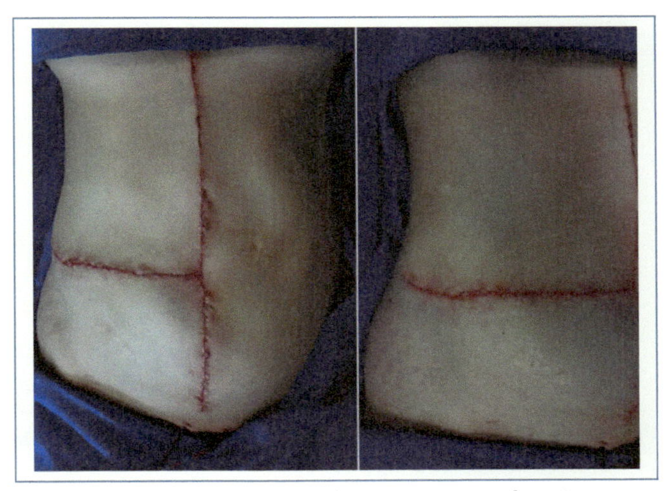

Figura 1.9.10 Paciente com hérnia incisional após transplante hepático por hepatite fulminante: intraoperatório – término da cirurgia de reparo com tela extraperitoneal (*onlay*).[22]

Fonte: Acervo da autoria.

1.9.6.2 Abordagem cirúrgica das hérnias inguinais em pacientes com doença hepática crônica

Embora esses pacientes continuem sendo uma população de alto risco, o risco de cirurgia de hérnia inguinal é significativamente menor que o de cirurgia de parede abdominal, pois as hérnias inguinais podem ser reparadas sem o uso de anestésico geral. Portanto, recomendamos o reparo de todas as hérnias inguinais nessa população de pacientes. Nossa experiência é de que a abordagem laparoscópica do reparo da hérnia inguinal em pacientes com DLC apresenta um risco aumentado de hemorragia no retroperitônio e não oferece benefícios semelhantes, como retorno ao trabalho mais precoce, como visto em pacientes sem DLC. Portanto, recomendamos um reparo primário convencional com tela para hérnias inguinais independentemente do tamanho do defeito (reparo de Lichtenstein).

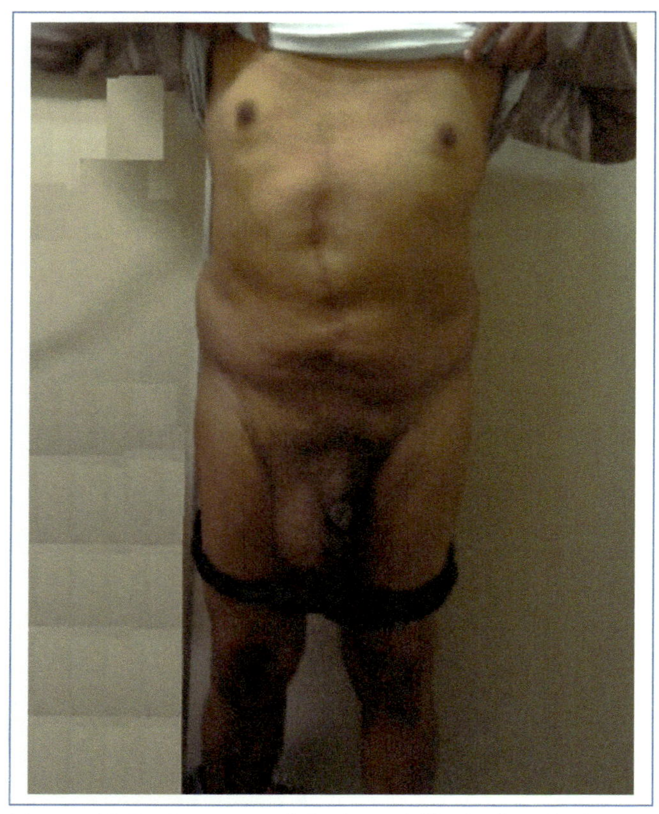

Figura 11 Paciente com hérnia umbilical e inguinal sem ascite. Pré-operatório.

Fonte: Acervo da autoria.

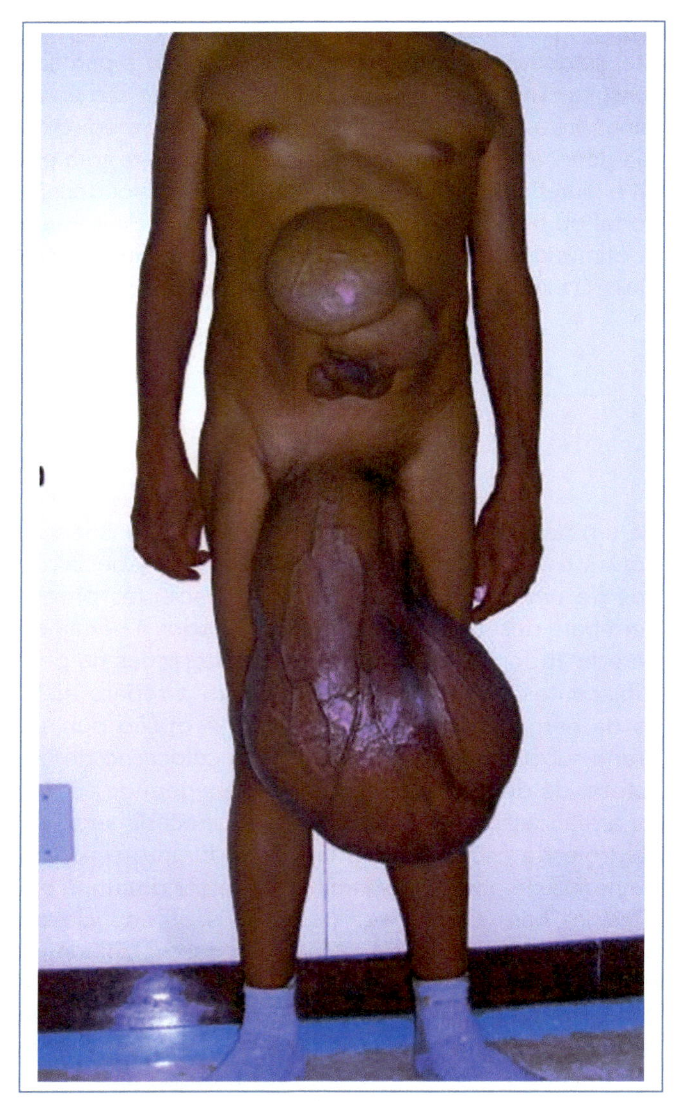

Figuras 12 Paciente com hérnia umbilical e inguinal sem ascite. Pós-operatório tardio.

Fonte: Acervo da autoria.

1.9.7 CONCLUSÕES

Pacientes com doença hepática crônica correm alto risco de desenvolver hérnia de parede abdominal e inguinal. Apesar de sua frequência, a abordagem ideal para o reparo de hérnia nessa população de pacientes, na ausência de estudos de grande impacto, permanece desconhecida. Para minimizar o risco de descompensação perioperatória, deve ser empregada uma abordagem multidisciplinar para o manejo da doença hepática crônica do paciente, otimização perioperatória e reparo cirúrgico, preferencialmente, de forma eletiva.

Referências

1. Lim YS, Kim R. The Global Impact of Hepatic Fibrosis and End-Stage Liver Disease. Clin Liver Dis. 2008;12(4):733-46.
2. Kim WR, Brown Jr RS, Terrault NA, El-Serag H. Burden of Liver Disease in the United States: Summary of a Workshop. Hepatology. 2002;36(1):227-42.
3. Park JK, Lee SH, Yoon WJ, Lee JK, Park SC, Park BJ et al. Evaluation of Hernia Repair Operation in Child-Turcotte-Pugh Class C Cirrhosis and Refractory Ascites. J Gastroenterol Hepatol. 2007;22(3):377-82.
4. McKay A, Dixon E, Bathe O, Sutherland F. Umbilical Hernia Repair in the Presence of Cirrhosis and Ascites: Results of a Survey and Review of the Literature. Hernia. 2009;13(5):461-8.
5. Marsman HA, Heisterkamp J, Halm JA, Tilanus HW, Metselaar HJ, Kazemier G. Management in Patients with Liver Cirrhosis and an Umbilical Hernia. Surgery. 2007;142(3):372-5.
6. Eker HH, van Ramshorst GH, de Goede B, Tilanus HW, Metselaar HJ, de Man RA et al. A Prospective Study on Elective Umbilical Hernia Repair in Patients with Liver Cirrhosis And Ascites. Surgery. 2011;150(3):542-6.
7. Andraus W, Pinheiro RS, Lai Q, Haddad LBP, Nacif LS, D'Albuquerque LAC, Lerut J. Abdominal Wall Hernia in Cirrhotic Patients: Emergency Surgery Results in Higher Morbidity and Mortality. BMC Surg. 2015;15:65-71.
8. Pinheiro RS, Andraus W, Waisberg DR, Nacif LS, Ducatti L, Rocha-Santos V et al. Abdominal Hernias in Cirrhotic Patients: Surgery or Conservative Treatment? Results of a Prospective Cohort Study in a High-Volume Center: Cohort study. Ann Med Surg (Lond). 2019;49:9-13.
9. Meyer AL, Berger E, Monteiro O Jr, Alonso PA, Stavale JN, Gonçalves MP. Quantitative and Qualitative Analysis of Collagen Types in the Fascia Transversalis of Inguinal Hernia Patients. Arq Gastroenterol. 2007;44(3):230-4.
10. Iuamoto LR, Kato JM, Meyer A, Blanc P. Laparoscopic Totally Extraperitoneal (TEP) Hernioplasty Using Two Trocars: Anatomical Landmarks and Surgical Technique. ABCD Arq Bras Cir Dig. 2015;28(2):121-3.
11. Dokmak S, Aussilhou B, Belghiti J. Umbilical Hernias and Cirrhose. J Visc Surg. 2012;149(5 Suppl):e32-9.
12. del Olmo JA, Flor-Lorente B, Flor-Civera B, Rodriguez F, Serra MA, Escudero A et al. Risk Factors for Nonhepatic Surgery in Patients with Cirrhosis. World J Surg. 2003;27(6):647-52.
13. Chaib E, Massad E, Varone BB, Bordini AL, Galvão FH, Crescenzi A et al. The Impact of the Introduction of MELD on the Dynamics of the Liver Transplantation Waiting List in São Paulo, Brazil. J Transplant. 2014;2014:219789.
14. Befeler AS, Palmer DE, Hoffman M, Longo W, Solomon H, Di Bisceglie AM. The Safety of Intra-Abdominal Surgery in Patients with Cirrhosis: Model for End-Stage Liver Disease Score is Superior to Child-Turcotte-Pugh Classification in Predicting Outcome. Arch Surg. 2005;140(7):650-4; discussion 655.
15. de Goede B, Klitsie PJ, Lange JF, Metselaar HJ, Kazemier G. Morbidity and Mortality Related to Non-Hepatic Surgery in Patients with Liver Cirrhosis: A Systematic Review. Best Pract Res Clin Gastroenterol. 2012;26(1):47-59.
16. Carbonell AM, Wolfe LG, DeMaria EJ. Poor Outcomes in Cirrhosis-Associated Hernia Repair: A Nationwide Cohort Study of 32,033 Patients. Hernia. 2005;9(4):353-7.
17. Hur YH, Kim JC, Kim DY, Kim SK, Park CY. Inguinal Hernia Repair in Patients with Liver Cirrhosis Accompanied by Ascites. J Korean Surg Soc. 2011;80(6):420-5.
18. Solà E, Ginès P. Renal and Circulatory Dysfunction in Cirrhosis: Current Management and Future Perspectives. J Hepatol. 2010;53(6):1135-45.
19. Fagan SP, Awad SS, Berger DH. Management of Complicated Umbilical Hernias in Patients with End-Stage Liver Disease and Refractory Ascites. Surgery. 2004;135(6):679-82.
20. Singal AK, Kamath PS. Model for End-Stage Liver Disease. J Clin Exp Hepatol. 2013;3(1):50-60.
21. Hurst RD, Butler BN, Soybel DI, Wright HK. Management of Groin Hernias in Patients with Ascites. Ann Surg. 1992;216(6):696-700.
22. Oliveira LT, Essu FF, de Mesquita GHA, Jardim YJ, Iuamoto LR, Suguita FY et al. Component Separation of Abdominal Wall with Intraoperative Botulinum A Presents Satisfactory Outcomes in Large Incisional Hernias: A Case Report. Int J Surg Case Rep. 2017;41:99-104.

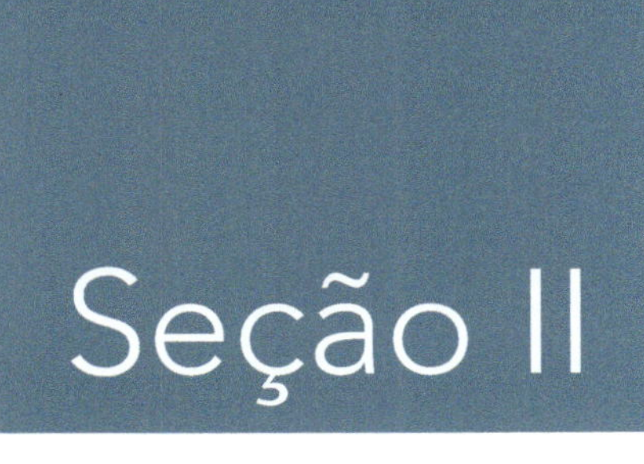

Indicações de Transplante Hepático

Rodrigo Bronze de Martino

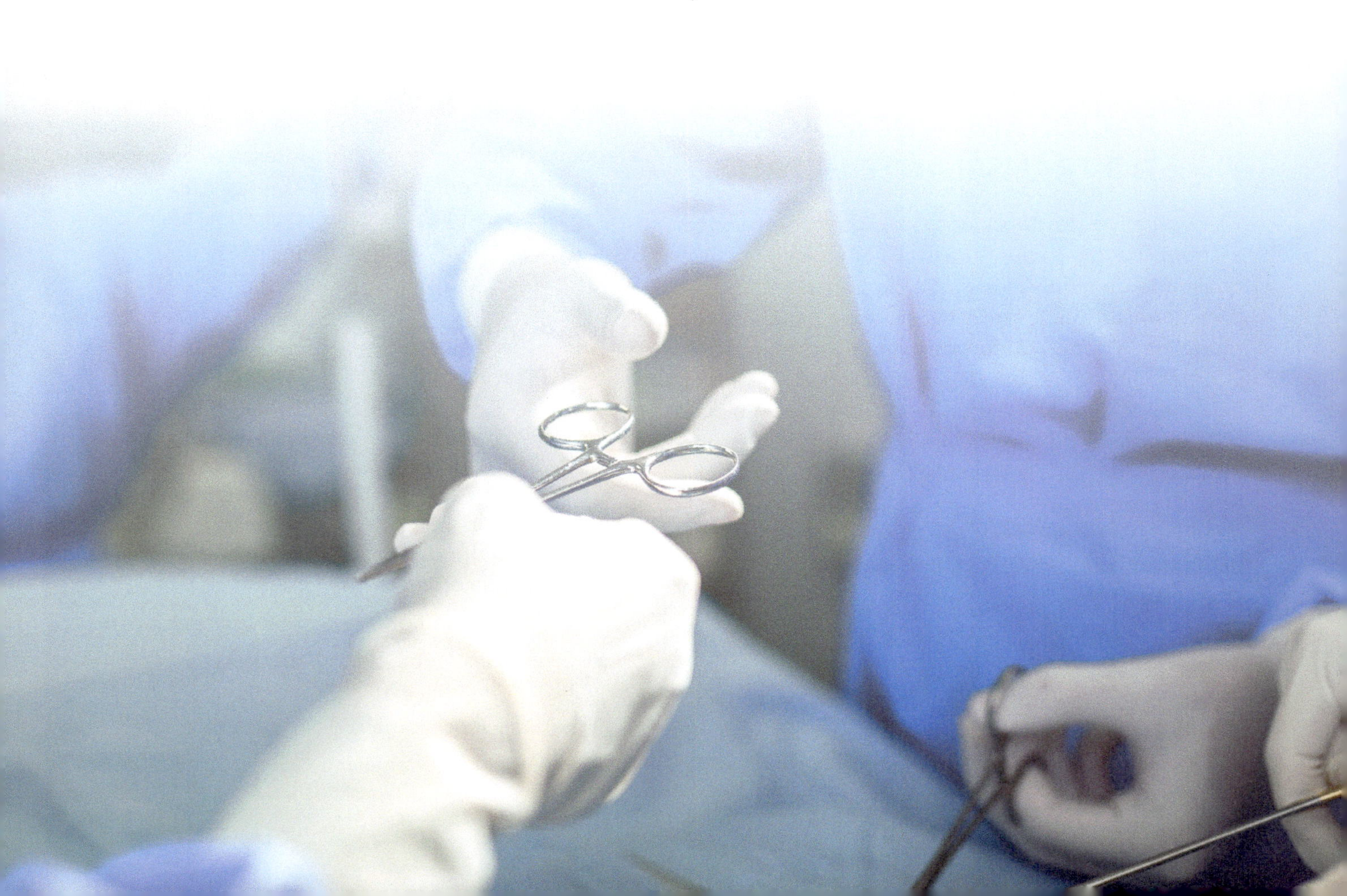

2.1 Indicações de Transplante Hepático com Doador Falecido

Luciana Haddad

Destaques

- O racional para indicação do transplante hepático deve ser feito considerando a melhor sobrevida e qualidade de vida do paciente.
- As indicações de transplante de fígado são a insuficiência hepática aguda, as complicações da cirrose, as síndromes metabólicas hepáticas com manifestações sistêmicas e as complicações sistêmicas da doença hepática crônica.
- O critério de gravidade utilizado para inclusão do paciente em lista, e também de alocação, é o MELD. No Brasil, a alocação de órgãos para transplante de fígado passou a ser feita pelo MELD desde 2006.
- Há situações especiais, como o carcinoma hepatocelular ou a ascite refratária, nas quais o paciente recebe pontuação no MELD, independentemente do valor calculado pelos exames laboratoriais.
- Existem contraindicações estabelecidas para o transplante de fígado.

2.1.1 RACIONAL DA INDICAÇÃO DO TRANSPLANTE HEPÁTICO

O objetivo do transplante de fígado é prolongar a sobrevida do paciente, assim como melhorar sua qualidade de vida. A indicação do transplante é feita para doenças que levam à insuficiência hepática, cuja mortalidade supere à do transplante. Assim, é aceito internacionalmente que uma probabilidade de sobrevida menor que 90% em um ano é o critério mínimo para indicação de transplante. Além disso, a expectativa de vida após o transplante deve ser superior à 50%. O prognóstico da falência hepática aguda e crônica deve ser ponderado às possíveis complicações pós-transplante, precoces e tardias.

Com a queda da mortalidade do procedimento, houve aumento crescente da sua indicação nas últimas décadas. Deve ser levada em conta a qualidade de vida do paciente pré e pós-transplante, sendo que, muitas vezes, isso está relacionado às complicações da cirrose, como ascite, encefalopatia ou prurido.

Considerando a oferta insuficiente de órgãos para atender à demanda dos transplantes, a seleção do paciente e o momento ideal de sua realização são fatores cruciais para melhorar seus resultados, assim como reduzir a mortalidade em lista de espera.

2.1.2 INDICAÇÕES DE TRANSPLANTE HEPÁTICO

- Insuficiência hepática aguda
- Complicações da cirrose
  - Ascite
  - Hemorragia relacionada à hipertensão portal
  - Encefalopatia
  - Câncer de fígado
- Síndromes metabólicas hepáticas com manifestações sistêmicas
  - Deficiência de alfa-1-antitripsina
  - Amiloidose familiar

- Doença de acúmulo de glicogênio
- Hemocromatose
- Oxalúria primária
- Doença de Wilson
- Complicações sistêmicas da doença hepática crônica
  - Síndrome hepatopulmonar
  - Hipertensão pulmonar

2.1.2.1 Insuficiência hepática aguda

Trata-se da síndrome clínica aguda, caracterizada pela rápida deterioração da função hepática, com aparecimento de encefalopatia e coagulopatia no período de até 26 semanas após o início de icterícia, em pacientes sem história prévia de doença hepática.

As causas de insuficiência hepática agudam são:

1. Hepatite viral aguda.
2. Hepatite autoimune.
3. Doença de Wilson.
4. Intoxicação por acetaminofem (paracetamol).
5. Síndrome de Budd-Chiari.
6. Cobre.
7. Drogas: hepatotoxinas idiosincrásicas, alopurinol, amiodarona, clorpromazina, dissulfiram, eritromicina; haloalcanos: halotano, isofluorano e enflurano; isoniazida, cetoconazol, metildopa, inibidores da monoamino oxidase, nitrofurantoína, drogas anti-inflamatórias não-esteroides, fenitoína, propiltiuracil, rifampicina, sulfonamidas, tetraciclina, ácido valproico.

Pacientes com insuficiência hepática aguda que preenchem os critérios utilizados no Brasil para inclusão em lista (Critérios de Clichy ou critérios de King's College – *vide* Capítulo XXX) recebem prioridade em lista (MELD = 40).

2.1.2.2 Outras indicações de prioridade para transplante

- Não funcionamento primário do enxerto:
  - Aceito até o 7° dia após o transplante.
- Pacientes anepáticos por trauma.
- Trombose de artéria hepática:
  - Até o 15° dia – MELD: 40;
  - Após o 15° dia do transplante – MELD: 24.
- Indicação de transplante após doação de fígado.

2.1.2.3 Insuficiência hepática crônica

Trata-se de uma disfunção hepática progressiva associada à fibrose hepática. As medidas de prognóstico e critério de alocação nesses casos são o Child-Pugh e o MELD.

Child-Pugh

Tabela 2.1.1 Cálculo do Child-Pugh.

		1 ponto	2 pontos	3 pontos
Bilirrubina (mg/dL)		< 2	2–3	> 3
Albumina (g/dL)		> 3,5	2,8–3,5	< 2,8
Tempo de protrombina	seg	1–3	4-6	> 6
	INR	< 1,7	1,8–2,3	> 2,3
Ascite		Não	Pequena	Moderada
Encefalopatia		Não	1–2	3–4

Fonte: Desenvolvida pela autoria.

Classificação de Child-Pugh: A = 5–6; B = 7–9 e C = 10–15.

Prognóstico da doença hepática com base no Child-Pugh:

- C (> 10): 30% de mortalidade em 1 ano.
- B (7–9): 80% de sobrevida em 5 anos.
- A (< 6): 90% de sobrevida > 5 anos.

Model of Endstage Liver Disease (MELD)

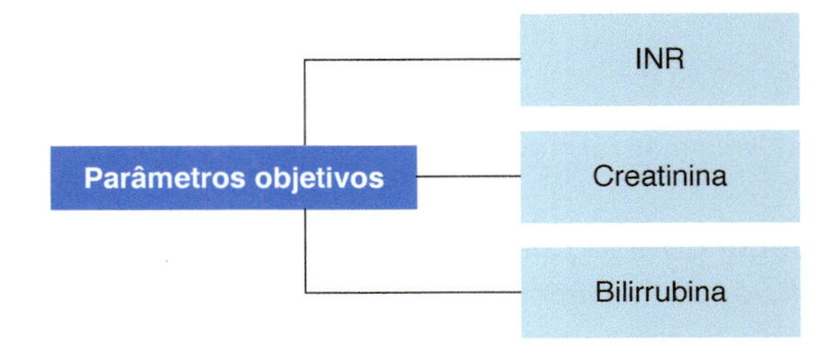

Fórmula do MELD:

MELD = 0,957 × Log (creatinina mg/dLl) + 0,378 × Log (bilirrubina mg/dL) + 1,120 × Log (INR) + 0,643 × 10

Tabela 2.1.2 Mortalidade dos pacientes com insuficiência hepática crônica segundo o MELD.

MELD escore	Mortalidade (3° mês)
< ou = 10	2–8%
10–19	6–29%
20–29	50–76%
30–39	62–83%
> ou = 40	100%

Fonte: Desenvolvida pela autoria.

Child-Pugh

- Variáveis clínicas (ascite e encefalopatia): observador dependente.
- Efeito "platô".

MELD

- Inclui avaliação da função renal.
- Objetivo, reprodutível e contínuo.
- Complicações como HDA, ascite e PBE têm impacto mínimo no escore.

A alocação no transplante de fígado passou a ser feita pelo MELD desde 2002 nos Estados Unidos. No Brasil, o MELD foi implantado com a Portaria do Ministério da Saúde n° 1.160, de 29 de maio de 2006. Dependendo do valor do escore MELD, o exame tem validade por determinado tempo e deve ser repetido em intervalos determinados (Tabela 2.1.3).

Tabela 2.1.3 Valores do MELD, tempo para repetição de pacientes em lista e validade dos exames.

Escore	Repetição	Laboratório (validade)
≥ 25	7/7 dias	≤ 48 h
24–19	30/30 dias	≤ 7 dias
18–11	90/90 dias	≤ 14 dias
≤ 10 mas ≥ 0	Anual	≤ 30 dias

Fonte: Desenvolvida pela autoria.

Segundo a legislação brasileira, os pacientes com insuficiência hepática crônica podem ser inscritos em lista de espera para transplante hepático quando o MELD for ≥ 15, desde que Child B ou C. Pacientes Child-Pugh A devem apresentar alguma complicação relacionada à cirrose como HDA, síndrome hepatopulmonar ou encefalopatia.

As indicações mais comuns de transplante por insuficiência hepática crônica são:

- Hepatite viral crônica B e C;
- Doença hepática alcoólica;
- Doença hepática gordurosa não-alcoólica (NASH);
- Doença hepática autoimune;
- Cirrose biliar primária;
- Colangite esclerosante;
- Cirrose biliar secundária.

2.1.2.4 Situação especial

As situações especiais são indicações de transplante que não são baseadas no MELD funcional, mas que recebem pontuação por preencherem critérios para ganho de sobrevida ou de qualidade de vida com o transplante. São exceções ao MELD, consideradas situações especiais:

- Carcinoma hepatocelular.
- Outros tumores:

Hepatoblastoma;

  - Carcinoma fibrolamelar (restritos ao fígado);
  - Tumor neuroendócrino metastático, restrito ao fígado;
  - Tumor primário ressecado e sem doença extra-hepatica;
  - Hemangioma gigante irressecável, hemangiomatose ou doença policística, com síndrome compartimental;
  - Adenomatose múltipla, bilobar, extensa e irressecável.
- Neuropatia amiloidótica familiar (PAF).
- Paciente com outros defeitos congênitos do metabolismo, não cirrótico:
  - Crigler-Najjar tipo I;
  - Gaucher;
  - Hiperoxalúria tipo I;
  - Mucopolissacaridoses;
  - Deficiência de alfa-1-antitripsina;
  - Doença de Wilson;
  - Hemocromatose.
- Ascite refratária.
- Encefalopatia.
- Síndrome hepatopulmonar – PO_2 < 60 mm/Hg em ar ambiente.

- Colangite de repetição.
- Prurido intratável.

Pacientes aceitos em lista por situação especial recebem inicialmente 20 pontos de MELD. Caso não sejam transplantados, após 3 meses passam a 24 pontes e, após mais 3 meses, 29 pontos.

2.1.2.5 Evolução na indicação de transplante hepático

Considerando os 1.219 transplantes realizados no HC-FMUSP de janeiro de 2002 a outubro 2017, temos a seguinte distribuição de indicações (Gráfico 2.1.1).

2.1.3 CONTRAINDICAÇÃO AO TRANSPLANTE HEPÁTICO

São contraindicações absolutas ao transplante hepático:

- Etilismo ativo nos últimos 6 meses ou uso de drogas ilícitas;
- Infecção sistêmica não relacionada à colestase;
- Hemorragia intracraniana recente ou lesão neurológica irreversível;
- Tumor maligno extra-hepático;
- Hipertensão pulmonar grave (não responsivo ao tratamento);
- AIDS;
- Incapacidade de seguir orientações e limitações pós-transplante.

São contraindicações relativas ao transplante hepático:

- Idade > 70 anos;
- Considerações técnicas (pode incluir trombose de porta, alteração vascular ou biliar);
- Desnutrição grave;
- Infecção crônica;
- Comorbidades.

2.1.4 CONCLUSÃO

As indicações de transplante hepático são a insuficiência hepática aguda e as complicações relacionadas à insuficiência renal crônica. No Brasil, as indicações e regras para inclusão de pacientes em lista de espera para transplantes deve seguir a Legislação Brasileira de Transplantes.

Os pacientes cirróticos são tipicamente candidatos ao transplante quando apresentam MELD > 15. Entretanto, atualmente existe uma série de indicações, chamadas situações especiais, nas quais os pacientes recebem pontuação MELD independentemente do valor calculado. Uma indicação bastante frequente de situação especial é o carcinoma hepatocelular.

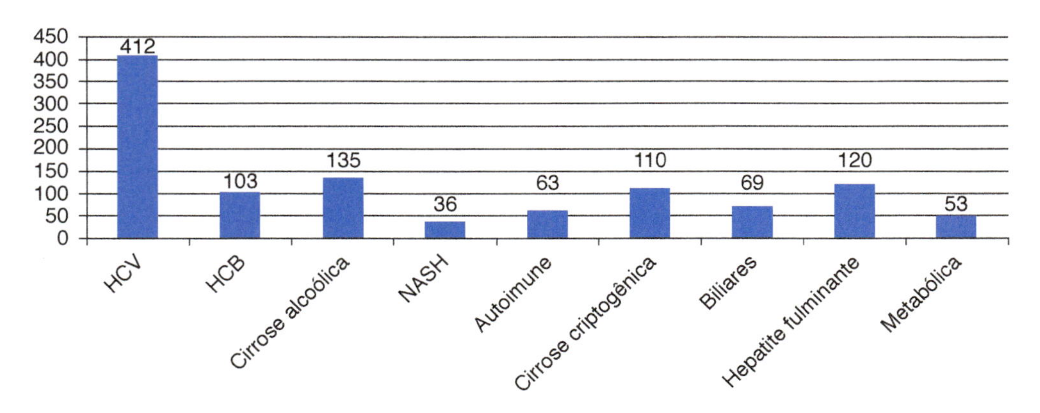

Gráfico 2.1.1 **Diagnóstico das indicações de transplante no HC-FMUSP de 2002 a 2017.**
Fonte: Desenvolvida pela autoria.

Referências

1. Adam RE, McMaster P, O'Grady JG, Castaing D, Klempnauer JL, Jamieson N et al. Evolution of liver transplantation in Europe: Report of the European Liver Transplant Registry. Liver Transplantation, 2003;9(12):1231-43. doi: .http://doi.org/10.1016/j.lts.2003.09.018
2. European Association for the Study of the Liver. EASL Clinical Practice Guidelines: Liver Transplantation. J Hepatol. 2016;64(2):433-85. doi: 10.1016/j.jhep.2015.10.006.
3. Halliday DN, Westbrook DRH. Liver Transplantation: Need, Indications, Patient Selection, and Pre-Transplant Care. British Journal of Hospital Medicine, 2017;78(5):252-9. doi: http://doi.org/10.12968/hmed.2017.78.5.252.
4. Grazidei I, Zoller H, Fickert P, Schneeberger S, Finkerstedt A, Peck-Radosavljevic M et al. Indications for Liver Transplantation in Adults: Recommendations of the Austrian Society for Gastroenterology and Hepatology (ÖGGH) in Cooperation with the Austrian Society for Transplantation. Transfusion and Genetics (ATX), 2016;128(19-20):679-90. doi: http://doi.org/10.1007/s00508-016-1046-1.
5. Does the Patient Selection with MELD Score Improve Short-Term Survival in Liver Transplantation? ABCD 2013;26(4):324-27. doi: https://doi.org/10.1590/S0102-67202013000400014.
6. Carrion AF, Aye L, Martin P. Patient Selection for Liver Transplantation. Expert Review of Gastroenterology & Hepatology, 2013;7(6):571-79. doi: 10.1586/17474124.2013.824701.
7. Cholankeril G, Wong RJ, Hu M, Perumpail RB, Yoo ER, Puri P et al. Liver Transplantation for Nonalcoholic Steatohepatitis in the US: Temporal Trends and Outcomes. Digestive Diseases and Sciences, 2017;62(10):2915-22. doi: .http://doi.org/10.1007/s10620-017-4684-x
8. Associação Brasileira de Transplantes de Órgãos ABTO. (2017). RBT - Registro Brasileiro de Transplantes .
9. Wong RJ, Aguilar M, Cheung R. Nonalcoholic Steatohepatitis is the Second Leading Etiology of Liver Disease Among Adults Awaiting Liver Transplantation in the United States. Gastroenterology 2015;148(3):547-55. doi: http://doi.org/10.1053/j.gastro.2014.11.039.

2.2
Quando Indicar Transplante Hepático Intervivos

Amanda Maria da Silva | Liliana Ducatti Lopes | Luiz Augusto Carneiro D'Albuquerque

2.2.1 INTRODUÇÃO

A escassez de órgãos de doadores falecidos é um fator limitante ao transplante de fígado. Anualmente, aproximadamente metade dos pacientes morre na lista à espera de um transplante.

O transplante de fígado com doadores vivos fornece um meio de expandir a disponibilidade de órgãos. A doação intervivos do segmento lateral do lobo esquerdo do fígado tornou-se altamente bem-sucedida no transplante pediátrico. Alguns centros de transplante realizam transplante intervivos em adultos. As vantagens do transplante de fígado com doadores vivos incluem triagem completa dos doadores, menor tempo de espera em fila de transplante e tempo menor de isquemia fria.[1] O transplante de fígado com doadores vivos também foi associado à menor mortalidade dos receptores em comparação aos pacientes em espera de um doador falecido.[2] Um estudo recente concluiu que o transplante de fígado com doadores vivos melhorou a sobrevida dos receptores e evitou óbitos em lista de espera, mas a um custo maior.[3] Por outro lado, um estudo de coorte posterior mostrou que os custos eram semelhantes aos do transplante de doador falecido quando o transplante de fígado com doadores vivos era realizado em centros de transplante altamente capacitados.[4] No entanto, o transplante de fígado com doadores vivos representa um risco para o doador, e esse é um dos pontos centrais na discussão ética do transplante intervivos.

2.2.2 CONCEITOS ÉTICOS

Conceitos éticos em relação ao doador vivo envolvem a morbidade e a mortalidade do procedimento. Argumentos contra levam em consideração o fato de se colocar em risco de complicações permanentes e até mesmo levar a óbito um paciente saudável. A doação do lobo esquerdo apresenta 5-10% de taxa de complicações, com < 1% de mortalidade. Para doação do lobo hepático direto, usualmente utilizado no caso de transplante em adultos, nota-se taxa de mortalidade de 0,5%.[6,7] Argumentos a favor sugerem que não seria ético negar a um adulto bem-informado disposto a participar do processo de doação. Além disso, uma pesquisa sugeriu que esses doadores estariam dispostos a passar por esses riscos, que vão muito além do risco de doação.[8]

O transplante intervivos em adultos experimenta situações mais complexas: os potenciais doadores são pessoas jovens, saudáveis, geralmente mais jovens que o receptor. A pressão familiar pode afetar um paciente com tipo sanguíneo compatível e com hábitos de vida saudáveis. Quando o doador é um cônjuge, em caso de complicação, poderia levar a uma situação em que as crianças ficam órfãs. Ainda, em caso de transplante por hepatite fulminante, há a necessidade de preparação pré-operatória rápida, o que proporciona pouco tempo para o doador refletir sobre o processo e consentir.

2.2.3 SELEÇÃO DE DOADOR

A seleção do doador inclui fatores importantes a serem considerados, como idade, tipo sanguíneo, presença de variações anatômicas, índice de massa corpórea (IMC) e presença de esteatose hepática. Além disso, outras avaliações são necessárias: psicossocial (realizada por médico psiquiatra, psicólogo, profissional do serviço social) e avaliação clínica (exame físico, histórico médico). Mais ainda, o serviço deve providenciar um advogado não relacionado ao receptor para que seja garantido que o doador vá receber todas as informações necessárias sobre o processo e as complicações, bem como para defender os direitos do doador.[11]

Equipes diferentes fazem a avaliação psicossocial dos potenciais doador e receptor, garantindo que o consentimento seja esclarecido para ambas as partes e que o doador tenha tempo suficiente para decidir e recusar, se desejar.[13]

A avaliação clínica envolve dados como peso e altura para cálculo do IMC (a obesidade é fator de risco para esteatose hepática). Além disso, busca-se fatores de risco para hepatites virais, esteato-hepatite não-alcoólica (NASH), pesquisas de doenças cardiovasculares ou transtornos de coagulação. Avaliação laboratorial inclui pesquisa do tipo sanguíneo (ABO) – prefere-se que seja compatível com o receptor[11,14,15] –, análise bioquímica geral, hemograma, enzimas hepáticas, sorologias para hepatite, pesquisa de vírus HIV, citomegalovírus, Epstein-Barr, perfil de ferro, nível de alfa-1-antitripsina (e fenótipo, se nível alto), marcadores autoimunes e pesquisa de hipercoagulabilidade. Também são realizados exames de imagem, como tomografia computadorizada e ressonância de abdome para investigação de lesões hepáticas, estimativa da volumetria dos lobos hepáticos e presença de variações anatômicas. A ressonância magnética fornece uma colangiografia pré-operatória. A investigação oncológica, a depender da idade do doador, pode ser indicada. Deve-se realizar eletrocardiograma e radiografia do tórax. Mais exames e investigação cardiopulmonar serão realizados de acordo com cada caso.

A realização de biopsia hepática no potencial doador não é rotina em todos os serviços, mas é suportada pelo achado em estudo com 201 candidatos saudáveis em que mais da metade dos casos apresentava alterações histológicas como esteatose, esteato-hepatite e outras alterações como fibrose, hepatite e reações granulomatosas.[16] O grau de esteatose na biopsia hepática pode ser utilizado para corrigir a volumetria hepática documentada no exame de imagem. A ressonância magnética pode detectar a proporção de esteatose hepática, retirando a necessidade de biópsia hepática.[17]

Sabe-se que a minoria dos potenciais doadores realmente chega à doação. Em um estudo com 701 pacientes que seguiram o protocolo de avaliação, somente 14% se tornaram elegíveis para doação no final.[18] Os principais fatores para o aceite são idade (pacientes jovens), compatibilidade ABO, baixo IMC e relação familiar ou conjugal.[19]

2.2.4 CRITÉRIOS DE EXCLUSÃO

Os critérios de exclusão definidos pela Organ Procurement and Transplant Network (OPTN) são: idade < 18 anos com baixa capacidade de absorção das informações de consentimento necessárias para a tomada de decisão; infecção pelo HIV (a menos que os requisitos para uma variação sejam atendidos); doença oncológica maligna ativa; alta suspeita de coerção do doador; alta suspeita de troca financeira ilegal entre o doador e o receptor; evidência de infecção ativa; doença mental ativa com necessidade de tratamento antes do transplante, incluindo qualquer evidência de tendência suicida; HCV-RNA positivo; HBsAg ativo; pacientes com os fenótipos ZZ, Z-null, null-null e S-null para deficiência de alfa-1-antitripsina; expectativa de remanescente hepático no doador < 30% na volumetria; e doação de fígado vivo anterior.

A avaliação do doador também busca identificar critérios que podem trazer complicações acima do esperado e suplantando os benefícios do doador, sendo eles: a idade limite do doador varia entre os centros; um estudo comparando doadores entre ≥ 50 e < 50, variando entre 20 e 63 anos, não mostrou diferença estatística relevante na taxa de mortalidade; entretanto, nos doadores com > 50 anos em que foi realizada hepatectomia direita e se utilizou a veia hepática média, ou doações em que o remanescente hepático foi < 35%, foi associado com aumento da incidência de complicações maiores.[21] Um segundo estudo, com 378 doadores, não encontrou diferença nas taxas de complicação fundamentado na idade do doador (50 a 60 anos *versus* < 50 anos).[22]

Outro fator que limita o número de doadores viáveis é a presença de esteatose hepática. A esteatose é encontrada em 78% dos doadores submetidos à biopsia hepática com IMC > 28 e é relacionada com piores resultados para o receptor.[25] Um estudo examinou o resultado do transplante com doador apresentando IMC ≥ 30 com biopsia hepática demonstrando menos de 10% de esteatose; os resultados, incluindo taxas de complicação do doador e do receptor, função do enxerto no receptor e tempo de internação não diferenciaram quando o doador apresentava IMC < 30 *versus* ≥ 30.[26] Isso sugere que o doador não deve ser excluído com base somente no IMC.

Alterações anatômicas complexas, vasculares ou de via biliar podem excluir um potencial doador; na presença de incompatibilidade ABO, as alternativas poderiam ser doação em pares ou, ainda, dessensibilização do doador.

2.2.5 TÉCNICA CIRÚRGICA

Podem ser utilizados lobo esquerdo ou direito do fígado do doador para o transplante, a depender de características anatômicas, volume do fígado do doador e tamanho do receptor.

2.2.5.1 Transplante com o lobo esquerdo

O uso de enxertos de lobo esquerdo de doador sempre foi muito restrito, geralmente a receptores com peso < 60 kg. Com o desejo de realizar ressecções menores e mais seguras, com menor ressecção de parênquima, o uso do enxerto de lobo esquerdo ainda deve continuar sendo explorado.

A operação se inicia com a exposição do fígado e secção dos ligamentos peritoneais do lobo esquerdo. As veias hepáticas média e esquerda são dissecadas, assim como a artéria hepática esquerda e o ramo portal esquerdo. Realiza-se ligadura dos pequenos ramos portais, e segue-se pela ligadura do ducto hepático esquerdo (como o cuidado de não lesar o ducto biliar comum). As estruturas biliares e vasculares do segmento IV são divididas ou preservadas, dependendo se o segmento lateral esquerdo ou lobo esquerdo completo são necessários. Realiza-se a secção do parênquima e, então a ligadura da artéria hepática esquerda e ramo portal esquerdo, liberando o enxerto. A veia hepática média é removida com o enxerto quando a intenção é utilizar todo o lobo. O enxerto é lavado com solução de preservação no preparo para o implante. Quando necessário, pode-se utilizar enxerto de veia de doador falecido ou, menos comumente, uma porção da veia safena do doador, para reconstrução da artéria hepática esquerda.[27-29]

As anastomoses vasculares e biliar são o ponto crítico da cirurgia no receptor. A veia cava do doador vivo é preservada, de modo que a veia hepática do doador é anastomosada diretamente na veia cava ou veia hepática do receptor; o enxerto é rotacionado 45° para proteger o efluxo venoso (*outflow*). Houve redução na taxa de incidência de trombose artéria após a adoção de técnica microvascular para a anastomose arterial término-terminal.[30] A reconstrução da veia porta pode incluir a interposição de um enxerto de veia ou um *patch* de ramo venoso, dependendo do comprimento da veia porta e da incompatibilidade de diâmetro; o ducto hepático esquerdo é anastomosado a uma alça de intestino delgado em Y de Roux ou uma anastomose ducto-ducto é criada para completar a reconstrução biliar.

2.2.5.2 Transplante com o lobo direito

O lobo hepático direita costuma representar dois terços da massa do fígado e possui a quantidade de tecido adequada para as demandas metabólicas do receptor adulto. Ele também é compatível com o espaço subfrênico direito do receptor, tornando mais fácil a confecção das anastomoses. Por outro lado, a extensa área de ressecção para coleta do lobo direito representa um risco maior de complicações para o doador quando comparada às ressecções menores. Além disso, os enxertos de lobo direito são sujeitos a uma variedade maior de complicações técnicas.

As técnicas variam, mas o *standard* costuma seguir os seguintes passos: após a colecistectomia, pode ser realizado um ultrassom intraoperatório para checar a localização das veias hepáticas e dos ramos portais.[32-34] Procede-se a dissecção da artéria hepática direita e do ramo portal direita, seguido da dissecção da veia cava retro-hepática, isolando a origem da veia hepática direita. Na maioria dos centros não se disseca a veia hepática média, embora veias hepáticas acessórias com mais de 5 mm de diâmetro devam ser preservadas para melhorar o fluxo venoso do enxerto. O ducto hepático direito é seccionado, completando a mobilização do lobo direito; o parênquima hepático é seccionado com bisturi ultrassônico (Cavitron). Pode ser realizado um ultrassom para verificar o fluxo vascular para o lobo restante. Conclui-se com a secção dos vasos de maior calibre e o enxerto é lavado com solução de preservação na preparação para o implante. Qualquer sangramento na área cruenta no lobo restante do doador é suturada e recebe cola de fibrina antes da finalização da cirurgia. Alguns centros possuem experiência em hepatectomia direita laparoscópica em doadores vivos cuidadosamente selecionados como um meio de reduzir a morbidade do procedimento para o doador.[35]

A cirurgia no receptor começa com a anastomose da veia hepática direita do doador com a do receptor término-terminal; segue-se com a anastomose portal do ramo portal direito do doador com a veia porta do receptor. A anastomose da artéria hepática é realizada com técnica microvascular. Por fim, procede-se uma anastomose hepático-jejuno término-lateral (ou, cada vez mais comum, uma anastomose colédoco-colédoco), com ou sem alocação de *stent* da via biliar, seguido do fechamento da parede abdominal. O ultrassom doppler seriado será realizado no período pós-operatório.

2.2.6 RESULTADOS NO RECEPTOR

Múltiplos estudos têm demonstrado bons resultados no transplante com doador vivo em adultos.[45-50] Um estudo multicêntrico contabilizou os resultados de 385 transplantes realizados em 9 centros (The

Adult-to-Adult Living Donor Living Transplantation Cohort [A2ALL] Study).[51] A sobrevida do enxerto no 90° dia e com um ano de transplante foram de 87% e 81%, respectivamente; a falência do enxerto em 90 dias ocorreu em 51 transplantes (13%), sendo as principais causas tromboses vasculares, não funcionamento primário do enxerto e sepse; complicações biliares foram frequentes (30% precoces e 11% tardias); idade avançada do receptor e tempo de isquemia fria prolongada foram preditores significativos de falência do enxerto; experiência do serviço com mais de 20 transplantes foi associado com menor risco de falência do enxerto. Um estudo seguinte mostrou resultados semelhantes quando 67 não-A2ALL centros foram comparados com os centros de estudo A2ALL, sugerindo que os resultados do estudo A2ALL são generalizáveis nos Estados Unidos;[52] outros estudos demonstraram excelentes resultados em casos de insuficiência hepática aguda.[53]

2.2.7 DOADOR VIVO *VERSUS* DOADOR FALECIDO

Os resultados com enxerto de doador vivo frequentemente excederam aqueles com enxerto de doador vivo; no entanto, esses resultados nem sempre são comparáveis, uma vez que a maioria dos receptores que receberam um enxerto de doador vivo estava muito menos doente que os que receberam um enxerto de doador falecido. Um estudo que comparou 153 receptores de LDLT e 350 receptores de doador falecido que tinham pontuações semelhantes no MELD (*Model for End-Stage Liver Disease*) no momento da listagem descobriu que os receptores de LDLT tinham menor tempo de espera na lista, escore MELD mais baixo no momento do transplante e uma vantagem de sobrevida de um ano no momento da listagem.[54]

Um estudo de coorte retrospectiva do estudo A2ALL comparou os resultados de 384 receptores de LDLT e 216 receptores de doador falecido.[55] Fístula biliar, trombose de artéria hepática e trombose portal foram mais comuns em receptores de doador vivo; após experiência com 20 transplantes de doador vivo, as taxas de fístula biliar continuaram maiores, mas as outras complicações foram comparáveis ao transplante com doador falecido.

Uma metanálise com 19 estudos, que incluiu 5.450 pacientes, comparou os resultado dos transplantes com doador vivo e falecido; receptores de doador vivo tinham maior tempo cirúrgico, menor tempo de isquemia fria e maiores taxas de complicações biliares e vasculares, bem como de retransplante. A taxa de complicações biliares diminui com a experiência da equipe.[56]

A taxa de sobrevida em longo prazo foi analisada em outro reporte do estudo A2ALL;[57] esse estudo comparou a sobrevida de 963 pacientes que receberam um enxerto de doador vivo e 463 receptores de doador falecido. Após o ajuste de fatores de confusão, como o escore MELD, a sobrevida em 10 anos entre os grupos LDLT e doador falecido foi similar (70% *versus* 64%, razão de risco ajustada 0,98).

2.2.8 TAMANHO DO ENXERTO

A disfunção primária do enxerto (DPE) pode acontecer quando o enxerto de doador vivo é muito pequeno para atingir funcionamento adequado (*small-for-size syndrome*); o gradiente de peso do enxerto-receptor (*graft-to-recipient weight ratio* – GRWR) de 0,8 a 1,0 geralmente é adequado. O grupo de Kyoto analisou os resultados de 276 transplantes com doador vivo em função do GRWR;[58] pacientes que receberam enxertos que pesavam o menos de 1% do seu peso apresentavam evidência bioquímica prolongada de disfunção do enxerto e uma taxa mais baixa de sobrevida do enxerto.

Uma análise de 631 receptores de LDLT definiu DPE com base nos achados laboratoriais no 7° dia de pós-operatório (bilirrubina total > 10 mg/dL ou INR > 1,9); o uso de enxerto de lobo esquerdo, peso do enxerto de lobo esquerdo menor, maior nível de bilirrubina sérica no receptor, maior pressão de reperfusão portal, idade avançada do doador e maior IMC no doador foram associados com DPE, que, por sua vez, foi associado com aumento de 5 vezes na incidência de falência do enxerto.[59]

Menores GRWR podem ser adequados em casos selecionados, incluindo aqueles com doadores jovens com enxertos de alta qualidade, receptor com MELD baixo e nos casos de ótima reconstrução do *outflow* venoso. A modulação da pressão portal vem sendo utilizada nos casos em que é preciso melhorar o funcionamento de enxertos pequenos, bem como nos casos em que o receptor possui hipertensão portal severa.[23,60-64] Como exemplo, um estudo demonstrou que a diminuição da pressão portal do receptor para 15 mmHg por meio de esplenectomia ou confecção de *shunt* portossistêmico melhorou os resultados e permitiu a utilização de enxertos com GRWG de menos de 0,8.[63] Outros dados apoiam a limitação da modulação da pressão venosa portal para doadores de idade de alto risco e com incompatibilidade ABO.[60]

2.2.9 IDADE DO RECEPTOR

O transplante com doador vivo geralmente é reservado para receptores mais jovens; entretanto, em um grupo cuidadosamente selecionado de 46 receptores de LDLT com ≥ 65 anos, com *status performance* preservado e escore MELD mais baixo (em torno de 15) na época do transplante, as taxas de sucesso do enxerto foram similares àqueles vistos em receptores mais jovens no mesmo centro. As taxas de complicação neuropsiquiátricas foram maiores na população mais idosa.[65]

2.2.10 RESULTADOS DO DOADOR

Enquanto a taxa de mortalidade no doador é baixa, morte precoce e falência hepática aguda podem acontecer; além disso, o doador estará sujeito à alta taxa de morbidade com o procedimento.

Uma revisão analisou os resultados de doadores em 214 estudos (predominantemente séries de casos).[66] Estimou que 6 mil LDLT foram realizados no mundo, com 12 a 13 óbitos (0,2%). A taxa mediana de morbidade foi de 16%. As complicações mais comuns foram fístula e estenoses biliares (mediana de 6% de 0% a 39%) e infecções (mediana 6% de 0% a 29%). A maioria dos doadores voltou às atividades normais em 3 a 6 meses. Outras complicações documentadas foram hérnias incisionais, derrame pleural com necessidade de abordagem e neuropraxia.[67]

Outro grande estudo analisou a mortalidade em 4.111 doadores.[68] Morte precoce (menos de 90 dias) ocorreu em 7 doadores (0,2%) e insuficiência hepática aguda em 5 pacientes (0,1%), um dos quais foi a óbito e 3 foram submetidos à transplante com doador falecido. A mortalidade precoce não diferenciou entre os doadores de lobo esquerdo (0,3%), segmento lateral esquerdo (0,2%) ou lobo direito (0,2%). Todos que evoluíram com insuficiência hepática aguda eram doadores de lobo direito, embora os autores não comentem se esse dado foi estatisticamente significativo. A mortalidade a longo prazo foi similiar em doadores de fígado, doadores de rim e participantes saudáveis do National Health and Nutrition Examination Survey III (1,2%, 1,4% e 1,4%, respectivamente, em 11 anos de acompanhamento).

Fatores que podem aumentar a taxa de incidência de complicações são a doação do lobo direito e o menor volume de remanescente hepático,[69,70] embora doações em períodos mais recentes tenham diminuído esse risco;[69] em adição, alguns estudos mostram que a doação do lobo direito pode afetar a qualidade de vida do doador.[71-73]

Outros estudos mostram que alguns doadores fariam nova doação se fosse necessário;[71,72] em 8 estudos da revisão sistemática, 78% a 100% dos doadores indicaram que eles doariam novamente (mediana 100%).[66]

Em um estudo com 271 doadores, em que foi relatada mudança nas relações interpessoais após a doação, a maioria refere melhora no relacionamento com o receptor;[75] entretanto, 75% relatam aumento nas despesas não-médicas associadas à doação, incluindo despesas perdidas , salários, transplante e despesas com moradia, e 37% tiveram despesas médicas do próprio bolso. No geral, 44% relataram que os custos da doação representam um fardo financeiro.

As atitudes dos doadores em relação à doação em vida nem sempre são positivas. Em um estudo retrospectivo com 183 doadores em potencial (133 dos quais se tornaram doadores), 34% apresentaram ambivalência, definida como "atitudes e/ou sentimentos simultâneos e contraditórios em relação a uma pessoa (o receptor) ou uma ação (a doação do lobo hepático direito)" durante a avaliação ou o acompanhamento após a doação.[76] A ambivalência do doador foi associada com o sexo masculino, idade acima de 35 anos, maior escolaridade, receptor com hepatite C ou doença hepática associada ao álcool e doação irmão para irmão ou irmão para o pai.

2.2.11 REGENERAÇÃO HEPÁTICA

A regeneração hepática é rápida após o transplante de fígado com doador vivo. Em um estudo, o volume de enxertos *small-for-size* de segmento lateral esquerdo aumentou em 60% a 200% em um mês e o volume hepático padrão se aproximou em cerca de 2 meses do transplante;[77] crescimento hepático substancial também ocorreu no doador durante o primeiro mês,[78] embora a restauração completa do volume do fígado pareça acontecer mais lentamente no doador do que no receptor.[77,79] Uma análise de 487 doadores da coorte de Transplante de Fígado de Doador Vivo Adulto para Adulto (A2ALL) mostrou que a maioria dos valores laboratoriais se aproxima dos níveis basais dentro de um ano após a doação, embora as dosagens de plaquetas tenham permanecido abaixo dos valores anteriores a doação.[80]

2.2.12 TOLERÂNCIA IMUNOLÓGICA

O transplante com doador vivo resulta em maior nível de correspondência do antígeno leucocitário humano (HLA) doador-receptor. Foi levantada a hipótese de que tal correspondência levaria a taxas mais baixas de rejeição, mas a recorrências mais agressivas de doenças virais e autoimunes.[81] Esta hipótese foi apoiada por uma série em que a correspondência doador-receptor HLA-DR foi associada a uma taxa reduzida de rejeição celular.[44]

Entretanto, os dados relacionados à correspondência do HLA são variados. Dois estudos mostraram a mesma taxa de rejeição celular em pacientes pediátricos que receberam enxertos de doador falecido ou doador vivo;[42,82] apesar disso, em um dos estudos, a taxa de rejeição corticorresistente foi menor no grupo de doador vivo;[82] em outro estudo, a sobrevida do enxerto foi analisada em função do grau de compatibilidade HLD doador-receptor em 631 casos de transplante com doador vivo registrados no banco de dados da Organ Procurement and Transplantation Network (OPTN);[83] o grau de compatibilidade HLA não teve associação com o tempo de falência do enxerto tanto em causas imunes ou não autoimunes doença hepática. Alguns estudos mostraram que a perfeita combinação HLA (de ocorrência rara) pode inclusive ser deletéria por predispor a ocorrência de doença do enxerto *versus* hospedeiro.[84]

2.2.13 CUSTOS

A avaliação e o cuidados pós-operatório do transplante com doador vivo pode aumentar o custo relacionado ao processo. Uma análise comparou o custo do cuidado após 90 dias e com um ano de procedimento entre receptores de transplante com doador vivo e com doador falecido;[85] o custo do transplante com doador vivo, incluindo a avaliação de potenciais doadores aceitos e rejeitados, e os cuidados de acompanhamento do doador por um ano foi considerado, assim como a taxa de aquisição de doador falecido. O custo do LDLT excedeu o do transplante com doador falecido em 21% (aproximadamente US$ 25 mil para US$ 30 mil), embora essa diferença não tenha adquirido relevância estatística.

Referências

1. Malagó M, Rogiers X, Broelsch CE. Liver Splitting and Living Donor Techniques. Br Med Bull 1997;53(4):860-7. doi: 10.1093/oxfordjournals.bmb.a011654.
2. Berg CL, Gillespie BW, Merion RM, Brown Jr RS, Abecassis MM, Trotter JF et al. Improvement in Survival Associated with Adult-to-Adult Living Donor Liver Transplantation. Gastroenterology 2007;133(6):1806-13. doi: 10.1053/j.gastro.2007.09.004.
3. Northup PG, Abecassis MM, Englesbe MJ, Emond JC, Lee VD, Stukenborg GJ et al. Addition of Adult-to-Adult Living Donation to Liver Transplant Programs Improves Survival but at an Increased Cost. Liver Transpl 2009;15(2):148-62. doi: 10.1002/lt.21671.
4. Lai JC, Pichardo EM, Emond JC, Brown RS Jr. Resource Utilization of Living Donor Versus Deceased Donor Liver Transplantation is Similar at an Experienced Transplant Center. Am J Transplant 2009;9(3):586-91. doi: 10.1111/j.1600-6143.2008.02511.x.
5. Pomfret EA, Fryer JP, Sima CS, Lake JR, Merion RM. Liver and Intestine Transplantation in the United States, 1996-2005. Am J Transplant 2007;7(5 Pt 2):1376-89. doi: 10.1111/j.1600-6143.2007.01782.x.
6. Grewal HP, Thistlewaite Jr JR, Loss GE, Fisher JS, Cronin DC, Siegel CT et al. Complications in 100 Living-Liver Donors. Ann Surg 1998;228(2):214-9. doi: 10.1097/00000658-199808000-00011.
7. Whitington PF. Living Donor Liver Transplantation: Ethical Considerations. J Hepatol 1996;24(5):625-7. doi: 10.1016/s0168-8278(96)80151-6.
8. Cotler SJ, McNutt R, Patil R, Banaad-Omiotek G, Morrissey M, Abrams R et al. Adult Living Donor Liver Transplantation: Preferences About Donation Outside the Medical Community. Liver Transpl. 2001;7(4):335-40. doi: 10.1053/jlts.2001.22755.
9. Vila G, Nollet-Clémençon C, de Blic J, Falissard B, Mouren-Simeoni MC, Scheinmann P. Assessment of Anxiety Disorders in Asthmatic Children. Psychosomatics 1999;40(5):404-13. doi: 10.1016/S0033-3182(99)71205-3.
10. American Society of Transplant Surgeons' Position Paper on Adult-to-Adult Living Donor Liver Transplantation. Liver Transpl 2000;6(6):815-7. doi: 10.1053/jlts.2000.18465.
11. https://optn.transplant.hrsa.gov/media/1200/optn_policies.pdf#nameddest=Policy_14. Acesso em: 2 mar. 2017.
12. Emond JC. Clinical Application of Liver-Related Liver Transplantation. Gastroenterol Clin North Am. 1993;22(2):301-15.
13. Hashikura Y, Kawasaki S, Miyagawa S, Terada M, Ikegami T, Hakazawa Y et al. Donor Selection for Living-Related Liver Transplantation. Transplant Proc 1997;29(8):3410-1. doi: 10.1016/s0041-1345(97)00959-7.
14. Song GW, Lee SG, Hwang S, Kim HK, Ahn CS, Moon DB et al. Biliary Stricture is the Only Concern in ABO-Incompatible Adult Living Donor Liver Transplantation in the Rituximab Era. J Hepatol 2014;61(3):575-82. doi: 10.1016/j.jhep.2014.04.039.

15. Kim JM, Kwon CH, Joh JW, Han SB, Sinn DH, Choi GS et al. Case-Matched Comparison of ABO-Incompatible and ABO-Compatible Living Donor Liver Transplantation. Br J Surg 2016;103(3):276-83. doi: 10.1002/bjs.10048.
16. Savas N, Coskun M, Bilezikci B, Uruc I, Karakayaki H, Yilmaz U, Haberal M. Value of an Individual Liver Biopsy in the Preoperative Evaluation of Apparently Healthy Potential Liver Donors. Liver Transpl 2008;14(4):541-6. doi: https://doi.org/10.1002/lt.21410.
17. Satkunasingham J, Nik HH, Fischer S, Menezes R, Selzner N, Cattral M et al. Can Negligible Hepatic Steatosis Determined by Magnetic Resonance Imaging-Proton Density Fat Fraction Obviate the Need for Liver Biopsy in Potential Liver Donors? Liver Transpl 2018;24(4):470-77. doi: 10.1002/lt.24965.
18. Valentín-Gamazo C, Malagó M, Karliova M, Lutz JT, Frilling A, Nadalin S et al. Experience After the Evaluation of 700 Potential Donors for Living Donor Liver Transplantation in a Single Center. Liver Transpl 2004;10(9):1087-96. doi: 10.1002/lt.20223.
19. Trotter JF, Wisniewski KA, Terrault NA, Everhart JE, Kinkhabwala M, Weinrieb RM et al. Outcomes of Donor Evaluation in Adult-to-Adult Living Donor Liver Transplantation. Hepatology 2007;46(5):1476-84. doi: 10.1002/hep.21845.
20. LaPointe Rudow D, Warburton KM. Selection and Postoperative Care of the Living Donor. Med Clin North Am 2016;100(3):599-611. doi: 10.1016/j.mcna.2016.01.009.
21. Dayangac M, Taner CB, Yaprak O, Demirbas T, Balci D, Duran C et al. Utilization of Elderly Donors in Living Donor Liver Transplantation: When More is Less? Liver Transpl 2011;17(5):548-55. doi: https://doi.org/10.1002/lt.22276.
22. Goldaracena N, Sapisochin G, Spetzler V, Echeverri J, Kaths M, Cattral MD et al. Live Donor Liver Transplantation With Older (≥50 Years) Versus Younger (<50 Years) Donors: Does Age Matter? Ann Surg 2016;263(5):979-85. doi: 10.1097/SLA.0000000000001337.
23. Lee SG. A Complete Treatment of Adult Living Donor Liver Transplantation: A Review of Surgical Technique and Current Challenges to Expand Indication of Patients. Am J Transplant 2015;15(1):17-38. doi: 10.1111/ajt.12907.
24. Simpson MA, Verbesey JE, Khettry U, Morin DS, Gordon FD, Burns DL et al. Successful Algorithm for Selective Liver Biopsy in the Right Hepatic Lobe Live Donor (RHLD). Am J Transplant 2008;8(4):832-8. doi: 10.1111/j.1600-6143.2007.02135.x.
25. Rinella ME, Alonso E, Rao S, Whitington P, Fryer J, Abecassis M et al. Body mass index as a predictor of hepatic steatosis in living liver donors. Liver Transpl 2001;7(5):409-14. doi: 10.1053/jlts.2001.23787.
26. Knaak M, Goldaracena N, Doyle A, Cattral MS, Greig PD, Lilly L et al. Donor BMI >30 Is Not a Contraindication for Live Liver Donation. Am J Transplant 2017;17(3):754-760. doi: 10.1111/ajt.14019.
27. Piper JB. Living related liver transplantation. Adv Exp Med Biol 1997;420:257-66. doi: https://doi.org/10.1007/978-1-4615-5945-0_17.
28. Broelsch CE, Whitington PF, Emond JC, Heffron TG, Thistlewaite JR, Stevens L et al. Liver Transplantation in Children from Living Related Donors. Surgical Techniques and Results. Ann Surg 1991;214(4):428-37; discussion 437-9. doi: 10.1097/00000658-199110000-00007.
29. Yamaoka Y, Ozawa K, Tanaka A, Mori K, Morimoto T, Shimahara Y et al. New Devices for Harvesting a Hepatic Graft from a Living Donor. Transplantation 1991;52(1):157-60. doi: 10.1097/00007890-199107000-00035.
30. Inomoto T, Nishizawa F, Sasaki H, Terajima H, Shirakata Y, Miyamoto S et al. Experiences of 120 Microsurgical Reconstructions of Hepatic Artery in Living Related Liver Transplantation. Surgery 1996;119(1):20-6. doi: 10.1016/s0039-6060(96)80208-x.
31. Marwan IK, Fawzy AT, Egawa H, Inomata Y, Uemoto S, Asonuma K et al. Innovative Techniques For and Results of Portal Vein Reconstruction in Living-Related Liver Transplantation. Surgery 1999;125:265-70.
32. Lo CM, Fan ST, Liu CL, Wei WI, Lo RJ, Lai CL et al. Adult-to-Adult Living Donor Liver Transplantation Using Extended Right Lobe Grafts. Ann Surg 1997;226(3):261-9; discussion 269-70. doi: 10.1097/00000658-199709000-00005.
33. Marcos A, Fisher RA, Ham JM, Shiffman ML, Sanyal AJ, Luketic VA et al. Right Lobe Living Donor Liver Transplantation. Transplantation 1999;68(6):798-803. doi: 10.1097/00007890-199909270-00012.
34. Wachs ME, Bak TE, Karrer FM, Everson GT, Shrestha RS, Trouillot TE et al. Adult Living Donor Liver Transplantation using a Right Hepatic Lobe. Transplantation 1998;66(10):1313-6. doi: 10.1097/00007890-199811270-00008.
35. Kwon CHD, Choi GS, Kim JM, Cho CW, Rhu J, Kim GA et al. Laparoscopic Donor Hepatectomy for Adult Living Donor Liver Transplantation Recipients. Liver Transpl 2018;24(11):1545-1553. doi: 10.1002/lt.25307.
36. Emond JC, Whitington PF, Broelsch CE. Overview of Reduced-Size Liver Transplantation. Clin Transplant 1991;5(2 part 2):168-73.
37. Sindhi R, Rosendale J, Mundy D, Taranto S, Baliga P, Reuben A et al. Impact of Segmental Grafts on Pediatric Liver Transplantation – A Review of the United Network for Organ Sharing Scientific Registry data (1990-1996). J Pediatr Surg 1999;34(1):107-10; discussion 110-1. doi: 10.1016/s0022-3468(99)90238-5.
38. Miwa S, Hashikura Y, Mita A, Kubota T, Chisuwa H, Nakazawa y et al. Living-Related Liver Transplantation for Patients with Fulminant and Subfulminant Hepatic Failure. Hepatology 1999;30(6):1521-6. doi: 10.1002/hep.510300621.
39. Roberts JP, Hulbert-Shearon TE, Merion RM, Wolfe RA, Port FK. Influence of Graft Type on Outcomes After Pediatric Liver Transplantation. Am J Transplant 2004;4(3):373-7. doi: 10.1111/j.1600-6143.2004.00359.
40. Oh SH, Kim KM, Kim DY, Lee YJ, Rhee KW, Jang JY et al. Long-Term Outcomes of Pediatric Living Donor Liver Transplantation at a Single Institution. Pediatr Transplant 2010;14(7):870-8. doi: 10.1111/j.1399-3046.2010.01357.
41. Ueda M, Oike F, Ogura Y, Uryuhara K, Fujimoto Y, Jasahra M et al. Long-Term Outcomes of 600 Living Donor Liver Transplants for Pediatric Patients at a Single Center. Liver Transpl 2006;12(9):1326-36. doi: 10.1002/lt.20826.

42. Drews D, Sturm E, Latta A, Malago M, Rogiers Z, Hellwege HH et al. Complications Following Living-Related and Cadaveric Liver Transplantation in 100 Children. Transplant Proc 1997;29(1-2):421-3. doi: https://doi.org/10.1016/S0041-1345(96)00161-3.
43. Egawa H, Uemoto S, Inomata Y, Shapiro AM, Asonuma K, Kiuchi R et al. Biliary Complications in Pediatric Living Related Liver Transplantation. Surgery 1998;124(5):901-10.
44. Reding R, de Goyet Jde V, Delbeke I, Sokal E, Jamart J, Janssen M, Otte JB. Pediatric Liver Transplantation with Cadaveric or Living Related Donors: Comparative Results in 90 Elective Recipients of Primary Grafts. J Pediatr 1999;134(3):280-6. doi: 10.1016/s0022-3476(99)70450-6.
45. Miller CM, Gondolesi GE, Florman S, Matsumoto C, Muñoz L, Yoshizumi T et al. One Hundred Nine Living Donor Liver Transplants in Adults and Children: A Single-Center Experience. Ann Surg 2001;234(3):301-12. doi: 10.1097/00000658-200109000-00004.
46. Lo CM, Fan ST, Liu CL, Yong BH, Wong Y, Lau GK et al. Lessons Learned from One Hundred Right Lobe Living Donor Liver Transplants. Ann Surg 2004;240(1):151-8. doi: 10.1097/01.sla.0000129340.05238.a0.
47. Malagó M, Testa G, Frilling A, Nadalin S, Valentin-Gamazo C, Paul A et al. Right Living Donor Liver Transplantation: An Option for Adult Patients: Single Institution Experience with 74 Patients. Ann Surg 2003;238(6):853-63. doi: 10.1097/01.sla.0000098619.71694.74.
48. Boillot O, Belghiti J, Azoulay D, Gugenheim K, Soubrane O, Cherque D. Initial French Experience in Adult-to-Adult Living Donor Liver Transplantation. Transplant Proc 2003; 5(3):962-3. doi: 10.1016/s0041-1345(03)00185-4.
49. Bak T, Wachs M, Trotter J, Everson G. Trouillot T, Kugelmas M et al. Adult-to-Adult Living Donor Liver Transplantation Using Right-Lobe Grafts: Results and Lessons Learned from a Single-Center Experience. Liver Transpl 2001;7(8):680-6. doi: 10.1053/jlts.2001.26509.
50. Kaido T, Egawa H, Tsuji H, Ashihara E, Maekawa T, Uemot S et al. In-hospital Mortality in Adult Recipients of Living Donor Liver Transplantation: Experience of 576 Consecutive Cases at a Single Center. Liver Transpl 2009;15(11):1420-5. doi: 10.1002/lt.21873.
51. Olthoff KM, Merion RM, Ghobrial RM, Abecassis MM, fair JH, Fichser RA et al. Outcomes of 385 Adult-to-Adult Living Donor Liver Transplant Recipients: A Report from the A2ALL Consortium. Ann Surg 2005;242(3):314-25. doi: 10.1097/01.sla.0000179646.37145.ef.
52. Olthoff KM, Abecassis MM, Emond JC, Kam I, Merion RM, Gillespe BW et al. Outcomes of Adult Living Donor Liver Transplantation: Comparison of the Adult-to-Adult Living Donor Liver Transplantation Cohort Study and the National Experience. Liver Transpl 2011;17(7):789-97. doi: 10.1002/lt.22288.
53. Kilic M, Aydin U, Noyan A, Arikan C, Aydogdu S, Akildiz M, et al. Live Donor Liver Transplantation for Acute Liver Failure. Transplantation 2007;84(4):475-9. doi: 10.1097/01.tp.0000276987.55382.e2.
54. Shah SA, Levy GA, Greig PD, Smith R, McGilvray ID, Lilly LB et al. Reduced Mortality with Right-Lobe Living Donor Compared to Deceased-Donor Liver Transplantation when Analyzed from the Time of Listing. Am J Transplant 2007;7(4):998-1002. doi: 10.1111/j.1600-6143.2006.01692.x.
55. Freise CE, Gillespie BW, Koffron AJ, Lok ASF, Pruett TL, Emond JC et al. Recipient Morbidity After Living and Deceased Donor Liver Transplantation: Findings from the A2ALL Retrospective Cohort Study. Am J Transplant 2008;8(12):2569-79. doi: 10.1111/j.1600-6143.2008.02440.x.
56. Wan P, Yu X, Xia Q. Operative Outcomes of Adult Living Donor Liver Transplantation and Deceased Donor Liver Transplantation: A Systematic Review and Meta-Analysis. Liver Transpl 2014;20(4):425-36. doi: 10.1002/lt.23836.
57. Olthoff KM, Smith AR, Abecassis M, Baker T, Emond JC, Berg CL et al. Defining Long-Term Outcomes with Living Donor Liver Transplantation in North America. Ann Surg 2015;262(3):465-75; discussion 473-5. doi: 10.1097/SLA.0000000000001383.
58. Kiuchi T, Kasahara M, Uryuhara K, Inomata Y, Uemoto S, Asonuma K et al. Impact of Graft Size Mismatching on Graft Prognosis in Liver Transplantation from Living Donors. Transplantation 1999;67(2):321-7. doi: 10.1097/00007890-199901270-00024.
59. Pomposelli JJ, Goodrich NP, Emond JC, Humar A, Baker TB, Grant DR et al. Patterns of Early Allograft Dysfunction in Adult Live Donor Liver Transplantation: The A2ALL Experience. Transplantation 2016;100(7):1490-9. doi: 10.1097/TP.0000000000001240.
60. Yao S, Kaido T, Uozumi R, Yagi S, Miyachi Y, Fukumitsu K et al. Is Portal Venous Pressure Modulation Still Indicated for All Recipients in Living Donor Liver Transplantation? Liver Transpl 2018;24(11):1578-1588. doi: 10.1002/lt.25180.
61. Manas D, Burnapp L, Andrews PA. Summary of the British Transplantation Society UK Guidelines for Living Donor Liver Transplantation. Transplantation 2016;100(6):1184-90. doi: 10.1097/TP.0000000000001128.
62. Alim A, Erdogan Y, Yuzer Y, Tokat Y, Oezcelik A. Graft-to-Recipient Weight Ratio Threshold Adjusted to the Model for End-Stage Liver Disease Score for Living Donor Liver Transplantation. Liver Transpl 2016;22(12):1643-1648. doi: 10.1002/lt.24523.
63. Ogura Y, Hori T, El Moghazy WM, Yoshizawa A, Oike F, Mori A et al. Portal Pressure <15 mmHg is a Key for Successful Adult Living Donor Liver Transplantation Utilizing Smaller Grafts than Before. Liver Transpl 2010;16(6):718-28. doi: https://doi.org/10.1002/lt.22059.
64. Moon JI, Kwon CH, Joh JW, Jung GO, Choi GS, Park JB et al. Safety of Small-for-Size Grafts in Adult-to-Adult Living Donor Liver Transplantation Using the Right Lobe. Liver Transpl 2010;16(7):864-9. doi: 10.1002/lt.22094.
65. Ikegami T, Bekki Y, Imai D, Yoshizumi T, Ninomiya M, Hayashi H et al. Clinical Outcomes of Living Donor Liver Transplantation for Patients 65 Years Old or Older with Preserved Performance Status. Liver Transpl 2014;20(4):408-15. doi: 10.1002/lt.23825.
66. Middleton PF, Duffield M, Lynch SV, Padbury RTA, House T, Stanton P et al. Living Donor Liver Transplantation--Adult Donor

Outcomes: A Systematic Review. Liver Transpl 2006;12(1):24-30. doi: 10.1002/lt.20663.

67. Ghobrial RM, Freise CE, Trotter JF, Tong L, Ojo AO, Fair JH et al. Donor Morbidity After Living Donation for Liver Transplantation. Gastroenterology 2008;135(2):468-76. doi: 10.1053/j.gastro.2008.04.018.
68. Muzaale AD, Dagher NN, Montgomery RA, Taranto SE, McBride MA, Segev DL. Estimates of Early Death, Acute Liver Failure, and Long-Term Mortality Among Live Liver Donors. Gastroenterology 2012;142(2):273-80. doi: 10.1053/j.gastro.2011.11.015.
69. Hwang S, Lee SG, Lee YJ, Sung KB, Park KM, Kim KH et al. Lessons Learned from 1,000 Living Donor Liver Transplantations in a Single Center: How to Make Living Donations Safe. Liver Transpl 2006;12(6):920-7. doi: 10.1002/lt.20734.
70. Taner CB, Dayangac M, Akin B, Balci B, Uraz S, Duran C et al. Donor Safety and Remnant Liver Volume in Living Donor Liver Transplantation. Liver Transpl 2008;14(8):1174-9. doi: 10.1002/lt.21562.
71. Beavers KL, Sandler RS, Fair JH, Johnson MW, Shrestha R. The Living Donor Experience: Donor Health Assessment and Outcomes After Living Donor Liver Transplantation. Liver Transpl 2001;7(11):943-7. doi: 10.1053/jlts.2001.28443.
72. Trotter JF, Talamantes M, McClure M, Wachs M, Bak T, Trouillot T et al. Right Hepatic Lobe Donation for Living Donor Liver Transplantation: Impact on Donor Quality of Life. Liver Transpl 2001;7(6):485-93. doi: 10.1053/jlts.2001.24646.
73. Pascher A, Sauer IM, Walter M, Lopez-Haeninnen E, Theruvath T, Spinelli A et al. Donor Evaluation, Donor Risks, Donor Outcome, and Donor Quality of Life in Adult-to-Adult Living Donor Liver Transplantation. Liver Transpl 2002;8(9):829-37. doi: 10.1053/jlts.2002.34896.
74. Kim SH, Kim YK, Lee SD, Park SJ. Selection and Outcomes of Living Donors with a Remnant Volume Less than 30% After Right Hepatectomy. Liver Transpl 2013;19(8):872-8. doi: 10.1002/lt.23677.
75. DiMartini A, Dew MA, Liu Q, Simpson MA, Ladner DP, Smith AR et al. Social and Financial Outcomes of Living Liver Donation: A Prospective Investigation Within the Adult-to-Adult Living Donor Liver Transplantation Cohort Study 2 (A2ALL-2). Am J Transplant 2017;17(4):1081-1096. doi: 10.1111/ajt.14055.
76. Simpson MA, Kendrick J, Verbesey JE, Morin DS, Dew MA, Trabucco A et al. Ambivalence in Living Liver Donors. Liver Transpl 2011;17(10):1226-33. doi: 10.1002/lt.22342.
77. Kawasaki S, Makuuchi M, Ishizone S, Matsunami H, Terada M, Kawarazaki H. Liver regeneration in recipients and donors after transplantation. Lancet 1992;339(8793):580-1. doi: 10.1016/0140-6736(92)90867-3.
78. Nakagami M, Morimoto T, Itoh K, Arima Y, Yamamoto Y, Ikai I, Yamaoka Y. Patterns of Restoration of Remnant Liver Volume After Graft Harvesting in Donors for Living Related Liver Transplantation. Transplant Proc 1998;30(1):195-9. doi: 10.1016/s0041-1345(97)01229-3.
79. Haga J, Shimazu M, Wakabayashi G, Tanabe M, Kawachi S, Fuchimoto Y et al. Liver regeneration in donors and adult recipients after living donor liver transplantation. Liver Transpl 2008;14(12):1718-24. doi: 10.1002/lt.21622.
80. Trotter JF, Gillespie BW, Terrault NA, Abecassis MM, Merion RM, Brown RS et al. Laboratory Test Results After Living Liver Donation in the Adult-to-Adult Living Donor Liver Transplantation Cohort Study. Liver Transpl 2011;17(4):409-17. doi: 10.1002/lt.22246.
81. Markus BH, Duquesnoy RJ, Gordon RD, Fung JJ, Vanek M, Klintmalm G et al. Histocompatibility and Liver Transplant Outcome. Does HLA Exert a Dualistic Effect? Transplantation 1988; 46(3):372-7.
82. Alonso EM, Piper JB, Echols G, Thislethwaite JR, Whitington PF. Allograft Rejection in Pediatric Recipients of Living Related Liver Transplants. Hepatology 1996;23(1):40-3. doi: 10.1002/hep.510230106.
83. Jakab SS, Navarro VJ, Colombe BW, Daskalakis C, Herrine SK, Rossi S. Human Leukocyte Antigen and Adult Living-Donor Liver Transplantation Outcomes: An Analysis of the Organ Procurement and Transplantation Network Database. Liver Transpl 2007;13(10):1405-13. doi: 10.1002/lt.21264.
84. Whitington PF, Rubin CM, Alonso EM, McKeithlan TW, Anastasi J, Hart J, Thistlewaite JR. Complete Lymphoid Chimerism and Chronic Graft-Versus-Host Disease in an Infant Recipient of a Hepatic Allograft from an HLA-Homozygous Parental Living Donor. Transplantation 1996;62(10):1516-9. doi: 10.1097/00007890-199611270-00025.
85. Trotter JF, Mackenzie S, Wachs M, Bak T, Steiberg T, Polsky P et al. Comprehensive Cost Comparison of Adult-Adult Right Hepatic Lobe Living-Donor Liver Transplantation with Cadaveric Transplantation. Transplantation 2003;75(4):473-6. doi: 10.1097/01.TP.0000047310.04069.ED.

2.3

Indicação de Transplante na Insuficiência Hepática Aguda Grave

Estela Regina Ramos Figueira | Joel Avancini Rocha Filho | Flávio Henrique Ferreira Galvão

2.3.1 INTRODUÇÃO

A insuficiência hepática aguda grave (IHAG) é uma síndrome rara caracterizada pela injúria aguda generalizada do fígado, levando à deterioração abrupta das suas funções, que acomete indivíduos sem história de doença hepática prévia. Aproximadamente 1 a 6 casos por milhão de habitantes são diagnosticados anualmente.[1] A doença está associada com o surgimento de transaminases elevadas, icterícia, encefalopatia hepática, coagulapatia, edema cerebral, disfunção renal e insuficiência de múltiplos órgãos, culminando com altas taxas de mortalidade, em torno de 30%.[2] No entanto, o curso clínico da doença pode ser bastante variável de acordo com sua etiologia, desde uma recuperação espontânea até a necessidade do transplante de fígado nos casos mais graves.[3] Há uma gama de etiologias que levam à IHAG, desde hepatites medicamentosas, virais, hepatite autoimune e outras menos frequentes; cerca de 14% a 48% dos casos não têm diagnóstico identificável.[4]

Em 1979, Trey e Davidson[5] definiram como IHAG os casos nos quais o surgimento de icterícia precede o surgimento da encefalopatia hepática em até 8 semanas. Anos depois, em 1993, O' Grady et al.[6] classificou a hepatite fulminante em 3 tipos de acordo com o prognóstico: hiperaguda, quando a encefalopatia tem início dentro do período de 7 dias após aparecimento da icterícia; aguda, quando a encefalopatia tem início após 8 dias a 4 semanas do aparecimento da icterícia; e subaguda, quando a encefalopatia tem início no período entre 4 a 12 semanas após o aparecimento da icterícia (Tabela 2.3.1).

Tabela 2.3.1 Classificação e prognóstico da IHAG segundo O'Grady et al. (1993)[3].

	Hiperaguda	Aguda	Subaguda
Intervalo icterícia-encefalopatia	0-7 dias	1-4 semanas	4-12 semanas
Prognóstico sem transplante de fígado	Moderado	Ruim	Péssimo

Fonte: Desenvolvida pela autoria.

2.3.2 QUADRO CLÍNICO

Os pacientes com IHAG apresentam aumento progressivo da icterícia, acompanhado de elevação dos níveis das aminotransferases (TGO/AST e TGP/ALT), seguida pelo aparecimento dos primeiros sinais de encefalopatia. Em alguns casos, o paciente pode estar ictérico por dias ou semanas, e só então desenvolver encefalopatia. Durante a evolução do quadro, o paciente fica sujeito a inúmeras complicações, incluindo o desenvolvimento de edema cerebral, sepse, insuficiência renal, disfunção circulatória, coagulopatia com prolongamento do tempo de protrombina (INR) e diminuição do fibrinogênio e do fator V, sangramento gastrintestinal e distúrbios metabólicos como acidose metabólica, hipofosfatemia e hipoglicemia. A elevação do lactato, a hipoglicemia, a hipotensão e a pancitopenia podem ser indicadores de grande deterioração hepática; nesses caso, a avaliação por um especialista para um possível transplante de fígado é bastante urgente.

Nesses pacientes com algum grau de encefalopatia, os níveis séricos de amônia geralmente estão elevados. Em alguns casos, a encefalopatia pode evoluir rapidamente de grau 2 para graus 3-4, com necessidade de intubação orotraqueal imediata e ventilação mecânica.

É importante salientar que nos casos de etiologia por acetaminofeno (paracetamol), mais incomuns no nosso meio, o surgimento da encefalopatia ocorre já no início do quadro clínico, mesmo antes do aparecimento da icterícia, associado à coagulopatia e acidose lática. Nesses casos, o diagnóstico é fundamentado na presença da encefalopatia e nas alterações laboratoriais como elevação acentuada das transaminases hepáticas, prolongamento do tempo de protrombina (coagulopatia), e acidose metabólica. O efeito do acetaminofeno pode ser antagonizado pela administração de N-acetilcisteína nas primeiras 12-24 horas após a intoxicação aguda.[7,8] A N-acetilciteína pode ser administrada por via endovenosa, sendo a dose de ataque administrada em 1 hora, seguida da primeira dose de manutenção por 4 horas e por uma segunda dose de manutenção por mais 16 horas, de acordo com a Tabela 2.3.2.[9]

Tabela .3.2 Dosagem de N-acetilcisteína endovenosa para adultos.

	Dosagem	Diluição em soro glicosado 5%	Tempo de infusão
Ataque	150 mg/kg	200 mL	1 hora
Manutenção 1	50 mg/kg	500 mL	4 horas
Manutenção 2	100 mg/kg	1.000 mL	16 horas

Fonte: Desenvolvida pela autoria.

2.3.3 INCIDÊNCIA

A incidência da IHAG é subestimada. Nos Estados Unidos, estima-se uma incidência de 2 mil a 3 mil casos por ano.[2] De acordo com dados da Central de Transplantes do Estado de São Paulo, nos últimos 5 anos, 48 pacientes/ano foram priorizados para transplante de fígado por IHAG. Em geral, a doença acomete pacientes jovens, em torno de 30 anos, com maior incidência no sexo feminino.[10] Em nosso serviço, cerca de 80% dos casos de IHAG priorizados para transplante de fígado foram do sexo feminino.

2.3.4 ETIOLOGIA

A etiologia é um dos principais indicadores do prognóstico, sendo que a IHAG de causa indeterminada apresenta um dos piores prognóstico sem transplante de fígado. O prognóstico também piora quando a encefalopatia é complicada por edema cerebral ou quando ocorre insuficiência renal.[11]

No Brasil, a etiologia não é definida em torno de 30% dos casos, e algumas casuísticas apresentam até 48% de casos indeterminados.[4] Em 100 pacientes com indicação de transplante, internados no Serviço de Transplante de Fígado e Órgãos do Aparelho Digestivo do Hospital das Clínicas da FMUSP, a etiologia foi de origem medicamentosa em 32% dos casos, vírus B em 13%, vírus A em 3%, vírus C em 1%, outras etiologias em 5% e indeterminada em 31%.[12] As principais drogas envolvidas nas hepatites medicamentosas foram metildopa, antitireoideanos, medicamentos antituberculose e flutamida. Destaca-se também a toxicidade por anti-inflamatórios não hormonais, macrolídeos, 3,4-metilenodioximetanfetamina (ecstasy), cocaína e ervas medicinais. A intoxicação pelo acetaminofeno é incomum no nosso meio, sendo bastante frequente nos Estados Unidos e na Europa, principalmente na Inglaterra. A hepatite autoimune, a doença de Wilson, a síndrome de Budd-Chiari e síndromes relacionadas à gravidez (HELLP e fígado gorduroso) são outras causas mais raras que devem ser lembradas.[4,13]

2.3.5 TRATAMENTO

Em função da complexidade e raridade da doença, recomenda-se que os pacientes com suspeita de IHAG sejam encaminhados para tratamento em um centro especializado, preferencialmente naqueles que tenham um centro de transplante de fígado em atividade. Os pacientes não considerados inicialmente para transplante por conta de uma gravidade menor podem rapidamente mudar de *status*, passando a ser incluídos em lista para transplante de fígado de urgência com base nos indicadores prognósticos e no aparecimento de complicações clínicas.

O tratamento visa prevenir a deterioração rápida das condições clínicas do paciente e o desenvolvimento da falência de múltiplos órgãos associada a sepse em muitos casos. A admissão na Unidade de Terapia Intensiva (UTI) deve ser indicada na progressão da encefalopatia para graus 3-4, na suspeita de quadro séptico, e na instalação de insuficiência respiratória.

2.3.5.1 Encefalopatia

O diagnóstico da encefalopatia varia de grau 1 a 4 (Tabela 3)[14] e é fundamental para o diagnóstico da IHAG. O edema cerebral pode complicar os casos mais avançados, com encefalopatia grau 4 . Nesses casos, há elevação da pressão intracraniana (PIC), podendo evoluir com herniação do tronco cerebral, que é uma importante causa de óbito nesses pacientes. O edema cerebral também pode ocasionar lesão cerebral de natureza isquêmica. Os sinais clássicos de elevação da pressão intracraniana (PIC) são hipertensão arterial sistêmica, bradicardia e irregularidade da respiração (tríade de Cushing). As manifestações neurológicas incluem aumento do tônus muscular, hiperreflexia e alteração da resposta pupilar. A hiponatremia, a hiperglicemia e a sepse parecem aumentar os efeitos cerebrais da hiperamonemia, desencadeando maior aumento da PIC.[11,15]

Pacientes que desenvolvem encefalopatia grau 3 são geralmente submetidos à ventilação mecânica e sedação que é utilizada para reduzir os estímulos que podem agravar o edema cerebral. A monitoração da PIC pode ser indicada para pacientes com encefalopatia grau 4 ou com encefalopatia grau 3 rapidamente progressiva. Entretanto, o risco/benefício da monitorização invasiva deve ser avaliado individualmente para cada paciente. As principais complicações da monitoração da PIC são relacionadas às infecções e sangramentos. A maior taxa de complicações está associada à monitorização com cateter intraparenquimatoso (22%) e a menor, com cateter epidural (4%).[16]

O objetivo do tratamento da hipertensão intracraniana (HIC) é manter a PIC abaixo de 25 mmHg e a pressão de perfusão cerebral (PPC) acima de 50 mmHg. A infusão de fluidos deve ser monitorizada, evitando a hiper-hidratação. A cabeça do paciente deve ser elevada a 45°, mas, em alguns casos, pode ocorrer redução na pressão de perfusão cerebral. Quando a PIC está acima de 25 mmHg, algumas estratégias terapêuticas podem ser utilizadas. A hiperventilação para manter a PCO_2 abaixo de 25 mmHg é usada apenas para reverter episódios pontuais de HIC. Recomenda-se a administração de manitol 20% na dose de 0,5 a 1 g/kg, durante 20 minutos, e tiopental na dose de ataque (4 a 8 mg/kg em 15 minutos), seguida da dose de manutenção (1 a 3 mg/kg/min). A solução salina hipertônica (NaCl 7,5%, 4 mL/kg) só deve ser administrada em pacientes que não apresentam hiponatremia, pelo risco de mielinólise pontina. A noradrenalina e a vasopressina são os principais vasopressores utilizados. A indução da hipotermia de 34°C também tem sido utilizada com o intuito de diminuir o edema e aumentar a PPC.[17,18]

Tabela 2.3.3 **Classificação dos graus de encefalopatia hepática de acordo com os critérios de West Haven.**[14]

Grau 1	▪ Prejuízo da consciência trivial ▪ Ansiedade, euforia ▪ Diminuição da atenção ▪ Prejuízo da adição ou subtração
Grau 2	▪ Apatia e letargia ▪ Leve desorientação no tempo e no espaço ▪ Comportamento inapropriado ▪ Mudança súbita de personalidade
Grau 3	▪ Presença de sonolência a semiestupor, mas respondendo a estímulo ▪ Confusão ▪ Desorientação grosseira
Grau 4	▪ Coma

Fonte: Desenvolvida pela autoria.

2.3.5.1 Insuficiência renal e distúrbios metabólicos

A insuficiência renal aguda (IRA) complicando a evolução da IHAG é encontrada em aproximadamente 30% a 50% dos pacientes. A disfunção renal pode ser funcional, relacionada à síndrome hepatorrenal (SHR), ou apresentar natureza isquêmica, com o desenvolvimento da necrose tubular aguda. A diminuição do sódio urinário e da fração de excreção de sódio é típico da SHR. A concentração da ureia sanguínea não é ideal para avaliação da função renal desses pacientes, uma vez que a produção hepática da ureia está geralmente comprometida.[11,19]

O tratamento da IRA deve ser focado na prevenção já que, uma vez estabelecida, a insuficiência renal é quase sempre irreversível sem o transplante de fígado e associada a pior prognóstico. Como prevenção, deve-se manter a perfusão renal adequada, mantendo a pressão arterial dentro de parâmetros normais, identificar e o tratar precocemente as infecções e, por fim, evitar a administração de agentes nefrotóxicos. A administração de vasopressores pode ser necessária para o aumento da pressão de perfusão glomerular renal, com consequente aumento da diurese. A associação de albumina humana 20% na dose de 1g/kg, seguida pela dose de manutenção de 20 a 40 g/dia, pode auxiliar no tratamento da SHR. A hemofiltração com finalidade de retirar o excesso de líquidos pode ser benéfica mesmo antes do emprego de hemodiálise. Nos casos com indicação de hemodiálise, é preconizada a hemodiálise contínua venovenosa.[11,15]

Os principais distúrbios metabólicos, independentemente da função renal, são a alcalose, a hipopotassemia, a hiponatremia, a hipofosfatemia e a hipoglicemia. A concentração plasmática de glicose deve ser rigidamente monitorada, administrando-se solução de glicose hipertônica tanto quanto necessário para mantê-la acima de 65 mg/dL.[11]

2.3.5.2 Infecção e sepse

Pacientes com IHAG apresentam grande risco para o desenvolvimento de infecções bacterianas e fúngicas, maior do que a população em geral. O risco de infecção aumenta proporcionalmente ao aumento da gravidade da doença. Os principais sítios de infecção são o trato respiratório, vias urinárias e o sangue. A infecção de cateter e a sepse por fungos também são relativamente comuns. Infecções bacterianas podem ocorrer em 30% a 80% dos casos, e a infecção fúngica está associada a alta mortalidade.[15,20]

Os sinais clássicos de infecção, como febre e secreção pulmonar, podem estar ausentes. A suspeita de acometimento infeccioso baseia-se na piora da encefalopatia, da função renal ou em alterações laboratoriais como leucocitose, elevação dos níveis de lactato e da proteína C reativa, por exemplo. Desta forma, todos os esforços para o diagnóstico e tratamento precoce das infecções são necessários, incluindo-se coletas de hemoculturas e de culturas de urina, e da realização de radiografias de tórax e até de paracentese diagnóstica quando indicada. Além disso, o tratamento preemptivo com antibiótico e antifúngico, inicialmente, clindamicina, cefotaxima e fluconazol, está indicado nos casos de IHAG, principalmente quando o transplante de fígado estiver indicado.[20]

2.3.5.3 Coagulopatia

A coagulopatia está entre os principais sintomas da IHAG. Em geral, há diminuição dos fatores II, V, VII, IX e X, que são sintetizados no fígado, acompanhados de fibrinólise e plaquetopenia. A diminuição no número de plaquetas, inicialmente normal, está relacionada com a progressão da gravidade do quadro. A administração de derivados de sangue, como o plasma fresco, só deve ser indicada para o tratamento de episódios de hemorragia ou antes da realização de procedimentos invasivos como a monitoração da pressão intracraniana.[11] O local mais frequente de sangramento é o trato digestivo alto. Assim, está indicado tratamento profilático com inibidores de bomba de prótons.

2.3.5.4 Nutrição

A nutrição adequada é vital no tratamento da IHAG, pois a doença leva ao hipercatabolismo com diminuição do metabolismo de proteínas. A intervenção nutricional deve abordar o controle das deficiências metabólicas de acordo com a gravidade de cada paciente. Nos casos de encefalopatia grau 1 ou 2, a alimentação oral pode ser suficiente, associando-se a administração de suplementos orais quando necessário.

Nos casos que apresentam encefalopatia avançada, a nutrição por sonda enteral deve ser considerada, sendo recomendado 0,8-1,2 grama de proteína/dia. A administração de proteínas na dose ao redor de 1 g/dia parece não estar relacionada a aumentos da hiperamonemia. Quando a nutrição enteral adequada não for possível, como em pacientes com doses altas de vasopressores, deve-se considerar a suplementação parenteral na dose 25-40 kcal/kg/dia e com a mesma quantidade de proteínas preconizadas para dieta enteral (0,8-1,2 g/dia).[21]

2.3.5.5 Dispositivos artificiais de assistência

O sistema de fígado artificial MARS® (*Molecular Adsorbent Recycling System*) é um sistema reciclável de adsorção molecular que utiliza os mesmos princípios de uma diálise convencional associada à capacidade para remoção de moléculas tóxicas ligadas à albumina. Esse sistema tem sido utilizado como ponte para o transplante em casos de IHAG, mas sem impacto no aumento da sobrevida. A terapia promove maior estabilidade hemodinâmica, melhor controle da HIC, diminuição da icterícia e da encefalopatia.[22] Entretanto, é uma terapia de alto custo e os resultados ainda são inconclusivos, não sendo utilizada habitualmente em nosso meio.

Outros sistemas como o SPAD® (*Single Pass Albumin Dialysis*) e o Prometheus® apresentam os mesmos efeitos do MARS. Atualmente, sistemas que utilizam hepatócitos do porco estão sendo investigados.

2.3.6 TRANSPLANTE DE FÍGADO

2.3.6.1 Critérios para indicação

A indicação do transplante de fígado na IHAG utiliza critérios que identificam o grupo de pacientes com pior chance de recuperação espontânea (sem o transplante). Nos Estados Unidos e na Europa, respectivamente, 5% (http://www.optn.org) e 9% (http://www.eltr.org) das indicações de transplante são por hepatite fulminante. No estado de São Paulo, 8% dos casos de transplante de fígado são por IHAG.

O primeiro modelo que utilizou marcadores prognósticos data do final dos anos 1980 na Inglaterra.[6] Mais recentemente, o MELD (*Model for End Stage Liver Disease*) tem sido aplicado nos Estados Unidos também para alocação de órgãos na hepatite fulminante.[23] No Brasil, dois critérios são utilizados para indicar o transplante hepático em casos de IHAG: critério de O'Grady[6] (Tabela 2.3.4) e critério de Clichy[24] (Tabela 2.3.5).

Tabela 2.3.4 Critérios para indicação de transplante na hepatite fulminante segundo O'Grady.

Paracetamol	Não-paracetamol
pH < 7,3	INR > 6,5
ou	ou 3 dos seguintes fatores:
INR > 6,5	1) Idade < 10 anos ou > 40 anos
Creatinina > 3,4 mg/dL	2) Etiologia: hepatite não-A e não-B, drogas
Encefalopatia grau 3 ou 4	3) Icterícia > 7 dias antes da encefalopatia
	4) INR > 3,5
	5) Bilirrubina total > 17,5 mg/dL

Fonte: Desenvolvida pela autoria.

Tabela 2.3.5 Critérios para indicação de transplante na hepatite fulminante segundo Clichy.

Encefalopatia grau 3 ou 4 associada a
Fator V < 20% em doentes com idade < 30 anos
ou
Fator V < 30% em doentes com idade > 30 anos

Fonte: Desenvolvida pela autoria.

2.3.6.2 Resultados

Na Europa, a sobrevida é de 70% em um ano e 63% em 5 anos (dados do Registro Europeu – http://www.eltr.org). Vários fatores influenciam a sobrevida pós-transplante desses pacientes, mas o principal é a condição clínica no momento da indicação do transplante. Pacientes com encefalopatia grau 4 apresentam as piores taxas de sobrevida após o transplante de fígado, em torno de 54%. Essa pior sobrevida se deve tanto ao aumento da pressão intracraniana quanto à deterioração da função de outros órgãos, principalmente a instalação de insuficiência renal com necessidade de diálise pré-transplante.[4,10]

2.3.7 CONSIDERAÇÕES FINAIS

A mortalidade da IHAG ainda é extremamente alta apesar do avanço das unidades terapia intensiva. Assim, todo paciente previamente hígido que apresente quadro de icterícia e qualquer grau de encefalopatia deve ser imediatamente encaminhado para um centro especializado de transplante. O encaminhamento precoce desses doentes tem grande impacto na sobrevida antes e, principalmente, depois do transplante.

No centro especializado, o paciente deverá receber todo o suporte de tratamento clínico e a indicação de transplante é imediata, assim que o paciente esteja de acordo com os critérios bem definidos citados anteriormente. Algumas vezes, o paciente não apresenta critérios para priorização imediata para transplante de urgência, mas, de acordo com o julgamento da equipe médica, ele poderá ser inscrito para transplante, sendo classificado pelo critério MELD.

Novas perspectivas prometem melhorar a abordagem dos pacientes com esta doença dramática. Dispositivos artificiais ou biológicos de assistência hepática, transplante de fígado auxiliar, transplante intervivos, bem como novos critérios para priorização para transplante (provavelmente que permitam priorizar esses pacientes em fase mais inicial da evolução clínica da doença) estão em ampla discussão em nosso meio.

Referências

1. El Moghazy WM, Ogura Y, Mutsuko M, Harada K, Koizumi A, Uemoto S. Pediatric living-Donor Liver Transplantation for acute Liver Failure: Analysis of 57 Cases. Transpl Int. 2010;23(8):823-30. doi: 10.1111/j.1432-2277.2010.01059.x.
2. Dong V, Nanchal R, Karvellas CJ. Pathophysiology of Acute Liver Failure. Nutr Clin Pract. 2020;35(1):24-9. doi: 10.1002/ncp.10459.
3. O'Grady JG, Schalm SW, Williams R. Acute Liver Failure: Redefining the Syndromes. Lancet. 1993;342(8866):273-5. doi: 10.1016/0140-6736(93)91818-7.
4. Ichai P, Samuel D. Etiology and Prognosis of Fulminant Hepatitis in Adults. Liver Transpl. 2008;14 Suppl 2:S67-79. doi: 10.1002/lt.21612.
5. Trey C, Davidson CS. The Management of Fulminant Hepatic Failure. Prog Liver Dis. 1970;3:282-98.
6. O'Grady JG, Alexander GJ, Hayllar KM, Williams R. Early Indicators of Prognosis in Fulminant Hepatic Failure. Gastroenterology. 1989;97(2):439-45. doi: 10.1016/0016-5085(89)90081-4.
7. Rumack BH, Matthew H. Acetaminophen Poisoning and Toxicity. Pediatrics. 1975;55(6):871-6.
8. Yoon E, Babar A, Choudhary M, Kutner M, Pyrsopoulos N. Acetaminophen-Induced Hepatotoxicity: A Comprehensive Update. J Clin Transl Hepatol. 2016;4(2):131-42. doi: 10.14218/JCTH.2015.00052.
9. Heard KJ. Acetylcysteine for Acetaminophen Poisoning. N Engl J Med. 2008;359(3):285-92. doi: 10.1056/NEJMct0708278.
10. O'Grady JG. Postoperative Issues and Outcome for acute Liver Failure. Liver Transpl 2008;14 Suppl 2:S97-101. doi: 10.1002/lt.21640.
11. O'Grady JG. Acute Liver Failure. Postgrad Med J. 2005;81(953):148-54. doi: 10.1136/pgmj.2004.026005.
12. Figueira ERR, Rocha Filho JA, Lanchotte C, Nacif LS, Assalin AR, Shinkado YR et al. Creatinine-Lactate Score Predicts Mortality in Acute Liver Failure. BMC Gastroenterol. 2021 ;21(1):252. doi: 10.1186/s12876-021-01830-5.
13. Santos G, Figueira ERR, D'Albuquerque LAC, Lisboa PB, de Almeida MD, Filgueira NA et al. Evaluation of Drug-Induced Liver Injury as Etiology for Acute Liver Failure in Brazil. Ann Hepatol. 2021;23:100310. doi: 10.1016/j.aohep.2021.100310.
14. Conn HO, Leevy CM, Vlahcevic ZR, Rodgers JB, Maddrey WC, Seeff L et al. Comparison of Lactulose and Neomycin in the Treatment of Chronic Portal-Systemic Encephalopathy. A Double Blind Controlled Trial. Gastroenterology. 1977;72(4 Pt 1):573-83.
15. Stravitz RT, Kramer AH, Davern T, Shaikh AO, Caldwell SH, Mehta RL et al. Intensive Care of Patients with Acute Liver Failure: Recommendations of the U.S. Acute Liver Failure Study Group. Crit Care Med. 2007;35(11):2498-508. doi: 10.1097/01.CCM.0000287592.94554.5F.
16. Blei AT, Olafsson S, Webster S, Levy R. Complications of Intracranial Pressure Monitoring in Fulminant Hepatic Failure. Lancet. 1993;341(8838):157-8. doi: 10.1016/0140-6736(93)90016-a.
17. Jalan R, SW OD, Deutz NE, Lee A, Hayes PC. Moderate Hypothermia for Uncontrolled Intracranial Hypertension in Acute Liver Failure. Lancet. 1999;354(9185):1164-8. doi: 10.1016/s0140-6736(98)12440-6.
18. Rocha Filho JA, Machado MA, Nani RS, Rocha JP, Figueira ER, Bacchella T et al. Hypertonic Saline Solution Increases Cerebral Perfusion Pressure During Clinical Orthotopic Liver Transplantation for Fulminant Hepatic Failure: Preliminary Results. Clinics (Sao Paulo). 2006;61(3):231-8. doi: https://doi.org/10.1590/S1807-59322006000300008.
19. Munoz SJ. Difficult Management Problems in Fulminant Hepatic Failure. Semin Liver Dis. 1993;13(4):395-413. doi: 10.1055/s-2007-1007368.
20. Donnelly MC, Hayes PC, Simpson KJ. Role of Inflammation and Infection in the Pathogenesis of Human Acute Liver Failure: Clinical Implications for Monitoring and Therapy. World J Gastroenterol. 2016;22(26):5958-70. doi: 10.3748/wjg.v22.i26.5958.
21. Ramos Figueira ER, Rocha Filho JA, Souto Nacif L, Carneiro D'Albuquerque L, Linetzky Waitzberg D. Nutritional Support for Fulminant Hepatitis. Nutr Hosp. 2015;32(6):2427-32. doi: 10.3305/nh.2015.32.6.9769.
22. Sen S, Williams R. New Liver Support Devices in Acute Liver Failure: A Critical Evaluation. Semin Liver Dis. 2003;23(3):283-94. doi: 10.1055/s-2003-42646.
23. Wiesner RH. MELD/PELD and the Allocation of Deceased Donor Livers for Status 1 Recipients with Acute Fulminant Hepatic Failure, Primary Nonfunction, Hepatic Artery Thrombosis, and Acute Wilson's Disease. Liver Transpl. 2004;10(10 Suppl 2):S17-22. doi: 10.1002/lt.20273.
24. Bernuau J, Goudeau A, Poynard T, Dubois F, Lesage G, Yvonnet B et al. Multivariate Analysis of Prognostic Factors in Fulminant Hepatitis B. Hepatology. 1986;6(4):648-51. doi: 10.1002/hep.1840060417.

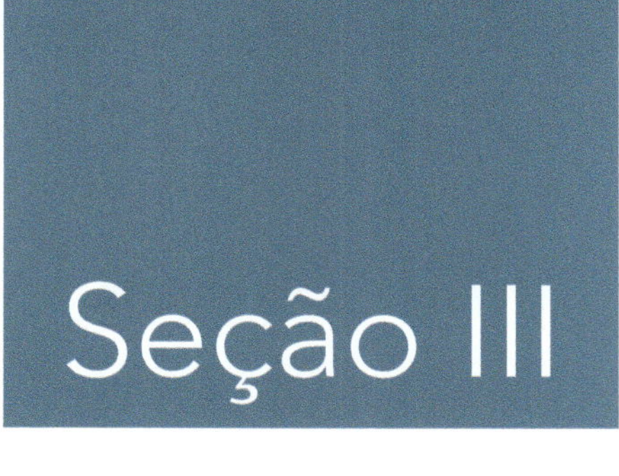

Preparação Para o Transplante Hepático

Luciana B. P. Haddad

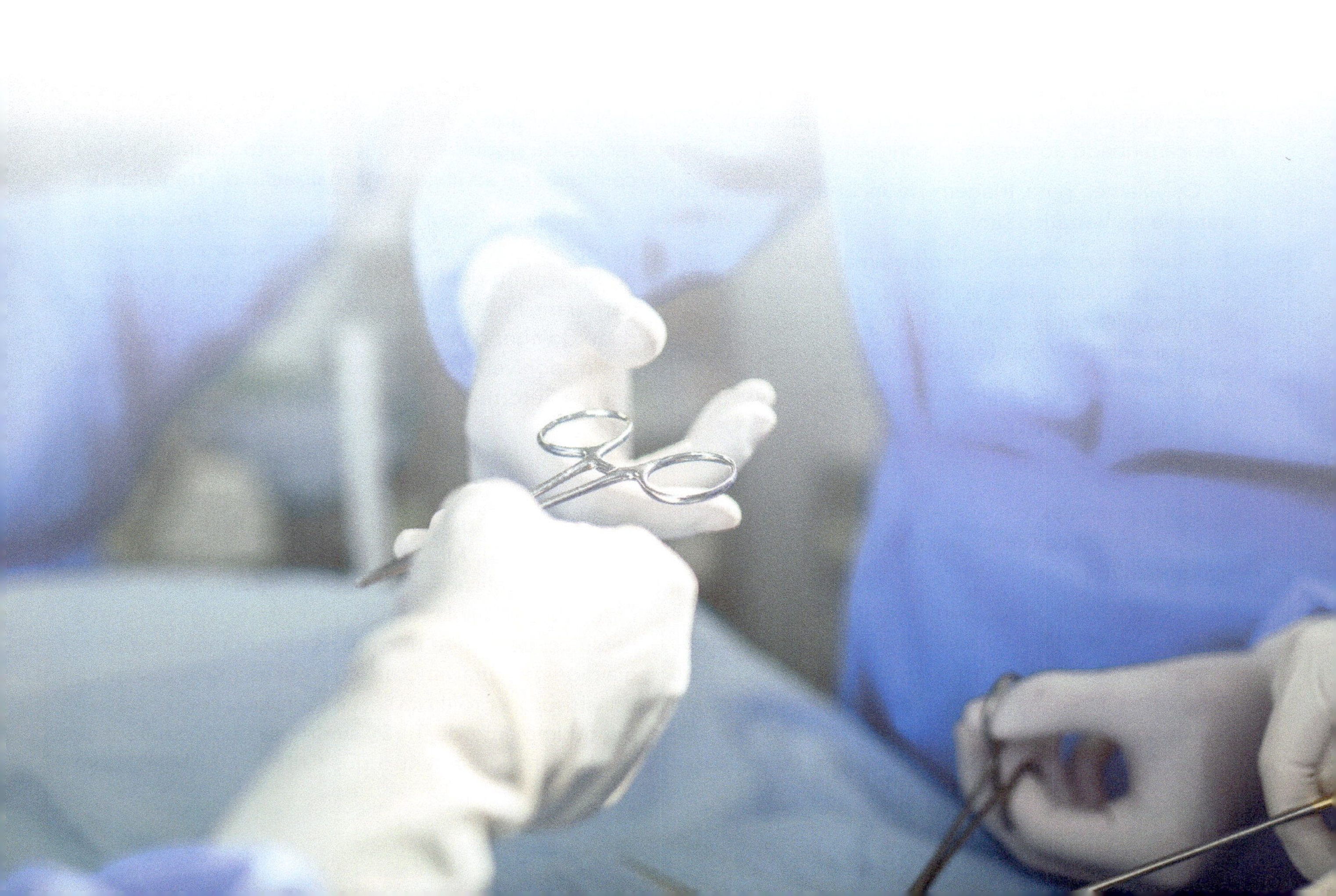

3.1

Inscrição na Lista de Espera

Luciana Haddad

Destaques

- Todo doente encaminhado para o transplante de fígado deve ser submetido à um processo de triagem. Os selecionados a partir dessa triagem terão sua inscrição feita na lista de espera.
- Após inclusão em lista, são seguidas diversas etapas que envolvem atendimento médico e de outras especialidades, como nutricionistas e psicólogos, exames e avaliação da situação vacinal.
- Os exames do MELD devem ser renovados periodicamente, com intervalo com base no seu resultado.
- Uma série de estratégias são feitas durante o período de lista para otimizar o tratamento desses doentes até o transplante de fígado.

3.1.1 TRIAGEM

Todo paciente encaminhado para avaliação de transplante de fígado será avaliado inicialmente em um ambulatório de triagem, quando será orientado sobre aspectos administrativos do programa de transplante hepático, além do processo de avaliação. Se nesse momento já for descartada a indicação, será reencaminhado ao serviço de origem.

Os exames para triagem de inclusão em lista do transplante hepático são:

1. Exames laboratoriais: hemograma completo, AST, ALT, bilirrubina total e frações, creatinina, TP/INR, sódio, albumina, anti-HIV, HBsAg, anti-HBs, anti-HBc total, anti-HCV, alfa-fetoproteína, tipagem ABO.
2. USG hepático com Doppler de vasos hepáticos.
3. Endoscopia digestiva alta.

Outros exames podem ser solicitados dependendo do diagnóstico (ou suspeita diagnóstica) da etiologia da hepatopatia.

Pacientes cirróticos com escore Child-Pugh < 7 (classe A) e MELD < 15 na ausência de complicações da cirrose hepática (i.e.: ascite, encefalopatia hepática, peritonite bacteriana espontânea, hemorragia digestiva alta varicosa – com necessidade de hemotransfusões e profilaxia secundária, quer seja com endoscopia ou implante de TIPS; síndrome hepatopulmonar; hepatocarcinoma dentro dos Critérios de Milão, com diagnóstico baseado nos Critérios de Barcelona e sem indicação de ressecção) não possuem indicação imediata de transplante, devendo ser esclarecidos a esse respeito. Tais indivíduos deverão ser reavaliados semestralmente com exames para cálculo dos escores de Child-Pugh e MELD e USG de abdome para detecção de nódulos hepáticos, exceto quando houver contraindicação absoluta à realização do transplante.

Pacientes com contraindicações absolutas ao transplante serão contrarreferenciados aos serviços de origem ou dentro da rede do SUS com sugestões para o melhor tratamento de sua doença. A possibilidade do agendamento de nova avaliação estará sempre disponível, assim como, a critério do médico da equipe, retorno ambulatorial para reavaliação.

3.1.1.1 Inclusão em lista

Portadores de cirrose hepática Child-Pugh ≥ 7 (classe B ou C), MELD > 15 e/ou que possuam as seguintes complicações da doença devem ser considerados para transplante hepático: ascite, encefalopatia hepática, peritonite bacteriana espontânea, hemorragia digestiva alta varicosa (com necessidade de hemotransfusões e profilaxia secundária, seja com endoscopia ou implante de TIPS), síndrome hepatopulmonar, hepatocarcinoma dentro dos Critérios de Milão, com diagnóstico baseado nos Critérios de Barcelona e sem indicação de ressecção.

Indivíduos que apresentem as seguintes condições também são candidatos ao transplante hepático:

1. tumor neuroendócrino metastático, irressecável, com tumor primário já retirado e sem doença extra-hepática detectável;
2. hepatocarcinoma ≥ 2 cm, dentro dos Critérios de Milão, com diagnóstico baseado nos Critérios de Barcelona e sem indicação de ressecção;
3. polineuropatia amiloidótica familiar (PAF) – grau I, II e III;
4. hemangioma gigante irressecável, com síndrome compartimental;
5. adenomatose múltipla irressecável com presença de complicações;
6. hemangiomatose;
7. doença policística;
8. carcinoma fibrolamelar irressecável e sem doença extra-hepática;
9. doenças metabólicas com indicação de transplante – fibrose cística, glicogenose tipo I e tipo IV, doença policística, deficiência de alfa-1-antitripsina, doença de Wilson e oxalose primária;
10. ascite refratária;
11. encefalopatia hepática;
12. colangite de repetição;
13. prurido intratável.

3.1.1.2 Etapas da inclusão em lista

1. Encaminhamento ao enfermeiro coordenador de transplantes.
2. *Checklist* de fase de avaliação inicial e complementar de acordo com indicação e etiologia.
3. Inscrição na lista de espera para transplante de fígado da Secretaria de Saúde do Estado de São Paulo, com assinatura do Termo de Consentimento, ficha de inscrição em lista e da ficha complementar de inscrição.
4. Avaliação de situação vacinal. Caso não tenham sido vacinados, todos os pacientes deverão ser encaminhados para vacinação para *influenza* sazonal, *influenza* A, vacina antipneumocócica, reforço da dupla de adulto e vacina para hepatite B.

Renovação dos exames

Os exames para cálculo do MELD/PELD terão validade definida e devem ser renovados, no mínimo, na frequência indicada a seguir:

a. MELD até 10 – validade de 12 meses, exame colhido nos últimos 30 dias;
b. MELD de 11 a 18 – validade de 3 meses, exame colhido nos últimos 14 dias;
c. MELD de 19 a 24 – validade de 1 mês, exame colhido nos últimos sete dias;
d. MELD maior que 25 – validade de 7 dias, exame colhido nas últimas 48 horas.

3.1.1.2 Avaliação inicial do candidato ao transplante

Após o processo de triagem, o paciente deve ser avaliado pela equipe multidisciplinar, que inclui: hepatologista, cirurgião do transplante, enfermeiro de coordenação, cardiologista, anestesista, psicólogo, assistente social e outras especialidades conforme indicação.

Os objetivos dessa avaliação incluem:

- Identificar e tratar fatores que afetam a sobrevida em lista de espera:
  - varizes de esôfago;
  - hepatites virais;
  - ascite.
- Avaliar contraindicações para o transplante.
- Avaliar preditores de alto risco operatório e/ou anestésico:
  - disfunção cardiovascular;
  - hipertensão pulmonar;
  - disfunção pulmonar;
  - desnutrição.
- Permitir que paciente e familiares conheçam os membros do serviço de transplante e se familiarizem com unidade.
- Educar paciente e familiares em relação ao processo e cuidados pós-transplante.

Tabela 3.1.1. Avaliação geral do candidato ao transplante hepático.

Avaliação geral	História e exame físico	
	Exames laboratoriais	Função hepática e renal, eletrólitos, sorologias, marcadores tumorais, tipagem
	Imagem hepática	USG Soppler TC ou RNM se HCC ou trombose
	Exames gerais	RX tórax, Papanicolau, mamografia, EDA, colonoscopia > 50 anos
Cirurgião	Desafios técnicos Discutir opções: intervivos, *split*	Cirurgia prévia Trombose de porta
Avaliação cardiológica	Não invasivo: ECG, ecocardiograma, escores de risco	Se indicado pelo risco cardiológico: avaliação invasiva
Avaliação odontológica	Identificar cáries, infecções e abcessos	Extração, se necessário
Avaliação anestésica	Risco operatório, hipertensão pulmonar, cardiomiopatia	
Avaliação estado mental	Psicologia ou psiquiatria se necessário	Abuso de substâncias, ajustar comportamento, acompanhamento pré e pós-transplante
Avaliação assistente social	Avaliar dificuldades psicossociais, suporte	
Avaliação nutricional	Melhorar o *status* nutricional	Educação nutricional
Screening infeccioso	Sorologias VHA, VHB, VHC, EBV, toxoplasmose, HIV, CMV	Sífilis, tuberculose, Chagas
Vacinas	Hepatite A e B, sarampo, rubéola, varicela, HPV, *Haemophilus*, *Meningococco*, Influenza, pólio, MMR, varicela	

Fonte: Desenvolvida pela autoria.

Uma série de estratégias podem ser utilizadas para otimizar as condições do paciente em lista relacionadas à doença hepática primária (Tabela 3.1.2) e, também, relacionadas à etiologia de hepatopatia (Tabela 3.1.3). O intuito dessas estratégias é evitar a mortalidade em lista de espera, melhorar a qualidade de vida do paciente e permitir que ele chegue ao transplante nas melhores condições possíveis.

Tabela 3.1.2 Estratégias para otimizar as condições do paciente em lista relacionadas à doença hepática primária.

Doença	Estratégia de otimização	Objetivo
Cirrose alcoólica	Suporte psicológico e de serviço especializado	Prevenir recorrência Manter abstinência
Hepatite autoimune	Terapia com corticoides e imunomoduladora	Controle da hepatite ativa
Hepatite B	Terapia com análogo de nucleotídeo	Supressão da viremia Recompensação
Hepatite C	Tratamento antiviral	Negativação viral Evitar recorrência no enxerto
NASH	Controle HAS, DM, dislipidemia Reduzir IMC	Reduzir risco cardíaco e anestésico Reduzir complexidade cirúrgica
Hemocromatose	Flebotomia	Limitar progressão da doença e prevenir complicações secundárias
Doença de Wilson	Terapia quelante	Limitar progressão da doença
Colangite biliar primária	Ácido ursodesoxicólico	Otimizar o controle da doença
Colangite esclerosante primária	*Stent* nas estenoses principais Colonoscopia – risco CA colorretal	Minimizar risco de colangite e icterícia obstrutiva
Doença trombótica	Anticoagulação	Prevenir progressão do trombo e nova trombose
Def alfa-1-antitripsina	*Screening* para doença pulmonar	

Fonte: Desenvolvida pela autoria.

Tabela 3.1.3 Estratégias para otimizar as condições do paciente em lista relacionadas às complicações da doença hepática.

Doença	Estratégia de otimização	Objetivo
Ascite	Otimizar regime de diurético Considerar TIPS	Reduzir risco de PBE Melhorar estado nutricional Melhorar mobilidade
Varizes	Betabloqueador Ligadura de varizes	Evitar hemorragia digestiva alta
Desnutrição	Avaliação especializada Suplemento nutricional Alimentação enteral se necessário	Melhorar reserva e mobilidade Reduzir risco anestésico Melhorar cicatrização de feridas
Encefalopatia hepática	Laxativos Dieta adequada	Melhorar mobilidade Melhorar reserva funcional Qualidade de vida
Carcinoma hepatocelular	USG a cada 6 meses TC ou RNM Alfafetoproteína	Deteção precoce de CHC

Fonte: Desenvolvida pela autoria.

3.1.2 CONCLUSÃO

A avalição dos candidatos ao transplante fígado deve ser feita por equipes multidisciplinares, de maneira precisa, já que os cuidados no período de lista levam a melhores resultados pós-transplante e são etapa crítica ao sucesso do procedimento.

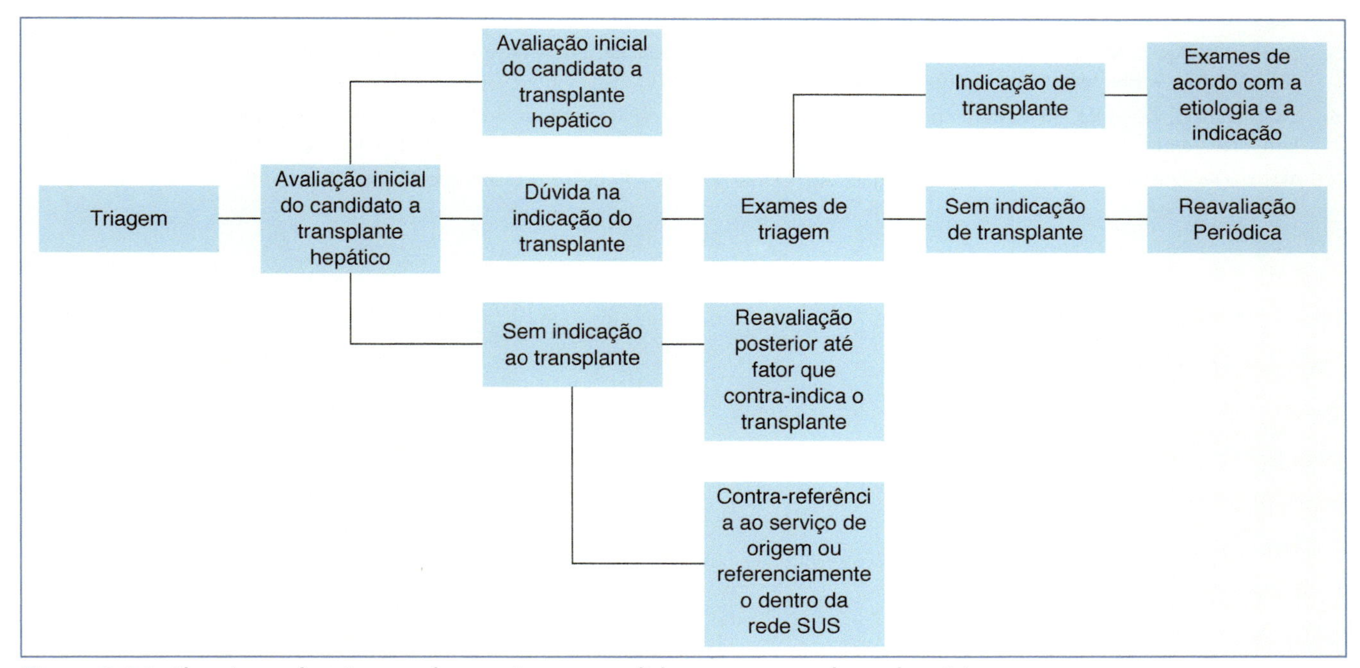

Figura 3.1.1 Algoritmo de triagem dos pacientes candidatos ao transplante hepático.
Fonte: Desenvolvida pela autoria.

Pontos-chave

- Triagem do paciente para avaliar a indicação ou não do transplante.
- Inscrição feita na lista de espera.
- Etapas realizadas no período de inclusão na lista.
- Renovação dos exames MELD.
- Estratégias para otimizar o tratamento da doença de base.
- Estratégias para otimizar o tratamento das complicações da cirrose.
- Algoritmo de triagem dos pacientes candidatos ao transplante hepático.

Referências

1. European Association for the Study of the Liver. EASL Clinical Practice Guidelines: Liver Transplantation. J Hepatol. 2016;64(2):433-485. doi: 10.1016/j.jhep.2015.10.006.
2. Halliday, DN, Westbrook DRH. Liver Transplantation: Need, Indications, Patient Selection and Pre-Transplant Care. British Journal of Hospital Medicine. 2017;78(5):252-9. Doi: http://doi.org/10.12968/hmed.2017.78.5.252.
3. Graziadei I, Zoller H, Fickert P, Schneeberger S, Finkenstedt A, Peck-Radosavlejevic M et al. Indications for Liver Transplantation in Adults: Recommendations of the Austrian Society for Gastroenterology and Hepatology (ÖGGH) in Cooperation with the Austrian Society for Transplantation, Transfusion and Genetics (ATX). Wiener klinische Wochenschrift. 2106;128(19-20):679-90. doi: http://doi.org/10.1007/s00508-016-1046-1.
4. Does the Patient Selection with MELD Score Improve Short-Term Survival in Liver Transplantation? ABCD. 2013;26(4):324-7. doi: https://doi.org/10.1590/S0102-67202013000400014.
5. Carrion AF, Aye L, Martin P. Patient Selection for Liver Transplantation. Expert Review of Gastroenterology & Hepatology. 2013;7(6):571-9. doi: http://doi.org/10.1586/17474124.2013.824701.
6. Cholankeril G, Wong RJ, Hu M, Perumpail RB, Yoo ER, Puri P et al. Liver Transplantation for Nonalcoholic Steatohepatitis in the US: Temporal Trends and Outcomes. Digestive Diseases and Sciences. 2017;62(10):2915-22. doi: http://doi.org/10.1007/s10620-017-4684-x.
7. Associação Brasileira de Transplantes de Órgãos ABTO. (2017). RBT – Registro Brasileiro de Transplantes .

3.2

Situações Especiais – Carcinoma Hepatocelular

Allana Christina Fortunato Maciel | Rafael Soares Nunes Pinheiro

3.2.1 EPIDEMIOLOGIA

O carcinoma hepatocelular (CHC) é um problema de saúde mundial associado a considerável morbimortalidade, sendo responsável por mais de 750 mil mortes por ano. Ele é a sexta neoplasia maligna mais comum em todo o mundo e a quarta causa de morte relacionada ao câncer em 2018. A sobrevida estimada em 5 anos é de 18%, tornando o CHC a segunda neoplasia mais letal, atrás apenas do câncer de pâncreas.

Entre as neoplasias primárias do fígado, o CHC é o subtipo histológico mais comum, correspondendo a aproximadamente 75% dos casos. A incidência do CHC varia consideravelmente de acordo com a região geográfica e o sexo, por conta de fatores genéticos, exposição variada a fatores ambientais e hábitos comportamentais de risco. Sua incidência está em ascensão em diversas regiões, incluindo todo o continente americano e a Europa central. Estudos conduzidos nos Estados Unidos demonstraram que, entre 2007 e 2016, a incidência de CHC aumentou de 2% a 3% ao ano. Ademais, ao contrário de todas as outras neoplasias comuns, a mortalidade do CHC aumentou em 0,6% entre 2013 e 2017. Esse crescimento é atribuído principalmente em decorrência do aumento dos casos de cirrose por doença hepática gordurosa não alcoólica (DHGNA) causada por obesidade, diabetes *mellitus* tipo II, síndrome metabólica e pelo aumento do consumo excessivo de álcool.

Enquanto a lista de espera para transplante de fígado por CHC permaneceu estável para pacientes com HBV em 2003 nos Estados Unidos; em 2015, aumentou duas vezes para o HCV e mais de dez vezes para a população com DHGNA, refletindo a epidemia de obesidade no mundo.

A incidência global de CHC aumentou em 37,6% de 2006 a 2016, e tem sido amplamente atribuída ao maior acesso a exames de imagem, além do crescimento e envelhecimento populacional. No Brasil, entre 2011 e 2015, mais de 44 mil pessoas morreram em decorrência do CHC.

O CHC é mais frequente em países da África Subsaariana e do Sudeste Asiático, principalmente por serem regiões em que HBV e HCV são mais comuns. Sua frequência também é maior no sexo masculino, tendo uma proporção de 3:1.

Existem múltiplos fatores de risco para o desenvolvimento do CHC, contudo, o fator mais comum é a cirrose hepática. Independentemente de sua etiologia, estima-se que um terço dos pacientes cirróticos desenvolverão CHC em algum momento. Estudos com longo seguimento de pacientes cirróticos identificaram uma incidência anual de 1% a 8% de CHC a cada ano de vida.

Dentre as etiologias da cirrose, o vírus da hepatite B (HBV) é o principal fator de risco para CHC, sendo responsável por um terço das mortes relacionadas ao câncer e afetando 257 milhões de pessoas, seguido por abuso de álcool e infecção pelo vírus da hepatite C (HCV). Entre as diferentes etiologias, a hepatite viral foi associada a um aumento de duas a seis vezes na incidência de CHC. Outros fatores de risco importantes são: abuso de álcool, tabagismo, obesidade, sobrecarga de ferro e esteato-hepatite não alcoólica.

O tratamento com negativação das hepatopatias virais diminui o risco de surgimento do CHC. Outros fatores de proteção são relacionados ao uso de estatinas, metformina e aspirina, assim como a realização de atividades físicas aeróbicas e o consumo regular de café, carnes brancas, peixes, vegetais, ômega 3 e vitamina E.

Pacientes sem cirrose que desenvolvem o CHC geralmente têm associação com infecção por HBV e exposição a aflatoxina.

3.2.1.1 Rastreamento

As características clínicas do CHC podem ser extremamente sutis, levando a um atraso no diagnóstico e na detecção da doença nos grupos de alto risco. De 5% a 15% dos pacientes com cirrose são diagnosticados com CHC no momento do diagnóstico inicial de doença hepática. O exame de triagem recomendado para a vigilância do CHC é a ultrassonografia (USG); estudos de tempo de duplicação tumoral sugerem que o melhor intervalo para realização do exame seja a cada seis meses. O USG não envolve uso de radiações ionizantes, sendo amplamente disponível. Sua sensibilidade varia de 60% a 80%, possuindo especificidade superior a 90% em pacientes portadores de cirrose hepática. Dessa forma, esse é o método de escolha para rastreamento de CHC em pacientes com cirrose hepática.

A inclusão da dosagem de alfafetoproteína (AFP) como rastreamento do CHC é controverso, já que ela apresenta eficácia limitada para detecção e diagnóstico de tumores precoces. Sua sensibilidade para detecção de CHC pequenos é baixa e valores aumentados estão associados a estágios mais avançados da doença. Um teste de AFP superior a 200 ng/mL associado a nódulo hipervascularizado em paciente cirrótico é considerado para diagnóstico de CHC, entretanto, uma AFP normal ou abaixo do ponto de corte predeterminado não exclui CHC, dado que até 40% dos pacientes com CHC nunca produzirão AFP. Dessa forma, não existe embasamento científico para utilização da AFP como rastreamento. A des-gamma carboxyprotrombina é uma proteína induzida pela ausência da vitamina K causada pelo antagonista II, por isso é também denominada PIVKA II, e é um marcador tumoral associado ao CHC independente da AFP que pode estar elevado em fases mais iniciais da doença. Alguns estudos sugerem que sua associação poderia trazer benefício no diagnóstico precoce do CHC, contudo, ele é um marcador praticamente indisponível no Brasil.

A vigilância por tomografia computadorizada (TC) ou ressonância nuclear magnética (RM) não é recomendada por conta dos riscos de exposição a radiação, custo elevado e aumento de sinais de falsos positivos por identificação de lesões inespecíficas. O uso de ultrassonografia com contraste por microbolhas (UCM) pode ser realizado quando uma nova lesão é detectada no USG convencional em pacientes de risco. Como os agentes de contraste ultrassonográficos não são nefrotóxicos, podem ser usados com segurança em pacientes com função renal diminuída. Quanto à qualidade de imagem, a UCM é semelhante à TC e à RM com realce de contraste em muitos aspectos, incluindo a capacidade de demonstrar o padrão vascular e o grau de diferenciação do CHC. No entanto, cerca de 15% dos CHCs em estágio inicial são hipovasculares na fase arterial.

A American Association for the Study of Liver Diseases (AASLD) recomenda que nódulos < 10 mm identificados por ultrassonografia devem ser acompanhados em intervalos de três meses e, não havendo evidência de crescimento em dois anos, considera-se como nódulo regenerativo e o acompanhamento retorna a intervalos de seis meses. Os nódulos maiores que 10 mm são suspeitos para CHC e devem prosseguir a avaliação com TC ou RM.

3.2.1.2 Métodos diagnósticos

A identificação de um nódulo > 10 mm por USG em fígados de pacientes com alto risco de desenvolver CHC deve ser seguido por estudo dinâmico contrastado trifásico – TC ou RM. Na TC e na RM de abdome com a utilização de contraste endovenoso, o CHC geralmente se caracteriza por importante realce na fase arterial, tornando-se hiperdenso (*wash in*). Nas fases portal e tardia, geralmente ocorre rápida lavagem do contraste (*wash out*), tornando-se isodenso/hipodenso em relação ao restante do parênquima hepático (Figura 3.2.1). A identificação desse padrão de distribuição do contraste em exame trifásico, de nódulos maiores de 10 mm, em pacientes cirróticos é considerado como diagnóstico de CHC, não estando indicado exames adicionais para confirmação diagnóstica.

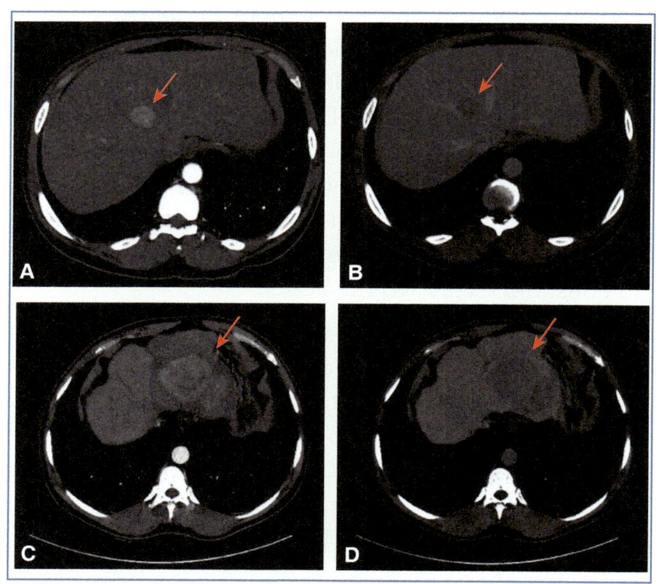

Figura 3.2.1 **(A e C) Tomografia computadorizada evidenciando CHC em fase arterial (*19ash in*). (B e D) Tomografia computadorizada evidenciando CHC em fase posta (*19ash out*).**

Fonte: Acervo da autoria.

TC com multidetectores mostra sensibilidade em torno de 68% e especificidade de 93% comparados ao exame anátomopatológico. RM apresenta resultados similares, com sensibilidade de 81% e especificidade de 85%. O gadoxetato (primovist) é um contraste de excreção biliar utilizado em RM sendo considerado hepato-específico por esse motivo. Em casos de dúvida diagnóstica, ele pode ser utilizado para complementar a investigação, já que é esperada a hipocaptação desse contraste na fase "biliar", isto é, na fase mais tardia do exame. Quando não estão presentes características típicas de CHC ao estudo dinâmico (*wash in* e *wash out*), deve ser considerada a realização de outra modalidade de estudo dinâmico. Em pacientes cirróticos, nódulos hipervascularizados na fase arterial e maiores que 2 cm são altamente suspeitos para CHC, mesmo sem a lavagem do contraste nas fases tardias. Nessa situação, considera-se como CHC a identificação da lesão em métodos radiológicos diferentes e/ou a presença de AFP > 200 ng/mL (Figura 3.2.2). Em algumas situações, especialmente em tumores bem diferenciados, não é identificada a presença de nódulo na fase arterial, sendo observada nodulação hipodensa na fase tardia do exame. Pacientes com cirrose de etiologia vascular, especialmente pelo bloqueio do fluxo das veias hepáticas, devem ser investigados com cautela, pois é comum a identificação de nódulos benignos de regeneração com padrão de fluxo do contraste típicos de CHC.

A biópsia percutânea do CHC deve ser reservada para situações de dúvida diagnóstica, já que pode haver disseminação tumoral no trajeto percutâneo da agulha (risco de 1% a 3%), além do risco de complicações inerentes ao procedimento, como hemoperitônio. Quando há o diagnóstico de CHC, a realização de TC de tórax é recomendada como exame adicional de estadiamento. A ocorrência de metástases extra-hepáticas ou trombose tumoral contraindica o transplante hepático.

3.2.1.3 Estadiamento e prognóstico

O estadiamento proposto pela Barcelona Clinic Liver Cancer (BCLC) é o mais utilizado pelos hepatologistas e divide os pacientes portadores de CHC em 5 estágios, levando em consideração a morfologia do tumor, a invasão vascular, a presença de hipertensão portal, o escore de Child-Pugh, bem como o *status* de desempenho do paciente (ECOG PS). Essa classificação é considerada um sistema de estadiamento e avalia características do tumor, *status* de desempenho e função hepática, mas também vincula o estadiamento da doença ao tratamento.

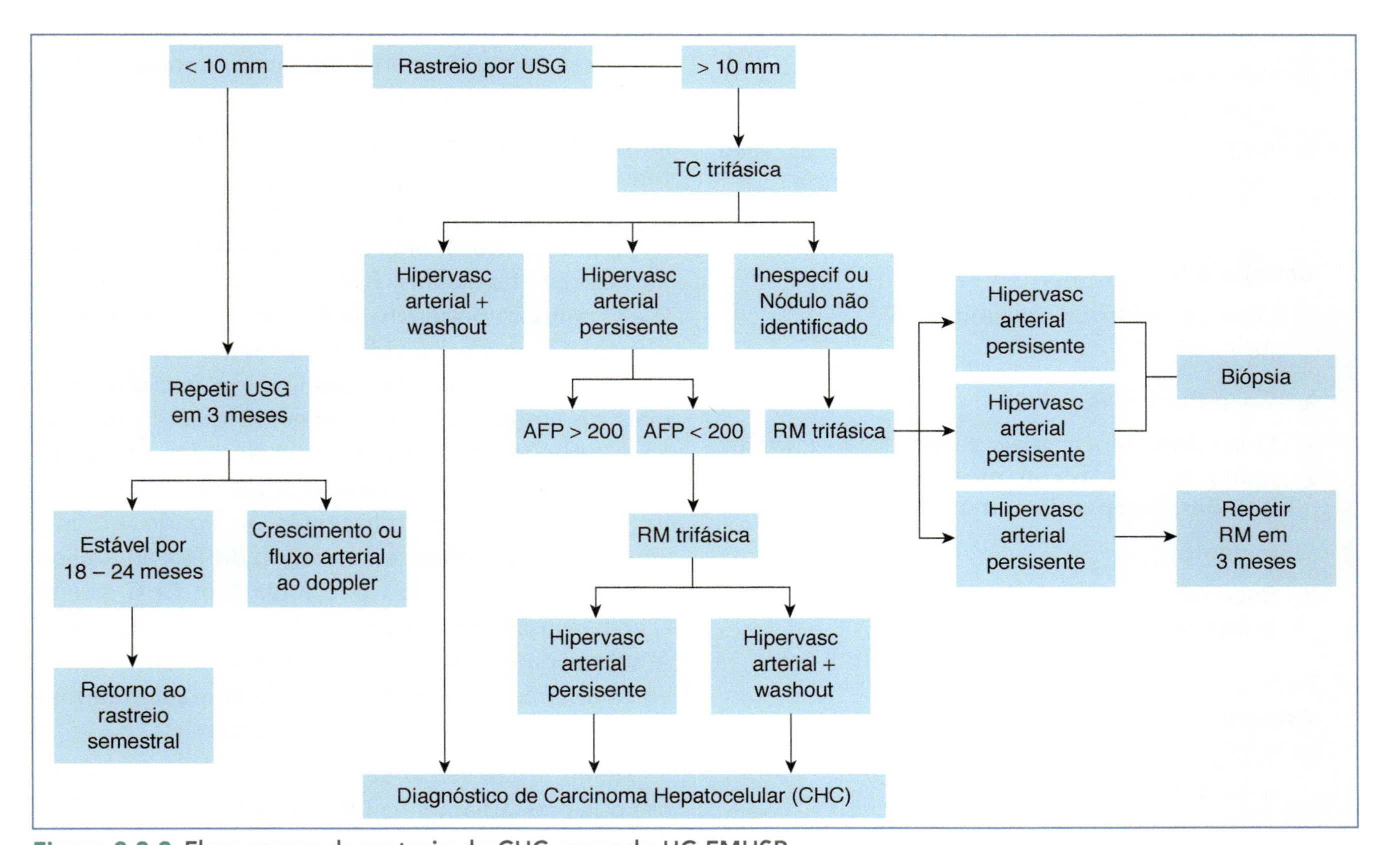

Figura 3.2.2 **Fluxograma de rastreio do CHC segundo HC-FMUSP.**
Fonte: Desenvolvida pela autoria.

O estadiamento BCLC classifica os pacientes em cada uma das cinco categorias:

Estágio 0 (estágio muito inicial):

- Tumores precoces assintomáticos;
- ECOG PS 0;
- Child-Pugh A;
- Lesão única menor que 2 cm de diâmetro.

Tratamento:

- Ressecção;
- Se a hipertensão portal/hiperbilirrubinemia, o transplante de fígado é recomendado;
- Se outras comorbidades clínicas associadas, recomenda-se a ablação por radiofrequência.

Estágio A (estágio inicial):

- Tumores precoces assintomáticos;
- PS 0;
- Child-Pugh A-B;
- Lesão única > 2 cm ou doença multifocal precoce caracterizada por até 3 lesões < 3 cm cada.

Tratamento:

- Ressecção para lesões únicas;
- Se hipertensão portal/hiperbilirrubinemia ou múltiplas lesões, o transplante é recomendado;
- Se houver outras comorbidades clínicas, recomenda-se a ablação por radiofrequência.

Estágio B (estágio intermediário):

- Doença multifocal assintomática;
- PS 0;
- Child-Pugh A-B;
- Doença multifocal: mais de uma lesão com pelo menos uma delas com mais de 3 cm ou mais de 3 lesões, independentemente do tamanho.

Tratamento:

- Recomendado quimioembolização hepática transarterial (TACE).

Estágio C (estágio avançado):

- Tumores sintomáticos e doença invasiva e/ou metastática;
- PS 1-2;
- Child-Pugh A-B;
- Invasão vascular e/ou doença metastática.

Tratamento:

- Paliativo: sorafenibe, agentes de ensaio de fase II ou outros tratamentos paliativos.

Estágio D (doença em estágio terminal):

- Fase terminal;
- ECOG PS > 2;
- Child-Pugh C.

Tratamento:

- Apenas tratamento sintomático.

Contudo, esse sistema de estadiamento tem sido duramente criticado, especialmente na Ásia e nos Estados Unidos. Os pontos de maior polêmica incluem o agrupamento de todos os nódulos únicos dentro do estágio A, sendo que nódulos grandes (> 5 cm) apresentam pior prognóstico e apresentam contraindicação para o transplante. Pacientes no Estágio B também apresentam potencial para realização do transplante caso ocorra redução do tamanho das lesões (*downstaging*) após o tratamento locorregional. Ademais, pacientes do estágio C poderiam ser submetidos a tratamento locorregional, em especial pacientes com invasão portal de ramos portais.

Além disso, o algoritmo é muito restritivo quanto à indicação da ressecção hepática. A utilização da hipertensão portal como contraindicação para a ressecção acaba limitando sua aplicação em pacientes com função hepática preservada que apresentam tumores em localizações favoráveis. Pacientes Child A do estágio B e C também poderiam se beneficiar desse procedimento, já que a sobrevida após a ressecção é melhor do que tratamentos não curativos em pacientes com mais de um nódulo (especialmente quando restritos a um lobo hepático) e tumores avançados com trombose tumoral vascular e/ou acometimento de estruturas extra-hepáticas adjacentes ao fígado, como a adrenal direita. Um recente estudo de Taiwan avaliou, retrospectivamente, 321 pacientes com CHC estágio C com invasão macrovascular e/ou tumor metastático. A sobrevida média desses pacientes foi de 7 meses; ao analisarmos somente os 57 pacientes submetidos à ressecção, a sobrevida foi de 67 meses.

Assim, o consenso sobre CHC de 2010 considerou que o estadiamento TNM (Tabela 3.2.1) é preferível para pacientes submetidos à ressecção e o BCLC pode ser empregado para pacientes com doença hepática avançada, com a ressalva de que pacientes do estágio B e C ainda podem se beneficiar do transplante ou de tratamento locorregional. Por não haver um estadiamento ideal, propomos um fluxo de tratamento para os pacientes com CHC de acordo com a Figura 3.2.3.

Tabela 3.2.1 Estadiamento TNM: tumor, linfonodo, metástase de acordo com a American Joint Committee on Cancer (AJCC).

T categoria	T critério
TX	O tumor primário não pode ser avaliado
T0	Sem evidência de tumor primário
T1	Tumor único ≤ 2 cm ou > 2 cm sem invasão vascular
T1a	Tumor único ≤ 2cm
T1b	Tumor único > 2 m sem invasão vascular
T2	Tumor único > 2 m com invasão vascular ou tumores múltiplos não > 5 cm.
T3	Múltiplos tumores ou 1 tumor > 5 cm
T4	Único ou múltiplos tumores envolvendo ramo portal principal ou veia hepática; ou invasão direta de órgãos adjacentes

N categoria	N critério
NX	Linfonodos não podem ser avaliados
N0	Ausência de metástase linfonodal
N1	Metástase linfonodal

M categoria	M critério
M0	Ausência de metástases a distância
M1	Metástases a distância

Quando T é...	e N é...	e M é..	Estadiamento
T1a	N0	M0	IA
T1b	N0	M0	IB
T2	N0	M0	II
T3	N0	M0	IIIA
T4	N0	M0	IIIB
Qualquer T	N1	M0	IVA
Qualquer T	Qualquer N	M1	IVB

Fonte: Desenvolvida pela autoria.

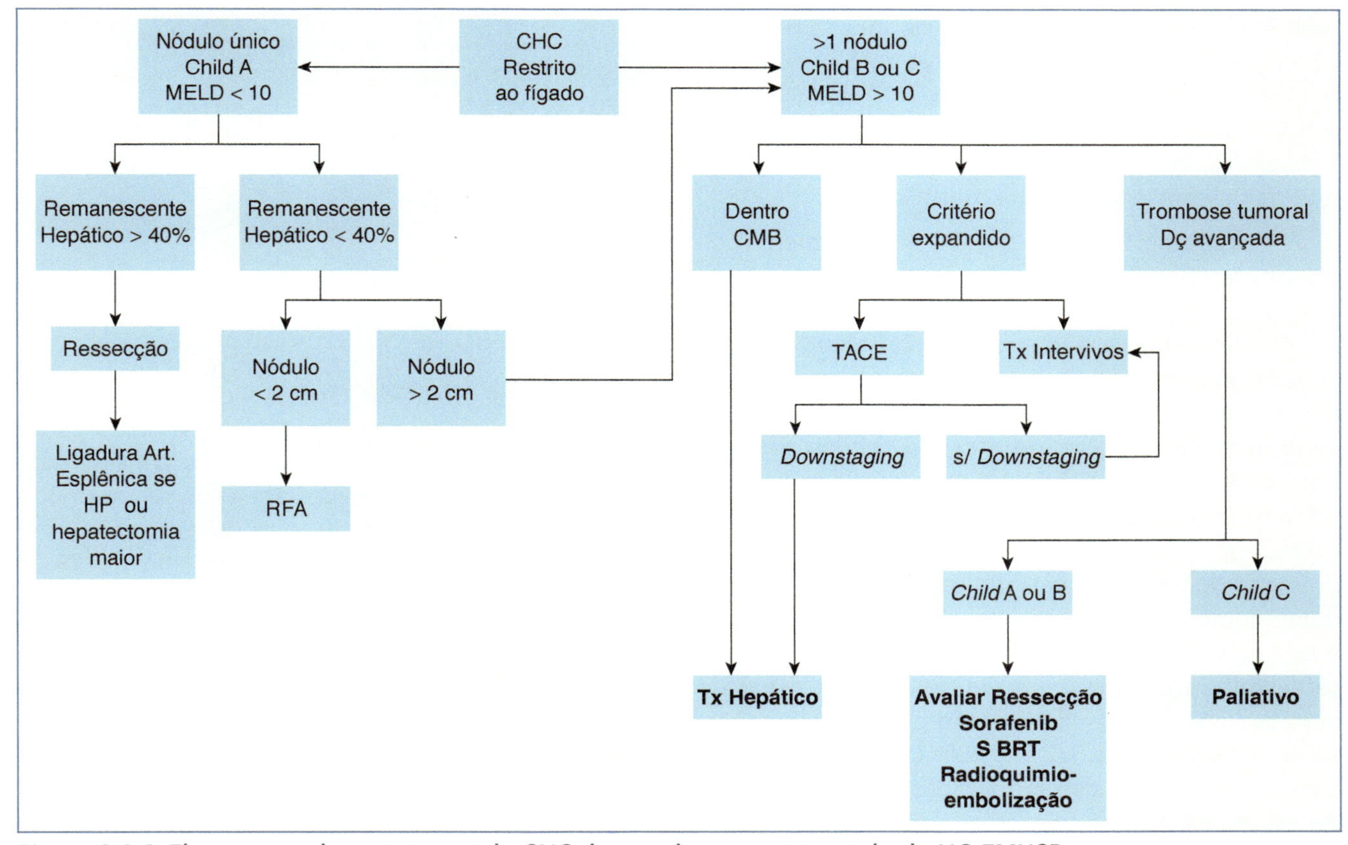

Figura 3.2.3 Fluxograma de tratamento do CHC de acordo com o protocolo do HC-FMUSP.

Fonte: Desenvolvida pela autoria.

3.2.2 TRATAMENTO

3.2.1.1 Hepatectomia

A primeira opção de tratamento para o CHC é a ressecção hepática, contudo, ela é contraindicada na maioria das vezes, ou pela extensão do tumor ou pelo grau de hepatopatia crônica.

As indicações para ressecção cirúrgica levam em consideração fatores como tamanho e número de tumores, grau de insuficiência hepática e o remanescente hepático. O fígado cirrótico tem prejuízo de função e capacidade de regeneração, com maior risco de insuficiência hepática pós-ressecções. Assim, a qualidade do parênquima remanescente é fator fundamental a ser considerado. Nos pacientes portadores de CHC associados à cirrose hepática, faz-se necessária avaliação do grau de comprometimento da função hepática, e a estimativa quanto à presença de hipertensão portal é fundamental na decisão da terapêutica empregada. Pacientes com CHC e sem cirrose hepática são geralmente candidatos às ressecções hepáticas parciais. Por outro lado, a presença de varizes de esôfago ou outros sinais de hipertensão portal significativa, como ascite e plaquetopenia importante (< 100 mil) geralmente contraindicam a realização de hepatectomia parcial. Portanto, os pacientes com cirrose Child B e Child C; hiponatremia (Na < 135); ou MELD > 14 são potenciais candidatos ao TF (Tabela 2). A insuficiência hepática pós-ressecção caracteriza-se por hiperbilirrubinemia prolongada, encefalopatia e coagulopatia, apresentando alta mortalidade.

A volumetria hepática por TC é fundamental no pré-operatório. Em pacientes com remanescente normal, a quantidade mínima de parênquima que deve ser mantida após a hepatectomia varia entre 20% a 40% do volume total do fígado presente antes da ressecção hepática. Em pacientes cirróticos, o remanescente mínimo deve ser de 40% do volume total do fígado. Além da cirrose hepática, outros fatores contribuem para piora da qualidade do fígado remanescente, entre eles, idade avançada, esteatose hepática, presença de hepatite viral crônica mesmo sem cirrose, quimioterapia prévia com oxaliplatina ou irinotecano e hemorragia transoperatória. Esses cuidados devem ser levados em conta em razão do risco de disfunção hepática pós-operatória. Quando o volume remanescente estimado pela TC é < 40% (ou muito próximo disso), a realização da embolização portal do lobo a ser ressecado é uma boa estratégia (desde que não haja evidências de hipertensão portal grave). A embolização transarterial do tumor pode ser associada ao procedimento. Estudo recentes apontam a possibilidade do emprego da bipartição hepática associada à ligadura portal (ALLPS) também em pacientes cirróticos, mas essa abordagem ainda deve ser reservada para casos de exceção.

Vários estudos e metanálises apontam a ressecção anatômica como melhor opção. A ressecção laparoscópica também parece obter melhores resultados em relação à cirurgia convencional. A margem cirúrgica mais ampla parece trazer melhor resultado para o tratamento do CHC, que idealmente deve ser de, no mínimo, 2 cm. Por conta do risco elevado de insuficiência hepática e óbito, pacientes Child C estão dentro do critério de irressecabilidade (Tabela 2) e não devem ser submetidos às ressecções hepáticas parciais. Pacientes Child A com indicação de grandes ressecções e alguns pacientes Child B com a possibilidade de ressecções bastante econômicas deveriam ter avaliação hepática complementada pelo exame de depuração do verde de indocianina. Esse teste estabelece que pacientes cirróticos, cujo valor de depuração do verde for de até 14% em 15 minutos, geralmente toleram ressecções maiores. Valores até 22% selecionariam pacientes com bom prognóstico para pequenas ressecções.

Tabela 3.2.2 Critérios de irressecabilidade do CHC.

Critérios de irressecabilidade CHC
MELD > 10
Child-Pugh B ou C
Na+ < 135
Ressecação de dois ou mais segmentos
Tumores múltiplos (mais de 1 nódulo em segmentos distintos)

Fonte: Desenvolvida pela autoria.

3.2.1.2 Terapias ablativas

As terapias ablativas (ablação por radiofrequência – ARF), ablação por micro-ondas e alcoolização tumoral percutânea (ALC) também são consideradas curativas quando empregadas em nódulos muito precoces (< 2 cm). Idealmente, elas devem ser empregadas como tratamento ponte para o transplante ou em caso de impossibilidade do transplante/ressecção para tumores > 2 cm.

As terapias ablativas são mais comumente utilizadas quando:

- pacientes em lista de transplante com tempo de espera previsto > 6 m (tratamento ponte);
- pacientes Child A com hipertensão significativa (plaquetopenia grave, ou varizes de médio ou grosso calibre, ou presença de ascite);

- localização que exija grande ressecção hepática em paciente Child A;
- comorbidades clínicas importantes que limitem a indicação de cirurgia ou transplante.

3.2.3 TRANSPLANTE DE FÍGADO

A única opção de tratamento que pode ser aplicada independentemente da função hepática é o transplante de fígado, tendo a vantagem de tratar o tumor e a cirrose. Por esse motivo, apresenta o melhor resultado de sobrevida e menor chance de recidiva, já que pacientes tratados por outra modalidade correm o risco da recidiva do tumor tratado e do advento de tumores "de novo" no restante do parênquima cirrótico. Pacientes com hepatopatia descompensada (em geral, pacientes Child B e C ou MELD > 14) devem ser considerados para transplante como tratamento ideal. Nesses pacientes, o CHC pode se tornar uma contraindicação se exceder os critérios de alistamento (Critério de Milão).

O Critério de Milão (CM) foi proposto por Mazzafero *et al.* e vem sendo utilizado como padrão para indicação do transplante hepático por CHC em todo mundo há quase 20 anos. O CM foi adotado e reproduzido nos principais centros transplantadores do mundo, incluindo o Brasil, que apresentaram bons resultados com sobrevida maior que 80% em cinco anos.

Pacientes cirróticos com nódulo único de até 5 cm, ou até 3 nódulos, sendo o maior de até 3 cm, sem invasão macrovascular ou metástases detectáveis, são elegíveis para transplante de fígado de acordo com os CM. Os resultados do TF são piores para pacientes que não preenchem os CM, por isso, no Brasil não está autorizada a listagem para TF àqueles cujo CHC esteja fora desses critérios. A restrição do TF para tumores > 5 cm baseia-se no fato de que, com esse tamanho, a maioria dos tumores já demonstra invasão vascular microscópica, o que, de modo geral, lhes confere pior prognóstico após transplante. Contudo, o CM é criticado por ser muito restritivo, deixando de beneficiar pacientes ainda com bom prognóstico a longo prazo. Com isso, outros critérios mais abrangentes começaram a surgir com o intuito de se oferecer a mais pacientes com CHC a possibilidade do TF ao se expandirem os limites determinados pelo CM. No Brasil, houve pequenas modificações no limite para se aceitar o transplante de fígado nos portadores de CHC, como não considerar nódulos menores que 2 cm, o que tornou este um CM modificado, informalmente denominado Critério de Milão/Brasil (CMB). No CMB, também foi adotado um ponto de corte para AFP, sendo que pacientes com resultados superiores a 1.000 ng/mL são considerados fora do critério pelo alto risco de recidiva após o transplante. Outra particularidade do CMB é a adoção RECIST como critério radiológico para mensuração das lesões, sendo considerado exclusivamente o tamanho dos nódulos para sua definição, independentemente se o nódulo está hiper ou hipovascularizado. A única exceção são nódulos tratados por métodos ablativos como ARF, sendo considerado, nesse caso, o tamanho da lesão pré-tratamento em caso de tratamento completo da lesão.

Uma possibilidade adotada para aumentar o número de pacientes beneficiados pelo TF é a possibilidade do *downstaging*. Isto é, um paciente que incialmente está fora dos critérios de estadiamento e que volta para dentro do critério após algum tipo de tratamento. Dessa forma, um paciente hipotético é diagnosticado com um CHC isolado de 6 cm; após tratamento locorregional com TACE, o nódulo reduz para 5 cm. Esse paciente é considerado dentro do CMB e pode ser incluído em lista como *downstaging* (Figura 3).

Desde julho de 2006, no Brasil, a alocação para TF dos pacientes listados obedece aos critérios de gravidade do escore MELD. Muitos pacientes portadores de CHC dentro dos Critérios de Milão e listados para TF não apresentam grau de cirrose muito avançado, com MELD pouco elevado. Apesar de seu grau de hepatopatia não ser suficiente para conferir MELD elevado, sua doença neoplásica lhes confere risco de morte em razão da disseminação tumoral. Assim, no Brasil e em diversos países, incluindo os Estados Unidos, pacientes com CHC listados para TF dentro dos CM recebem pontos adicionais, denominados no Brasil de situações especiais. O escore MELD de 20 é atribuído aos pacientes com CHC de, no mínimo, 2 cm no momento da listagem, após avaliação das Centrais de Transplantes Estaduais. Três meses após a listagem, seu MELD atribuído passa a ser igual a 24. Decorridos mais três meses (seis após a listagem), o escore MELD atribuído passa a ser 29, estacionando nesse valor até o momento do transplante (ou de retirada do paciente de lista por progressão tumoral ou óbito). O estadiamento deve ser realizado com exames trifásicos de abdome a cada 6 ou 4 meses e tomografia de tórax anual ou a cada 6 meses, para pacientes dentro de CMB ou *downstaging*, respectivamente. Pacientes em *downstaging* devem incluir no estadiamento uma cintilografia óssea para exclusão de possíveis metástases.

Como existe uma escassez de doadores, sempre que possível a ressecção deve ser o tratamento de escolha. Atualmente, as Centrais de Transplante do Brasil aceitam que pacientes hepatopatas submetidos à ressecção hepática de CHC dentro do critério de Milão, que apresentem recidiva tumoral (também dentro de CM) em um período de até 2 anos do procedimento cirúrgico, recebam a situação especial levando em consideração a data da ressecção. Essa estratégia visa aumentar a segurança do paciente submetido à hepatectomia e, consequentemente, estimular a ressecção quando possível.

3.2.4 TRANSPLANTE INTERVIVOS

O transplante intervivos é uma alternativa para reduzir o tempo em lista de espera ou para aqueles pacientes fora do CM. Pacientes com CHC dentro do CM se beneficiam do curto tempo de espera em lista, não havendo necessidade de terapia local em muitos casos. Os pacientes fora do CM tem a oportunidade receber uma terapia potencialmente curativa. A principal limitação é imposta pela disponibilidade de um doador.

Não existem restrições quanto à seleção do paciente fora do CM para realização do transplante intervivos, contudo, deve haver um benefício claro para o receptor já que uma pessoa hígida será submetida a uma hepatectomia. Usualmente, são utilizados critérios de seleção mais abrangentes como o critério de São Francisco (um nódulo de até 6,5 cm; ou até 3 lesões, sendo a maior de até 4,5 cm; e a soma dos diâmetros de todas as lesões menor que 8 cm). Características biológicas do tumor também podem ser levadas em consideração com o objetivo de extrapolar um pouco mais os critérios relacionados a tamanho e número de nódulos. Alguns fatores que podem nortear a seleção de receptores fora dos critérios são:

- marcadores tumorais baixos AFP e/ou PIVKA;
- evolução indolente;
- boa resposta ao tratamento locorregional;
- histologia demonstrando tumor bem ou moderadamente diferenciado;
- ausência de captação do tumor na Tomografia Computadorizada por Emissão de Pósitrons (PET-TC).

3.2.4.1 Manejo do tumor em pacientes em lista para transplante

A espera em lista pelo TF é variável de acordo com o país e a instituição. Diferentes centros empregam tratamentos ponte para controlar o crescimento do CHC de acordo com o tempo de espera estimado. Diversos procedimentos de radiologia intervencionista podem ser empregados com a finalidade de controlar a doença tumoral. Dentre eles, destacam-se a quimioembolização hepática transarterial (TACE), embolização arterial (EA), a ablação por radiofrequência (ARF) e a alcoolização tumoral percutânea (ALC).

3.2.4.2 Quimioembolização e embolização

O tratamento intra-arterial provoca necrose isquêmica (necrose de coagulação) no tumor, fazendo com que este diminua de tamanho, reduzindo sua velocidade de crescimento. É utilizado para neoadjuvância em pacientes aguardando TF e em pacientes sem critérios de seleção e/ou indicação para ressecção (Vídeo 3.2.1). É contraindicado para pacientes Child C. É o método indicado quando há mais de um nódulo tumoral em um mesmo lobo hepático.

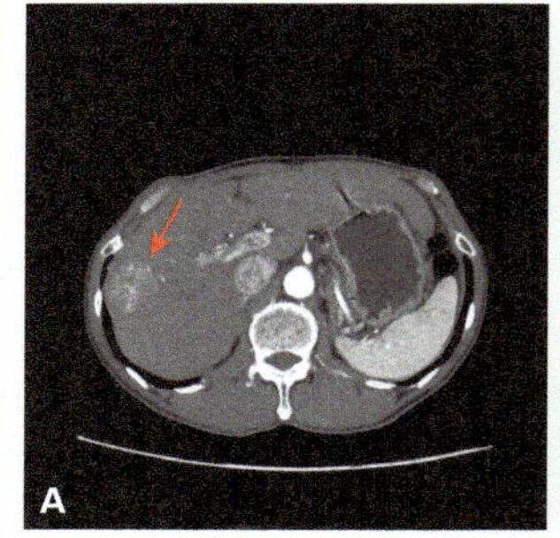

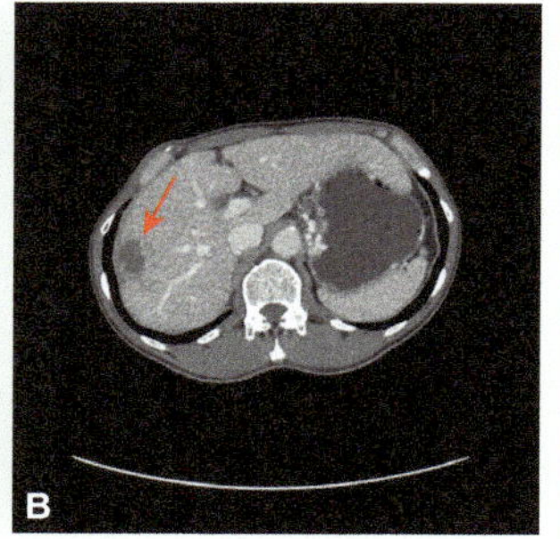

Vídeo 3.2.1 (A) CHC em fase arterial pré-tratamento ponte com quimioembolização (TACE). (B) CHC após TACE – sem realce em fase arterial.

Fonte: Desenvolvido pela autoria.

- **Embolização arterial (EA):** o agente embolizante (PVA, microesferas ou lipiodol) é injetado seletivamente na circulação tumoral por microcateterismo coaxial.
- **Quimioembolização (TACE):** o quimioterápico (geralmente doxorrubicina) emulsionado com agente embolizante é infundido seletivamente na circulação tumoral, seguido da infusão dos agentes embolizantes. Embora a TACE seja geralmente preferida em relação à EA, não há evidências definitivas de que ela proporcione aumento de sobrevida em relação à EA. A resposta ao tratamento intra-arterial é monitorizada por meio de exame trifásico de abdome com contraste endovenoso em um período de

30 a 45 dias após a aplicação. O objetivo do tratamento é que não haja mais tecido tumoral detectável no interior do nódulo tumoral. Enquanto houver tecido tumoral detectável, sessões de TACE ou EA são repetidas. A TACE/EA constitui-se em boa modalidade de controle do CHC em pacientes listados para TF. A progressão tumoral é incomum, ocorrendo em menos de 10% dos casos, e possibilitando índices de sobrevida em cinco anos pós-transplante de cerca de 70%.

3.2.4.3 Ablação percutânea

Há duas técnicas de ablação percutânea por punção, a ablação por radiofrequência (ARF) e a química por etanol ou ácido acético (ACL).

- A ARF permite ablação térmica da lesão tumoral, uma vez que é posicionada agulha – orientada por imagem – no interior do nódulo. A ponta dessa agulha é acoplada a um gerador de radiofrequência, que é convertida em calor. A lesão tumoral é aquecida a elevadas temperaturas, promovendo necrose de coagulação. A ARF tem-se mostrado uma opção segura para esses pacientes CHILD A, podendo, inclusive, apresentar resultados semelhantes aos obtidos com ressecção em pacientes selecionados. Como tratamento ponte a ARF deve ser utilizada preferencialmente em nódulos de até 3 cm, podendo ser empregada em tumores de até 5 cm. Sua utilização fica limitada à localização do tumor, já que sua aplicação próxima a grandes vasos pode reduzir sua eficiência (pelo efeito serpentina do alto fluxo sanguíneo, que reduz a temperatura local), e quando próximo de as estruturas do hilo hepático, podendo causar lesão térmica de vias biliares.
- A alcoolização percutânea (ALC) é feita com infusão de álcool 96° GL através de agulha inserida no nódulo por meio de punção percutânea guiada por imagem. O álcool promove desnaturação proteica e morte celular. Trata-se de método de baixo custo que tem demonstrado resultados satisfatórios no controle de CHC < 3 cm e de localização superficial no parênquima hepático. ALC é utilizada em pacientes Child A ou B, podendo ser utilizada em Child A ou B com CHCs irressecáveis. Em vez do etanol, o ácido acético pode ser empregado para tratamento percutâneo, também apresentando bons resultados, sendo comparáveis aos da ALC.

Outras opções menos comuns utilizadas como tratamento ponte são:

- **Radioembolização:** procedimento similar ao TACE, mas, ao invés de realizar a injeção de quimioterápico, são aplicadas microesferas radioativas. A substância mais comumente utilizada é o Ytrium-90. Ela parecer ser uma boa opção para casos que não responderam inicialmente ao TACE ou pacientes paliativos com invasão tumoral de ramos portais.
- **Terapia sistêmica:** o sorafenib é um inibidor que quinase utilizado como tratamento em células alvo do CHC. Podendo ser indicado para pacientes em lista de espera multinodulares com função hepática preservada.
- **Radiocirurgia esterotáxica corpórea (SBRT):** é uma modalidade de radioterapia com número de aplicações limitadas (3-6 sessões), utilizando alta dosagem de radiação, sendo direcionados feixes não paralelos de radiação em uma área extremamente delimitada onde está o tumor. Seu efeito é considerado ablativo e parece ser um tratamento promissor para o CHC como terapia ponte ou mesmo paliativa.

Referências

1. Lange N, Dufour J-F. Changing Epidemiology of HCC: How to Screen and Identify Patients at Risk? Dig Dis Sci. 2019;64(4):903-9.
2. Ayuso C, Rimola J, Vilana R, Burrel M, Darnell A, García-Criado A et al. Diagnosis and Staging of Hepatocellular Carcinoma (HCC): Current Guidelines. Eur J Radiol. 2018;101:72-81.
3. Heimbach JL, Kulik LM, Finn RS, Sirlin CB, Abecassis MM, Roberts LR et al. AASLD Guidelines for the Treatment of Hepatocellular Carcinoma. Hepatology. 2018;67(1):358-80.
4. Chedid MF, Kruel CRP, Pinto MA, Grezzana-Filho TMJ, Leipnitz I, Kruel CDP et al. Hepatocellular carcinoma: diagnosis and operative management. Arq Bras Cir Dig. 2017;30(4):272-8.
5. Shiroma RK, Chaib E, Amed-Filho AM, Ttaniguchi RN, Comarin PR, Handa KK et al. Liver Transplantation According to Milan Criteria an Overview of the Past Ten Years. Rev Med (São Paulo). 2012;91(2):120-4.
6. Guerrini GP, Pinelli D, Marini E, Corno V, Guizzetti M, Zambelli M et al. Value of HCC-MELD Score in Patients With Hepatocellular Carcinoma Undergoing Liver Transplantation. Prog Transplant. 2018;28(1):63-9.

3.3

Situações Especiais – Ascite Refratária

Rubens Macedo Arantes Junior | João Paulo Costa dos Santos

3.3.1 INTRODUÇÃO

A ascite é a causa mais comum de descompensação na cirrose e, por ano, cerca de 5% a 10% dos pacientes cirróticos vão desenvolver essa complicação. O desenvolvimento de ascite em pacientes com cirrose está associado a um pior prognóstico e a uma mortalidade de cerca de 40% e 50% em 1 e 2 anos, respectivamente. Assim, todo paciente com ascite deve ser considerado para transplante hepático.

A ascite pode ser classificada de acordo com o volume de fluido acumulado na cavidade abdominal em:

- **Grau 1 (ascite leve):** só é detectável pelo exame de ultrassom.
- **Grau 2 (ascite moderada):** manifesta-se por moderada e simétrica distensão abdominal.
- **Grau 3 (ascite volumosa):** provoca acentuada distensão abdominal.

Ascite refratária é definida, segundo o Clube Internacional de Ascite, como ascite que não pode ser mobilizada ou que apresente recorrência precoce, apesar de tratamento medicamentoso otimizado. Assim, está associada a um prognóstico bastante ruim, com sobrevida média de cerca de 6 meses.

De acordo com o consenso da European Association for the Study of the Liver (EASL), a ascite refratária pode ser caracterizada como:

- **Ascite resistente a diuréticos:** ascite que não pode ser mobilizada ou que apresente recorrência precoce em razão da falta de resposta a restrição de sódio e tratamento com diuréticos.
- **Ascite intratável com diuréticos:** ascite que não pode ser mobilizada ou que apresente recorrência precoce por conta da ocorrência de efeitos adversos que contraindiquem o uso de doses plenas de diuréticos.

3.3.2 FISIOPATOLOGIA DA ASCITE REFRATÁRIA

À medida que a doença hepática progride e o volume sanguíneo arterial efetivo diminui, mecanismos compensatórios envolvendo o sistema nervoso simpático, fatores antinatriuréticos e a vasoconstrição renal tentam otimizar o volume sanguíneo, aumentando o volume plasmático e a retenção de sódio e líquidos. Associado a isso, com a queda da pressão oncótica e o aumento do extravasamento capilar por conta de hipoalbuminemia, os pacientes acabam perdendo a capacidade de manter um volume sanguíneo arterial adequado. Essas alterações demonstram progressão da doença hepática e levam a complicações graves relacionadas à ascite, hiponatremia, hipervolêmica, ascite refratária ou síndrome hepatorenal.

A ascite refratária ocorre em pacientes com retenção severa de sódio e líquidos, que perderam suas vias compensatórias, incluindo débito cardíaco inadequado e incapacidade de manter o volume sanguíneo arterial adequado.

3.3.3 DIAGNÓSTICO

Os critérios diagnósticos para caracterização da ascite retratária se baseiam nas seguintes variáveis:

- **Duração de tratamento:** paciente deve estar em tratamento otimizado com diuréticos (espironolactona até 400 mg/dia e furosemida até 160 mg/dia) por pelo menos uma semana, associado ao uso de dieta hipossódica para menos de 4,6-6,9 g de sal/dia.
- **Falta de resposta:** perda média de peso inferior a 800 g em 4 dias e perda de sódio urinário nas 24 horas inferior a ingesta.
- **Recorrência precoce de ascite:** reaparecimento de ascite grau 2 ou 3 dentro de 4 semanas após a mobilização inicial.

- **Complicações induzidas por diuréticos:**
  - desenvolvimento de encefalopatia na ausência de outro fator precipitante;
  - desenvolvimento de insuficiência renal (elevação em 100% dos valores de creatinina para valores superiores a 2 mg/dL);
  - hiponatremia com redução do sódio superior a 10 mmol/L para níveis de sódio inferiores a 125 mmol/L;
  - hipo ou hipercalemia caracterizada por alterações nos níveis de potássio, respectivamente, inferiores a 3 mmol/L e superiores a 6 mmol/L a despeito das medidas de controle.

3.3.4 MANEJO DA ASCITES REFRATÁRIA

- **Paracentese de alívio (PA):** existe um consenso de que a PA é um procedimento eficaz e seguro para o tratamento da ascite refratária e que deve estar associado à administração de albumina para prevenção de disfunção circulatória pós-paracentese. PA seriada associada à reposição de albumina (8 g/L de ascite removida) é recomendada como tratamento de 1ª linha para o tratamento da ascite refratária.
- **Diuréticos em pacientes com ascite refratária:** depois que a refratariedade de ascite é determinada, os diuréticos devem ser descontinuados. Somente quando a excreção renal de sódio com o uso dos diuréticos excede 30 mEq/dia a manutenção da terapia diurética pode ser considerada, quando tolerada.
- ***Shunt* portossistêmico intra-hepático transjugular (TIPS):** pacientes com ascite refratária ou recorrente, ou aqueles para quem a paracentese é ineficaz (p. ex., em razão da presença de ascites loculadas) devem ser avaliados para inserção de TIPS. A inserção do TIPS é recomendada em pacientes com ascite refratária, pois melhora a sobrevida e o controle da ascite. O TIPS descomprime o sistema portal, derivando um ramo portal intra-hepático em uma veia hepática. Sua inserção acentua a vasodilatação arterial periférica a curto prazo. No entanto, dentro de 4 a 6 semanas, o resultado é uma melhora da volemia e da função renal, em última análise levando a um aumento na excreção renal de sódio. Uma complicação importante após a inserção do TIPS é o desenvolvimento de encefalopatia, que pode ocorrer em até 50% dos pacientes. A incidência dessa complicação pode ser significativamente reduzida (cerca de 18%) com o uso de *stent* de politetrafluoretileno (PTFE) de menor calibre (8 mm ao invés de 10 mm). A seleção de pacientes para inserção eletiva de TIPS deve ser cuidadosa, não sendo recomendado em pacientes com bilirrubina sérica > 3 mg/dL, contagem de plaquetas menor 75 × 10^9/L, grau atual de encefalopatia hepática ≥ 2 ou encefalopatia hepática crônica, infecção ativa, insuficiência renal progressiva, disfunção sistólica ou diastólica grave ou hipertensão pulmonar.

3.3.5 SOLICITAÇÃO DE SITUAÇÃO ESPECIAL POR ASCITE REFRATÁRIA

Para a solicitação de situação especial por ascite refratária, o paciente deve preencher os critérios diagnósticos citados anteriormente e os seguintes documentos devem ser enviados para a câmara técnica:

- Relatório médico contendo dose máxima de diuréticos utilizada, dose atual, eventos adversos associados (piora da função renal, distúrbio hidroeletrolítico, encefalopatia hepática, PBE), episódios de paracentese e/ou toracocentes realizadas (Anexo 1);
- Preenchimento do formulário padrão para inclusão em situação especial (Anexo 2);
- Exames laboratoriais de até 30 dias (incluindo BT, INR, CR, sódio);
- Sódio urinário de 24 horas (até 30 dias);
- Exame de imagem (US abdominal com Doppler, tomografia computadorizada de abdome, ressonância nuclear magnética de abdome);
- Comprovantes de paracenteses e/ou toracocentes seriadas.

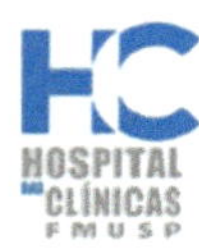

Transplantes de Fígado e Órgãos do Aparelho Digestivo
Hospital das Clínicas
Faculdade de Medicina da Universidade de São Paulo
Tels: 11 2661-3323 ou 11 2661-3324

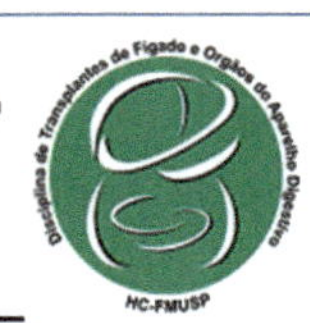

À CNCDO -1
Ilmo. Sr. Dr. XXXXX XXXXX

Solicito a inclusão em situação especial por **Ascite Refratária** da paciente **Sra. XXX XXX XXX, RGCT: XXXXX-X**, de 28 anos, com diagnóstico de Cirrose Biliar Primária, Child B8, MELD 14 e tipo sanguíneo O.

Paciente com quadro de ascite refratária, em tratamento clínico com dieta pobre em sódio (2g de sódio por dia) e paracenteses semanais com retirada de 10-14L de líquido ascético por procedimento há cerca de 2 meses. A paciente vinha em uso de espironolactona 200mg e furosemida 80mg, porém, evoluiu com piora da função renal (Creatinina 3.47 mg/dL) e hiponatremia (Na 126mEq/L), sendo necessário descontinuar as doses dos diuréticos. No momento a paciente encontra-se sem uso de diuréticos e mantendo paracenteses semanais.

Contribuem para o diagnóstico de ascite refratária os seguintes exames:

- USG Abdome (07/12/2020): Fígado de dimensões reduzidas, contornos regulares e bordos rombos. Grande quantidade de liquido livre na cavidade abdominal.
- Na urinário/24hs (13/12/2020): 7 meq/vol.
- Sódio sérico (11/11/2020): 126 mEq/L.
- Creatinina sérico (14/11/2020): 3.47 mg/dL.
- Anexo comprovantes de paracenteses.

Solicito assim a inclusão em situação especial por ascite refratária.

Atenciosamente,

Anexo 3.3.1 Relatório médico (exemplo meramente ilustrativo).
Fonte: Desenvolvido pela autoria.

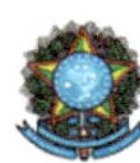

MINISTÉRIO DA SAÚDE
SECRETARIA DE ATENÇÃO À SAÚDE
DEPARTAMENTO DE ATENÇÃO ESPECIALIZADA E TEMÁTICA
COORDENAÇÃO-GERAL DO SISTEMA NACIONAL DE TRANSPLANTES
CÂMARA TÉCNICA NACIONAL PARA OS TRANSPLANTES DE FÍGADO
snt@saude.gov.br ctn.figado@gmail.com

Formulário para avaliação de Situação Especial
Ascite Refratária

Nome: XXX XXX XXX	**RGCT: XXXXX-X**
Idade: 28a Sexo: ( ) Masculino (X) Feminino	ABO: O(X) A( ) B( ) AB( )
Cor: Branca	Serviço de Transplante Hepático: HC-Fígado Adulto

1) Causa da doença hepática: Cirrose Biliar Primária

2) **Data da solicitação da inclusão como situação especial: 16/12/2020**

3) Carcinoma hepatocelular ou outras neoplasias malignas foram excluídas? [X] Sim [ ] Não
*** Obs:** em caso positivo anexar USG, a qual deverá ter sido realizada a menos de 6 meses da solicitação de situação especial.

4) Exames de Laboratório (até 30 dias):
Valor de sódio urinário: (7 mEq/vol) Data: 13/12/2020
BT (1.82) INR (1,27) Creatinina (0.79) Sódio sérico (137) Data: 14/12/2020

5) Dose máxima de diuréticos utilizada e tempo de uso:
Espironolactona: 200 mg/dia Furosemida: 80mg/dia

6) Dose atual de diuréticos utilizada e tempo de uso:
Espironolactona: 0 mg/dia Furosemida: 0 mg/dia

7) Houve piora da função renal associada ao uso de diuréticos? [X] Sim [ ] Não
Creatinina antes (0.69) Creatina após estas doses (3.47)

8) Anote se houve algum dos itens abaixo:
PBE ( ) Número de vezes:__________
Hidrotórax ( ) Número de vezes:__________
TIPS ( ) Número de vezes:__________
Encefalopatia ( ) Número de vezes:__________

9) Episódios de paracenteses nos últimos três meses:
Data: 24/11/2020 volume: 14000 ml internação: [ ] Sim [X] Não
Data: 02/12/2020 volume: 10500 ml internação: [ ] Sim [X] Não
Data: 09/12/2020 volume: 10000 ml internação: [ ] Sim [X] Não

10) Episódios de toracocenteses nos últimos três meses:
Data: ______/______/______ volume: _____ml internação: [ ] Sim [ ] Não
Data: ______/______/______ volume: _____ml internação: [ ] Sim [ ] Não
Data: ______/______/______ volume: _____ml internação: [ ] Sim [ ] Não
Atenção: enviar relatório médico detalhado, com documentos comprobatórios das informações prestadas (resumos de internação, laudos de exames laboratoriais e de imagem, etc.).

Responsável pelas informações: Nome: CRM:

Anexo 3.3.2 Formulário para avaliação de Situação Especial por Ascite Refratária (exemplo meramente ilustrativo).
Fonte: Desenvolvido pela autoria.

Referências

1. European Association for the Study of the Liver. EASL Clinical Practice Guidelines for the Management of Patients with Decompensated Cirrhosis. J Hepatol. 2018;69(2):406-60. doi: 10.1016/j.jhep.2018.03.024.
2. Adebayo D, Neong SF, Wong F. Refractory Ascites in Liver Cirrhosis. Am J Gastroenterol. 2019;114(1):40-7. doi: 10.1038/s41395-018-0185-6.
3. Pericleous M, Sarnowski A, Moore A, Fijten R, Zaman M. The Clinical Management of Abdominal Ascites, Spontaneous Bacterial Peritonitis and Hepatorenal Syndrome: A Review of Current Guidelines and Recommendations. Eur J Gastroenterol Hepatol. 2016;28(3):e10-8. doi: 10.1097/MEG.0000000000000548.
4. Arroyo V, Ginès P, Gerbes AL, Dudley FJ, Gentilini P, Laffi G et al. Definition and diagnostic criteria of refractory ascites and hepatorenal syndrome in cirrhosis. International Ascites Club. Hepatology. 1996;23(1):164-76. doi: 10.1002/hep.510230122.

3.4

Situações Especiais – Encefalopatia Hepática

Rubens Macedo Arantes Junior | João Paulo Costa dos Santos

3.4.1 INTRODUÇÃO

A encefalopatia hepática (EH) é uma complicação frequente e uma das manifestações mais debilitantes da doença hepática, afetando gravemente a vida dos pacientes e de seus cuidadores. A evolução no tratamento dessa complicação é bastante prejudicada por conta de sua patogênese complexa e ainda não totalmente elucidada.

3.4.2 DEFINIÇÃO

A EH é uma disfunção cerebral causada por insuficiência hepática e *shunt* portossistêmico; manifesta-se como um amplo espectro de anomalias neurológicas ou psiquiátricas que variam desde alterações subclínicas até o coma.

Em pacientes com cirrose, a EH sintomática é um dos eventos que define a fase de descompensação da doença, assim como varizes de esôfago e ascite.

A prevalência de EH sintomática no momento do diagnóstico da cirrose é de 10% a 14% em geral, 16% a 21% naqueles pacientes com descompensação da cirrose e 10% a 50% em pacientes com *shunt* portossistêmico transjugular intra-hepático (TIPS).

A EH sintomática ocorrerá em 30% a 40% daqueles pacientes com cirrose, em algum momento durante o curso clínico da doença.

3.4.3 APRESENTAÇÃO CLÍNICA

A encefalopatia hepática produz um amplo espectro de manifestações neurológicas e psiquiátricas.

À medida que a doença progride, alterações como apatia, irritabilidade, desinibição, alterações de nível de consciência e função motora podem ser relatados tanto pelo paciente quanto por familiares. Distúrbios do ciclo sono-vigília, como sonolência diurna excessiva, são frequentes, enquanto a reversão completa do ciclo sono-vigília é menos frequente, mas pode ser observada. Os pacientes podem desenvolver desorientação progressiva no tempo e espaço, comportamento inadequado e confusão com agitação ou sonolência, estupor e, em casos mais graves, coma.

Em doentes não comatosos, podem ser observadas anomalias do sistema motor, como hipertonia, hiperreflexia e sinal de Babinski positivo.

A disfunção extrapiramidal, com rigidez muscular, bradicinesia, hipocinesia, monotonia e lentidão da fala, tremor do tipo parkinsoniano e discinesia com movimentos voluntários diminuídos, são achados comuns.

O asterixis ou "*flapping*" muitas vezes está presente e é, na realidade, não um tremor, mas uma mioclonia negativa que consiste em perda do tónus postural.

3.4.4 CLASSIFICAÇÃO

A EH pode ser classificada de acordo com os seguintes fatores:

1. Doença subjacente:
   - **Tipo A:** Associado à hepatite aguda grave.
   - **Tipo B:** Associado à derivação portossistêmica (TIPS).
   - **Tipo C:** Associado à cirrose hepática.

2. Gravidade das manifestações clínicas:

Sem comprometimento	Sem qualquer grau de encefalopatia ou história prévia.
Mínima	Alterações psicométricas ou neuropsicológicas de testes que exploram as funções executivas psicomotoras ou alterações neurofisiológicas sem evidência clínica de alteração mental.

Grau I
- Ocasional alteração de consciência;
- Euforia ou ansiedade;
- Tempo curto de atenção;
- Comprometimento de adição ou subtração;
- Ritmo de sono alterado.

Grau II
- Letargia ou apatia;
- Desorientação temporal;
- Óbvia alteração da personalidade;
- Comportamento impróprio.

Grau III
- Sonolência a semiestupor;
- Reage a estímulos;
- Desorientação profunda;
- Comportamento bizarro.

Grau IV
- Coma.

3. Tempo de doença:
   - EH episódica.
   - EH recorrente indica episódios de EH que ocorrem com um intervalo de tempo igual ou inferior a 6 meses.
   - EH persistente indica um padrão de alterações comportamentais que estão sempre presentes e às quais se sobrepõem recaídas de EH observável.

4. Existência de fatores desencadeantes:
   - Não desencadeada.
   - Desencadeada.

3.4.5 DIAGNÓSTICO

O diagnóstico de EH baseia-se principalmente no exame clínico e na exclusão de outras causas de disfunção cerebral. Ela deve ser graduada de acordo com sua gravidade, refletindo o grau de autossuficiência e a necessidade de cuidados. São utilizadas escalas clínicas para analisar a sua gravidade. O teste clínico Gold-Standard são os critérios de West Havem.

Alguns testes podem auxiliar no diagnóstico de encefalopatia hepática. Esses testes acabam sendo pouco utilizados, porém podem ser úteis, principalmente nos casos em que a apresentação clínica é muito discreta ou atípica. Dentre eles, podemos citar:

- Teste da síndrome de encefalopatia portossistémica (EPS). Esse conjunto de testes avaliam a velocidade de processamento cognitivo e psicomotor e a coordenação visual e motora.
- Teste de frequência crítica de cintilação (FCC – *Critical Flicker Frequency*).
- Teste de Tempo de Reação Contínua (TRC) baseia-se no registro repetido do tempo de reação motora a estímulos auditivos.
- Teste de Controle Inibitório (TCI) é um teste computorizado de inibição da resposta e memória de trabalho.
- Teste de Stroop avalia a capacidade psicomotora e a flexibilidade cognitiva.
- Teste SCAN é um teste computorizado que mede a velocidade e precisão para realizar uma tarefa de memória de reconhecimento de dígitos de complexidade crescente.
- O exame por eletroencefalografia pode detectar mudanças na atividade cerebral cortical em todo o espectro de EH.

3.4.6 TRATAMENTO

O controle dos fatores desencadeantes é de extrema importância no tratamento da EH, pois quase 90% dos doentes podem ser tratados apenas com a correção desses fatores. A EH recorrente e intratável, associado à insuficiência hepática, é uma das indicações de transplante hepático e uma das principais condições que, preenchendo os critérios estabelecidos, pode incluir o paciente em situação especial na lista de transplante.

Dentre as medicações que podem ser utilizadas no controle dos sintomas da encefalopatia hepática, podemos citar:

- **Lactulose:** é habitualmente a medicação de primeira escolha para o tratamento da EH episódica, sendo recomendada também na prevenção de episódios recorrentes após o episódio inicial.
- **Rifaximina:** é uma terapêutica eficaz quando adicionada à lactulose para a prevenção da recidiva de EH.
- **Aminoácidos de cadeia ramificada (AACR):** podem ser utilizados como agente alternativo ou adicional para tratar os doentes que não se recuperam com a terapêutica convencional.

- Neomicina, metronidazol, quelantes metabólicos de amônia, L-ornitina L-aspartato (LOLA), probióticos, inibidores da glutaminase, flumazenil, laxantes, albumina.

3.4.7 SOLICITAÇÃO DE SITUAÇÃO ESPECIAL POR ENCEFALOPATIA HEPÁTICA

São enviados à Câmara Técnica os casos de EH persistente grau II ou com pelo menos um episódio de EH grau III com necessidade de internação.

Deve-se anexar:

- Relatório médico detalhado (gravidade, se houve fatores desencadeantes, internações, presença de shunt portossistêmico) (Anexo 1);
- Formulário padrão para inclusão em situação especial (Anexo 2);
- Exames laboratoriais de até 30 dias;
- Exame de imagem com evidência de *shunt* portossistêmico (TC ou RNM);
- RNM crânio, eletroencefalograma e relatório do neurologista para exclusão de outras causas;
- Se internações hospitalares, enviar comprovantes.

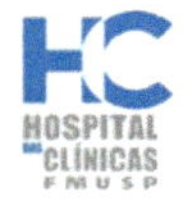

Transplantes de Fígado e Órgãos do Aparelho Digestivo
Hospital das Clínicas
Faculdade de Medicina da Universidade de São Paulo
Tels: 11 2661-3323 ou 11 2661-3324

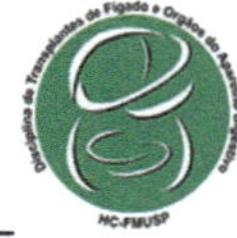

À CNCDO -1
Ilmo. Sr. Dr. XXXXXX XXXXXXXX

Solicito a inclusão em situação especial por **ENCEFALOPATIA HEPÁTICA** da paciente **Sra. XXX XXX XXX, RGCT XXXXX-X**, de 55 anos, com diagnóstico de hepatopatia por infecção crônica por vírus de hepatite C e esquistossomose hepatoesplênica, Child B8 e MELD-Na 22. Essa solicitação é motivada pelo diagnóstico de encefalopatia hepática recorrente.

Paciente portadora de hipertensão portal, caracterizada por esplenomegalia, plaquetopenia, varizes de esôfago, hiperamonemia e trombose de veia porta, já tendo apresentado hemorragia digestiva alta de causa varicosa. Tomografia de abdômen mostra achados característicos de hepatopatia crônica. Realizou tratamento para vírus da hepatite C, com sofosbovir e daclastavir, com término em 10/06/2017, com resposta virológica sustentada. A paciente tem diversas internações prévias por encefalopatia hepática recorrente, sendo que desde junho/2020, somam-se 4 internações (02/06/2020 a 22/06/2020; 02/07/2020 a 07/07/2020; 12/07/2020 a 27/07/2020; 03/08/2020; 04/08/2020 a 27/08/2020). Em uma delas em 02/07/2020, foi necessária intubação oro traqueal no pronto-socorro, aonde ficou internada, devido a rebaixamento de nível de consciência, com 2 episódios de parada cardiorrespiratória, revertidas após menos de 10 minutos de manobras de ressuscitação.

Foi avaliada por equipe de neurologia que confirmou que quadro neurológico é secundário a hiperamonemia devido ao quadro hepático de base.

Atualmente segue em acompanhamento ambulatorial com tratamento clínico para encefalopatia com dieta pobre em aminoácidos de cadeia aromática e lactulona (ritmo intestinal > 3 evacuações diárias).

Contribui para o diagnóstico de encefalopatia hepática persistente os seguintes exames:

- Tomografia de abdome (12/08/2020): Fígado com dimensões reduzidas e contornos lobulados, sugestivo de hepatopatia crônica. Não se observam nódulos hipervascularizados com lavagem rápida do contraste. Trombose crônica parcialmente recanalizada no tronco da veia porta, permanecendo conteúdo hipoatenuante e calcificações periféricas. Trombose crônica do ramo esquerdo da veia porta, com acentuado afilamento e transformação cavernomatosa no seu trajeto, associado a discreta ectasias das vias biliares intra-hepáticas no lobo esquerdo. Varizes pericolecísticas de fino calibre. Varizes periesofágicas de fino, médio e grosso calibre no terço inferior do

Anexo 3.4.1 Relatório médico (exemplo meramente ilustrativo). (*Continua*)
Fonte: Desenvolvido pela autoria.

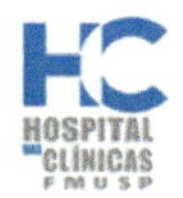

Transplantes de Fígado e Órgãos do Aparelho Digestivo
Hospital das Clínicas
Faculdade de Medicina da Universidade de São Paulo
Tels: 11 2661-3323 ou 11 2661-3324

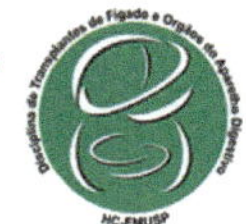

esôfago. Shunt espleno-renal Veias mesentérica superior e esplênicas pérvias e de calibre aumentado. Esplenomegalia. Volumosa ascite.

- Ressonância magnética de crânio (02/07/2020): ausência de sinais de isquemia
- Eletroencefalograma de 23/07/2020: sem evidências de alteração de sistema nervoso central
- Laudos da avaliação de neurologia, concentração sérica elevada de amônia e comprovante de internação.

Em vista do quadro recorrente de encefalopatia hepática, inclusive com necessidade de intubação orotraqueal, solicitamos situação especial por encefalopatia hepática.

Atenciosamente,

XXXXXXXXXX

Anexo 3.4.1 Relatório médico (exemplo meramente ilustrativo). (*Continuação*)
Fonte: Desenvolvido pela autoria.

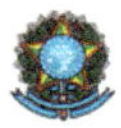

MINISTÉRIO DA SAÚDE
SECRETARIA DE ATENÇÃO À SAÚDE
DEPARTAMENTO DE ATENÇÃO ESPECIALIZADA
COORDENAÇÃO-GERAL DO SISTEMA NACIONAL DE TRANSPLANTES
SAF Sul, trecho II, bloco F, Edifício Premium, 1° andar, sala 104
CEP 70.070-600 – Brasília/DF snt@saude.gov.br

Formulário para Situação Especial - Encefalopatia Hepática

Nome: XXX XXX XXX **RGCT: 270356-5**
Idade: **55 ANOS**
Sexo: **F** Cor: **P** ABO: **O**
Serviço de Transplante Hepático: **HC- FÍGADO ADULTO**

1) Causa da doença hepática: infecção por vírus hepatite C e esquistossomose hepato-esplênica

2) Data da solicitação da inclusão como situação especial: 14/10/2020

3) Carcinoma hepatocelular ou outras neoplasias malignas foram excluídas? ☒Sim ☐Não

4) Exames de Laboratório (até 30 dias):
BT **0,25** INR **1,06** Creatinina **1,80** Sódio sérico **127** Data: **01/10/2020**

5) Tipo de encefalopatia: ☐ Encefalopatia episódica ☒ Encefalopatia persistente

6) Síndrome extrapiramidal: ☒Sim ☐Não

7) Número de episódios nos últimos 6 meses: quadro contínuo de encefalopatia

8) Indicar gravidade (Critérios de West Haven) Data: **03/07/2020 (necessitou IOT grau 4)**

☐ 0 Ausência de alterações clínicas (sem anormalidades de personalidade ou comportamento).
☐ 1 Períodos insignificantes de comprometimento da consciência. déficits de atenção; dificuldade para somar ou subtrair; sonolência excessiva, insônia ou inversão do padrão de sono; euforia ou depressão (mais comumente o último).
☒ 2 Letargia ou apatia; desorientação; comportamento inadequado; comprometimento da fala.
☐ 3 Rebaixamento importante do nível de consciência, estupor.
☐ 4 Coma.

9) Houve fatores desencadeantes? (Hemorragia? Infecção? Diuréticos? Outros?) ☐Sim ☒Não

10) Número e duração das admissões nos últimos 6 meses
☒Em enfermaria. Data: **02/06/2020 à 22/06/2020; 12/07/2020 à 27/07/2020; 04/08/2020 à 27/08/2020**
☒Em pronto-socorro. Data: **02/07/2020 à 07/07/2020; 03/08/2020**
☐Em unidade de tratamento intensivo. Data: / /

11) Shunt portossistêmico espontâneo? ☒Sim ☐Não

12) Shunt portossistêmico cirúrgico ou TIPS? ☐Sim ☒Não

ENVIAR RELATÓRIO DETALHADO, ACOMPANHADO DE AVALIAÇÃO DE NEUROLOGISTA, COM DOCUMENTOS COMPROBATÓRIOS DAS INFORMAÇÕES PRESTADAS (RESUMOS DE INTERNAÇÕES, LAUDOS DE EXAMES LABORATORIAIS E DE IMAGEM, ETC.)

Responsável pelas informações: Dr. CRM

Anexo 3.4.2 Formulário padrão para inclusão em situação especial por encefalopatia hepática (exemplo meramente ilustrativo).
Fonte: Desenvolvido pela autoria.

Referências

1. American Association for the Study of Liver Diseases; European Association for the Study of the Liver. Hepatic Encephalopathy in Chronic Liver Disease: 2014 Practice Guideline by the European Association for the Study of the Liver and the American Association for the Study of Liver Diseases. J Hepatol. 2014;61(3):642-59. doi: 10.1016/j.jhep.2014.05.042.
2. Vilstrup H, Amodio P, Bajaj J, Cordoba J, Ferenci P, Mullen KD et al. Hepatic Encephalopathy in Chronic Liver Disease: 2014 Practice Guideline by the American Association for the Study of Liver Diseases and the European Association for the Study of the Liver. Hepatology. 2014;60(2):715-35. doi: 10.1002/hep.27210.
3. Wijdicks EF. Hepatic Encephalopathy. N Engl J Med. 2016;375(17):1660-70. doi: 10.1056/NEJMra1600561.
4. Weissenborn K. Hepatic Encephalopathy: Definition, Clinical Grading and Diagnostic Principles. Drugs. 2019;79(Suppl 1):5-9. doi: 10.1007/s40265-018-1018-z.

3.5

Situações Especiais – Polineuropatia Amiloidótica Familiar Associada à Transtirretina

Evandro de Oliveira Souza

3.5.1 INTRODUÇÃO

Em 1952, o neurologista português Corino de Andrade descreveu no periódico científico *Brain* a polineuropatia amiloidótica familiar (PAF), também denominada paramiloidose ou vulgarmente chamada "doença dos Pézinhos". Chamou-lhe a atenção o fato de os pacientes relatarem na sua terra de origem, Póvoa do Varzim, que casos semelhantes aos deles eram frequentes em suas famílias, tal como o eram pescadores que não sentiam dor quando se cortavam nas cordas dos barcos ou se queimavam com os cigarros. Pensando-se inicialmente que essa era uma doença tipicamente portuguesa, rapidamente se verificaram outros casos pelo mundo. Com isso, pode-se afirmar que a propagação da doença feita pelos portugueses seguiu suas rotas de comércio e da navegação, principalmente para Suécia, Japão e suas colônias, dentre elas o Brasil.[1]

A polineuropatia amiloidótica familiar associada à transtirretina (PAF-TTR) é uma doença neurodegenerativa progressiva irreversível, causada por uma mutação genética no gene da transtirretina (*TTR*) localizada no cromossomo 18q12.1 e apresenta 7kB e quatro éxons.[2] O gene fornece instruções para a produção da *TTR*, que é uma proteína transportadora do hormônio da tireoide, e também de ligação ao retinol/vitamina A. A desestabilização da *TTR* leva ao dobramento errôneo e à agregação de monômeros variantes da proteína em intermediários amiloidogênicos tóxicos e fibrilas amilóides, que se depositam nos tecidos do sistema nervoso periférico e autônomo, bem como em órgãos do trato gastrintestinal, rins e coração.[3-4]

A PAF-TTR é uma doença autossômica dominante e é a forma mais comum de amiloidose hereditária. A penetrância é variável. Alguns indivíduos que possuem a mutação genética podem nunca desenvolver os sintomas. Estão descritas mais de 100 mutações diferentes do gene da transtirretina, a maioria delas associada à doença amiloide.[5] A mutação V50M é a mais comum em pacientes com PAF-TTR no mundo todo, inclusive no Brasil, e está associada com doença de início precoce e fenótipo mais agressivo. Diversas outras mutações menos frequentes, como L58H, G47A, S77Y, S77F, I107V, T60A, F64L e D38A, também estão associadas à neuropatia periférica e autonômica.[6]

As manifestações da PAF-TTR traduzem uma neuropatia degenerativa progressiva e geralmente começam entre 20 e 40 anos, conduzindo a um desfecho fatal após 10 a 15 anos de evolução caso não haja tratamento. Todas as fibras nervosas são atingidas e condicionam o quadro clínico da doença. A apresentação inicial é variada, podendo ser a de uma polineuropatia sensório-motora, neuropatia focal, disfunção autonômica ou acometimento cardíaco.[7] As principais manifestações clínicas são dor, parestesia, perda de sensibilidade e paresia, que se iniciam nos membros inferiores e evoluem para todo o corpo. Pode ocorrer disfunção da marcha e os pacientes acabam por necessitar de auxílio para caminhar (apoio) ou ficam restritos à cadeira de rodas. A neuropatia autonômica, que pode ser precoce na evolução da doença, é responsável por manifestações clínicas importantes e potencialmente fatais, como hipotensão postural, fadiga e visão borrada. O acometimento autonômico do trato gastrintestinal pode acarretar episódios de diarreia intercalados por constipação grave; além disso, a gastroparesia pode levar a náusea e vômitos, com consequente desidratação e perda de peso. Em homens, é comum a disfunção erétil e, com a evolução, ocorrem retenção e infecções urinárias recorrentes. Nas fases avançadas da doença, o doente encontra-se acamado ou restrito a uma cadeira de rodas. O desfecho fatal frequentemente ocorre por conta de distúrbios cardiológicos ou de graves complicações nutricionais em razão de disfunções gastrintestinais (desnutrição caquexia e/ou infecções intercorrentes).[8] A Tabela 3.5.1 resume os principais achados que levatam a suspeita de PAF-TTR.

Tabela 3.5.1 Sinais e sintomas que levantam suspeita de PAF-TT.R

Sintomas sensório-motores (geralmente os primeiros sintomas)	Sinais autonômicos e outros sintomas
▪ Neuropatia de fibras finas simétricas ▪ Perda sensorial ▪ Fraqueza muscular ▪ Dor	▪ Hipotensão ortostática ▪ Sintomas urogenitais, como disfunção erétil ▪ Alternância entre constipação e diarreia, causando perda de peso não intencional ▪ Anormalidades cardíacas ▪ Opacidades vítreas ▪ Síndrome do túnel do cárpo bilateral

Fonte: Desenvolvida pela autoria.

3.5.2 DIAGNÓSTICO E TRATAMENTO

Em áreas não endêmicas, como no Brasil, e na ausência de história familiar da doença, o diagnóstico é complexo e geralmente tardio. Frequentemente, os pacientes diagnosticados relatam várias idas aos serviços de saúde sem que a PAF-TTR tenha sido relacionada como hipótese diagnóstica diante dos sintomas apresentados. A suspeita ocorre apenas quando já está instalado um quadro de polineuropatia sensitivo-motora de quatro membros sem outra causa conhecida e a presença de manifestações disautonômicas aumenta a suspeita.[9] O diagnóstico em áreas endêmicas ou com história familiar positiva em pacientes com quadro clínico sugestivo é feito a partir da pesquisa de depósitos amiloides anômalos em tecidos. Nesses casos, procede-se à biópsia de glândula salivar, nervo periférico, mucosa retal ou aspirado de gordura abdominal para realização do teste. Espera-se a demonstração histológica do depósito tecidual de amiloide por meio de coloração específica. A confirmação histológica do amiloide é classicamente demonstrada pela coloração com vermelho-Congo, que, sob microscopia polarizada, apresenta birrefringência verde. Após essa etapa, é realizado o sequenciamento do gene *TTR*, que comprova a doença.[10]

Além dos exames específicos para o diagnóstico da doença, os pacientes são avaliados criteriosamente sobre a presença e intensidade da neuropatia com a avaliação neurológica aplicando escalas clínicas validadas para uma mensuração qualitativa e quantitativa da sintomatologia. As escalas mais utilizadas são: NIS (*Neuropathy Impairment Score*) e PND *score*. Testes neurofisiológicos são utilizados para caracterização da neuropatia periférica sendo os mais utilizados: eletroneuromiografia, teste de resposta simpática cutânea e teste quantitativo de sensibilidade. Em relação ao estudo cardiológico, os exames mais utilizados são: eletrocardiograma, ecocardiograma, *holter*, MAPA, cintilografia miocárdica e prova de esforço.[10-11] O estadiamento da doença é fundamental para o seguimento do paciente e auxilia na tomada de decisão terapêutica (Tabela 3.5.2).

Tabela 3.5.2 Estágios clínicos da PAF-TTR.

Estágio I	Neuropatia sensitivo-motora e autonômica leve em membros inferiores, sem prejuízo da marcha
Estágio II	Necessita de auxílio para deambular; progressão dos sintomas, com acometimento de membros superiores
Estágio III	Paciente com sintomas graves, acamado ou restrito à cadeira de rodas

Fonte: Desenvolvida pela autoria.

O tratamento da PAF-TTR pode ser dividido em duas frentes com o objetivo do aumento da sobrevida e retardamento da perda de qualidade de vida. O tratamento sintomático tem como objetivo o alívio e controle dos sintomas típicos dessa condição; já as terapias modificadoras do curso da doença objetivam inibir a produção e deposição de amiloides.[12] Até pouco tempo atrás, o tratamento dos sintomas e o transplante de fígado eram as únicas opções de tratamento disponíveis pelo Sistema Único de Saúde (SUS) para pacientes com PAF-TTR no Brasil, no entanto, recentemente foi incorporada ao SUS a utilização de um medicamento estabilizador da TTR, o tafamidis.

A PAF-TTR requer cuidado de uma equipe multidisciplinar, tendo em vista as manifestações clínicas variadas. Deve fazer parte desse time profissionais como neurologista, gastroenterologista/hepatologista, cirurgião transplantador, cardiologista, fisioterapêuta, psicólogo, enfermeira e assistente social. A depender da complexidade do caso, muitas vezes também é necessário o apoio do oftalmologista, nefrologista, fisiatra, geneticista, entre outros.

3.5.2.1 Tratamento sintomático

O comprometimento progressivo da mobilidade requer o acompanhamento especializado e pode exigir o uso de órteses e de aparelhos para auxiliar na deambulação. Medidas cirúrgicas podem ser necessárias, como descompressão de nervos. Os pacientes apresentam dor neuropática e geralmente necessitam do uso de medicamentos como antidepressivos, anticonvulsivantes e analgésicos. Os sintomas gastrintestinais, especialmente constipação, diarreia e gastroparesia, podem ser tratados com medidas dietéticas e farmacológicas (Tabela 3). As complicações cardíacas requerem monitoramento e uso eventual de marcapasso ou aparelhos de ressincronização. O acompanhamento oftalmológico é necessário para monitorizar o acúmulo de amiloide no vítreo e o surgimento de glaucoma. Os pacientes podem apresentar insuficiência renal e eventual necessidade de hemodiálise.[10] A Tabela 3.5.3 mostra a abordagem terapêutica de acordo com o estágio clínico.

Tabela 3.5.3 Terapêutica sintomática para sintoma gastrintestinal.

Sintomas	Terapêutica
▪ Náusea ▪ Vômito recorrente ▪ Saciedade precoce ▪ Plenitude pós prandial	▪ Dieta adaptada, fracionamento ▪ Ondansetrona ▪ Domperidona e metoclopramida ▪ Hidratação venosa e vitaminas
▪ Diarreia ▪ Constipação ▪ Alternância diarreia/constipação	▪ Adequação da dieta ▪ Loperamida, octreotide ▪ Fibras ▪ Laxantes

Fonte: Desenvolvida pela autoria.

3.5.2.2 Terapêutica modificadora

Transplante hepático

Grande parte da *TTR* é sintetizada no fígado; apenas 5% são produzidas no epitélio pigmentar da retina e plexo coroide. Com isso, o transplante hepático é uma alternativa de tratamento que pode reduzir a principal fonte de *TTR* alterada.[13] Está indicado principalmente em pacientes no estágio I ou II e portadores da mutação V50M. Em pacientes com acometimento neuropático exclusivamente sensorial, cerca de 90% permanecem com sintomas estáveis. A sobrevida em 5 anos é de 85% para portadores da mutação V50M e de 59% para portadores de outras mutações, o que reforça a presença de mutação como fator a ser considerado na hora da decisão terapêutica.[13-14]

Um estudo japonês seguiu pacientes com PAF-TTR e mutação V50M transplantados, e mostrou sobrevida de 100% em 10 anos *versus* 56,1% para os não-transplantados. Já os pacientes com graus avançados de depósito amiloide nos nervos ou no coração seguem com progressão do depósito amiloide, apesar do transplante. Fatores preditivos de pior resposta ao transplante são: portadores de outras mutações que não V50M, idade > 50 anos, duração da doença > 7 anos, desnutrição, disfunção autonômica e pacientes com necessidade de auxílio para deambular. Além desses fatores, deve-se ponderar que a disponibilidade de órgão para transplante é restrita, o procedimento cirúrgico está associado a riscos e o paciente necessitará utilizar imunossupressores por toda a vida.[14]

Seguindo a legislação vigente, a indicação de transplante em pacientes com PAF-TTR é uma situação especial. Os critérios de elegibilidade de inclusão em lista são dois dos três seguintes: biópsia de tecido com depósito amiloide, eletroneuromiografia compatível com o diagnóstico de PAF-TTR e/ou históia familiar típica de PAF-TTR. Uma vez indicada a inclusão em lista, o paciente ganha uma pontuação específica (MELD = 29) para concorrer entre os pacientes no topo de lista na contemplação de um órgão. Tal medida é fundamental para abreviar o tempo de espera em lista já que a doença é progressiva e irreverssível.

O explante proveniente de um paciente com PAF-TTR é estrutural e funcionalmente normal a despeito de ser o principal sítio de produção de *TTR* anômala. Por isso, esse órgão pode ser considerado para transplante em pacientes com indicação por doenças hepáticas avançadas. Esse procedimento é chamado transplante dominó ou sequencial. No entanto, a oferta desse órgão com potencial de produção de *TTR* defeituoso deve ser previamente discutida com o candidato receptor, pois há a possibilidade real de aparecimento de sintomas e características clínicas típicas da deposição de amiloide anos após o procedimento (média de 7 anos). Essa condição é chamada PAF "de novo" ou PAF iatrogênico, e segundo a literatura, sua incidência varia de 8% a 24% em receptores de fígado proveniente de portador de PAF-TTR.[13-14]

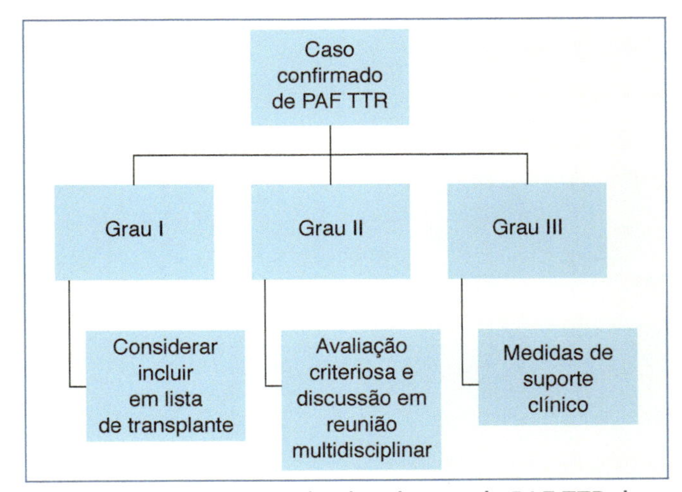

Figura 3.5.1 Algoritmo de abordagem da PAF-TTR de acordo com o estágio.

Fonte: Desenvolvida pela autoria.

Tratamento medicamentoso

O tafamidis liga-se em sítios específicos da *TTR* e a estabiliza cineticamente, tanto em sua forma selvagem quanto em sua forma mutante. Com isso, a droga tem o potencial de bloquear a dissociação do tetrâmero da *TTR* e, consequentemente, também interromper a evolução da doença.[12]

A utilização de 20 mg/dia de tafamidis é segura e bem tolerada. Ensaios clínicos e estudos de vida real fornecem resultados de estabilidade das escalas clínicas de progressão da doença e ganho na qualidade de vida, sugerindo benefício do uso da medicação.[12]

De acordo com a diretriz europeia, o uso do tafamidis estaria indicado como tratamento prévio ao transplante hepático. Questiona-se a falta de comparação de eficácia entre as duas terapêuticas.[15] Acreditamos que, com a ampliação de sua utilização na prática clínica, devemos ter em breve informações acerca do tema para tomada de melhor decisão de linha terapêutica para cada paciente. Outro dado importante que é que o tafamidis está indicado apenas para a fase I (inicial) da doença, não tendo indicação nas outras fases. Entretanto, isso pode ser um grande problema, já que o diagnóstico da doença em regiões não-endêmicas, como o Brasil, não é finalizado até que a doença tenha evoluído para acometimento motor e sensorial de todos os membros, o que configura o estágio II da doença, momento em que o medicamento não apresenta mais indicação. Dessa maneira, a população beneficiada pelo medicamento estaria restrita apenas a uma pequena parcela de pacientes com sintomas clínicos e familiar já diagnosticados com a condição, quando, então, seria possível o diagnóstico na fase I.

Com a introdução do tafamidis na prática clínica e na ausência de dados robustos de literatura que suporte a superioridade de uma das duas terapias modificadoras do curso da doença, atualmente temos seguido as orientações da diretriz europeia, sumarizada na Figura 3.5.2.

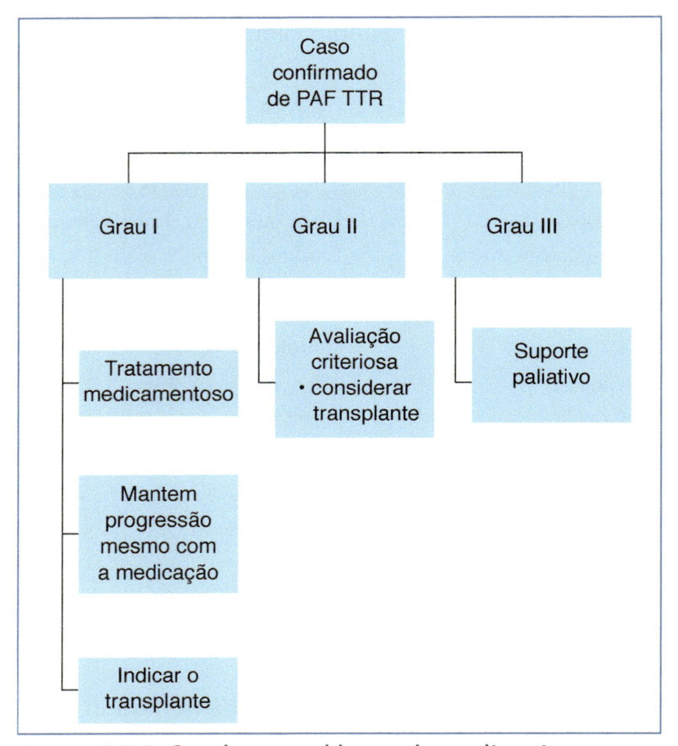

Figura 3.5.2 Conduta atual baseada na diretriz europeia.

Fonte: Desenvolvida pela autoria.

Referências

1. Andrade C. A Peculiar Form of Peripheral Neuropathy: Familiar Atypical Generalized Amyloidosis with Special Involvement of the Peripheral Nerves. Brain. 1952;75(3):408-27. doi: 10.1093/brain/75.3.408.
2. Dattilo PB. Familial (ATTR) Amyloidosis Misdiagnosed as Primary (AL) Variant: A Case Report. Cases J. 2009;2:9295-8. doi: 10.1186/1757-1626-2-9295.
3. Ando Y, Nakamura M, Araki S. Transthyretin-Related Familial Amyloidotic Polyneuropathy. Arch Neurol. 2005;62(7):1057-62. doi: 10.1001/archneur.62.7.1057.
4. Sekijima Y, Kelly KW, Ikeda SI. Pathogenesis of and Therapeutic Strategies to Ameliorate the Transthyretin Amyloidoses. CurrPharm Des. 2008;14(30):3219-30. doi: 10.2174/138161208786404155.
5. Sousa A, Coelho T, Barros J, Sequeiros J. Genetic Epidemiology of Familial Amyloidotic Polyneuropathy (FAP)-Type I in Póvoa do Varzim and Vila do Conde (North of Portugal). Am J Med Genet. 1995;60(6):512-21. doi: 10.1002/ajmg.1320600606.
6. Benson MD, Kincaid JC. The Molecular Biology and Clinical Features of Amyloid Neuropathy. Muscle&Nerve. 2007;36(4):411-23. doi: 10.1002/mus.20821.
7. Reixach N, Deechongkit XJ, Jiang X, Kelly JW, Buxbaum JN. Tissue Damage in the Amyloidoses: Transthyretin Monomers Andnonnative Oligomers are the Major Cytotoxic Species in Tissue Culture. Proc Natl AcadSci U S A. 2004;101(9):2817-22. doi: 10.1073/pnas.0400062101.
8. Hou X, Aguilar MI, Small DH. Transthyretin and Familial Amyloidotic Polyneuropathy: Recent Progress in Understanding Themolecular Mechanism of Neurodegeneration. FEBS J. 2007;274(7):1637-50. doi: 10.1111/j.1742-4658.2007.05712.x.
9. Cruz MW. Regional Differences and Similarities of Familial Amyloidotic Polyneuropathy (FAP) Presentation in Brazil. Amyloid. 2012;19 Suppl 1:65-7. doi: 10.3109/13506129.2012.673183.
10. Plante-Bordeneuve V. Update in the Diagnosis and Management of Transthyretin Familial Amyloid Polyneuropathy. J Neurol. 2014;261(6):1227-33. doi: 10.1007/s00415-014-7373-0.
11. Planté-Bordeneuve V, Said G. Familial Amyloid Polyneuropathy. The Lancet Neurology. 2011;10(12):1086-97. doi: https://doi.org/10.1016/S1474-4422(11)70246-0.
12. Coelho T, Maia LF, da Silva AM, Cruz MQ, Planté-Bordeneuve V, Lorezon P et al. Tafamidis for Transthyretin Familial Amyloid Polyneuropathy: A Randomized, Controlled Trial. Neurology. 2012;79(8):785-92. doi: 10.1212/WNL.0b013e3182661eb1.
13. Benson MD. Liver Transplantation and Transthyretin Amyloidosis. Muscle & Nerve. 2013;47(2):157-62. doi: 10.1002/mus.23521.
14. Yamashita T, Ando Y, Okamoto S, Misumi Y, Hirahara T, Ueda M et al. Long-Term Survival After Liver Transplantation in Patients with Familial Amyloid Polyneuropathy. Neurology. 2012;78(9):637-43. doi: 10.1212/WNL.0b013e318248df18.
15. Adams D, Suhr OB, Hund E, Obici L, Tournev I, Campistol JM et al. First European Consensus for Diagnosis, Management, and Treatment of Transthyretin Familial Amyloid Polyneuropathy. CurrOpinNeurol. 2016;29 Suppl 1(Suppl 1):S14–S26. doi: 10.1097/WCO.0000000000000289.

3.6

Situações especiais: Outros Tumores, Síndrome Hepatopulmonar, Doença Policística Hepática e Hepatopatias Metabólicas

Lucas Souto Nacif

Situações especiais são apresentações de doença hepática e/ou suas complicações, as quais não são adequadamente contempladas pela avaliação e pontuação do escore MELD. Ou seja, existem algumas entidades clínicas e associadas à hepatopatia que apresentam complicações e prognósticos bem reservados e foram corretamente avaliados e pontuados, seguindo alguns critérios de situações especiais. Assim, consegue-se beneficiar o paciente com o tratamento definitivo, o transplante de fígado.

Serão consideradas situações especiais para pacientes com idade ≥ 12 anos. As situações comentadas neste capítulo são outros tumores (o hepatocarcinoma será abordado em outro capítulo), síndrome hepatopulmonar (SHP), doença policística hepática e hepatopatias metabólicas. Inicialmente, o valor mínimo do MELD será 20. Caso o paciente com os diagnósticos descritos não seja transplantado em 3 meses, sua pontuação passa automaticamente para MELD 24 e, em 6 meses, para MELD 29 (Portaria n° 2.600/2009). As situações especiais deverão ser solicitadas pela equipe especializada à Câmara Técnica Estadual ou Distrital, comprovadas e acompanhadas da conforme indicado a seguir.

Os pacientes na lista de espera para transplante hepático deverão ser reavaliados ambulatorialmente de acordo com a necessidade de renovação do MELD, seguindo a cronologia determinada pela Portaria n° 1.160/2006:

- MELD 15 a 18: a cada 3 meses;
- MELD 19 a 24: a cada mês;
- MELD ≥ 25: a cada 7 dias.

Eventualmente, dependendo da situação clínica do paciente, os intervalos entre as consultas poderão ser alterados. Nessas avaliações, deve-se solicitar os exames específicos do MELD (RNI, bilirrubinas e creatinina) e sódio sérico, cujos resultados serão atualizados via *web* na Central de Transplantes. De acordo com a necessidade de cada paciente, outros exames poderão ser solicitados. Quando houver a necessidade de suspensão temporária do paciente da lista de espera, ou até mesmo sua remoção, caberá ao médico informar e esclarecer o fato ao paciente, com registro em prontuário, bem como comunicar à Central de Transplantes via *web*.

Tumores passíveis de obter situação especial, desde que dentro dos critérios estabelecidos pela Portaria n° 1.160/2006 são: tumor neuroendócrino metastático, hepatocarcinoma (abordado em outro capítulo), carcinoma fibrolamelar e adenomatose múltipla.

3.6.1 OUTROS TUMORES

a. Hemangioma gigante irressecável, hemangiomatose ou doença policística com síndrome compartimental:
   1. Diagnóstico: relatório médico e cópia de laudos de exames complementares que caracterizem o diagnóstico, a irressecabilidade e a síndrome compartimental.
   2. Controle e auditoria pós-transplante a equipe deverá encaminhar à CNCDO, em até 30 dias laudo do exame anatomopatológico do fígado explantado.
b. Tumor neuroendócrino metastático, irressecável, com tumor primário já retirado, e sem doença extra-hepática detectável:
   1. Diagnóstico: relatório médico e cópia de laudos de exames laboratoriais que caracterizem o diagnóstico, a irressecabilidade e o tratamento do tumor primário (incluindo anatomopatológico).
   2. Estadiamento: ausência de metástases com-

provada por tomografia computadorizada de tórax e abdome e mapeamento ósseo realizados até 12 meses antes.

3. Seguimento: durante a permanência em lista de espera, após a inclusão como situação especial, deverão ser realizados os exames de tomografia computadorizada de tórax e abdome e mapeamento ósseo realizados a cada 12 meses.
4. Controle e auditoria pós-transplante: a equipe deverá encaminhar para a CNCDO, em até 30 dias, cópias de laudos de todos os exames de imagem solicitados para acompanhamento e laudo do exame anatomopatológico do fígado explantado.

c. Carcinoma fibrolamelar irressecável e sem doença extra-hepática:

1. Diagnóstico: relatório médico e cópia de laudos de exames laboratoriais que caracterizem o diagnóstico e a irressecabilidade.
2. Estadiamento: ausência de metástases comprovada por tomografia computadorizada de tórax e abdome e mapeamento ósseo realizados até 12 meses antes.
3. Seguimento: durante a permanência em lista de espera, após a inclusão como situação especial, deverão ser realizados os seguintes exames: tomografia computadorizada de tórax e abdome e mapeamento ósseo realizados a cada 12 meses.
4. Controle e auditoria pós-transplante: a equipe deverá encaminhar à CNCDO, em até 30 dias, cópia de laudos de todos os exames de imagem solicitados para acompanhamento e laudo do exame anatomopatológico do fígado explantado.
   - Hemangioendotelioma epitelioide primário de fígado irressecável e sem doença extra-hepática

d. Hemangioma gigante irressecável, adenomatose múltipla, hemangiomatose ou doença policística com síndrome compartimental:

1. Diagnóstico: relatório médico e cópia de laudos de exames complementares que caracterizem o diagnóstico, a irressecabilidade e a síndrome compartimental.
2. Controle e auditoria pós-transplante: a equipe deverá encaminhar à CNCDO, em até 30 dias, laudo do exame anatomopatológico do fígado explantado.

e. Adenomatose múltipla bilobar extensa e irressecável:

1. Diagnóstico: relatório médico e cópia de laudos de exames complementares que caracterizem o diagnóstico e a irressecabilidade.
2. Controle e auditoria pós-transplante: a equipe deverá encaminhar à CNCDO, em até 30 dias, laudo do exame anatomopatológico do fígado explantado.

f. Hepatoblastoma:

1. Diagnóstico: relatório médico e cópia de laudos de exames laboratoriais que caracterizem o diagnóstico e a irressecabilidade.
2. Estadiamento: ausência de metástases comprovada por tomografia computadorizada de tórax e abdome e mapeamento ósseo realizados até 12 meses antes.
3. Seguimento: durante a permanência em lista de espera, após a inclusão como situação especial, deverão ser realizados os seguintes exames: tomografia computadorizada de tórax e abdome e mapeamento ósseo realizados a cada 12 meses.
4. Controle e auditoria pós-transplante: a equipe deverá encaminhar à CNCDO, em até 30 dias, cópia de laudos de todos os exames de imagem solicitados para acompanhamento e laudo do exame anatomopatológico do fígado explantado.

3.6.2 SÍNDROME HEPATOPULMONAR (SHP)

3.6.2.1 Síndrome hepatopulmonar – PaO_2 menor que 60 mmHg em ar ambiente;

Síndrome hepatopulmonar

1. Diagnóstico:
   a. Resultado da gasometria arterial em ar ambiente com $PaO_2 < 60$ mmHg, em dois exames realizados em datas diferentes nos últimos 6 meses, com intervalo mínimo de 30 dias e na ausência de descompensação grave da cirrose, hemorragia digestiva alta, síndrome hepatorrenal, infecções sistêmicas ou pulmonares.

Tabela 3.6.1 Classificação de síndrome hepatopulmonar.

Classificação ERS Task Force	Pressão parcial de oxigênio (PaO_2)
Muito grave	< 50 mmHg
Grave	$\geq 50 < 60$ mmHg
Moderada	$\geq 60 < 80$ mmHg
Classificação Krowka (1992)	Padrões angiográficos
Tipo 1	Difuso, vasos normais ou anormalidade aranha vascular fina.
Tipo 2	Focal, mais infrequente, similar comunicação arteriovenosa focal.

Fonte: Adaptada de Nacif *et al.*, 2014.

b. Laudo de exame de imagem que demonstre dilatação vascular intrapulmonar (ecocardiograma com microbolhas ou cintilografia com albumina marcada ou arteriografia).

c. Relatório médico e cópia de laudos de exames complementares que demonstrem ausência de alterações pulmonares que tenham o potencial de reduzir a PaO_2.

Tabela 3.6.2

Formulário situação especial	Exames obrigatórios	Prazo de validade
Síndrome hepatopulmonar	MELD	Até 30 dias
Formulário situação especial	**Exames e dados necessários**	
Síndrome hepatopulmonar	■ Gasometria arterial com intervalo de 1 mês ■ Avaliação com O_2 a 100% (PEEP) ■ Cintilografia pulmonar ■ Exames de imagem de tórax ■ Parecer da pneumologia ■ Relatório de uso de O_2 domiciliar	

Relatórios detalhados, comprovantes de internações, exames e laudos em anexos.

Exclusão de HCC ou outras neoplasias em todos.

3.6.3 DOENÇA POLICÍSTICA HEPÁTICA

Doença policística com síndrome compartimental

1. Diagnóstico: relatório médico e cópia de laudos de exames complementares que caracterizem o diagnóstico, a irressecabilidade e a síndrome compartimental.
2. Controle e auditoria pós-transplante: a equipe deverá encaminhar à CNCDO, em até 30 dias laudo do exame anatomopatológico do fígado explantado.

3.6.4 HEPATOPATIAS METABÓLICAS

Doenças metabólicas com indicação de transplante: fibrose cística, glicogenose tipos I e IV, oxalose primária

a. Doenças metabólicas com indicação de transplante fibrose cística, glicogenose tipos I e IV, deficiência de alfa-1-antitripsina, doença de Wilson, oxalose primária, doença de Crigler-Najjar, doenças relacionadas ao ciclo da ureia, acidemia orgânica, tirosinemia tipo 1, hipercolesterolemia familiar, hemocromatose neonatal, infantil e juvenil, defeito de oxidação de ácidos graxos, doença do xarope de bordo na urina.
   1. Diagnóstico relatório médico e cópia de laudos de exames que caracterizem o diagnóstico.
   2. Controle e auditoria pós-transplante: a equipe deverá encaminhar à CNCDO, em até 30 dias, laudo do exame anatomopatológico do fígado explantado.

3.6.5 POLINEUROPATIA AMILOIDÓTICA FAMILIAR (PAF) – GRAUS I, II E III;

Polineuropatia amiloidótica familiar (PAF) – graus I, II e III

1. Diagnóstico (pelo menos 2 dos 3 itens abaixo):
   a. Biópsia de nervo compatível com o diagnóstico de polineuropatia amiloidótica familiar.
   b. Eletroneuromiografia compatível com o diagnóstico de polineuropatia amiloidótica familiar.
   c. História familiar compatível com o diagnóstico de polineuropatia amiloidótica familiar.

2. Controle e auditoria pós-transplante:
   a. A equipe deverá encaminhar para a CNCDO, em até 30 dias, exame anatomopatológico do explante quando não realizado transplante sequencial.

Acompanhamento dos receptores com PAF

1. Pré-transplante de fígado:
   - Exames a serem realizados: ecocardiograma com Doppler, holter de 24 horas, *clearence* de creatinina, proteinúria de 24 horas, urocultura, dosagem de albumina sérica.
   - Avaliações: nutricional e fisioterápica.
2. No intra-operatório:
   - Manutenção de níveis de hemoglobina acima de 10 mg/dL.
   - Passagem de marcapasso provisório se houver evidência de bloqueio de condução ou bradicardia na avaliação pré-operatória.
   - Imunossupressão com prednisona e tacrolimo ou ciclosporina. Evitar uso de micofenolato sódico.
3. Pós-transplante de fígado
   - Exames que devem ser realizados: ecocardiograma com Doppler e holter de 24 horas anualmente ou com intervalos menores se exames alterados.
   - Proteinúria de 24 horas anual, exame de fundo de olho anual.
   - Avaliações: nutricional e fisioterápica anualmente.
   - Avaliação clínica com ênfase nos sintomas neurológicos periféricos e autonômicos em toda consulta ambulatorial no pós-transplante.
   - Em pacientes sintomáticos (distúrbios neurológicos periféricos): eletroneuromiografia de MMII e endoscopia com biópsia duodenal para confirmação de PAF "de novo".
   - Em pacientes assintomáticos: endoscopia com biópsia gástrica e duodenal anualmente a partir do primeiro ano pós-transplante.

Referências

1. Brasil. Ministério da Saúde. Portaria n° 2.600, de 21 de outubro de 2009. Aprova o Regulamento Técnico do Sistema Nacional de Transplantes. Disponível em: http://bvsms.saude.gov.br/bvs/saudelegis/gm/2009/prt2600_21_10_2009.html. Acesso em: 17 jul. 2023.
2. Brasil. Ministério da Saúde. Portaria n° 1.160, de 29 de maio de 2006. Modifica os critérios de distribuição de fígado de doadores cadáveres para transplante, implantando o critério de gravidade de estado clínico do paciente. Disponível em: http://dtr2001.saude.gov.br/sas/PORTARIAS/Port2006/GM/GM-1160re2.htm. Acesso em: 17 jul. 2023.
3. Fernandes RC (coord. Exec.), Soler WV (coord. geral), Pereira WA. Diretrizes Básicas para Captação e Retirada de Múltiplos Órgão e Tecidos da Associação Brasileira de Transplante de Órgãos. São Paulo: Associação Brasileira de Transplante de Órgãos (ABTO), 2009.
4. Nacif LS, Andraus W, Sartori K, Benites CM, Santos VR, Rocha-Filho JA, D'Albuquerque LC. Hypoxia Among Patients on the Liver-Transplant Waiting List. Arq Bras Cir Dig. 2014;27(1):56-8.
5. Nacif LS, Andraus W, Pinheiro RS, Ducatti L, Haddad LB, D'Albuquerque LC. The Hepatopulmonary Syndrome. Arq Bras Cir Dig. 2014;27(2):145-7.

3.7

Avaliação por Imagem no Transplante Hepático

Ana Cláudia de Oliveira Fernandes | Regis Otaviano França Bezerra

3.7.1 INTRODUÇÃO

Os métodos de imagem são fundamentais para a avaliação pré e pós-transplante do doador e receptor, com ênfase na estratégia cirúrgica, destacando-se as principais variações anatômicas (vasculares e biliares) que podem alterar o resultado do tratamento, e nas complicações agudas e tardias. As principais modalidades de imagem utilizadas para este fim incluem tomografia computadorizada (TC), ressonância magnética (RM) e ultrassonografia com Doppler.

3.7.2 AVALIAÇÃO PRÉ-TRANSPLANTE

3.7.2.1 Doador

Doador vivo *versus* doador cadáver

O aumento exponencial do número de pacientes portadores de doenças hepáticas crônicas avançadas que aguardam transplante hepático levou a uma escassez do número de fígados de cadáveres disponíveis.

O transplante de doador vivo surgiu como um procedimento cirúrgico alternativo, desenvolvido para superar essa falta de fígados oriundos de cadáveres. A cirurgia envolve a remoção de parte do fígado, com manutenção do adequado suprimento vascular e da função hepática do doador. Dessa forma, surgiu a necessidade da avaliação radiológica desses candidatos a doadores.

Tomografia

A avaliação a partir da tomografia computadorizada fornece uma visão panorâmica da cavidade abdominal, com enfoque na patência vascular, anormalidades parenquimatosas hepáticas e achados extra-hepáticos. É a modalidade de escolha na avaliação de potenciais doadores, podendo alterar o planejamento cirúrgico ou até mesmo contraindicá-lo.

A análise da volumetria tem como principal objetivo mensurar o enxerto, a fim de assegurar adequada função hepática para o receptor e também volume de fígado remanescente suficiente para o doador.

Deve-se considerar a razão entre o volume do enxerto e o peso corporal do receptor idealmente maior do que 0,8-1%, ou a razão entre o volume do enxerto e o volume hepático superior a 50%. Por exemplo, para um receptor de 80 kg, o enxerto deve pesar no mínimo de 640 a 800 gramas.

Se o tamanho do enxerto for muito pequeno e não compatível com o tamanho do receptor, pode-se desenvolver uma das complicações mais graves do transplante: a disfunção primária do enxerto (*small for size*). O fígado transplantado pode não satisfazer a nova demanda metabólica ou se tornar propenso à congestão portal excessiva, podendo evoluir com perda do enxerto e morte do paciente se não houver nenhum órgão disponível para retransplante (Figura 3.7.1).

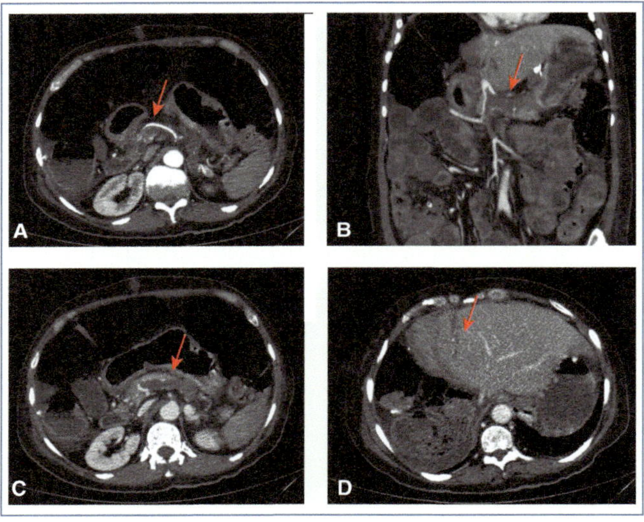

Figura 3.7.1 *Small for size*. Paciente do sexo feminino, 59 anos, apresentando curva ascendente de enzimas hepáticas no pós-transplante, realizou TC para investigação de eventuais complicações, que demonstrou na fase arterial (A) artéria hepática pérvia, na fase portal (B), trombose parcial do tronco da porta e da veia esplênica (C), e redução difusa da atenuação hepática com aumento do seu volume e surgimento de áreas de menor realce esparsas (congestão) (D). O conjunto desses achados configurou o diagnóstico clínico de *small for size*.

Fonte: Acervo da autoria.

Em relação ao doador, deve-se manter no mínimo 30% do parênquima pré-existente ao transplante, para evitar falência hepática.

As imagens de TC devem ser obtidas em aparelhos multidetectores (TCMD), com a administração de contraste endovenoso (2-4 mL/kg), com protocolo que inclui as fases sem contraste, arterial, portal e tardia, a fim de avaliar também doenças difusas e lesões focais no parênquima.

A mensuração da volumetria, em geral, é realizada durante a fase portal, devido a sua melhor definição anatômica. É traçado um plano de hepatectomia virtual cerca de 1,0 cm à direita da veia hepática média (Figura 3.7.2).

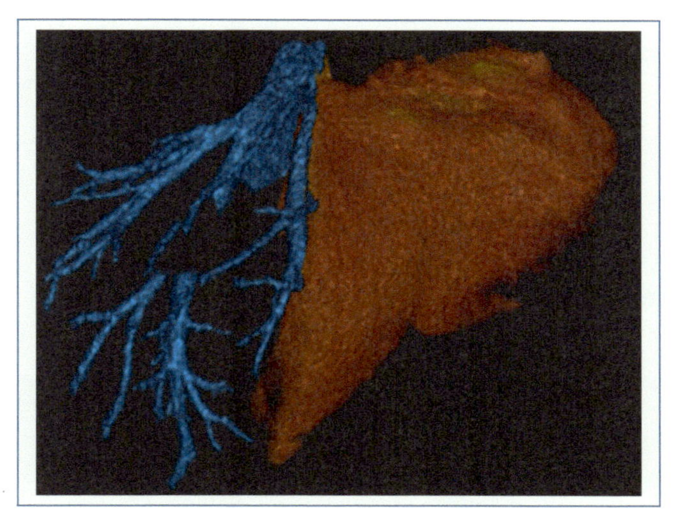

Figura 3.7.2 Avaliação pré-operatória de transplante hepático: volumetria hepática combinada com reconstrução venosa na TC. Plano de reformatação à esquerda da VHM.

Fonte: Acervo da autoria.

A avaliação do parênquima hepático consiste na detecção das principais doenças parenquimatosas difusas, que incluem a deposição de gordura, que contraindica o procedimento quando superior a 30%, e a hemocromatose que, além de dificultar a mensuração adequada da volumetria, resulta em um remanescente com função reduzida para a sobrevida do doador. Lesões focais como adenomas, hemangiomas e hiperplasia nodular focal também podem ser caracterizadas incidentalmente, podendo aumentar a morbidade ou até contraindicar a cirurgia, dependendo da sua localização e relação com estruturas vasculares e biliares.

Atualmente, a TCMD com contraste e reformatações com técnicas MPR (*multiplanar reconstruction*) e 3D é o método de escolha para a avaliação da patência e anormalidades vasculares hepáticas. De maneira geral, os achados de maior impacto cirúrgico do doador em relação à vascularização arterial e venosa são demonstrados nas Tabelas 3.7.1 a 3.7.3.

Tabela 3.7.1 Achados de maior impacto na avaliação pré-transplante do doador, relacionados à artéria hepática.

Variante anatômica	Impacto cirúrgico
Artéria hepática direita ou esquerda acessórias	Aumentam o tempo cirúrgico durante a ligadura.
Artéria hepática média	Deve ser preservada a fim de prevenir falência hepática.
Calibre das artérias hepáticas direita e esquerda inferior a 2 mm	Pode contraindicar a doação por conta da dificuldade de se realizar a anastomose.

Fonte: Desenvolvida pela autoria.

Tabela 3.7.2 Achados de maior impacto na avaliação pré-transplante do doador, relacionados ás veias supra-hepáticas.

Variante anatômica	Impacto cirúrgico
Veia hepática direita acessória	Pode ser necessário confeccionar uma anastomose separada para preservar a drenagem do segmento.
Veias do lobo hepático direito, com drenagem para a veia hepática média (VHM)	É necessário confeccionar uma anastomose separada para preservar a drenagem do segmento.
Drenagem do segmento IV para a VHM	Remoção do plano de hepatectomia à esquerda da VHM.
Tronco comum das veias hepáticas média e esquerda	Assegurar a preservação da VHM.
Veia hepática direita pequena, com drenagem de uma porção significativa do lobo direito pela VHM	Mudança do procedimento cirúrgico.
Confluência precoce das veias hepáticas	Aumenta a complexidade cirúrgica. Pode ser uma contraindicação se o enxerto for pequeno.

Fonte: Desenvolvida pela autoria.

Tabela 3.7.3 Achados de maior impacto na avaliação pré-transplante do doador, relacionados à veia porta.

Variante anatômica	Impacto cirúrgico
Veia porta esquerda originando do ramo posterior da veia porta direita	Relativa contraindicação à doação do lobo hepático direito.
Veia porta direita originando do ramo posterior da veia porta esquerda	Relativa contraindicação à doação do lobo hepático esquerdo.
Trifurcação da veia porta	Aumenta a complexidade cirúrgica.

Fonte: Desenvolvida pela autoria.

Ressonância magnética

A RM tem sido cada vez mais utilizada para a avaliação pré-transplante. Isso se deve, em grande parte, ao desenvolvimento de técnicas de imagem com menor tempo de aquisição e alta resolução. A RM tem se mostrado superior à TC na análise de doenças parenquimatosas difusas (quantificação de gordura e ferro), lesões focais e, principalmente, no mapeamento da árvore biliar. A volumetria tem acurácia semelhante quando realizada por qualquer um dos métodos e apresenta variação inferior a 10% em relação ao volume aferido durante o ato cirúrgico.

A análise das vias biliares é de extrema importância para a programação cirúrgica, pois as complicações relacionadas às anastomoses biliares têm elevada prevalência (40%) e impacto na morbimortalidade pós-transplante. O mapeamento biliar deve incluir as principais variantes anatômicas, auxiliando o cirurgião no planejamento da anastomose que preferencialmente deve ser realizada ducto-a-ducto. Os dois principais tipos de reconstrução cirúrgica utilizados são colédoco-coledocotomia e hepatojejunostomia com reconstrução com Y de Roux. A colédoco-coledocotomia é a via de abordagem preferencial, pois preserva o mecanismo de esfíncter natural, funcionando como uma barreira contra secreções intestinais e micro-organismos; permite a abordagem a partir de terapia endoscópica caso necessário; e está menos relacionada a complicações pós-operatórias (estenoses e fístulas).

É importante reconhecer a anatomia biliar normal, observada em cerca de 58% da população: o ducto hepático direito é formado pela união do ducto posterior direito (DPD), que drena os segmentos VI e VII, e do ducto anterior (DAD) que drena os segmentos V e VIII. O ducto hepático esquerdo drena os segmentos II, III e IV, junta-se ao ducto hepático direito e ducto do lobo caudado, formando o ducto hepático comum.

As variações anatômicas mais comuns envolvem a drenagem do DPD no ducto hepático esquerdo (13% a 19%) (Figura 3.7.3), o trajeto lateral e não posterior do DPD, drenando na face lateral do DHC (12%), e a confluência tripla (11%), formada pela junção em um ponto comum do DPD, DAD e DHE. Observe o impacto cirúrgico dessas variantes para o doador Tabela 3.7.4.

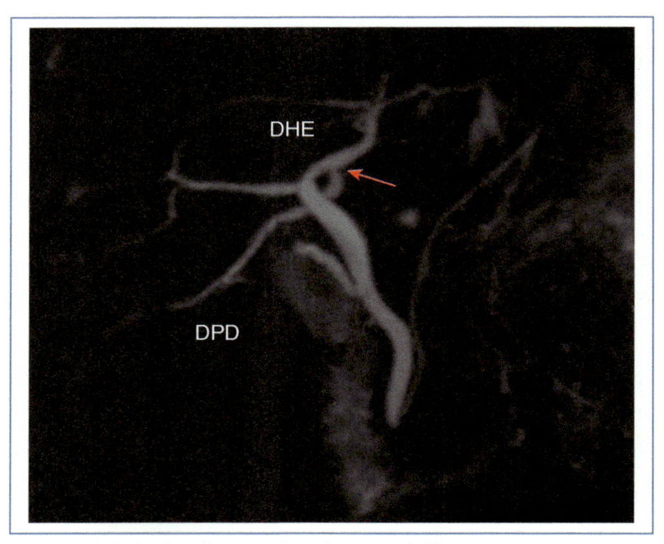

Figura 3.7.3 Avaliação do sistema biliar por colangioressonância magnética: drenagem do ducto hepático posterior direito (DPD) no ducto hepático esquerdo (DHE), variante anatômica mais comum das vias biliares.

Fonte: Acervo da autoria.

Tabela 3.7.4 Achados de maior impacto na avaliação pré-transplante do doador, relacionados às vias biliares.

Variante anatômica	Impacto cirúrgico
DPD ou DAD drenando para o DHE	Contraindicação à doação do lobo esquerdo. Aumenta a complexidade cirúrgica para a doação do lobo direito.
DHE drenando para o DPD ou DAD	Contraindicação à doação do lobo direito. Aumenta a complexidade cirúrgica para a doação do lobo esquerdo.
Trifurcação	Aumenta a complexidade cirúrgica.
Ducto hepático acessório	Aumenta a complexidade cirúrgica. Pode ser uma contraindicação à doação.
Ducto hepático drenando o segmento IV	Deve ser preservado no doador para prevenir complicações biliares e falência hepática.

Fonte: Desenvolvida pela autoria.

3.7.1.2 Receptor

Tomografia

A TCMD desempenha papel semelhante na avaliação do receptor, porém com foco na avaliação do parênquima hepático e anomalias vasculares, além de outras alterações relevantes da cavidade abdominal, como cirurgias pregressas, aderências e ascite (Figura 3.7.4).

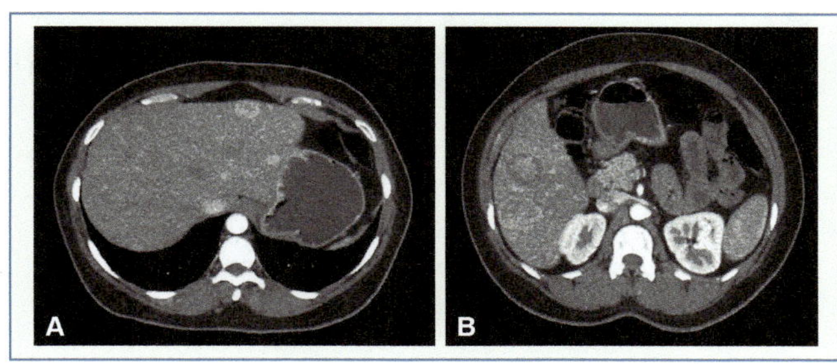

Figura 3.7.4 **Adenomatose hepática: cortes axiais de tomografia computadorizada na fase arterial A) e B) em paciente de 30 anos, do sexo feminino, com achado incidental de múltiplos adenomas betacatenina mutados, bilobares, irressecáveis, candidata ao transplante hepático.**

Fonte: Acervo da autoria.

Dentre as lesões focais, destaca-se a presença de carcinoma hepatocelular (CHC) no receptor, que sempre deve ser investigada. A fim de padronizar a descrição das lesões hepáticas e estratificar o risco de CHC, foi criado em 2011 pelo Colégio Americano de Radiologia, o LI-RADS (Liver Imaging Reporting and Data System), com última atualização em 2018. Trata-se de um léxico com definições, esquemas e algoritmos diagnósticos que permitem o diagnóstico de CHC, seguimento e manejo de lesões suspeitas.

A população alvo do LI-RADS inclui adultos (> 18 anos) com cirrose ou hepatite B crônica ou pacientes com CHC atual ou pregresso, incluindo candidatos ao transplante hepático e receptores pós-transplante. Os algoritmos diagnósticos incluem uma série de características de imagem, destacando-se os critérios maiores: hiper-realce (realce na fase arterial maior do que o do fígado); presença de *Wash-out* (clareamento) definido como relativa hipodensidade da lesão comparada ao fígado nas fases tardias; presença de cápsula ou pseudocápsula (anel de hiper-realce periférico nas fases portal e tardia) e crescimento da lesão quando comparada a exames de imagem prévios (≥ 50% em menos de 6 meses). Existem ainda características auxiliares que também aumentam o risco de CHC, destacando-se a arquitetura de nódulo dentro de nódulo, os restos de degradação da hemoglobina e a gordura intralesional (Tabela 3.7.5).

Tabela 3.7.5 **Categoria LI-RADS para os nódulos.**

Categoria	Impressão	Recomendação
LR-1	Definitivamente benigno	100% de certeza de benignidade.
LR-2	Provavelmente benigno	Alta probabilidade de benignidade.
LR-3	Probabilidade intermediária de CHC	Probabilidade moderada tanto de CHC quanto de outras lesões benignas
LR-4	Provavelmente CHC	Alta probabilidade de CHC, mas sem 100% de certeza.
LR-5	CHC definitivo	100% certeza de CHC.
LR-M	Provavelmente maligno, não específico para CHC	Provavelmente maligno, mas sem características de imagem específicas para CHC (sugestiva de lesão maligna não CHC).
LR-TIV	Invasão venosa (*tumor in vein*)	Conteúdo tumoral inequívoco no interior da veia. Não é necessário visualização de massa no parênquima.
LR-TR	Lesão tratada	Qualquer lesão submetida a tratamento locorregional. Podem ser subcategorizadas em LR-TR viável, LR-TR não viável e LR-TR equívoca.
LR-NC	Não caracterizável	A lesão não pode ser caracterizada em razão da degradação da imagem ou omissão de cortes/ sequências de pulso.

Fonte: Desenvolvida pela autoria.

Assim, o diagnóstico não invasivo do CHC pode ser realizado de maneira confiável somente com exames de imagem, na presença de nódulo hipervascular e com *wash-out* (clareamento) tardio, em exames de TC ou RM com o uso de contraste endovenoso extracelular (Figura 3.7.5).

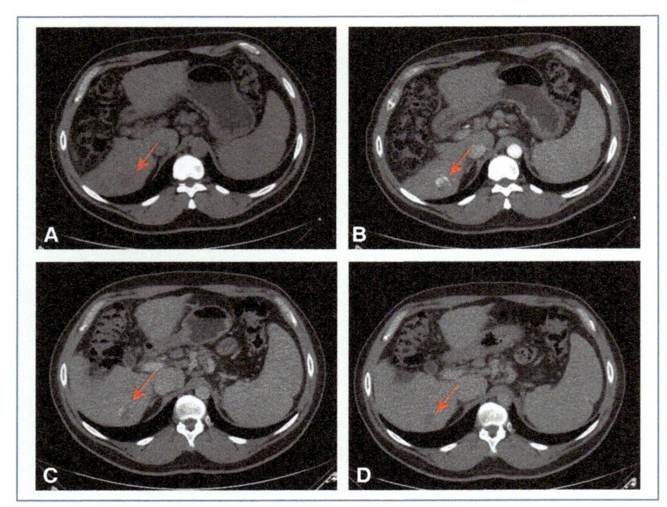

Figura 3.7.5 Avaliação pré-transplante do receptor. TC de paciente hepatopata, do sexo feminino, 44 anos, apresentando nódulo (setas) hipoatenuante na fase sem contraste medindo 2 cm (A), com realce com intenso realce na fase arterial (B) e wash-out nas fases portal e equilíbrio (C) e (D). Categoria LI-RADS 5: hepatocarcinoma candidato ao transplante hepático segundo os Critérios de Milão.

Fonte: Acervo da autoria.

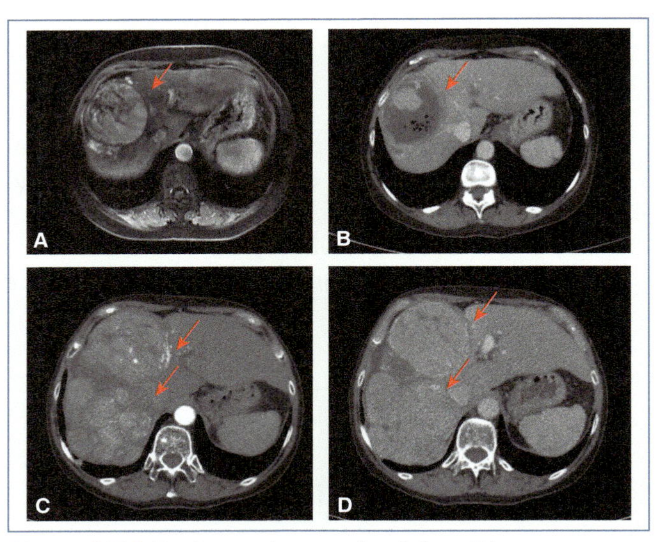

Figura 3.7.6 Paciente do sexo feminino, 71 anos, com hepatocarcinoma submetida a TACE (*Transarterial chemoembolization* – quimioembolização transarterial). Corte axial de RM, demonstrando a lesão inicial na fase arterial (A). Cortes axiais de TC demonstrando alterações precoces após o procedimento, observa-se discreta redução das dimensões e do realce da lesão alvo, além de focos gasosos e área de liquefação de permeio (B). TC de controle realizada dois anos depois mostrou surgimento de novas áreas de realce, compatível com recidiva tumoral (C) e (D).

Fonte: Acervo da autoria.

As alterações pós-terapêuticas normalmente são relacionadas aos procedimentos de TACE (*Transarterial chemoembolization* – quimioembolização transarterial), ablação por radiofrequência/micro-ondas ou injeção percutânea de etanol. No contexto do transplante hepático, são empregadas anteriormente ao procedimento, a fim de reduzir a progressão tumoral e possibilitar um *downstaging*, isto é, redução das dimensões tumorais e adequação do paciente aos critérios de Milão, com inclusão na lista de transplante.

A TACE consiste na administração de um quimioterápico na artéria nutridora tumoral, seguida de embolização do vaso. Os principais parâmetros avaliados envolvem a redução do realce e das dimensões da lesão e, em alguns casos, redução/ausência de restrição a difusão (aumento do ADC). Com base nos critérios do mRECIST, a resposta terapêutica pode ser definida como completa, parcial, progressão de doença ou doença estável (Figura 3.7.6).

A resposta terapêutica completa ocorre quando não se observa nenhum foco de realce arterial nas lesões alvo, já a resposta parcial pode ser definida como a redução de, pelo menos, 30% da soma das dimensões das lesões alvo. A progressão de doença corresponde ao aumento de, pelo menos, 20% das dimensões da lesão em relação ao *baseline*, e a doença estável é definida como qualquer caso que não preencha os critérios para resposta parcial ou progressão de doença.

A ablação por radiofrequência (RFA) é uma técnica que induz necrose de coagulação por meio do aumento da temperatura tecidual. A área de necrose de coagulação é chamada zona de ablação; geralmente é redonda ou oval e centrada no local do eletrodo de RF (Figura 3.7.7).

Na TC, manifesta-se como uma área sem realce pós-contraste, com ou sem anel de hiperemia transitória, e podemos observar focos gasosos de permeio nos primeiros dias pós-procedimento. Observa-se também redução das dimensões da lesão ao longo do tempo; em alguns casos, a zona de RFA permanece como uma lesão cicatricial. Os achados na RM são semelhantes aos encontrados na TC; a zona de RFA apresenta alto sinal heterogêneo nas imagens ponderadas em T1 e baixo sinal homogêneo em T2, sem realce pós-contraste.

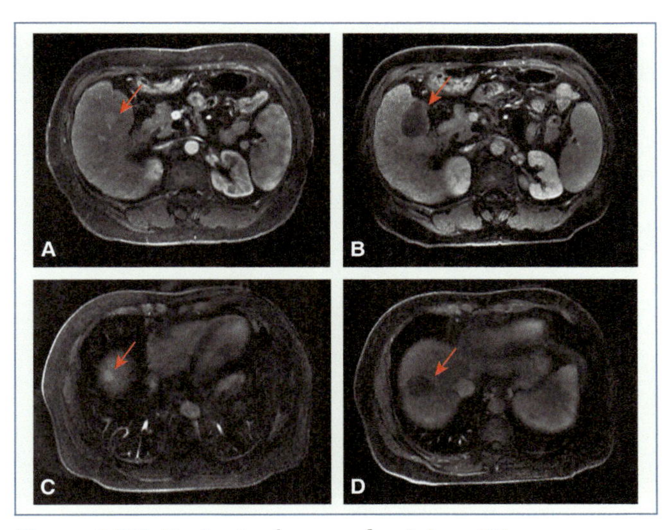

Figura 3.7.7 Paciente do sexo feminino, 72 anos e cirrose criptogênica. Avaliação pré-operatória de transplante hepático (A) e (C) demonstrando hepatocarcinoma multifocal (setas), localizados nos segmentos V e VIII, submetido à radioablação. Controle evolutivo evolutivo em 6 meses (B) e (D), demonstrando as zonas de ablação, sem sinais de recidiva/ remanescente tumoral (LR-TR não viável).

Fonte: Acervo da autoria.

Existem ainda outros achados de impacto cirúrgico em relação ao receptor Tabela 3.7.6, dentre estes destaca-se a trombose de veia porta.

Tabela 3.7.6 Achados de maior impacto na avaliação pré-transplante do receptor.

Variante anatômica	Impacto cirúrgico
Artérias hepáticas direita ou esquerda acessórias	Aumentam o tempo cirúrgico durante a anastomose.
Estenose do tronco celíaco ou síndrome do ligamento arqueado	Pode ser necessária a reconstrução vascular em razão do aumento das chances de complicações biliares e infarto do enxerto. Sempre observar se há engurgitamento da arcada pancreatoduodenal para definir relevância clínica da estenose.
Aneurisma de artéria esplênica	Normalmente, deve ser tratado para prevenir sua ruptura após o transplante.
Trombo extenso em paciente com síndrome de Budd-Chiari ou trombose de veia porta	Realização de trombectomia.

Fonte: Desenvolvida pela autoria.

A trombose de porta não é mais uma contraindicação para o transplante de fígado e, em geral, acomete cerca de 2-26% dos pacientes em lista. Porém, a trombose de veia porta tem importante impacto no planejamento cirúrgico e morbimortalidade. Possui incidência mais elevada nos pacientes com cirrose e neoplasia hepática primária (34,8%) e com síndrome de Budd-Chiari (22,2%), dentre outras causas (Figura 3.7.8).

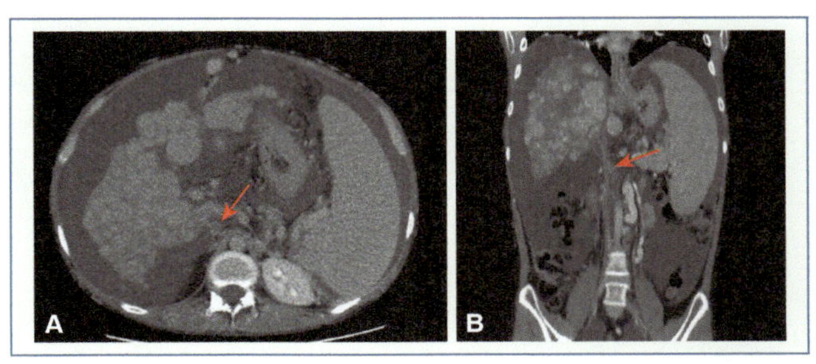

Figura 3.7.8 Avaliação pré-transplante do receptor. Paciente de 32 anos, do sexo masculino, com síndrome de Budd-Chiari, candidato ao transplante hepático, cortes axiais de TC na fase portal evidenciaram (A) e (B) extensa trombose da veia cava inferior com exuberante circulação colateral na musculatura e tela subcutânea do abdome (setas). Fígado com dimensões aumentadas, alteração perfusional difusa e múltiplos nódulos hipervascularizados, prováveis nódulos de regeneração, e ascite.

Fonte: Acervo da autoria.

Pode ser aguda ou crônica, parcial ou completa, e se estender ou não a suas tributárias . A classificação de Yerdel para trombose de veia porta é a mais utilizada para o planejamento cirúrgico (Tabela 3.7.7).

Tabela 3.7.7 Classificação de Yerdel para a trombose de veia porta.

Grau I	Parcial (inferior a 50%), com mínima ou nenhuma extensão à VMS
Grau II	Parcial (superior a 50%) até obstrução total
Grau III	Obstrução completa da veia porta com extensão à VMS proximal
Grau IV	Obstrução completa da veia porta com extensão à VMS

VMS: veia mesentérica superior.

Fonte: Desenvolvida pela autoria.

As estratégias cirúrgicas vão variar de acordo com o grau e a extensão da obstrução, incluem desde trombectomia seguida de anastomose primária, confecção de anastomoses com outras tributárias, como a veia mesentérica superior, esplênica, renal, gástrica e até transplante multivisceral (Figura 3.7.9).

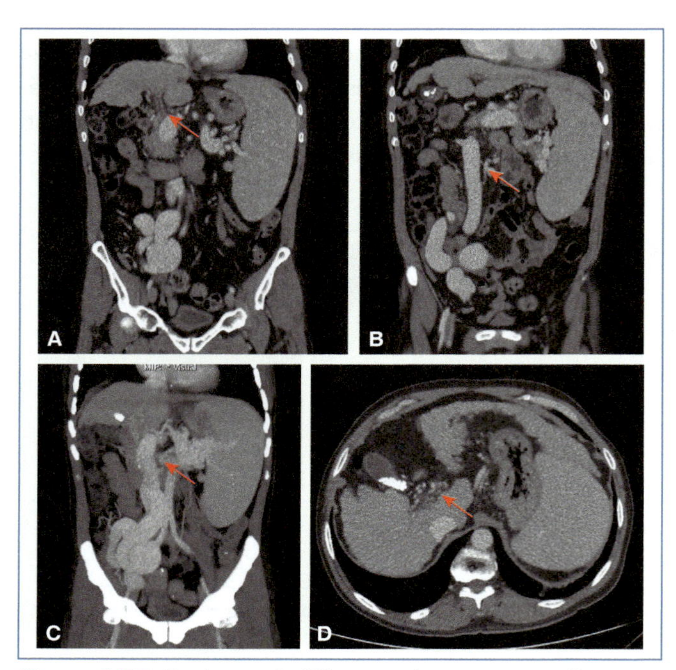

Figura 3.7.9 **Paciente de 57 anos, do sexo masculino, realizou TC pré-transplante que evidenciou trombose parcial do tronco da veia porta e de ramos intra-hepáticos (A), com veia mesentérica superior e esplênica pérvias, com calibre aumentado (B) e (C), e transformação cavernomatosa da veia porta (colaterais venosas no hilo hepático). Com os resultados da avaliação pré-transplante, considerou-se realizar confecção de anastomose com colaterais da veia mesentérica superior.**

Fonte: Acervo da autoria.

O diagnóstico por imagem pode ser realizado por meio da ultrassonografia com Doppler, porém, o adequado estadiamento deve ser feito TC ou RM. Na tomografia computadorizada, a trombose aguda hemática é caracterizada por material no interior da veia porta, com coeficiente de atenuação aumentado na fase sem contraste associado a aumento do calibre do vaso, falha de enchimento parcial ou total na fase pós-contraste, com realce parietal podendo corresponder tanto a dilatação da *vasa vasorum* quanto a mínima patência luminal. Na trombose crônica, pode-se observar afilamento do calibre do vaso, com atrofia dos segmentos hepáticos relacionados à trombose e aumento compensatório das dimensões dos demais segmentos. Na projeção do hilo hepático, podem ser observados múltiplos vasos tortuosos no leito portal com opacificação pelo meio de contraste, o que representa transformação cavernomatosa da veia porta (Figura 3.7.10).

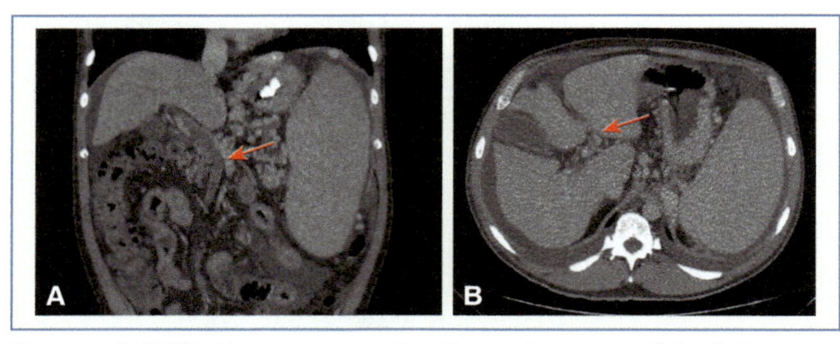

Figura 3.7.10 **Durante avaliação pré-operatória foi diagnosticada trombose hemática parcial da veia porta, com extensão ao ramo principal esquerdo e a veia mesentérica superior (setas), associada à transformação cavernomatosa, o que altera o planejamento cirúrgico do transplante.**

Fonte: Acervo da autoria.

Na RM, o trombo portal hemático tem apresentação variável. Os trombos agudos têm, em geral, alto sinal em T1 e baixo em T2 nas fases iniciais, e alto sinal em T1 e T2 nas fases mais tardias, enquanto os trombos crônicos apresentam baixo sinal em T1 e T2/ *flow-voids*.

Também é de fundamental importância na avaliação pré-transplante a diferenciação de trombo hemático de trombo tumoral. O trombo/falha de enchimento de origem tumoral geralmente está associado ao hepatocarcinoma, mas também pode ser encontrado em colangiocarcinoma e metástases.

Além disso, o trombo tumoral representa contraindicação para realização de transplante com doador cadáver.

No estudo Doppler , normalmente o vaso trombosado está adjacente a um nódulo que se estende para sua luz. O vaso se encontra dilatado e preenchido por material ecogênico com possível fluxo arterial interno. Na TC, além da falha de enchimento e aumento do calibre do vaso, observa-se realce pós-contraste e, em alguns casos, *wash-out*. Na RM, apresenta características de sinal semelhantes ao tumor, com realce pós-contraste e sinais de restrição à difusão (Figuras 3.7.11 e 3.7.12).

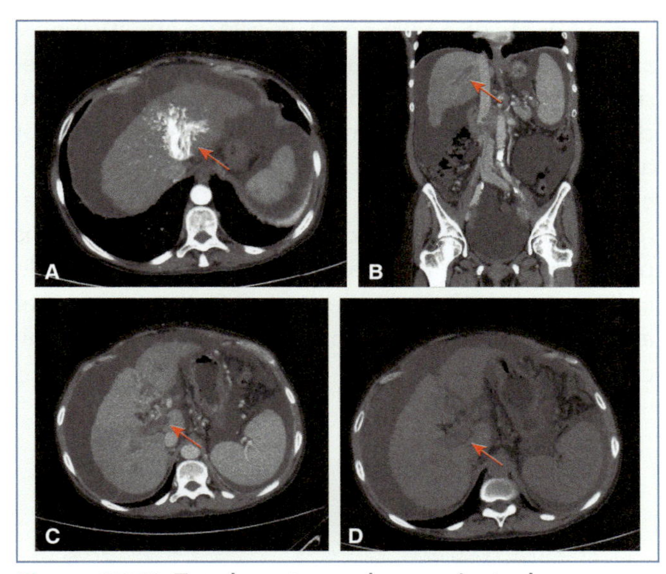

Figura 3.7.11 Trombose tumoral em paciente do sexo feminino, 62 anos, com hepatocarcinoma multifocal, infiltrativo. Cortes de TC com contraste na fase arterial evidenciando (A) *shunt* arterio-venoso no lobo hepático esquerdo; na fase portal, pode-se observar trombo tumoral (setas) com realce pós-contraste (B) na veia hepática esquerda e (C) no tronco e ramo direito da veia porta. Na fase de equilíbrio, observa-se no trombo lavagem do meio de contraste (*wash-out*) e colaterais venosas (transformação cavernomatosa da veia porta -setas).

Fonte: Acervo da autoria.

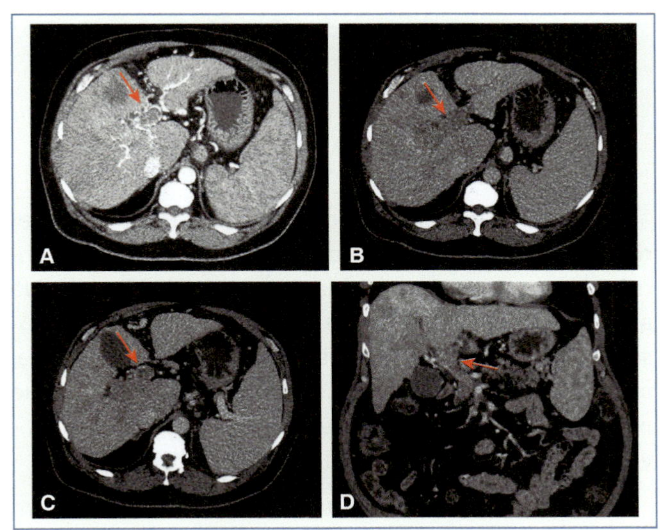

Figura 3.7.12 Trombose tumoral. Paciente do sexo masculino, 58 anos, hepatopata, com hepatite B crônica, apresentando hepatocarcinoma com extensão para o ramo direito e tronco da veia porta. Cortes axiais de TC na fase arterial (A), portal (B) e (C) e equilíbrio (D), demonstrando realce precoce do trombo e wash-out nas fases mais tardias

Fonte: Acervo da autoria.

Ressonância magnética

O protocolo de RM de fígado envolve sequências para a avaliação parenquimatosa/caracterização de lesões focais, colangiografia e uso de contraste extracelular para a avaliação vascular, semelhante ao que é realizado para o doador.

Recentemente, existe a possibilidade de uso do contraste hepato-específico (CHE), ácido gadoxético, disponível comercialmente no Brasil com nome de Primovist®, na avaliação do fígado do receptor. O CHE, diferentemente dos contrastes extracelulares, são seletivamente captados pelos hepatócitos funcionantes e possuem altas taxas de eliminação pela via biliar (cerca de 50%). Essa característica permite a diferenciação entre lesões que contêm hepatócitos e que não contêm hepatócitos funcionantes, como o CHC, que em cerca de 80% a 90% dos casos se apresenta com hipossinal na fase hepatobiliar (Figura 3.7.13).

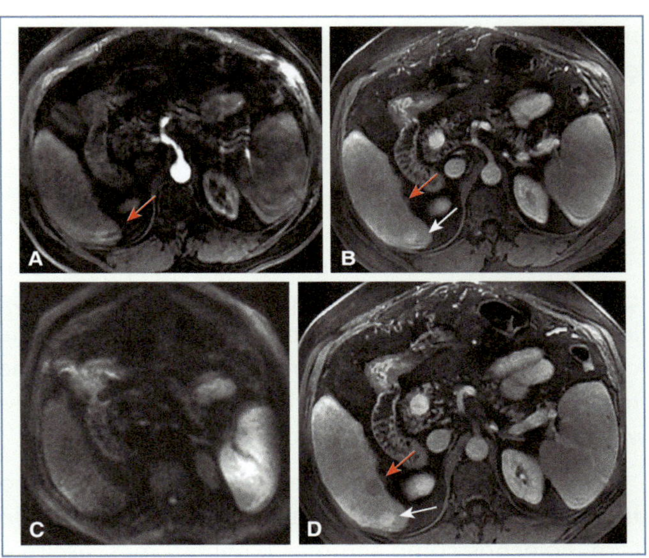

Figura 3.7.13 Paciente do sexo masculino, 55 anos, hepatopata por VHC e com aumento de alfa-fetoproteina, apresentando nódulo hipervascular na fase arterial (A), sem lavagem pelo meio de contraste (B) e com retenção do contraste hepatobiliar (D) (LIRADS 3) (setas brancas). Há, no entanto, outro nódulo com lavagem pelo meio de contraste em B (seta vermelha), sem retenção do contraste hepatobiliar (D) (LIRADS 4). Esse nódulo foi biopsiado com diagnóstico de carcinoma hepatocelular.

Fonte: Acervo da autoria.

A RM com contraste hepato-específico tem se mostrado bastante eficaz na diferenciação entre CHC e nódulos displásicos, que apresentam iso/hipersinal na fase hepatobiliar, com acurácia diagnóstica para o CHC inicial de cerca de 95%.

O uso do contraste hepato-específico tem se mostrado eficaz também na avaliação de nódulos < 2 cm e na caracterização de lesões hepáticas atípicas nas imagens ponderadas em T1 e T2 e com padrão de realce inespecífico, o que tem extrema importância no diagnóstico precoce do CHC.

A RM com CHE tem demonstrado uma porcentagem de detecção do CHC precoce cerca de 24,7% maior do que a TCMD. Esse fato tem importância direta no tempo de espera pré-transplante, pois, uma vez que o CHC é confirmado, esses pacientes podem entrar em situação especial na fila, desde que estejam dentro dos critérios de Milão (que permitem o transplante hepático caso o paciente possua um tumor único medindo até 5 cm ou 3 tumores medindo até 3 cm cada).

O contraste hepato-específico também tem se mostrado superior ao contraste convencional na avaliação das vias biliares (ColangioRM), pois possui maior resolução espacial e maior acurácia na detecção de dilatações/obstruções biliares.

3.7.2 AVALIAÇÕES PÓS-TRANSPLANTE IMEDIATO

É essencial saber reconhecer as principais alterações pós-transplante esperadas no receptor, a fim de identificar complicações precoces. A ultrassonografia com Doppler hepático é o método mais utilizado na rotina pós-transplante para identificar complicações vasculares precoces e alterações pós-operatórias.

Dentre as principais alterações relacionadas ao trauma cirúrgico, destacam-se a presença de líquido livre, coleções como seromas e hematomas, ascite e derrame pleural à direita, todos achados normalmente sem impacto clínico relevante.

Podem ser observados também linfonodos aumentados em número e dimensões, de aspecto reacional, edema periportal/linfedema secundário a interrupção da drenagem periportal (que não deve ser confundido com rejeição aguda) e heterogeneidade do parênquima hepático, relacionada a sangramento/contusão durante a manipulação cirúrgica. Esses achados geralmente se resolvem em poucas semanas.

A avaliação com o estudo Doppler deve incluir toda vascularização hepática: artéria hepática, veias supra-hepáticas e veia porta. A artéria hepática possui fluxo anterógrado, pulsátil, com formato característico, apresentando rápido pico sistólico com fluxo diastólico contínuo, tempo de aceleração inferior a 0,08 segundo e padrão de resistência com índice variando entre 0,5 e 0,8 (Figura 20.14). No pós-operatório imediato, pode-se observar em alguns pacientes edema da anastomose, com aumento do índice de resistência, superior a 0,8, e consequente alteração do formato de onda, sem significado clínico patológico.

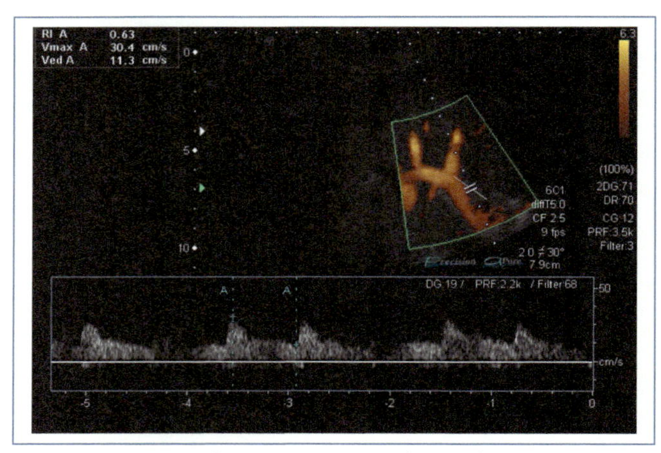

Figura 3.7.14 Avaliação pós-transplante do receptor. A artéria hepática possui fluxo anterógrado, pulsátil, com rápido pico sistólico, fluxo diastólico contínuo e padrão de baixa resistência (índice de resistência entre 0,5 a 0,8). No pós-operatório imediato, pode-se observar edema da anastomose, com aumento do índice de resistência.

Fonte: Acervo da autoria.

O formato de onda da veia porta é de fluxo anterógrado, fásico, variando com a respiração, com sentido hepatopetal e velocidades entre 16-40 cm/s. Na avaliação precoce do enxerto, é comum que se observe no local da anastomose, redução do seu calibre, além de fluxo de alta velocidade, turbulento, o que não deve ser erroneamente considerado um indicativo de estenose (Figura 20.15).

As veias hepáticas usualmente demonstram um padrão de onda multifásico ao estudo Doppler, com variações de acordo com as fases do ciclo cardíaco (Figura 20.16). Entretanto, no pós-operatório precoce, pode ocorrer uma redução da sua fasicidade/pulsatilidade, pela perda de complacência do leito venoso, relacionada à abordagem cirúrgica.

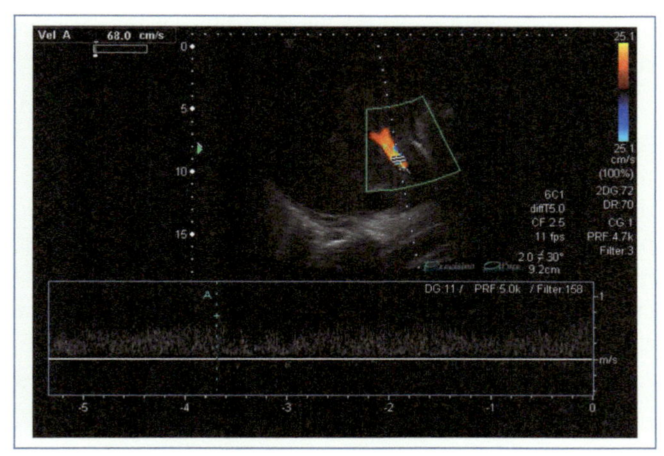

Figura 3.7.15 **Avaliação pós-transplante do receptor. A veia porta apresenta de fluxo anterógrado, fásico, variando com a respiração, com sentido hepatopetal e velocidades entre 16-40 cm/s. Na avaliação precoce do enxerto, é comum que se observe no local da anastomose fluxo de alta velocidade, turbulento.**

Fonte: Acervo da autoria.

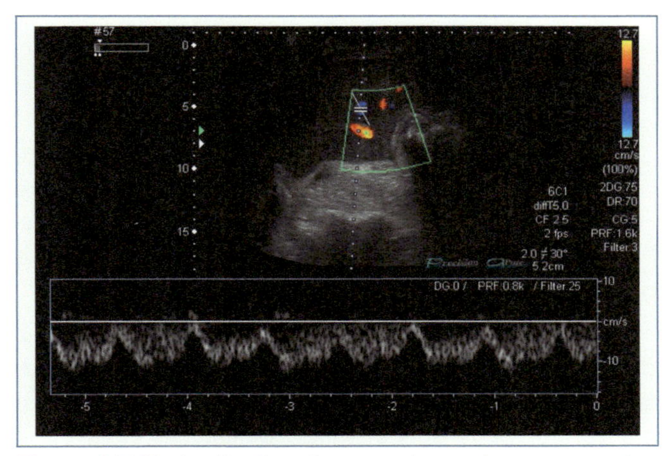

Figura 3.7.16 **Avaliação pós-transplante do receptor. As veias hepáticas usualmente demonstram um padrão de onda multifásico ao estudo Doppler, com variações de acordo com as fases do ciclo cardíaco. No pós-operatório precoce, pode ocorrer uma redução da sua fasicidade/pulsatilidade, pela perda de complacência do leito venoso.**

Fonte: Acervo da autoria.

3.7.3 COMPLICAÇÕES PÓS-OPERATÓRIAS

3.7.3.1 Vasculares

Artéria hepática

As complicações vasculares mais comuns da artéria hepática (AH) incluem trombose e estenose. A trombose ocorre em até 26% dos fígados transplantados, com prevalência de 4% a 12% nos receptores adultos, e possui importante impacto na morbimortalidade (cerca de 70% de mortalidade nos pacientes que não realizaram retransplante). Além disso, no enxerto, o suprimento vascular das vias biliares é proveniente exclusivamente da artéria hepática, o que está relacionado também à isquemia e necrose biliar.

As manifestações clínicas são inespecíficas, podendo variar de discreta elevação das enzimas hepáticas à insuficiência hepática fulminante e bacteremia. A ultrassonografia, por ser uma modalidade de exame amplamente disponível, com baixo custo e inócua, desempenha papel fundamental no diagnóstico e tratamento precoce desses pacientes.

O estudo Doppler possui alta acurácia (cerca de 92%) para o diagnóstico de trombose, observando-se ausência de fluxo na artéria hepática principal ou nos seus ramos intra-hepáticos. Resultados falso-positivos podem ocorrer no contexto de edema hepático, hipotensão sistêmica e estenose da AH de alto grau, e resultados falso-negativos podem ocorrer na presença de vasos colaterais, com padrão de *tardus parvus* nas artérias intra-hepáticas.

Nos pacientes em que não se identifica fluxo na artéria hepática ao estudo Doppler, geralmente se prossegue a investigação com RM ou TC. A angioRM possui acurácia semelhante ao ultrassom na detecção de trombose, enquanto a AngioTC possui acurácia equivalente/superior ao US, sendo, portanto, o método preferível.

O critério diagnóstico para trombose tanto na TC quanto na RM é a aparência de uma interrupção abrupta do fluxo da artéria hepática, mais comumente no sítio de anastomose (Figura 20.17). Áreas de infarto no parênquima podem ser visualizadas em associação à trombose arterial.

A estenose da AH é a segunda complicação mais frequente (2-11%) dos fígados transplantados, comumente no local da anastomose. Se não adequadamente tratada, pode ocasionar falência hepática, sepse, complicações biliares e perda do enxerto. A ultrassonografia Doppler é o método de escolha para a investigação diagnóstica, pois é capaz de detectar alterações mínimas no fluxo e na velocidade da AH. Ao Doppler, observa-se fluxo turbulento, com elevação do pico de velocidade sistólica > 200 cm/sec ou aumento 2 a 3 vezes maior que a velocidade no segmento pré-estenose, com padrão *parvus tardus* no leito distal.

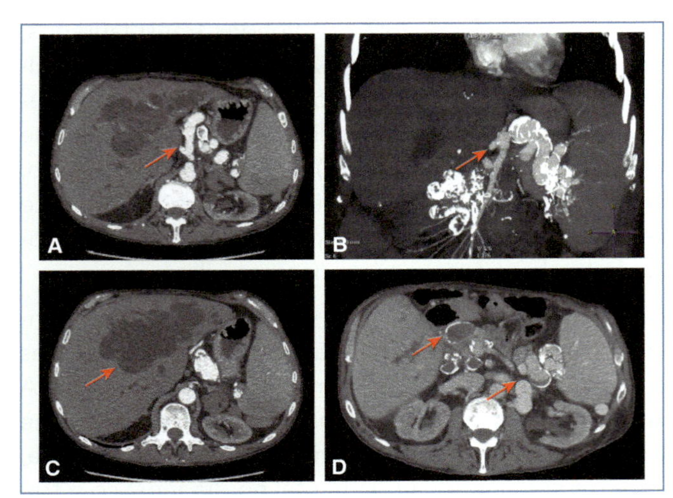

Figura 3.7.17 **Trombose de artéria hepática pós-transplante. Paciente do sexo masculino, 66 anos anos, hepatopata, apresentou no pós-transplante, trombose aguda da artéria hepática, caracterizada por interrupção abrupta no fluxo da artéria (A) e (B). Como no enxerto o suprimento vascular das vias biliares é proveniente exclusivamente da artéria hepática, paciente evolui com isquemia e dilatação da via biliar (C). Calcificações vasculares venosas (D).**

Fonte: Acervo da autoria.

Estenoses de baixo grau podem não causar mudanças significativas no formato de onda ao Doppler, portanto, na presença de suspeita clínica elevada, deve-se prosseguir investigação com exames seccionais ou angiografia, que são mais acurados para demonstrar redução do calibre da AH.

Outra complicação menos comum é a formação de pseudoaneurisma, que pode ser extra-hepático, geralmente no sítio da anastomose ou relacionado à angioplastia prévia, e intra-hepático secundário a biopsia, procedimentos em vias biliares ou infecções. Em geral, é assintomático, mas pode evoluir com ruptura para a cavidade peritoneal, com choque hipovolêmico e risco iminente de vida.

Ao Doppler, é caracterizado com uma estrutura cística no trajeto da AH, com fluxo turbulento e sinal do *yin-yang*. Na TC, observa-se uma lesão focal com realce arterial semelhante a AH.

Veia porta

A estenose e a trombose de veia porta têm prevalência de cerca de 1-2% dos transplantes. Em geral, associam-se a condições técnicas inadequadas (como desalinhamento e diferenças de calibre entre a VP do doador e receptor), cirurgia ou trombose da veia porta prévia, redução do fluxo portal ou estados de hipercoagulabilidade.

A estenose, em geral, é uma complicação tardia, apresentando-se cerca de até 1 ano após o procedimento. Ao modo B, pode-se observar dilatação pós-estenótica e hipertensão portal por conta de um aumento do número e do calibre de colaterais venosas. Ao Doppler, há *aliasing* associado a aumento do pico de velocidade sistólica acima de 125 cm/s ou aumento da velocidade de 3 a 4 vezes em relação ao segmento pré-estenótico.

A trombose geralmente se manifesta no primeiro mês de pós-operatório e pode ser diagnosticada ao Doppler como um defeito de enchimento ecogênico no interior do vaso, determinando aumento do seu calibre e ausência de fluxo. O Doppler também auxilia na diferenciação entre trombose parcial e total, que determinam condutas diferentes, a primeira tratada de maneira conservadora e a segunda com necessidade de cirurgia (Figura 3.7.18). A AngioTC e a AngioRM também são métodos excelentes para a detecção de falhas de enchimento e estreitamento da veia porta (Figuras 3.7.19 e 3.7.20).

Veias supra-hepáticas (VSH) e veia cava inferior (VCI)

As complicações relacionadas às VSH e VCI são pouco frequentes (1,5% dos casos) e são mais comumente relacionadas à população pediátrica e retransplantes. Podem ser agudas ou crônicas, relacionadas à trombose ou estenose, frequentemente no sítio de anastomose.

A estenose tem como principais fatores de risco a diferença de diâmetro entre doador e receptor, e a rotação dos vasos. Ocorre mais comumente após transplante intervivos ou de fígado parcial de cadáver, já que nesses tipos de transplante o enxerto é mais suscetível a sofrer rotação. No transplante de fígado total, como a anastomose da veia cava inferior retro-hepática (*piggyback*), é realizada na mesma posição prévia, existe um risco muito menor de rotação ou acotovelamente (*kinking)* e, consequentemente, de estenose.

Os principais fatores de risco relacionados à trombose incluem condições técnicas inadequadas, estados de hipercoagulabilidade e compressão dos vasos por coleções fluidas.

Ao estudo Doppler, os achados na estenose e trombose são semelhantes aos encontrados na veia porta; incluem na estenose fluxo monofásico, turbulento e aumento do pico de velocidade sistólica, enquanto na trombose se observa conteúdo ecogênico no interior do vaso (trombo luminal, que, em casos agudos, pode ser anecoico) e fluxo parcial/ausente.

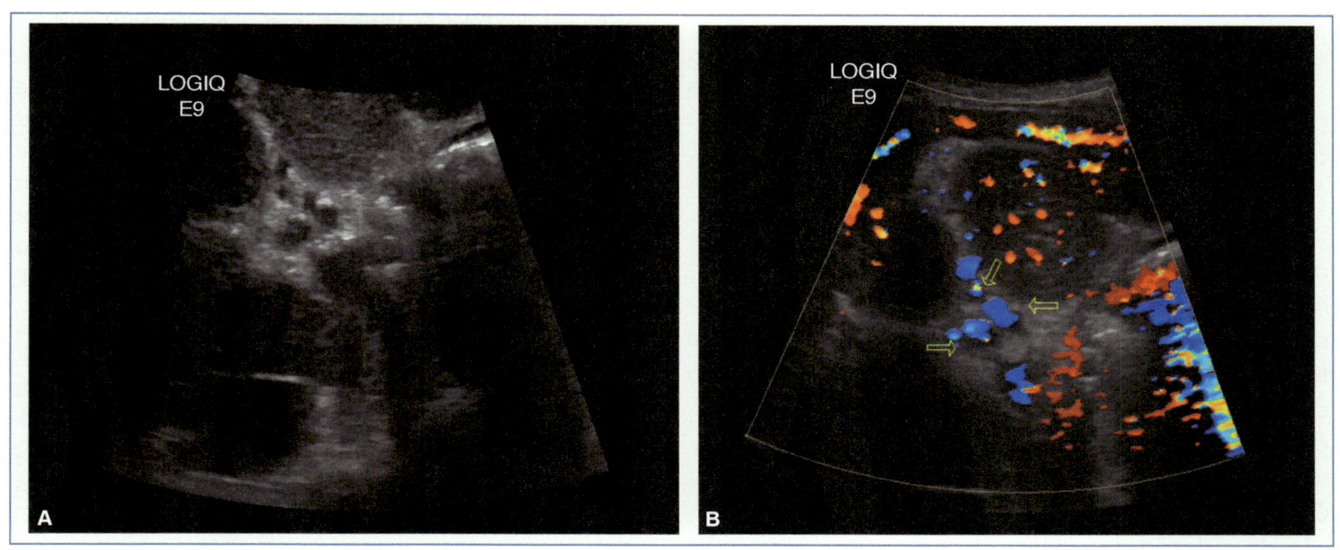

Figura 3.7.18 Trombose de veia porta pós-transplante. Paciente do sexo masculino, 49 anos, com sinais de hepatopatia crônica. Na ultrassonografia modo B (A) e no Doppler (B) não se caracterizam os ramos portais esquerdo e direito, observando-se no hilo hepático múltiplas colaterais venosas (transformação cavernomatosa da veia porta).

Fonte: Acervo da autoria.

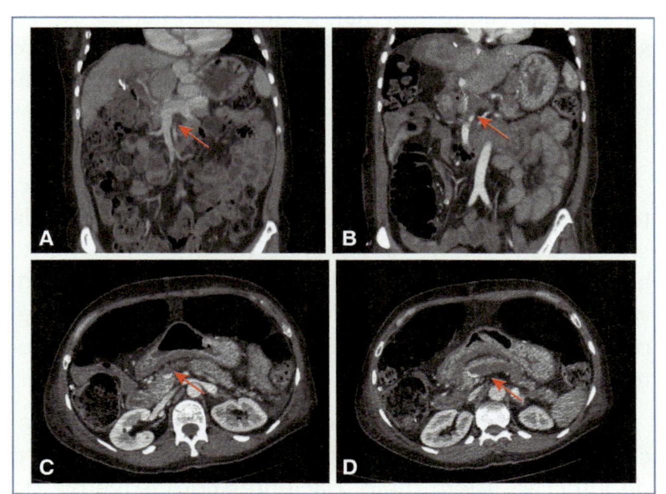

Figura 3.7.19 Trombose de veia porta pós-transplante. Paciente do sexo feminino, 59 anos, com sinais de hepatopatia crônica, imagem pré-transplante mostrando vasos pérvios (A), evolui no pós-transplante precoce, com trombose aguda parcial do tronco da veia porta (B), segmento distal da VMS (C) e junção esplenomesentérica e veia esplênica (D).

Fonte: Acervo da autoria.

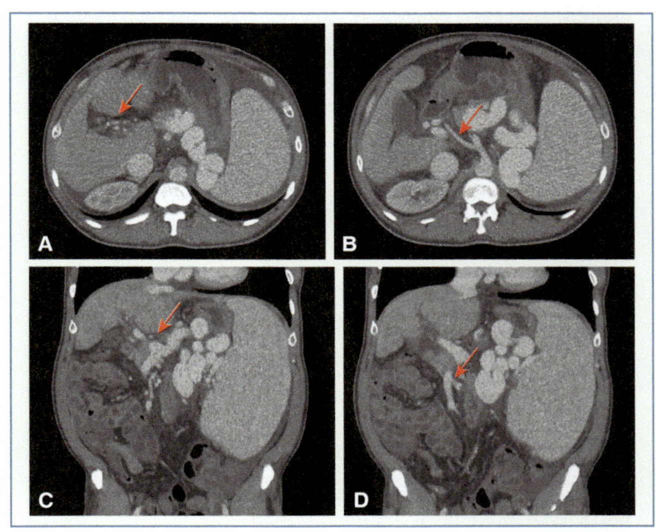

Figura 3.7.20 Trombose de veia porta pós-transplante. Paciente do sexo masculino, com 49 anos, com sinais de hepatopatia crônica e hipertensão portal, evoluiu no pós-transplante com trombose crônica dos ramos direito e esquerdo da veia porta, com transformação cavernomatosa A). Artéria hepática B), tronco da veia porta, junção esplenomesentérica B), e veia mesentérica superior pérvios D).

Fonte: Acervo da autoria.

Biliares

Complicações biliares são a segunda causa mais comum de disfunção do enxerto e ocorrem geralmente nos primeiros três meses após o procedimento, incluindo, principalmente, fístulas e estenoses.

As estenoses são as complicações mais comuns, com incidência de cerca de 12-19% dos casos, usualmente se apresentando cerca de 1 ano após o transplante. Em geral, são extra-hepáticas e ocorrem na topografia da anastomose, relacionadas ao processo cicatricial. Quando não ocorrem na anastomose, podem ser secundárias à isquemia, infecção ou colangite. O diagnóstico pode ser realizado tanto pela TC/CRM quanto pela ultrassonografia, a partir da detecção da redução de calibre na anastomose, com dilatação proximal e calibre distal normal (Figura 3.7.21).

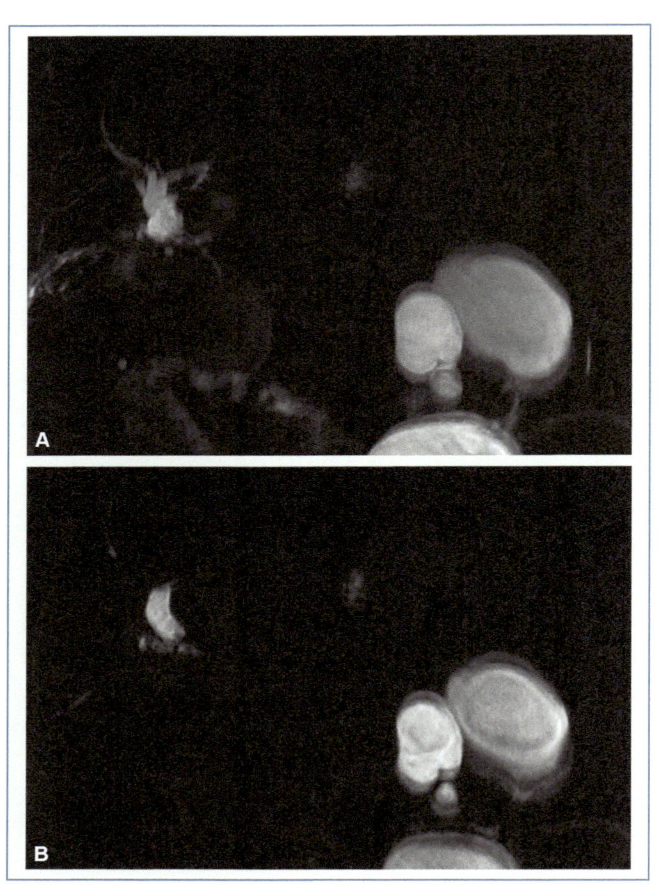

Figura 3.7.21 Complicação tardia pós-transplante. ColangioRM em paciente do sexo masculino, com anos, demonstrando estenose via de biliar próximo a anastomose, cerca de um ano após o transplante, determinando discreta dilatação do colédoco e das vias biliares de segunda ordem bilateralmente.

Fonte: Acervo da autoria.

As fístulas biliares também são complicações comuns e ocorrem em cerca de 5-10% dos casos. Normalmente são precoces, em geral no primeiro mês pós-transplante. Os sítios mais comuns incluem a anastomose, o ponto de entrada do tubo-T no ducto e a margem de ressecção do fígado do doador. Na presença de fístulas em locais atípicos, deve-se estar atento para a investigação da patência/calibre da artéria hepática, pois essas fístulas podem estar relacionadas à isquemia, causada pelo suprimento sanguíneo inadequado.

A elucidação diagnóstica pode ser realizada por meio da colangiografia na presença do tubo-T, demonstrando extravasamento do meio de contraste para a cavidade peritoneal e bilomas, ou com métodos seccionais com a RM com contraste hepato-específico, também demonstrando extravasamento por meio da via biliar.

Outras complicações pós-transplante relacionadas às vias biliares incluem formação de cálculos, bilomas, obstrução e infecções.

Parenquimatosas

Dentre as complicações parenquimatosas, destaca-se a rejeição, causa mais comum de falência do enxerto, com grande parte ocorrendo ainda no primeiro ano pós-transplante. Como seu diagnóstico é histopatológico, o papel da imagem é excluir outras causas de disfunção hepática.

Nos exames de imagem, a rejeição não tem aspecto específico; frequentemente, a única anormalidade encontrada é um fígado com textura difusamente heterogênea, o que faz diagnóstico diferencial com várias outras condições como isquemia/infarto, hepatites (que podem ser de natureza infecciosa ou autoimune) e colangite (infecciosa ou recorrente).

Em razão do regime de imunossupressão, os pacientes transplantados também possuem maior risco de infecção. Além disso, pacientes com isquemia do parênquima hepático ou estase biliar secundárias a complicações vasculares/biliares têm risco aumentado de desenvolver abscessos.

Os abscessos hepáticos são incomuns, com incidência de 1-3%, com manifestações clínicas que incluem mal-estar, dor abdominal e febre. A ultrassonografia demonstra massas hipoecoicas, heterogêneas, com áreas liquefeitas anecoicas, com ou sem reforço acústico posterior. Na TC, usualmente apresentam baixa atenuação na fase sem contraste, hiperemia do parênquima na fase arterial sugerindo processo inflamatório local, e hipor-realce na fase portal, com paredes espessas e áreas liquefeitas de permeio. Na RM, são heterogêneos, com características de realce semelhantes à TC, com baixo sinal em T1 e alto sinal em T2 (Figura 3.7.22).

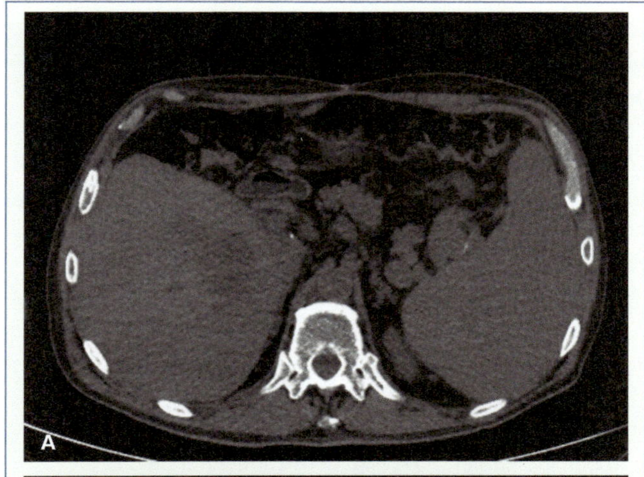

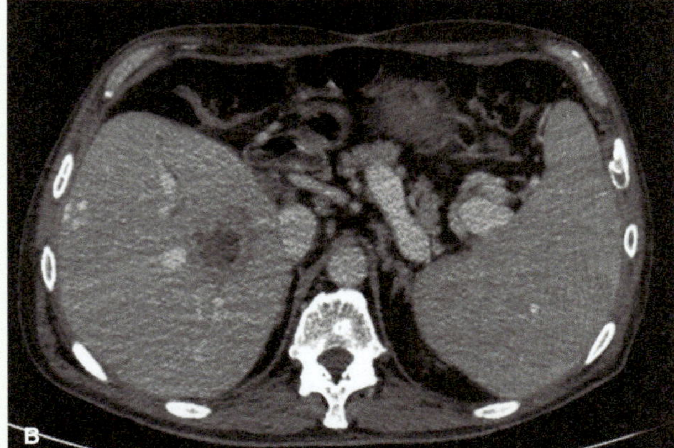

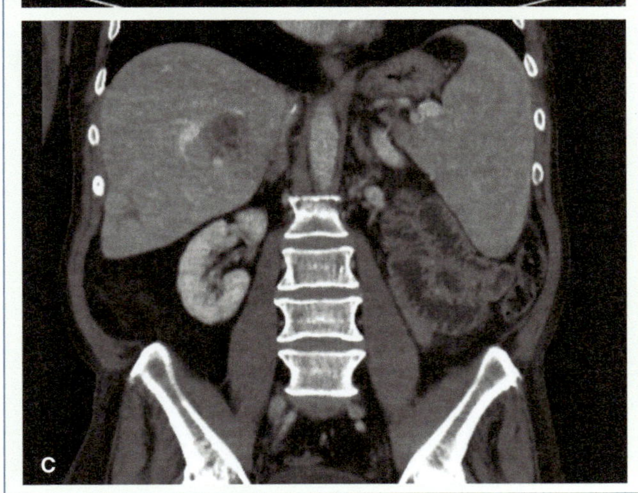

Figura 3.7.22 Abscesso hepático. Paciente do sexo masculino, 63 anos, apresentou febre no pós-operatório de transplante hepático sendo caracterizado abscesso no enxerto do lobo direito. Cortes axiais de TC na fase sem contraste evidenciando imagem hipoatenuante (A), e na fase portal caracterizando (B) e (C) realce heterogêneo pós-contraste com áreas liquefeitas de permeio e hiperemia (setas).

Fonte: Acervo da autoria.

Como os abscessos podem ser secundários à trombose da AH, a patência vascular do enxerto deve ser cuidadosamente avaliada na presença de qualquer coleção fluida suspeita para abscesso.

Neoplasias/desordens linfoproliferativas pós-transplante

A terapêutica imunossupressora utilizada pelos pacientes no pós-transplante induz a uma redução da função dos linfócitos T, o que predispõe a proliferação linfoide. Acredita-se que as desordens linfoproliferativas pós-transplante (*Post-transplantation Lymphoproliferative Disorder* – PTLD) sejam secundárias a esse estado de imunodeficiência relativo.

A PTLD pode se desenvolver de alguns meses a anos após o procedimento, sendo mais comum nos pacientes pediátricos. Possui íntima relação com a infecção pelo vírus Epstein-Barr (EBV) e se associa a um amplo espectro de desordens, que vão desde hiperplasia monoclonal à transformação maligna/linfoma.

O envolvimento abdominal é mais comum que o extra-abdominal e pode ser caracterizado por linfadenopatias, esplenomegalia e massa periportal. O acometimento extranodal também pode envolver alças, fígado, rins e adrenais, sendo o aspecto radiológico similar ao de outros linfomas (Figura 3.7.23).

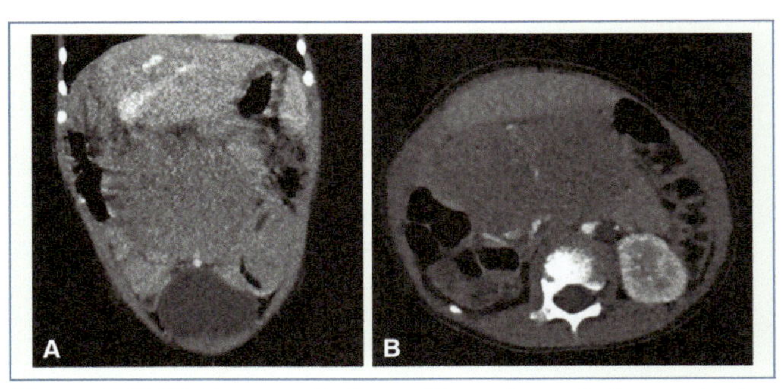

Figura 3.7.23 Doença linfoproliferativa pós-transplante. Cortes coronal e axial de TC na fase portal (A) e (B) de paciente de 2 anos, com volumosa lesão expansiva no mesentério, 6 meses após transplante hepático devido à atresia de vias biliares.

Fonte: Acervo da autoria.

Referências

1. Horvat N, Marcelino ASZ, Horvat JV, Yamanari TR, Arajo-Filho JAB, Panizza P et al. Pediatric Liver Transplant: Techniques and Complications. Radiographics 2017;37(6):1612-31.
2. Araujo ALE, Souza DAT, Silva FA. Fígado. In: Gastrointestinal – série CBR. Elsevier. 2011:253-417.
3. Sahani D, D'Souza R, Kadavigere R, Hertl M, McGowan J, Saini S, Mueller PR. Evaluation of Living Liver Transplant Donors: Method for Precise Anatomic Definition by Using a Dedicated Contrast-Enhanced MR Imaging Protocol. Radiographics. 2004;24(4):957-67.
4. Jeong WK. Clinical Implication of Hepatic Volumetry for Living Donor Liver Transplantation. Clin Mol Hepatol. 2018;24(1):51-3.
5. Burk KS, Singh AK, Vagefi PA, Sahani D. Pretransplantation Imaging Workup of the Liver Donor and Recipient. Radiol Clin Nort Am. 2016;54(2):185-97.
6. Baheti AD, Sanyal R, Heller MT, Bhargava P. Surgical Techniques and Imaging Complications of Liver Transplant. Radiol Clin North Am. 2016;54(2):199-215.
7. McNaughton DA, Abu-Yousef MM. Doppler US of the Liver Made Simple. Radiographics. 2011;31(1):161-88.
8. Stanescu AL, Hryhorczuk AL, Chang PT, Lee EY, Phillips GS. Pediatric Abdominal Organ Transplantation: Current Indications, Techniques, and Imaging Findings. Rad Clin Nort Am. 2016;54(2):281-302.
9. Ahn JH, Yu JS, Cho ES, Chung JJ, Kim JH, Kim KW. Diffusion-Weighted MRI of Malignant Versus Benign Portal Vein Thrombosis. Korean J Radiol. 2016;17(4):533-40.
10. Elsayes KM, Hooker JC, Agrons MM, Kielar AZ, Tang A, Fowler KJ et al. 2017 Version of LI-RADS for CT and MR Imaging: An Update. Radiographics. 2017;37(7):1994-2017.
11. Pécora RAA, Canedo BF, Andraus M, Martino RB, Santos VR, Arantes RM et al. Portal vein thrombosis in liver transplantation. ABCD, Arq. Bras. Cir. Dig. 2012; 25: 273-278.
12. Singh AK, Nachiappan AC, Verma HA, Uppot RN, Blake MA, Saini S et al. Postoperative Imaging in Liver Transplantation: What radiologists Should Know. Radiographics. 2009;30(2):339-51.
13. Caiado AHM, Blasbalg R, Marcelino ASZ, Pinho MC, Chammas MC, Leite CC et al. Complications of Liver Transplantation: Multimodality Imaging Approach. Radiographics. 2007;27(5):1401-17.
14. Camacho JC, Coursey-Moreno C, Telleria JC, Aguirre DA, Torres WE, Mittal PK. Nonvascular Post-Liver Complications: From US Screening to Cross-Sectional and Interventional Imaging. Radiographics. 2015;35(1):87-104.
15. Eshraghian A, Imanieh MH, Dehghani SM, Nikeghbalian S, Shamsaeefar A, Barshans F, Kazemi K et al. Post-Transplant Lymphoproliferative Disorder After Liver Transplantation: Incidence, Long-Term Survival, and Impact of Serum Tacrolimus Level. World J Gastroenterol. 2017;23(7):1224-32.

3.8

Coordenação Médica – Protocolo de Coordenação Pré-transplante Hepático

Juliana Marquezi Pereira | Rodrigo Bronze de Martino

3.8.1 INTRODUÇÃO

A coordenação do transplante de fígado é uma atividade intensa e de fundamental importância em um serviço de alta complexidade. É atividade realizada em sua maior parte pelo enfermeiro coordenador, profissional de responsabilidade ímpar e atuação indispensável. Cabe, no entanto, ao médico complementar a atividade de coordenação, determinando diretrizes e definindo condutas de acordo com as características de cada serviço.

Nos serviços de transplante em todo o mundo, a atividade do coordenador de transplantes se divide em duas áreas distintas: a de procura de doadores de órgãos, com profissionais atuantes dentro dos hospitais, os quais realizam busca ativa de potenciais doadores, e outra, como a de coordenador clínico do transplante, o qual atua no cuidado do paciente em lista de espera de transplante e no do paciente transplantado.[1-5] No início, era uma atividade realizada por médicos, no entanto, tornou-se atividade realizada fundamentalmente por enfermeiros. Eles têm o conhecimento, a experiência clínica e a capacidade para colaborar, organizar e executar atividades no processo do transplante, desenvolvendo suas habilidades no cuidado do paciente, na pesquisa, no ensino e no humanismo.[6,7]

No Brasil, a atividade de preparação dos pacientes em lista de espera de transplante e no cuidado do paciente transplantado se fixa nos chamados coordenadores de transplante. Essa atividade tem sido realizada cada vez mais pelo enfermeiro coordenador, pelas mesmas razões descritas anteriormente.

Descreveremos a atuação do médico na equipe de Coordenação de Transplante, ao qual cabe checar aspectos do paciente classificado em ponta de lista de espera, estabelecer, segundo as características de cada serviço, a melhor relação doador/receptor e participar, junto à equipe multidisciplinar, da abordagem aos pacientes e familiares, orientando a complexidade dos procedimentos relacionados ao transplante e, sobretudo dividindo com eles decisões tomadas pela equipe relacionadas à conduta nos casos.

3.8.2 PREPARO DOS PACIENTES

No decorrer do tempo de lista de espera, os cuidados do paciente portador de hepatopatia crônica ficam a cargo do hepatologista, especialista voltado às dificuldades e complicações dessa doença. Com a progressão da doença e, consequentemente, com a elevação do MELD (*Model for End Liver Disease*), escore de gravidade utilizado para a classificação dos receptores em lista e, então, alocação dos fígados provenientes de doadores falecidos, a possibilidade de o transplante ser realizado se torna mais próxima. Nesse momento, sobretudo em serviços de maior volume de pacientes, é importante que, além do preparo habitual e exames pré-operatórios para o transplante, geralmente providenciados e checados pelo enfermeiro coordenador, ocorra a participação de um cirurgião transplantador.

Cabe a esse cirurgião a realização da consulta médica com revisão do caso e compreender as complicações relativas à doença, que podem trazer dificuldades para o procedimento proposto. Em alguns casos, mesmo que o paciente apresente complicações da doença hepática, o valor do MELD não seja alto. Complicações como encefalopatia hepática, ascite de repetição de difícil controle ou colangites de repetição nas doenças biliares, determinam o tratamento cirúrgico – o transplante – como imprescindível e impende ao cirurgião avaliar alternativas que possibilitem ao receptor chegar ao transplante, como possibilidade de receber um fígado de um doador anti-HBc positivo, transplante intervivos ou dominó, por exemplo.

É necessário que a Coordenação de transplante avalie, identifique e acompanhe alterações clínicas e em exames laboratoriais e de imagem do paciente em lista, sistematicamente, conforme a Tabela 1. Desta forma, é possível diagnosticar, em tempo, situações de risco para o procedimento que tenham passado despercebidas durante o tempo de lista, que na era MELD pode ser muito curto.

Tabela 3.8.1 Exames e avaliações dos pacientes de lista e respectiva relevância.

Exames/avaliação	Relevância para o transplante
Complicações clínicas e patologias associadas.	Situações como a hipertensão portal ou síndrome hepatorrenal podem determinar conduta ou estratégia cirúrgica. Ascite; hemorragia digestiva alta (HDA) e encefalopatia hepática – sugestivas de circulação colateral exuberante –, que pode implicar no fluxo portal do enxerto.
Sorologias	Podem oferecer alternativas para a alocação de doadores falecidos.
Ultrassom Doppler ou tomografia computadorizada de abdome	Essenciais para reconhecimento e localização de carcinoma hepatocelular ou o diagnóstico e a extensão de trombose de veia porta.
Cirurgias abdominais pregressas	Planejar e organizar melhor logística para um menor tempo de isquemia do órgão doado.
Ecodopplercardiograma	Avaliar e diagnosticar a presença de patologias cardíacas.
Avaliação cardiológica	Estratificar o risco cardíaco do paciente em relação ao procedimento cirúrgico, influenciando drasticamente a avaliação e o equilíbrio entre riscos × benefícios.
Gasometria arterial	Detectar síndrome hepatopulmonar, a qual por tanto indicar como, também, contraindicar o procedimento cirúrgico.

Fonte: Desenvolvida pela autoria.

3.8.2 ASSOCIAÇÃO ENTRE RECEPTOR E DOADOR: NÃO DEPENDE APENAS DO GRUPO SANGUÍNEO

O maior desafio do médico coordenador de transplante é associar, dentre as ofertas de doadores falecidos pela Central de Transplantes, o melhor receptor, que seja proporcional não somente no grupo sanguíneo, mas, também, em aspectos físicos como peso e altura e condições clínicas de ambos, no intuito de apresentar o melhor resultado.

Para os receptores com escore MELD mais alto, seja por descompensação clínica ou pontuação especial, a associação com doador é menos complicada, já que os doadores ofertados, em sua maioria, apresentam melhores condições clínicas, ou seja, bons enxertos. A atenção deve ser dada àquele doador com características clínicas e laboratoriais que não permitem a transplantação do enxerto hepático em todos os receptores em lista e que são considerados marginais, de critérios expandidos. Esses doadores podem apresentar um ou mais aspectos a seguir: peso corpóreo elevado, idade avançada, causa de óbito desfavorável, histórico de parada cardiorrespiratória, tempo de internação em leito de unidade de terapia intensiva, altas doses de drogas vasoativas, alta porcentagem de esteatose hepática, sorologias positivas para hepatite C ou B, abuso de drogas lícitas e/ou ilícitas, entre outras.

O doador com critérios expandidos é alternativa necessária e aceita na literatura como forma de reduzir a mortalidade em lista de espera por um transplante de fígado.[10] O ganho de sobrevida de pacientes com MELD elevado é maior quando submetidos ao transplante com esses doadores ao invés da espera mais prolongada por um doador ideal, que pode nunca chegar. Esse ganho é tão maior quanto maior for o MELD do receptor.[11,12] No entanto, expandir a utilização de doadores pode impactar os resultados do transplante.

Analisar as variáveis do doador e do receptor separadamente e, cada vez mais, em conjunto, determina os resultados do procedimento.[11] Isso só é possível quando o trabalho em equipe da Coordenação de Transplante, tendo o enfermeiro coordenador como profissional central do processo do preparo do receptor, se faz valer de um protocolo efetivo que contempla uma avaliação holística de cada paciente, ocupando grande parte do tempo de trabalho. Cabe à Coordenação Médica auxiliar e definir a conduta, e planejar a melhor associação possível entre os doadores e os receptores.

Referências

1. Matesanz R, Miranda B, Felipe C. Organ Procurement in Spain: Impact of Transplant Coordination. Clin Transplant. 1994;8(3 Pt 1):281-6.
2. Nanni Costa A, Pugliese MR, Venturoli N, Degli Esposti D, Mazzetti P, Ghirardini A et al. The Transplant Coordinator. Ann Ist Super Sanita. 2000;36(2):247-51.
3. Kato O. The Role of Procurement Coordinator in Japan. Nippon Rinsho. 2005;63(11):1922-7.
4. Wight C. Organ Procurement: The Role of the Transplant Coordinator. Ann Acad Med Singapore. 1991;20(4):559-62.
5. McNatt GE. Nursing and Transplant Coordination: A Call for Clarity. Prog Transplant. 2008;18(3):208-15.
6. Aguilar Méndez C, Suárez Vázquez MG, Pinson Guerra AG. Nursing Participation in the Coordination of Organ Transplants. Arch Cardiol Mex. 2002;72(Suppl 1):S241-6.
7. Manyalich M, Cabrer C, Vilardell J, Miranda B. Functions, Responsibilities, Dedication, Payment, Organization, and Profile of the Hospital Transplant Coordination in Spain in 2002. Transplantation Proceedings. 2003;35(5):1633-5.
8. Feng S, Goodrich NP, Bragg-Gresham JL, Dykstra DM, Punch JD, DebRoy MA et al. Characteristics Associated with Liver Graft Failure: The Concept of a Donor Risk Index. Am J Transplant. 2006;6(4):783-90.
9. Briceño J, Solórzano G, Pera C. A Proposal for Scoring Marginal Liver Grafts. Transpl Int. 2000;13 Suppl 1:S249-252.
10. Tector AJ, Mangus RS, Chestovich P, Vianna R, Fridell JA, Milgrom ML et al. Use of Extended Criteria Livers Decreases Wait Time for Liver Transplantation Without Adversely Impacting Posttransplant Survival. Ann Surg. 2006;244(3):439-50.
11. Bonney GK, Aldersley MA, Asthana S, Toogood GJ, Pollard SG, Lodge PA, Prasad KR. Donor Risk Index and MELD Interactions in Predicting Long-Term Graft Survival: A Single-Centre Experience. Transplantation. 2009;87(12):1858-63.
12. Amin MG, Wolf MP, TenBrook JA Jr, Freeman Jr RB, Chegng SJ, Pratt DS, Wong JB. Expanded Criteria Donor Grafts for Deceased Donor Liver Transplantation Under the MELD System: A Decision Analysis. Liver Transpl. 2004;10(12):1468-75.

3.9

Avaliação Nutricional Pré-transplante

André D. W. Lee | Mariana Hollanda Martins Rocha

3.9.1 INTRODUÇÃO

Pacientes com doença hepática crônica (DHC) apresentam baixa ingestão alimentar, alterações bioquímicas e grande depleção da massa muscular em razão do aumento do metabolismo e da presença de ascite, associado à hipoalbuminemia e desnutrição. Os estudos mostram a gravidade da insuficiência hepática com correlação negativa com a ingestão alimentar, demonstrando seu efeito anorexígeno.[1]

Entendemos que a desnutrição é um preditor de sobrevida em pacientes portadores de cirrose hepática e está presente em 20% dos pacientes com doença compensada e em mais de 50% dos pacientes com doença hepática descompensada.[2] Verificou-se que a desnutrição é um fator de risco independente e melhora a precisão do prognóstico do escore de Child-Pugh.[3]

O estado nutricional desses pacientes pode fornecer o prognóstico,[3] portanto, a terapia nutricional (TN) é a condição que melhora a qualidade de vida e a redução da taxa de complicação e mortalidade no transplante de fígado.[2] Na prática clínica, a desnutrição e a perda da massa muscular[4] estão associadas com a alta taxa de complicações,[5] sendo mais susceptíveis a infecções,[6] encefalopatia hepática (EH)[7] e ascite[5] como fatores preditores da baixa sobrevida nos pacientes cirróticos[8] e em pacientes submetidos ao transplante hepático (TH). Dada essas observações, a desnutrição e a sarcopenia devem ser reconhecidas como complicação da cirrose, piorando o prognóstico do paciente.

A avaliação e o diagnóstico nutricional em pacientes hepatopatas são complexos, dependendo da ferramenta utilizada, podendo ser subestimada ou superestimada. Em sua maioria, é dificultada principalmente pelas alterações de líquidos corporais e metabólicas decorrentes da cirrose hepática (CH), como retenções de líquidos e hipoproteinemia.

Até o momento não existe um método de avaliação nutricional considerado padrão ouro para pacientes DHC[9] e, sim, muitas controvérsias sobre qual seria a melhor ferramenta, a mais sensível para a detecção de desvios nutricionais nesses indivíduos e para fazer uma intervenção precoce para um suporte nutricional adequado, melhorando o prognóstico e resultado do TH.

Caso consigamos reverter a desnutrição em pacientes cirróticos, ainda permanecem algumas controvérsias. Apesar do consenso comum de que devemos melhorar a aceitação da dieta pelo paciente, mesmo com todas as limitações e restrições não há evidências que isso melhore e alcance o estado nutricional e o ganho de massa muscular adequado.[10]

Recentemente, temos presenciado a desnutrição em pacientes com sobrepeso e obesos com cirrose hepática, em razão do aumento dos casos de Esteato-hepatite não alcoólica (EHNA). A perda da massa muscular também pode ocorrer em pacientes portadores de obesidade, caracterizando a sarcopenia, piorando o prognóstico dos pacientes portadores de CH.[11]

3.9.2 METODOLOGIA

Algumas questões relevantes devem ser respondidas a seguir:

- Como as intercorrências nutricionais podem ser diagnosticadas?
- Como proceder a avaliação nutricional?
- Qual é a melhor ferramenta de avaliação?

Foi realizado levantamento bibliográfico nas bases de dados mais relevantes: SciELO, PubMed, Embase, Google Scholar e nossa experiência da Equipe Multidisciplinar de Terapia Nutricional do Hospital das Clínicas da Faculdade de Medicina da Universidade de São Paulo (EMTN-HCFMUSP), fundada em março de 1991.

Na busca foram utilizadas as palavras-chaves: *avaliação nutricional, triagem nutricional, antropometria, hepatopatia crônica, sarcopenia, desnutrição, cirrose hepática* e *transplante de fígado*. Foram utilizados como critérios de inclusão de estudos envolvendo adultos portadores de hepatopatias e, como exclusão, pacientes que apresentassem outras doenças associadas e a pediatria.

3.9.2 DISCUSSÃO DAS FERRAMENTAS DE AVALIAÇÃO NUTRICIONAL

3.9.2.1 Antropometria

Em razão da influência da ascite e do edema, pode-se subestimar os resultados do peso corporal e do IMC. Quando há retenção hídrica, o peso corporal pode ser corrigido a partir da utilização do peso seco do paciente.[13]

Dois critérios reforçam pacientes de alto risco nutricional: índice de massa corpórea (IMC) < 18,5 kg/m², no qual se encontra a maioria dos pacientes cirróticos com sarcopenia e com cirrose hepática avançada, pacientes Child-Pugh C.[18] Circunferência Muscular do Braço (CMB; definida como a [circunferência braquial (cm) – (prega cutânea tricipital (mm) x 3,14)] e a dobra cutânea tricipital são medidas facilmente realizáveis, de baixo custo e pouco influenciadas pelo componente de retenção hídrica.

Valores reduzidos de tanto de CMB quanto de PCT demonstraram valor prognóstico para mortalidade em pacientes cirróticos, sendo a CMB apresentando maior poder prognóstico em relação a PCT.[49]

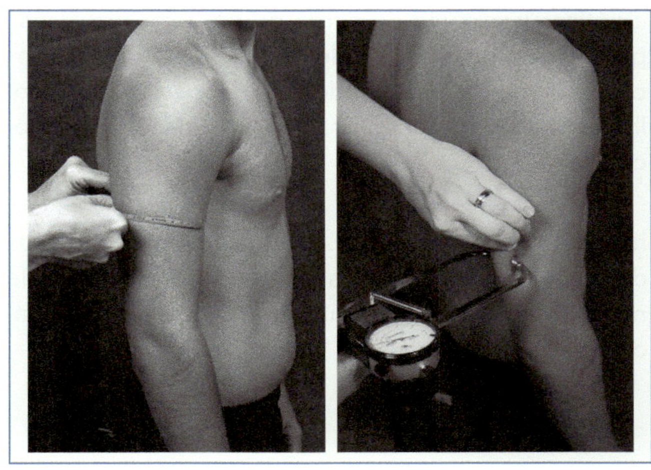

Figura 3.9.1 Medidas antropométricas passíveis de serem utilizadas na avaliação nutricional de pacientes no pré-transplante hepático: circunferência braquial (à esquerda) e prega cutânea tricipital (à direita).

Fonte: Acervo da autoria.

3.9.2.2 Avaliação subjetiva global

A avaliação subjetiva global (ASG) tem sido considerada uma boa ferramenta, mas possui limitações em

Avaliação subjetiva global do estado nutricional

(Selecione a categoria apropriada com um X ou entre com valor numérico onde indicado por "#")

A. História

1. Alteração no peso
   Perda total nos últimos 6 meses: total = # ________________ Kg; % perda = #________________
   Ateração nas últimas duas semanas: ________________ aumentosem alteração ________________ diminuição.
2. Alteração na ingestão alimentar
   _______sem alteração
   alterada ________________ duração = # ________________ semanas.
   _______tipo: ___ dieta sólida subótima ___ dieta líquida completa ___ líquidos hipocalóricos ___ inanição.
3. Sintomas gstrintestinais (que persistam por > 2 semanas)
   _______nenhum ______ náuseas ______ vômitos ______ diarréia ______ anorexia.
4. Capacidade funcional
   _______sem disfunção (capacidade completa)
   _______disfunção ______ duração = # ______ semanas.
   _______tipo ______ trabalho sub-ótimo ______ ambulatório ______ acamado.
5. Doença e sua relação com necessidades nutricionais
   Diagnóstico
   (especificar) ____
   Demanda metabólica (stress): _____ sem stress _____ baixo stress _____ stress moderardo _____ stress elevado.

B. Exame físico (pra cada categoria, especificar: 0 = normal, 1+ = leve, 2+ = moderada, 3+ = grave.

#______perda de gordura subcutânea (tríceps, tórax)
#______perda muscular (quadríceps, deltóide)
#______edema tornozelo
#______edema sacral
#______ascite

C. Avaliação subjetiva global (selecione uma)

______ A = bem nutrido
______ B = moderadamente (ou suspeita de ser) desnutrido
______ C = gravamente desnutrido

Figura 3.9.2 Avaliação Subjetiva Global (ASG).

Fonte: Adaptada de Barbosa-Silva MCG, Barros AJD, 2002.

cirróticos por conta da perda de peso ser mascarada pela retenção hídrica. Além disso, as informações pessoais precisam ser obtidas, ou seja, não serão colhidas se o paciente possuir algum distúrbio neurocognitivo.[12,13]

Com manifestações de encefalopatia hepática não há coleta de dados objetivos subestimando da perda de massa muscular em pacientes cirróticos,[14] sendo necessária a presença de um observador bem treinado para coleta de dados.

3.9.2.3 Royal Free Hospital – Global Assessment

O método Royal Free Hospital – Global Assessment (RFH-GA) utiliza o índice de massa corpórea (IMC) fundamentado no peso seco e na circunferência muscular do braço (CMB) em cirróticos. Possui como limitação o tempo necessário e a necessidade de um profissional treinado para a obtenção de resultados consistentes.[15]

Essa ferramenta se correlaciona com as medidas da composição corporal como preditor de sobrevida e complicações pós-transplante.[14] A dificuldade está na medida do peso seco estimado, de avaliação subjetiva, que é determinado a partir da subtração de um peso atribuído à ascite e/ou edema de um peso aferido do paciente. Como fator de subtração, pode-se adotar a avaliação clínica, pesos previamente documentados, volume de ascite removido por paracentese e de algumas diretrizes.[16] Esses pacientes são divididos em três categorias, com base no peso seco em: nutrido, desnutrição moderada e desnutrição grave.

3.9.2.4 SARC–F

A sarcopenia foi definida como perda da massa muscular com o avançar da idade.[35] Recentemente, um grupo internacional redefiniu a sarcopenia como uma diminuição muscular (velocidade da caminhada ou força de pressão) associada à perda de massa muscular.[36] A sarcopenia leva a incapacidade e quedas e aumenta a mortalidade.[37] A perda da força muscular e função aeróbica são dois marcadores de piora.[38] Também está relacionada ao aumento da prevalência de osteoporose, aumentando ainda mais sua propensão a fraturas de quadril.[39]

O SARC-F é um instrumento de fácil e rápida aplicação, que permite o diagnóstico de sarcopenia.[40] Sua aplicação divide-se em 5 dimensões: força, assistência para caminhar, levantar da cadeira, subir escada e. A pontuação vai de 0 a 10, sendo de 0 a 2 pontos para cada componente; valor igual ou maior a 4 pontos são preditivos de sarcopenia com maus resultados.

A capacidade do diagnóstico rápido e preditivo da sarcopenia é importante para a intervenção terapêutica precoce, melhorando os resultados.

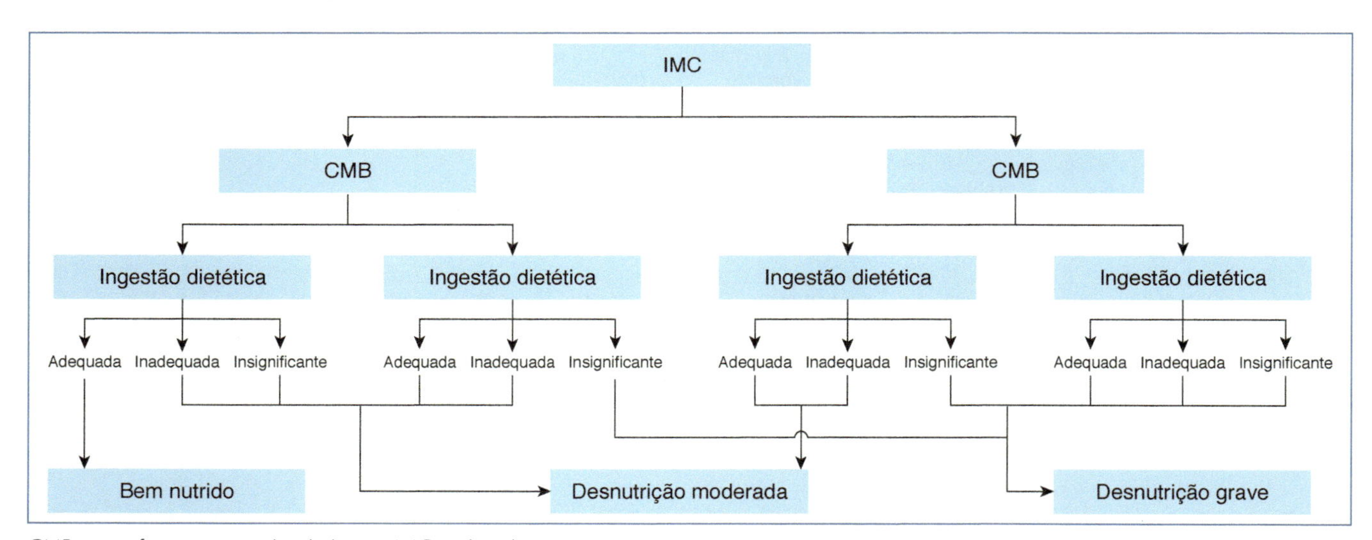

CMB: circunferência muscular do braço; IMC: índice de massa corpórea.

Figura 3.9.3 Algoritmo da avaliação nutricional a partir da ferramenta Royal Free Hospital – Global Assessment (RFH-GA).

Fonte: Adaptada de Morgan.[16]

Tabela 3.9.1 Ferramenta de triagem e avaliação da sarcopenia – SARC-F.

Componente (dimensão)	Perguntas	Pontuação
Força	Qual é a sua dificuldade em levantar ou carregar 5 kg?	0 – Nenhuma 1 – Alguma 2 – Muito ou incapaz
Assistência para caminhar	Qual é a sua dificuldade em atravessar um cômodo?	0 – Nenhuma 1 – Alguma 2 – Muito, com ajuda ou incapaz
Levantar da cadeira	Qual é a sua dificuldade em sair da cama ou cadeira?	0 – Nenhuma 1 – Alguma 2 – Muito, com ajuda ou incapaz
Subir escadas	Qual é a sua dificuldade em subir um lance de escada de 10 degraus?	0 – Nenhuma 1 – Alguma 2 – Muito ou incapaz
Quedas	Quantas vezes você caiu no último ano?	0 – Nenhuma 1 – 1 a 3 quedas 2 – 4 ou mais quedas
Somatório (0-10 pontos) 0-5: sem sinais sugestivos de sarcopenia no momento. (Cogitar reavaliação periódica.) 6-10: sugestivo de sarcopenia. (Prosseguir com investigação e diagnóstico completo.)		

Fonte: Adaptada de Barbosa e Silva.[12]

3.9.2.5 Espessura do músculo adutor do polegar

O método Espessura do Músculo Adutor do Polegar (MAP) não sofre influência da ascite e edema, sendo um parâmetro útil no diagnóstico de perda muscular em cirróticos. No entanto, não existem pontos de corte específico para esses pacientes, devendo ser utilizado em associação a outras ferramentas. Segundo Gottschall,[17] não houve concordância dessa ferramenta em identificar desnutridos.

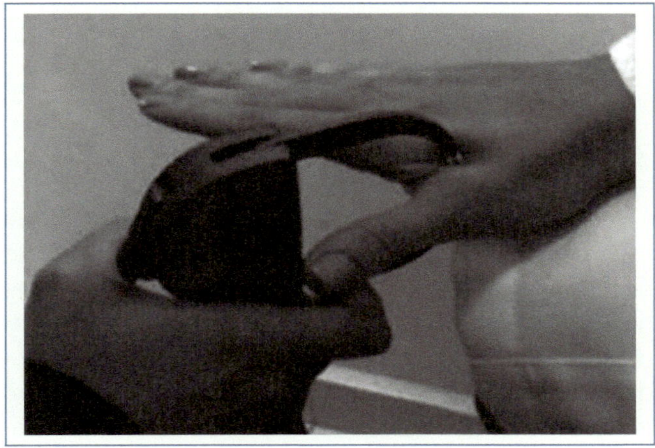

Figura 3.9.4 Medida da espessura do músculo adutor do polegar (MAP).

Fonte: Acervo da autoria.

3.9.2.6 Bioimpedância e ângulo de fase

A bioimpedância (BIA) tetrapolar usa o modelo de dois compartimentos e a medida da BIA segmentar, permitindo a quantificação da massa magra dos membros. É uma alternativa capaz de superar alguns desafios encontrados em outros métodos de avaliação não invasivo, portátil, de fácil manuseio, barato e reprodutível,[13] e que não expõe o paciente à radiação.

O princípio básico consiste na passagem de corrente elétrica pelo corpo, em que a tensão é mensurada pela diferença que os distintos tecidos corporais oferecem resistência diferenciada à passagem de corrente elétrica. Dessa forma, a BIA avalia a mudança de condutividade elétrica. A resistência (R) é a oposição da corrente elétrica gerada pelos meios intra e extracelular e a reactância (Xc) é a oposição da corrente elétrica produzida pela interface de tecidos e membranas celulares e o AF conhecido como impedância.

Um dos resultados obtidos com sua realização é o ângulo da fase (AF), um parâmetro derivado da BIA, definido como o ângulo tangente entre a resistência e a reactância, que vem sendo apontado como indicador prognóstico e estado nutricional em cirróticos, uma vez que revela alterações na composição corporal e na função da membrana celular. Assim, a BIA convencional estima a massa gorda, a massa magra e a água total do corpo, usando equações preditivas com base na população saudável. Porém, essas estimativas apresentam falhas em doenças crônicas, obesidade mórbida e em pacientes com sobrecarga líquida.[21] Entretanto, como um parâmetro da BIA, o AF é um indicador da integridade e funcionalidade da membrana celular, correlacionando indiretamente a massa muscular, tem sido validado como marcador de sarcopenia em vários contextos, incluindo doenças hepáticas crônicas.[22]

Segundo Aydos,[23] a avaliação nutricional pelo método AF pela BIA foi confiável, significativo e reprodutível em avaliar e comparar o estado nutricional de pacientes cirróticos pré e pós-transplante hepático.

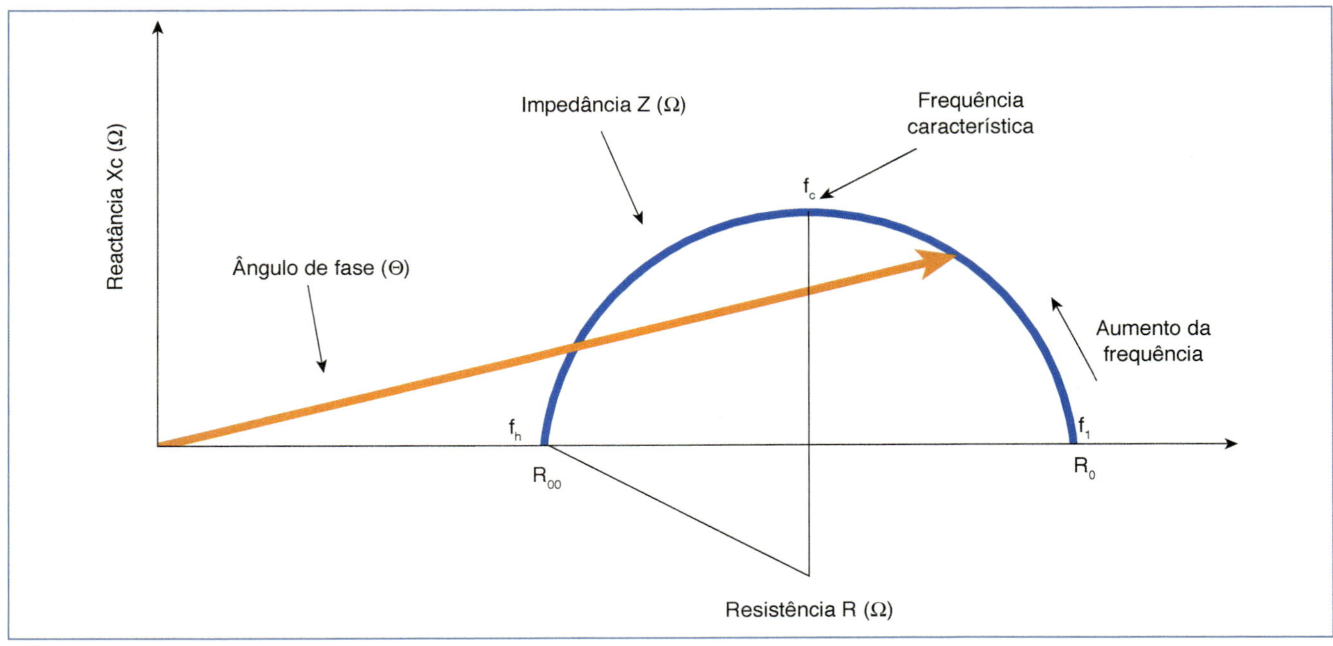

Figura 3.9.5 Ângulo de fase (AF) avaliado a partir da bioimpedância (BIA).
Fonte: Adaptado de Eickemberg M, Oliveira CC, Roriz AKC, Sampaio LR, 2012.

3.9.2.7 Densitometria de composição corporal

É realizada por um equipamento chamado densitômetro, por meio da absorção de raio-X de dupla energia (DEXA ou DXA), que permite a medição da massa muscular dos membros e a densidade de massa livre de gordura, massa gorda e densidade mineral óssea. A radiação utilizada no exame é muito baixa, sendo muito inferior aos exames radiológicos convencionais. No entanto, a validade da fórmula aplicada para avaliar a composição corporal pode ser limitada pela retenção hídrica.[24] Em pacientes cirróticos0 o uso do DEXA para estimativa do índice de massa muscular esquelética apendicular mostrou bom desempenho na identificação de baixa massa muscular, independentemente da presença de ascite e de edema de membro inferior, com boa aplicabilidade no diagnóstico de sarcopenia, com importante valor prognóstico na predileção de mortalidade, principalmente quando associado à medida de força muscular.[22]

3.9.2.8 Força de preensão palmar (dinamometria)

A força de preensão palmar (FPP) é considerada um bom método para se diagnosticar precocemente a desnutrição, bem como para avaliar o resgate nutricional em hepatopatas.[25] É considerado um método sensível preditivo a uma incidência significativa de complicações em pacientes cirróticos desnutridos.

Em pacientes portadores de hepatopatia crônica, mesmo em não cirróticos, tem ingestão energética e proteica inadequadas, sendo a FPP um dos métodos que identificaram maior prevalência de desnutrição nessa população.[17]

Segundo Aydos,[23] a escolha do método para avaliação nutricional dos pacientes submetidos ao transplante hepático é essencial para um diagnóstico preciso, tanto no período pré quanto pós-operatório, para um adequado acompanhamento do estado nutricional. Ao final do acompanhamento, os métodos de avaliação nutricional (FPP, AF, BIA e MAP) foram comparados, sendo o FPP o melhor método para detecção de desnutrição.

3.9.2.9 Tomografia

A sarcopenia é definida como perda da massa muscular esquelética ou da sua função. Esse processo é multifatorial e presente em pacientes com cirrose hepática. São fatores que contribuem: idade avançada, ingestão deficitária de calorias/proteína, inatividade física, entre outros.[26] Sarcopenia em cirrose tem impacto negativo nas atividades diárias e na qualidade de vida,[27] com aumento do risco de complicações como encefalopatia hepática, hospitalizações, infecções durante o período pós-transplante e óbito.

Nome:
Paciente:
Data de nascimento: 23 de novembro de 1965

Sexo: Masculino
Etnia: Branco

Altura: 166,0 cm
Peso: 61,2 Kg
Idade: 48

Médico responsável: Dra. Giliane

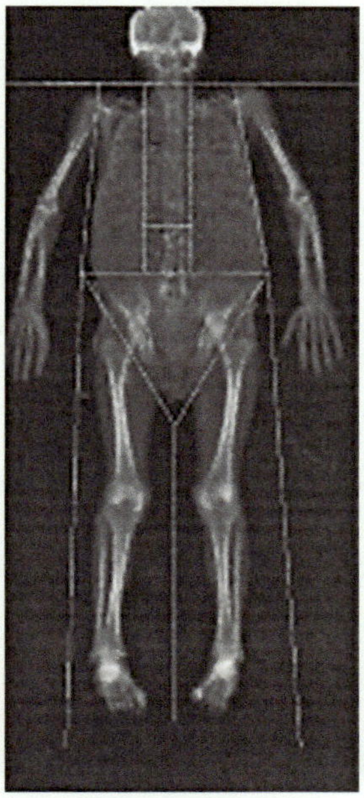

t = 1.167,40 = 45,3

Informações de digitalização:
Data da verificação: 10 de outubro de 2014 ID: A1010140P
Tipo de digitalização: corpo inteiro
Análise: 10 de outubro de 2014 10:52 Versão 13.4.2:3
Feixe de ventilador automático de corpo inteiro
Operador LT
Modelo: Discovery A (S/N 80999)
Comentário:

Resumo dos resultados DXA:

Região	Área (cm^2)	BMC (2)	BMD (G/cm^2)	T – score	PR (%)	Z – score	AM (%)
L Arm	181,04	112,09	0,674				
R Arm	180,64	116,64	0,662				
L Ribs	159,60	77,01	0,483				
R Ribs	136,57	79,97	0,586				
T Spine	179,85	98,82	0,549				
L Spine	32,56	22,76	0,699				
Pelvis	142,92	108,60	0,760				
L Leg	234,24	261,34	1,116				
R Leg	246,94	264,77	1,072				
Subtotal	1494,36	1155,01	0,773				
Head	217,17	277,77	1,279				
Total	**1711,52**	**1432,78**	**0,837**	**–4,2**	**70**	**–3,8**	**71**

Total BMDCV 1,0%, ACF = 1,020, BCF = 0,997

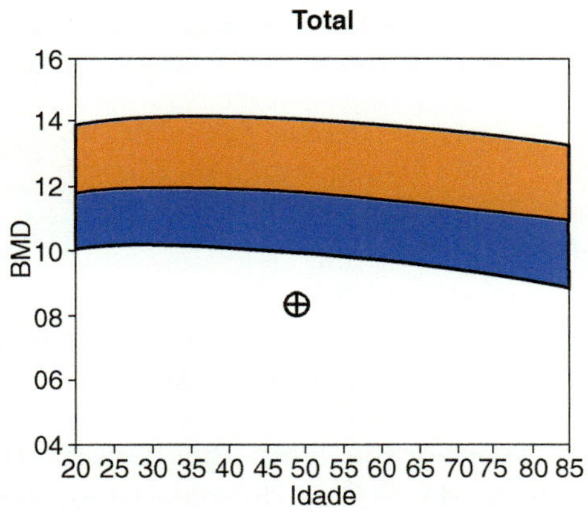

Total

BMD: 16, 14, 12, 10, 08, 06, 04
Idade: 20 25 30 35 40 45 50 55 60 65 70 75 80 85

Figura 3.9.6 Ilustração de exame de densitometria por meio da absorção de raio-X de dupla energia (DXA).
Fonte: Imagem extraída de Silva.

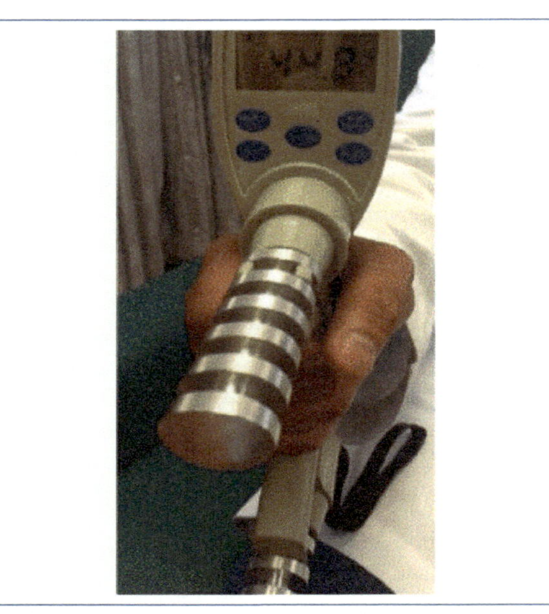

Figura 3.9.7 Teste de avaliação da força de preensão palmar por meio de dinamometria.

Fonte: Adaptada de Kharbanda et al.

A quantificação direta do músculo esquelético se baseia nas imagens das secções transversais realizadas pela tomografia (TC) ou ressonância magnética (RM), em nível da terceira vertebra lombar (L3), com reconhecimento quase universal como método específico para avaliar a perda da massa muscular. O músculo psoas, paraespinhal e a musculatura da parede abdominal são considerados músculos esqueléticos, que são relativamente independentes da atividade e da retenção hídrica, mas apresentam alterações metabólicas e moleculares pela cirrose hepática. As imagens são analisadas por um *software* (Slice Omatic-Tomo Vision – Montreal – Canadá) pela análise da área total da secção transversa em cm² da musculatura esquelética em nível L3, sendo essa área dividida com altura em m²/cm² para o cálculo do índice muscular esquelético (IME). O modo alternativo seria o uso do índice do músculo psoas em nível do L3, como ferramenta útil de prognóstico por alguns outros autores.[28]

O uso de rotina da TC/RM para avaliação nutricional da sarcopenia apresenta grande acurácia, porém tem suas limitações de custo, logística, transporte, disponibilidade e exposição à radiação. Entretanto, os pacientes portadores de cirrose hepática geralmente são submetidos ao TC para triagem e avaliação para carcinoma hepatocelular, transplante de fígado, estudo do *shunt* vascular, trombose sistema portal e, por fim, sarcopenia. Todas as medidas normais são baseadas em idade, sexo e etnia. Os *cut-off* dos pacientes cirróticos em lista de transplante se baseiam nos resultados clínicos com sugestão de (50 cm²/m² para homens e 39 cm²/m² para mulheres), mas ainda necessitam ser validadas.

Índice de musculo esquelético em L3 (cm²/m²):

$$\frac{\text{Área total do músculo esquelético abdominal (cm}^2\text{)}}{\text{Altura (m}^2\text{)}}$$

As TC realizadas na avaliação do transplante hepático são aceitas até 12 semanas antes do procedimento ou até 1 semana pós-transplante com secções em nível L3.[30]

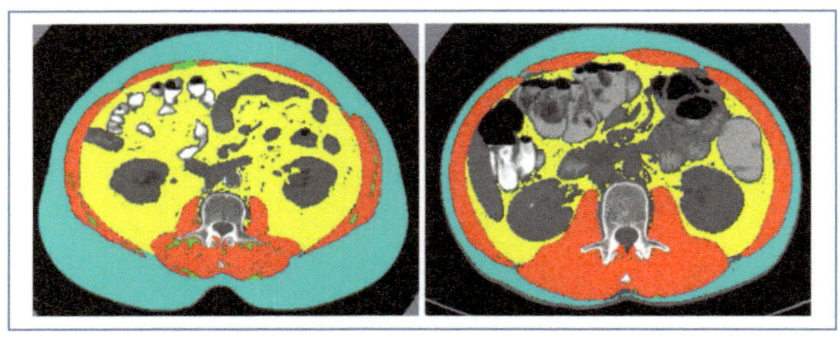

Figura 3.9.8 Imagens ilustrativas de avaliação do índice de músculo esquelético. à esquerda, corte transversal em nível de L3 em paciente do sexo masculino obeso sarcopênico (IMC 30 kg/m²; IMC = 45,0 cm²/m²); à direita, corte transversal em nível de L3 em paciente do sexo masculino, obeso e não sarcopênico (IMC 30 kg/m²; IMC = 56,7 cm²/m²).

Fonte: Imagens extraídas de Silva.

3.9.2.10 Ultrassonografia para avaliação de massa muscular

A ultrassonografia vem ganhando destaque como método de análise de massa muscular principalmente em pacientes críticos.[31] É uma ferramenta acessível, não invasiva, portátil, sem risco de radiação e que pode ser usada para quantificar características estruturais e físicas do musculo esquelético à beira do leito, associando-se essas características ao estado nutricional.[32] O equipamento da ultrassonografia para avaliar musculatura é o transdutor plano, que funciona por meio de ondas sonoras com frequência entre 7 a 11 MHz; no caso de obesos, utiliza-se o transdutor convexo. O músculo quadríceps é composto por quatro grupos: músculo reto femoral, vasto lateral, vasto intermédio e vasto medial. A espessura do músculo reto femoral corresponde a 10% da área total do quadríceps. Os motivos pelo qual a maioria dos autores utiliza o músculo quadríceps na avaliação da depleção muscular são:

- local de fácil acesso;
- apresenta limites da fáscia bem definidas, o que possibilita maior consistência entre avaliadores;
- grupo muscular mais importante no processo de reabilitação;
- local no qual são observadas as maiores taxas de atrofia muscular em situações de imobilização;
- observação de forte associação com medidas de massa muscular total em populações saudáveis.[31]

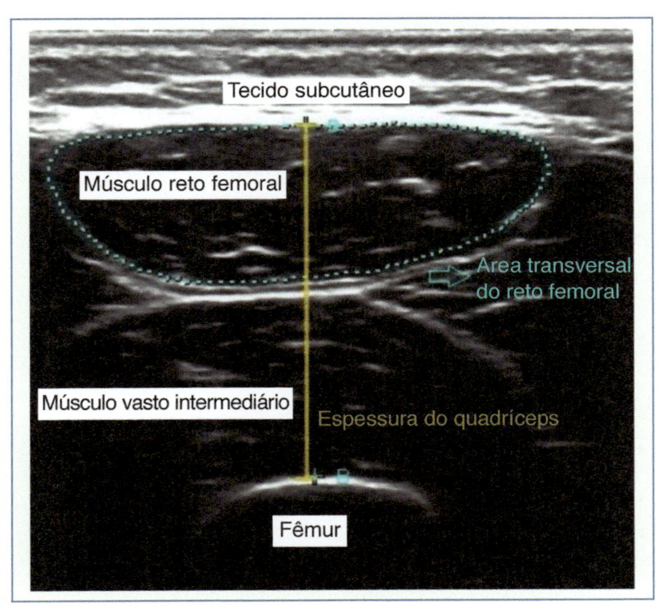

Figura 3.9.9 **USG com estrutura teciduais por meio da imagem de corte transversal pela ultrassonografia na região 2/3 entre a crista ilíaca e a borda superior da patela.**

Fonte: Rodrigues.

3.9.2.11 Teste de desempenho físico-funcional

Há uma série de avaliações funcionais utilizadas em pacientes geriátricos[20,33] baseando-se na reserva fisiológica do estado funcional para se replicar seu uso em pacientes cirróticos, com valor preditivo da sua evolução clínica. São caracterizados por cinco tópicos: perda de peso não intencional, fadiga, fraqueza, velocidade de caminhada lenta e queda da atividade física.[33] Existe uma correlação entre esses tópicos citados e o risco do aumento de mortalidade entre os pacientes em lista de espera para o transplante de fígado.[20] O baixo desempenho físico consiste em cronometrar o tempo de levantar da cadeira várias vezes, teste de equilíbrio, tempo de 2 a 3 minutos para dar 13 passos completos. Apesar de esses testes de desempenho físico não terem correlação com a avaliação muscular pelo TC tanto em homens quanto em mulheres,[34] funciona como fator preditor de mortalidade em lista de espera.[20,34] Até o presente momento, não existe uma padronização universal aceita como critério diagnóstico de desempenho físico-funcional em cirrose hepática.

3.9.3 CONSIDERAÇÕES FINAIS

O estado nutricional e a sarcopenia apresentam uma correlação importante com o prognóstico no período pós-transplante hepático. Portanto, pacientes desnutridos e/ou sarcopênicos precisam ser identificados no período pré-operatório enquanto aguardam na fila do transplante, visando a uma intervenção nutricional para se otimizar os resultados do transplante hepático. A avaliação da massa muscular do psoas em nível de L3 pela TC é uma das ferramentas de grande confiabilidade e um marcador objetivo do estado nutricional.

A RFH-GA, apesar de ser subjetivo, é uma ferramenta simples, realizada à beira leito do paciente, e preditor de prognóstico no pós-transplante. Porém, o questionário SARC-F é mais simples e prático por não envolver o peso, evitando erros por conta da retenção hídrica.

O ângulo fase (AF) é realizado pela BIA de fácil interpretação, podendo ser utilizado como marcador de sarcopenia e como fator prognóstico, semelhante ao índice de massa esquelética, mas com limitações ao se analisar pacientes com retenção hídrica, sendo necessário o uso do peso seco.

Uma ferramenta promissora seria a avaliação pelo ultrassom do músculo reto-femoral,[31] mas ainda não validada para os nossos pacientes hepatopatas.

A maior implicação nesses estudos é evitar o uso de órgãos marginais em pacientes portadores de sarcopenia, independentemente da pontuação do MELD. A sarcopenia piora os resultados dos pacientes que aguardam ou que serão submetidos ao transplante hepático. Assim, a quantificação da massa do músculo esquelético pode contribuir no fator de risco no pré-transplante.

Referências

1. Campillo B, Richardet JP, Scherman E, Bories PN. Evaluation of Nutritional Practice in Hospitalized Cirrhotic Patients: Results of a Prospective Study. Nutrition. 2003;19(6):515-21.
2. Jesus RP, Nunes ALB, Magalhães LP, Buzzini R; Sociedade Brasileira de Nutrição Parenteral e Enteral; Colégio Brasileiro de Cirurgiões; Associação Brasileira de Nutrologia. Projeto Diretrizes. Terapia Nutricional nas Doenças Hepáticas Crônicas e Insuficiência Hepática. São Paulo: AMB/CFM; 2011.
3. Alberino F, Gatta A, Amodio P, Merkel C, Di Pascoli L, Boffo G et al. Nutrition and Survival in Patients with Liver Cirrhosis. Nutrition. 2001;17(6):445-50.
4. Dasarathy S. Consilience in Sarcopenia of Cirrhosis. J Cachexia Sarcopenia Muscle. 2012;3(4):225-37.
5. Husman EJ, Trip EJ, Siersema PD, van Hoek B, van Erpecum KJ. Protein Energy Malnutrition Predicts Complications in Liver Cirrhosis. Eur J Gastroenterol Hepatol. 2011;23(11):982-9.
6. Merli M, Lucidi C, Giannelli V, Giusto M, Riggio O, Falcone M et al. Cirrhotic Patients Are at Risk for Health Care-Associated Bacterial Infections. Clin Gastroenterol Hepatol. 2010;8(11):979-85.
7. Merli M, Giusto M, Lucidi C, Gianneli V, Pentassuglio I, Di Gregorio V et al. Muscle Depletion Increases the Risk of Overt and Minimal Hepatic Encephalopathy: Results of a Prospective Study. Metab Brain Dis. 2013;28(2):281-4.
8. Gunsar F, Raimond ML, Jones S, Terreni N, Wong C, Patch D et al. Nutritional Status and Prognosis in Cirrhotic Patients. Aliment Pharmacol Ther. 2006;24(4):563-72.
9. BAKSHI, N.; SINGH, K. Nutrition assessment in patients undergoing liver transplant. Indian J Crit Care Med. 2014;18(10):672-81.
10. Korets RL, Avenell A, Lipman TO. Nutritional Support for Liver Disease. Cochrane Database Syst Rev. 2012:2012(5):CD008344.
11. Hara N, Iwasa M, Sugimoto R, Mifuji-Moroka R, Yoshikawa K, Terasaka E et al. Sarcopenia and Sarcopenic Obesity are Prognostic Factors for Overall Survival in Patients with Cirrhosis. Intern Med. 2016;55(8):863-70.
12. Barbosa-Silva MCG, Barros AJD. Avaliação Nutricional Subjetiva: Parte 2 – Revisão de Suas Adaptações e Utilizações nas Diversas Especialidades Clínicas. Arq Gastroenterol. 2002;39(4):248-52.
13. Booi AN, Menendez J, Norton HJ, Anderson WE, Ellis AC. Validation of a Screening Tool Identify Undernutrition in Ambulatory Patients with Liver Cirrhosis. Nutr Clin Pract. 2015;30(5):683-9.
14. Cichoz-Lach H, Michalak A. A Comprehensive Review of Bioeletrical Impedance Analysis and Other Methods in the Assessment of Nutritional Status in Patients with Liver Cirrhosis. Gastroenterol Res Pract. 2017;2017:6765856.
15. Morgan MY, Madden AM, Soulsby CT, Morris RW. Derivation and Validation of a New Global Method for Assessing Nutritional Status in Patients with Cirrhosis. Hepatology. 2006;44(4):823-5.
16. Alvares-da-Silva MR, Reverbel da Silveira T. Comparison Between Handgrip Strength, Subjetive Global Assessment, and Prognostic Nutritional Index in Assessing Malnutrition and Predicting Clinical Outcome in Cirrhotic Outpatients. Nutrition. 2005;21(2):113-7.
17. Morgan MY, Madden AM, Soulsby CT, Morris RW. Derivation and Validation of a New Global Method for Assessing Nutritional Status in Patients with Cirrhosis. Hepatology. 2006;44(4):823-35.
18. Morgan MY, Madden AM. The Assessment of Body Composition in Patients with Cirrhosis. Eur J Nucl Med. 1996;23(2):213-5.
19. Gottschall C. Avaliação Nutricional de Adultos Portadores de Hepatopatia Crônica: Comparação entre Dinamometria, Avaliação Global do Royal Free Hospital e Espessura do Músculo Adutor do Polegar. 103 p. [Tese de doutorado]. Porto Alegre: Universidade Federal do Rio Grande do Sul; 2010.
20. Tandon P, Ney M, Irwin I, Ma MM, Gramlich L, Bain VG et al. Severe Muscle Depletion in Patients on the Liver Transplant Wait List: its Prevalence and Independence Prognostic Value. Liver Transplant. 2012;18(10):1209-16.
21. Borhoferi SM, Gerner C, Lehmann J, Fimmers R, Gortzen J, Hey B et al. The Royal Free Function and Survival in Cirrhosis. Dig Dis Sci. 2016;61(6):1735-43.
22. European Association for the Study of the Liver. EASL Clinical Practice Guidelines on Nutrition in Chronic Liver Disease. J Hepatol. 2019;70(1):172-93.
23. Coppini LZ, Waitzberg DL, Campos ACL. Limitations and validation of bioelectrical impedance analysis in morbidly obese patients. Curr Opin Clin Nutr Metab Care 2005;8:329-332.
24. Belarmino G, Gonzalez MC, Torrinhas RS, Sala P, Andraus W, D'Albuquerque LAC et al. Phase Angle Obtained by Bioelectrial Impedance Analysis Independently Predicts Mortality in Patients with Cirrhosis. World J Hepatol. 2017;9(7):401-8.
25. Aydos MED. Acompanhamento do Estado Nutricional de Pacientes Submetidos ao Transplante Hepático ao Longo de Um Ano. 54 p. [Tese de Mestrado]. Universidade Federal de Ciências da Saúde de Porto Alegre – Programa de Pós-graduação em Medicina: Hepatologia. Porto Alegre; 2014.
26. HHS Public Access. Author manuscript. J Hepatol. Available in PMC 2020, January 01.
27. Álvares-da-Silva MR, Silveira TR. O Estudo da Força do Aperto de Mão Não-dominante em Indivíduos Sadios. Determinação dos Valores de Referência para o Uso da Dinamometria. Gastroenterol Endosc Dig. 1998;17(1):203-6.

28. Bhanji RA, Montano-Loza AJ, Watt KD. Sarcopenia in Cirrhosis: Looking Beyond the Skeletal Muscle Loss to See the Systemic Disease. Hepatology. 2019;70(6):2193-203.
29. Tsekoura M, Kastrinis A, Katsoulaki M, Billis E, Gliatis J. Sarcopenia and Its Impact on Quality of Life. Adv Exp Med Biol. 2017;987:213-8.
30. Durand F, Buyse S, Francoz C, Laouénan C, Bruno O, Belghiyi J et al. Prognostic Value of Muscle Atrophy in Cirrhosis Using Psoas Muscle Thickness on Computed Tomography. J Hepatol. 2014;60(6):1151-7.
31. Carey EJ, Lai JC, Wang CW, Dasarathy, S, Lobach I, Montano-Loza AJ et al. A Multicenter Study to Define Sarcopenia in Patients with End-Stage Liver Disease. Liver Transpl. 2017;23(5):625-33.
32. Englesbe MJ, Patel SP, He K, Lynch RJ, Schaubel DE, Harbaugh C et al. Sarcopenia and Mortality After Liver Transplantation. J Am Coll Surg. 2010;211(2):271-8.
33. Paris M, Mourtzakis M. Assessment of Skeletal Muscle Mass in Critically Ill Patients: Considerations for the Utility of Computed Tomography Imaging and Ultrasonography. Curr Opin Clin Nutr Metab Care. 2016;19(2):125-30.
34. Paris M, Benoit L, Dubin JA, Marina M. Development of a Bedside Viable Ultrasound Protocol to Quantify Apendicular Lean Tissue Mass. J Cachexia Sarcopenia Muscle. 2017;8(5):713-26.
35. Fried LP, Tanggen CM, Walsston J, Newman AB, Hirsch C, Gottdiener J et al. Frailty in Older Adults: Evidence for a Phenotype. J Gerontol A Biol Sci Med. 2001;56(3):M146-56.
36. Wang CW, Feng S, Covinsky KE, Hayssen H, Zhou LQ, Yeh BM, Lai JC. A Comparison of Muscle Function, Mass, and Quality in Liver Transplant Candidates: Results from the Functional Assessment in Liver Transplantation Study. Transplantation. 2016;100(8):1692-8.
37. Morley JE, Baumgartner RN, Roubenoff R, Mayer K, Nair KS. Sarcopenia. J Lab Clin Med. 2001:137(4):231-43.
38. Morley JE, Abbatecola AM, Argiles JM, Baracos V, Bauer J, Bhasin S et al. Sarcopenia with Limited Mobility: An International Consensus. J Am Med Dis Assoc. 2011;12(6):403-9.
39. Landi F, Liporoti R, Fusco D, Mastropaolo S, Quattociocchi D, Proia A et al. Sarcopenia and Mortality Among Older Nursing Home Residents. J Am Med Dis Assoc. 2012;13(2):121-6.
40. van Kan GA, Rolland YM, Mortaley JE, Vellas B. Frailty: Toward a Clinical Definition. J Am Med Dir Assoc. 2008;9(2):71-2.
41. Cederholm T, Cruz-Jentolf AJ, Maggi S. Sarcopenia and Fragility Fractures. Eur J Phys Rehabil Med. 2013;49(1):111-7.
42. Molmstrom TK, Morley JE. Sarcopenia: The Target Population. J Frailty Aging. 2013;2(1):55-6.

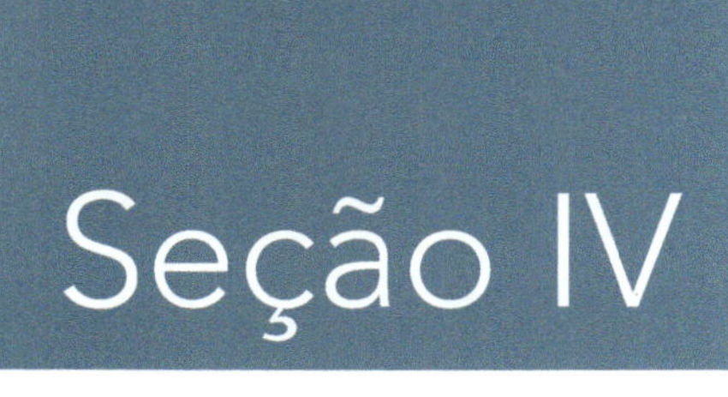

Seção IV

Aspectos Cirúrgicos do Transplante

Wellington Andraus

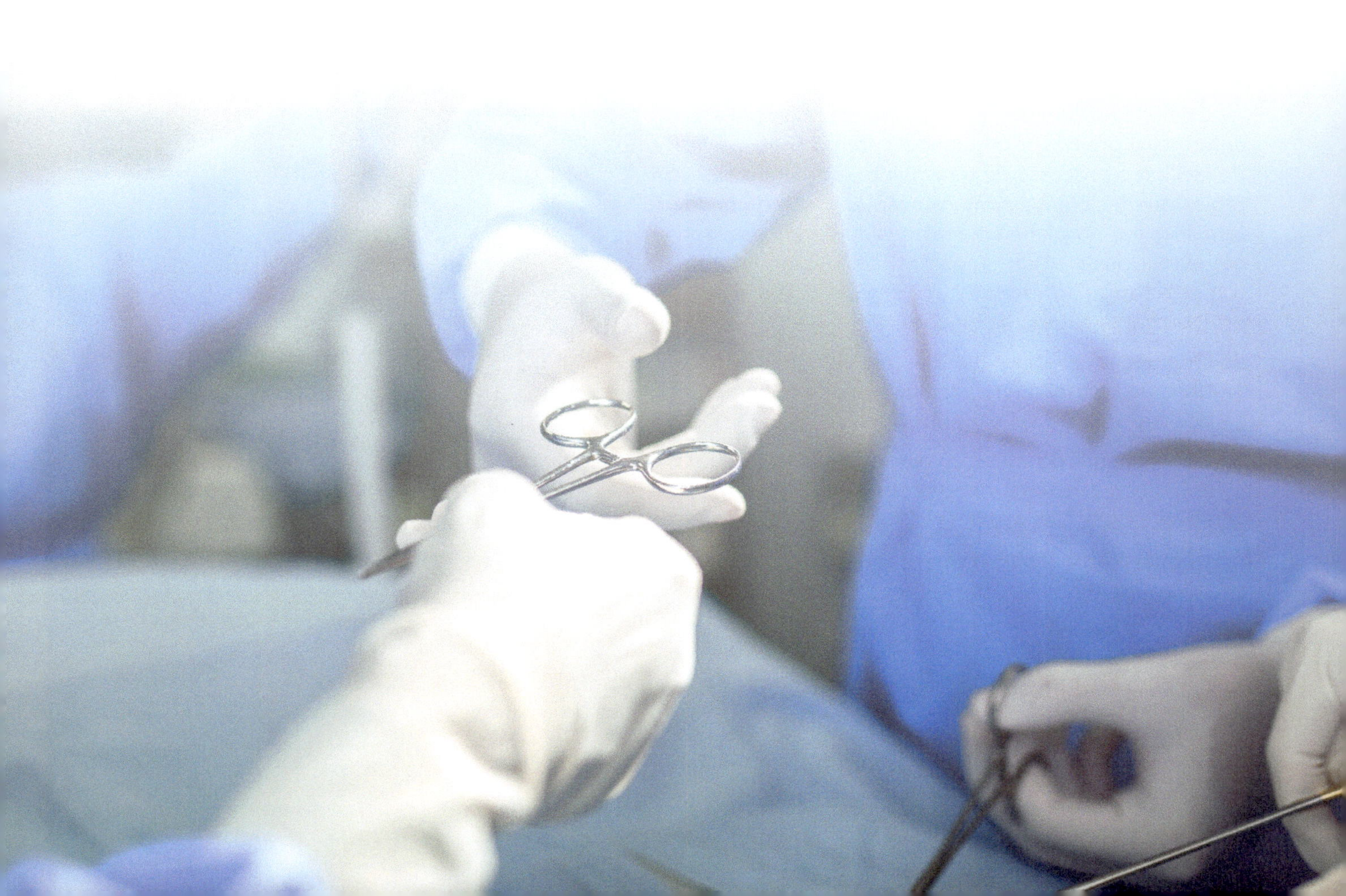

4.1

Coordenação de Enfermagem: Protocolo Coordenação de Transplante Hepático

Juliana Marquezi Pereira

O papel do enfermeiro em todas as etapas do processo para o transplante, desde a inscrição em lista de espera até o acompanhamento ambulatorial pós-transplantes, é de suma importância. Necessário prover uma assistência de alto nível, qualificada e competente no cumprimento seguro de suas atividades, não só ao receptor, mas aos familiares e cuidadores, além de ser o elo entre a equipe multidisciplinar, acompanhando pacientes com hepatopatia aguda ou crônica, gravemente acometidos.[1,2]

O Conselho Federal de Enfermagem (COFEN) determina que os enfermeiros que acompanham os receptores de órgãos apliquem a Sistematização Assistência de Enfermagem (SAE) em cada etapa do processo ambulatorial e intra-hospitalar, tendo como base do cuidado o embasamento em evidências científicas, aprimorando a qualidade do cuidado prestado, pautados em ética da autonomia, não maleficência, beneficência e justiça.[1]

Como coordenador de transplante, compete ao enfermeiro promover o cuidado a longo prazo, a fim de facilitar o processo de transplante, aplicando estratégias que facilitam a comunicação entre a equipe interdisciplinar no planejamento dos cuidados baseado em evidências científicas, garantindo o cumprimento e a segurança do receptor de órgãos. Cabe a esse profissional as seguintes funções:

a. Orientação e educação de paciente e cuidador desde a inscrição em lista até o acompanhamento pós-transplante.
b. Planejamento do cuidado, incluindo necessidade da realização de exames laboratoriais e de imagem.
c. Encaminhamento a outros profissionais, como psicólogo, assistente social, nutricionista, entre outros.

4.1.1 INSCRIÇÃO EM LISTA DE ESPERA PARA TRANSPLANTE

O paciente é encaminhado à Coordenação de Enfermagem de Transplante com formulário de indicação de transplante, documentos pessoais originais e com foto (RG e CPF), comprovante de endereço e solicitação de coleta de tipagem sanguínea e MELD-Na.

No ato da inscrição em lista de transplante, o paciente passa por consulta de Enfermagem com o coordenador de referência, o qual será responsável por acompanhar não só valores e atualizações do MELD-Na na Central Estadual de Transplantes, mas, também, o preparo pré-operatório desse paciente para o procedimento cirúrgico proposto. Durante a consulta, o paciente recebe orientações sobre a dinâmica da lista de espera, bem como da evolução da doença hepática, a necessidade do transplante, os serviços oferecidos pela equipe e o plano assistencial é traçado.

Tabela 4.1.1 *Checklist* pré-operatório.

Exames laboratoriais		
Sorologias (hepatites A, B e C; HIV; HTLV; toxoplasmose; citomegalovírus; sífilis; Chagas)	Marcadores tumorais (alfafetoproteína, CA 19.9, CEA 125, PSA Livre)	Hemograma, gasometria arterial
Marcadores hepáticos, renais e endócrinos	Anticorpos irregulares	PPD
Exames de imagem		
Ecodopplercardiograma transtorácico	Eletrocardiograma	Endoscopia digestiva alta
Ultrassom Doppler de abdome e/ou tomografia computadorizada de abdome	Raio-X PA e perfil e/ou tomografia computadorizada de tórax	Prova de função pulmonar
Avaliações multidisciplinares		
Cardiologia	Psicologia	Serviço Social
Nutricionista	Pneumologista	Odontologia

Fonte: Desenvolvida pela autoria.

4.1.2 ACOMPANHAMENTO PRÉ-TRANSPLANTE

Todos os exames e avaliações solicitados no *checklist* são acompanhados de acordo com suas realizações. Além disso, cabe ao coordenador de referência acompanhar a evolução clínica do paciente, observar se paciente apresenta ascite refratária, encefalopatia hepática, colangite de repetição, carcinoma hepatocelular, entre outros.

Caso sejam identificadas essas alterações, em conjunto com a equipe médica e, em alguns casos, com a Psicologia, são preenchidos os formulários e relatórios solicitados, conforme Resolução SS n° 6, de 8 de fevereiro de 2019, Itens 5, 6 e 7, Formulários 21 a 27,[3] e encaminhados à Central Estadual de Transplantes, no intuito de solicitar Situação Especial.

4.1.3 COORDENAÇÃO MÉDICA

Após a realização de todos os exames e avaliações multidisciplinares, associando a tipagem sanguínea, MELD-Na e a pontuação por Situação Especial, paciente é convocado para consulta com o coordenador médico e orientado a vir com acompanhante, familiar, maior de 18 anos.

Nessa consulta, o paciente recebe informações de extrema importância para o final da etapa de preparação para o Transplante de Fígado. Na ocasião, são abordados os riscos e benefícios, possíveis complicações, tempo de internação, tratamento medicamentoso pós-transplante, cuidados com ferida operatória, alimentação, riscos de infecções, acompanhamento periódico laboratorial e médico. Também são discutidas as possibilidades de doadores que apresentem AntiHbc e sífilis positivos e critérios expandidos; que sejam portadores de PAF; e, *Split Liver*.

Em concordância com o procedimento cirúrgico proposto, paciente e acompanhante assinam Termo de Consentimento Livre e Esclarecido, atualizam números telefônicos e é ativado em lista de transplante de fígado. A partir desse momento, o paciente está apto a transplantar.

Referências

1. Mendes KDS, Roza BA, Barbosa SFF, Schirmer J, Galvão CM. Transplante de Órgãos e Tecidos: Responsabilidades do Enfermeiro. Texto Contexto Enferm. 2012;21(4):945-53.
2. Negreiros FDS, Marinho AMCP, Garcia JH, Carneiro C, Aguiar MIF, Rodrigues AMM. Transplante Hepático em Hospital de Referência: Competências do Enfermeiro no Serviço Ambulatorial. Rev Enferm UFPE On Line. 2016;10(Supl. 3):1351-9.
3. SÃO PAULO (Estado). Resolução SS n° 6, de 8 de fevereiro de 2019. Diário Oficial [do] Estado de São Paulo, Poder Executivo. São Paulo, 2019;29(1):22.

4.2

Anestesia Para Transplante Hepático

Joel Avancini Rocha Filho | Rui Carlos Detsch Junior

4.2.1 INTRODUÇÃO

A anestesia no transplante de fígado (TF) ainda é um procedimento rotineiramente acompanhado de instabilidade cardiocirculatória, sangramento, e alterações ácido-base e eletrolíticas importantes. O aprimoramento da técnica operatória e dos cuidados anestésicos aumentou significativamente a sobrevida e a indicação do TF se expandiu progressivamente em maiores extremos de idade, de peso, em pacientes com mais comorbidades e de maior gravidade clínica. Para atender esta demanda crescente, expandiu-se o uso de doadores e órgãos limítrofes, de doadores vivos, de doadores com coração parado, e de enxertos divididos e ou reduzidos, impondo novos desafios para a anestesia. Essa tendência tornou o processo de avaliação mais individualizado, e fez do planejamento pré-operatório assim como das estratégias intraoperatórias pontos cruciais para o sucesso dos programas de TF. As taxas de sobrevida em adultos chegam a 90% em 1 ano a 75% em 5 anos,[1] enquanto em crianças as taxas de sobrevida são maiores, chegando até 95% em 1 ano e 85% em 5 anos.[2,3]

4.2.2 CONSULTA PRÉ-ANESTÉSICA

A consulta pré-anestésica (CPA) é realizada em dois momentos, inicialmente integrando o processo de preparo pré-operatório ambulatorial, e posteriormente na internação do paciente para o transplante. A CPA fundamenta-se em 5 aspectos: 1. estabelecer a relação medico-paciente, 2. avaliar a gravidade da doença hepática e comorbidades, 3. identificar os preditores de situações criticas anestésicas, 4. planejar a incorporação de estratégias protetoras intraoperatórias aos eventos cirúrgicos, e 5. auxiliar a equipe multiprofissional a otimizar as condições clinicas do paciente para a cirurgia. As situações críticas anestestesicas incluem: dificuldade de intubação, hipóxia, isquemia miocárdica, parada cardíaca, choque, hiperkalemia, arritmias cardíacas, anafilaxia, broncoespasmo, hipertermia maligna, lesão pulmonar aguda relacionada a transfusão (TRALI), e fenômenos tromboembólicos. A CPA inclui revisão do histórico detalhado do paciente, exame físico completo e determinação da classificação da American Society of Anesthesiologists (ASA). A consulta deve esclarecer as dúvidas e orientar o paciente a respeito do processo anestésico e cirúrgico, desde o momento da internação, passando pelos eventos de sala de operação até o ambiente da terapia intensiva. Os aspectos referentes, a monitorização, aos acessos vasculares, à intubação traqueal, e a extubação, são explicados ao paciente.

São fatores de risco operatório aumentado: doença hepática aguda, hepatopatia descompensada (encefalopatia, insuficiência renal, sangramento e aumento de enzimas hepáticas), cardiomiopatia, hipertensão portopulmonar com PAPm > 35mmHg, síndrome hepatopulmonar com $PaO_2 \leq 50$mmHg, RNI >1,7 , bilirrubina >3mg/dl, creatinina >1,4mg/dl, albumina sérica <2,8mg/dl, leucocitose e ASA > III.

4.2.3 IMPLICAÇÕES ANESTÉSICAS DA DOENÇA HEPÁTICA

4.2.3.1 Avaliação da doença hepática

A gravidade da doença hepática é avaliada pelo escore de Child-Turcotte-Pugh, (CTP),[4] e pelo escore do Modelo para Doença Hepática Terminal (Model for End-Stage Liver Disease, MELD).[5] Nos pacientes menores de 12 anos, a avaliação é feita pelo escore do modelo Pediátrico Doença Hepática Terminal (Pediatric End-Stage Liver Disease, PELD).[6]

O CTP baseia-se em 3 parâmetros laboratoriais: albumina, bilirrubina, RNI (razão normalizada internacional do tempo de protrombina) e 2 parâmetros clínicos, ascite e grau de encefalopatia. Os pacientes são categorizados em 3 classes, A, B e C, sendo A o grau mais leve da doença e o C, o mais avançado. O escore MELD é calculado utilizando 3 parâmetros laboratoriais; RNI, bilirrubina total (BT) e creatinina, que avaliam, respectivamente, as funções de síntese e excreção hepáticas e o comprometimento renal. O MELD é diretamente proporcional à gravidade da doença hepática, determinando prognóstico da doença hepática crônica, e mantém relação direta com a mortalidade do paciente em fila de espera para o TF. Adicionar o sódio sérico (MEL-D-Na) aumentou a precisão do escore na previsão da mortalidade na lista de espera, complementando assim o escore MELD original como um modelo prognóstico na alocação nesta fila.[7]

4.2.3.2 Distúrbio Cardiovascular

A alteração característica da doença hepática aguda ou crônica é o hiperdinamismo circulatório, sendo a intensidade desta alteração diretamente proporcional à gravidade da doença. O hiperdinamismo se caracteriza por diminuição da pressão arterial sistêmica e da resistência vascular sistêmica, e aumento do débito cardíaco (DC) e da frequência cardíaca. A patogênese decorre de vasodilatação sistêmica e esplâncnica secundarias a redução da capacidade hepática de metabolizar substancias vasoativas e ao desvio de sangue do fígado causado pelo shunt portositêmico. A vasodilatação é causada pelo aumento da circulação de vasodilatadores, aumento da produção endotelial de vasodilatadores e diminuição da sensibilidade a vasoconstritores endógenos (vasopressina, noradrenalina, angiotensina e endotelina-1). Ocorre aumento na concentração de oxido nítrico (NO), monóxido de carbono, prostaciclina, glucagon, estrogênio, peptídeo vasoativo intestinal. A vasodilatação sistêmica resulta em shunt arteriovenoso periférico com elevação da saturação de oxigênio no sangue venoso misto e diminuição da diferença arteriovenosa de oxigênio. A despeito do aumento do DC e da estimulação simpática, esses pacientes tipicamente apresentam diminuição da resposta ao estresse cardiovascular. Em situações de descompensação da hepatopatia (sangramento, infecção, hipovolemia, insuficiência renal), os mecanismos compensatórios precocemente se tornam insuficientes para promover compensação do DC, levando ao choque, queda da perfusão tecidual, disfunção múltipla de órgãos e óbito.[8]

A doença cardíaca frequentemente acompanha a doença do fígado e sua ocorrência está associada a pior resultado do TF como perda do enxerto e morte.[9] As causas mais comuns de doença cardíaca são cirrose alcoólica, paramiloidose familiar, doença de Wilson e cardiopatia isquêmica. A cardiomiopatia cirrótica é definida como disfunção cardíaca em cirróticos caracterizada por comprometimento da resposta contrátil do miocárdio ao estresse, disfunção diastólica e sistólica associada a anormalidades eletrofisiológicas (prolongamento do intervalo QT, desacoplamento eletromecânico), disfunção cronotrópica, aumento do átrio direito e hipertrofia do ventrículo esquerdo, elevação de biomarcadores cardíacos como, peptídeo natriurético tipo B (BNP) e troponina. As alterações cardíacas incluem hipertrofia, fibrose e edema subendotelial. Em muitos casos a cardiomiopatia cirrótica tem evolução subclínica, sendo diagnosticada no intraoperatório ou no pós-operatório do TF. A cardiomiopatia hipertrófica obstrutiva (CHO) é uma cardiomiopatia grave que, após a reperfusão no TF, pode evoluir com obstrução da via de saída do ventrículo esquerdo (OVSVE). Cerca de 2/3 dos pacientes com CHO apresentam OVSVE. As alterações hemodinâmicas que acompanham a cirurgia, aumentam o risco de colapso cardiovascular nesses pacientes, impondo avaliação pré-operatória cardíaca detalhada e monitorização hemodinâmica intraoperatória do debito cardíaco e com ecocardiografia transesofágica (ETE). [10]

Na avaliação cardiovascular pré-operatória, pacientes com menos de 45 anos, sem fator de risco cardiovascular, com capacidade funcional acima de 4 METs, a eletrocardiografia de 12 derivações e ecocardiograma transtorácico com triagem de hipertensão portopulmonar são suficientes. A avaliação para presença de doença arterial coronariana (DAC) deve ser feita em todo paciente candidato ao TF. Pacientes ≥3 fatores de risco (idade ≥45 anos, hipertensão arterial, diabetes, dislipidemia, tabagismo, obesidade, insuficiência renal, antecedente familiar de doença arterial coronariana) ou naqueles com doença hepática esteatótica não-alcoólica (NASH), esta indicado a cintilografia de perfusão miocárdica. A cintilografia de perfusão miocárdica e a ecocardiografia sob estresse farmacológico são os testes não invasivos mais frequentemente indicados para rastreamento de (DAC) e avaliação da função ventricular esquerda. Na vigência de alterações nos testes ou dúvidas diagnósticas, deve-se realizar a angiografia coronariana. Nos pacientes com miocárdio de risco as opções incluem intervenção coronária percutânea (*stents*) antes do TF, a cirurgia de revascularização do miocárdio (CRM) sem circulação extracorpórea (CEC) antes do TF, ou CRM com CEC e TF simultâneo.

4.2.3.3 Distúrbio Pulmonar

O distúrbio pulmonar frequentemente acompanha a doença hepática avançada e aumenta o risco operatório. Os mais importantes são a síndrome hepatopulmonar, a hipertensão portopulmonar e o hidrotórax ou derrame pleural. O hidrotórax está relacionado a casos de doença hepática descompensada por ascite, surgindo mais comumente a direita (85% dos casos). A fisiopatologia decorre de defeitos microscópicos diafragmáticos, que se desenvolvem pela hiperdistensão do diafragma secundária a ascites volumosas e permitem a passagem de líquido ascítico da cavidade peritoneal para a cavidade pleural.

Síndrome hepatopulmonar (SHP)

A SHP tem incidência de até 20% no TF e é caracterizada pela tríade de hipertensão portal, hipoxemia e vasodilatação intrapulmonar. Os achados clínicos mais comuns são hipóxia (PaO_2 <70 mmHg em ar ambiente), gradiente alvéolo-arterial de oxigênio [$P(A-a)O_2$] ≥15 mmHg em ar ambiente na posição sentada, cianose central, baqueteamento digital, unhas em "vidro de relógio", platipnéia e ortodeoxia (respectivamente dispneia e hipóxia em pé, que melhoram quando deitado). A SHP decorre de grande vasodilatação capilar e pré-capilar pulmonar, predominando nas bases pulmonares, o que explica a hipoxemia mais grave na posição ortostática. O diâmetro normal do capilar pulmonar de 7 a 15 nm pode alcançar valores de 100 nm, dificultando a transferência de oxigênio do alvéolo para o capilar pulmonar. A hipoxemia se comporta como um defeito difusional que melhora com a administração de oxigênio. A SHP é reversível com o TF. Na SHP grave com PaO_2 ≤50 mmHg, sem resposta à administração de oxigênio a 100% (PaO_2 ≤150 mmHg), a indicação do transplante deve ser reavaliada pela alta mortalidade.[11, 12]

Na avaliação pela ecocardiografia transtorácica, o aparecimento de microbolhas no átrio esquerdo, em 3 a 6 ciclos cardíacos após a administração de contraste ecogênico (solução salina agitada) em veia periférica, indica passagem anormal de microbolhas no leito vascular pulmonar e *shunt* intrapulmonar (microbolhas não passam pela circulação pulmonar normal). PaO2 ≤ 50 mmHg e shunt ≥ 20% ($MAA^{99m}Tc$) são fortes preditores de mortalidade perioperatória.

No intraoperatório, devido ao shunt, devemos intensificar os cuidados com a proteção à embolização cerebral e sistêmica nesses pacientes e reforçar o uso do ETE. Fatores como a reposição fluida agressiva, politransfusão, longo tempo de isquemia do enxerto e uso de enxerto não ideal podem agravar a hipoxemia após a reperfusão do enxerto. Na hipoxemia refratária perioperatória, pode ser necessário o suporte de oxigenador de membrana extracorpórea (ECMO).

Hipertensão portopulmonar (HPP)

A HPP tem incidência de ate 10% nos adultos submetidos ao TF.[13] O critério para diagnóstico da HPP é definido por: pressão média de artéria pulmonar (PAPm) > 20 mmHg, associada à pressão de oclusão da artéria pulmonar (POAP) ≤15 mmHg e resistência vascular pulmonar (RVP) > 240 dynes/s/cm^{-5}, ou 3 unidades Wood (UW) (sendo 1 unidade Wood = 80 dynes/s/cm^{-5}).

A fisiopatologia da HPP não está totalmente esclarecida, e vários fatores estão envolvidos, sendo os principais responsáveis: 1. a circulação hiperdinâmica da doença hepática levando ao estresse de cisalhamento do endotélio da circulação pulmonar e 2. ao shunt portositêmico, secundário a hipertensão portal, que leva a circulação pulmonar substâncias e mediadores vasoativos que se evadiram do metabolismo hepático.[14, 15] Nos pacientes com HPP a PAPm pode estar elevada decorrente de aumento da RVP, do aumento do DC, pela circulação hiperdinâmica, ou por hipervolemia, ou ainda por estes 3 fatores agindo concomitantemente. As recomendações atuais suportam que a conduta na HPP não seja orientada somente pela PAPm mas também pela nível da RVP, pela função ventricular direita, e estado hemodinâmico e volêmico do paciente. Vários estudos mostram que a RVP pode estar mais fortemente associada ao pior desfecho que a PAPm.[16]

Segundo a literatura atual, o TF é seguro em pacientes com PAPm < 35 mmHg e também naqueles com PAPm entre 35 a 45 mmHg que tenham RVP < 3 UW e tenham boa função ventricular direita.[17] Os pacientes com PAPm entre 35 a 45 mmHg com RVP > 3 UW ou disfunção de VD, e também aqueles com PAPm > 45 a 50 mmHg, o TF é considerado de alto risco. Nestes pacientes o TF deve ser suspenso e o paciente encaminhado a terapia farmacológica especifica para hipertensão arterial pulmonar (HAP), pois alguns destes pacientes apresentam um componente de vasoconstrição ativo na vasculatura pulmonar que pode ser farmacologicamente modulável.

A ecocardiografia transtorácica é recomendada a todo candidato ao TF para triagem de HPP. [18, 19] Segundo as recomendações da International Liver Transplantation Society (ILTS), paciente com ecocardiografia transtorácica de avaliação pré-operatória, em lista para TF, apresentando pressão sistólica estimada de VD maior que 50 mmHg ou sinais de disfunção de VD, deve ser submetido ao cateterismo cardíaco direito (CCD). [18] No CCD são avaliadas as pressões intracardíacas e pulmonares, a RVP e a função cardíaca para melhor definição da estratégia terapêutica.

As terapêuticas farmacológicas pré-operatórias atuais para o controle da HAP, (reduzir a PAPm e a RVP), se concentram nas drogas que modulam as vias da endotelina, as vias do oxido nítrico, e as vias da prostaciclina. Na via da endotelina os antagonistas seletivos da endotelina-1 (bosentana, ambrisentana e a macitentana), na via do oxido nítrico destacam-se os inibidores da fosfodiesterase-5 (sildenafil e o tadalafil), e na via da prostaciclina os análogos parenterais (epoprostenol, treprotinil e o iloprost), os inalados (iloprost e treprostinil) e oral (selexipague).[17] Essas terapêuticas tem se mostrado úteis na melhoria da hemodinâmica pulmonar (redução da RVP e da PAPm) e melhora na classe funcional destes pacientes, servindo como uma ponte para o TF. Sem o TF o prognostico destes pacientes é péssimo, por isso o esforço é concentrado em realoca-los na lista para TF o mais precoce possível. Pacientes com HPP em tratamento direcionado a HAP, devem ter avaliação cardiovascular pelo cateterismo direito a cada 3 meses.[16]

No intraoperatório a monitorização contínua do DC e das pressões cardíacas e pulmonares (PVC, PAPm, POAP) pelo CAP e da função cardíaca pela ETE têm indicação precisa. Nos pacientes com HPP a reperfusão do enxerto é um momento critico pois ocorre exacerbação da PAPm pós-reperfusão. Este aumento é decorrente do aumento abrupto do retorno venoso contendo substâncias cardiodepressoras do enxerto, microêmbolos, além de hipotermia, podendo desencadear insuficiência ventricular direita aguda. Os sinais de falência cardíaca na ETE são; insuficiência tricúspide, dilatação do VD e desvio do septo interatrial. É preconizado o emprego de estratégias de vasodilatação pulmonar (NO) associadas a medidas para otimização da função do VD (milrinona) desde o inicio da cirurgia. Com relação ao NO inalado, deve-se usar a mínima dose efetiva, no menor tempo, sua administração deve ser feita pela porção distal do ramo inspiratório do circuito ventilatório, começando com a dose de 20 ppm, até o máximo de 40 ppm, respeitando-se intervalos maiores de 20 min para alteração da dose administrada.

4.2.3.3 Distúrbio da Hemostasia

A avaliação laboratorial da hemostasia comumente indica um estado de hipocoagulação, porém deve ser salientado que, tanto os fatores pró-coagulantes como os fatores anticoagulantes estão comprometidos, e que os testes rotineiros da coagulação só avaliam a função procoagulante (tempo de protrombina (TP), tempo de tromboplastina parcial ativada e tempo de trombina) e não avaliam de forma apropriada o risco de sangramento ou de trombose nesses pacientes. O TP é preditor de gravidade e prognóstico na doença hepática aguda e crônica, porém não avalia adequadamente a hemostasia, não é preditor de sangramento nem trombose e não deve ser utilizado para orientar estratégias terapêuticas sobre a coagulação.

O fígado é responsável pela síntese da maioria dos fatores pró-coagulantes e anticoagulantes, com a exceção ao Fator VIII, Fator de von Willebrand (FVW), ativador tecidual do plasminogênio (t-PA) e do inibidor primário do ativador do plasminogênio tipo 1 (PAI-1). O fígado é também responsável pela depuração de fatores da coagulação ativados, do ativador tecidual do plasminogênio e dos produtos de degradação da fibrina (PDFs).

Na doença hepática compensada ocorre um "rebalanceamento hemostático", no qual a geração de trombina é preservada até graus avançados da doença.[20] Na hemostasia primaria a trombocitopenia e a trombocitopatia são compensadas pelo aumento dos níveis do FVIII e FVW. Na hemostasia secundária, a redução dos fatores pró-coagulantes exceto do FVW e do FVIII; redução dos fatores anticoagulantes (proteína S, proteína C e antitrombina); redução dos fatores inibidores da fibrinólise [alfa 2-antiplasmina e do inibidor da fibrinólise ativada pela trombina (TAFI)]. O resultado destas alterações é diminuição da síntese de fibrinogênio e aumento do estado fibrinolítico.[20]

A cirurgia, a insuficiência renal e a infecção são os fatores que, mais frequentemente, comprometem esse equilíbrio, o que explica a ocorrência de complicações trombóticas e de sangramento, que podem ocorrer de forma simultânea. Situações pró-coagulantes incluem, câncer, trombose de veia porta, cirrose biliar primária, colangite esclerosante, trombose venosa ativa, a síndrome de Budd-Chiari e a Doença de Leiden.

4.2.4 PERÍODO INTRAOPERATÓRIO

4.2.4.1 Anestesia

A indução anestésica é realizada com monitorização não invasiva convencional (eletrocardioscopia em D2 e CM5 com análise do segmento ST, oximetria cerebral, oximetria de pulso, pressão arterial não invasiva), profundidade anestésica (índice biespectral-

BIS) e posicionamento dos eletrodos de desfribilador transcutâneo. Nos pacientes com hepatite fulminante, nos com doença cardíaca ou hipertensão portopulmonar e aqueles com instabilidade hemodinâmica, a indução é realizada com monitorização da pressão arterial invasiva. Os cuidados gerais com o paciente na sala de operação incluem, a manutenção da temperatura com a utilização de colchão e manta térmicos, sistema de infusão de fluidos aquecidos, proteção mecânica de saliências ósseas para profilaxia de úlceras de calcâneo, sacrococcígea e occipital, e a profilaxia de eventos trombóticos perioperatórios com a utilização de meias elásticas e sistema de compressão pneumática intermitente. Preconizamos leve lateralização no posicionamento da cabeça a cada 40 min para se evitar alopecia de pressão. O protocolo de antibióticoprofilaxia é iniciado antes da incisão da pele e obedecido rigorosamente.

No banco de sangue é confirmada a disponibilidade imediata de 10 U de concentrado de hemácias, 10 U de plasma fresco congelado, 1 aférese ou 1 pool ou 6 U de concentrado de plaquetas e 6 U de crioprecipitado. Na farmácia, 6g de concentrado fibrinogênio e 2000 U complexo protrombínico.

Na indução para diminuir o risco de aspiração pulmonar de conteúdo gástrico a entubação é realizada com sequência rápida de anestésicos e com os cuidados adicionais contra a aspiração. Geralmente com a administração de propofol associado à opióide e bloqueador neuromuscular (succinilcolina ou rocurônio). A anestesia no nosso centro é preferencialmente mantida com anestésico inalatório sevoflurano, complementada com opióide e bloqueador neuromuscular (cisatracúrio). O sevoflurano no TF está associado à diminuição das complicações graves pós-operatórias e a menor disfunção precoce do enxerto.[21] A concentração alveolar mínima do sevoflurano em pacientes submetidos ao TF é 1,3%, isto significa 26% menor do que a CAM de pacientes sem doença hepática. Ventilação mecânica com baixos picos de pressão, volumes correntes, frequência respiratória ajustada para $PaCO_2$ de 35 a 45 mmHg, com PEEP e FiO_2 ajustados para a melhor relação de PaO_2/FiO_2.

Os principais critérios para extubação na SO são: presença de sinais de bom funcionamento do intraoperatório do fígado (Tabela 4.2.1), ausência de encefalopatia pré-operatória, ausência de cardiomiopatia pré-operatória, gradiente alvéolo arterial de oxigênio [P(A-a)O2] < 10 mmHg, normotermia, transfusão operatória menor que uma volemia.

Tabela 4.2.1 Evidências de funcionamento adequado do enxerto.

Ausência de coagulopatia
Normalização do pH
Queda do lactato pós-reperfusão
Elevação imediata da temperatura pós-reperfusão
Diurese > 0,5 mL/kg/h
Queda da necessidade de suporte farmacológico vasoativo
Produção de bile (cor, viscosidade e quantidade)
Aspecto macroscópico do fígado

Fonte: Desenvolvida pela autoria.

4.2.4.2 Monitorização e Acessos Vasculares

A monitorização invasiva deve incluir linha arterial invasiva, no nosso serviço preconizamos a monitorização por duas linhas arteriais, artéria radial e artéria femoral. A pressão arterial (PA) monitorizada pela artéria radial subestima os valores da PA obtida pela leitura na artéria femoral.[22,23] A PA monitorizada pela artéria femoral tem sido cada vez mais recomendada para melhor interpretação do status hemodinâmico e estimativa do volume sanguíneo circulante proporcionando o uso mais apropriado de vasopressores e da terapia fluida, principalmente, nas cirurgias com grandes alterações hemodinâmicas, perdas sanguíneas maciças e no uso de múltiplos vasopressores, como no caso do TF.[23-25] Recomenda-se quando em uso da artéria radial para monitorização da pressão arterial, que a terapêutica fluida e o uso de vasopressores não seja orientada pela medida da pressão arterial sistólica, mas sim pela pressão arterial média.[24]

Acesso venoso periférico de grande calibre, acesso venoso central multilúmen e acesso central para o cateter de artéria pulmonar (CAP) são rotineiramente obtidos. Nos pacientes com dificuldade de acesso periférico de grosso calibre, um cateter > 9 Fr deve ser instalado em veia central. Nos acessos periféricos, higienizar as mãos, usar máscara cirúrgica e luvas estéreis. Nos acessos vasculares centrais ou aqueles com o uso de fios-guia, é obrigatório o uso de barreiras estéreis máximas de proteção (campo, luva e avental estéreis). Deve-se utilizar a ultrassonografia para avaliação e localização dos acessos venosos centrais. Recomenda-se uso de radioscopia na verificação do posicionamento adequado dos cateteres centrais.

A monitorização do débito cardíaco contínuo e da SvO2 são fundamentais para identificar e diferenciar situações de baixo DC precocemente. Nos pacientes sem HPP, com doença hepática compensada, Child-Pugh A, outras modalidades de monitorização hemodinâmicas minimamente invasiva, baseados na análise do contorno da onda de pulso arterial, têm sido empregadas para avaliação do DC e da volemia durante a cirurgia. As evidências atuais mostram que no TF, nos pacientes Child-Pugh classes B ou C, naqueles com instabilidade hemodinâmica e em altas doses de vasopressores, a fisiologia do paciente ainda não está bem representada pelos monitores baseados na curva de pulso arterial e eles perdem sua performance quando comparados com o CAP.[26]

O CAP, padrão ouro para monitorização do DC, é usado rotineiramente na maioria dos grandes centros transplantadores e é nossa rotina para monitorização do DC.[27] O CAT modificado volumétrico é o mais indicado, ele permite aferição contínua do DC, da SvO2, e do volume diastólico final do ventrículo direito. O CAP junto a ETE tem indicação precisa nos pacientes com cardiomiopatia e hipertensão portopulmonar.

A ETE é monitorização que tem se mostrado extremamente útil nos transplantes para avaliação da volemia, função ventricular esquerda e direita, função valvares, para diagnóstico imediato de embolização por ar ou trombo, obstrução do trato de saída de VE. [28] A ETE tem sido incorporada rotineiramente é considerada segura com baixa incidência de complicações hemorrágicas maiores inclusive em pacientes com varizes de esôfago submetidos ao transplante de fígado.[29] Embora alguns protocolos a contraindiquem em pacientes com varizes esofágicas grau 3 (vasos calibrosos que ocupam mais que um terço da luz esofágica) ou em vigência de sangramento ativo, outros serviços liberam o seu uso a critério da situação clinica.[30] Alguns cuidados com a sonda da ETE diminuem o risco de sangramento durante sua utilização, como uma movimentação delicada do probe e restrição de seu avanço até o esôfago distal.[30]

No TF a avaliação pela ETE é usualmente feita pelo plano do Esôfago Médio 4 Câmaras, os planos mais profundos ficam prejudicados devido a retração do estômago pelo cirurgião. As alterações mais frequentemente encontradas nos pacientes com hiperdinamismo circulatório são: alargamento das 4 câmaras, fração de ejeção de normal a aumentada, e turbulência na via de saída de VE.

Vários protocolos simplificados direcionados ao TF vêm sendo publicados. Os planos mais frequentemente utilizados são: Esôfago Médio 4 Câmaras (EM 4C), Esôfago Médio Bicaval (EM B), Esôfago Médio Eixo Longo (EM EL), Esôfago Médio VD E/S (vias de entrada e saída) (EM VD E/S), Esôfago Médio Bicaval modificado Valva Tricúspide (EM BVT), Transgástrico Eixo Longo (TG EL) e o Transgástrico Eixo Curto (TG EC) (Tabela 4.2.2).[30-32]

Tabela 4.2.2 ETE Planos.

Plano	Diagnóstico
EM 4C	Disfunção VD e VE, tamponamento, hipovolemia
EM B	EP, defeito septo atrial, FOP, VCS, VCI
EM EL	SAM, VSVE, VSVD
EM VD E/S	Disfunção VD, via de saída VD, trombo intracardíaco, EP
EM BVT	Átrio D e E, VCS, VCI, valva tricúspide
TG EL	Veia hepática, VD, VE, VSVD
TG EC	Hipovolemia, isquemia miocárdica

VD: ventrículo direito; VE: ventrículo esquerdo; VSVD: via saída VD; VSVE: via saída VE; E: embola pulmonar; FOP: forame oval patente; VCS: veia cava superior; VCI: veia cava inferior.

Fonte: Desenvolvida pela autoria.

4.2.4.3 Reposição Volêmica

A reposição volêmica é direcionada às metas hemodinâmicas e perfusionais (Tabelas 4.2.3 e 4.2.4), orientada pela monitorização hemodinâmica e pelos exames sanguíneos de gasometria, SvO2, pH e lactato. A reposição fluida de base é realizada com o uso de soluções cristaloides, devendo-se evitar soluções hiperclorêmicas, como soro fisiológico 0,9% e o Ringer simples, pois estas, quando administradas em grandes volumes, em curto espaço de tempo, podem produzir acidose metabólica hiperclorêmica. Com relação ao Ringer com lactato, como o lactato é metabolizado no fígado e seu metabolismo está comprometido no TF, a avaliação da perfusão pelo lactato sérico pode ficar comprometida. Os fluidos mais indicadas são as soluções cristalóides balanceadas, polieletrolíticas, contendo acetato e gluconato, no lugar do lactato.[33, 34]

A suplementação com albumina está indicada para pacientes hipoalbuminêmicos ou naqueles que requerem grandes reposições volêmicas em velocidade de infusão > 10 mL/kg/h. As análises séricas de gasometrias arteriais e venosas, sódio, potássio, magnésio, cálcio iônico, lactato, glicose, hemoglobina, são realizadas a cada hora, após as correções ou quando a situação clínica indicar.

Tabela 4.2.3 Metas hemodinâmicas.

Pressão arterial média > 65 mmHg
Índice de oferta de oxigênio (IDO2) > 600 ml/min/m^{-2}
Índice cardíaco (IC) > 2,5 L/min/m^{-2}
Resistência vascular sistêmica (RVS) > 600 dinas/seg/cm^{-5}
Resistência vascular pulmonar (RVP) < 240 dinas/seg/cm^{-5}
Volume diastólico final VD indexado > 80 mL/m^2
Pressão oclusão artéria pulmonar (PAPO) 8 -12 mmHg
Pressão venosa central (PVC) 8 a 10 mmHg
Delta de pressão de pulso (VPP) ≤ 15%

Fonte: Desenvolvida pela autoria.

Tabela 4.2.4 Metas perfusionais

Diurese ≥ 0,5 mL/kg/h
pH ≥ 7,30
Lactato ≤ 2 mmol/L
Temperatura ≥ 36°C
SvO2 ≥ 70%,
Gradiente veno-arterial de gás carbônico (ΔPCO_2) < 6 mmHg

Fonte: Desenvolvida pela autoria.

4.2.4.4 Controle da Hemostasia

O surgimento de distúrbios diversos e complexos da hemostasia é uma característica do TF. A abordagem requer controle imediato para a preservação do sistema de coagulação e controlar a coagulopatias operatória. Pacientes com doença hepática descompensada, com IRA, vindos da UTI, aqueles com hipertensão portal e cirurgia abdominal previa apresentam tendência a distúrbios mais complexos e maior sangramento operatório. A estratégia intraoperatória para manejo da hemostasia prioriza para todo paciente medidas profiláticas como manutenção da temperatura e otimização da perfusão tecidual, de acordo com as metas hemodinâmicas e perfusionais descritas nas Tabelas 3 e 4 e monitorização da hemostasia pela tromboelastometria.

A monitorização da hemostasia tem como objetivo identificar a presença de coagulopatia ou hipercoagulação e orientar o tratamento das alterações da hemostasia que ocorrem durante a cirurgia. No perioperatorio os testes *point-of-care* que avaliam as propriedades viscoelásticas do sangue total, como a tromboelastografia (TEG) e a tromboelastometria (ROTEM) são considerados os métodos mais adequados para orientar as estratégias de controle da hemostasia.[35] Estes métodos apresentam como vantagens a análise rápida da coagulação e da fibrinólise, o diagnóstico diferencial das coagulopatias assim como identificação de estado de hipercoagualação. O perfil da coagulação pode ser interpretado qualitativamente e quantitativamente identificando estados de hipocoagulação, hiperfibrinólise ou hipercoagulação. Estudos têm confirmado que a utilização destes testes, dentro de protocolos transfusionais, otimiza o tratamento imediato dos distúrbios intraoperatórios da hemostasia, com diminuição do sangramento, das necessidades transfusionais de hemocomponentes, com redução da morbidade e da mortalidade.[35]

O ROTEM apresenta dois testes principais, o EXTEM, que avalia a via extrínseca (fatores II, VII, IX, X) ativada pelo fator tecidual, e o INTEM, que avalia a via intrínseca (fatores VIII, IX, XI, XII) ativada pelo ácido elágico; e três testes suplementares, o FIBTEM, que utiliza a citocalasina como reagente para avaliar o fibrinogênio, o HEPTEM, que utiliza heparinase para detectar a presença de heparina, e o APTEM, que utiliza aprotinina para diagnosticar hiperfibrinólise.

Os principais parâmetros do ROTEM são: tempo de coagulação (TC), máxima firmeza do coagulo (MCF) e lise máxima do coagulo (LM). O prolongamento do TC no EXTEM indica deficiência dos fatores da via extrínseca, e pode ser corrigido com administração de complexo protrombínico. O prolongamento do TC no INTEM pode indicar deficiência de fatores da via intrínseca da coagulação se o TC no HEPTEM também estiver prolongado, ou efeito secundário a heparina se TC no HEPTEM estiver normal. O prolongamento concomitante do TC no INTEM e no EXTEM indica deficiência global de fatores, que pode só pode ser corrigida com plasma fresco congelado. A MFC é um dos parâmetros mais importantes do ROTEM, ela avalia se o coágulo tem dureza para hemostasia apropriada. A MFC é afetada principalmente pelo número/função plaquetária e pela concentração e função do fibrinogênio. O FIBTEM permite analisar deficiência de fibrinogênio. A LM representa a lise máxima do coágulo em relação à MFC, isto é, nos fornece informação sobre a estabilidade do coágulo. O coagulo não deve perder mais que 15% de sua dureza em 1 hora, caso contrario o exame indica hiperfibrinólise.

A transfusão de concentrado de hemácias é raramente indicada quando a hemoglobina encontra-se acima de 10 g/dL. A transfusão de crioprecipitado (Crio) ou de concentrado de fibrinogênio deve ser administrada na vigência de sangramento ativo com FIBTEM demonstrando diminuição do MCF. O crio é administrado em pool de 4 a 6 unidades e tem varias desvantagens com relação ao concentrado de fibrinogênio, entre elas o risco de transmissão de patógenos e o potencial de induzir TRALI. Enquanto o concentrado de fibrinogênio contém somente dose consistente de fibrinogênio, o crio contem fibrinogênio, FVIII, FXIII e FVW e portanto, o crio aumenta o risco de hipercoagulação.[36] O crio por questões de segurança foi retirado de uso em vários países da Europa Ocidental. O uso de complexo protrombínico pode substituir o uso do PFC na coagulopatia quando o sangramento decorre de comprometimento da via extrínseca (EXTEM demonstrando aumento do TC). Na politransfusão quando tanto os fatores da via extrínseca como os da via intrínseca estão diminuídos, a indicação transfusão de PFC para corrigir a coagulopatia é precisa. Recomendamos manter os níveis de plaquetas ≥ 50.000/mm^3, porém na coagulopatia grave os protocolos atuais sugerem manter ≥100.000/mm. Monitorização com testes viscoeláticos são realizados no início da cirurgia, quando houver coagulopatia e no final da cirurgia.

4.2.4.5 As Fases da Cirurgia

Classicamente, o procedimento do transplante é dividido em 3 fases: fase 1 ou hepatectomia, fase 2 ou anepática, fase 3 ou neo-hepática.

Hepatectomia

A fase de hepatectomia inicia na indução anestésica e finaliza com a exclusão vascular hepática e retirada do fígado nativo. A intercorrência mais comum e perigosa é o sangramento com todas as suas consequências, hipovolemia, hipotermia, hipocalcemia e politransfusão e complicações transfusionais. O sangramento é proporcional à gravidade da coagulopatia preexistente e à complexidade técnica da hepatectomia, (grau da hipertensão portal do paciente e a presença de aderências causadas por cirurgias abdominais prévias).

A alteração hemodinâmica mais comum nesta fase é a hipotensão arterial decorrente da hipovolemia e das manipulações cirúrgicas nas veias cava e porta. A hepatectomia no nosso centro é realizada com a técnica *piggyback*, isto é, com a preservação da veia cava do receptor. O retorno venoso fica até certo ponto preservado e as alterações hemodinâmicas desse momento são secundárias à diminuição do retorno venoso causado pelo pinçamento da veia porta e pelo efeito da manipulação do fígado sobre a veia cava. A veia porta tem fluxo médio de 1 L/min, e seu pinçamento pode causar queda da pressão arterial e do débito cardíaco, principalmente nos pacientes sem circulação colateral. No nosso centro um shunt temporário portocava é realizado para descomprimir a circulação portal durante o seu pinçamento e para evitar diminuição do retorno venoso. Nesta fase, a reposição volêmica é criteriosa para evitar hipervolemia e congestão do enxerto pós-reperfusão e o suporte hemodinâmico vasopressor recomendado é a noradrenalina.[27, 37]

A hipocalcemia decorre da administração de hemocomponentes, principalmente quando a velocidade de infusão é maior que 2 ml/kg/min. O citrato, anticoagulante das bolsas de hemocomponentes, tem sua depuração diminuída na doença hepática, o que torna esses pacientes suscetíveis à intoxicação pelo citrato durante a transfusão. A intoxicação pelo citrato manifesta-se pelas alterações relacionadas à hipocalcemia e à hipomagnesemia. A hipocalcemia acarreta hipotensão arterial com aumento das pressões de enchimento cardíaco; no ECG, alargamento do intervalo QT. O tratamento da hipocalcemia é administração imediata de $CaCl_2$ na dose de 10 mg/kg. O magnésio iônico também tem seus níveis diminuídos durante a transfusão de hemocomponentes, o que pode causar depressão miocárdica e arritmias. Arritmias ventriculares complexas sugerem hipomagnesemia.

A hipotermia é frequente nesta fase potencializando o risco de depressão cardíaca, arritmias, hipocoagulação e diminuição da função renal. Abaixo de 34 °C reduz a função plaquetária (adesão e agregação), e inibe as reações enzimáticas da coagulação e a síntese de fibrinogênio. A acidose adiciona efeito deletério a hemostasia pois diminui a geração de trombina. Recomenda-se atenção máxima para conservação térmica na fase1, pois a normotermia depende do funcionamento do fígado, isto é, a normotermia é de difícil resgate na fase 2.

Anepática

A fase anepática estende-se da exclusão vascular do fígado nativo até a reperfusão do enxerto. A veia cava é pinçada parcialmente, preservando o retorno venoso durante a fase anepática e o fígado doente é removido e o cirurgião da início ao implante do novo fígado. Antes de completar as anastomoses vasculares o novo fígado é lavado para saída da solução de preservação e ar do enxerto. A lavagem é realizada com Ringer albuminado administrado por uma cânula na veia porta que drena o lavado pela anastomose incompleta da veia cava. Após a lavagem as anastomoses da veia cava e veia porta são completadas, o pinçamento lateral da cava é liberado e o fígado revascularizado com a retirada da pinça da veia porta.

Na fase anepática, hipocalcemia, hipomagnesemia, hiperfibrinólise, hipotermia e hipoglicemia, pela ausência total do fígado, ocorrem de forma mais frequente e mais intensa. Em decorrência da ausência do fígado, ocorre aumento progressivo do ativador do plasminogênio tecidual (t-PA), que não tem inibição de seu principal contrarregulador, o inibidor do ativador do plasminogênio (PAI-1). Esse quadro de hiperfibrinólise é potencializado pela inibição da via inibitória da fibrinólise ativada pela trombina (TAFI). Pacientes com doença hepática avançada ou pacientes com fases anepáticas prolongadas são os que mais apresentam hiperfibrinólise com repercussão clínica de sangramento exacerbado. Antes da reperfusão iniciamos imunossupressão com administração de metilprenisolona 500 mg, exceção aos pacientes HCV.

Neo-hepática

A fase neo-hepática inicia com a reperfusão do fígado (RF) e termina com o fechamento da parede abdominal. A RF é o período mais frequente de instabilidade hemodinâmica grave da cirurgia.[38] Após o controle hemodinâmico e da hemostasia são completadas as anastomoses da artéria hepática e via biliar. A reperfusão da artéria hepática não cursa com alterações significativas.

A resposta hemodinâmica a RF decorre da circulação de sangue hipotérmico, acidótico, hiperpotassêmico, rico em substâncias vasoativas liberadas pelo fígado imediatamente após a reperfusão (citocinas proinflamatórias, espécies reativas de oxigênio, e agentes tóxicos provenientes do fenômeno de isquemia e reperfusão hepática). Do ponto de vista hemodinâmico, a RF se caracteriza por queda da pressão arterial e da resistência vascular sistêmica.[39] A síndrome pós-reperfusão (SPR) é um fenômeno hemodinâmico agudo e transitório de colapso cardiovascular descrita por Aggarwal em 1987. A SPR é definida por queda da PAM em mais de 30% dos valores pré-reperfusão, com duração maior que 1 minuto, ocorrendo nos primeiros 5 min da reperfusão do fígado. Pacientes que apresentam SPR são de risco a desenvolver resposta sistêmica inflamatória grave com disfunção de múltiplos órgãos e morte. A SPR constitui fator de risco independente de mortalidade e não funcionamento precoce do fígado transplantado em 3 meses.[40] A terapêutica com vasopressores (metaraminol, efedrina, adrenalina) em *bolus* é a forma mais efetiva de resgate hemodinâmico imediato da SPR, que pode evoluir com arritmias complexas e a parada cardíaca (PC). [41] Constituem os fatores de risco para o desenvolvimento da SPR: doadores e enxertos não ideais (idade > 50anos, esteatose macrovesicular, história de parada cardíaca, doador coração parado, dependentes de altas doses de suporte farmacológico vasopressor, enxertos desproporcionalmente grandes, tempos de isquemia fria ou quente prolongados). No intraoperatório tempo de isquemia fria prolongado ausência de shunt potocava constituem fator de risco a SPR. [42]

A hiperpotassemia na reperfusão é responsável por ate 7,4% da parada cardíaca e da mortalidade intraoperatória.[43] São preditores independentes de hiperK pós-reperfusão: hiperK na fase 1 e 2 e a transfusão de concentrado de hemácias (CH). Desta forma medidas de controle do potássio sérico são preconizadas desde o inicio da cirurgia e devem ser intensificadas antes da reperfusão com glico/insulina, cálcio e furosemida. O uso da autotransfusão intraoperatória (*cell saver*) se torna fundamental para diminuir a necessidade de transfusão homóloga, pois esta é geralmente causa ou potencializadora de hiperK. No caso de hiperk e necessidade transfusional de hemácias, recomendamos lavar as bolsas de CH antes da infusão no *cell saver*.[27] Idealmente o nível de K deve estar abaixo de 4 mEq/L.[27] Na ocorrência de hiperK antes da reperfusão, o cirurgião deve ser informado a deixar a anastomose da veia cava incompleta para que o sangue inicial da reperfusão da veia porta seja desviado para o campo cirúrgico e não entre na circulação sistêmica.

A coagulopatia da fase neo-hepática ocorre no momento da reperfusão do enxerto e é decorrente de um aumento exacerbado e transitório da atividade fibrinolítica, e da liberação de heparinóides endógenos e exógenos. Essa coagulopatia em geral se restringe à primeira hora pós-reperfusão e geralmente não necessita de terapêutica se o fígado funcionar adequadamente. A persistência de hiperfibrinólise grave, ausência de coágulos no campo operatório, ascensão do lactato, necessidade crescente de suporte farmacológico hemodinâmico, hipocalcemia, acidose metabólica refratária, hipotermia, hipoglicemia e oligúria são sinais clássicos de disfunção do enxerto. A hiperfibrinólise com repercussão clínica grave, deve ser tratada com antifibrinolítico (ácido tranexâmico 10 mg/Kg) .

4.2.5 SITUAÇÕES ESPECIAIS

4.2.5.1 Hepatite Fulminante

A hepatite fulminante (HF) é uma síndrome aguda de alta gravidade, caracterizada pelo desenvolvimento de encefalopatia hepática até 8 sem após o aparecimento de icterícia, em paciente sem hepatopatia prévia. HF está associada com edema cerebral, elevação das transaminases, bilirrubinas, coagulopatias, inflamação sistêmica e falência de múltiplos órgãos.

A manifestação clínica da encefalopatia hepática varia de leve desorientação ao coma e mantém relação direta com a intensidade do edema cerebral e da gravidade da doença. O edema cerebral é o centro do processo responsável pela encefalopatia e pode induzir ao desenvolvimento da hipertensão intracraniana (HIC), que é uma das principais causas de óbito nesses pacientes. Os sinais clássicos de elevação da pressão intracraniana (PIC) são hipertensão arterial sistêmica, bradicardia e irregularidade da respiração (tríade de Cushing). As manifestações extra-hepáticas são caracterizadas pelo hiperdinamismo circulatório, coagulopatia, hipoglicemia, distúrbios metabólicos e insuficiência renal aguda, com progressão, sem o TF, para óbito por disfunção de múltiplos órgãos ou morte cerebral.

Pacientes que desenvolvem encefalopatia grau III são geralmente submetidos à IOT e ventilação mecânica com sedação e paralisia muscular e a monitorização da pressão intracraniana (PIC) está indicada para direcionar o tratamento da HIC. Complicações da PIC, sangramento e infecção estão mais associada à passagem de cateter intraparenquimatoso em comparação com o cateter peridural. Idealmente a PIC deve ser mantida abaixo de 25 mmHg e a pressão arterial média PAM) 65 mmHg e pressão de perfusão cerebral (PPC = PAM-PIC) acima de 50 mmHg, para evitar hipoperfusão cerebral. [44] Nos pacientes com HIC refratária, PPC menor de 40 mmHg por mais de 2 h, e sinais de herniação tonsilar o TF deve ser reavaliado. Até o momento, somente a realização precoce do TF, é a única opção terapêutica para esses pacientes.

As fases da cirurgia, que mais frequentemente cursam com aumento de PIC e diminuição da PPC, são a fase 1 e a reperfusão do enxerto. Quando a PIC exceder 25 mmHg em, recomenda-se administrar solução de manitol 20% (0,5 a 1 g/kg, em 20 min) e tiopental (4 a 8 mg/kg, em 15 min, e manutenção com 1 a 3 mg/kg/h). Os cuidados anestésicos são PAM 65mmHg, PVC 8 – 12mmHg, SvcO2 >70%, diurese >0,5mL/kg/h. A noradrenalina e a vasopressina são os vasopressores de eleição. O sódio deve ser mantido entre 145 a 150 mEq/L. Nos pacientes com HIC que não estão com hiponatremia a solução salina hipertônica 4ml/kg antes da reperfusão pode prevenir o aumento da PIC e aumentar a PPC, podendo ser um adjunto as estratégias intraoperatórias neuroprotetoras. [45] A hipoglicemia é comum no intraoperatório e sua ocorrência deve ser prontamente tratada pois agrava o prognóstico neurológico. São recomendadas estratégias de ventilação com volume corrente baixo objetivando-se manter normocarbia, com pressão de plateau < 30cmH2O com a PEEP titulada a não comprometer a CPP. Hiperventilação e hipocarbia só devem ser usadas para tratar os episódios de HIC. Manter cefaloaclive de 20 a 30°. A terapia de reposição renal deve ser instalada precocemente, e deve ser mantida no intraoperatório. Nos pacientes mais graves a hipotermia moderada (34°C) pode ajudar o controle de PIC. A temperatura recomendada na cirurgia é de 34 a 36°C. Nos casos de HF por intoxicação por paracetamol, deve-se administrar N-acetilcisteína na dose de 150 mg/kg, em 15 a 60min, seguida de 12,5 mg/kg/h, pelo período de 4h e após, 6,25 mg/kg/h, pelo período de 16 h.[46] O TF pode ser contraindicado nos pacientes com HIC refratária, que apresentam PIC > 50mmHg com PPC menor de 40mmHg por mais de 2h, sinais de herniação tonsilar, com necessidade de suporte hemodinâmico com noradrenalina em doses maiores que 1 µg/kg/min.

4.2.5.2 Transplante Intervivos

O transplante de fígado com doador vivo (TFDV) é realizado geralmente utilizando o lobo direito (segmentos 5 a 8) para o receptor adulto e o segmento lateral esquerdo (segmentos 2 e 3) para crianças pequenas. Na maioria das vezes é um procedimento eletivo, com enxerto de ótima qualidade e tempo de isquemia curto. Entretanto, o TFVD pode ser indicado de urgência em situações como no caso de hepatite fulminante. O Hospital das Clinicas é pioneiro nesta modalidade de transplante tendo realizado os primeiros do mundo em 1988.[47] O maior desafio é a segurança do doador, que apresenta taxas de morbidade e mortalidade globais de 24% e 0,2%, respectivamente. A maior parte da morbimortalidade esta relacionada aos doadores de lobo direito.[48] Os principais fatores relacionados à segurança do doador são idade, grau de esteatose e volume do fígado remanescente, sendo considerado aceitável idade menor que 55 anos, e um volume remanescente de no mínimo 30% do volume hepático total.[49]

Cirurgia do doador

Na avaliação pré-operatória do doador, pacientes com menos de 45 anos, sem fator de risco cardiovascular, ou comorbidades, com capacidade funcional acima de 4 METs, a eletrocardiografia de 12 derivações e ecocardiograma transtorácico são suficientes. Exames laboratoriais de rotina incluem: hemograma completo, eletrólitos, função renal, função hepática e estudo da coagulação sanguínea.

Nos doadores do TFDV, a extensão da ressecção deve ter foco no volume remanescente para diminuir o risco de disfunção hepática pós hepatectomia (DHPH). A DHPH envolve um volume de fígado pequeno para suportar o aumento do fluxo sanguíneo e da pressão portal que ocorrem principalmente após a hepatectomia, com maior impacto nas hepatectomias direitas.[50] Os exames de imagem pré-operatórios, tomografia computadorizada ou ressonância nuclear magnética, são imprescindíveis para a analise volumétrica do fígado e estimativa do volume hepático residual (VHR) O VHR é o fator que melhor se relaciona com a o risco de DHPH. Atualmente, um VHR de 20% é considerado o volume mínimo seguro para pacientes com função hepática normal.[51,52-54]

A anestesia no doador do TFDV segue a mesma orientação de uma hepatectomia com foco no controle do sangramento. As principais medidas para diminuir o sangramento envolvem técnicas operatórias como o controle vascular hepático associadas a técnicas anestésicas. As ferramentas anestésicas são: 1. manutenção da PVC baixa (< 5 mmHg) durante a fase de transecção do parênquima, 2. minimização das pressões de vias aéreas na ventilação mecânica, e 3. posicionamento do paciente em anti-Trendelenburg 15°.

A manobra de Pringle (MP), descrita em 1908, é a técnica de controle vascular mais frequentemente realizada pelo cirurgião ainda hoje. A MP consiste no pinçamento do hilo hepático, sendo eficaz na diminuição do sangramento durante a transecção do parênquima hepático. A MP é frequentemente realizada de forma intermitente com o intuito de evitar grandes períodos de isquemia hepática. São utilizados períodos de isquemia de 15 minutos, intercalados com 5 minutos de reperfusão. As alterações hemodinâmicas secundárias à MP envolvem a diminuição do retorno venoso, da pressão arterial sistêmica, e do DC em até 10%, e aumento compensatório da resistência vascular sistêmica e da pós-carga em 20 a 30%.[55, 56] As técnicas de controle do influxo vascular, como a MP, não impedem o sangramento retrógrado pelas veias hepáticas periféricas. Nesse sentido, mesmo com a realização da MP, durante a transecção do parênquima é importante manter a PVC baixa com intuito de diminuir a pressão nas veias hepáticas e, consequentemente, diminuir a pressão sinusoidal e diminuir do sangramento.[57-59]

A monitorização na cirurgia do doador inclui o cateter venoso central (CVC) e uma linha arterial. A linha arterial radial é utilizada para monitorização da PAM, monitorização minimamente invasiva do débito cardíaco pela curva da pressão arterial e monitorização dos parâmetros de fluido responsividade. O CVC é utilizado para manejo da PVC e das drogas vasoativas. Manter a PVC baixa e, consequentemente, a pressão venosa hepática baixa é essencial para diminuir o sangramento durante a secção do parênquima. [60-62] Muitos estudos têm demonstrado que PVC > 5 mmHg, medida no átrio direito, aumenta significativamente o sangramento.[60] A restrição fluida e a administração de diuréticos, e de nitroglicerina são opções para manter a PVC baixa. Deve-se estar atento ao aparecimento de instabilidade cardiovascular, principalmente com a mobilização do fígado durante a transecção do parênquima.[63] A heparina não fracionada na dose de 5000 UI EV é administrada antes do pinçamento vascular hepático na hepatectomia do doador. Após a hepatectomia a normovolemia deve ser prontamente restabelecida. Na fase pós-transecção do parênquima, recomendamos que terapêutica fluida e o uso de vasopressores seja orientada pela medida da PAM, pela monitorização minimamente invasiva do debito cardíaco e pela variação do volume sistólico.[51, 64, 65]

Recentemente, os avanços nas técnicas anestésico-cirúrgicas com inclusão de novas tecnologias permitiram que a incorporação da cirurgia minimamente invasiva para realização da hepatectomia do doador vivo.[66] Atualmente a cirurgia hepática minimamente invasiva (CHMI), que inclui a cirurgia laparoscópica e robótica, tem se demonstrado segura e efetiva em ressecções hepáticas cada vez mais complexas como no TFDV.[66] Quando comparada à cirurgia aberta, a CHMI oferece melhor visualização do campo operatório e reduz o sangramento venoso devido ao efeito tampão do pneumoperitônio, entretanto, na CHMI há maior dificuldade para obter o controle vascular em casos de sangramentos intensos inesperados. O sangramento de difícil controle é a principal causa de conversão da CHMI para cirurgia aberta. Quando a CHMI é empregada as alterações hemodinâmicas secundarias ao pneumoperitônio devem ser contabilizadas. O pneumoperitônio promove aumento da atividade simpática, aumento da frequência cardíaca, da resistência vascular sistêmica, da PAM e da PVC.[67-69] O retorno venoso diminui, proporcionalmente ao aumento da pressão intra-abdominal, contribuindo para o decréscimo da função cardíaca.[70] A redução do retorno venoso é agravada pela posição anti-Trendelenburg 15° comumente adotada nas CHMI. Salienta-se que o risco de embolia aérea aumenta quando a pressão de via aérea é mais baixa, quanto maior a pressão do pneumoperitônio e quanto menor a PVC.[71]

No protocolo ERAS (Enhanced Recovery After Surgery), o controle da dor e a profilaxia de eventos tromboembólicos são pontos chaves. A adoção das suas recomendações reduz a incidência de complicações cardiorrespiratórias, estimula o retorno da função intestinal, facilita a mobilização precoce e acelera a recuperação do paciente.[72,73] No nosso serviço, os pacientes são geralmente extubados ainda em sala de cirurgia. A rotina de analgesia pós-operatória é a morfina intratecal, na dose de 150 a 200 mcg, combinada com anestésico local no bloqueio do plano transverso abdominal (TAP). Outras opções seguras e efetivas nas abordagens analgésicas multimodais, que favorecem o sucesso do protocolo de otimização da recuperação pós-operatória, são a infusão contínua de anestésico local na ferida operatória ou no TAP, e a analgesia em bomba controlada pelo paciente (PCA) com fentanil.[74]

Cirurgia do receptor

No receptor do TFDV, o planejamento anestésico é o mesmo do transplante com doador falecido. No entanto, as principais complicações operatórias estão relacionadas à reconstrução da via biliar, complicações vasculares hepáticas e ao implante de um enxerto com massa relativa pequena para o receptor.[75] A síndrome *small-for-size* (SSFS) é uma complicação grave relacionada ao implante de um enxerto pequeno, sendo caracterizada por hipertensão portal, ascite e colestase. A hipertensão e a hiperfusão do enxerto pela veia porta constituem os principais fatores geradores da SSFS, a qual pode ocorrer tanto nos enxertos provenientes de hepatectomias direitas como de hepatectomias esquerdas. A massa mínima de 0,8% do peso do receptor é considerada limítrofe para manter boa função hepática e evitar a SSFS.[75] Nos casos mais graves o retransplante do fígado está indicado.[75]

Referências

1. Trotter JF. Liver transplantation around the world. Curr Opin Organ Transplant 2017; 22(2):123-127.
2. Kim JJ, Marks SD. Long-term outcomes of children after solid organ transplantation. Clinics (Sao Paulo) 2014; 69 Suppl 1:28-38.
3. Rawal N, Yazigi N. Pediatric Liver Transplantation. Pediatr Clin North Am 2017; 64(3):677-684.
4. Davis J. Sudden death in the young. EMS Mag 2009; 38(11):36, 38, 40-5.
5. Okumura M, Mester M. The coming of age of small bowel transplantation: a historical perspective. Transplant Proc 1992; 24(3):1241-2.
6. Margreiter R, Konigsrainer A, Schmid T, et al. Successful multivisceral transplantation. Transplant Proc 1992; 24(3):1226-7.
7. Ruf A, Dirchwolf M, Freeman RB. From Child-Pugh to MELD score and beyond: Taking a walk down memory lane. Ann Hepatol 2022; 27(1):100535.
8. El Hadi H, Di Vincenzo A, Vettor R, et al. Relationship between Heart Disease and Liver Disease: A Two-Way Street. Cells 2020; 9(3).
9. Bezinover D, Mukhtar A, Wagener G, et al. Hemodynamic Instability During Liver Transplantation in Patients with End-Stage Liver Disease: A Consensus Document from ILTS, LICAGE, and SATA. Transplantation 2021.
10. Moller S, Danielsen KV, Wiese S, et al. An update on cirrhotic cardiomyopathy. Expert Rev Gastroenterol Hepatol 2019; 13(5):497-505.
11. Krowka MJ. Hepatopulmonary Syndrome and Portopulmonary Hypertension: The Pulmonary Vascular Enigmas of Liver Disease. Clin Liver Dis (Hoboken) 2020; 15(Suppl 1):S13-S24.
12. Lucas Souto Nacif EKD, Paola Sofia Espinoza Alvarez, Juliana Marquezi Pereira, Rafael Soares Pinheiro, ViniciusRocha-Santos, Rodrigo Bronze Martino, Daniel Reis Waisberg, Rubens Arantes Macedo, Liliana Ducatti, Joel Avancini Rocha Filho, Flávio Henrique Galvão,Wellington Andraus, Luiz Carneiro D´Albuquerque. Hepatopulmonary syndrome in waiting list and liver transplant. Transplantation Reports 2020; 5(3).
13. Jasso-Baltazar EA, Pena-Arellano GA, Aguirre-Valadez J, et al. Portopulmonary Hypertension: An Updated Review. Transplant Direct 2023; 9(8):e1517.
14. Thomas C, Glinskii V, de Jesus Perez V, et al. Portopulmonary Hypertension: From Bench to Bedside. Front Med (Lausanne) 2020; 7:569413.
15. Chhabria MS, Boppana LKT, Manek G, et al. Portopulmonary hypertension: A focused review for the internist. Cleve Clin J Med 2023; 90(10):632-639.

16. DuBrock HM, Del Valle KT, Krowka MJ. Mending the Model for End-Stage Liver Disease: An in-depth review of the past, present, and future portopulmonary hypertension Model for End-Stage Liver Disease exception. Liver Transpl 2022; 28(7):1224-1230.
17. DuBrock HM. Portopulmonary Hypertension: Management and Liver Transplantation Evaluation. Chest 2023; 164(1):206-214.
18. Krowka MJ, Fallon MB, Kawut SM, et al. International Liver Transplant Society Practice Guidelines: Diagnosis and Management of Hepatopulmonary Syndrome and Portopulmonary Hypertension. Transplantation 2016; 100(7):1440-52.
19. Murray KF, Carithers RL, Jr., Aasld. AASLD practice guidelines: Evaluation of the patient for liver transplantation. Hepatology 2005; 41(6):1407-32.
20. Lisman T, Porte RJ. Rebalanced hemostasis in patients with liver disease: evidence and clinical consequences. Blood 2010; 116(6):878-85.
21. Beck-Schimmer B, Bonvini JM, Schadde E, et al. Conditioning With Sevoflurane in Liver Transplantation: Results of a Multicenter Randomized Controlled Trial. Transplantation 2015; 99(8):1606-12.
22. Arnal D, Garutti I, Perez-Pena J, et al. Radial to femoral arterial blood pressure differences during liver transplantation. Anaesthesia 2005; 60(8):766-71.
23. Kim UR, Wang AT, Garvanovic SH, et al. Central Versus Peripheral Invasive Arterial Blood Pressure Monitoring in Liver Transplant Surgery. Cureus 2022; 14(12):e33095.
24. Lee M, Weinberg L, Pearce B, et al. Agreement in hemodynamic monitoring during orthotopic liver transplantation: a comparison of FloTrac/Vigileo at two monitoring sites with pulmonary artery catheter thermodilution. J Clin Monit Comput 2017; 31(2):343-351.
25. Kim D, Ahn JH, Han S, et al. Femoral Pulse Pressure Variation Is Not Interchangeable with Radial Pulse Pressure Variation during Living Donor Liver Transplantation. J Pers Med 2022; 12(8).
26. Feltracco P, Biancofiore G, Ori C, et al. Limits and pitfalls of haemodynamic monitoring systems in liver transplantation surgery. Minerva Anestesiol 2012; 78(12):1372-84.
27. Wagener G. Anethesia for Liver Transplantation, 2021.
28. Markin NW, Ringenberg KJ, Kassel CA, et al. 2018 Clinical Update in Liver Transplantation. J Cardiothorac Vasc Anesth 2019; 33(12):3239-3248.
29. Pai SL, Aniskevich S, 3rd, Feinglass NG, et al. Complications related to intraoperative transesophageal echocardiography in liver transplantation. Springerplus 2015; 4:480.
30. Hansebout C, Desai TV, Dhir A. Utility of transesophageal echocardiography during orthotopic liver transplantation: A narrative review. Ann Card Anaesth 2023; 26(4):367-379.
31. Vanneman MW, Dalia AA, Crowley JC, et al. A Focused Transesophageal Echocardiography Protocol for Intraoperative Management During Orthotopic Liver Transplantation. J Cardiothorac Vasc Anesth 2020; 34(7):1824-1832.
32. Dalia AA, Flores A, Chitilian H, et al. A Comprehensive Review of Transesophageal Echocardiography During Orthotopic Liver Transplantation. J Cardiothorac Vasc Anesth 2018; 32(4):1815-1824.
33. Shin WJ, Kim YK, Bang JY, et al. Lactate and liver function tests after living donor right hepatectomy: a comparison of solutions with and without lactate. Acta Anaesthesiol Scand 2011; 55(5):558-64.
34. Weinberg L, Collins N, Van Mourik K, et al. Plasma-Lyte 148: A clinical review. World J Crit Care Med 2016; 5(4):235-250.
35. Bezinover D, Dirkmann D, Findlay J, et al. Perioperative Coagulation Management in Liver Transplant Recipients. Transplantation 2018; 102(4):578-592.
36. Franchini M, Lippi G. Fibrinogen replacement therapy: a critical review of the literature. Blood Transfus 2012; 10(1):23-7.
37. Nacif LS, Zanini LY, Costa Dos Santos JP, et al. Intraoperative Temporary Portocaval Shunt in Liver Transplant. Transplant Proc 2020; 52(5):1314-1317.
38. Kang YG, Freeman JA, Aggarwal S, et al. Hemodynamic instability during liver transplantation. Transplant Proc 1989; 21(3):3489-92.
39. Aggarwal S, Kang Y, Freeman JA, et al. Postreperfusion syndrome: cardiovascular collapse following hepatic reperfusion during liver transplantation. Transplant Proc 1987; 19(4 Suppl 3):54-5.
40. Siniscalchi A, Gamberini L, Bardi T, et al. Post-reperfusion syndrome during orthotopic liver transplantation, which definition best predicts postoperative graft failure and recipient mortality? J Crit Care 2017; 41:156-160.
41. Manning MW, Kumar PA, Maheshwari K, et al. Post-Reperfusion Syndrome in Liver Transplantation-An Overview. J Cardiothorac Vasc Anesth 2020; 34(2):501-511.
42. Paugam-Burtz C, Kavafyan J, Merckx P, et al. Postreperfusion syndrome during liver transplantation for cirrhosis: outcome and predictors. Liver Transpl 2009; 15(5):522-9.
43. Matsusaki T, Hilmi IA, Planinsic RM, et al. Cardiac arrest during adult liver transplantation: a single institution's experience with 1238 deceased donor transplants. Liver Transpl 2013; 19(11):1262-71.
44. Trovato FM, Rabinowich L, McPhail MJW. Update on the management of acute liver failure. Curr Opin Crit Care 2019; 25(2):157-164.
45. Filho JA, Machado MA, Nani RS, et al. Hypertonic saline solution increases cerebral perfusion pressure during clinical orthotopic liver transplantation for fulminant hepatic failure: preliminary results. Clinics (Sao Paulo) 2006; 61(3):231-8.
46. Heard KJ. Acetylcysteine for acetaminophen poisoning. N Engl J Med 2008; 359(3):285-92.

47. Rocha Filho JA. Transplante Hepático Ortotópico Intervivos. Rev Bras Anestesiol 1989; 39.
48. Cheah YL, Simpson MA, Pomposelli JJ, et al. Incidence of death and potentially life-threatening near-miss events in living donor hepatic lobectomy: a world-wide survey. Liver Transpl 2013; 19(5):499-506.
49. Park GC, Song GW, Moon DB, et al. A review of current status of living donor liver transplantation. Hepatobiliary Surg Nutr 2016; 5(2):107-17.
50. Sparrelid E, Olthof PB, Dasari BVM, et al. Current evidence on posthepatectomy liver failure: comprehensive review. BJS Open 2022; 6(6).
51. van den Broek MA, Olde Damink SW, Dejong CH, et al. Liver failure after partial hepatic resection: definition, pathophysiology, risk factors and treatment. Liver Int 2008; 28(6):767-80.
52. Jadaun SS, Saigal S. Surgical Risk Assessment in Patients with Chronic Liver Diseases. J Clin Exp Hepatol 2022; 12(4):1175-1183.
53. Guglielmi A, Ruzzenente A, Conci S, et al. How much remnant is enough in liver resection? Dig Surg 2012; 29(1):6-17.
54. Entezari P, Toskich BB, Kim E, et al. Promoting Surgical Resection through Future Liver Remnant Hypertrophy. Radiographics 2022; 42(7):2166-2183.
55. Belghiti J, Noun R, Zante E, et al. Portal triad clamping or hepatic vascular exclusion for major liver resection. A controlled study. Ann Surg 1996; 224(2):155-61.
56. Lentschener C, Ozier Y. Anaesthesia for elective liver resection: some points should be revisited. Eur J Anaesthesiol 2002; 19(11):780-8.
57. Wang WD, Liang LJ, Huang XQ, et al. Low central venous pressure reduces blood loss in hepatectomy. World J Gastroenterol 2006; 12(6):935-9.
58. Tympa A, Theodoraki K, Tsaroucha A, et al. Anesthetic Considerations in Hepatectomies under Hepatic Vascular Control. HPB Surg 2012; 2012:720754.
59. Topaloglu S, Yesilcicek Calik K, Calik A, et al. Efficacy and safety of hepatectomy performed with intermittent portal triad clamping with low central venous pressure. Biomed Res Int 2013; 2013:297971.
60. Yu L, Sun H, Jin H, et al. The effect of low central venous pressure on hepatic surgical field bleeding and serum lactate in patients undergoing partial hepatectomy: a prospective randomized controlled trial. BMC Surg 2020; 20(1):25.
61. Serednicki WA, Holowko W, Major P, et al. Minimizing blood loss and transfusion rate in laparoscopic liver surgery: a review. Wideochir Inne Tech Maloinwazyjne 2023; 18(2):213-223.
62. Hughes MJ, Ventham NT, Harrison EM, et al. Central venous pressure and liver resection: a systematic review and meta-analysis. HPB (Oxford) 2015; 17(10):863-71.
63. Patel J, Jones CN, Amoako D. Perioperative management for hepatic resection surgery. BJA Educ 2022; 22(9):357-363.
64. Ratti F, Cipriani F, Reineke R, et al. Intraoperative monitoring of stroke volume variation versus central venous pressure in laparoscopic liver surgery: a randomized prospective comparative trial. HPB (Oxford) 2016; 18(2):136-144.
65. Krige A, Kelliher LJS. Anaesthesia for Hepatic Resection Surgery. Anesthesiol Clin 2022; 40(1):91-105.
66. Kwon CHD, Choi GS, Kim JM, et al. Laparoscopic Donor Hepatectomy for Adult Living Donor Liver Transplantation Recipients. Liver Transpl 2018; 24(11):1545-1553.
67. Sato N, Kawamoto M, Yuge O, et al. Effects of pneumoperitoneum on cardiac autonomic nervous activity evaluated by heart rate variability analysis during sevoflurane, isoflurane, or propofol anesthesia. Surg Endosc 2000; 14(4):362-6.
68. Safran DB, Orlando R, 3rd. Physiologic effects of pneumoperitoneum. Am J Surg 1994; 167(2):281-6.
69. Wahba RW, Beique F, Kleiman SJ. Cardiopulmonary function and laparoscopic cholecystectomy. Can J Anaesth 1995; 42(1):51-63.
70. Egger ME, Gottumukkala V, Wilks JA, et al. Anesthetic and operative considerations for laparoscopic liver resection. Surgery 2017; 161(5):1191-1202.
71. Kobayashi S, Honda G, Kurata M, et al. An Experimental Study on the Relationship Among Airway Pressure, Pneumoperitoneum Pressure, and Central Venous Pressure in Pure Laparoscopic Hepatectomy. Ann Surg 2016; 263(6):1159-63.
72. Lillemoe HA, Marcus RK, Day RW, et al. Enhanced recovery in liver surgery decreases postoperative outpatient use of opioids. Surgery 2019; 166(1):22-27.
73. 7Joshi GP, Kehlet H. Postoperative pain management in the era of ERAS: An overview. Best Pract Res Clin Anaesthesiol 2019; 33(3):259-267.
74. Joliat GR, Kobayashi K, Hasegawa K, et al. Guidelines for Perioperative Care for Liver Surgery: Enhanced Recovery After Surgery (ERAS) Society Recommendations 2022. World J Surg 2023; 47(1):11-34.
75. Masuda Y, Yoshizawa K, Ohno Y, et al. Small-for-size syndrome in liver transplantation: Definition, pathophysiology and management. Hepatobiliary Pancreat Dis Int 2020; 19(4):334-341.

4.3

Transplante com Doador Falecido – Cirurgia do Doador

Lucas Souto Nacif

4.3.1 DEFINIÇÃO DO DOADOR

A morte encefálica é definida como a parada total e irreversível da atividade do tronco e dos hemisférios cerebrais, respeitando-se a Resolução n° 1.480/97 do Conselho Federal de Medicina (CFM), sendo necessários dois exames clínicos neurológicos e um exame gráfico ou Doppler complementar. Nessa situação, a função cardiorrespiratória é mantida por meio de aparelhos e medicações.

4.3.2 MANUTENÇÃO DO DOADOR

O objetivo da manutenção do potencial doador é otimizar a perfusão tecidual, assegurando a viabilidade dos órgãos. Recomenda-se monitoramento cardíaco contínuo, saturação de oxigênio, pressão arterial, pressão venosa central, equilíbrio hidroeletrolítico, equilíbrio ácido-base, débito urinário e temperatura corporal. Devem ser tomadas as seguintes medidas para controle das anormalidades, quando necessário: reposição de volume, infusão de drogas vasoativas, adequada oxigenação, manutenção do equilíbrio ácido-base, manter temperatura acima de 35°C e prevenir e/ou tratar infecções.

4.3.3 IDENTIFICAÇÃO DO DOADOR

Ao aceitar o doador, as equipes têm que procurar ter pontualidade para não interferir com o aceite das outras. Identificar o enfermeiro da Organização de Procura de Órgãos (OPO) e solicitar a documentação: ficha da OPO, com os exames clínicos e complementares de morte encefálica; checar a autorização de doação pelos familiares (checar órgãos doados), assim com a tipagem sanguínea, sorologia e o prontuário hospitalar. Dados duvidosos relativos a antecedentes do doador (etilismo, neoplasias) devem ser esclarecidos com o enfermeiro da OPO; em alguns casos específicos, deve-se realizar o contato familiar.

4.3.4 AVALIAÇÃO DO DOADOR

Identificar corretamente o doador; checar controles das últimas 24 a 48 horas (pressão arterial, pulso, diurese e temperatura); atentar para episódios de hipotensão (intensidade e duração); tipos e doses das drogas vasoativas; perfusão periférica; checar se o peso e a altura da ficha da OPO são compatíveis. Sempre ter em mente o peso e a altura do receptor para evitar desproporções graves. Caso exista dúvida grosseira, pesar o enxerto no local após a retirada.

4.3.1 MATERIAIS UTILIZADOS NA CIRURGIA DO DOADOR

Caixa de laparotomia e serra de Gigle. Afastadores de Gosset e Finochetto grandes. Seis litros de soluções de preservação (SPS-1 ou IGL, preferencialmente), sendo dois litros para perfusão na aorta e dois litros para veia porta; e um litro de solução para perfusão na bancada. Dois equipos para perfusão do órgão. Tubos para canulação da aorta (preferência por sonda orotraqueal sem "cuff"), sondas uretrais (n°s 10 a 16) para perfusão da veia porta; três sacos plásticos grandes estéreis (armazenamento e transporte do órgão). Seis litros de solução salina 0,9% congelada. Três sacos plásticos pequenos estéreis e dois potes pequenos estéreis (armazenamento dos enxertos vasculares), fio de algodão 2.0 pré-cortado, fita cardíaca, bisturi elétrico e dois aspiradores.

4.3.6 TRANSPORTE DO DOADOR

O transporte do doador para sala de cirurgia deve ser acompanhada por médico da equipe de captação, serviço de transporte do hospital (médico, enfermeiro e/ou fisioterapeuta). Deve-se checar a presença dos aparelhos para o adequado transporte (bomba de infusão, ventiladores) e se estão funcionando em boas condições. Muitos doadores são perdidos no transporte. Certificar que o anestesista está aguardando o doador na sala operatória.

4.3.7 CUIDADOS OPERATÓRIOS DO DOADOR

Manutenção do doador em situação hemodinâmica estável, com o uso de drogas vasoativas, ou infusão de fluidos cristaloides ou em alguns casos coloides. Administração de 1 g de metilprednisolona (solumedrol) no início do procedimento e administração de antibiótico profilático ou terapêutico dependendo de cada caso. Na presença de hipernatremia severa (Na > 170), solicitar hidratação do doador com soro glicosado, podendo, em alguns casos, ser realizado soro ringer ou glicosado via canulação do sistema portal.

4.3.8 TÉCNICA CIRÚRGICA DO DOADOR

Doador em decúbito dorsal horizontal. Assepsia e antissepsia da pele com clorexidine degermante de toda parede torácica e abdominal (incluindo região cervical e inguinal/raiz das coxas).

Incisão mediana longitudinal estendendo-se do apêndice xifoide à sínfise púbica, associada à esternotomia mediana.

Colocação do afastador tipo Finocchietto para o tórax, realizando rápida hemostasia do osso esterno – podendo comprimir eletrocautério ou cera de osso (Figura 4.3.1).

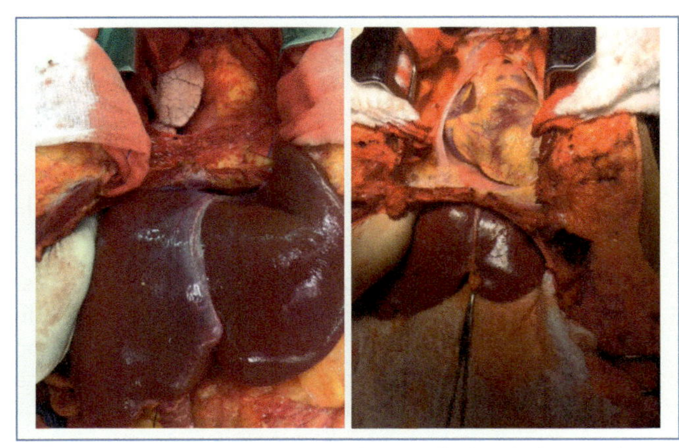

Figura 4.3.1 Abertura de toda cavidade abdominal e torácica com exposição dos órgãos abdominais e torácicos.

Fonte: Acervo da autoria.

- Ligadura do ligamento redondo, secção do ligamento falciforme e colocação do afastador de Gosset para exposição do abdome. Secção do ligamento triangular esquerdo.
- Inventário da cavidade: verificação dos órgãos intra-abdominais – presença de tumores (principalmente nos doadores mais idosos, assim como aterosclerose na aorta, adenomegalias, supurações). O intestino delgado é um bom parâmetro para avaliar o grau de perfusão dos órgãos da cavidade abdominal.
- Avaliação do enxerto hepático: textura, superfície, bordos, cor (cianose, esteatose), tamanho, consistência, qualidade da perfusão, presença de nódulos ou tumores, lesões provenientes de trauma, avaliação inicial da anatomia vascular hepática por palpação e visualização (Figura 2).

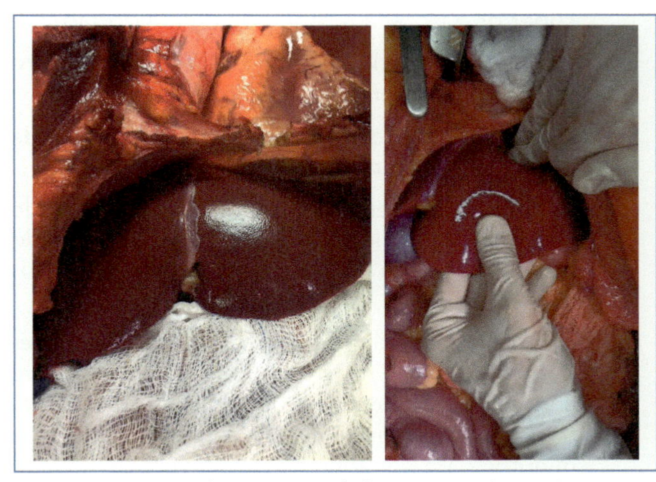

Figura 4.3.2 Avaliação inicial do enxerto hepático.

Fonte: Acervo da autoria.

- Muito importante checar a perfusão, a esteatose por meio da digitopressão, e assim a classificar em ausente, leve (mesmo com outros fatores desfavoráveis, podemos utilizar), moderada (só utilizaremos na ausência de outros fatores de risco) e grave (não devemos utilizaremos); avaliar em relação à fibrose, atentar para doadores anti-HBc ou com qualquer outro antecedente de possível agressão hepática crônica (etilismo e obesidade). Descartar enxertos com qualquer grau de fibrose.
- Variações anatômicas: existem diversas, muitas identificadas apenas na bandeja. Pesquisar sempre por meio de inspeção e palpação. As mais comuns são os ramos da gástrica esquerda, ramos mesentéricos e tronco hepatomesentérico. A melhor maneira de evitar lesões é sempre suspeitar das variações, além de manter os pedículos vasculares longos. Abordagem

do ligamento hepatogástrico, junto ao omento menor, para inspeção e palpação da região, e assim pesquisar ramo arterial para o lobo esquerdo do fígado proveniente da artéria gástrica esquerda. Essa variação anatômica está presente em cerca de 20 a 30% dos indivíduos.

- Palpação da região posterior à veia porta no hilo hepático (hiato de Winslow) para investigação quanto à presença de ramo hepático direito proveniente da artéria mesentérica superior. Essa variação anatômica está presente em cerca de 15% dos indivíduos. Tronco da artéria hepática comum proveniente da artéria mesentérica superior ocorre em menos de 2% dos indivíduos (tronco hepatomesentérico).
- Manobra de Cattel, seguida pela Manobra de Kocher, com a identificação e visualização da veia renal esquerda para a abordagem da artéria mesentérica superior. A artéria mesentérica superior é isolada e reparada com algodão 2.0.
- Seguimos pela identificação, dissecção e reparo da veia mesentérica inferior com algodão 2.0.
- Isolamento da aorta com fita cardíaca acima da bifurcação das artérias ilíacas.
- Realizada lavagem da via biliar, com injeção de soro fisiológico na vesícula biliar, sem secção do ducto biliar para promover lavagem dos ductos intra-hepáticos.
- Anticoagulação do doador com 400 UI/kg de heparina, ou seja, 1 mL para 10 kg de peso; sempre certificar que a heparina foi administrada por um acesso venoso pérvio e aguardar período de 5 minutos para heparinização sistêmica.
- Realização de biópsia hepática com agulha de Trucut em lobo hepático esquerdo para posterior comprovação e estudo histológico.
- Cateterização da aorta infrarrenal, certificando que a cânula estará perfundindo bem os rins, ou seja, abaixo da artéria renal direita e a uns 2 cm acima da bifurcação das ilíacas.
- Cateterização da veia mesentérica inferior (ou superior) com sonda de uretral 10 a 14. Lembrar sempre do posicionamento anatômico do cólon para o adequado posicionamento da sonda junto ao tronco da veia porta, evitando a posição intra-hepática, para que não perfunda apenas um dos lados do fígado.
- Conexão das cânulas da aorta e veia mesentérica inferior aos equipos de perfusão já preenchidos de solução, evitando a presença de bolhas no sistema de perfusão.
- Certificar a presença de soro fisiológico congelado triturado, aspiradores, solução de preservação adequadamente instalada e o acordo com a equipe de cirurgia torácica, para o pinçamento da aorta supracelíaca (região dos pilares diafragmáticos) ou intratorácica no caso de não haver equipe torácica. Abertura do pericárdio em T invertido (preferencialmente nesse momento, de modo a evitar instabilidade hemodinâmica).
- Ao clampeamento, realizar o rápido resfriamento da cavidade com solução salina congelada na cavidade abdominal e a eficaz aspiração da exsanguinação.
- Resfriar rapidamente toda cavidade: para isso, o gelo bem moído é mais eficiente; evitar que o sangue proveniente do átrio vá para a cavidade abdominal; checar sempre a aspiração (Figura 4.3.3).

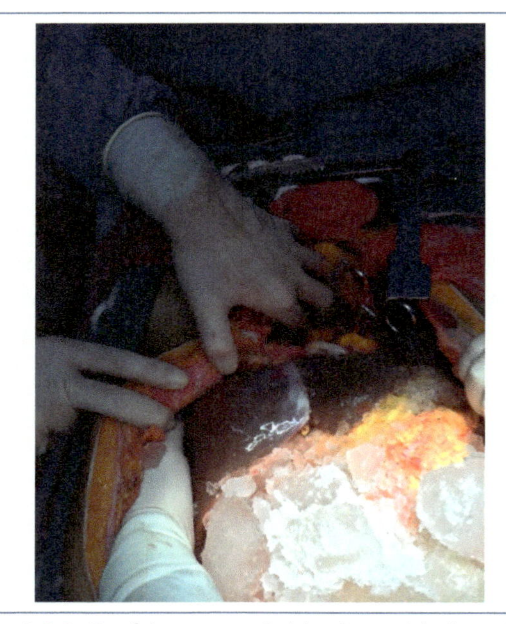

Figura 4.3.3 Resfriamento rápido da cavidade e de forma homogênea, com intenção de manter a cavidade abdominal com 4 °C.

Fonte: Acervo da autoria.

- Perfusão com SPS-1 2 litros na aorta e 2 litros na porta. Se, por algum motivo, não for possível canular o sistema venoso, perfundir somente pela aorta com 4 litros de SPS-1 e, então, pela porta com 1L de SPS-1 após a retirada.
- Durante a dissecção fria, manter o fígado resfriado. Não tocar diretamente no órgão. Utilizar uma compressa para evitar troca de calor. Manter gelo junto ao órgão. Essa etapa é crítica para o funcionamento adequado do enxerto.
- Secção dos diafragmas, seguido pela liberação do duodeno da cabeça do pâncreas. Secção da pequena curvatura gástrica até a secção do diafragma na altura dos pilares diafragmáticos.

- Abertura da retrocavidade, com a liberação da sonda fixada na veia mesentérica inferior e posterior secção pancreática ao meio com reparo da artéria esplênica.
- Secção das estruturas da raiz do meso (artéria e veia mesentérica superior).
- Secção do tronco celíaco com *patch* na região da aorta, utilizando o reparo inicialmente deixado.
- Abordagem da veia cava inferior infra-hepática, identificação das desembocaduras das veias renais direita e esquerda, e secção da veia cava inferior logo acima das veias renais.
- Secção do ligamento triangular direito. Rotação do lobo direito do fígado para frente e para a esquerda. Secção do ligamento hepatorrenal (evitar tração e lesões da cápsula hepática)
- Complementação da dissecção na região retro-hepática, junto ao diafragma e pericárdio.
- Hepatectomia total.
- Colocar o fígado sobre saco plástico estéril em um recipiente com soro fisiológico triturado no saco abaixo e acondicionado no saco plástico estéril, imerso na solução de conservação a 4°C, e um segundo saco estéril adicional contendo gelo estéril picado.
- Realizada a perfusão na bandeja com 1 litro de SPS-1 sendo 700 mL na veia porta e 300 mL na artéria hepática. Lavagem da via biliar com soro fisiológico gelado. Atentar para vazamentos que possam existir por ramos (artéria esplênica, por exemplo), ocluir com pinças vasculares. Muito cuidado nos vasos com ateromatose.
- Ambos os três sacos devem ser vedados com fita cardíaca e colocados numa caixa térmica contendo gelo a 4°C para o armazenamento (podendo utilizar termômetros para se aproximar cada vez mais da manutenção da temperatura ideal) e para o transporte (Figura 4.3.4).
- Após a retirada dos demais órgãos, retorna-se ao campo operatório para a retirada de enxertos vasculares. Dissecção e retirada da artéria aorta abaixo da sua cateterização até seus ramos distais: ilíacas externa e interna, e femorais se possível. Dissecção e retirada da veia cava inferior abaixo das renais até as veias ilíacas externa e interna, e femorais se possível.
- Entregar o doador à equipe da urologia para retirada dos gânglios e fechamento da incisão.

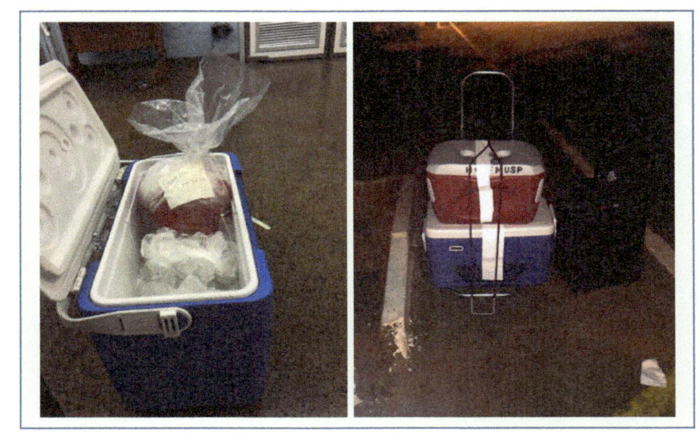

Figura 4.3.4 Fígado armazenado em três sacos e colocados numa caixa térmica contendo gelo a 4°C e pronto para o transporte.

Fonte: Acervo da autoria.

4.3.9 SITUAÇÕES ESPECÍFICAS

4.3.9.1 Doador de fígado com pâncreas

Em casos de retirada conjunta de pâncreas, é necessária a dissecção da região do hilo hepático. Habitualmente, realizamos após o pinçamento e após a infusão da solução de preservação. A realização da dissecção e secção do ducto colédoco próximo à cabeça do pâncreas, seguida pela identificação da artéria gastroduodenal e sua secção. Posteriormente, dissecção da artéria hepática até a visualização da "descida" do tronco celíaco e o surgimento da artéria esplênica, a qual será reparada com prolene 6.0 e seccionada. Seguimos para a dissecção da veia porta, tendo como limite para secção o local da origem da veia gástrica esquerda.

4.3.9.2 Doador de fígado com órgãos torácicos]

Importante o estabelecimento da tática e dos tempos de pinçamento com a equipe de cirurgia torácica e cardíaca, quando presente. Realizar o clampeamento da artéria aorta supracelíaca, na altura dos pilares diafragmáticos, com o reparo de fita cardíaca do tronco da aorta supracelíacano momento do pinçamento da aorta torácica pela equipe do tórax (cirurgia cardíaca). Cuidados com a secção da cava supra-hepática, a secção não será no átrio, mas deve ser respeitados os limites adequados para o fígado e o coração.

4.3.9.3 Doador muito instável

Na presença de doador muito instável (quase parando), a heparinização é a primeira medida, seguida pela canulação da aorta infrarrenal. Descomprimir o sistema venoso através da veia cava inferior infrarrenal. Controle da aorta abdominal supracelíaca se possível, para clampeamento ou compressão digital. Perfusão com 5 ou 6 litros de SPS-1.

4.3.9.4 Doador com esternotomia prévia

Realizar a exsanguinação através de canulação da veia cava acima da bifurcação das veias ilíacas, ou seja, infrarrenal.

Referências

1. Starzl TE, Miller C, Broznick B, Makowka L. An Improved Technique for Multiple Organ Harvesting. Surg Gynecol Obstet. 1987;165(4):343-8.
2. Starzl TE, Hakala TR, Shaw Jr BW, Hardesty RL, Rosenthal TJ, Griffith BP et al. A Flexible Procedure for Multiple Cadaveric Organ Procurement. Surg Gynecol Obstet. 1984;158(3):223-30.
3. Akkina SK, Asrani SK, Peng Y, Stock P, Kim WR, Israni AK. Development of Organ-Specific Donor Risk Indices. Liver Transpl. 2012;18(4):395-404.
4. Fernandes RC [coord. exec.], Soler WV, Pereira WA [coord. Geral]. Diretrizes Básicas para Captação e Retirada de Múltiplos Órgão e Tecidos da Associação Brasileira de Transplante de Órgãos. São Paulo: Associação Brasileira de Transplante de Órgãos (ABTO); 2009.

4.4

Back Table do Transplante Com Doador Falecido

Lucas Souto Nacif

Back table do transplante com doador falecido é o momento da cirurgia de bancada, ou seja, o momento de preparo do órgão para ser implantado. Chamamos essa etapa (intermediária) de etapa de preparo do órgão do doador a ser implantado no receptor. Primeiramente, captação do órgão, seguida pelo *Back-table* (preparo do órgão) e, depois, implante (revascularização) do órgão no receptor. Nesse momento, a equipe deve estar em um ambiente adequado e estruturado, de maneira que consiga ter suporte adequado para possíveis reconstruções vasculares e limpeza do órgão.

- Etapas a serem seguidas na cirurgia de *Back-table* (bancada ou preparo):
- Estar em ambiente confortável e adequado para o preparo do órgão.
- Usar, sempre que possível, lupa (lente de aumento) para melhor identificação e dissecção do órgão e manipulação cuidadosa dos vasos.
- Importante e necessária a presença de foco de luz adequado.
- Manter sempre o órgão resfriado – o ideal é cerca de 4°C (podendo utilizar termômetros para se aproximar cada vez mais da manutenção da temperatura ideal) e, sempre que possível, manter o órgão o mais submerso possível (Figura 4.4.1).
- Colocar o fígado submerso e em contato somente com a solução de perfusão, sobre saco plástico estéril em um recipiente com soro fisiológico triturado no saco abaixo e acondicionado no saco plástico estéril, imerso na temperatura de 4°C.
- Nesse momento, com intuito de manter boa perfusão e o resfriamento do órgão, e se o cirurgião achar necessário, pode-se perfundir com mais 1 a 2 litros SPS-1 na bandeja.
- Sempre desconfiar de variações anatômicas (veias e artérias), por mais improváveis que sejam. Evitar tração excessiva dos vasos (principalmente das artérias).
- Utilizar sempre materiais vasculares para o preparo do fígado: pinças vasculares, tesouras delicadas e clampes vasculares.

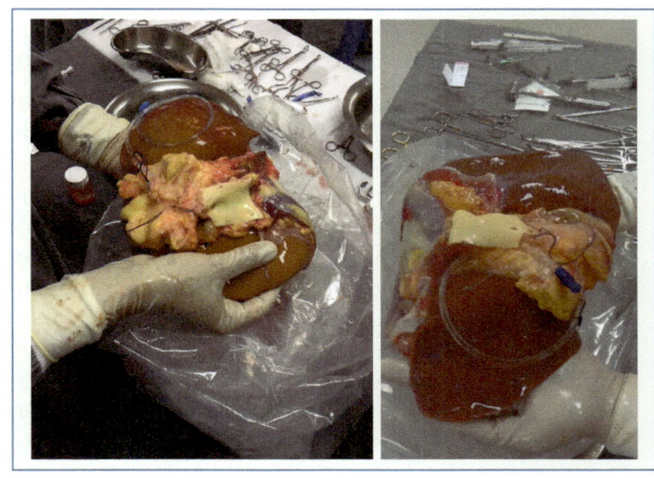

Figura 4.3.1 Cirurgia de bancada: momento de preparo do órgão para ser implantado.

Fonte: Acervo da autoria.

- Inicialmente, é realizado o posicionamento do órgão adequadamente para o cirurgião a fim de posicionar para a dissecção da veia cava retro hepática de forma caudal para cranial, ou seja, o fígado virado posteriormente em sua face visceral. O preparo do fígado se divide em algumas etapas: preparo da veia cava, da veia porta e da artéria hepática.
- O **preparo da veia cava** retro-hepática se inicia com reparo com algodões agulhados 2.0 ou 3.0 para manter a tração do vaso, em sua porção próxima ao átrio e suprarrenal. As dissecções vasculares sempre são realizadas de maneira lógica e sequencial, ou seja, primeiro dissecamos a face anterior da veia e seguimos pela lateral direita da região suprarrenal até a desembocadura da veia no átrio (com a identificação principalmente da veia suprarrenal direita e da veia diafragmática (frênica) direita, as quais ambas devem ser ligadas cuidadosamente; e, posteriormente, realizamos a dissecção da parte lateral esquerda da veia cava retro hepática, com necessidade (em alguns casos) de liberação do caudado da veia cava ou não da região suprarrenal até o átrio com a identificação e ligadura da veia diafragmática (frênica) esquerda. Por fim, realizaremos a verificação de ramos da

veia cava porção justo local seccionado, onde desembocavam as veias renais (seccionadas na captação) e, posteriormente, os ramos da veia cava porção cefálica (próxima ao átrio) com o diafragma e serão realizadas as respectivas ligaduras dos vasos.

- Seguimos posteriormente com teste da veia cava e ligadura de pequenos vasos. Colocamos clampe vascular na porção cefálica e injetamos solução com pressão pela parte caudal da veia e observamos se existem vasos abertos; o mesmo movimento deve ser realizado ao contrário.
- O segundo momento é o **preparo da veia porta**. A veia porta inicialmente está com parte do pâncreas e com a sonda uretral alocada na veia mesentérica inferior (preferencialmente) ou na veia mesentérica superior. Devemos realizar a dissecção iniciando pela veia mesentérica inferior, seguindo até veia esplênica, veia mesentérica superior e, então, encontramos o tronco da veia porta. A dissecção da veia porta deve ser realizada cuidadosamente até identificação da bifurcação das veias porta direita e esquerda. Nesse momento, também realizamos teste com injeção de solução pela sonda uretral com clampeamento leve da veia na bifurcação e verificação de pequenos vasos e suas respectivas ligaduras.
- Terceiro momento do *Back table* é o **preparo da artéria hepática**. Variações anatômicas sempre podem existir e muitas são identificadas apenas nesse momento da bandeja. Mais comuns são os ramos da gástrica esquerda, ramos mesentéricos e tronco hepatomesentérico.
- Pesquisar ramo arterial para o lobo esquerdo do fígado proveniente da artéria gástrica esquerda. Essa variação anatômica está presente em cerca de 20% a 30% dos indivíduos. Investigação quanto à presença de ramo hepático direito proveniente da artéria mesentérica superior. Essa variação anatômica está presente em cerca de 15% dos indivíduos. Tronco da artéria hepática comum proveniente da artéria mesentérica superior ocorre em menos de 2% dos indivíduos (tronco hepatomesentérico).
- A melhor maneira de evitar lesões é sempre suspeitar das variações, além de manter os pedículos vasculares longos (Figura 4.4.2).

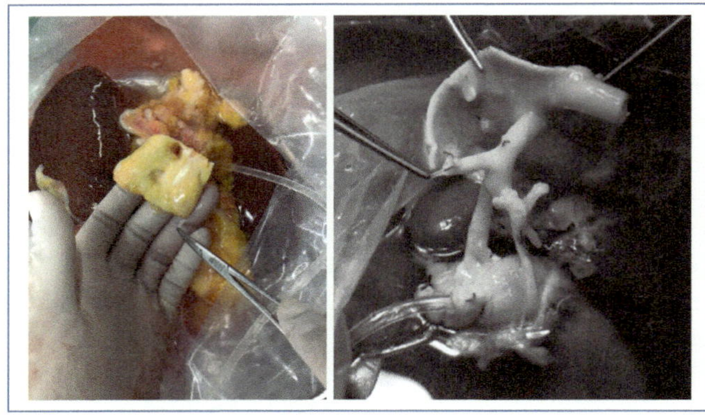

Figura 4.4.2 **Preparo (*Back table*) da artéria hepática desde o** *patch* **da aorta no troco celíaco. Reconstrução de ramo de artéria hepático direita proveniente da artéria mesentérica superior com artéria esplênica.**

Fonte: Acervo da autoria.

- Hemostasia rigorosa dos vasos com ligaduras cautelosas. Preparo da artéria desde o tronco celíaco; o limite da dissecção arterial é a artéria gastroduodenal. Ramos da gástrica esquerda são frágeis e pequenos; evitar remoção excessiva do tecido adjacente. Atentar para os ramos de artéria mesentérica superior e outras variações mais raras.
- Sempre preparar os enxertos vasculares (veias e artérias ilíacas).
- Manter o órgão armazenado e submerso a 4°C durante o *Back table*, transporte e espera para o implante.

Referências

1. Busuttil RW, Colonna II JO, Hiatt JR, Brems JJ, el Khoury G, Goldstein LI et al. The First 100 Liver Transplants at UCLA. Ann Surg. 1987;206(4):387-402.
2. Andraus W, Haddad LB, Ducatti L, Martino RB, Santos VR, D'Albuquerque LA. Artery Reconstruction in Liver Transplantation: The Best Reconstruction of Right Hepatic Artery Variation. Arq Bras Cir Dig. 2013;26(1):62-5.
3. D'Albuquerque LA, Gonzalez AM, Letrinda RF, Copstein JL, Larrea FI, Mansero JM et al. Use of the Splenic Artery for Arterial Reconstruction in Living Donor Liver Transplantation. Transplant Proc. 2007;39(10):3202-3.
4. Fernandes RC [coord. exec.], Soler WV, Pereira WA [coord. Geral]. Diretrizes Básicas para Captação e Retirada de Múltiplos Órgão e Tecidos da Associação Brasileira de Transplante de Órgãos. São Paulo: Associação Brasileira de Transplante de Órgãos (ABTO); 2009.

4.5

Transplante Com Doador Falecido – Cirurgia do Receptor

Paola Sofia Espinoza Alvarez | Rafael Soares Nunes Pinheiro

4.5.1 CONCEITOS GERAIS

O transplante ortotópico de fígado é o tratamento de escolha para pacientes com doença hepática terminal. O primeiro transplante hepático em humanos ocorreu em Denver, nos Estados Unidos, liderado pelo icônico cirurgião Dr. Thomas Starzl, em 1963. Starzl desenvolveu as bases técnicas do transplante de fígado e da captação dos órgãos abdominais que são aplicadas até hoje, além de ter sido pioneiro na utilização da ciclosporina como agente imunossupressor, o que possibilitou o transplante de fígado (TF) passar de procedimento experimental a modalidade terapêutica.

A despeito da evolução anestésica, medicamentosa e cirúrgica, a cirurgia do receptor continua sendo um procedimento desafiador até os dias de hoje, pois o paciente costuma ter uma associação "explosiva" de fatores de risco. A hipertensão portal, coagulopatia, sarcopenia e *status performance* baixo no pré-operatório alçam nesse paciente a condição de alto risco cirúrgico para qualquer tipo de intervenção. Associam-se a esse contexto clínico desfavorável as dificuldades técnicas recorrentes, como a liberação do fígado cirrótico da veia cava, a hipertrofia do lobo caudado, a trombose portal e as aderências em decorrência de peritonites, biópsias ou outros procedimentos prévios.

Para a redução do sangramento, é importante a realização de hemostasia rigorosa durante todas as etapas do procedimento. São consideradas boas práticas:

1. Redução ao máximo de dissecção romba, preferindo a utilização da coagulação com bisturi monopolar para liberação das estruturas.
2. Utilização de ligaduras para hemostasia de estruturas vasculares, mesmo as de calibre diminuto. A hemostasia obtida pela fulguração térmica é momentaneamente eficaz, mas distúrbios de coagulação podem causar ressangramentos.
3. Emprego do bisturi bipolar para controle de sangramentos difusos. Esse bisturi deve ser empregado com as pás entreabertas e paralelas ao local do sangramento. O aspirador deve ser posicionado próximo ao bisturi, sem tocá-lo, e uma solução salina deve ser aplicada de forma intermitente.
4. Proteção das estruturas adjacentes em detrimento do fígado cirrótico, sendo preferível realizar a dissecção o mais próxima possível dele. Pois mesmo que ocorra alguma lesão de parênquima hepático, ele será resolvido com a retirada do órgão.

4.5.1.1 Incisão

A cirurgia do receptor requer ampla exposição do andar superior do abdome, para possibilitar a mobilização do fígado pela secção dos seus principais ligamentos e pela liberação das demais estruturas adjacentes. A exposição total do abdome superior é obtida por meio de incisão subcostal bilateral com extensão mediana até o processo xifoide (Figura 4.5.1). Essa incisão é popularmente conhecida como incisão de Mercedes, por lembrar a estrela de três pontas símbolo da montadora de veículos homônima. Ela foi a principal incisão utilizada no passado para o TF, contudo, ela é mais mórbida por seccionar os músculos reto abdominais direito e esquerdo, consequentemente apresentando maior risco de hérnia. Atualmente, reservamos esse tipo de incisão apenas para casos selecionados, em especial:

1. Fígados de grandes proporções: nos casos de hepatomegalia significativa, como os pacientes com doença, essa incisão permite melhor acesso e mobilização do fígado.
2. Íntimo contato do lobo hepático esquerdo com o baço: a incisão de Mercedes oferece melhor exposição do lado esquerdo e garante mais segurança para liberação do fígado do baço.

Atualmente, a via de acesso mais empregada para o TF é a incisão mediana com prolongamento subcostal à direita (Figura 4.5.2), denominada incisão em "J" pela semelhança com a décima letra do alfabeto. O posicionamento do prolongamento subcostal direito deve ser guiado pelo ponto médio entre o rebordo costal e a crista ilíaca. Alguns estudos demonstraram que a incisão em forma de J predispõe a menos complicações precoces e tardias da parede abdominal, sem desvantagens durante a hepatectomia e o implante do enxerto.

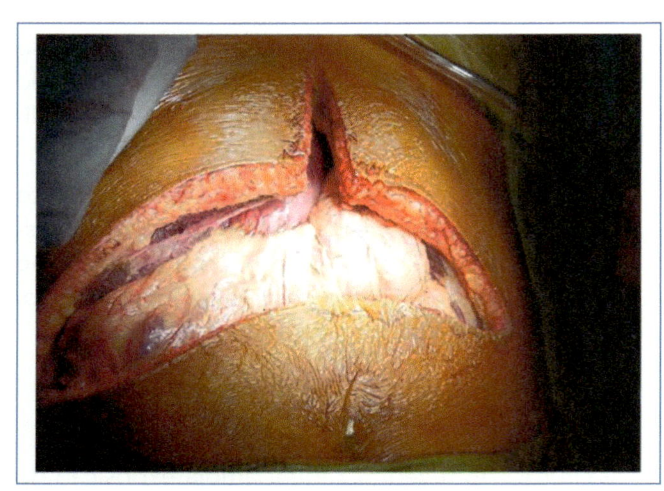

Figura 4.5.1 Principais incisões abdominais usadas no transplante de fígado.
Fonte: Acervo da autoria.

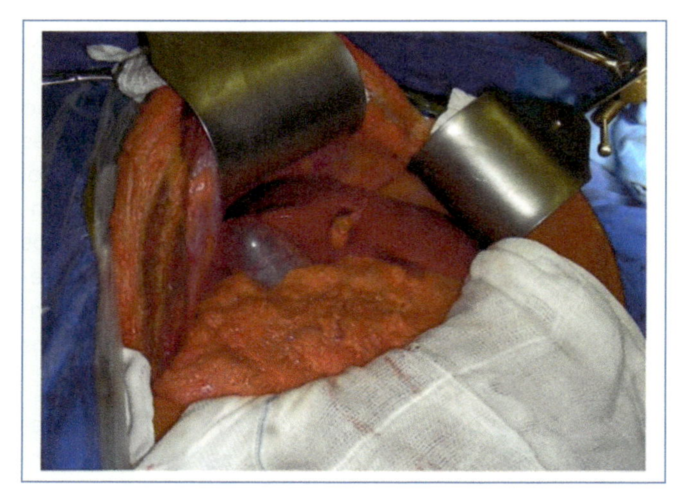

Figura 4.5.2 Incisão em "J".
Fonte: Acervo da autoria.

4.5.1.2 Mobilização do fígado

Depois que o abdome é aberto e os afastadores colocados, a veia para-umbilical recanalizada é ligada e dividida. O ligamento falciforme é dissecado até as veias hepáticas com cautela, prosseguindo com a divisão dos ligamentos triangulares e coronários esquerdo e direito em direção à veia cava inferior (VCI). As veias hepáticas D e tronco da média e esquerda devem ficar expostas, assim como as laterais da veia cava. Cuidado especial deve ser aplicado na liberação da glândula adrenal direita, que comumente está bastante aderida ao fígado cirrótico, podendo causar sangramento persistente em caso de lesão.

Os ligamentos hepatogástrico e hepatoduodenal são divididos até o nível da VCI. Uma variação anatômica relativamente comum é a artéria hepática esquerda com origem da artéria gástrica esquerda, podendo ser uma artéria acessória ou substituta. Nessa situação, esse ramo arterial deve ser ligado e seccionado durante a liberação do ligamento hepatogástrico.

Ao término desses passos ,o fígado estará livre das estruturas adjacentes, mantendo contato direto apenas pela cava e pelas estruturas do hilo hepático.

4.5.1.3 Estruturas hilares

A dissecção do hilo hepático deve preservar todas as estruturas hilares (artéria ducto biliar e porta) para posterior implante do enxerto hepático. Por isso, a dissecção deve ser delicada, evitando-se tração excessiva especialmente da artéria. Outro ponto importante é realizar a dissecção perto da placa hilar, para preservar o comprimento das estruturas e proporcionar o maior número de opções possíveis para a reconstrução na implantação.

Uma boa estratégia é realizar a dissecção do pedículo da vesícula biliar com ligadura e secção da artéria e ducto císticos, prosseguindo a abordagem do hilo logo acima dessas ligaduras. Nessa topografia, comumente se identifica a artéria hepática direita, ducto biliar comum, artéria hepática do segmento IV e artéria hepática esquerda do segmento lateral. Essas estruturas devem ser ligadas e seccionadas.

Em 10% a 15% dos casos, uma artéria hepática direita acessória é identificada posterior ao colédoco e lateral à veia porta. O ducto biliar não deve ser exposto excessivamente, devendo-se preservar os tecidos moles circundantes para não causar danos à sua vascularização.

Após esses procedimentos restará apenas a veia porta no hilo. Ela deve ser isolada e dissecada até próximo o nível da cabeça do pâncreas. Feito isso, existem algumas opções:

1. Ligadura da veia porta antes da liberação da veia cava: essa técnica reduz a perda sanguínea, pois o fígado já está desvascularizado, havendo o risco

de sangramentos somente das veias hepáticas ou de drenagem direta. A liberação costuma ser mais rápida pela possibilidade de ligar os vasos apenas para o lado da veia cava. O problema dessa estratégia é o maior tempo da fase anepática e de congestão mesentérica.

2. Liberação completa do fígado da veia cava e posterior clampeamento da veia porta, no momento da extração hepática: o tempo anepático é menor, contudo, a liberação do fígado costuma ser mais demorada e com maior potencial para perda sanguínea.
3. Realização de derivação sistêmica temporária, por meio de anastomose término lateral da porta na cava (Figura 3): apesar de não haver evidências científicas de que esse procedimento seja benéfico, sua utilização parece ser positiva por reduzir a congestão venosa mesentérica, aumentar o retorno venoso sistêmico e reduzir o sangramento durante liberação do fígado da veia cava. Por esses motivos, recomendamos a realização desse procedimento no TF.

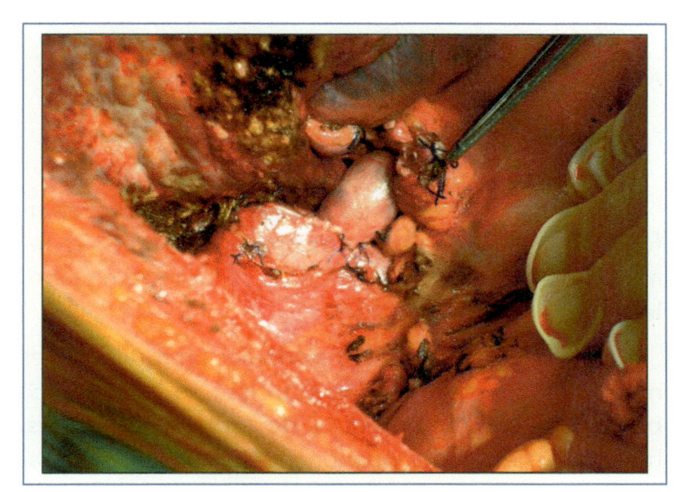

Figura 4.5.3 **Anastomose término-lateral da porta na cava ou *shunt* porto-cava.**

Fonte: Acervo da autoria.

A próxima etapa é a mais desafiadora da hepatectomia, que é a resolução da intensa aderência entre o fígado cirrótico e a veia cava retro-hepática. As técnicas mais comuns para resolução desse problema são apresentadas a seguir.

4.5.2 MANEJO DA CAVA: TÉCNICA DE *PIGGYBACK*

Essa foi a primeira técnica de hepatectomia com preservação da veia cava retro-hepática, sendo a mais utilizada até hoje. Seu nome é originário de uma expressão idiomática inglesa que significa levar uma pessoa nas costas. Assim, seria como se a cava do receptor levasse o implante hepático *pendurado em suas costas.*

O fígado do receptor é dissecado da VCI da lateral direita para esquerda. Os ramos venosos que drenam os segmentos posteriores do fígado são ligados e divididos (Figura 4.5.4). Ao se individualizar a VHD, ela é ocluída com pinça de Satinsky e seccionada; essa manobra permite maior amplitude de rotação do fígado da direita para esquerda, expondo melhor os ramos venosos hepáticos, especialmente do lobo caudado. A maior parte desses vasos pode ser ligada; os mais calibrosos devem ser suturados para garantir a hemostasia mesmo com as variações da pressão venosa central. Restará apenas o tronco das veias hepáticas média e esquerda, que deve ser ocluído com outra pinça de Satinsky. Após sua secção, o fígado é retirado da cavidade. A secção da veia hepática direita e de ramos mais calibrosos pode ser realizada por meio de grampeador vascular. Finalizada a hepatectomia total, é um bom momento para realização de hemostasia rigorosa para reduzir o sangramento após a revascularização do enxerto, além de ser mais fácil pelo maior espaço livre no campo cirúrgico.

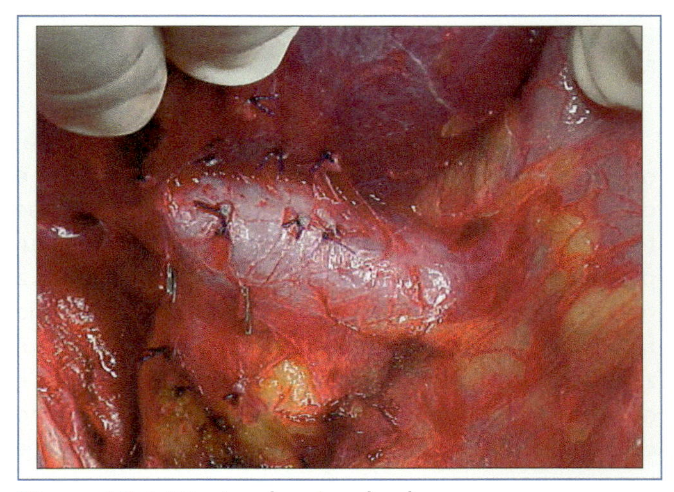

Figura 4.5.4 **Técnica do *piggyback*.**

Fonte: Acervo da autoria.

A descrição original do *piggyback* propõe a colocação de uma pinça vascular perpendicular à veia cava no nível das veias hepáticas, realizando um clampeamento parcial da veia cava e permitindo a criação de um orifício comum pela união dos óstios das veias hepáticas direita, média e esquerda. A VCI supra-hepática do doador é suturada com prolene 4-0, criando uma ampla via de drenagem sanguínea proveniente do fígado. Contudo, como a VHD emerge da VCI posteriormente e as VHM/E são mais anteriores, para incluir as 3 veias hepáticas no clampeamento, a pinça vascular precisa interromper quase completamente o fluxo sanguíneo, reduzindo significativamente o retorno venoso. Assim, recomendamos uma variação da técnica, que consiste na sutura do óstio da VHD, clampeamento parcial da veia cava com abertura dos óstios da VHM/E e ampliação lateral com abertura da veia cava anterior (Figura 4.5.5). Dessa forma, a redução do retorno venoso é menor e o orifício na cava permanece com dimensões adequadas.

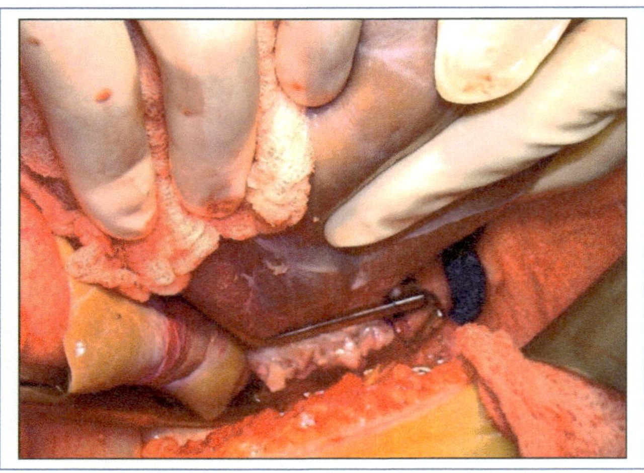

Figura 4.5.5 **Óstios da VHD e VHM/E clampeados.**
Fonte: Acervo da autoria.

Preparado o óstio da veia cava, o fígado do doador é colocado na cavidade. A primeira anastomose é da drenagem venosa, sendo realizada a anastomose término-lateral entre a cava do receptor e a cava supra-hepática do enxerto, com prolene 4-0. Durante a realização dessa anastomose, inicia-se a lavagem do fígado com solução cristaloide gelada a fim de reduzir eletrólitos contidos na solução de preservação e manter o fígado gelado por mais tempo. Ao término da lavagem, a veia cava infra-hepática do enxerto é ligada com fio de algodão 0.

Finalizada a anastomose da veia cava, uma pinça vascular semirreta é colocada, ocluindo somente a veia cava do enxerto (Figura 4.5.6), com o objetivo de restabelecer o retorno venoso do paciente. É possível observar algum sangramento da anastomose recém-construída também.

Na sequência, as veias portas do doador e do receptor são cortadas no comprimento apropriado para evitar a redundância ou torção venosa após a retirada dos afastadores. Nesse momento é desfeita a derivação porto-caval temporária. Perceba que durante o clampeamento parcial da cava todo o fluxo portal (em torno de 2 litros de sangue por minuto) estavam ajudando a manter os parâmetros hemodinâmicos do paciente. A abordagem padrão é proceder à anastomose término-terminal entre as veias portais. O nó dos fios da anastomose deve ser realizado com uma folga de cerca de 1 cm para permitir a expansão da veia porta após reperfusão e evitar estenose da anastomose.

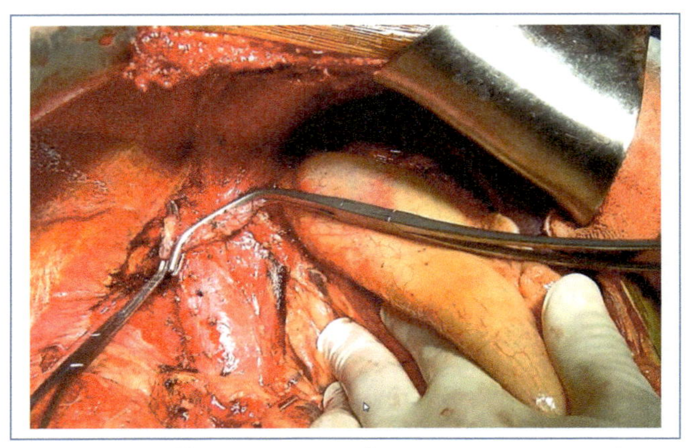

Figura 4.5.6 **Clampeamento da anastomose cava do lado do doador.**
Fonte: Acervo da autoria.

Ao término dessas anastomoses, o fígado é reperfundido com o sangue do receptor, as pinças são removidas e a circulação venosa do receptor é restabelecida através do novo fígado.

A reperfusão do fígado pode ser uma das partes mais instáveis do procedimento. Isso se deve principalmente ao risco potencial de arritmias cardíacas, hipotensão e edema pulmonar secundários à liberação de altas concentrações de potássio e citocinas do fígado para a circulação. A abordagem mais frequente para a reperfusão do enxerto é a veia porta primeiro, seguido por uma reperfusão simultânea, reperfusão retrógrada e reperfusão pela artéria primeiro.

A reperfusão pela veia porta é usada pela maioria dos centros, embora o tempo de isquemia quente seja relativamente menor em comparação com outras técnicas de reperfusão. Deve-se notar que, por conta do único suprimento sanguíneo do ducto biliar pelo plexo vascular peribiliar composto por ramos que surgem diretamente da artéria hepática, o tempo isquêmico do próprio sistema biliar é de fato prolongado. Técnicas alternativas de reperfusão de enxerto como a reperfusão pela artéria primeiro e a reperfusão simultânea prometem melhorar o fluxo sanguíneo arterial do plexo vascular biliar, mas geralmente são usadas em menor frequência por não terem benefícios comprovados.

Outra técnica de reperfusão consiste na liberação do fluxo portal e manutenção do clampeamento da veia cava supra-hepática do enxerto, desde que o óstio da veia cava infra-hepática do enxerto ainda esteja aberto. A lógica dessa estratégia é impedir que o fluxo inicial de sangue, que carrega mais eletrólitos da solução de preservação, citocinas da lesão de isquemia/reperfusão e com menor temperatura, não caia na corrente sanguínea, sendo aspirado na cavidade. Após alguns segundos (e mililitros de sangue aspirado), realiza-se a liberação do clampeamento da veia cava supra-hepática e ligadura da sua porção infra-hepática da cava do enxerto. Teoricamente, esse procedimento é vantajoso nas seguintes ocasiões:

- pacientes que apresentam, no momento da revascularização, hipotermia, hipercalemia e/ou instabilidade hemodinâmica;
- tempo de isquemia prolongado do enxerto (12 horas ou mais);
- quando se utiliza sistemas de aspiração com recuperação de hemácias no intraoperatório.

4.5.3 MANEJO DA CAVA: TÉCNICA LATERO-LATERAL

Uma abordagem alternativa da técnica do *piggyback* é a realização de uma anastomose latero-lateral da veia cava do receptor e do doador. A hepatectomia total do fígado nativo é realizada da mesma forma que na técnica de *piggyback*, contudo, ao seu final, os óstios das veias hepáticas são suturados.

Alguns passos a mais devem ser tomados na cirurgia de bancada para preparação do enxerto hepático, sendo necessária a liberação do caudado da veia cava retro-hepática e a sutura contínua das extremidades da veia cava (supra e infra-hepáticas). Após completar esses passos, o cirurgião deve posicionar uma pinça de Satinsky na parede anterior da cava do receptor, no sentido longitudinal. Essa é uma vantagem dessa técnica, pois boa parte da veia permanece pérvia, garantindo bom retorno venoso durante o clampeamento. Na sequência, são feitas venotomias longitudinais na porção média da VCI do doador e do receptor, tomando o cuidado de ressecar alguns milímetros de parede da veia cava do receptor, para garantir um amplo óstio, assim como a abertura da veia cava do doador deve expor completamente os óstios das veias hepáticas, afim de evitar bloqueio do fluxo sanguíneo hepático. A anastomose venosa é realizada com suturas de prolene 4-0. Classicamente, o cirurgião posiciona-se a esquerda do paciente para confeccionar essa anastomose.

4.5.4 MANEJO DA CAVA: TÉCNICA CONVENCIONAL

O transplante hepático convencional envolve a resecção do fígado nativo com a veia cava inferior (VCI) retro-hepática. Essa foi a primeira técnica empregada para o transplante de fígado em humanos. A principal complicação dessa estratégia é a instabilidade hemodinâmica durante o clampeamento total da cava. Para superar esse desafio, Starzl empregou uma bomba de circulação extracorpórea para garantir o retorno venoso (sistêmico e portal) para manutenção do débito cardíaco (*by-pass* venovenoso). Com a evolução das técnicas anestésicas, a necessidade do *by-pass* é restrita a alguns casos.

O bypass venovenoso é um sistema em "Y" para permitir a drenagem do sangue da VCI e da veia porta para a veia cava superior através de uma cânula inserida pela veia axilar ou jugular do paciente durante a fase anepática. Pode ser utilizado rotineira ou seletivamente em pacientes com instabilidade hemodinâmica após um ensaio de clampeamento total da VCI. As vantagens do desvio venoso incluem:

- evitar a instabilidade cardiovascular que ocorre com a redução do retorno venoso ao coração;
- redução da perda de sangue em razão da descompressão da circulação portal, minimizando os requerimentos de transfusão e volume;
- prevenção de estase mesentérica e edema intestinal;
- maior rapidez na hepatectomia, por retirar o fígado nativo com a veia cava.

Contudo, o *by-pass* venovenoso pode causar complicações como seroma no local da inserção das cânulas, hipotermia, hematoma, infecção da ferida, trombose venosa, lesão nervosa e embolia.

Então, no transplante convencional, após liberação do hilo hepático, segue-se com a ligadura e secção da veia porta. Introduz-se uma cânula na veia porta e inicia-se o desvio do sangue para portal para a veia axilar. Outra cânula é inserida na VCI ao nível das veias renais, através da dissecção da veia safena ou punção da femoral. Disseca-se a veia cava infra e supra-hepática para colocação de pinças vasculares com interrupção do fluxo sanguíneo. Como a bomba do *by-pass* já está em funcionamento, geralmente não há repercussão hemodinâmica nessa fase. Retira-se o fígado com a veia cava.

O implante do enxerto hepático é feito através da anastomose da veia cava supra e infra-hepática com prolene 4-0, entre os cotos de veia cava do receptor e do doador. O restante da revascularização segue os mesmos princípios das demais técnicas.

Atualmente, o transplante convencional é reservado a situações especiais, pois envolve no uso de circulação extracorpórea e a realização de uma anastomose adicional.

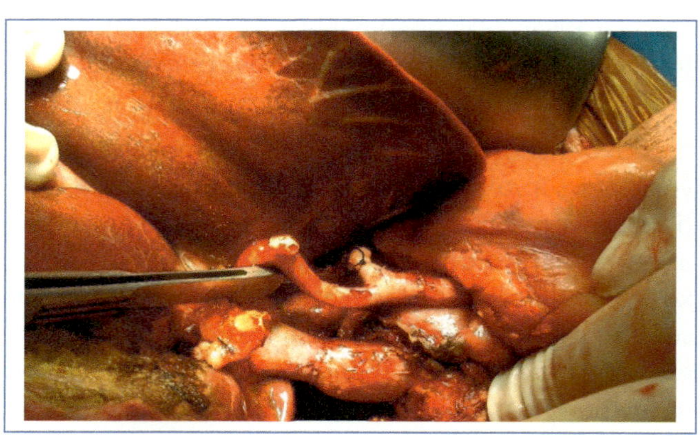

Figura 4.5.7 **Reconstrução arterial.**
Fonte: Acervo da autoria.

4.5.5 RECONSTRUÇÃO ARTERIAL

Após a revascularização, é realizada uma rápida hemostasia, com intuito de realizar a anastomose arterial o mais rapidamente possível (Figura 7). Existem várias estratégias que podem ser utilizadas para a construção da anastomose arterial hepática. Uma questão técnica importante na dissecação da artéria hepática é iniciar a dissecção da artéria no nível dos ramos direito e esquerdo e avançar para a confluência e à artéria gastroduodenal e, por fim, à artéria hepática comum. Isso permite ao cirurgião selecionar qual parte da artéria proporciona melhor correspondência de tamanho com a artéria hepática do doador.

Mais comumente, a artéria hepática comum do receptor é usada para o fluxo arterial. Um *patch* arterial pode ser feito na bifurcação dos ramos direito e esquerdo da artéria hepática ou na bifurcação da artéria hepática própria e da artéria gastroduodenal do receptor. No lado do doador, um *patch* pode ser configurado na junção da artéria gastroduodenal e da artéria hepática própria. Idealmente, a artéria não deve ficar redundante para evitar pontos de estenose. Em caso de variação anatômica, a artéria hepática direita acessória pode servir como fluxo arterial para o enxerto, desde que possua diâmetro e fluxo suficientes.

Quando o fluxo é insuficiente na artéria hepática do receptor, o primeiro passo é seguir na dissecção do tronco celíaco do receptor; caso não seja possível conseguir um bom fluxo sanguíneo, um conduto arterial deve ser confeccionado. Utiliza-se a artéria ilíaca do doador falecido; sua porção proximal pode ser conectada à aorta infrarrenal. Embora esse enxerto aorto-hepático ofereça excelente fluxo arterial para o fígado, essa técnica é um fator de risco significativo para o desenvolvimento de trombose da artéria hepática, mesmo que tardia.

4.5.6 RECONSTRUÇÃO BILIAR

Existem duas possibilidades para reconstrução biliar: a anastomose primária colédoco-coledociana e a colédoco-jejunostomia em Y de Roux. A anastomose colédoco-coledociana término-terminal é geralmente a abordagem preferida (Figura 4.5.8). Contudo, recomenda-se uma coledocojejunostomia em receptores com um conduto biliar primário desvascularizado e em pacientes nos quais há uma diferença significativa de tamanho entre os colédocos dos doadores e dos receptores.

Em comparação com a coledocojejunostomia, as anastomoses colédoco-coledociana são tecnicamente mais simples e preservam o esfíncter de Oddi, como uma barreira natural ao refluxo bacteriano no trato biliar, reduzindo infecções ascendentes. Além disso, essa técnica correlaciona-se com menor tempo de cirurgia e tem uma vantagem substancial, que é a possibilidade de diagnóstico e manipulação endoscópica, caso necessário.

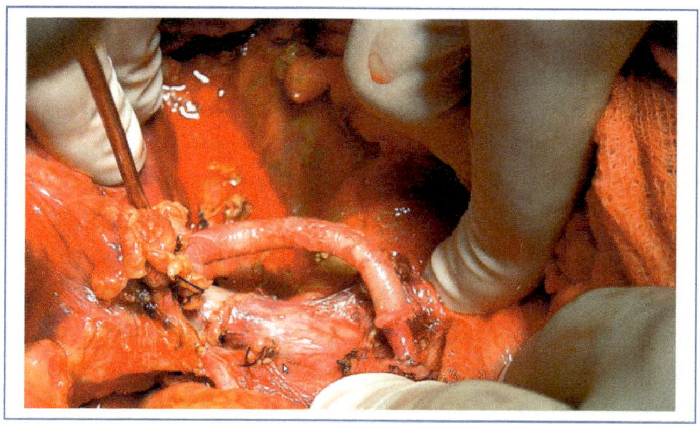

Figura 4.5.8 **Anastomose colédoco-coledociana.**
Fonte: Acervo da autoria.

A anastomose pode ser realizada com uma sutura absorvível em monofilamento contínua ou com pontos separados. Não parece haver diferenças significativas em vazamentos ou estenoses anastomóticas quando comparadas às suturas com pontos separados *versus* as contínuas. Alguns autores defendem o emprego de fios inabsorvíveis, como o prolene, apresentando também bons resultados.

A inserção de drenos biliares intraoperatórios foi descrita na tentativa de mitigar as complicações biliares, mas estudos retrospectivos não demonstram redução do risco de complicações biliares pós-transplante. Atualmente, sua utilização está limitada a casos mais complexos.

4.5.7 SITUAÇÕES ESPECIAIS

4.5.7.1 Trombose da veia porta

A incidência de trombose da veia porta (TVP) se correlaciona com a gravidade da cirrose, sendo um problema recorrente no contexto do transplante de fígado. A TVP geralmente surge dentro do fígado e se estende para baixo na porção extra-hepática da veia porta. Em alguns casos, a trombose se estende ainda até os ramos mesentéricos, resultando em trombose venosa esplâncnica (TVE).

Apesar do progresso nas imagens pré-operatórias, um número substancial de casos de TVP ou TVE ainda é descoberto na hora do transplante hepático. A ultrassonografia Doppler continua sendo o exame diagnóstico inicial mais comum, mas possui limitações na detecção de trombose por conta da recanalização (espontânea ou médica) e no caso de extensão do trombo nas veias mesentéricas, que nem sempre pode ser visualizado com clareza. Portanto, a tomografia computadorizada e a ressonância magnética têm papel importante no diagnóstico dessa condição.

A classificação de Yerdel (Tabela 4.5.1.) de TVP obteve a maior aceitação e aplicação clínica generalizada.

Tabela 4.5.1 **Classificação de Yerdel para trombose da veia porta.**

Grau I	< 50% da luz, com ou sem mínima obstrução da veia mesentérica superior
Grau II	Grau I com obstrução > 50%, incluindo obstrução total
Grau III	Obstrução completa da veia porta e da veia mesentérica superior proximal
Grau IV	Obstrução completa da veia porta e veia mesentérica superior

Fonte: Desenvolvida pela autoria.

A estratégia inicial para os graus I e II é a extração do trombo. Geralmente, a camada mais interna do veia também é ressecada pela forte aderência entre ambos (tromboendovenectomia). O descolamento do trombo da parede venosa pode ser facilitado pelo emprego de uma espátula de endarterectomia ou descolador de dura-máter. Esse procedimento deve ser feito com cautela para evitar lesões vasculares. O sucesso da retirada do trombo pode ser verificada pela restauração de um fluxo sanguíneo portal adequado.

A tromboendovenectomia com eversão é outra técnica cirúrgica aplicável às tromboses tipo III. O trombo é libertado com a ajuda de uma pinça vascular evertendo a parede venosa e tracionando a borda livre do coágulo com uma pinça. Injeção de soro fisiológico sob pressão pode auxiliar no descolamento mais profundo.

Quando o fluxo portal for insuficiente mesmo após essas manobras, ainda existe a possibilidade da interrupção de derivações porto-sistêmicas para otimizar o fluxo portal. Um local comum de derivações espontâneas é no território esplenorrenal; nesses casos, é possível realizar a ligadura da veia renal esquerda próximo à emergência da cava. A função renal é preservada e a derivação é indiretamente interrompida.

Quando o fluxo portal não é restabelecido após essas manobras em pacientes com trombose grau I e II, a veia mesentérica superior (VMS) deve ser dissecada para implantação de um enxerto interposto. Usualmente, emprega-se um segmento de veia ilíaca comum e/ou externa, que é captada com o enxerto hepático, confeccionado uma anastomose término-lateral na parede anterior da VMS. A outra extremidade é anastomosada no sentido término-terminal na porta do fígado a ser implantado.

Pacientes com trombose grau III ou comprometimento da VMS devem ser submetidos a reconstruções não anatômicas, que podem consistir na anastomose (eventualmente com um enxerto venoso interposto) da veia porta com veias colaterais do receptor (coronárias ou pericoledocianas) com calibre significativo (> 2 cm). Em algumas situações, uma anastomose renoportal usando um enxerto de veia ilíaca livre entre a veia renal esquerda do receptor e a veia porta do doador (anastomose término-terminal ou termino-lateral) pode fornecer adequado fluxo portal. Essa técnica é particularmente indicada na vigência de derivações espleno-renais.

Pacientes com trombose grau IV idealmente são candidatos ao transplante multivisceral, já que permite a substituição de todo o sistema venoso esplâncnico do receptor. Caso o paciente apresente alguma veia colateral de grande calibre (> 2 cm), o transplante apenas do fígado ainda pode ser indicado em centros de grande volume. Outras estratégias de revascularização não devem ser indicadas no pré-operatório em razão dos piores resultados, entretanto, caso a insuficiência de fluxo portal seja identificada no intraoperatório, pode ser realizado:

- **Arterialização da veia porta:** método simples para restaurar o fluxo portal para o enxerto, anastomosando a veia porta do enxerto a uma artéria do receptor (hepática, gastroduodenal, aorta supra ou infrarrenal). No entanto, essa técnica é associada à significativa mortalidade por hemorragia, insuficiência cardíaca direita e trombose aguda da veia porta.
- **Hemitransposição cavo-portal:** representa uma técnica excepcional para superar uma extensa trombose venosa esplâncnica. A VCI é usada para perfundir a veia porta do enxerto. Realiza-se uma anastomose término-lateral entre a VCI e a porta, associada a uma ligadura quase completa da veia cava retro-hepática para garantir que parte do fluxo portal será redirecionado para o enxerto. Esse procedimento possui alta mortalidade principalmente em razão de sepse e falência de múltiplos órgãos, além de não resolver problemas relacionados à hipertensão portal.

4.5.8 EXTREMOS DE TAMANHO DO ENXERTO

4.5.8.1 Fígados grandes

Algumas vezes, o enxerto hepático pode ficar grande para a cavidade do receptor. A redução do órgão na bandeja é procedimento pouco utilizado, já que é pouco efetiva para redução da dimensão anteroposterior, que está justamente relacionada com as principais complicação, como compressão da veia cava inferior e impossibilidade de fechamento da cavidade. Nessa situação, o fechamento somente da pele ou realização de curativo a vácuo são opções para evitar a síndrome compartimental e postergar o fechamento definitivo do plano fascial, dando tempo para reabsorver o edema.

4.5.8.2 Enxerto pequeno

Esporadicamente, um doador pediátrico pode ser alocado para um receptor adulto. Para reduzir os riscos de trombose de artéria e disfunção do enxerto, é recomendável evitar enxertos com peso inferior a 0,8% em relação ao peso do receptor. Algumas vezes, é interessante realizar o implante da cava pela técnica latero-lateral posicionando o fígado um pouco mais inferiormente, para evitar que as estruturas do hilo do receptor (em especial artéria e via biliar) fiquem demasiadamente longe do enxerto.

Pacientes com hipertensão exuberante e relação peso do enxerto/peso do receptor limítrofe parecem se beneficiar da ligadura perdida da artéria esplênica, com objetivo de redução da pressão portal.

Referências

1. Eghtesad B, Kadry Z, Fung J. Technical Considerations in Liver Transplantation: What a Hepatologist Needs to Know (and Every Surgeon Should Practice). Liver Transpl 2005;11(8):861-71.
2. Adani GL, Rossetto A, Bitetto D, Bresadola V, Baccarani U. Which Type of Incision for Liver Transplantation? Liver Transpl. 2009;15(4):452.
3. Wiederkehr JC, Igreja MR, Gonçalves N, Sequinel AP, Sampaio ALK, Montemezzo GP et al. Comparison of J-Shaped Incision and Mercedes Incision for Liver Transplantation. J Surgery. 2015;3(1):3.
4. Lee L, Foley D. Technical Aspects of Orthotopic Liver Transplantation for Hepatocellular Carcinoma. Surg Clin North Am. 2016;96(2):269-81.
5. Czigany Z, Scherer MN, Pratschke J, Guba M, Nadalin S, Mehrabi A et al. Technical Aspects of Orthotopic Liver Transplantation — a Survey-Based Study Within the Eurotransplant, Swisstransplant, Scandiatransplant, and British Transplantation Society Networks. J Gastrointest Surg. 2019;23(3):529-37.
6. Kienlein S, Schoening W, Andert A, Kroy D, Neumann UP, Schmeding M. Biliary Complications in Liver Transplantation: Impact of Anastomotic Technique and Ischemic Time on Short- and Long-Term Outcome. World J Transplant. 2015;5(4):300-9.

7. Mangus RS, Fridell JA, Vianna RM, Cooper AB, Jones DT, Tector AJ. Use of the Piggyback Hepatectomy Technique in Liver Transplant Recipients with Hepatocellular Carcinoma. Transplantation. 2008;85(10):1496-9.

8. Lai Q, Spoletini G, Pinheiro RS, Melandro F, Guglielmo N, Lerut J. From Portal to Splanchnic Venous Thrombosis: What Surgeons Should Bear in Mind. World J Hepatol. 2014;6(8):549-58.

9. Addeo P, Noblet V, Naegel B, Bachellier P. Large-for-Size Orthotopic Liver Transplantation: A Systematic Review of Definitions, Outcomes, and Solutions. J Gastrointest Surg. 2020;24(5):1192-200.

10. Nguyen JH, Harnois DM. Incidence and Outcome of Small for Size Liver Grafts Transplanted in Adult Recipients. Transplant Proc. 2018;50(1):198-201.

4.6

Transplante Intervivos – Cirurgia do Doador

Daniel Reis Waisberg | Wellington Andraus

4.6.1 INTRODUÇÃO

A escassez de órgãos para transplante permanece como um dos maiores desafios para a comunidade médica atualmente. Um dos meios de aumentar a oferta de órgãos foi o desenvolvimento do transplante intervivos. No caso do transplante renal, houve grande desenvolvimento dessa modalidade, especialmente em razão de o rim ser um órgão pareado, a nefrectomia laparoscópica ser bem difundida e a morbidade da operação para o doador ser baixa. Apesar de todo o desenvolvimento da cirurgia hepatobiliopancreática nos últimos anos, a hepatectomia permanece como uma operação mais complexa e de maior risco que a nefrectomia, o que limitou inicialmente o crescimento do transplante hepático intervivos. Entretanto, a elevada mortalidade na lista de espera por um transplante hepático motivou o desenvolvimento dessa técnica no final dos anos 1980. Nesse contexto, destaca-se o papel pioneiro do Hospital das Clínicas da Faculdade de Medicina da Universidade de São Paulo (HC-FMUSP), que, em 1988, realizou o primeiro transplante intervivos do mundo, envolvendo um receptor pediátrico de um enxerto de segmento lateral esquerdo proveniente de sua mãe. Ao longo dos anos 1990, houve um massivo desenvolvimento da técnica, ampliando o espectro para recipientes adultos, principalmente nos países asiáticos, onde há um déficit grande de doadores falecidos por questões culturais. Atualmente, o transplante hepático envolvendo o doador vivo é um procedimento padronizado e realizado de modo rotineiro, tanto em pacientes pediátricos quanto em adultos, correspondendo à maior parte dos transplantes hepáticos em países como Coreia do Sul e Japão. No ocidente, o número de transplantes intervivos adulto é mais baixo, sobretudo em razão da maior disponibilidade de doadores falecidos e à maior complexidade desse tipo de transplante.

O princípio primordial para a hepatectomia no doador intervivos é a garantir a segurança do doador, uma vez que se trata de um indivíduo saudável que se submete com objetivo altruísta a uma operação com riscos potenciais. Deve-se lembrar que o volume do remanescente hepático no receptor deve ser ao menos 25% a 30%. No caso do transplante intervivos em pacientes adultos, as duas opções de enxerto mais comuns são o lobo esquerdo ou direito. Idealmente, a relação peso do enxerto / peso do receptor (GW/RW) ou a relação volume do enxerto / volume padrão do fígado devem ser, respectivamente, maiores que 0,8% e 35%. Por esse motivo, a maioria dos centros utiliza rotineiramente o lobo direito em adultos em virtude de sua maior massa, apesar da maior incidência de variações anatômicas biliares e maior porte cirúrgico da hepatectomia direita. Para cálculo do peso do enxerto, é importante observar que a volumetria hepática realizada em tomografia de abdome geralmente superestima o peso do enxerto em cerca de 20%.

Neste capítulo, focaremos nas operações mais comuns realizadas no doador para transplante hepático intervivos em adultos, que são as hepatectomias direita e esquerda. Em geral, a operação do doador se inicia antes da cirurgia do receptor, para se assegurar que não há variações anatômicas que impeçam a realização da hepatectomia com segurança. A exceção são casos de transplante por neoplasia maligna no receptor, em que se inicia a operação nesse paciente para se verificar a ausência de disseminação extra-hepática da doença.

4.6.2 HEPATECTOMIA DIREITA PARA TRANSPLANTE INTERVIVOS

Geralmente, realiza-se laparotomia mediana com prolongamento transversal (incisão de Makuchi ou em formato de "J") de menor extensão que o utilizado em receptores. Após seção do ligamento falciforme e redondo, realiza-se colecistectomia e insere-se um cateter (por exemplo, sonda uretral fina) no ducto cístico para colangiografia intraoperatória (Figura 4.6.1A). Checa-se assim a anatomia da via biliar previamente estudada com colangiorressonância magnética pré-operatória. É importante a rotação da mesa operatória para se ter uma noção da posição dos ramos biliares direitos anterior e posterior em três dimensões. Variações anatômicas biliares podem estar relacionadas a variações nos ramos portais.

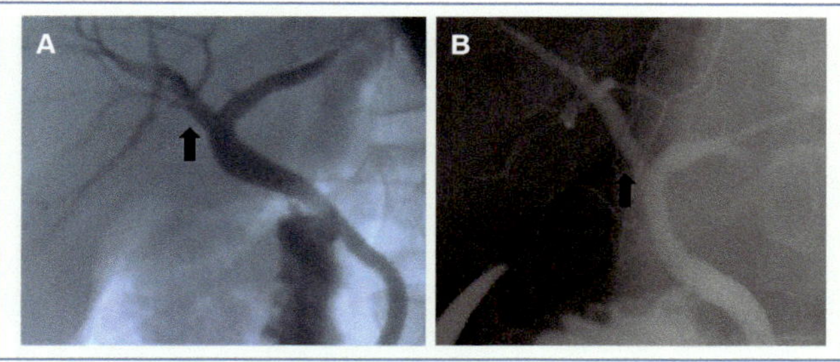

Figura 4.6.1 A) Exemplo de colangiografia intraoperatória realizada no início da operação, demonstrando anatomia biliar favorável para hepatectomia direita, com ducto hepático direito com trajeto relativamente longo antes de ramificações (seta). B) Colangiografia realizada antes da seção do ducto hepático direito. Os fios radiopacos obtidos de gazes cirúrgicas demarcam o local escolhido para secção (seta), que se mostra adequado.

Fonte: Acervo da autoria.

Prossegue-se com a disseção hilar, que deve ser alta e somente manipular as estruturas do fígado direito. Inicia-se pelo isolamento do ramo portal direito. Para tanto, incisa-se o peritônio no hilo mais póstero-lateralmente, separando-se de maneira romba o compartimento anterior, que contém as vias biliares e as artérias, do tronco da veia porta. Prossegue-se por meio de dissecção romba em direção à bifurcação dos ramos portais, isolando-se o ramo direito (Figura 4.6.2A). É comum ser necessária a ligadura de pequenos ramos portais que vão para o lobo caudado, a fim de se visualizar melhor a região da bifurcação. O próximo passo é o isolamento da artéria hepática direita, lembrando-se que o ramo arterial para o segmento IV pode ser originar da mesma, o que é identificado geralmente na tomografia pré-operatória. Nesse caso, deve-se isolá-la após a saída desse ramo. É importante não se dissecar o tecido entre a artéria hepática e o ducto biliar direito, para se evitar isquemia da porção final dele será anastomosada no receptor (Figura 4.6.2B). Após isolamento da artéria hepática direita e ramo portal direito, segue-se com a oclusão temporária deles, a fim de se demarcar a linha de transecção no enxerto ao longo da linha de Cantlie, utilizando-se o bisturi elétrico. Em seguida, procede-se com a secção dos ligamentos triangular e coronário direito e com a mobilização do lobo hepático direito do retroperitôneo, separando-o da glândula supra-adrenal direita e fáscia de Gerota. A veia cava retro-hepática é então exposta e sua porção direita deve ser liberada do lobo hepático direito, ligando-se pequenos ramos hepáticos (Figura 4.6.3). Uma veia hepática direita inferior acessória ou ramos diretos maiores que 5 mm devem ser preservados para posterior anastomose no receptor. Prossegue-se até identificação da veia hepática direita. Disseca-se então o domus hepático, expondo-se a veia cava, as veias hepáticas e o espaço de Couinaud (situado entre a veia hepática direita e o tronco comum das veias média e esquerda). Por meio de dissecção delicada, isola-se a veia hepática direita e passa-se uma sonda nasogástrica a partir do espaço de Couinaud, passando anteriormente a veia cava retro-hepática (manobra de Hanging). Por meio da tração da sonda, consegue-se guiar com maior facilidade a linha de seção do parênquima, diminuir a perda sanguínea e evitar lesões à veia cava retro-hepática.

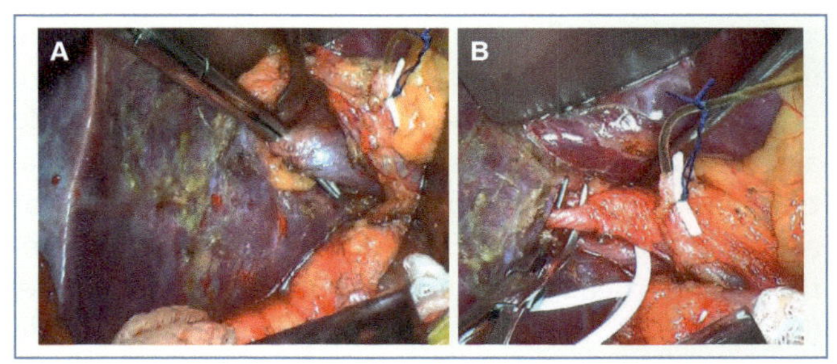

Figura 4.6.2 A) Isolamento de ramo portal direito próximo ao fígado, por meio da incisão posterolateral no peritôneo do hilo hepático e disseção romba, afastando-se o compartimento anterior contendo a via biliar e ramos arteriais. B) Isolamento da artéria hepática direita próximo ao fígado, em sua localização mais anterior. Notar o cateter inserido no ducto cístico para realização de colangiografias durante a operação.

Fonte: Acervo da autoria.

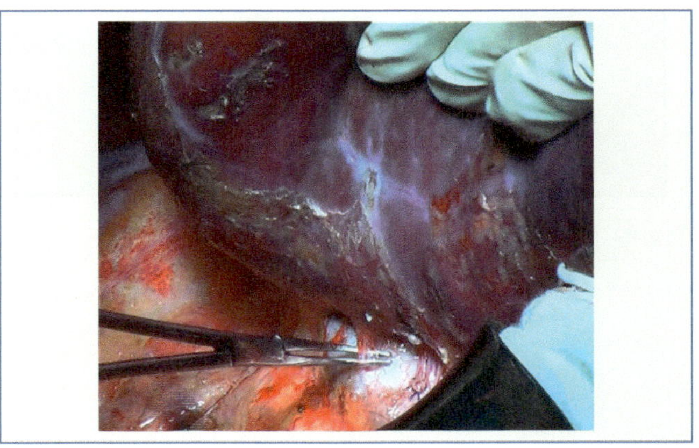

Figura 4.6.3 Liberação do lobo hepático direito do retroperitôneo e diafragma, com ligadura dos ramos venoso diretos para a veia cava retro-hepática.

Fonte: Acervo da autoria.

O próximo passo é a transecção do parênquima hepático. A passagem de fios de espessura total nas bordas dos lobos hepáticos direito e esquerdo auxilia a abertura do plano de transeção a partir da tração dos fios (Figura 4.6.4). A transecção do parênquima é iniciada na linha previamente demarcada, com uso de bisturi elétrico monopolar nos primeiros 2 cm de profundidade. A partir de então, utiliza-se uma combinação de bisturi bipolar e bisturi ultrassônico. A transecção ocorre de modo bem delicado e sem colusão do ramo portal direito e artéria hepática direita, evitando-se sangramento por meio do isolamento cuidadoso de ramos venosos com o bisturi ultrassônico. Não se recomenda a utilização de manobra de *Pringles* intermitente por conta dos efeitos deletérios da isquemia transitória sobre o enxerto hepático. Em geral, a veia hepática média é mantida no doador, e seccionamos os ramos entre ela e os segmentos V e VIII (ramos V5 e V8), seguindo assim uma linha de transecção a direita da veia hepática média. Ramos maiores que 5 mm são mantidos até o momento da retirada do enxerto, para posterior reconstrução na cirurgia de bancada (*Back table*) (Figura 4.6.5). O parênquima do processo direito do lobo caudado é seccionado, o que possibilita a passagem da sonda nasogástrica posteriormente ao hilo hepático e o término da transecção do parênquima, separando o hemifígado esquerdo e direito.

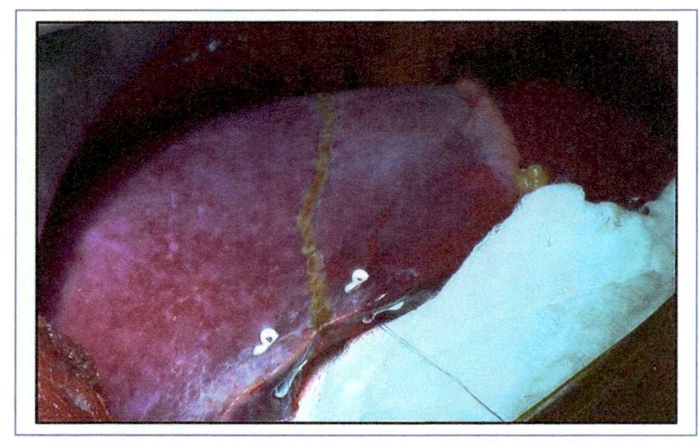

Figura 4.6.4 Linha de isquemia demarcada com eletrocautério a partir da oclusão temporária do ramo portal direito e artéria hepática direita. Notar os fios passados em cada lado da linha tração do fígado e facilitar a transecção do parênquima.

Fonte: Acervo da autoria.

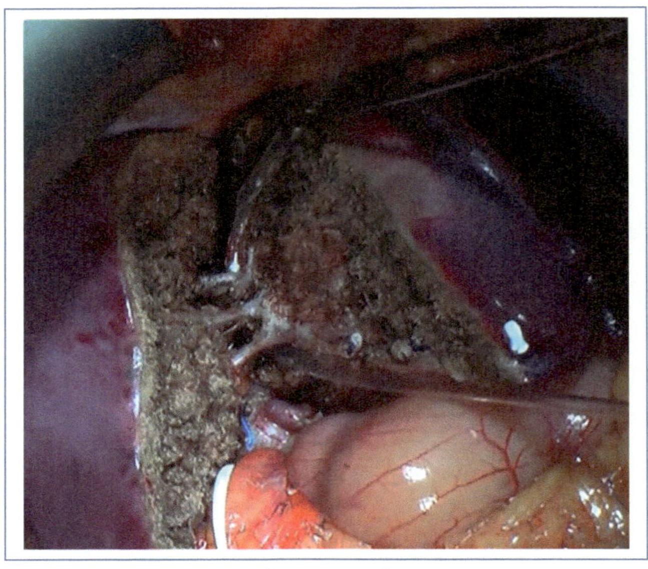

Figura 4.6.5 Término da secção do parênquima, mantendo-se os ramos venosos mais calibrosos dos segmentos V e VIII que drenam para a veia hepática média (ramos V5 e V8). Notar a realização da manobra de Hanging com passagem de sonda nasogástrica para guiar a transecção do parênquima.

Fonte: Acervo da autoria.

Termina-se a dissecção do pedículo hepático direito na placa hilar, com identificação do ducto hepático direito e manipulação bastante delicada do tecido ao seu redor para se evitar sua desvacularização. Eventuais canalículos biliares são fechados com sutura com fio 6.0 de PDS (polidioxanona). Para secção do ducto hepático direito, é necessária a colocação de material radiopaco fino (por exemplo, 2 fios radiopaco de gazes cirúrgicas) no local pretendido, seguida de nova colangiografia (Figura 4.6.1B). Deve-se avaliar no exame se o local da futura secção é adequado, atentando-se para se evitar estenose na confluência dos ductos hepáticos direito e esquerdo e, ao mesmo tempo, garantir um coto distal de via biliar adequado no enxerto, único se possível, com espaço suficiente da bifurcação da dos ductos setoriais anterior e posterior direitos. Confirmando-se o local apropriado, realiza-se a secção do ducto hepático direito com lâmina fria. Aplica-se então dose de heparina não-fracionada endovenosa (2.500 UI). Seccionam-se os ramos V5 e V8 mantidos entre clipes. É feito então o clampeamento da artéria hepática direita e do ramo portal direito previamente dissecados e secção deles com tesoura, seguido do clampeamento da veia hepática direita e secção da mesma, retirando-se o enxerto para lavagem com solução de preservação na bandeja.

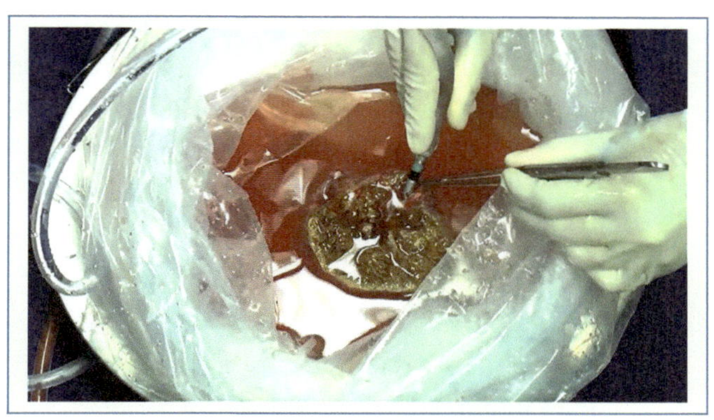

Figura 4.6.6 Perfusão do enxerto hepático pelo ramo portal direita na segunda bacia, contendo os sacos plásticos onde o enxerto ficará armazenado.

Fonte: Acervo da autoria.

Deixam-se 2 bandejas prontas antes da retirada do enxerto e início de isquemia. A primeira delas contém solução resfriada com fragmentos de gelo e a segunda contém 2 sacos de órgãos com gelo fragmentado entre eles, semelhante ao feito durante a captação de órgãos de doadores falecidos. Utilizam-se 4 litros de solução de histidina-triptofano- cetoglutarato (Custodiol – HTK) a 4°C, sendo que no 1° litro infunde-se 5 mL de heparina não-fracionada (5.000 UI/mL). Após a saída do enxerto da cavidade do doador, ele é colocado na primeira bacia para rápido resfriamento e perfundido com 1 litro de solução de HTK e heparina a partir do ramo portal direito e 1 litro de HTK retrogradamente na veia hepática direita (Figura 4.6.6). Para minimizar danos, utilizam-se os dedos para adaptar a sonda de perfusão ao ramo portal direito ao invés de ligaduras. Em seguida, o enxerto é colocado na segunda bacia e perfundido novamente com 2 litros de HTK a partir do ramo portal direito e da veia hepática direita. Deve-se injetar solução de preservação também pelos eventuais ramos V5 e V8 de maior calibre e por veias hepáticas acessórias, preservados durante a transecção do parênquima (Figura 4.6.7A). Para tanto, retiram-se os clipes deles. Por meio de seringa e jelco fino (21 French), injeta-se delicadamente HTK também na artéria hepática e via biliar (Figura 7B). Após o término da perfusão, o enxerto é armazenado nos sacos de órgão com gelo e levado para a sala do receptor. É importante coordenar com a equipe que realiza a cirurgia do receptor o momento certo para retirada do enxerto do doador, para se evitar que se inicie a o tempo de isquemia do enxerto antes do término da hepatectomia total do receptor.

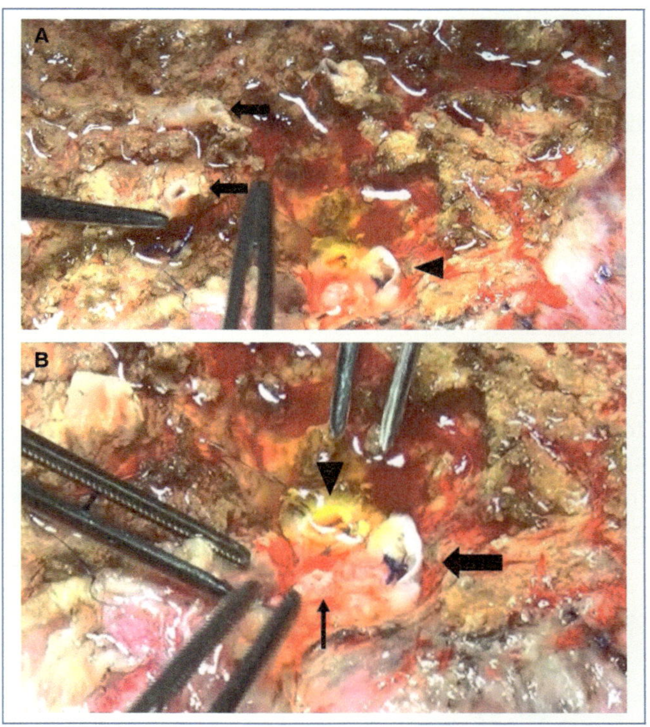

Figura 4.6.7 A) Área cruenta de enxerto hepático proveniente de hepatectomia direita após retirada da cavidade do doador, com destaque para os ramos venosos do segmento V e VIII para veia hepática média (setas) e as estruturas do hilo hepático (cabeça de seta). B) Estruturas hilares em maior detalhe, mostrando o ramo portal direito (seta maior), artéria hepática direita (seta menor) e ducto biliar direito (cabeça de seta). Notar como tais estruturas localizam-se bastante próximas.

Fonte: Acervo da autoria.

Enquanto uma parte da equipe executa a perfusão do enxerto descrita, outra parte continua a operação do doador. Sutura-se o coto remanescente do ducto hepático direito no doador com PDS 6.0 e realiza-se uma nova colangiografia para se verificar a patência do ducto hepático esquerdo e via biliar principal e a presença de possíveis fístulas biliares. Também injetamos sob pressão solução com contraste (por exemplo, propofol ou azul de metileno) no ducto cístico para se avaliar eventuais pequenas fístulas biliares no fígado remanescente. Deve-se lavar a via biliar com soro fisiológico após a infusão do contraste. Após confirmação de ausência de problemas biliares, segue-se com a sutura do ósteo da veia hepática direita, ligadura do coto remanescente da artéria hepática direita e sutura contínua com fio de polipropileno 6.0 do coto do ramo portal direito no sentido transversal, evitando-se possível estenose na bifurcação dos ramos portais.

Retira-se, então, o cateter do ducto cístico e liga-se o mesmo com fio de algodão. O hemifígado esquerdo é fixado em sua posição original por meio da reconstituição do ligamento falciforme através de sutura com fio inabsorvível. Esse passo é importante para se evitar o tombamento do fígado remanescente para o espaço subfrênico direito e consequente torção do hilo hepático. Um dreno de sistema fechado (geralmente do tipo Blake) é locado próximo a superfície cruenta hepática e ao hilo e exteriorizado em flanco direito. O espaço subfrênico direito é geralmente preenchido pelo ângulo hepático do colón e pelo grande omento para se evitar a aderência do intestino delgado na superfície cruenta hepática, o que pode gerar oclusão intestinal no pós-operatório. Por fim, realiza-se o fechamento da parede abdominal.

4.6.3 INCLUSÃO DA VEIA HEPÁTICA MÉDIA EM ENXERTOS DE FÍGADO DIREITO

Um motivo de debate é a inclusão ou não da veia hepática média nos enxertos de lobo direito. Os segmentos V e VIII podem ser drenados majoritariamente por ramos da veia hepática média ou direita. Em pacientes em que a tomografia de abdome pré-operatória mostra ramos V5 e V8 calibrosos drenando para a veia hepática média, é necessária a inclusão dessa veia no enxerto ou a reconstrução de uma via de efluxo para esses ramos no *Back table*. Caso isso não seja feito, pode ocorrer congestão venosa desses segmentos e posterior necrose, prejudicando o funcionamento do enxerto.

A vantagem da inclusão da veia hepática média é a garantia de uma drenagem venosa adequada dos segmentos V e VIII, além da reconstrução mais simples no *Back table*, uma vez que basta realizar uma venoplastia unindo-se os ósteos da veia hepática direita e média. A desvantagem é uma possível drenagem prejudicada do segmento IV que permanece no doador, aumentando o risco de disfunção do fígado remanescente. Visando à segurança do doador, alguns grupos recomendam não incluir a veia hepática média no enxerto de lobo direito e reconstruir os ramos V5 e V8 maiores que 5 mm na via de efluxo no *Back table*. Outros grupos recomendam a inclusão da veia hepática média somente em certas situações, como quando o volume do fígado remanescente no doador é maior que 35% associado à drenagem dos segmentos V5 e V8 predominantemente por essa veia ou a GW/GR menor que 1%. Quando a veia hepática médica é incluída no enxerto, ela é seccionada no segmento IVa próximo à junção com a veia hepática esquerda, procurando-se preservar sua porção mais distal onde drenam veias tributárias do segmento IV.

4.6.4 HEPATECTOMIA ESQUERDA PARA TRANSPLANTE INTERVIVOS

Pode-se utilizar a mesma incisão da hepatectomia direita, mas em pacientes magros, é possível realizar a operação por meio de uma laparotomia mediana. A operação se inicia com a secção dos ligamentos redondo, falciforme, coronário e triangular esquerdo. A colecistectomia é realizada, deixando-se um cateter no ducto cístico para colangiografia, conforme descrito anteriormente. A junção da veia hepática direita e tronco comum da veia esquerda e média é dissecada. A ligadura do ligamento venoso ou de *Arantius* facilita o isolamento do tronco comum, que é reparado com *vessel loop*. Em seguida, isola-se a artéria hepática esquerda no hilo e o ramo portal esquerdo, o que é facilitado pelo seu trajeto extra-hepático mais longo. Ambos são clampeados temporiariamente para demarcação de linha de isquemia. A veia hepática média é incluída no enxerto. Passem-se pontos de reparo nas bordas do fígado para tração do mesmo durante a transecção do parênquima, de modo semelhante ao descrito anteriormente. O lobo caudado é separado da veia cava inferior pela esquerda por meio da ligadura dos ramos diretos para a veia cava. A manobra de Hanging pode ser utilizada para guiar a transecção do parênquima. Após seu término, é realizada colangiografia para determinação do local de secção do ducto hepático esquerdo. Secciona-se o ducto, seguida da artéria hepática esquerda, ramo portal esquerdo e tronco comum das veias hepáticas média e esquerda. O enxerto é retirado da cavidade e perfundido como descrito anteriormente (Figura 4.6.8). Sutura-se o coto do ducto hepático esquerdo e uma nova colangiografia é feita. Injeta-se solução contrastada no ducto cístico para pesquisa de fístula biliar. Liga-se o coto da artéria hepática esquerda. O ramo portal esquerdo é suturado assim como o ósteo do tronco comum.

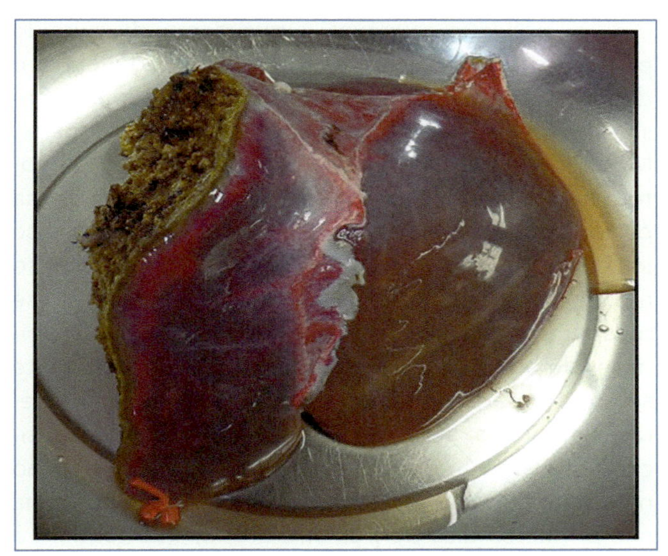

Figura 4.6.8 **Exemplo de enxerto hepático proveniente de hepatectomia esquerda, em que as veias hepáticas média e esquerda são incluídas no enxerto.**

Fonte: Acervo da autoria.

4.6.5 VARIAÇÕES ANATÔMICAS

Além de um enxerto de tamanho inadequado, anormalidades anatômicas no doador podem impedir a hepatectomia para transplante intervivos. Uma delas é quando o ramo direito anterior ou posterior advém da veia porta esquerda de modo intra-hepático, tornando uma hepatectomia direita ou esquerda infactível. Por outro lado, em caso de trifurcação da veia porta, se a divisão for extra-hepática, é possível unir os ramos anterior e posterior direitos no *Back table* com uso de aloenxertos venosos ou próteses vasculares.

Um ramo hepático de grande calibre do segmento III ou IVb pode se inserir mais caudalmente na veia hepática média, próximo à inserção do ramo do segmento VIII. Nesse caso, se a veia hepática média for incluída no enxerto, deve-se preservar sua porção que drena os segmentos III e IVb e o ramo do segmento VIII deve ser reconectado com a porção mais proximal da veia hepática média no *Back table.*

Em relação às variações arteriais, o ramo arterial para o segmento IV pode emergir tanto da artéria hepática direita ou esquerda. No primeiro caso, em se tratando de uma hepatectomia direita, a artéria hepática direita deve ser seccionada após a saída do ramo. Por outro lado, no caso de uma hepatectomia esquerda, o ramo para o segmento IV emergindo da artéria hepática direita pode ser sacrificado se for fino. Caso ele seja calibroso, deve ser reconstruído no *Back table*. No caso de ramos arteriais proveniente da artéria gástrica esquerda ou artéria mesentérica direita, se eles forem substitutos, a operação é simplificada, uma vez que vasos mais longos podem ser obtidos. Se eles forem acessórios, a reconstrução no *Back table* pode ser necessária dependendo do seu calibre.

Variações anatômicas da via biliar são relativamente comuns, principalmente no lobo hepático direito. A principal delas é um ducto biliar posterior direito que drena para o ducto hepático esquerdo (Figura 4.6.9). No caso de hepatectomia esquerda, deve-se seccionar o ducto hepático esquerdo mais proximalmente, após a drenagem do ducto biliar posterior direito. No caso de hepatectomia direita, o orifício desse ducto em meio a face cruenta hepática pode ser anastomosado por meio de derivação biliodigestiva. Entretanto, é importante observar essa variação antes da anastomose portal, pois tal ducto comumente se localiza posteriormente ao ramo portal direito, dificultando sua visualização após a revascularização do enxerto. A anatomia biliar do lobo hepático direito pode ser complexa e somente metade dos pacientes apresentam um ducto hepático único a direita (Figura 4.6.10). Quanto maior for a complexidade das reconstruções biliares, maior será a incidência de complicações no receptor.

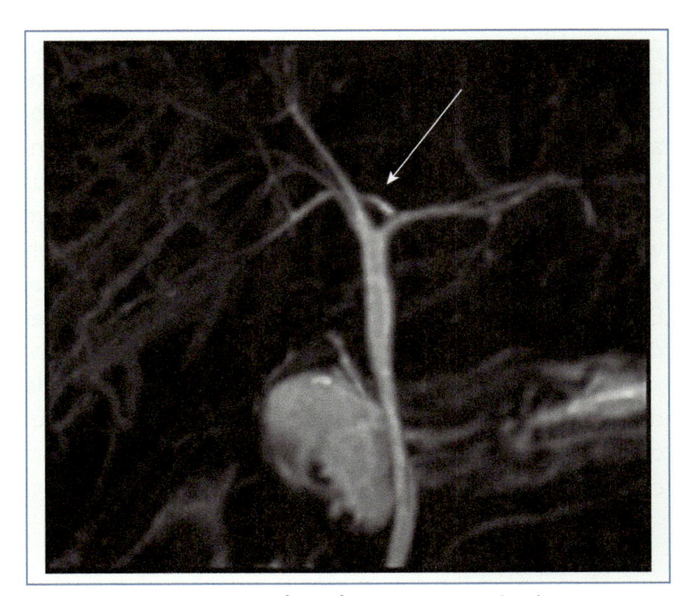

Figura 4.6.9 **Imagem de colangiorressonância magnética pré-operatória, mostrando um ducto hepático do setor posterior direito que drena no ducto hepático esquerdo.**

Fonte: Acervo da autoria.

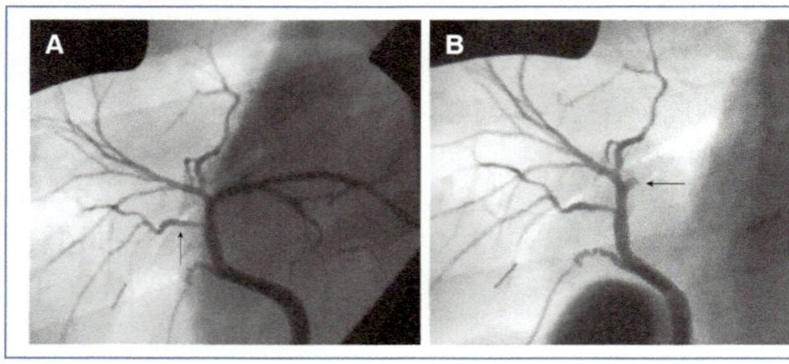

Figura 4.6.10 A) Exemplo de colangiografia intraoperatória, demonstrando variação anatômica na árvore biliar, com ducto hepático do setor posterior direito com drenagem direta para o colédoco (seta). B) Colangiografia intraoperatória do mesmo caso, realizada após a retirada do enxerto de hemifígado esquerdo, mostrando o local de sepultamento do ducto hepático esquerdo (seta), com boa margem de segurança para a bifurcação dos ductos hepáticos e ausência de fístulas.

Fonte: Acervo da autoria.

4.6.6 HEPATECTOMIA MINIMAMENTE INVASIVA

O número e a complexidade de resseções hepáticas por via minimamente invasiva têm aumento de modo significativo nos últimos anos. Seguindo essa tendência, um número cada vez maior de casos de hepatectomia para transplante intervivos por videolaparoscopia ou cirurgia robótica tem sido descritos. As principais vantagens dessa via de acesso são o menor trauma à parede abdominal (ocasionando menor incidência de hérnias incisionais, bridas intestinais e dor abdominal crônica) e menor tempo de internação. Entretanto, esses procedimentos devem ser realizados somente por equipes altamente especializadas, com vasta experiência tanto em transplante hepático intervivos quanto em hepatectomia minimamente invasiva. É evidente que a via de acesso não pode acarretar riscos ao doador ou comprometer a qualidade do enxerto. Apesar dos benefícios, a maioria dos casos de doação ainda são realizados por via aberta, em virtude dos custos elevados, especialmente relacionados à cirurgia robótica.

4.6.7 CUIDADO PÓS-OPERATÓRIO DO DOADOR

Tanto a hepatectomia esquerda quanto direita para doação de fígado são procedimentos de grande porte em um indivíduo saudável, o que demanda cuidado pós-operatório meticuloso. Após o procedimento, o doador é transferido para unidade de terapia intensiva, permanecendo geralmente até o dia seguinte. Mobilização precoce e fisioterapia respiratória e motora são importantes para se evitar trombose venosa profunda (TVP) e atelectasia pulmonar. Recomenda-se iniciar profilaxia para TVP com heparina de baixo peso molecular no 1° dia de pós-operatório, observando-se o aspecto do dreno, assim como prescrição de inibidores de bomba de prótons por 30 dias. É importante se atentar para hipofostatemia por conta da regeneração hepática, sendo comum ser necessária reposição endovenosa. É frequente uma pequena elevação na bilirrubina total sérica e no tempo de protrombina nos primeiros dias de pós-operatório, que tendem a se normalizar ao longo dos dias. Em geral, o paciente recebe alta hospitalar ao redor do 5° dia de pós-operatório, mantendo-se o dreno abdominal até cerca do 10° dia, quando é retirado em ambulatório.

Como os doadores são indivíduos saudáveis, a hepatectomia pode representar sua única experiência com tratamento médico invasivo. Desse modo, apesar de todo preparo educacional pré-operatório, o pós-operatório é desproporcional às suas expectativas, com grau de dor acima do comumente encontrado em pacientes submetidos à hepatectomia por outro motivo. Os cuidados pós-operatórios de analgesia são assim essenciais para se evitar complicações relacionadas a pouca mobilização, como íleo paralítico, trombose venosa e infecções nosocomiais.

É essencial o acompanhamento psicológico dos doadores no pós-operatório tardio, pois são descritas complicações psiquiátricas severas como suicídio e uso abusivo de drogas nesses pacientes. Felizmente, tais eventos são extremamente raros, mas demonstram a importância de seleção pré-operatória adequada de possíveis doadores e o seguimento cauteloso deles no pós-operatório, inclusive nos casos em que houve insucesso na operação do receptor.

4.6.8 RESULTADOS

O pilar primordial do transplante hepático intervivos é a segurança do doador. A incidência global de complicações na operação do doador, considerando eventos menos graves como infecção de ferida operatória e hérnia incisional, gira ao redor de 15%. A incidência de complicações maiores, como fístulas e estenoses biliares e insuficiência hepática aguda, é felizmente bem menor. Existem casos relatados de óbito em doadores, porém se trata de evento extremamente raro, com incidência entre 0,02% e 0,03% em casuísticas orientais. Entretanto, deve-se ressaltar que esses bons resultados são possíveis por conta da experiência obtida em centros transplantadores de alto volume.

4.6.9 COCLUSÕES

A hepatectomia no doador intervivos permanece um dilema ético, que até pouco tempo atrás era visto com ceticismo pela comunidade médica. Entretanto, a baixa incidência de morbimortalidade na operação do doador e os bons resultados alcançados com o transplante intervivos fortalecem sua indicação. Somente se pode justificar a doação de fígado intervivos com base nos benefícios trazido ao receptor, os quais não seriam obtidos de outro modo. É imperioso o compromisso de oferecer o tratamento do mais alto padrão ao doador e realizar o procedimento somente em centros com grande experiência para se minimizar os riscos.

Referências

1. Andraus W, Canedo BF, D'Alburquerque LA. Living Donor Liver Transplantation in Brazil-Current State. Hepatobiliary Surg Nutr. 2016;5(2):176-82. doi: 10.3978/j.issn.2304-3881.2015.12.12.
2. Baker TB, Jay CL, Ladner DP, Preczewski LB, Clark L, Holl J, Abecassis MM. Laparoscopy-Assisted and Open Living Donor Right Hepatectomy: A Comparative Study of Outcomes. Surgery. 2009;146(4):817-23; discussion 823-5. doi: 10.1016/j.surg.2009.05.022.
3. Chan SC, Fan ST, Lo CM, Liu CL. Effect of Side and Size of Graft on Surgical Outcomes of Adult-to-Adult Live Donor Liver Transplantation. Liver Transpl. 2007;13(1):91-8. doi: 10.1002/lt.20987.
4. Chan SC, Fan ST, Lo CM, Liu CL, Wong J. Toward Current Standards of Donor Right Hepatectomy for Adult-to-Adult Live Donor Liver Transplantation Through the Experience of 200 Cases. Ann Surg. 2007;245(1):110-7. doi: 10.1097/01.sla.0000225085.82193.08.
5. Fan ST, Lo CM, Liu CL, Wang WX, Wong J. Safety and Necessity of Including the Middle Hepatic Vein in the Right Lobe Graft in Adult-to-Adult Live Donor Liver Transplantation. Ann Surg. 2003;238(1):137-48. doi: 10.1097/01.sla.0000077921.38307.16.
6. Koh PS, Chan SC. Adult-to-Adult Living Donor Liver Transplantation: Operative Techniques to Optimize the Recipient's Outcome. J Nat Sci Biol Med. 2017;8(1):4-10. doi: 10.4103/0976-9668.198356.
7. Lee SG. A Complete Treatment of Adult Living Donor Liver Transplantation: A Review of Surgical Technique and Current Challenges to Expand Indication of Patients. Am J Transplant. 2015;15(1):17-38. doi: 10.1111/ajt.12907.
8. Pinheiro RS, Waisberg DR, Nacif LS, Rocha-Santos V, Arantes RM, Ducatti L et al. Living Donor Liver Transplantation for Hepatocellular Cancer: An (Almost) Exclusive Eastern Procedure? Transl Gastroenterol Hepatol. 2017;2:68. doi: 10.21037/tgh.2017.08.02.
9. Pinheiro RS, Cruz Jr RJ, Andraus W, Ducatti L, Martino RB, Nacif LS et al. Preoperative Computed Tomography Volumetry and Graft Weight Estimation in Adult Living Donor Liver Transplantation. Arq Bras Cir Dig. 2017;30(1):38-41. doi: 10.1590/0102-6720201700010011.
10. Raia S, Nery JR, Mies S. Liver Transplantation from Live Donors. Lancet. 1989;2(8661):497. doi: 10.1016/s0140-6736(89)92101-6.
11. Salvalaggio PR, Seda Neto J, Alves JA, Fonseca EA, Carneiro de Albuquerque L, Andraus W et al. Consensus, Dilemmas, and Challenges in Living Donor Liver Transplantation in Latin America. Transplantation. 2016;100(6):1161-4. doi: 10.1097/TP.0000000000001180.

4.7

Back Table do Transplante com Doador Intervivos

Allana Christina Fortunato Maciel | Rafael Soares Nunes Pinheiro

4.7.1 INTRODUÇÃO

O transplante de fígado com doador vivo é um procedimento terapêutico com as vantagens de reduzir o problema da escassez de doadores falecidos, especialmente em situações de maior dificuldade de alocação, como nos receptores pediátricos e pacientes com MELD reduzido. Os receptores pediátricos, especialmente os mais jovens, necessitam de enxertos reduzidos compatíveis com o tamanho e o peso de cada paciente, pelo risco de complicações relacionadas a enxertos excessivamente grandes. Por isso, a utilização do lobo hepático esquerdo ou segmento lateral esquerdo (SLE) são recorrentes nessa população. Dentre receptores adultos, a preocupação é inversa, já que correm o risco de o enxerto hepático ser demasiadamente pequeno, o que resultaria na síndrome do enxerto pequeno para o tamanho do receptor ou *small for size* (SSFS). Assim, na maioria das vezes, os receptores adultos necessitam receber o lobo hepático direito para realização do transplante intervivos.

A preparação na bandeja do enxerto hepático no contexto do doador vivo é muito diferente da preparação de um fígado inteiro. O fígado proveniente do doador falecido necessita de uma extensa dissecção para individualização das estruturas vasculares e retirada do excesso de tecidos adjacentes e linfonodal. Já o enxerto hepático parcial é resultado de uma hepatectomia, com todos os cotos vasculares já dissecados e de extensão reduzida. Assim, os objetivos da preparação na bandeja desse enxerto são:

- reforçar a hemostasia do parênquima hepático na área cruenta;
- otimizar a drenagem venosa pelas veias hepáticas;
- facilitar tecnicamente o implante do enxerto.

A drenagem venosa é um ponto de suma importância no contexto do transplante com doador vivo, pois a congestão venosa interfere no funcionamento do fígado. O efluxo sanguíneo é tão importante quanto o fluxo sanguíneo que chega ao fígado para garantir a integridade do enxerto hepático recém-transplantado. Um enxerto hepático de peso proporcional ao receptor, quando apresenta área congesta tem sua função prejudicada, pode evoluir com SFSS e culminar com disfunção hepática grave. Essa congestão pode ocorrer pelo posicionamento do fígado ou por áreas hepáticas com drenagem comprometida. O lobo esquerdo/SLE tem maior risco de comprometimento da drenagem venosa por conta do posicionamento, pois as veias hepáticas incluídas nesse enxerto são suficientes para uma drenagem eficiente. Já o lobo direito apresenta aspectos anatômicos exclusivos relacionados à drenagem venosa que requerem atenção máxima e realização de reconstruções venosas a fim de garantir uma drenagem satisfatória.

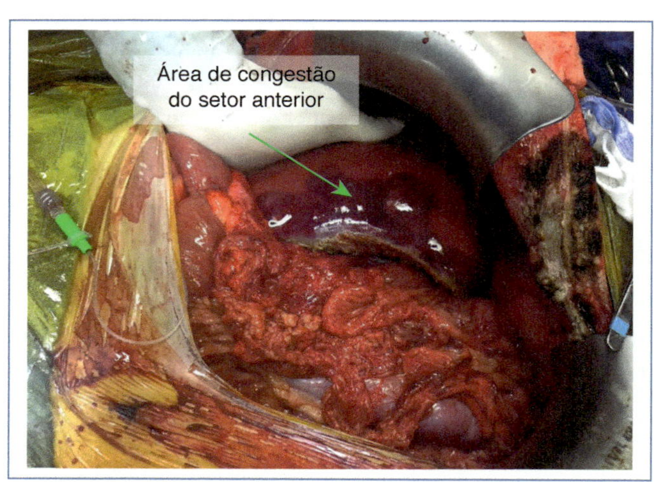

Figura 4.7.1 Congestão: enxerto hepático proveniente de doador vivo, sendo um lobo direito com área de congestão venosa do setor anterior.

Fonte: Acervo da autoria.

No Brasil, o transplante de fígado com doador vivo é uma opção utilizada como acessória ao transplante com doadores cadavéricos. Assim, ficamos em um contexto diferente dos países orientais que fazem um volume muito maior de transplantes com doadores vivos em relação ao número de doadores falecidos. Dessa forma, temos ampla disponibilidade de enxertos vasculares, facilitando as reconstruções vasculares, sem a necessidade do emprego de próteses sintéticas.

Existem três áreas de atenção na preparação de um enxerto hepático parcial: área cruenta, pedículos vasculares do hilo hepático e drenagem venosa.

4.7.2 ÁREA CRUENTA

A área cruenta deve ser inspecionada com cautela à procura de ligaduras ou clipes metálicos com potencial para sangramento. Especialmente ao se identificar algum ramo venoso mais calibroso, é interessante realizar o reforço dessa ligadura ou clipe com ponto de fio inabsorvível (em geral, polipropileno). É importante ressaltar que devemos dar prioridade ao emprego de fios mais finos (5 ou 6.0) e que o reforço deve ser delicado de forma a não interromper ou estenosar o fluxo sanguíneo dos vasos adjacentes.

Ao inspecionar a área cruenta, devemos pesquisar possíveis áreas de risco para fístula biliar. Para isso, procedemos com a injeção de solução de preservação pela via biliar principal e observamos se existe algum vazamento pelo parênquima. Uma manobra que auxilia bastante na identificação de possíveis fístulas é a injeção de algum tipo de substância colorida. A maioria dos centros emprega o azul de metileno estéril, contudo, ele tem o potencial para manchar de forma persistente onde tocar, deixando o local "sujo" e dificultando reavaliações. Por esse motivo, aconselhamos a utilização de propofol. Esse medicamento anestésico de coloração branca auxilia na identificação de possíveis fístulas biliares e não tinge os tecidos. Ao identificar um ponto de vazamento, devemos proceder com ponto em "X", de forma semelhante aos reforços das ligaduras vasculares.

Durante a injeção do contraste na via biliar, devemos observar também se há alguma fístula na placa hilar. Em caso positivo, ou de dúvida, é recomendável a realização de sutura contínua da placa de forma superficial, para evitar a sutura inadvertida de algum ramo biliar.

4.7.2 PEDÍCULOS VASCULARES DO HILO HEPÁTICO

A veia porta do enxerto hepático parcial raramente precisa de atenção especial. No geral, a veia porta direita ou esquerda apresenta extensão suficiente para o implante no receptor. Em casos de lesão portal ou trombose portal crônica do receptor, devemos proceder com a confecção de enxerto vascular termino-terminal para prolongamento portal. Uma veia ilíaca de doador falecido pode ser suturada com fio de polipropileno fino (6-0). As anastomoses venosas na preparação do enxerto hepático devem ser cautelosas a fim de evitar estenoses. Uma boa opção é a utilização de 4 pontos cardinais, mantendo-os com leve tração durante toda a sutura contínua. O fio da anastomose deve ser amarrado em cada um desses pontos de apoio. Além disso, a tração do fio durante a sutura deve ser suave.

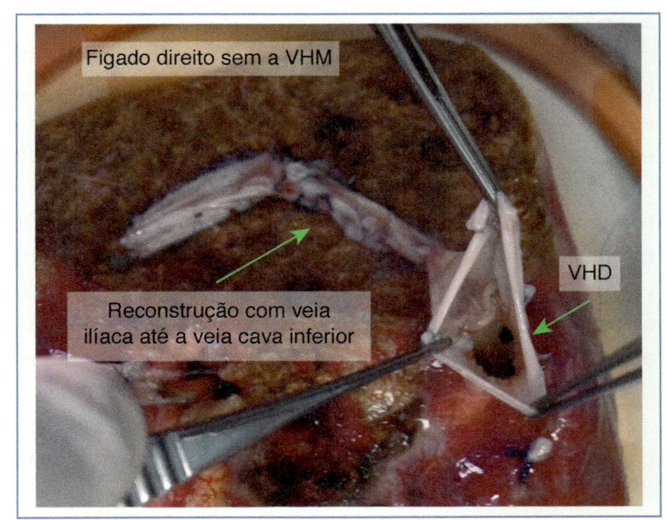

Figura 4.7.2 Reconstrução VHM 3 anastomoses: enxerto hepático proveniente de doador vivo, sendo um lobo direito modificado, sendo realizada a reconstrução da veia hepática média com uma veia ilíaca de doador falecido. Esse enxerto vascular drena as veias do parênquima do segmentos V e VIII.

Fonte: Acervo da autoria.

A outra estrutura a ser observada nesse tópico é a artéria hepática. O lobo direito raramente apresenta variações anatômicas da artéria que necessitem de atenção especial ou algum tipo de reconstrução. Já o lobo esquerdo, pode apresentar um ramo arterial do segmento IV saindo da artéria hepática direita ou uma artéria acessória advinda da artéria gástrica esquerda. Nessa situação, raramente temos um enxerto vascular de calibre compatível para confecção de um coto vascular único durante a preparação do fígado. A recomendação é a realização da dissecção das artérias hepáticas direita e esquerda, assim como da artéria gastroepiploica direita e gástrica direita do receptor. Com diversas opções, é possível a realização de duas anastomoses independentes. Alguns autores sugerem a realização inicial da revascularização da artéria dominante, isto é, a de maior calibre. Após revascularizada essa artéria, checa-se o refluxo sanguíneo arterial do outro ramo arterial do enxerto hepático; caso haja refluxo pulsátil, esse coto vascular poderia ser ligado. Contudo, existem relatos de maior risco de complicações biliares nesse contexto.

4.7.3 DRENAGEM VENOSA

As intervenções durante a preparação do enxerto para otimizar a drenagem variam de acordo com o tipo de enxerto e o número de veias hepáticas e acessórias presentes. Conforme mencionado anteriormente, o lobo hepático esquerdo ou SLE apresentam drenagem venosa suficiente pela veia hepática esquerda e veia hepática média (VHM). Além disso, essas veias tendem a ter tronco único, apresentando boa extensão para a anastomose. Assim, dificilmente há a necessidade de reconstruções vasculares. Os cuidados em relação a uma drenagem eficiente devem ser realizados com a fixação do enxerto hepático após sua revascularização, para evitar sua rotação. Em algumas situações, a veia hepática direita pode estar desconectada da VHM; nessa situação, é necessária a realização da união desses vasos aos moldes da reconstrução da veia hepática direita à VHM, que será discutida a seguir.

Já em relação ao lobo direito, existe grande controvérsia em relação ao lobo direito para transplante: se devemos incluir a VHM ou não nesse enxerto. A VHM realiza a drenagem de parte do setor anterior do fígado direito (segmentos V e VIII), assim como parte da drenagem do segmento IV do fígado esquerdo. Diversas séries publicadas demonstraram que a inclusão da VHM no enxerto é segura para o doador, contudo, o procedimento é mais mórbido e apresenta maior potencial de riscos. Por esse motivo, na maioria das vezes, a VHM não é incluída no enxerto.

4.7.4 VEIA HEPÁTICA ÚNICA

Essa situação se aplica principalmente ao enxerto do SLE ou, mais raramente, um lobo direito com apenas a VHD que não apresentava ramos significativos (maiores que 5 mm) para a VHM. Nesses casos, o objetivo da preparação é facilitar a anastomose da veia de drenagem, seja ela a VHE no SLE ou a VHD no lobo direito. Antes de mais nada, realizamos uma incisão em "V" no óstio da veia, com o objetivo de aumentar o calibre de saída dela. Posteriormente, fazemos uma anastomose com enxerto venoso de doador falecido, utilizando uma veia de calibre igual ou maior que a veia hepática. Na maioria dos casos, o ideal é a utilização de um segmento de veia cava. Essa anastomose é realizada com fio de polipropileno fino (6-0) – recomendamos a apresentação dos quatro pontos cardinais com fios independentes, mantendo sempre a tração desses fios para evitar estenose da veia. Durante a anastomose, é recomendado amarrar o fio de sutura sempre que ele se encontra com um desses fios de apresentação. Caso não haja enxerto venoso de calibre compatível, utiliza-se uma veia ilíaca de doador falecido aberta longitudinalmente. Esse "flap" venoso é, então, suturado ao redor do óstio da veia, sendo finalizado com uma sutura unindo as extremidades do "flap".

Quando o enxerto é proveniente de uma hepatectomia direita sem a VHM, precisamos nos atentar para os ramos de drenagem venosa do setor anterior que desembocavam na VHM. Todos os ramos com diâmetro de 5 mm ou mais devem ser reconstruídos para garantir uma drenagem eficiente do setor anterior, evitando a congestão venosa e consequente risco de complicações. É comum identificarmos um ramo principal no segmento V e outro no VIII, em algumas situações diversos ramos de calibre significativo podem estar presentes. Recomendamos a utilização de um enxerto de veia ilíaca de doador falecido para realizar a drenagem desses vasos, de forma a reconstruir uma VHM em posição extra-hepática. A porção distal da veia ilíaca deve alcançar o ramo mais distante da VHD, de modo a deixar a região proximal (onde seria a bifurcação das ilíacas) em contato com a VHD, mantendo o mesmo sentido do fluxo sanguíneo e evitando problemas com possíveis valvas. Os vasos a serem reconstruídos devem passar por uma plastia em "V" de forma semelhante à descrita. A anastomose deve ser na parede lateral do enxerto de veia ilíaca. Essas anastomoses podem ser realizadas com apenas dois fios, sem a necessidade de apresentação dos pontos cardinais, e a tração deve ser extremamente cautelosa, já que a parede dos vasos no parênquima hepático costumam ser muito delgadas.

Independentemente da inclusão ou exclusão da VHM, outro ramo a ser pesquisado é a presença de uma veia hepática direita acessória (VHDAc). Essa veia tem íntima relação com o ligamento hepato-cava (também denominado ligamento da veia cava inferior), recebendo o epônimo de veia de Makuuchi. Quando existe tal variação anatômica, realiza-se sua reconstrução de forma similar aos ramos presentes na área cruenta hepática. Na presença de ambos os ramos (VHDac e veias do setor anterior), deve-se empregar dois enxertos de veia ilíaca.

4.7.5 DUAS VEIAS DE DRENAGEM

Os enxertos de lobo esquerdo e direito apresentam duas veias hepáticas principais, sendo a VHE e VHM no lobo esquerdo e a VHD e VHM no lobo direito. Nesses casos, elas devem ser unificadas em um óstio único para facilitar o implante e diminuir o tempo de isquemia quente. Alguns autores sugerem a simples sutura dos dois óstios, entretanto, só utilizamos essa técnica em lobos esquerdos, quando existe grande proximidade da VHE e VHM.

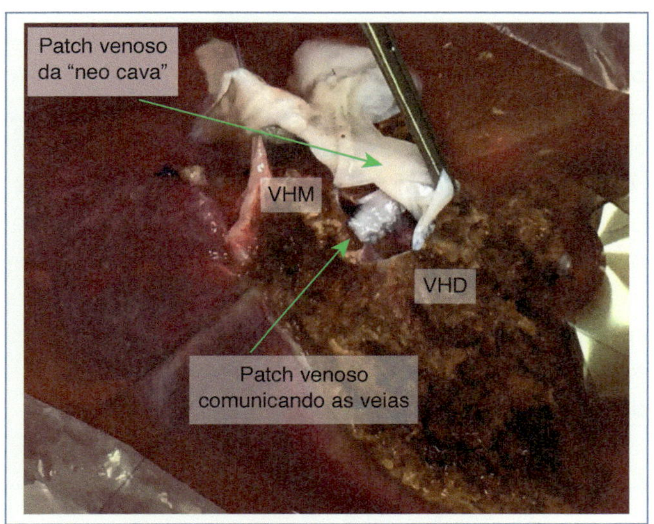

Figura 4.7.2 **Patch: Enxerto hepático proveniente de doador vivo, sendo um lobo direito com as veias hepáticas direita e médias separadas. Sendo realizado a confecção de uma neo cava utilizando enxerto vascular livres, utilizando um patch venoso de comunicação entre as duas veias, para a seguir utilizar outro patch ao redor delas.**

Fonte: Acervo da autoria.

Nas outras situações, preferimos a união das veias por meio de um enxerto venoso em formato de "Y" proveniente de doador falecido, de calibre adequado. Na maioria das vezes, é necessária a utilização da bifurcação da veia cava nas ilíacas. Quando esse enxerto não está disponível, ou quando as veias hepáticas são mais calibrosas que os óstios das veias ilíacas, recomendamos a união das veias por meio de um *patch* venoso retangular, obtido pela abertura longitudinal do enxerto de veia ilíaca. As duas faces mais compridas do retângulo são suturadas, com fio de polipropileno fino (6-0), às paredes das veias hepáticas. Seguindo-se da sutura de outro *patch* venoso ao redor de ambas as veias, construindo uma "neo-cava".

4.7.6 UTILIZAÇÃO DE SELANTE DE FIBRINA

Fomos pioneiros na utilização da cola de fibrina como passo final da preparação do enxerto hepático parcial. Esse produto tem baixo poder hemostático quando utilizado com o objetivo de parar um sangramento em atividade. Contudo, quando aplicado no momento da bandeja, ele é capaz de ocluir possíveis pontos de sangramento, como nas microlacerações causadas pela agulha durante a anastomose das veias do parênquima hepático.

Com sua utilização, o sangramento pós-revascularização é reduzido para praticamente zero. Existe também um potencial benefício para redução de possíveis fístulas biliares de pequenos ductos na área cruenta.

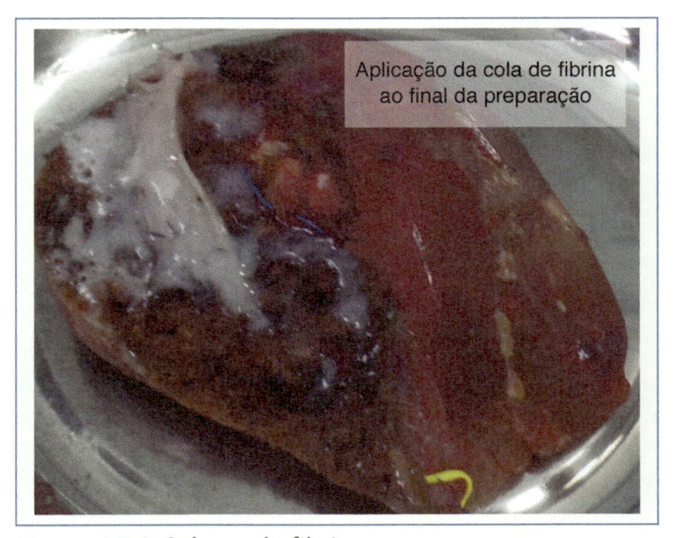

Figura 4.7.2 **Selante de fibrina.**

Fonte: Acervo da autoria.

Referências

1. Dayangac M, Tokat Y. The Evolution of Anterior Sector Venous Drainage in Right Lobe Living Donor Liver Transplantation: Does One Technique Fit All? HepatoBiliary Surg Nutr. 2016;5(2):151-8.
2. Lee SG. Techniques of Reconstruction of Hepatic Veins in Living-Donor Liver Transplantation, Especially for Right Hepatic Vein and Major Short Hepatic Veins of Right-Lobe Graft. J Hepatobiliary Pancreat Surg. 2006;13(2):131-8.
3. Concejero A, Chen CL, Wang CC, Wang SH, Lin CC, Liu YW et al. Donor Graft Outflow Venoplasty in Living Donor Liver Transplantation. Liver Transpl. 2006;12(2):264-8.

4.8

Transplante Intervivos – Cirurgia do Receptor

Daniel Reis Waisberg | Luiz Augusto Carneiro D'Albuquerque

4.8.1 INTRODUÇÃO

Desde a primeira descrição do transplante hepático ortotópico por Starzl, em 1963, o procedimento apresentou uma série de evoluções ao longo das últimas décadas, culminando com uma crescente melhora da sobrevida. A escassez de doadores falecidos, especialmente na Ásia, levou ao desenvolvimento do transplante hepático intervivos, inicialmente para pacientes pediátricos, mas se estendendo atualmente também ao receptor adulto em virtude da evolução técnica e aperfeiçoamento dos resultados.

Por se tratar de um transplante ortotópico, a cirurgia do receptor do transplante hepático intervivos pode ser dividida em duas partes: hepatectomia total e implante do enxerto. A primeira segue os mesmos passos técnicos, independentemente do tipo de enxerto hepático a ser implantado. Já a segunda difere em relação ao tipo de enxerto captado na operação do doador.

Neste capítulo, focaremos nas modalidades mais comuns de transplante intervivos em adultos, isto é, aquelas envolvendo o hemifígado esquerdo e o hemifígado direito.

4.8.2 HEPATECTOMIA TOTAL

A maioria dos passos técnicos da hepatectomia total para transplante intervivos é semelhante aos passos descritos para casos de doadores falecidos (Capítulo 4.3). Algumas peculiaridades são descritas a seguir.

Em relação à abordagem do hilo, é fundamental uma dissecção meticulosa para se obter estruturas hilares com o maior comprimento possível, uma vez que o enxerto hepático contém vasos e ductos biliares curtos. Realiza-se a colecistectomia e inicia-se a dissecção próxima à placa hilar, a partir da borda lateral do ducto hepático comum. É extremamente importante se preservar o tecido conectivo periductal por meio de uma dissecção cuidadosa e precisa, a fim de se evitar isquemia da porção proximal da via biliar que será posteriormente utilizada para anastomose. Não é recomendada uma dissecção ampla das estruturas hilares (Figura 4.8.1A). Deve-se ligar separadamente as artérias hepáticas direita e esquerda, preservando-se cotos arteriais acima da bifurcação da artéria hepática própria. No caso da artéria hepática direita, esta deve ser abordada após sua passagem posteriormente à via biliar. Os ramos portais direito e esquerdo também devem ser individualizados e ligados separadamente, procedendo-se da mesma maneira com os ductos hepáticos direito e esquerdo. Deve-se também preservar um comprimento longo de ducto cístico durante a colecistectomia, pois ele pode ser utilizado para anastomose biliar posterior caso o enxerto contenha mais de um ducto biliar.

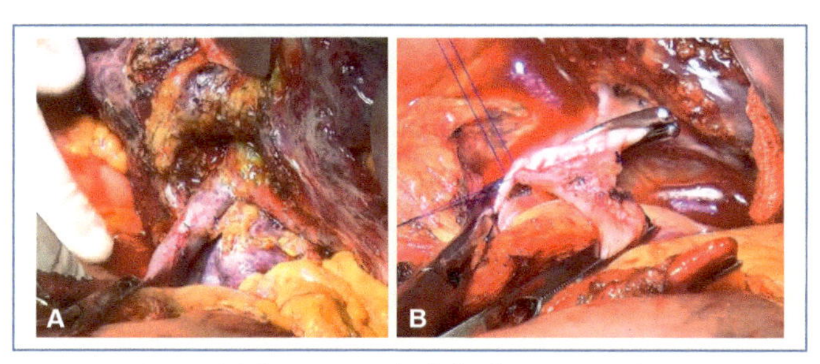

Figura 4.8.1 **A) Dissecção do hilo hepático durante hepatectomia total, com clampeamento de veia porta para realização de anastomose portocava temporária. B) Aspecto final da anastomose.**

Fonte: Acervo da autoria.

Após secção cuidadosa das estruturas hilares, realiza-se anastomose portocava temporária término-lateral, utilizando-se o ramo portal direito (Figura 4.8.1B). A hepatectomia segue-se, na maior parte das vezes, com a técnica de *piggyback*, ou seja, preservando-se a veia cava do receptor (VCI), uma vez que o enxerto hepático proveniente do doador não a contém (ver Capítulo 4.6). Após clampeamento e secção da veia hepática direita e do tronco comum das veias hepáticas média e esquerda, o fígado doente é retirado (Figura 4.8.2).

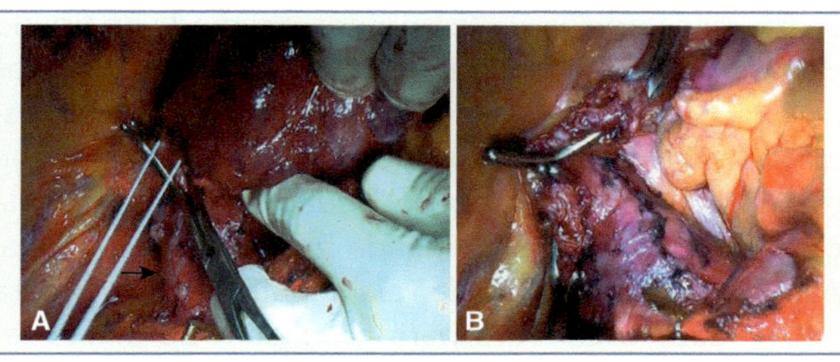

Figura 4.8.2 A) Manobra de *piggyback*, com exposição de veia cava retro-hepática (seta) e clampeamento de veia hepática direita. B) Aspecto final da manobra de *piggyback* após hepatectomia total, com clampeamento e secção de veia hepática direita e tronco comum de veia média e esquerda.

Fonte: Acervo da autoria.

Em raras situações, pode ser necessária a ressecção da VCI do receptor, como em casos de hidatidose (por conta de aderências que impossibilitam a separação do fígado da VCI retro-hepática) e em casos de síndrome de Budd-Chiari com extensão da trombose das veias hepáticas para a VCI. Nessas circunstâncias, pode ser necessária a confecção de uma neocava por meio de enxertos venosos ou próteses vasculares. Eventualmente, em casos em que há circulação colateral suficiente, o enxerto pode ser diretamente implantado na VCI supra-hepática ou no átrio direito, não sendo necessária a reconstrução da VCI retro-hepática.

Os passos subsequentes da cirurgia do receptor variam conforme o tipo de enxerto hepático proveniente do doador e serão discutidos separadamente.

4.8.3 TRANSPLANTE INTERVIVOS COM ENXERTO DE HEMIFÍGADO ESQUERDO

Conforme descrito anteriormente, a hepatectomia no receptor é realizada preservando-se a veia cava e dissecando-se meticulosamente as estruturas hilares o mais alto possível. Após a remoção do fígado do receptor, confecção de anastomose portocava temporária e oclusão com *clamps* vasculares dos ósteos das veias hepáticas, prossegue-se com o fechamento do ósteo da veia hepática direita. Em seguida, realiza-se a liberação do coto de veia contendo a união das veias hepáticas média e esquerda, usualmente substituindo-se o *clamp* por várias pinças Allis, semelhante ao realizado no transplante hepático com doador falecido. Segue-se com o clampeamento parcial da VCI supra-hepática a partir da tração das pinças Allis, a fim de permitir a união e ampliação dos ósteos das veias hepáticas média e esquerda, criando-se um orifício comum que será anastomosado à veia hepática esquerda do enxerto ou à união das veias hepáticas esquerda e média do enxerto (dependendo do tipo de reconstrução feita na cirurgia de *Back table*). Essa manobra é importante para se construir uma via de efluxo venoso (*outflow*) bastante larga. Tal anastomose é feita de modo término-lateral, contínua, com 3 fios de polipropileno 5-0, em formato triangular.

Após a lavagem do enxerto com solução fria contendo Ringer Lactato e albumina, prossegue-se com a anastomose término-terminal entre o ramo portal esquerdo do receptor e o ramo portal esquerdo do enxerto. Empregamos sutura contínua com fio de polipropileno 6-0, deixando-se um espaço de cerca de um terço do diâmetro do vaso entre o nó final amarrado e a parede do vaso (*growth factor*), a fim de se evitar estenose da anastomose. Segue-se então com a revascularização portal do enxerto (Figura 4.8.3).

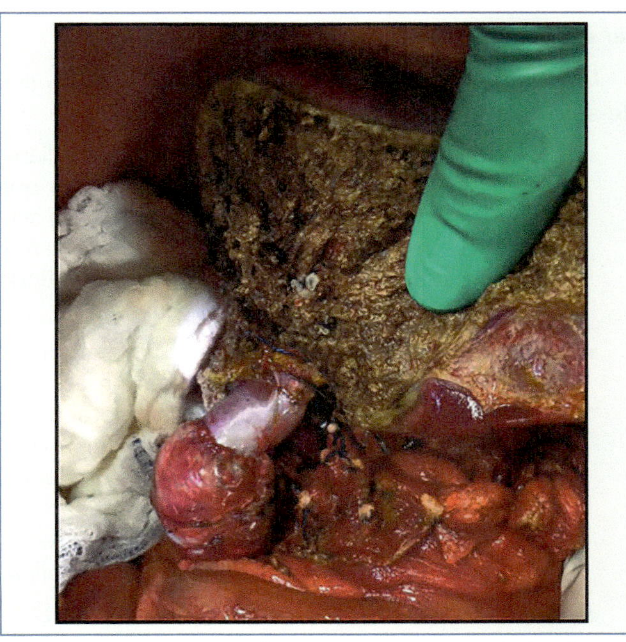

Figura 4.8.3 Aspecto de anastomose portal término-terminal em enxerto de hemifígado esquerdo.

Fonte: Acervo da autoria.

A reconstrução arterial hepática é realizada sob grande ampliação, usando uma lupa cirúrgica de grande aumento ou, preferencialmente, um microscópio cirúrgico. Realiza-se uma anastomose término-terminal entre a artéria hepática esquerda do enxerto e a artéria hepática esquerda do receptor ou o *patch* da bifurcação das artérias direita e esquerda do receptor, dependendo do tamanho dos vasos envolvidos. É recomendável sutura com pontos separados de fio de polipropileno 8-0 ou Nylon 9-0. A revascularização arterial do enxerto é assim realizada.

Uma das vantagens do enxerto de fígado esquerdo é a menor incidência de variações anatômicas biliares. De fato, o enxerto contém um ducto biliar único em cerca de 88% dos casos. Em geral, a anastomose biliar é realizada entre o ducto hepático esquerdo do enxerto e do receptor, por meio de sutura com fio de polidioxanona (PDS) 6-0, de modo contínuo na parede posterior e pontos separados na parede anterior. Para ductos biliares maiores, o uso de cateteres transanastomóticos não é necessário. Para ductos pequenos, menores que 2 mm, recomenda-se o emprego de tais cateteres que podem ser exteriorizados na parede anterior do ducto hepático comum do receptor ou deixados no interior da anastomose como uma prótese biliar. No primeiro caso, sua retirada deve ser feita após colangiografia de controle adequada, em geral no 6° mês de pós-operatório. Caso não se obtenha um ducto biliar adequado no receptor, pode-se realizar a hepaticojejunostomia em Y-de-Roux.

Quando há mais de 1 ducto biliar no enxerto, pode-se realizar as seguintes opções:

- Ductoplastia: indicada quando há 2 ductos biliares próximos, sendo a distância entre eles menor que o diâmetro máximo do maior ducto. Deve-se seccionar o septo que se forma entre os ductos e realizar uma sutura transversal entre eles, permitindo assim a criação de um orifício bastante amplo.
- Utilização de ducto biliar esquerdo, direito, ducto cístico ou outro ducto acessório para realização de uma segunda anastomose biliar: geralmente indicada quando não é possível realizar a ductoplastia por conta da distância entre os ductos biliares do enxerto. É importante a disseção alta do hilo do receptor no momento da hepatectomia para se obter cotos adequados de via biliar.
- Hepaticojejunostomia em Y-de-Roux: indicada quando não é factível a realização de reconstruções primárias da via biliar.

4.8.4 TRANSPLANTE INTERVIVOS COM ENXERTO DE HEMIFÍGADO DIREITO

A hepatectomia no receptor é realizada de modo semelhante ao descrito anteriormente, com preservação da veia cava e dissecção das estruturas hilares o mais próximo possível do fígado. Após a realização de anastomose portocava temporária e retirada do fígado do receptor, os ósteos das veias hepáticas são ocluídos com pinças de Allis. Realiza-se a checagem de hemostasia e coloca-se o enxerto no espaço subfrênico direito, iniciando-se o tempo de isquemia quente. A veia cava é parcialmente clampeada lateralmente a direita, para se ampliar o ósteo da veia hepática direita (Figura 4.8.4). Caso o conduto para drenagem do efluxo reconstruído no *back table* tenha somente um orifício largo, este é anastomosado no ostéo da veia hepática direita, geralmente com uso de 4 fios de polipropileno 5-0, para se realizar uma anastomose bem ampla e se evitar bloqueio de efluxo (Figura 4.8.5).

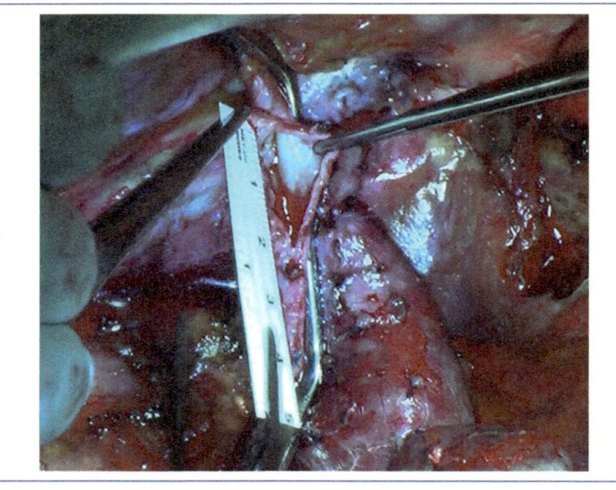

Figura 4.8.4 Ampliação de ósteo de veia hepática direita para posterior implante do enxerto. Notar veia cava clampeada em sua porção lateral e parcialmente.

Fonte: Acervo da autoria.

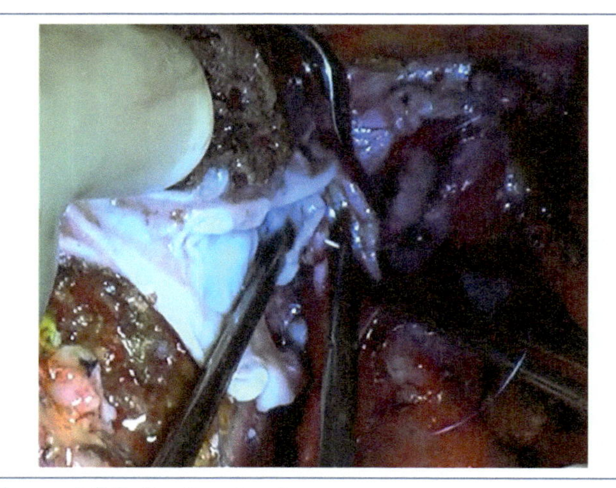

Figura 4.8.5 Realização de anastomose entre o conduto de efluxo do enxerto e a veia cava do receptor no ósteo ampliada da veia hepática direita.

Fonte: Acervo da autoria.

O ósteo do tronco comum das veias hepáticas esquerda e média é fechado com uso de sutura contínua. Caso o enxerto contenha uma veia hepática direita inferior acessória calibrosa, é realizada nova anastomose dessa veia na face lateral da veia cava por meio de uma cavotomia. É importante se lembrar do fato que a geometria das anastomoses pode mudar com a hipertrofia do enxerto hepático nas semanas subsequentes, podendo ocasionar torção das mesmas e bloqueio de efluxo.

Alternativamente, o enxerto pode conter mais orifícios para drenagem do efluxo, como quando a veia hepática média foi mantida no doador e os ramos para os segmentos V e VIII (ramos V5 e V8) foram anastomosados *no back table* a um conduto que não foi unido ao ósteo da veia hepática direita do enxerto. Nesse caso, é realizada a anastomose entre a veia hepática direita do enxerto e do receptor primeiramente, e o conduto contendo os ramos V5 e V8 é anastomosado no ósteo do tronco comum da veia hepática média e esquerda.

Durante a anastomose da envolvendo a veia cava do receptor, realiza-se a lavagem do enxerto com solução fria contendo Ringer Lactato e albumina. Em seguida, interrompe-se a anastomose portocaval temporária e o ramo portal direito do enxerto é anastomosado no ramo portal direito do receptor ou no tronco da veia porta, a depender do tamanho e extensão dos vasos (Figura 4.8.6A). Emprega-se uma sutura término-terminal, podendo-se realizar a manobra de *growth factor* para se evitar estenose. O enxerto é então revascularizado, terminando-se o tempo de isquemia quente (Figura 4.8.6B).

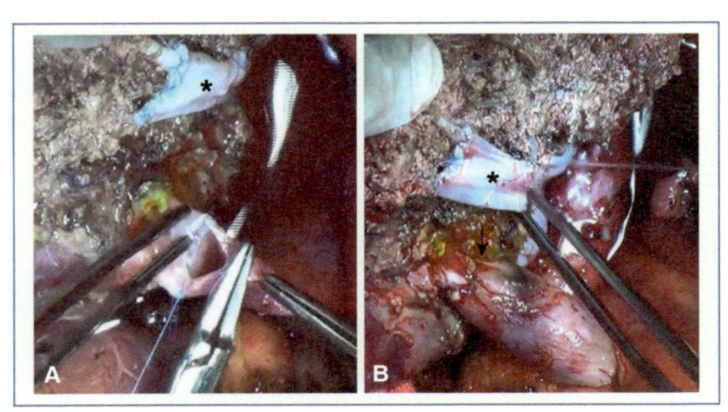

Figura 4.8.6 A) Realização de anastomose portal término-terminal. Notar conduto de efluxo reconstruído no *back table* incluindo ramos dos segmentos V e VIII para veia hepática média (asterisco). B) Aspecto final da anastomose portal (seta) e do conduto de efluxo (asterisco) após revascularização venosa do enxerto.

Fonte: Acervo da autoria.

Para reconstrução arterial hepática, geralmente se utiliza lupa cirúrgica de grande aumento ou microscópio cirúrgico. Realiza-se uma anastomose término-terminal entre a artéria hepática direita do enxerto e a artéria hepática direita do receptor ou o *patch* da bifurcação das artérias direita e esquerda do receptor, dependendo do tamanho dos vasos envolvidos (Figura 4.8.7A). Em geral, emprega-se sutura com pontos separados de fio de polipropileno 8-0 ou Nylon 9-0. É importante não deixar os vasos muito redundantes ou com grandes angulações (*kinking*) para se diminuir o risco de trombose. Prossegue-se então com a revascularização arterial do enxerto (Figura 4.8.7B).

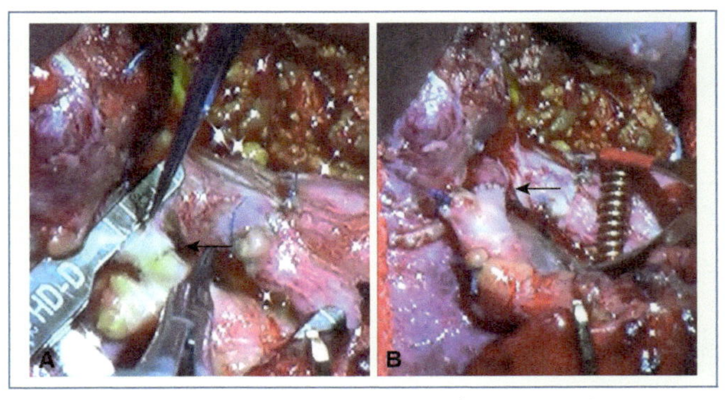

Figura 4.8.7 A) Anastomose arterial com técnica microcirúrgica (seta). B) Aspecto final da anastomose arterial (seta).

Fonte: Acervo da autoria.

Por fim, realiza-se a anastomose biliar de modo semelhante ao descrito na seção anterior, idealmente entre o ducto hepático direito do enxerto e seu correspondente no receptor (Figuras 4.8.8 e 4.8.9).

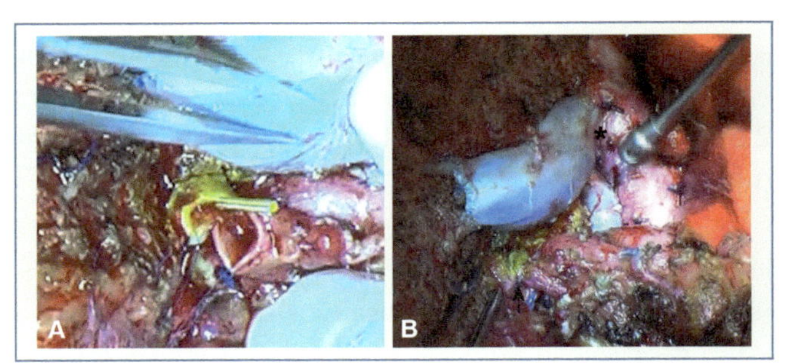

Figura 4.8.8 A) Confecção de anastomose biliar término-terminal entre ducto hepático direito do enxerto e do receptor. B) Aspecto final das anastomoses, com destaque para a anastomose biliar (seta) e entre o conduto de efluxo do enxerto e a veia cava do receptor (asterisco).

Fonte: Acervo da autoria.

Entretanto, o hemifígado direito apresenta maior incidência de variações anatômicas biliares, conforme discutido no capítulo sobre a cirurgia do doador (Capítulo 4.6), o que pode gerar maior incidência de complicações biliares em caso de reconstruções complexas. As técnicas de anastomose são similares ao descrito no transplante hepático intervivos com hemifígado esquerdo.

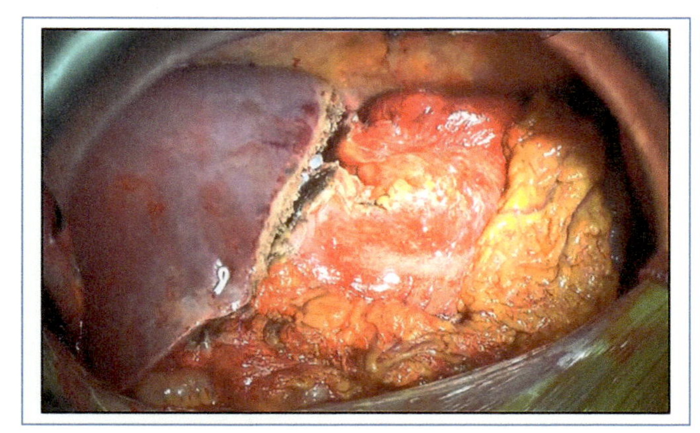

Figura 4.8.9 **Aspecto final do enxerto de hemifígado direito ao final do transplante.**

Fonte: Acervo da autoria.

4.8.5 MODULAÇÃO DE FLUXO PORTAL E SÍNDROME DE *SMALL-FOR-SIZE*

A síndrome de *small for size* (SSFS) é caracterizada pela combinação de colestase prolongada, ascite intratável, encefalopatia e coagulopatia no pós-operatório recente de um transplante hepático envolvendo um enxerto considerado pequeno para o receptor (relação peso do enxerto / peso do receptor [GW/RW] < 0,8 ou relação volume do enxerto / volume padrão do fígado < 40%). Não há uma definição universal dos valores de exames laboratoriais, mas a classificação mais utilizada considerada caracterizada a presença de SSSF quando 2 dos seguintes fatores estão presentes: INR > 2, bilirrubina total > 5,8 mg/dL e encefalopatia grau 3 ou 4.

Em razão do tamanho dos enxertos, uma parcela importante dos receptores adultos de transplante intervivos está sob risco de desenvolver a SSFS. Além da lesão de cisalhamento causada pelo hiperfluxo portal, uma resistência aumentada no fluxo de saída do enxerto também está envolvida na fisiopatologia da síndrome. O modo mais seguro de prevenir o aparecimento da síndrome no contexto do transplante intervivos é modular o influxo portal para o enxerto e também garantir uma drenagem adequada do fluxo pela via de saída do enxerto, evitando-se bloqueio de efluxo.

Para modular o fluxo portal, é necessária a medida da pressão venosa no tronco da veia porta e a medida direta e objetiva do fluxo portal. No caso da primeira, inserimos uma sonda uretral fina (4 ou 6 *French*) por um ramo jejunal e posicionamos sua extremidade no tronco da veia porta (Figura 4.8.10A). Outra opção é utilizar a veia mesentérica inferior. Em seguida, conectamos um dispositivo de medida de PAI em sua outra extremidade para realizar a mensuração. No caso da segunda, utilizamos um fluxomêtro na veia porta após confecção da anastomose portal e revascularização do enxerto ou ultrassom doppler intraoperatório (Figura 10B). Não existe consenso de quando realizar tais medidas: alguns grupos as realizam de rotina, enquanto outros o fazem somente quando a GW/RW é < 0,8.

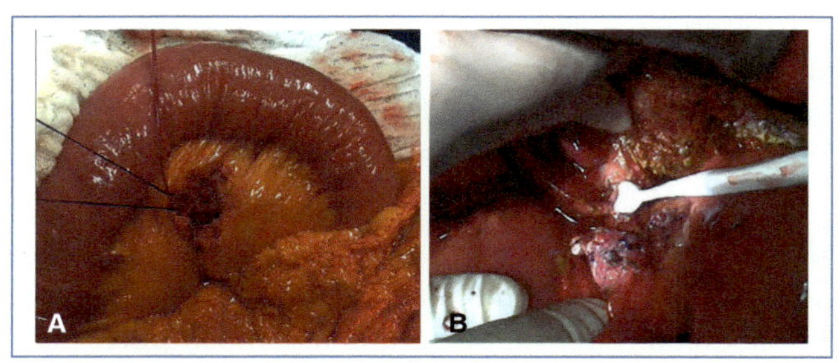

Figura 4.8.10. **A) Uma sonda uretral fina é introduzida em ramo jejunal e locada no tronco da veia porta para mensuração da pressão venosa portal. B) Aparelho de fluxômetro utilizado para medida do fluxo na veia porta e na artéria hepática.**

Fonte: Acervo da autoria.

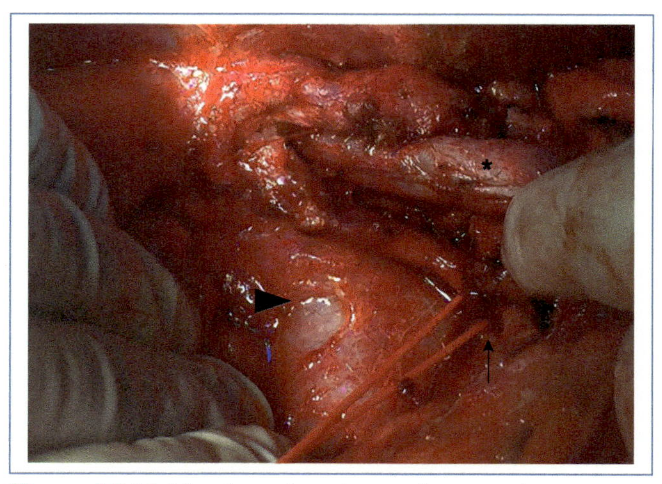

Figura 4.8.11 **Ligadura de veia renal esquerda para aumento de fluxo portal. A veia renal esquerda está reparada com** *vessel loop* **vermelho (seta), próxima àa sua inserção na veia cava inferior (cabeça de seta). Observar sua relação com a veia porta (asterisco).**

Fonte: Acervo da autoria.

Caso a pressão venosa portal seja > 15 mmHg ou caso o fluxo portal seja > 250 mL/min/100 g de enxerto, está indicada a modulação do fluxo portal para se diminuir a probabilidade da SSFS. Isso pode ser feito das seguintes maneiras:

a. **Ligadura de artéria esplênica:** é o método mais simples e que geralmente deve ser tentado primeiramente. Recomenda-se testar primeiramente seu efeito, clampeando-se a artéria esplênica. Deve-se observar queda no fluxo portal e aumento do fluxo na artéria hepática (que idealmente deve ser > 100 mL/min). Após uma resposta adequada, procede-se com a ligadura definitiva da artéria esplênica.
b. **Confecção de *shunt* portocaval parcial:** indicado quando a medida anterior não é efetiva. Realiza-se assim uma anastomose látero-lateral entre a veia porta do enxerto e a VCI receptor por meio de um enxerto vascular, a fim de desviar parcialmente o fluxo portal para sistema da veia cava. Para tanto, pode-se utilizar enxertos venosos provenientes de doadores falecidos armazenados em banco de tecidos (p. ex., veia ilíaca comum ou externa) ou próteses vasculares (p. ex., de 8 mm de politetrafluoretileno – PTFE). Em geral, essa manobra deve reduzir a pressão portal de 4 a 8 mmHg. É importante evitar que o *shunt* fique redundante ou torcido e que seu diâmetro seja muito grande para não gerar um desvio maciço do fluxo ao enxerto, ocasionando hipoperfusão hepática.
c. **Bandagem da veia portal:** pode ser utilizada para reduzir o fluxo portal, porém também gera aumento da pressão portal, sendo pouco utilizada atualmente.
d. **Esplenectomia:** também pouco utilizada por conta do aumento de morbidade operatória e risco de trombose portal secundária à redução excessiva no fluxo portal. Sua principal vantagem sobre a confecção de *shunt* temporário é impossibilidade de causar encefalopatia ou desvio excessivo de fluxo para o sistema da veia cava.

4.8.6 SÍNDROME ROUBO DE FLUXO PORTAL

Em outro espectro, o fluxo portal ocorre preferencialmente para o sistema da veia cava por meio de *shunts* portossistêmicos (SPS), ocasionando assim hipofluxo para o enxerto hepático. Cerca de 40% de cirróticos podem desenvolver colaterais portossistêmicas, que geralmente se localizam na região esplenorrenal ou ao longo da veia coronária. Localizações menos comuns incluem o retroperitôneo e a veia mesentérica inferior. Colaterais de maior calibre podem ocasionar a síndrome de roubo de fluxo portal (SRFP) e hipoperfusão do enxerto no contexto do transplante intervivos, pois a resistência ao fluxo é maior por conta de menor diâmetro da anastomose portal. No caso de transplante com doador falecido, a descompressão do sistema portal é mais eficaz, acarretando usualmente o fechamento espontâneo de tais colaterais. Certas características pré-operatória podem indicar a possível presença de SPS significativos (Tabela 1).

Fatores técnicos que podem contribuir para a SRFP são o bloqueio de efluxo e a estenose da anastomose portal. Tal como na prevenção de SSFS, a confecção de uma via de saída de drenagem venosa ampla do enxerto é essencial. O fluxo portal adequado é de cerca de 90-100 mL/min/100 g de enxerto. Caso sejam detectados SPS de grande tamanho em exames pré-operatórios, deve-se ligar tais *shunts* após a revascularização do enxerto no transplante intervivos. Mesmo que no intraoperatório o fluxo portal esteja adequado sem a ligadura de tais *shunts*, é recomendado que eles sejam ligados, pois a SRFP pode se desenvolver no pós-operatório. É importante reavaliar a pressão portal e o fluxo após a ligadura dos *shunts*, pois estes podem se elevar bastante, ao nível de desencadear SSFS. Nesse caso, deve-se proceder com as medidas citadas anteriormente para retornar o fluxo e a pressão portal ao nível adequado.

Para se realizar a ligadura de SPS largos, deve-se ter cuidado com a disseção da sua porção posterior, pois suas paredes são muitos finas em razão de hipertensão portal, podendo resultar em hemorragia severa se ocorrem lesões. No caso de *shunt* esplenorrenal, é aconselhável inicialmente a ligadura da veia renal esquerda ao invés da ligadura direta do *shunt*, em vista da maior facilidade técnica (Figura 11). A veia renal esquerda deve ser ligada em sua porção distal, próxima à inserção na veia cava inferior. A realização da manobra de Kocher facilita a execução desse passo cirúrgico. Antes de realizar a ligadura definitiva, deve-se testar o impacto do fechamento temporário da veia renal esquerda no fluxo e pressão portal, procedendo-se com a ligadura definitiva caso haja uma modificação adequada. A ligadura da veia renal esquerda tem se mostrado segura no tocante à função renal, sem prejuízo mesmo em caso de ligadura em rim único.

Alguns autores recomendam a realização rotineira de cineportografia intraoperatória após a revascularização do enxerto para localização de SPS e avaliação de fluxo. Por meio desse procedimento, é possível embolizar SPS e também avaliar a presença de estenose da anastomose portal e da veia cava, que podem ser corrigidas por angioplastia ou colocação de próteses endovasculares. Por outro lado, a cineportografia aumenta o tempo cirúrgico e pode diagnosticar falsamente a síndrome de roubo de fluxo portal, pois a pressão de injeção de contraste é muitas vezes maior que a pressão portal do paciente, podendo abrir colaterais que hemodinamicamente não eram significativas.

Tabela 4.8.1 Indicadores pré-operatórios de hipertensão portal severa e possíveis shunts portossistêmicos.

Indicadores
Encefalopatia
Sangramento gastrointestinal recorrente
Ascite de grande volume
Varizes esofágicas de médio/grande calibre
Gastropatia portal
Plaquetopenia
Níveis séricos de amônia elevada
Esplenomegalia
Veia porta fina ou com trombose

Fonte: Desenvolvido pela autoria.

4.8.7 ALGORITMO DE DECISÃO PARA MODULAÇÃO DE FLUXO PORTAL E LIGADURA DE SPS

Exames pré-operatórios, especialmente a tomografia computadorizada de abdômen e pelve com contraste endovenoso, são muito úteis para detectar a presença de grandes SPS, geralmente maiores que 1 cm de diâmetro.

Durante a fase de hepatectomia do receptor, os SPS são preservados, pois permitem o desvio do fluxo portal e consequentemente menor sangramento. A pressão portal é medida antes do clampeamento da veia porta do receptor. Em seguida, ela é clampeada temporiariamente e realiza-se uma segunda medida. Um grande aumento no valor obtido indica ausência de SPS hemodinamicamente significativo. Por outro lado, se a pressão aumenta pouco na segunda medida, a presença de SPS com roubo de fluxo deve ser suspeitada. Assim, colaterais ao longo da veia gástrica esquerda ou em outros locais observados na tomografia pré-operatória devem ser identificadas. Tais *shunts* devem ser dissecados e clampeados. Mede-se a pressão portal novamente com a veia porta clampeada. Um grande aumento no valor obtido mostra que o SPS foi adequadamente interrompido. No caso de a tomografia pré-operatória mostrar *shunt* esplenorrenal importante, deve-se isolar a veia renal esquerda e checar o impacto de sua ligadura na pressão portal. Ocorrendo aumento importante, considera-se que o *shunt* esplenorrenal foi satisfatoriamente interrompido.

Após a revascularização do enxerto, deve-se medir novamente a pressão portal e também o fluxo portal. Quatro situações podem ocorrer:

1. Pressão < 8 mmHg: se o fluxo portal estiver baixo (< 90 mL/min/100 g de enxerto), evidencia-se síndrome de roubo de fluxo portal e deve-se pesquisar e ligar SPS. Caso o fluxo esteja adequado (entre 100 e 250 mL/min/100 g de enxerto) ou elevado (> 250 mL/min/100 g de enxerto), nenhuma medida adicional é necessária.
2. Pressão entre 8 e 15 mmHg: se o fluxo portal estiver baixo (< 90 mL/min/100 g de enxerto), deve-se pesquisar e ligar SPS. Caso o fluxo esteja normal, não são necessárias medidas adicionais. Se o fluxo estiver aumentado, recomenda-se sua modulação com ligadura de artéria esplênica primeiramente.
3. Pressão entre 15 e 18 mmHg: se o fluxo portal estiver baixo, deve-se suspeitar de bloqueio de efluxo. Isso pode ser ocasionado por torção ou estenose da anastomose na veia cava do receptor. No primeiro caso, pode-se ampliar a dissecção da veia cava inferior para se desfazer a torção. Pode ser necessária a revisão da parede anterior da anastomose utilizando-se pontos separados ou, raramente, a reconfecção completa da anastomose sob exclusão vascular total do enxerto. Caso o fluxo esteja baixo e se exclui bloqueio de efluxo, a presença de SPS deve ser avaliada. Se o fluxo estiver normal ou elevado, a modulação é recomendada, usualmente por meio da ligadura da artéria esplênica.
4. Pressão > 18 mmHg: se o fluxo estiver baixo, deve-se excluir presença de bloqueio de efluxo. A presença de SPS também deve ser avaliada. A esplenectomia pode ser necessária caso não haja bloqueio de efluxo e SPS a serem ligados. Se o fluxo estiver normal ou aumentado, a modulação é recomendada, geralmente por meio de confecção de *shunt* portocaval temporário.

4.8.8 COMPLICAÇÕES BILIARES

As complicações biliares permanecem como a principal causa de morbidade no transplante hepático intervivos, sendo conhecidas como o "calcanhar de Aquiles" do procedimento. A incidência de estenoses e fístulas biliares varia entre 20% a 40%, o que é maior que a incidência no transplante hepático com doador falecido. As fístulas geralmente se manifestam precocemente no pós-operatório e estão associadas à significativa morbidade em virtude de complicações infecciosas. Uma das vantagens das reconstruções biliares envolvendo anastomose direta entre ductos é a possibilidade de tratamento dessas complicações por via endoscópica. Para estenoses biliares, o tratamento é semelhante ao do empregado em casos de transplante com doador falecido, incluindo uso de próteses e dilatações endoscópicas ou por meio de drenagem transparieto-hepática e, no caso de insucesso dessas modalidades, derivação biliodigestiva. Entretanto, o tratamento cirúrgico em receptores de transplante intervivos tende a ser mais complexo em razão do menor diâmetro e da extensão dos ductos biliares, além da proximidade com as reconstruções vasculares. Felizmente, apesar da maior incidência de complicações biliares, o índice de sucesso e o tempo para resolução das mesmas é semelhante entre receptores de transplante intervivos e com doador falecido.

4.8.9 CONCLUSÕES

O transplante hepático intervivos é uma alternativa segura e aceitável para a escassez de órgãos. Além disso, trata-se de uma opção de tratamento para pacientes que não são candidatos para o transplante com doador falecido, como pacientes com carcinoma hepatocelular celular fora de critério. Oferece ainda vantagens como a realização de transplante em condições eletivas, com planejamento otimizado em relação ao preparo do receptor e seleção de enxertos de qualidade. O transplante hepático intervivos apresentou grande desenvolvimento técnico ao longo da última década, especialmente no tocante à modulação de fluxo portal e da síndrome de *small-for-size*. Apesar dos resultados equivalentes aos obtidos com o transplante com doador falecido, o risco potencial de dano a indivíduos saudáveis não pode ser esquecido e sempre deve ser pesado em face ao prognóstico do receptor. A seleção adequada tanto de doadores quanto de receptores é, portanto, crucial para o sucesso do procedimento.

Referências

1. Andraus W, Canedo BF, D'Alburquerque LA. Living Donor Liver Transplantation in Brazil-Current State. Hepatobiliary Surg Nutr. 2016;5(2):176-82. doi: 10.3978/j.issn.2304-3881.2015.12.12.
2. Dahm F, Georgiev P, Clavien PA. Small-for-Size Syndrome After Partial Liver Transplantation: Definition, Mechanisms of Disease and Clinical Implications. Am J Transplant. 2005;5(11):2605-10. doi: 10.1111/j.1600-6143.2005.01081.x. PMID: 16212618.
3. Koh PS, Chan SC. Adult-to-Adult Living Donor Liver Transplantation: Operative Techniques to Optimize the Recipient's Outcome. J Nat Sci Biol Med. 2017;8(1):4-10. doi: 10.4103/0976-9668.198356.
4. Lee SG. A Complete Treatment of Adult Living Donor Liver Transplantation: A Review of Surgical Technique and Current Challenges to Expand Indication of Patients. Am J Transplant. 2015;15(1):17-38. doi: 10.1111/ajt.12907. Epub 2014 Oct 30.
5. Martino RB, Rocha Júnior E, Manuel V, Rocha-Santos V, D'Albuquerque LAC, Andraus W. A Case of Left Renal Vein Ligation in a Patient with Solitary Left Kidney Undergoing Liver Transplantation to Control Splenorenal Shunt and Improve Portal Venous Flow. Am J Case Rep. 2017;18:1086-9. doi: 10.12659/ajcr.905719.
6. Nacif LS, Zanini LY, Waisberg DR, Costa dos Santos JP, Pereira JM, Pinheiro RS et al. Adult-to-Adult Living Donor Liver Transplant: Hemodynamic Evaluation, Prognosis, and Recipient Selection. Transplant Proc. 2020;52(5):1299-1302. doi: 10.1016/j.transproceed.2020.02.073. Epub 2020 Mar 25.
7. Reddy MS, Rela M. Portosystemic Collaterals in Living Donor Liver Transplantation: What is All the Fuss About? Liver Transpl. 2017;23(4):537-544. doi: 10.1002/lt.24719.
8. Rocha-Santos V, Waisberg DR, Pinheiro RS, Nacif LS, Arantes RM, Ducatti L et al. Living-Donor Liver Transplantation in Budd-Chiari Syndrome with Inferior Vena Cava Complete Thrombosis: A Case Report and Review of the Literature. World J Hepatol. 2021;13(1):151-61. doi: 10.4254/wjh.v13.i1.151.
9. Salvalaggio PR, Seda Neto J, Alves JA, Fonseca EA, Carneiro de Albuquerque L, Andraus W et al. Consensus, Dilemmas, and Challenges in Living Donor Liver Transplantation in Latin America. Transplantation. 2016;100(6):1161-4. doi: 10.1097/TP.0000000000001180.
10. Soin AS. Smoothing the Path: Reducing Biliary Complications, Addressing Small-for-Size Syndrome, and Making Other Adaptations to Decrease the Risk for Living Donor Liver Transplant Recipients. Liver Transpl. 2012;18 Suppl 2:S20-4. doi: 10.1002/lt.23541.
11. Sugawara Y, Makuuchi M, Takayama T, Imamura H, Dowaki S, Mizuta K et al. Small-for-Size Grafts in Living-Related Liver Transplantation. J Am Coll Surg. 2001;192(4):510-3. doi: 10.1016/s1072-7515(01)00800-6.
12. Troisi RI, Berardi G, Tomassini F, Sainz-Barriga M. Graft Inflow Modulation in Adult-to-Adult Living Donor Liver Transplantation: A Systematic Review. Transplant Rev (Orlando). 2017;31(2):127-135. doi: 10.1016/j.trre.2016.11.002. Epub 2016 Dec 8.

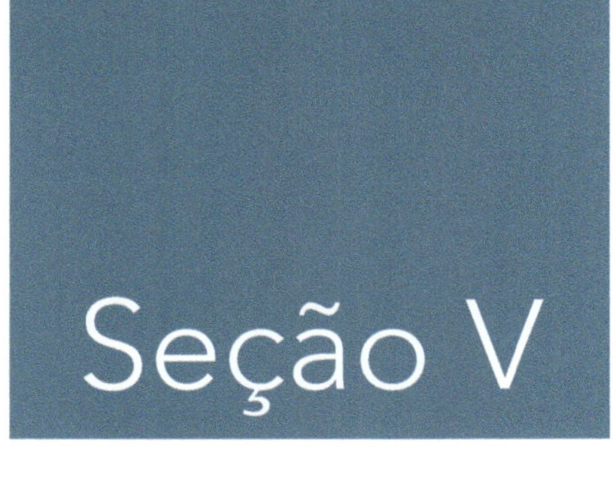

Seção V

Complicações Cirúrgicas

Vinicius Rocha Santos

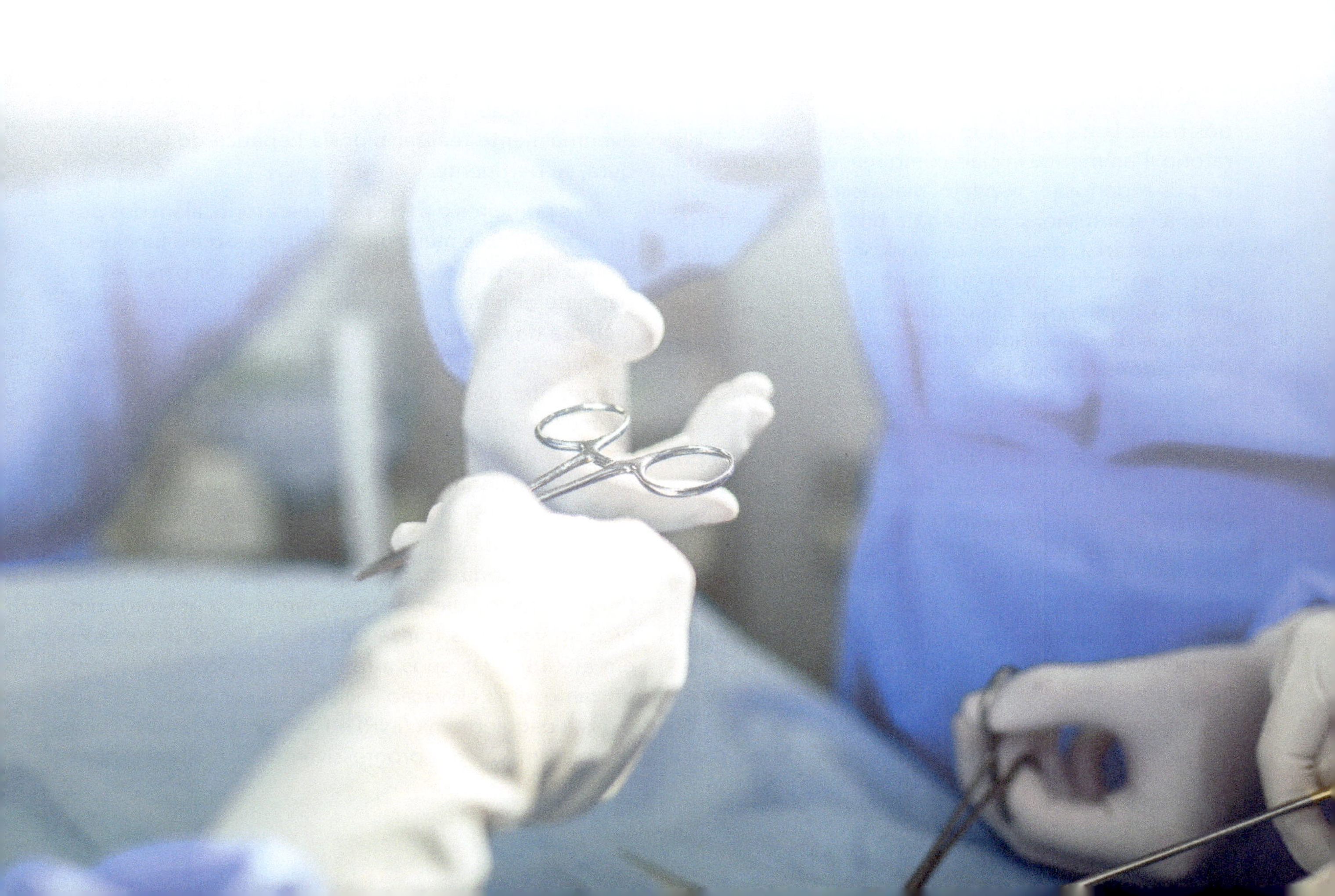

5.1

O Segmento Inicial Após Transplante de Fígado

Rodrigo Bronze de Martino

5.1.1 INTRODUÇÃO

Após o término da cirurgia do receptor, o pós-operatório inicial se faz em regime de terapia intensiva. Esse é um período crítico e deve incluir cuidados como sedação, analgesia, desmame da ventilação mecânica, manejo de volume e correção de distúrbios hidroeletrolíticos e ácido-base, monitorização de sangramento, insuficiência renal, infecção, entre outros. A maior parte desses cuidados será abordada em outras seções deste manual. Nesta seção, voltaremos nossa atenção aos cuidados com função do enxerto hepático, monitorização das complicações mais frequentes e profilaxias utilizadas em nossos protocolos. O regime de imunossupressão e tratamento da rejeição do enxerto, capítulo fundamental no segmento do pós-transplante inicial, será abordado em outra seção deste livro.

5.1.2 PÓS-OPERATÓRIO

A monitorização do funcionamento do enxerto pós-transplante de fígado começa ainda no intraoperatório. Parâmetros iniciais como reação hemodinâmica pós-reperfusão, aspecto macroscópico do órgão após a reperfusão, produção de bile, clareamento do lactato arterial, presença de acidose e/ou coagulopatia podem indicar bom ou mau funcionamento inicial enxerto hepático. Particularmente quando utilizados enxertos de risco aumentado, como os provenientes de doadores idosos ou com esteatose hepática moderada a grave, a equipe de transplante deve estar atenta aos sinais iniciais mencionados. Em casos extremos, quando há um claro "não funcionamento primário do enxerto", situação rara, o paciente pode ser priorizado para um retransplante de fígado antes mesmo de chegar à Unidade de Terapia Intensiva (UTI). Usualmente, esses parâmetros iniciais devem ser examinados em conjunto com a evolução clínica do pós-operatório para avaliar o funcionamento do enxerto hepático. Deve-se ter um cuidado adicional nessa avaliação inicial em casos de transplante em doentes muito graves, como na falência hepática aguda grave ou nos doentes em *acute on chronic*, ou ainda em casos em que o procedimento cirúrgico foi muito cruento como em retransplantes tardios ou trombose complexa do sistema portal, quando a evolução inicial parece não ser favorável. Situações como esta podem levar a equipe de transplante a encontrar parâmetros de não funcionamento do enxerto, em que, na verdade, o contexto geral é muito grave e o funcionamento do enxerto não é o causador do evento. Trata-se de situação complexa e deve ser avaliada com muito critério por toda a equipe antes de qualquer tomada de decisão.

Episódios de sangramento pós-operatórios não são usuais, mas são mais frequentes em casos mais graves, nos enxertos disfuncionais ou naqueles em que a cirurgia foi mais cruenta. Podem ser tratados de forma conservadora, mas, de maneira geral, a equipe cirúrgica deve ser algo liberal na indicação de reabordagem para retirada de coágulos e correção de eventuais pontos de sangramento. Essa política pode beneficiar sensivelmente pacientes em pós-operatório (PO) inicial mais turbulentos, além de permitir uma nova avaliação macroscópica do enxerto hepático e eventualmente realizar biópsia hepática de forma segura, se pertinente.

Nos primeiros dias de pós-operatório, além dos parâmetros iniciais mencionados, o acesso ao funcionamento do enxerto pode ser realizado por parâmetros bastante objetivos. O clareamento do lactato arterial, melhora da hemodinâmica, boa diurese e capacidade do paciente acordar após o procedimento são sinais importantes do funcionamento do órgão. A curva dos exames laboratoriais com medida de função hepática passa a ter importância e deve ser monitorada. É rotina na maioria dos serviços de transplante a coleta diária de AST e ALT (em alguns serviços se coleta apenas uma das transaminases), e o esperado é que haja uma queda significativa dos seus valores a partir do primeiro dia pós-transplante. No entanto, um pico no valor das transaminases pode ser observado em até 48 horas após a revascularização do enxerto, portanto, uma elevação inicial pode ser aceita. Bilirrubinas, coagulograma (INR) e Fator V são monitorados e mostram valores progressivamente melhores atingindo índices normais em poucos dias pós-operatórios. Em caso de não ocorrer melhora hemodinâmica esperada, não haver o clareamento do lactato, pico de transaminases elevados (acima de 2.000 U/L) e progressiva piora dos exames de função hepática, a equipe deve estar atenta para o diagnóstico de não funcionamento primário do enxerto ou disfunção do enxerto hepático. Na primeira condição e, em alguns casos da segunda, o retransplante de fígado deve ser indicado para a melhor sobrevida do paciente. A literatura sugere alguns critérios para definição de disfunção do enxerto com impacto em mortalidade e perda do enxerto que podem ser úteis na indicação de um retransplante de fígado. Pacientes que apresentem 1 ou mais dos seguintes achados: transaminases > 2.000 U/L nos primeiros 7 dias, com bilirrubina ≥ 10 mg/dL no sétimo PO e INR ≥ 1,6 no sétimo PO preenchem critérios para disfunção do enxerto. A indicação do retransplante de fígado nessa condição é complexa e deve ser avaliada de forma criteriosa por equipe multidisciplinar, cirurgiões, hepatologistas e intensivistas.

Um exame de ultrassonografia com Doppler deve ser realizado em até 24 horas pós-operatório, no qual deve ser avaliada a anatomia do enxerto e patência das anastomoses vasculares. Trata-se de exame de baixo custo, portátil, rápido e de boa acurácia, portanto, bom método de rastreamento para complicações vasculares. Uma especial atenção deve ser voltada à avaliação da artéria hepática. O método pode revelar complicação vascular importante como trombose ou estenose desta, que pode cursar de forma assintomática e com exames laboratoriais em melhora. Achado de fluxos presentes arteriais no hilo e intra-hepáticos com rápido pico sistólico e índices de resistividade entre 0,55 e 0,8 são esperados. Variações dos valores normais e suas repercussões serão abordados no capítulo de complicações arteriais .

Elevação das enzimas hepáticas e/ou bilirrubinas no decorrer dos dias pós-operatórios merece investigação diagnóstica. Usualmente, exame de ultrassom Doppler e biópsia hepática são os métodos de escolha. A investigação diagnóstica deve cercar as principais complicações esperadas para o período de PO. Nos primeiros dias de PO, a rejeição celular aguda e complicações vasculares são as mais frequentes e devem ser tratadas em tempo hábil. O diagnóstico e tratamento dessas intercorrências serão abordados em capítulo específico neste manual .

A parede abdominal do paciente em PO de transplante de fígado merece particular atenção. O doente portador de cirrose hepática é complexo do ponto de vista de manipulação de volume. Com facilidade sequestra em terceiro espaço. Alguns pacientes são portadores de ascite de grande volume, outros recebem enxertos grandes e há dificuldade de fechamento da parede abdominal ao término do transplante. Nessa última situação, e em outros serviços de forma rotineira, a parede abdominal não é fechada para não ocorrer compressão do enxerto pelo gradeado costal, com prejuízo para a vascularização do enxerto hepático. O paciente é reoperado em alguns dias de PO, quando já em melhores condições, para fechamento da parede. O vazamento de ascite pela ferida operatória nessas situações é complicação frequente. Essa é situação de risco no paciente imunossuprimido. Ao nosso ver, quando o vazamento persiste, deve ser tratado com cirurgia para revisão do fechamento da parede abdominal. Não raramente encontramos a parede deiscente e a correção pode resolver a complicação.

Em nosso protocolo de pós-operatório incluímos profilaxias de infecção em transplante. Algumas profilaxias universais, como *Pneumocystis jiroveci* com o uso de sulfametoxazol + trimetoprim 400/80 mg, 1x/dia; *Strongyloides stercoralis* com ivermectina 200 µg/kg/dia, 1x/dia por 2 dias repetidos em 15 dias. Em outras situações, realizamos profilaxia dirigida como para CMV (citomegalovírus), *Toxoplasma gondii*, *Candida spp*, hepatite B crônica, doador antiHBc positivo/receptor HBsAg negativo.

Uma vez de alta, o paciente pós-transplante é encaminhado para segmento ambulatorial com retornos periódicos. Inicialmente, uma vez por semana, durante o primeiro mês, quinzenalmente até o 3° mês, e mensalmente no 1° ano. Tem exames de função hepática colhidos e controle de imunossupressão. Realiza USG Doppler periódico e tem o controle/tratamento da doença de base quando pertinente, como VHC, VHB, hepatite autoimune e carcinoma hepatocelular.

5.1.3 CONCLUSÃO

O pós-operatório do transplante de fígado em sua fase inicial é momento crucial para a evolução do paciente e resultado do procedimento. A imediata e acertada interferência nesse período pode repercutir também no longo prazo. Os protocolos são muito importantes como norte na condução pós-operatória, mas as variáveis que podem desafiar a equipe devem ser discutidas de forma multidisciplinar por cirurgiões, intensivistas, hepatologistas, infectologistas, entre outros profissionais, porque, com alguma frequência, elas fogem do habitual mesmo em centros de grande volume.

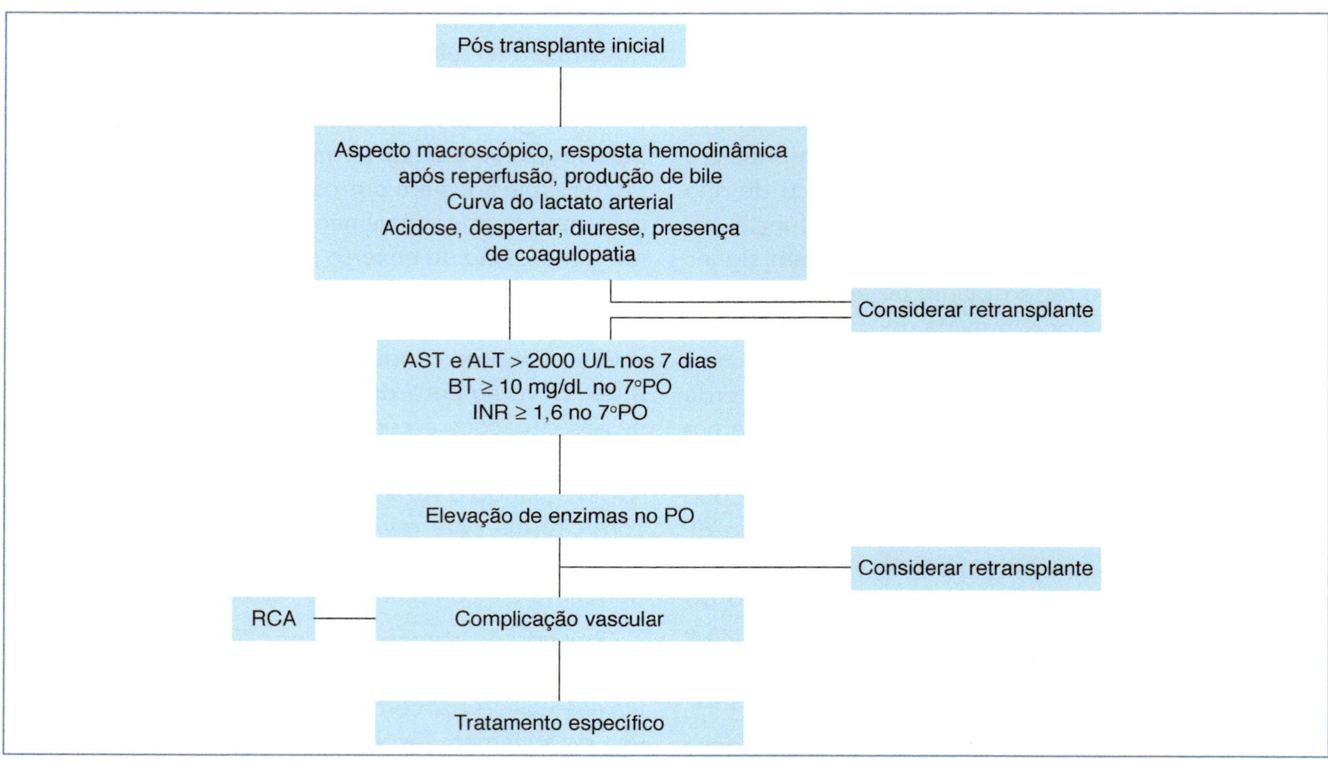

Figura 5.1.1 **Algorítrimo pós transplante de fígado.**
Fonte: Desenvolvida pela autoria.

Referências

1. Olthoff K M, Kulik L, Samstein B, Kaminski M, Abecassis M, Emond J et al. Validation of a Current Definition of Early Allograft Dysfunction in Liver Transplant Recipients and Analysis of Risk Factors. Liver Transpl. 2010;16(8):943-9. doi: 10.1002/lt.22091.
2. Gillespie M, Rizzolo D. A Systems-Based Approach to Patient Care After Liver Transplantation. JAAPA. 2018;31(1):14-9. doi: 10.1097/01.JAA.0000527694.68417.0a.
3. Kramer DJ, Siegal EM, Frogge S J, Chadha MS. Perioperative Management of the Liver Transplant Recipient. Crit Care Clin. 2019;35(1):95-105. doi: 10.1016/j.ccc.2018.08.012.
4. Cheung A, Levitsky J. Follow Up of the Post-Liver Transplantation Patient: A Primer for the Practicing Gastroenterologist. Clin Liver Dis. 2017;21(4):793-813. doi: 10.1016/j.cld.2017.06.006.

5.2

Diagnóstico e Conduta nas Complicações Venosas Pós-Transplante

Lucas Souto Nacif | Marcos Lins | João Paulo C. Santos

O transplante hepático é o tratamento definitivo para o paciente com doença hepática em fase terminal. A evolução do transplante de fígado com cirurgias cada vez mais complexas, pacientes com situações desafiadoras (trombose de porta) e uso de enxertos de doadores marginais pela escassez de órgãos têm contribuído para manter as taxas de complicações pós-operatórias consideráveis e melhorar a sobrevida do enxerto e paciente nos pós-transplante.

Complicações venosas pós-transplante hepático são consideradas raras, variando de 1% a 8% dependendo do sítio acometido e mais comumente encontradas nos transplantes pediátricos e intervivos (doador vivo). Sendo representadas principalmente pela trombose e/ou estenose dos vasos de forma precoce (pós-operatório imediato) ou tardia (após 30 dias), podem comprometer *o influxo hepático* (veia porta) e/ou o *efluxo hepático* (veias hepáticas e/ou veia cava inferior).

Os pacientes podem ser assintomáticos na ocorrência de trombose/estenose parcial e tardia, ou apresentarem sinais e sintomas de hipertensão portal com desenvolvimento de ascite, dor abdominal, sangramento digestivo por varizes esofágicas, evoluindo para disfunção e, em casos mais graves, perda do enxerto com necessidade do retransplante.

O diagnóstico se dá principalmente por exames de imagens, associados ou não a elevações das enzimas hepáticas e principalmente com a suspeita clínica. Inicialmente, o ultrassom Doppler abdominal é o exame de escolha, podendo-se verificar ausência de fluxo com a presença de trombo intraluminal ou aumento de velocidade na estenose. Confirma-se o diagnóstico com angiotomografia ou angiorressonância e prossegue-se com método padrão-ouro, que é a venografia com medição de gradiente.

Atualmente, com o avanço tecnológico da Radiologia intervencionista, essas complicações venosas são preferencialmente tratadas pelo método endovascular com múltiplas vias de acesso e opções de tratamento as lesões com métodos de trombólise química e/ou mecânica, com a possibilidade de angioplastia (dilatação) com balão e colocação de *stents*, garantindo um tratamento seguro e menos invasivo para o paciente. A alternativa cirúrgica é empregada nos casos de falha e/ou ausência de disponibilidade do método endovascular e em pós-operatório imediato (< 48 horas) em complicações da veia porta.

5.2.1 TROMBOSE/ESTENOSE DE VEIAS HEPÁTICAS E VEIA CAVA INFERIOR

As complicações das veias hepáticas e da veia cava inferior são raras, acometendo menos de 2% dos pacientes transplantados, dependendo do tipo de anastomose e enxerto utilizado. A modalidade de transplante intervivos no adulto apresenta maiores taxas (3% a 16%), seguidos do *Split* (fígado bipartido) pediátrico (4%) e *piggyback* (3%).

No pós-operatório imediato, as complicações ocorrem por problemas técnicos, como anastomose muito apertada, desproporção entre doador-receptor e/ou torção/rotação do enxerto com compressão venosa. As complicações tardias estão associadas à hiperplasia íntima ou fibrose perivascular e também ao "*twist*" hepático durante crescimento do enxerto (*Split* ou intervivos).

A estenose das veias hepáticas pode causar obstrução ao *efluxo hepático*, predispondo ao aparecimento de trombose, hipertensão portal e progressão para disfunção do enxerto. Os pacientes apresentam ascite, ganho de peso, dor abdominal (congestão hepática e esplênica), derrame pleural e varizes esofágicas com ou sem sangramento, mesmo sem grandes alterações nas enzimas e provas de função hepática.

A estenose de veia cava inferior acima do nível das veias hepáticas apresenta a mesma sintomatologia, enquanto as estenoses abaixo do nível das hepáticas podem apresentar edema de membros inferiores.

A investigação inicial começa pelo ultrassom Doppler, em que se evidencia a diminuição de fluxo nas veias hepáticas, a mudança para o padrão monofásico das ondas e até mostra um fluxo reverso. Tomografia e ressonância magnética com contraste evidenciam padrão em mosaico típico da síndrome de Budd-Chiari. O exame confirmatório é a cavografia com mensuração do gradiente de pressão, que, se for maior do que 5 mmHg, precisa avaliar a correção e modulação.

O tratamento da estenose das veias hepáticas e da veia cava inferior por meio da angioplastia com ou sem colocação de *stent* podem ser realizados por acesso transjugular ou trans-hepático percutâneo, quando ocorre estenose de difícil transposição e/ou trombose associada. O acesso femoral é utilizado nas estenoses retro-hepáticas da veia cava inferior. Nos casos de trombose de veias hepáticas/veia cava inferior, pode ser tentada a trombólise química ou mecânica 12 a 48 horas antes da angioplastia. O tempo de anticoagulação pós-procedimento é um tema bastante discutido e fica a critério de cada serviço.

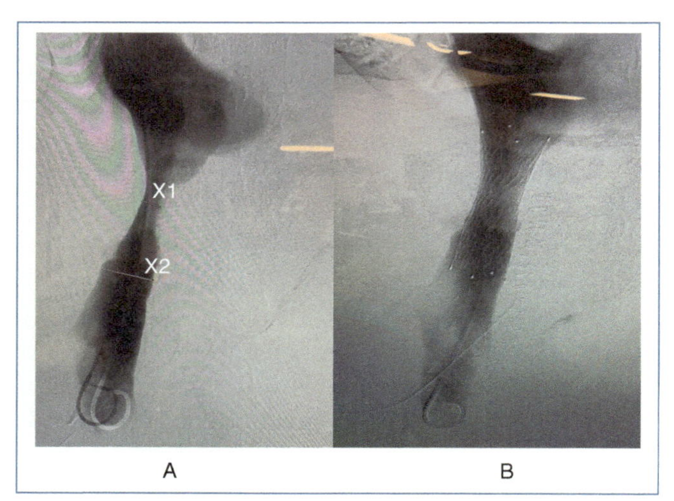

Figura 5.2.1. **A) Veia cava hepática canulada por acesso transjugular; a venografia evidenciou uma estenose. B) Passagem de *Stent* após balonamento e dilatação da estenose.**

Fonte: Acervo da autoria.

Habitualmente, a taxa de recorrência após angioplastia pode ser alta, necessitando de mais de uma sessão para se obter o resultado satisfatório. Por esse motivo, muitos serviços optam pela colocação primária de *stent* autoexpansível de metal, com melhores taxas de sucesso e patência dos vasos em torno de 3 a 5 anos.

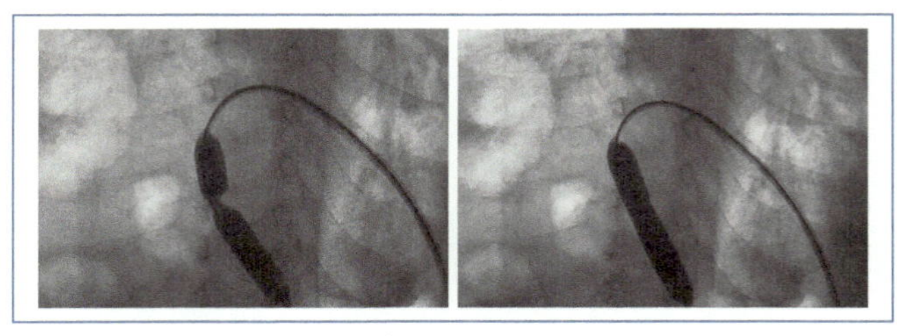

Figura 5.2.2 **Estenose de veia cava, tratada com balonamento e dilatação da estenose.**

Fonte: Acervo da autoria.

5.2.2 DOENÇA VENO-OCLUSIVA HEPÁTICA

A doença veno-oclusiva hepática é uma complicação rara após transplante de fígado e com prognóstico ruim. Está associada à lesão endotelial sinusoidal, acarretando obliteração fibrótica não trombótica de pequenas veias hepáticas centrolobulares após necrose na zona 3. Manifestada clinicamente por hepatomegalia dolorosa, ascite, aumento de peso e icterícia.

O fator etiológico mais implicado no transplantado é a rejeição celular aguda, mas o uso de medicações, como o tacrolimo e a azatioprina, podem predispor a doença.

A ultrassonografia com Doppler pode revelar aumento do fígado causado por congestão, mesmo sem evidência de obstrução de vasos hepáticos. A tomografia computadorizada (TC) pode mostrar a ausência do fluxo de sangue na veia hepática e seus ramos, com um padrão semelhante ao da síndrome de Budd-Chiari.

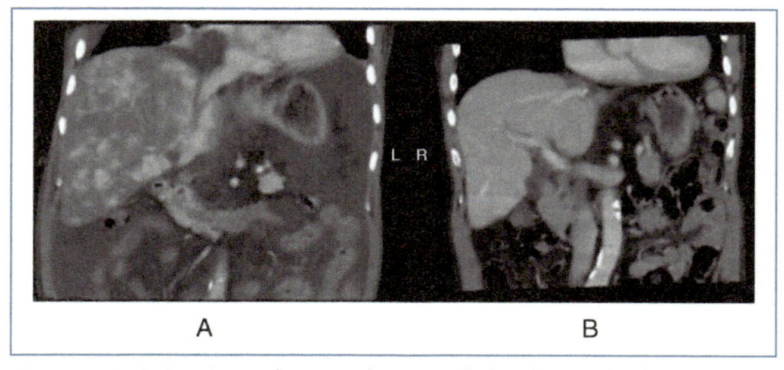

Figura 5.2.3 **A) Redução desigual da densidade hepática e ausência de fluxo sanguíneo nas veias hepáticas. B) Restauração de fluxo sanguíneo pelas veias hepáticas após suspensão do tacrolimo.**

Fonte: Adaptada de Hou *et al.*, 2018.

O diagnóstico é realizado por biópsia hepática, que normalmente é feita para excluir rejeição celular aguda e outras causas. O achado histopatológico típico é de congestão sinusoidal e fibrose de veias centrolobulares. O tratamento consiste em identificar e retirar o fator causal, com redução de dose do tacrolimo, por exemplo, e/ou troca por outro imunossupressor.

5.2.3 COMPLICAÇÕES DA VEIA PORTA

As complicações da veia porta após o transplante hepático são de baixa incidência, ocorrendo em 1% a 3% dos pacientes transplantados. Embora pouco incidentes, essas complicações estão associadas a uma alta morbidade e à perda do enxerto, observando-se em maior frequência quando relacionadas ao uso de *Split* (fígado bipartido), transplante intervivos e transplante pediátrico.

5.2.3.1 Trombose da veia porta

A incidência reportada de trombose da veia porta varia entre 0,3% a 2,6%. No Brasil, após transplantes intervivos, as taxas variam entre 2,3% a 9,1%. Essa complicação assume maior importância na população pediátrica, principalmente entre receptores que apresentam atresia biliar associada à esclerose de veia porta e inflamação do ligamento hepatoduodenal.

No transplante pediátrico, o uso de enxertos vasculares foi o único fator de risco independente para a ocorrência de trombose da veia porta. Em pacientes adultos, essa complicação ocorre como consequência de falhas técnicas e complicações anatômicas, como redundância venosa, *kinking*, torção e/ou estenose da anastomose. Além disso, cirurgias prévias no sistema venoso portal ou esplâncnico ou trombose portal pré-transplante que exija trombectomia durante a cirurgia, diâmetro da veia porta < 5 mm, esplenectomia prévia, veia porta hipoplástica, colaterais portossistêmicas largas e o uso de enxertos venosos para a reconstrução da veia porta também estão relacionados como fatores de risco para trombose pós transplante.

A trombose de veia porta ocorre mais frequentemente no período mais precoce pós-transplante (< 3 meses), determinando uma apresentação clínica de falência do enxerto ou insuficiência hepática aguda grave. Quando a trombose ocorre tardiamente (> 3 meses), a falência hepática é rara e as manifestações clínicas dependerão da existência de circulação colateral. Os sinais associados à hipertensão portal são mais comuns e incluem hemorragia digestiva alta por varizes esofágicas, ascite e dor abdominal.

O diagnóstico é basicamente realizado por meio de exames de imagem. A ultrassonografia com Doppler é primeiramente utilizada para avaliar a patência vascular, possibilitando um diagnóstico rápido e não invasivo. Pode ser realizada diariamente até o quinto dia pós-operatório ou na presença de anormalidades na função hepática ou suspeita clínica. A ultrassonografia com contraste pode ser utilizada na avaliação da insuficiência portal, fundamentado na evidência do *status* perfusional do parênquima. Além dessas ferramentas de imagem, a tomografia computadorizada com contraste, a ressonância nuclear magnética e a portografia também podem ser úteis no diagnóstico.

O tratamento da trombose da veia porta pós-transplante envolve a anticoagulação sistêmica, trombólise guiada por cateter, revisão cirúrgica e até mesmo o retransplante. Nas tromboses precoces completas ocorridas nas primeiras 72 horas pós-transplante, a presença de sinais de falência de múltiplos órgãos é decisiva para a revisão cirúrgica da anastomose. Se a trombose aguda for por "problema técnico", como torção ou redundância (*kinking* ou *twisting*), a revisão da anastomose e a anticoagulação sistêmica são eficazes. Em caso de falha, o retransplante pode ser opção.

Nas tromboses precoces, > 72 horas e < 30 dias, parciais ou completas, o tratamento não cirúrgico deve ser a primeira recomendação. O procedimento mais utilizado é a trombólise percutânea associada à colocação de *stent*, que pode ser por via trans-hepática ou transjugular. Em pacientes com coagulopatia ou ascite, a abordagem transjugular é preferível, diminuindo os riscos do sangramento. Essas opções apresentam sucesso terapêutico entre 68% a 100% e taxas de morbidade e mortalidade de 0% e 11%.

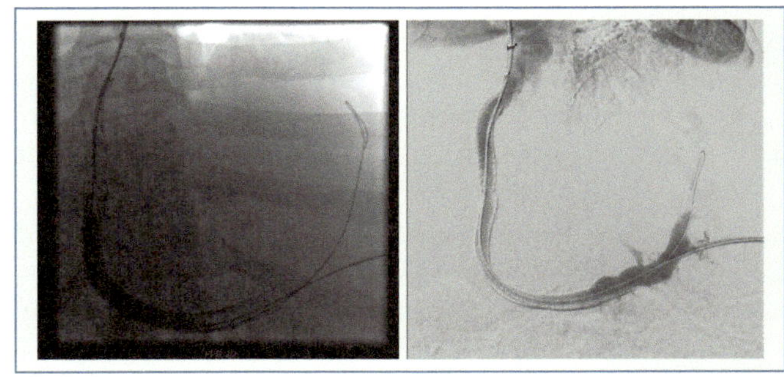

Figura 5.2.4 Recanalização da veia porta e implante de *shunt* portossistêmico intra-hepático (TIPS) realizado com sucesso.

Fonte: Acervo da autoria.

Nas tardias, com > 30 dias, a apresentação clínica é decisiva para a tomada de decisão. Independentemente da extensão da trombose no eixo espleno-mesentérico e com função hepática normal, a subsequente formação de colaterais pode tornar a conduta mais conservadora. Quando há manifestações clínicas, como hemorragia digestiva ou ascite, o tratamento percutâneo transjugular ou trans-hepático pode ser considerado. A sobrevida sem a instituição de tratamento adequado é muito baixa, mas a morbidade e mortalidade apresentam bons resultados nos casos de diagnóstico e tratamento precoces.

5.2.3.2 Estenose de veia porta

A real incidência de estenose de veia porta após o transplante hepático não é conhecida, estimando-se em torno de 3%. A maioria dos pacientes que apresenta essa complicação é assintomática, sendo, então, o diagnóstico um achado incidental na ultrassonografia de rotina. Os pacientes sintomáticos podem apresentar sinais de hipertensão portal, com sangramento digestivo alto de varizes esofágicas, ascite e esplenomegalia. A função hepática apresenta-se de forma variável, por isso não pode ser considerada para diagnóstico.

Os fatores de risco para estenose são similares aos da trombose da veia porta, com a maioria dos casos decorrendo de dificuldades técnicas na anastomose, especialmente se uma anastomose ampliada ou biselada for necessária nos casos em que há diferença de tamanho entre a veia do dador e do receptor.

A ultrassonografia com Doppler, embora permaneça como primeira opção para o diagnóstico, não apresenta critérios objetivos, sendo pouco específica. Alguns critérios para o diagnóstico incluem o calibre da veia porta, velocidade no sítio da anastomose, gradientes pré-anastomótico e pós-anastomótico. Achados de uma taxa de estenose > 50% ou velocidade portal > 3:1 podem ser definidores para o diagnóstico. A tomografia computadorizada com contraste e a portografia são utilizadas para confirmar o diagnóstico.

O tratamento cirúrgico é preferível para anormalidades do fluxo portal precoces, o que pode incluir revisão da anastomose ou retransplante. Se paciente assintomático e função hepática normal, a conduta pode ser conservadora, mantendo-se seguimento com US Doppler para seguimento da veia porta, por conta do risco de evolução para trombose. Não há recomendação consensual para anticoagulação nesses casos. Se paciente sintomático e com confirmação radiológica de estenose importante, deve-se intervir precocemente para evitar a perda do enxerto, retransplante e mortalidade. Nesses casos, a radiologia intervencionista mostrou ser a opção inicial mais segura após o transplante hepático, sendo indicado o acesso trans-hepático ou o transjugular, embora haja predileção de alguns grupos pelo acesso trans-hepático pelo lado direito. Essa técnica apresenta alta taxa de sucesso terapêutico e baixa incidência de complicações e recorrências.

Referências

1. Nacif LS, Zanini LY, Sartori VF, Kim V, Rocha-Santos V, Andraus W, Carneiro D'Albuquerque L. Intraoperative Surgical Portosystemic Shunt in Liver Transplantation: Systematic Review and Meta-Analysis. Ann Transplant. 2018;23:721-32.
2. Nacif LS, Pinheiro RS, Rocha-Santos V, Barbosa VM, de Moura Dias AP, Martino RB et al. Better Selection Criteria With Prognostic Factors for Liver Transplantation. Transplant Proc. 2018;50(3):766-68.
3. Hou Y, Tam NL, Xue Z, Zhang X, Liao B, Yang J et al. Management of Hepatic Vein Occlusive Disease After Liver Transplantation: A Case Report with Literature Review. Medicine (Baltimore). 2018;97(24):e11076.
4. Tan-Tam C, Segredi M, Buczkowski A, Hussaini T, Yoshida EM, Chung S, Scudamore C. Surgical Complication of Liver Transplantation. AME Med J. 2018;3:101-7.
5. Zanetto A, Rodriguez-Kastro KI, Germani G, Ferrarese A, Cillo U, Burra P, Senzolo M. Mortality in Liver Transplant Recipientes with Portal Vein Thrombosis – An Update Meta-Analysis. Transpl Int. 2018;31(12):1318-29.
6. Narita Y, Sugawara Y, Ibuki S, Irie T, Shimata K, Yamamoto H et al. Portal Vein Stent Placement in Living-Donor Liver Transplantation: A Single-Center Experience. Transplant Proc. 2019;51(5):1522-4.
7. Ohm JY, Ko GY, Sung KB, Gwon DI, Ko HK. Safety and Efficacy of Transhepatic and Transsplenic Access for Endovascular Management of Portal Vein Complications After Liver Transplantation. Liver Transpl. 2017;23(9):1133-42.
8. Naik KB, Hawkins CM, Gill AE, Gupta NA. Clinical Efficacy of Percutaneous Transhepatic Portal Vein Angioplasty for Late-Onset Portal Vein Stenosis in Pediatric Liver Transplant Patients. Transplantation. 2018;102(6):e282-7.

5.3

Diagnóstico e Conduta nas Complicações Arteriais Pós-transplante (Precoces e Tardias)

Liliana Ducatti Lopes

5.3.1 INTRODUÇÃO

O transplante de fígado revolucionou o cenário de tratamento para pacientes com cirrose. A descoberta de medicações imunossupressoras ao longo dos anos, o desenvolvimento das técnicas cirúrgicas, o surgimento de novas modalidades em exames de imagem e a melhor seleção de doadores e receptores tiveram impacto direto na qualidade e na sobrevida de pacientes e enxertos.[1]

Com o aumento do número de transplantes, tornam-se mais evidentes as complicações pós-operatórias. Levando-se em consideração que durante a cirurgia do receptor são realizadas reconstruções vasculares e do trato digestivo, podem ocorrer desde fístulas, estenoses críticas e tromboses, muitas vezes, inclusive, necessitando de tratamento imediato.

As complicações vasculares são um relevante problema, que impacta a morbimortalidade no pós-operatório do transplante de fígado. Isso reflete nos resultados da sobrevida do enxerto e do paciente. Elas acarretam a diminuição ou interrupção do suprimento sanguíneo arterial para o órgão, o que pode levar à perda precoce do enxerto, disfunção tardia do enxerto e até culminar com o óbito, tratando-se, portanto, de uma grave complicação cirúrgica.

Dentre as principais complicações arteriais possíveis, podemos descrever a trombose, estenose e pseudoaneurisma. A trombose de artéria hepática (TAH) é a mais comum e a segunda maior causa de falência do enxerto hepático, ficando atrás apenas do não funcionamento primário do enxerto (PNF, do inglês *primary nonfunction*).[2]

5.3.2 HISTÓRICO E EPIDEMIOLOGIA

A incidência de TAH está em torno de 2% a 9%, sendo uma complicação mais frequente no transplante pediátrico, no qual sua incidência pode variar de 11% a 26%.[3] As estenoses arteriais ocorrem em cerca de 5% a 13% dos transplantes. Aneurisma e ruptura de artérias hepáticas são raros, sendo descritos na literatura de 0,3% a 1,2%.

O diagnóstico precoce a partir da ausência de fluxo sanguíneo arterial nos exames de imagem ou da redução significativa do mesmo, associado ou não às alterações laboratoriais, é importante para a escolha do melhor tratamento: reabordagem cirúrgica ou uso de radiologia intervencionista, em tempo hábil, reduzindo as taxas de morbimortalidade e permitindo o aumento de sobrevida do paciente.

As complicações arteriais pós-transplante hepático são situações graves, que muitas vezes podem apresentar-se inicialmente assintomáticas e com poucas alterações significativas em exames de seguimento.

5.3.3 TROMBOSE DE ARTÉRIA HEPÁTICA

A TAH aguda leva o órgão a uma lesão isquêmica que pode acarretar perda do enxerto. É uma complicação rara no transplante de fígado em adultos e um pouco mais frequente no transplante pediátrico, mas igualmente temida e com urgência em seu tratamento.

Fatores que podem estar associados ao surgimento da TAH são dissecção da parede da artéria hepática, problemas técnicos na confecção da anastomose, compressão ou estenose do tronco celíaco, anatomia não usual do doador ou receptor, quimioembolização prévia nos pacientes com hepatocarcinoma, lesões inadvertidas no preparo do órgão na cirurgia de mesa ou alta resistência microvascular na saída do fluxo sanguíneo causada por rejeição ou lesão isquemia perfusão grave.[4,5]

Com o avanço na técnica cirúrgica ao longo dos anos, a incidência da TAH diminuiu, porém ainda é uma grave e temida complicação.

Pode ser classificada em precoce, quando ocorre até 30 dias pós-transplante, ou tardia, quando diagnosticada após esse período.[3] Essa classificação, aliada ao quadro clínico do receptor, impõe diferenças no tratamento dessa patologia. A pontuação do MELD recebida no diagnóstico de TAH é especial e varia de acordo com o tempo de seu diagnóstico.

As TAH mais precoces tendem a ter um quadro mais agressivo do que as tardias. As apresentações clínicas podem variar, mas podemos citar para os casos mais precoces a necrose hepática fulminante, elevação de transaminases, estenoses biliares, não funcionamento primário do enxerto e febre. Já para os casos mais tardios, são mais frequentes, além da febre e elevação de transaminases, bacteremias, colangites, fístula biliar e bilomas (abscessos hepáticos).

O diagnóstico deve ser o mais precoce possível, pois ele vai conduzir o tratamento que pode aumentar a sobrevida do enxerto e do paciente.

O método de escolha padrão-ouro é a arteriografia (Figura 5.3.1). Por se tratar de um exame invasivo, no qual o paciente tem que ser transportado e pode ter riscos do procedimento, a investigação inicial é feita com ultrassonografia hepática com Doppler.

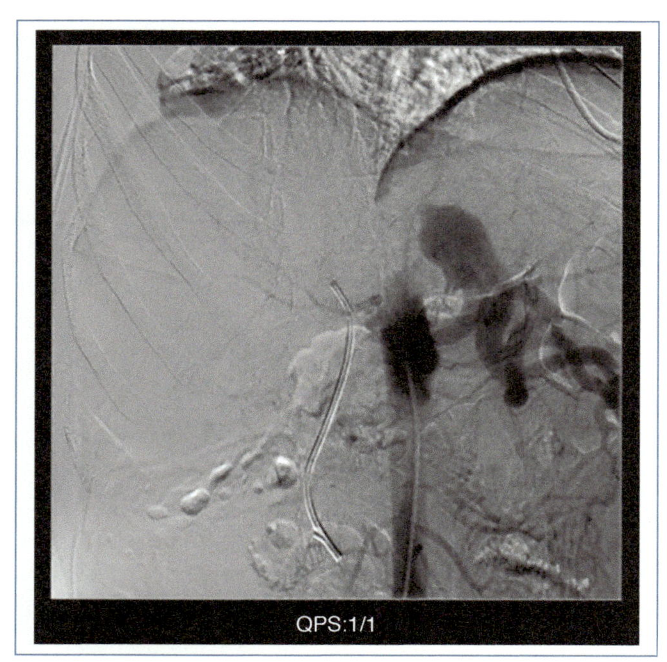

Figura 5.3.1 Imagem de arteriografia pós-transplante de fígado com cateterização de tronco celíaco, mostrando opacificação de artéria esplênica, porém sem visualização de artéria hepática ou seus ramos.

Fonte: ISite HCFMUSP.

Apesar da USG com Doppler apresentar alta sensibilidade, de 75% a 100%, ela pode ter suas dificuldades em visualizar a artéria, especialmente quando há interposição gasosa, pacientes obesos, artérias finas, entre outros (Figura 5.3.2). Um segundo exame indicado após a USG com Doppler é uma angiotomografia computadorizada de abdome (Figura 5.3.3), que serve como complementação diagnóstica e é um exame menos invasivo do que a arteriografia.

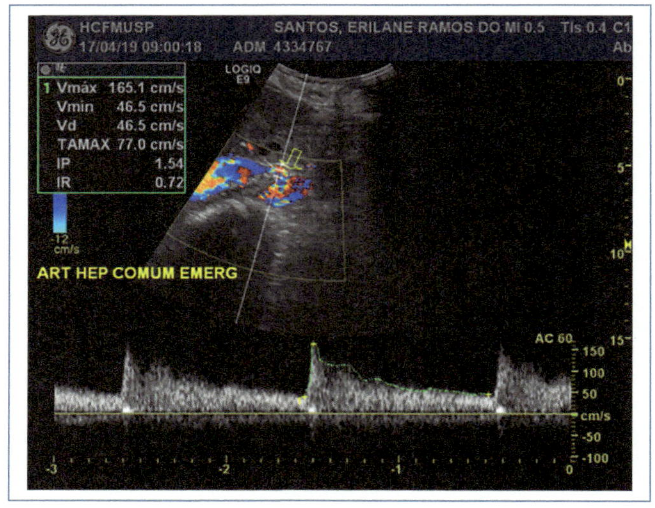

Figura 5.3.2 Ultrassonografia com Doppler hepático, mostrando alteração de fluxo sanguíneo na emergência da artéria hepática comum, com aumento da velocidade no ponto demarcado pela seta amarela , inferindo um padrão de estenose arterial severa.

Fonte: ISite HCFMUSP.

O tratamento dependerá do momento do diagnóstico e do quadro clínico do paciente. Para pacientes que apresentam insuficiência hepática aguda fulminante, deve-se priorizar cuidados intensivos com paciente e retransplante imediato desde que ele tenha condições clínicas.

Casos com TAH precoce assintomáticos ou pouco sintomáticos podem ser candidatos à reoperação com reconfecção da anastomose arterial. Também são descritos bons resultados com trombólises realizadas por radiologia intervencionista, nas quais pode haver colocação de próteses ou não.

Já pacientes com TAH tardia com complicações biliares irreversíveis, a única alternativa é o retransplante.

Por fim, existe uma possível conduta expectante em casos selecionados, que são assintomáticos, nos quais se presume que uma neovascularização arterial tem suprido o órgão com sangue arterial e, portanto, não há aparecimento das complicações.

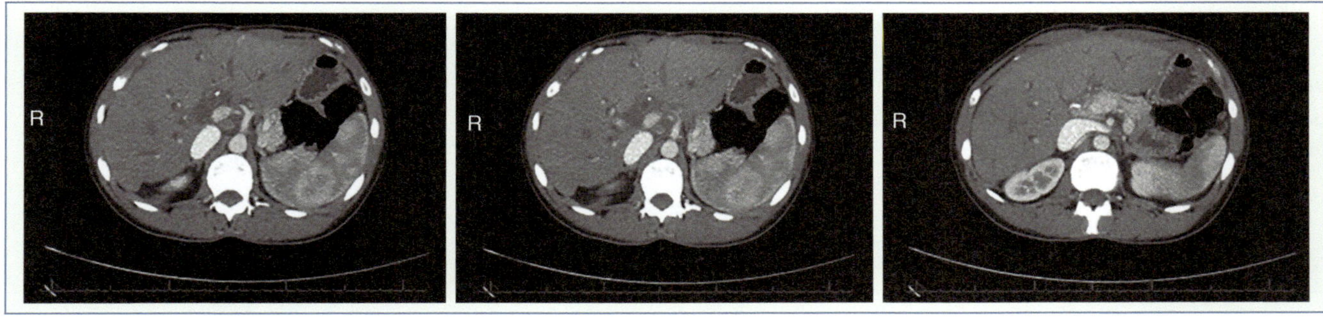

Figura 5.3.3 Imagens sequenciais de cortes angiotomográficos de paciente transplantado de fígado, mostrando a fase arterial, com contrastação de tronco celíaco; sua emergência; e artéria esplênica, porém com ausência de contraste em artéria hepática e ramos intra-hepáticos.

Fonte: ISite HCFMUSP.

5.3.3 ESTENOSE DE ARTÉRIA HEPÁTICA

É uma das complicações vasculares mais frequentes no pós-operatório de transplante de fígado. A estenose pode causar isquemia hepática, que pode levar a uma disfunção do órgão e formação de estenoses da via biliar.

A incidência está estimada entre 1,6% e 8% nos adultos, e não tratar essa complicação pode levar à trombose da artéria hepática, que é mais grave e acarreta maior morbimortalidade para o paciente e maior taxa de perda de enxerto.[6]

A maior parte dos pacientes apresenta elevação de enzimas hepáticas como primeiro sinal da complicação. Deve-se prosseguir a investigação com ultrassonografia com Doppler e exame contrastado da artéria para estudar a melhor abordagem no caso.

Fatores predisponentes são falhas técnicas na cirurgia, colocação do clampe vascular com lesão na artéria, rejeição, lesão microvascular causada por lesão de preservação, entre outros.

Antigamente, o tratamento de escolha era cirurgia para reconstrução da anastomose arterial, porém, nos últimos anos, a melhoria nas técnicas da radiologia intervencionista fez com que a maioria dos casos fosse tratada dessa forma. O avanço das técnicas e o surgimento de *stents* cada vez mais modernos, flexíveis, parecem ser a resolução para a maioria dos casos de complicações arteriais no pós-operatório de transplante de fígado.[7]

5.3.4 PSEUDOANEURISMA DA ARTÉRIA HEPÁTICA

É uma complicação vascular pós-operatória rara, com incidência reportada de 0,3% a 1,2%. Apesar de ser rara, está associada a uma elevada mortalidade.

A maioria dos pseudoaneurismas ocorre na região da anastomose da artéria do doador com artéria do receptor. Os fatores de risco para seu surgimento são procedimentos intervencionistas como biópsia hepática, colangiografia percutânea e passagem de cateteres transparieto hepático.

Para pseudoaneurismas que não sejam na região da anastomose arterial, o principal fator de risco para seu desenvolvimento é infecção local. Tal fato é mais frequente quando a reconstrução da via biliar é em Y de Roux, que acarreta maior translocação bacteriana.

A apresentação clínica pode variar de assintomática até a forma dramática de choque hipovolêmico decorrente da ruptura da artéria acometida. Os pseudoaneurismas da artéria hepática são frequentemente achados de exames ou podem apresentar hemobiliar; já os outros, que são em outras artérias que não na hepática, apresentam-se em sua maioria com a ruptura.

O tratamento cirúrgico do pseudoaneurisma intra-hepático é impossível e a única alternativa é o retransplante. Em alguns casos, a embolização superseletiva de ramos pode ser opção como ponte para o retransplante. Nos casos de infecção e sepse, a antibioticoterapia deve ser de uso prolongado. Tem que haver revascularização adequada do enxerto, caso contrário, a taxa de perda do enxerto é extremamente elevada, passando dos 70%.

5.3.5 CONCLUSÃO

Complicações vasculares arteriais são eventos raros e potencialmente graves. Com o aprimoramento das técnicas cirúrgicas, houve redução dos casos, porém, quando ocorrem, é necessária intervenção precoce para diminuir a morbimortalidade.

É necessário atenção às alterações de quadro clínico e laboratorial e prosseguir com exames de imagem.

Em alguns casos, é preciso retransplante do órgão, porém, nos últimos anos, houve evolução significativa das técnicas de radiologia intervencionista e, com isso, grande avanço no tratamento das complicações vasculares arteriais.

Referências

1. Craig EV, Heller MT. Complications of Liver Transplant. Abdom Radiol (NY). 2021;46(1):43-67.
2. Pareja E, Cortes M, Navarro R, Sanjuan F, López R, Mir J. Vascular Complications After Orthotopic Liver Transplantation: Hepatic Artery Thrombosis. Transplant Proc. 2010;42(8):2970-2.
3. Lui S, Garcia C, Mei X, Gedaly R. Re-transplantation for Hepatic Artery Thrombosis: A National Perspective. World J Surg. 2018;42:3357-63.
4. Stange BJ, Glanemann M, Nuessler NC, Settmacher U, Steinmüller T, Neuhaus P. Hepatic Artery Thrombosis After Adult Liver Transplantation. Liver Transpl. 2003;9(6):612-20.
5. Duffy JP, Hong JC, Farmer DG, Ghobrial RM, Yersiz H, Hiatt JR, Busutil RW. Vascular Complications of Orthotopic Liver Transplantation: Experience in More Than 4200 Patients. J Am Coll Surg. 2009;208(5):896-903.
6. Abbasoglu O, Levy MF, Vodapally MS, Goldstein RM, Husberg BS, Gonwa TA, Klintmalm GB. Hepatic Artery Stenosis After Liver Transplantation-Incidence, Presentation, Treatment, and Long-Term Outcome. Transplantation. 1997;63(2):250-5.
7. Raby N, Karani J, Thomas S. Stenoses of Vascular Anastomoses After Hepatic Transplantation: Treatment with Balloon Angioplasty. AJR. 1991;157(1):167-71.

5.4

Diagnóstico e Conduta nas Complicações Biliares Pós-transplante

Rodrigo Bronze de Martino | Vinicius Rocha Santos

5.4.1 INTRODUÇÃO

A despeito da grande evolução do transplante de fígado desde que se tornou modalidade terapêutica de escolha para a doença hepática terminal, a complicação biliar pós-operatória permanece como desafio. Tem incidência descrita de 5% a 32%, variando entre as diferentes modalidades, como transplante com doador em morte encefálica (DBD), com parada cardíaca (DCD) e intervivos.

A complicação biliar pós-transplante pode incluir fístulas, estenoses (da anastomose biliar ou não anastomótica), lesões isquêmicas com molde biliar, bilomas, mucocele, hemobilia ou, ainda, como alguns autores incluem, recidiva da doença biliar de base como colangite esclerosante primária e cirrose biliar primária. A fístula biliar não é complicação frequente em transplante de fígado em adultos com doador cadavérico. Séries reportam taxas de 5% a 7%, sendo maior em serviços que utilizam dreno biliar em "T" (a fístula pode ocorrer na retirada do dreno). Estenose da anastomose biliar é reportada com incidência de 5% a 10% na maioria dos centros e tem diagnóstico mais frequentemente realizado no primeiro ano após o transplante, mas pode ocorrer alguns anos após o procedimento.

5.4.2 FISIOPATOLOGIA

Fatores de risco são descritos para o aparecimento dessas complicações como: técnicos, tipo de enxerto hepático, lesão de isquemia/reperfusão, trombose e estenose da artéria hepática, infecção pelo citomegalovírus (CMV), compatibilidade ABO, entre outros. Em geral, complicações biliares precoces podem ser atribuídas a fatores técnicos, e complicações de apresentação mais tardia são mais correlacionadas a fatores isquêmicos.

Atualmente, a reconstrução biliar no transplante de fígado é realizada de duas maneiras: via biliar do receptor com a via biliar do doador, ou derivação biliodigestiva em Y de Roux. A anastomose ducto-ductal término-terminal de via biliar do receptor com a do doador é anastomose tecnicamente mais simples e a técnica de preferência do transplante de adultos com doador cadavérico, realizada em até 90% dos serviços, na sua maioria sem colocação de dreno biliar. A derivação biliodigestiva fica reservada para casos em que há desproporção de calibre dos cotos biliares, alguns casos de retransplante de fígado, doenças biliares extra-hepáticas, cirrose biliar secundária, atresia de vias biliares e alguns casos de colangite esclerosante primária com acometimento da via biliar extra-hepática. Embora sejam técnicas de reconstrução seguras e largamente utilizadas, o fator técnico, cada vez menos relevante, ainda é risco para complicação biliar no transplante de fígado. Tratamento adequado do coto do ducto cístico para evitar mucocele, atenção para a redundância dos cotos biliares, utilização do fio adequado e cuidado no manejo de vias biliares desproporcionais são detalhes técnicos que podem ajudar a reduzir taxas de complicação biliar. A técnica operatória é abordada no Capítulo 4.8 – Transplante com Doador Falecido – Cirurgia do Receptor.

O epitélio biliar parece ser mais sensível à isquemia do que ao parênquima hepático. Particularmente, o fluxo arterial ao enxerto tem fundamental papel na viabilidade do epitélio biliar, embora alguns autores tenham descrito a importância do fluxo portal nesse contexto. Alguns dos fatores de risco enumerados anteriormente têm como patogenia o fator isquêmico. A utilização de enxertos provenientes de doador com parada cardíaca (DCD), no qual existe um tempo de isquemia morna entre a parada cardiocirculatória e a perfusão hipotérmica com preservação no gelo, é fator de risco com taxas de complicação biliar que podem chegar até 60%, com aparecimento de estenoses biliares não anastomóticas, bilomas, moldes biliares, entre outras. O DCD não é implementado em nosso meio, com exceção do doador em morte cerebral

(DBD), que evolui para PCR após o diagnóstico confirmado (Grupo IV na classificação de Maastricht para DCDs). Ainda assim, em DBD que tenham sido mantidos por tempo prolongado em hipotensão, ou naqueles nos quais durante a captação de múltiplos órgãos tenha ocorrido uma má perfusão/preservação do enxerto hepático, pode ocorrer problemas similares com o sofrimento da via biliar do enxerto.

Assim como lesão provocada por isquemia/reperfusão, o inadequado fluxo arterial consequente à trombose ou estenose da artéria hepática também pode induzir ao aparecimento de complicações biliares no transplante de fígado. Algumas vezes, a trombose tardia da artéria hepática é diagnosticada após o aparecimento de complicação biliar.

5.4.3 DIAGNÓSTICO E TRATAMENTO

O diagnóstico precoce e o tratamento imediato das complicações biliares podem reduzir a morbimortalidade e melhorar a sobrevida do enxerto. No entanto, podem cursar de forma assintomática, com elevação de enzimas hepáticas. Eventualmente, os pacientes podem apresentar clínica de colangite, com febre, icterícia e confusão mental, ou ainda abrir o quadro em *sepsis franca*.

A USG com Doppler pode revelar sinais de obstrução, como dilatação da via biliar, mas tem sensibilidade variável de 38% a 66%. Outros achados menos frequentes podem ser vistos, como bilomas ou abscessos hepáticos. Pode ainda revelar trombose de artéria hepática, que, como vimos, é uma complicação importante a ser investigada no contexto de complicação biliar, com sensibilidade de 91% e especificidade de 99%. Além disso, a USG pode sugerir o diagnóstico estenose da artéria hepática que merece investigação subsequente.

A biópsia hepática, método de investigação frequentemente utilizada no contexto de aumento de enzimas de causa não evidente, pode mostrar um padrão biliar da lesão. A descrição pode incluir colestase centrolobular, edema portal, infiltração predominantemente polimorfonuclear, proliferação dos colangiolos e sinais de colangite. O método tem sensibilidade e especificidade de até 87% quando confrontado com colangiografia, sendo esta considerada padrão-ouro para o diagnóstico.

Quando a complicação biliar é suspeitada, um método de imagem deve ser realizado. A colangiografia por ressonância nuclear magnética (colangioRNM) é método não invasivo de escolha quando disponível. Tem sensibilidade de 93% a 96% e especificidade de 90% a 94% para estenose biliar. O método tem baixa sensibilidade para fístulas, barro biliar e pequenos cálculos.

A colangiografia endoscópica retrógrada (CPRE) é um método capaz de fazer diagnóstico e tratamento de complicações biliares pós-transplante, desde que a anastomose biliar tenha sido realizada ducto-ducto, via biliar doador-receptor. O tratamento da estenose da anastomose habitualmente é realizado por meio de papilotomia endoscópica para acesso à via biliar e dilatação da área de estenose com balão de 6 mm a 8 mm, com colocação de uma ou múltiplas próteses plásticas de 7 Fr a 11,5 Fr. A maioria dos pacientes precisará de procedimentos periódicos a cada 3 meses por 1 a 2 anos. As próteses devem ser trocadas a cada 3 meses sob risco de oclusão e colangite se não o forem. A resolução da estenose é maior quando o tratamento se estende por mais de 1 ano, e a dilatação com colocação das próteses se mostrou superior ao método com apenas dilatação. A literatura mostra resolução da estenose em até 97%.

Em casos em que a CPRE não pode ser utilizada, como em pacientes submetidos à derivação bilidigestiva em "Y de Roux", o acesso transparieto-hepático por punção do parênquima e a manipulação da estenose biliar podem ser opções.

Novas abordagem da via biliar tem surgido como a colangioscopia (Spyglass DS System; Boston Scientific, EUA). O método permite a visualização direta da área de estenose com caracterização de edema ou ulceração da área, que tem correlação prognóstica, e facilita a canulação de estenoses críticas. Estudos bem dirigidos podem determinar o real papel desse método inovador.

Quando a estenose da anastomose biliar, ou mesmo em alguns casos fora da anastomose, é refratária ao tratamento endoscópico ou percutâneo, a cirurgia com derivação biliodigestiva em "Y de Roux" deve ser o tratamento de escolha. Essa é uma abordagem segura com bons resultados de longo prazo quando ocorre apenas a estenose, sem comprometimento isquêmico evidente com formação de moldes biliares e/ou bilomas. Especial atenção deve ser reservada durante a operação com a artéria hepática. Esta, por vezes, cruza na frente da via biliar e a dissecção da área pós-transplante de fígado, com múltiplas aderências, e requer cuidado para se evitar lesão inadvertida. Uma boa avaliação de método de imagem axial com contraste pré-operatório para planejamento cirúrgico é recomendada.

A fístula da anastomose biliar normalmente é diagnosticada nos primeiros dias de pós-operatório. A literatura mostra que pode ser tratada por abordagem endoscópica e/ou percutânea com bons resultados. No entanto, ao nosso ver, com exceção de casos complexos, anastomoses múltiplas, transplante intervivos, entre outros, uma abordagem cirúrgica precoce pode ser efetiva. Nela, é possível realizar limpeza da cavidade, fazer diagnóstico da área da fístula, que, por vezes, ocorre de ducto biliar não previamente identificado, ou de área cruenta em fígados parciais, e refazer a anastomose biliar quando necessário.

Nos casos de formação de molde biliar, cálculos e bilomas, o tratamento pode ser complexo. Inicialmente com uso de ácido ursodesoxicólico, que pode ser eficiente nos casos mais leves com formação de lama biliar. O manejo endoscópico por CPRE e/ou transparieto-hepático pode aliviar os sintomas e ajudar a tratar os episódios de colangite. Alguns pacientes podem se beneficiar de anastomose biliodigestiva com evacuação dos cálculos e moldes biliar, mas os casos refratários, particularmente aqueles associados à trombose de artéria hepática, devem ser submetidos ao retransplante de fígado.

5.4.4 CONCLUSÃO

A complicação biliar pós-transplante de fígado permanece um desafio para melhoria na sobrevida do enxerto e do paciente. A identificação dos fatores de risco e intervenção adequada pode reduzir seu impacto. A abordagem de forma multimodal, com possibilidades variadas de tratamento, tem na maior parte das vezes bons resultados.

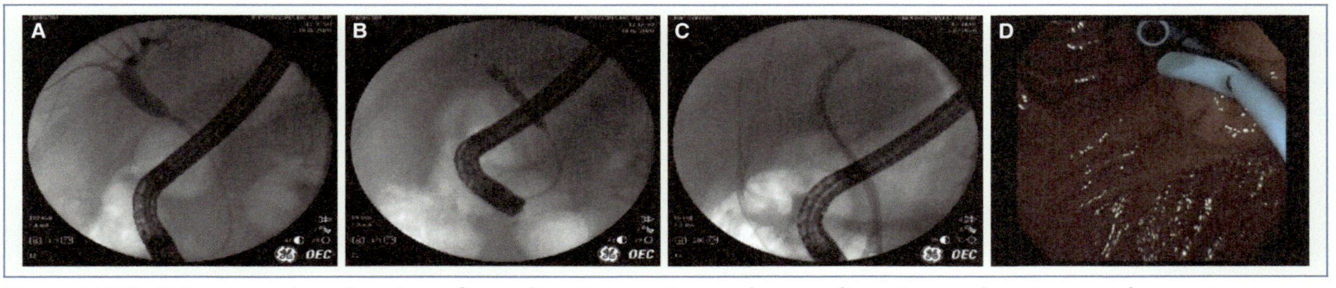

Figura 5.4.1 A) Imagem de colangiografia endoscópica retrograda com diagnóstico de estenose da anastomose biliar no transplante de fígado; B) dilatação com balão; C e D) passagem de próteses plásticas.

Fonte: Acervo da autoria.

Referências

1. Kochhar G, Parungao JM, Hanouneh IA, Parsi MA. Biliary Complications Following Liver Transplantation. World J Gatroenterol. 2013;19(19):2841-6.
2. Verdonk RC, Buis CI, Porte RJ, Haagsma EB. Biliary Complications After Liver Transplantation: A Review. Scand J Gastroenterol. 2006;(243):89-101.
3. Slieker JC, Farid WR, van Eijck CH, Lange JF, van Bommel J, Metselaar HJ et al. Significant Contribution of the Portal Vein to Blood Flow Through the Common Bile Duct. Ann Surg. 2012;255(3):523-7.
4. Maheshwari A, Maley W, Li Z, Thuluvath P. Biliary Complications and Outcomes of Liver Transplantation from Donor After Cardiac Death. Liver Transpl. 2007;13(12):1645-53.
5. Moy TB, Birk JW. A Review on Management of Biliary Complications After Orthotopic Liver Transplantation. J Clin Transl Hepatol. 2019;7(1):61-71.
6. Sebagh M, Yilmaz F, Karam V, Falissar B, Roche B, Azoulay D et al. The Histologic Pattern of "Biliary Tract Pathology" Is Accurate for the Diagnosis of Biliary Complications. Am J Surg Pathol. 2005;29(3):318-23.

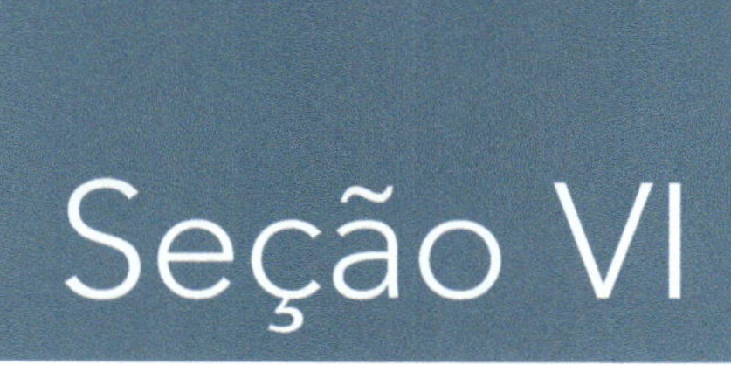

Seção VI

Terapia Intensiva em Transplante Hepático

Luiz Marcelo Malbouisson

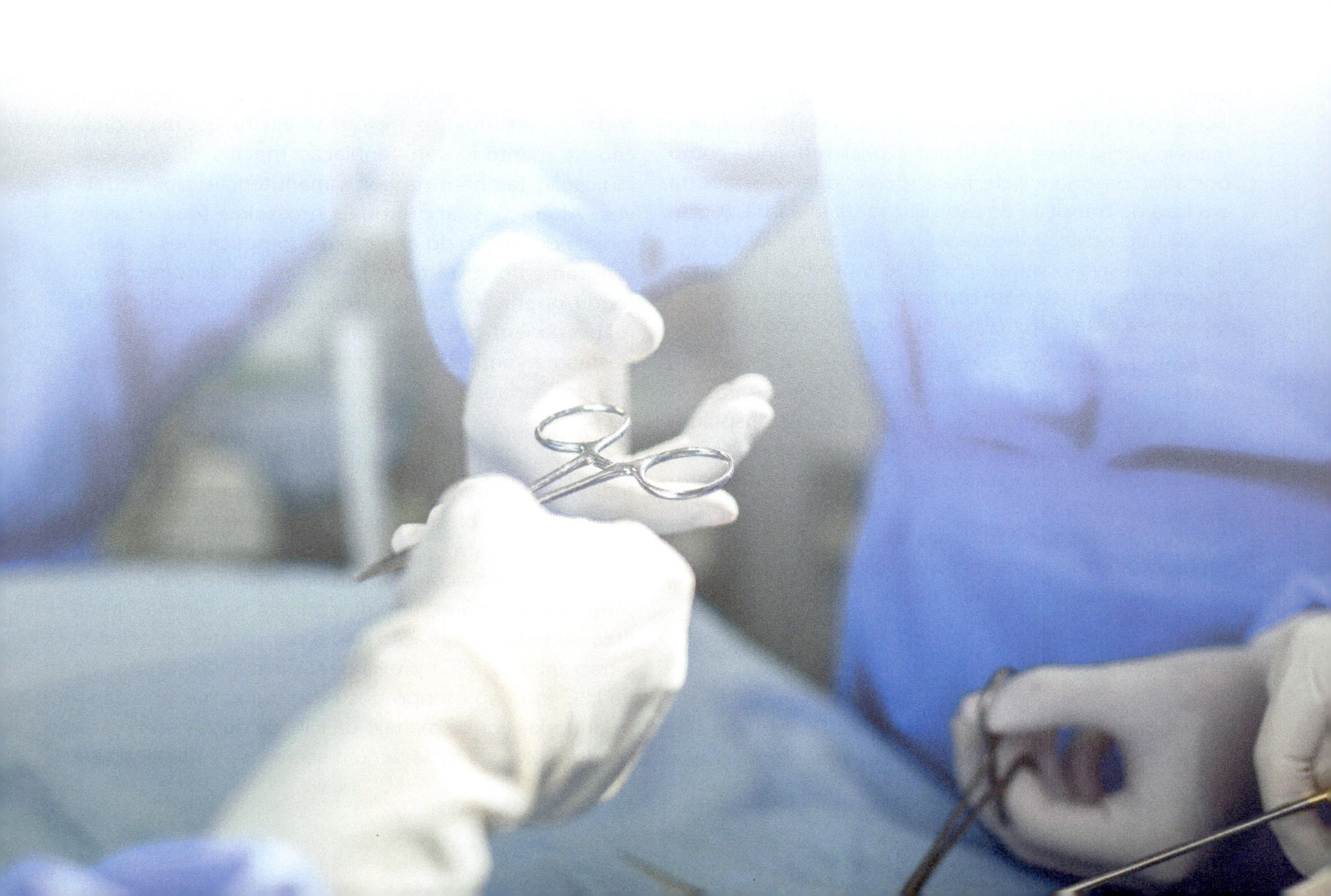

6.1

Sedação, Analgesia e Desmame Ventilatório no Pós-operatório de Transplante Hepático

Rodolpho Augusto de Moura Pedro

6.1.1 INTRODUÇÃO

O advento do transplante hepático (Tx) modificou radicalmente o prognóstico de pacientes com insuficiência hepática e cirrose avançada. Infelizmente, a baixa disponibilidade de órgãos, a complexidade do procedimento e o número reduzido de serviços transplantadores limitam a oferta dessa terapia. Neste cenário desafiador, a otimização do cuidado pós-operatório representa parcela relevante do desfecho clínico.

Embora o paciente em pós-operatório imediato (POi) de Tx apresente tendência à correção de algumas alterações relacionadas à cirrose e hipertensão portal (como coagulopatia, icterícia, estado vasodilatado, ativação do sistema renina-angiotensina-aldosterona, miocardiopatia cirrótica, encefalopatia etc.), o fígado recebido acaba de passar por uma fase de isquemia-reperfusão, além de agressões relacionadas ao procedimento (instabilidade hemodinâmica, hemorragia, lesão mecânica). Tem-se como premissa de prudência que o manejo inicial deve considerar o paciente ainda como portador da doença de base, posto que se encontra em fase de transição da assimilação da enxertia. A prevenção de novas agressões é meta primordial no cuidado intensivo pós-transplante, e a predição de quais pacientes evoluirão com disfunção do enxerto e o quão grave será essa disfunção é usualmente complexa.

Embora oss tema sedação, analgesia e desmame ventilatório tenham sido alvos de diversos ensaios clínicos nas últimas décadas, a cirrose e o transplante hepático são frequentemente listados como fatores de exclusão nesses estudos e as particularidades previamente mencionadas nem sempre permitem a generalização dos achados para essa população. Neste capítulo, abordaremos as particularidades desse tópico no paciente em PO de Tx hepático.

6.1.2 SEDAÇÃO

A cirurgia de Tx representa grande estresse hemodinâmico ao paciente cirrótico, sendo comum que estes sejam admitidos junto à unidade de terapia intensiva (UTI) ainda sob ventilação mecânica, sedados e com uso de drogas vasoativas. O uso de sedativos em altas doses, usual no ato anestésico, encontra poucas indicações no POI e pode agravar a condição hemodinâmica.

A sedação no ambiente de terapia intensiva tem sido reformulada nos últimos anos. Derivado do despertar diário, o uso da menor dose necessária para manter o paciente alerta, calmo e colaborativo se tornou regra para a maioria dos pacientes. Essa prática permite menor tempo de ventilação mecânica e de internação em UTI. Especificamente no pós-operatório de cirurgias abdominais, a suspensão imediata dos sedativos em comparação ao desmame lento e gradual também mostrou encurtar o tempo de ventilação mecânica.

Ao admitir o paciente em POI de Tx, ainda sob sedação, é prudente analisar se existe alguma indicação de mantê-lo sob ventilação mecânica, e se essa indicação também requer a manutenção dos sedativos. Alterações laboratoriais grosseiras (que possam indicar disfunção do enxerto ou complicações graves), sangramento importante pelos drenos abdominais ou ferida operatória podem resultar na necessidade de reabordagem precoce, justificando o adiamento do desmame ventilatório e, em alguns casos, a manutenção dos sedativos.

Os pacientes transplantados por hepatite fulminante, em especial na apresentação hiperaguda, frequentemente possuem algum grau de hipertensão intracraniana (HIC). Nesses casos, sugere-se a manutenção dos sedativos até uma avaliação de sinais indiretos de hipertensão intracraniana (tomografia de crânio, Doppler transcraniano, ultrassonografia de bainha óptica etc.) ou pela mensuração direta por cateter de pressão intracraninana (PIC) previamente instalado. O manejo da HIC foge ao escopo deste capítulo, mas guarda similaridades com o manejo da HIC de outras etiologias, sendo o alvo da sedação um score de -5 na escala de

RASS (*Richmond Agitation-Sedation Scale*), suprimindo quaisquer eventos de agitação que possam induzir elevação de PIC e buscando uma redução do metabolismo cerebral. Em casos refratários, sedativos mais pesados, como o pentobarbital, podem ser utilizados. A avaliação clínica de HIC em pacientes sedados pode ser auxiliada pela avaliação seriada do padrão pupilar, mas vale lembrar que doses altas de sedativos, em especial os barbitúricos, podem comprometer a confiabilidade desse método. Pacientes que não mais apresentem sinais de HIC e cujo enxerto não se apresente gravemente disfuncional devem ter os sedativos suspensos para avaliação da função neurológica. É comum que o despertar nesse cenário seja lento e gradual, e o exame físico minucioso pode revelar déficits focais e outros sinais de dano neurológico estrutural. Pacientes que não apresentem despertar requererem diagnóstico diferencial com *status* não convulsivo que pode estar presente desde o pré-operatório.

Pacientes com suspeita de disfunção grave do enxerto, como nos casos de não funcionamento primário, devem ser considerados como em risco de hipertensão intracraniana, com manejo semelhante ao descrito para hepatite fulminante.

Algumas outras patologias podem estar associadas a manifestações neurológicas estruturais ou metabólicas, como nos casos de pacientes transplantados por doença de Wilson, que podem apresentar uma miríade de sintomas neurológicos, oscilando de simples disartria, tremor e parkinsonismo, até hiperreflexias, convulsões e disautonomia, cujos impacto, manejo e detecção devem ser previstos no momento do despertar e desmame ventilatório. Os pacientes transplantados por polineuropatia amiloidótica familiar (PAF) também apresentam peculiaridades neurológicas no POI de Tx, não sendo incomuns a presença de neuropatias periféricas e disautonomias importantes (cuja proporção de gravidade inclusive favorece a indicação de transplante); estas últimas podem resultar em síncopes e rebaixamento do nível de consciência.

Um desafio frequente no manejo neurológico no pós-transplante envolve o paciente com encefalopatia prévia de repetição, especialmente os advindos de listagem por situação especial por conta dessa complicação, frequentemente em condição já crônica e limitante. Esses pacientes apresentam despertar mais lento e conturbado, permanecendo em média mais tempo em ventilação mecânica. O uso de antipsicóticos atípicos ou dexmedetomedina configuram estratégia válida nesse cenário (p. ex., *delirium* hiperativo e despertar perigoso), mas os hipnóticos e benzodiazepínicos devem ser evitados sempre que possível. Não há evidência clara no cenário pós-transplante de que o tratamento habitual da encefalopatia (com uso de lactulona, enema e antibióticos), em enxertos normofuncionantes, impacte o tempo de intubação ou tempo de internação em UTI, sendo, contudo, ainda mantido em algumas unidades.

Complicações neurológicas acontecem em até 30% dos casos pós-transplante. Além das situações já mencionadas, outras frequentes que devem ser prontamente reconhecidas e manuseadas são: neurotoxicidade por inibidores de calcineurina, cerebrovasculares, infeções do SNC e mielinólise pontina (cirróticos são previamente hiponatrêmicos e podem sofrer grandes *shifts* de Na no intraoperatório), PRES (encefalopatia posterior reversível), convulsões.

A maioria dos sedativos de meia vida curta utilizados em infusão contínua no cenário de terapia intensiva possui importante metabolização hepática e ligação proteica, o que poderia resultar em maior biodisponibilidade e maior tempo para o *clearence* das doses habituais, especialmente em casos de enxerto disfuncional e hipoalbuminemia. Assim, sempre que possível, deve-se buscar a menor dose necessária para manter o paciente calmo e colaborativo, e a manutenção de sedativos pela simples presença do tubo orotraqueal não configura prática recomendada.

Embora também apresente meia-vida curta, recomenda-se que o midazolam (benzodiazepínico) seja evitado, visto que, em cirróticos, parece apresentar maior tempo para indução e recuperação clínica, maior alteração de testes psicométricos, além de guardar relação com encefalopatia hepática, *delirium* e hipotensão. O sedativo de escolha para infusão contínua, nesses casos, em nosso serviço, é o propofol. Embora também seja uma droga de meia vida curta, possui alta dependência do metabolismo hepático e alta ligação proteica, sendo usualmente necessárias doses menores que o habitual para atingir os mesmos alvos de sedação e efeitos colaterais, como cardiodepressão e simpatólise, sendo os efeitos hemodinâmicos frequentes e quase imediatos.

O uso da dexmedetomedina tem se popularizado nos últimos anos, em especial para sedação leve ou transição em pacientes com dificuldade de desmame ventilatório por agitação. Embora possua características semelhantes aos sedativos anteriormente citados, alguns estudos apontam para maior incidência de hipotensão e bradicardia.

A quetamina possui um perfil hemodinâmico mais seguro, sendo associada à menos hipotensão, mas

Tabela 6.1.1 Comparação dos sedativos conforme bulário.

Droga	Tempo de início	Meia-vida	Metabolismo hepático	Ligação proteica	Colateral	Dose em infusão contínua
Midazolam	0,5-3 min	1,8-6,4 h	Moderado	95%	Associação com *delirium* e encefalopatia hepática	0,05-0,4 mg/kg/h
Propofol	0,5-2 min	1,5-12 h	Alto	98%	Depressão cardiovascular, PRIS*	10-200 mcg/kg/h
Dexmedetomedina	5 min	2-3 h	Alto	94%	Bradicardia e hipotensão	0,2-1,4 mcg/kg/h
Quetamina	0,5-4 min	2-4 h	Alto	10-30%	Hipertensão, alucinações	0,05-0,4 mg/kg/h

* PRIS: síndrome da infusão do propofol.

Fonte: Desenvolvida pela autoria.

seu uso no transplante hepático ainda é tema pouco estudado. Essa droga também apresenta metabolização primordialmente hepática e guarda íntima relação com fluxo e função do órgão. Sua baixa ligação proteica diminui a influência da hipoalbuminemia na sua biodisponibilidade. Seu uso como sedativo principal em infusão contínua é pouco frequente no Tx hepático, e existe uma possibilidade teórica de aumento da pressão intracraniana junto à elevação da pressão arterial.

Na ausência de complicações imediatas no POI ou nos cenários citados anteriormente, a sedação deve ser interrompida prontamente para avaliação neurológica (marcador pivotal do bom funcionamento do enxerto hepático) e progressão de desmame ventilatório, reduzindo o tempo de invasão das vias aéreas e o risco de pneumonia associada à ventilação mecânica.

6.1.3 ANALGESIA

O controle da dor após procedimentos cirúrgicos é de grande importância no processo de reabilitação. A cirurgia de Tx hepático é extensa, usualmente realizada com incisão larga e com uso prolongado de afastadores. Além disso, o tempo elevado na mesma posição sobre a maca e a necessidade de dispositivos invasivos de monitorização contribuem para a dor no pós-operatório. Ainda assim, é incomum que os pacientes relatem dor intensa e de difícil controle nesse contexto. Isso provavelmente ocorre pela denervação inerente ao ato de dissecção durante a captação (que frequentemente incorre em áreas de descapsulização), impossibilitando a transmissão de estímulos nociceptivos oriundos da capsula hepática.

A dor relatada em geral se relaciona com tecidos da parede abdominal (pele e músculos), dispositivos invasivos e posicionamento muscular. Queixas de dor abdominal intensa ou duradoura devem, portanto, elevar a suspeição de complicações associadas, como formação de coleções, deiscências, líquido intracavitário, peritonite secundária, isquemia de vísceras ocas etc.

As medicações habitualmente utilizadas para controle de dor no paciente cirúrgico "comum" são usualmente bem toleradas e pouco hepatotóxicas. Em países onde o paracetamol representa uma das poucas opções de analgésicos simples, este é frequentemente utilizado como primeira escolha, desde que em baixas doses (<150 mg/kg ou, na prática, até 3 g por dia). No Brasil, considerando a eficácia e o perfil de segurança hepática, a dipirona é o analgésico comum de escolha inicial, utilizada habitualmente por via endovenosa até a dose de 8 g por dia. O uso de altas doses de corticosteroides, frequente no transplante, atua de forma auxiliar no controle do processo inflamatório e, consequentemente, no controle álgico.

Atenção deve ser levantada para risco dos anti-inflamatórios não-esteroidais, **contraindicados** em qualquer fase, desde a indução anestésica até o pós-Tx, não apenas pelo risco de lesão renal aguda e hemorragia digestiva (relativamente frequentes), mas, em particular, pelo potencial de intensa lesão hepática induzida por droga.

Principalmente nas primeiras 24 horas, pode ser necessária a associação de medicações de maior potência analgésica para atingir um bom controle de dor, sendo os opioides a classe mais frequentemente utilizada. Enquanto o paciente estiver sem perspectiva de desmame ventilatório em curto prazo, a analgesia é realizada com a infusão contínua de fentanil, levando-se em consideração sua praticidade, meia-vida curta e fácil titulação. É importante ter em mente que o fen-

Tabela 6.1.2 Comparação dos analgésicos conforme bulário.

Droga	Dose equivalente	Tempo de início	Meia-vida	Ligação proteica	Efeitos colaterais
Fentanil EV	200 mcg	< 1 min	3-5 h	80-85%	Bradipneia, sonolência, rigidez muscular
Morfina EV	10 mg	5 min	3-7 h	35%	Náuseas, constipação, liberação histamínica, bradipneia, rebaixamento da consciência
Tramadol EV	100	20-30 min	6 h	20%	Náuseas, constipação, liberação histamínica
Codeína VO	200 mg	30-45 min	2,5-4 h	10-20%	Náuseas, vômitos, hipoglicemia, síndrome serotoninérgica
Dipirona EV	-	14 min	2-9 h	50%	Agranulocitose (rara), hipotensão

Fonte: Desenvolvida pela autoria.

tanil possui potência analgésica 100 vezes maior que a morfina, sendo doses superiores a 100 mcg/h usualmente desnecessárias e com grande potencial para intoxicação por opioide, com consequente bradipneia, miose e rebaixamento do nível de consciência. A partir do momento em que se planeja o desmame ventilatório em curto prazo, deve-se buscar a substituição do fentanil por analgésicos simples, associados ou não com opioides de menor intensidade, a depender do *score* de dor apresentado pelo paciente. O uso de opioides deve ser realizado na menor dose necessária ao controle álgico, especialmente em pacientes com história de reações histaminérgicas ou relato de náuseas e gastroparesia (comuns em pacientes com PAF). A estratégia usualmente utilizada é a de escalonamento seriado, iniciando com analgésicos simples (dipirona ou paracetamol), passando pelos opioides fracos (tramadol, codeína) até os opioides de maior potência (morfina, metadona e oxicodona). Vale ressaltar que o tramadol, apesar de comumente prescrito, é associado a diversos efeitos indesejados, como náuseas, vômitos, hipoglicemia e síndrome serotoninérgica, além da competição pelo mesmo receptor (5-HT3) em que agem algumas medicações, como a ondansentrona. É importante mencionarmos que a maioria dos opioides, quando administrados por via oral, passam pelo fenômeno de primeira passagem hepática, tornando sua biodisponibilidade muito inferior do que nas administrações venosas. Em pacientes com disfunção grave do enxerto, contudo, esse metabolismo pode estar prejudicado, aumentando a biodisponibilidade do fármaco e reduzindo a dose necessária pra atingir os efeitos desejados e também os colaterais.

Embora incomum, alguns pacientes apresentam dor de difícil controle nos primeiros dias mesmo com uso de opioides mais potentes. Nesses casos, pode-se utilizar medicamentos que agem em receptores não opioides, como a quetamina (anti-NMDA) ou medicações adjuvantes em dor neuropática (antidepressivos tricíclicos, duloxetina, gabapentina, pregabalina etc.). Na prática, após a extubação a analgesia, é usualmente mantida com analgésico simples e eventuais resgates com opioides nas primeiras 24 a 48 horas, sendo incomum a manutenção de dor forte após esse período.

6.1.4 DESMAME VENTILATÓRIO

A extubação precoce é prática comum e segura para a maioria dos pacientes em POI de Tx hepático, sendo descrita uma taxa de 20% a 30% de pacientes extubados ainda em sala operatória em alguns serviços. Uma metanálise recente, comparando extubação precoce com convencional, mostra redução em taxa de reintubação, morbidade, complicação respiratória, incidência de disfunção do enxerto e internação em UTI e hospitalar. Quando bem selecionados os pacientes, a falha de intubação não ultrapassa 2%, sendo os melhores candidatos aqueles com MELD baixo e listados por situação especial por conta de HCC.

Ao admitir em ambiente de terapia intensiva um paciente ainda intubado, é de fundamental importância saber quais sedativos foram utilizados durante a cirurgia e, principalmente, se foram realizadas novas doses de sedativos ou bloqueadores neuromusculares (BNM) para o transporte entre o centro cirúrgico e a UTI, devendo-se manter o paciente sob sedação até que se atinja a meia-vida de eliminação dos BNM.

Conforme ressaltado anteriormente, em pacientes que não apresentem contraindicações, tão logo se resolva o efeito do bloqueador neuromuscular, deve-se proceder a interrupção dos sedativos com objetivo principal de avaliar a função neurológica após o procedimento e de iniciar o desmame ventilatório.

Esse desmame é composto de três partes principais: a análise pré-desmame, um teste de aptidão para extubação e o teste de extubação. Na primeira etapa, cabe aos membros da equipe (médicos, enfermeiros e fisioterapeutas) a identificação de fatores que possam dificultar o processo de desmame.

Alguns fatores de risco para intubação prolongada que se deve considerar são: idade do receptor, sexo feminino, necessidade de hemodiálise pré-transplante, ascite volumosa, MELDs elevados, tempo de isquemia fria prolongada e grandes transfusões. Deve-se, além disso, levar em conta na decisão de extubação nível neurológico, história de encefalopatia, etiologia da doença de base (*p. ex.*, doença de Wilson ou polineuropatia amiloidótica familiar), *status* nutricional, previsão de reabordagem precoce, sobrecarga volêmica, derrame pleural, dentre outros.

Em pacientes com marcada instabilidade hemodinâmica, débito alto e de aspecto hemático dos drenos abdominais – além de outras possíveis indicações de reabordagem cirúrgica precoce –, deve-se postergar o processo de extubação até que se defina um plano terapêutico em relação às complicações. O uso de droga vasoativa em baixa dose ou já em desmame progressivo é comum no cenário de POI e não deve servir como impedimento ao desmame ventilatório.

Pacientes com antecedentes de síndrome hepatopulmonar usualmente apresentam, em vista da dilatação formando *shunts* intrapulmonares, maior grau de hipoxemia que os demais. Apesar de o Tx ser o tratamento de escolha para a condição, hipoxemia grave pode persistir por 6 a 12 meses pós-Tx. Na UTI, deve-se restringir volume e manter estratégia clássica de ventilação protetora. No caso de hipoxemia persistente, ventilação de alta frequência e/ou muitas vezes membrana venovenosa de oxigenação extracorpórea podem ser necessárias. Sugerimos, apesar disso, extubação precoce e instalação imediata de VNI com alta taxa de fração inspirada de oxigênio.

Já na hipertensão portopulmonar resultante de vasoconstrição pulmonar associada à hipertensão portal, demanda prevenção de hipoxemia, manutenção de saturação > 90% e correção de fatores como acidose, arritmia e anemia. Aconselha-se o uso de diuréticos e/ou diálise precoce em caso de sobrecarga volêmica. Deve-se ter avaliação da função ventricular direita pré-operatória, além de manutenção de cateter de Swan-Ganz por um período maior para manejo, especialmente se houver indicação de uso de óxido nítrico inalado, que também deve ser desmamado com parcimônia. Nesses pacientes, a VM pode, de fato, comprometer o retorno venoso do enxerto e aumentar a resistência vascular por meio de superdistensão alveolar.

Em pacientes que requerem altas pressões inspiratórias para gerar o volume corrente desejado, a hipótese de hipertensão intra-abdominal deve ser lembrada e a pressão intra-abdominal (PIA) indireta intravesical deve ser aferida e controlada. Pacientes com ascite volumosa/de grande monta podem apresentar aumento de PIA, embora o uso de drenos usualmente mitigue esse risco, que pode ressurgir ao fechamento, obstrução ou retirada dos mesmos .

A necessidade de se utilizar valores de PEEP elevados é incomum, mas não contraindicada no transplante hepático. Deve-se identificar o ponto ideal em que se alcance adequada oxigenação sem prejuízo do efluxo do enxerto por maior pressão intratorácica. Existe controvérsia em relação aos reais impactos de valores de PEEP e suas repercussões ao fluxo do enxerto hepático. Considerando a possível redução do fluxo venoso com consequente congestão ou isquemia do órgão, é prudente que se evite altos valores de PEEP nessa população. Em pacientes que evoluem com hipoxemia refratária por colapso de áreas pulmonares o uso de PEEP mais elevada, pode ser necessário, mas valores extremos (como utilizados em manobra de recrutamento) parecem estar associados à maior mortalidade nos estudos recentes de pacientes com síndrome do desconforto respiratório agudo (SDRA). Em nosso serviço, utilizamos a chamada PEEP fisiológica (5 a 7 cmH_2O) sempre que possível.

Após a identificação de possíveis fatores complicadores do processo, deve-se proceder à decisão de iniciar a segunda etapa, um teste capaz de definir quais pacientes estão aptos para extubação. Existem diversas formas de avaliar a aptidão para a retirada do suporte ventilatório invasivo e nenhuma delas se mostrou perfeitamente acurada na predição de falha ou de sucesso do desmame. Dentre as formas mais utilizadas em doentes críticos estão o teste do tubo T e a ventilação em parâmetros mínimos em PSV (ventilação com suporte pressórico). O teste de respiração espontânea (TRE) utilizando um "tubo T" permite avaliar a capacidade do indivíduo de ventilar sem a ajuda do aparelho, vencendo ainda a resistência adicional imposta pelo tubo traqueal. Esse teste dura de 30 a 120 minutos e o surgimento de desconforto respiratório, taquipneia, taquicardia, hipertensão, dessaturação, arritmias, entre outras manifestações de descompensação clínica, sinalizam um alto risco para falha do desmame ventilatório, embora a falha nesse teste não necessariamente se traduzirá em falha de extubação.

O teste de parâmetros mínimos em PSV vem se tornando cada vez mais utilizado por permitir a manutenção da função de monitores e alarme do ventilador mecânico sem o aumento do número de falso negativo (com exceção de pacientes com doenças neuromusculares). O teste é realizado com a ventilação em modo de pressão de suporte (PSV), que permite ao paciente fluxo e frequência respiratória livres, reduzindo-se os demais parâmetros (PEEP e pressão de suporte) para valores mínimos que mimetizem o cenário pós-extubação. O teste é realizado com um valor de PEEP entre 5 e 8 cmH_2O e de pressão de suporte entre 5 e 7 cmH_2O e uma $FiO_2 < 50\%$. Embora o tempo de duração seja descrito como de 30 a 120 minutos, prolongá-lo para além de 30 minutos não acrescenta acurácia. É o método de escolha em nosso serviço.

Pacientes com relato de lesão de via aérea ou edema de glote proeminente podem necessitar de realização de broncoscopia/laringoscopia antes da extubação ou a realização do "*cuff-leak test*". Este último, quando positivo (vazamento maior que 110 mL quando dessuflado o *cuff*), pode ser utilizado como preditor da habilidade de respirar sem o tubo, mas um teste negativo não é capaz de antecipar falha de extubação. Outros fatores que podem complicar a extubação são fraqueza muscular, congestão pulmonar, dificuldade de deglutição (diagnosticada apenas após extubado) e a sialorreia. O uso de secativos (atropina sublingual, propantelina, ipratrópio) podem ser úteis nos casos de sialorreia. O uso de ultrassonografia diafragmática avaliando força da musculatura inspiratória pode auxiliar a identificação de grupos em risco de falha da extubação, embora os valores de referência variem na literatura e a acurácia do *screening* não seja alta.

O balanço hídrico restritivo, evitando o acúmulo de fluidos com grandes infusões, está relacionado a um menor tempo de ventilação mecânica no POI de Tx hepático, sendo usualmente sugerido o alvo de um balanço hídrico próximo a zero ou discretamente negativo nos pacientes sem instabilidade hemodinâmica severa.

Em pacientes com alto risco de falha para extubação, o uso de ventilação não invasiva (VNI) profilática após a retirada do suporte invasivo mostrou reduzir a falha do desmame na população geral, mas seu uso terapêutico após sinais de falha do desmame com disfunção respiratória já instalada pode aumentar a mortalidade e deve ser evitado.

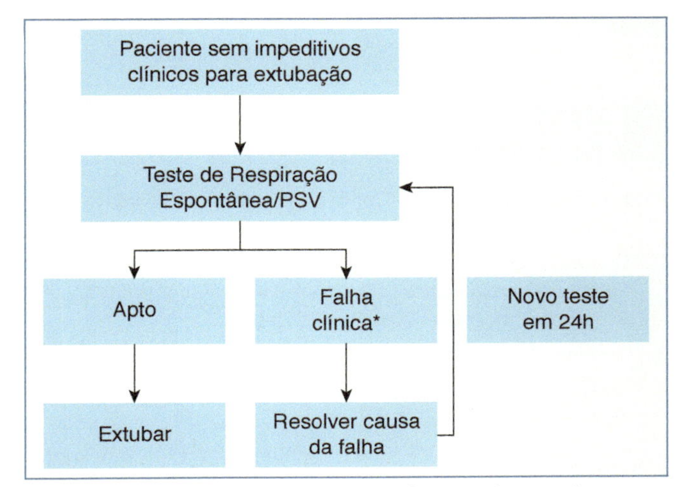

Figura 6.1.1 Fluxograma para avaliação de extubação em POI de Tx hepático.

* Desconforto respiratório, taquipneia, taquicardia, hipertensão, dessaturação, arritmias, entre outras manifestações de descompensação clínica durante o teste.

Fonte: Desenvolvida pela autoria.

Pontos-chave

- A maioria dos pacientes pós-Tx tem sedação desligada à admissão na UTI e é extubada nas primeiras 6 horas de admissão.
- O processo de sedoanalgesia e desmame de extubação deve ser protocolar.
- Situações especiais (encefalopatia hepática repetição, síndromes hepatopulmonar e portopulmonar e PAF), além de doença de Wilson, devem ser antecipadas, prevendo-se transcurso específico.
- Disfunção do enxerto com necessidade de retransplante, sangramentos e outras complicações potencialmente cirúrgicas devem ser antecipadas de modo a abortar o processo de desmame.
- Nos pacientes que permanecerão sedados, deve-se levar em conta condição hemodinâmica basal (cirrose hepática) e função do enxerto na escolha da medicação.
- Na maioria dos casos, os conceitos aplicados para doentes críticos em geral (retirada de sedação, ventilação protetora, desmame de VM e extubação precoce) pode ser aplicado ao PO de Tx.

Referências

1. Kress JP, Pohlman AS, O'Connor MF, Hall JB. Daily Interruption of Sedative Infusions in Critically Ill Patients Undergoing Mechanical Ventilation. N Engl J Med. 2000;342(20):1471-7.
2. Chanques G, Conseil M, Roger C, Constantin JM, Prades A, Carr J et al. Immediate Interruption of Sedation Compared with Usual Sedation Care in Critically Ill Postoperative Patients (SOS-Ventilation): A Randomised, Parallel-Group Clinical Trial. The Lancet Respiratory Medicine. 2017;5(10):795-805.
3. Agrawal A, Sharma BC, Sharma P, Uppal R, Sarin SK. Endoscopy in cirrhotic patients. J Gastroenterol Hepatol. 2012;27:1726-32.
4. Shelly M, Dixon J, Park G. The Pharmacokinetics of Midazolam Following Orthotopic Liver Transplantation. Br J Clin Pharmacol. 1989;27(5):629-33.
5. McConville JF, Kress JP. Weaning Patients from the Ventilator. N Engl J Med. 2012;367(23):2233-9.
6. Béduneau G, Pham T, Schortgen F, Piquilloud L, Zogheib E, Jonas M et al. Epidemiology of Weaning Outcome According to a New Definition: The WIND Study. Am J Respir Crit Care Med. 2017;195(6):772-83.
7. Sklar MC, Burns K, Rittayamai N, Lanys A, Rauseo M, Chen L et al. Effort to Breathe with Various Spontaneous Breathing Trial Techniques: A Physiological Meta-Analysis. Am J Respir Crit Care Med. 2017;195(11):1477-85.
8. Brochard L, Rauss A, Benito S, Conte G, Mancebo J, Rekik N et al. Comparison of Three Methods of Gradual Withdrawal from Ventilatory Support During Weaning from Mechanical Ventilation. Am J Respir Crit Care Med. 1994;150(4):896-903.
9. Esteban A, Frutos F, Tobin MJ, Alía I, Solsona F, Valverdú I et al. A Comparison of Four Methods of Weaning Patients from Mechanical Ventilation. N Engl J Med. 1995;332(6):345-50.
10. Lonardo NW, Mone MC, Nirula R, Nirula R, Kimball EJ, Ludwig K et al. Propofol is Associated with Favorable Outcomes Compared with Benzodiazepines in Ventilated Intensive Care Unit Patients. Am J Respir Crit Care Med. 2014;189(11):1383-94.
11. Jakob SM, Ruokonen E, Grounds RM, Sarapohja T, Garrat C, Pocok ST et al. Dexmedetomidine vs Midazolam or Propofol for Sedation During Prolonged Mechanical Ventilation: Two Randomized Controlled Trials. JAMA. 2012;307(11):1151-60.
12. Jacobi J, Fraser GL, Coursin DB, Riker RR, Fontaine D, Wittbrodt ET et al. Clinical Practice Guidelines for the Sustained Use of Sedatives and Analgesics in the Critically Ill Adult. Crit Care Med. 2002;30(1):119-41.
13. Weerink MAS, Struys MMRF, Hannivoort LN, Barends CRM, Absalom AR, Colin P. Clinical Pharmacokinetics and Pharmacodynamics of Dexmedetomidine. Clin Pharmacokinet. 2017;56(8):893-913.
14. Reydellet L, Blasco V, Mercier MF, Antonini F, Nafati C, Harti-Souab K et al. Impact of A Goal-directed Therapy Protocol on Postoperative Fluid Balance in Patients Undergoing Liver Transplanation: A Retrospective Study. Annales Fr Anesth Réanim. 2014;33(4):47-54.

6.2

Profilaxia de Tromboembolismo Venoso Após Hepatectomia e Transplantes

Maria Luiza Pires | Giolana Nunes

6.2.1 INTRODUÇÃO

O tromboembolismo venoso (TEV) é a causa mais comum de morte prevenível nos pacientes submetidos a procedimentos cirúrgicos. A incidência dessa doença, que engloba a trombose venosa profunda (TVP) e a embolia pulmonar (TEP), é algo frequente e acomete cerca de 20% a 30% dos pacientes cirúrgicos que não receberam profilaxia adequada.[1] Em geral, o tromboembolismo ocorre nos primeiros dias de pós-operatório, mas também pode acontecer até 3 meses após a alta hospitalar, e a sua primeira manifestação clínica pode ser a morte súbita decorrente de uma embolia pulmonar. A incidência de fenômenos tromboembólicos varia em torno de 5% no transplante ortotópico de fígado (TOF) e nas hepatectomias eletivas, semelhante ao encontrado em outras cirurgias abdominais de grande e médio portes.[2] Os pacientes que evoluem com TEV apresentam índice de complicações maior e, caso não prontamente diagnosticados e tratados, evoluem com agravantes crônicos, como síndrome pós-flebítica e hipertensão tromboembólica pulmonar, acrescentando morbidade e incapacidade funcional.

O foco deste capítulo serão as tromboses venosas ocorridas em sítios convencionais no contexto perioperatório. Para todos os efeitos, aqueles incidentes em outros territórios, como portal, espleno-mesentérico ou cava retro-hepática, ou em outras localizações atípicas, apesar de sabidamente complicações frequentes, serão temas secundários.

6.2.1.1 Fígado e coagulação

Historicamente, existia a percepção de que pacientes com doença hepática candidatos a transplante de fígado apresentavam algum grau de coagulopatia, sendo menos susceptíveis ao desenvolvimento de fenômenos tromboembólicos. A crença comum era de que existiria uma disfunção hepática transitória no pós-operatório imediato, uma "autoanticoagulação", protegendo contra tromboses venosas. Nessa concepção tradicional, um estado de hipocoagulabilidade decorreria da falta de produção dos fatores pró-coagulantes pelo fígado insuficiente e, por conta disso, a profilaxia farmacológica nos pacientes transplantados de fígado não seria recomendada. De fato, cerca de 80% são indicados para pacientes com cirrose avançada e, portanto, hepatopatas graves. Atualmente, um conjunto de evidências aponta para um novo paradigma de que pacientes cirróticos se encontram em um estado de reequilíbrio hemostático com tendência, muitas vezes, à hipercoagulabilidade.[3] Em geral, nos cirróticos, existe um nível reduzido de proteínas anticoagulantes, assim como de fatores pró-coagulantes, e, apesar de uma redução na contagem de plaquetas, a depender do cenário clínico, a balança pode pender para o estado hipercoagulante. A trombocitopenia decorre da esplenomegalia congestiva e consequente sequestro plaquetário, além do consumo e/ou da hipoplasia megacariocítica relativa. No entanto, a redução do número de plaquetas é compensada nos cirróticos pela elevação dos níveis elevados do fator de Von Willebrand e do fator VIII, sintetizados de forma fisiológica por outros órgãos e tecidos.[4] Pacientes cirróticos infectados pelo vírus da hepatite C apresentam níveis elevados de anticorpos antifosfolípides e aqueles com Esteato-hepatite não-alcoólica (cirrose por NASH) possuem atividade aumentada dos fatores de coagulação VIII, IX, XI e VII, elevando, assim, o risco de trombose.[5] Dessa forma, candidatos a transplante hepático devem receber esforços e atenção na prevenção de TEV por terem uma probabilidade não desprezível de tromboses pela perda de seu equilíbrio hemostático tênue.

Importante ressaltar que os exames laboratoriais utilizados comumente para diagnosticar alterações da coagulação não avaliam a condição hemostática dos pacientes cirróticos, especificamente o *International Normalized Ratio* (INR). O teste do INR foi desenvolvido para medir os efeitos dos antagonistas da vitamina K em pacientes com função hepática normal, não avaliando de forma acurada o potencial trombótico ou de sangramento nos pacientes cirróticos. Desta forma, os candidatos a transplante hepático não estão naturalmente anticoagulados, apesar de apresentarem valores de INR alterados.[6] No entanto, por ser um marcador de função hepática disponível e reprodutível, o INR ainda é um critério levado em consideração na indicação de transplante hepático em pacientes com suspeita de hepatite fulminante avaliados pelo *King´s College Criteria*,[7,8] no pós-operatório de TOF, sendo também útil como mais um dado na avaliação global da função do enxerto.

6.2.1.1 Coagulação no transplante de fígado

No decorrer do transplante, na fase anepática e após a reperfusão do fígado, ocorre temporariamente um estado hiperfibrinolítico, resultando no aumento dos níveis plasmáticos do ativador do plasminogênio tecidual que, ao final da cirurgia, reverte para um estado hipofibrinolítico em razão de um aumento do inibidor tipo 1 do ativador do plasminogênio. Portanto, no período pós-operatório, o receptor do transplante de fígado apresenta, em teoria, uma tendência a um estado pró-trombótico. Esse aspecto foi verificado por estudos que demonstraram já nos primeiros dias após o transplante hepático que a atividade dos fatores procoagulantes havia alcançado níveis normais, com níveis altos de fator VIII, enquanto as proteínas anticoagulantes (antitrombina III, proteínas C e S) ainda estavam em níveis subnormais.[9] Assim, existe adequada geração de trombina ativada enquanto ainda persiste uma deficiência na regulação dos anticoagulantes naturais no pós-operatório do TOF.[10]

O Quadro 6.2.1. resume as anormalidades hemostáticas e os eventos tromboembólicos em pacientes submetidos a TOF.

Quadro 6.2.1 Anormalidades hemostáticas e evento tromboembólico no transplante hepático.

Evento tromboembólico clínico	Trombose da veia porta	Trombose intracardíaca Embolia pulmonar	Trombose de artéria hepática Trombose de porta TVP/TEP	Trombose de artéria hepática Trombose de porta Complicações vasculares sistêmicas (doença coronariana; AVCi; tromboses vasculares periféricas)	Trombose de artéria hepática Trombose de porta Aumento da morbimortalidade decorrente de complicações vasculares sistêmicas (doença coronariana; AVCi; tromboses vasculares periféricas)
Pré-TX		Transplante	Pós-operatório (< 10 dias)	Pós-op tardio (até 1 ano)	Longo prazo
Anormalidade hemostática	Hemostasia rebalanceada: ▪ redução do número de plaquetas compensada pelo aumento do VWF ▪ redução concomitante nos pró- e anticoagulantes ▪ redução dos pró- e antifibrinolíticos	Alterações complexas: ▪ número de plaquetas estável ou reduzido ▪ níveis persistentemente elevados de VWF com aumento da capacidade funcional ▪ deficiência temporária de ADAMST13 ▪ geração normal ou supranormal de trombina ▪ hiperfibrinólise em alguns pacientes	Hipercoagulabilidade persistente: ▪ elevação persistente dos níveis de VWF ▪ geração normal ou supranormal de trombina ▪ hipofibrinólise decorrente de níveis elevados de PAI-1	Desconhecida	Desconhecida

Fonte: Adaptado de Arshad *et al.* (2013).[11]

A cirurgia de hepatectomia, considerada uma cirurgia abdominal de grande porte, está indicada na maioria dos casos para tumores primários de fígado (carcinoma hepatocelular, colangiocarcinoma, entre outros) e ressecção de metástases hepáticas do câncer de cólon. Doadores de transplante hepático intervivos são submetidos a hepatectomias do lobo direito (retirada de aproximadamente 70% do fígado) ou lobo esquerdo (habitualmente uma doação para crianças) e constituem outro grupo de risco para tromboembolismos. Apesar dos avanços técnicos, que foram importantes para o aumento da segurança em relação a essa cirurgia, as taxas de TEV permanecem significativamente altas. Análises com tromboelastografia[1] no pós-operatório de hepatectomias indicam um estado de hipercoagulabilidade relativa, independentemente das alterações de plaquetas, INR e TTPa.[1] Durante a ressecção hepática, a fibrinólise está reduzida, havendo formação elevada de complexos trombina-antitrombina, que persiste até o sétimo dia de pós-operatório. Por esses motivos, recomenda-se a introdução rotineira de tromboprofilaxia após hepatectomias em pacientes hemodinamicamente estáveis e na ausência de sangramento ativo pelo menos até a alta hospitalar ou retorno do paciente à plena mobilidade.[12]

Nas cirurgias com grande ressecção de parênquima hepático, atenção especial deve ser dada ao volume residual do fígado no pós-operatório que, se for < 20%, em pacientes com função hepática previamente preservada ou 30% em hepatopatas crônicos, poderá evoluir para um quadro de insuficiência hepática pós-hepatectomia. No entanto, estudos mais recentes mostram aumento da incidência de eventos tromboembólicos proporcional à extensão da ressecção hepática, ao tempo cirúrgico prolongado e à duração da manobra de Pringle – oclusão temporária do hilo hepático para controle de sangramento. Estudos de metanálise sugerem redução da incidência de fenômenos tromboembólicos em pacientes que recebem tromboprofilaxia em cirurgias de hepatectomia, no entanto, ainda existe uma grande variabilidade na aplicação dessa profilaxia na prática médica.[13]

1 Testes viscoelásticos disponíveis ROTEM® (tromboelastometria rotacional) e TEG® (tromboelastografia). Recurso diagnóstico cada vez mais utilizado, a tromboelastografia auxilia o médico no uso criterioso das transfusões sanguíneas, evitando a correção exagerada dos fatores de coagulação e, com isso, também reduz a indução de hipervolemia e fenômenos transfusionais outros, como a lesão pulmonar aguda relacionada à transfusão, e os problemas reacionais imunológicos. Os custos da tromboelastografia limita o emprego rotineiro e mais amplo desse teste pelos serviços de saúde, porém, quando factível, pode ser utilizado como *point of care*.

6.2.2 FATORES DE RISCO

O desenvolvimento de tromboses está classicamente associada à tríade de Virchow: hipercoagulabilidade, alterações hemodinâmicas e lesão endotelial.[14] Os trombos ocorrem preferencialmente nas áreas de estase ou turbulências, como as cúspides valvares, seios venosos da pelve, sistema porta, câmaras cardíacas direitas, assim como em zonas de trauma vascular e locais de inserção de cateteres vasculares. O uso cada vez mais frequente de cateteres venosos centrais, assim como do catéter de artéria pulmonar e o cateter central de inserção periférica (PICC), tem aumentado a incidência de trombose dos membros superiores e vasos cervicais. Nesses casos, a anticoagulação deve ser considerada do mesmo modo que nos casos de trombose de membros inferiores. Especificamente em alguns pacientes cirróticos, há o agravante da colocação de *transjugular intrahepatic portosystemic shunt* (TIPS) para redução da pressão no sistema porta e como ponte para a realização do transplante hepático, que muitas vezes demanda profilaxia por tempo indeterminado pelo alto risco de trombose intra-TIPS, em particular nos modelos de dispositivos não-revestidos.

Os pacientes transplantados de fígado compartilham os fatores de risco conhecidos com a população geral, quais sejam: cirurgia complexa e de grande porte (procedimento com expectativa de mais de 2 horas de cirurgia e perda volêmica com necessidade de transfusões), anestesia geral, imobilidade prolongada com estase venosa, e trauma venoso cirúrgico calibroso. Além desses, somam-se a ocorrência de sepse, tempo prolongado de ventilação mecânica, antecedente de diabetes *mellitus* (fator de risco já conhecido para TVP em cirróticos), história prévia de TVP e insuficiência renal crônica. O Quadro 6.2.2 resume os fatores de risco gerais associados ao tromboembolismo venoso.

O escore de Caprini, utilizado para a classificação de risco para TVP/TEP em pacientes cirúrgicos, leva em consideração os dados clínicos do paciente e o tipo de cirurgia a ser realizada.[16] Embora seja possível extrapolar a partir desse escore que o risco para doença tromboembólica nos pacientes submetidos a transplante hepático e hepatectomias seja, na maioria das vezes, de moderado a alto, esse método de avaliação de risco não é específico para esses casos, sendo necessário reconhecer que essas cirurgias devem ter uma recomendação própria de acordo com as suas particularidades.

Quadro 6.2.2 Fatores de risco para tromboembolismo venoso.

Idade > 60 anos	Uso de contraceptivos
Malignidade	Terapêutica de substituição hormonal
Obesidade (IMC > 30)	Tamoxifeno, raloxifeno
Veias varicosas	Gravidez e puerpério
História pessoal ou familiar (1o. grau) de trombose	Antipsicóticos
Trombofilias	Imobilidade (> 3 dias)
Doença cardiovascular	Internação hospitalar
Doença pulmonar obstrutiva crônica	Anestesia (> 2 horas)
Infecção aguda severa (sepse)	Anestesia geral
Doença inflamatória intestinal	Cateterismo venoso central
Outros estados trombóticos (Sd. metabólica, infecção crônica, HIV, anemia falciforme, sd. nefrótica)	Complicações cirúrgicas
	Desidratação

Fonte: Adaptado de Amaral e Tavares, 2013.[15]

Fatores de risco relacionados ao transplante hepático incluem escore MELD (*Model for End-Stage Liver Disease*) mais alto do paciente, transfusão no intraoperatório de crioprecipitado, plaquetas, plasma fresco congelado e/ou Fator VII recombinante ativado (este um fator maior).[17] Fatores relacionados à técnica cirúrgica nos transplantes hepáticos, a presença de fluxo portal anormal dos cirróticos com estase venosa decorrente da vasodilatação esplâncnica, a resistência vascular hepática aumentada pelas alterações da arquitetura do parênquima e a transformação cavernosa pré-existente da porta sem possibilidade de trombectomia são fatores associados ao aumento da incidência de trombose venosa em território portal.

Em casos especiais de transplante hepático, como na síndrome de Budd-Chiari, o risco de recorrência das tromboses é grande no período posterior à cirurgia, particularmente quando o nível de plaquetas volta ao normal e há chance de hiperviscosidade rebote. Complicações trombóticas envolvendo a veia cava retro-hepática e as veias hepáticas podem surgir pela manipulação cirúrgica e ocorrem menos frequentemente quando é empregada a técnica de *piggyback* no transplante hepático, a qual evita o "clampeamento" total da veia cava. O uso de condutos arteriais aumenta a incidência de trombose da artéria hepática, enquanto a trombectomia portal favorece a ocorrência de trombose da veia porta no pós-operatório. Pacientes com cirrose secundária à doença hepática colestática (colangite esclerosante e colangite biliar primária) possuem aumento da geração de trombina e cerca de 50% estão em estado hipercoagulável quando avaliados por tromboelastografia.[18] Sabidamente, esse grupo de doentes apresenta potencial de sangramento menor do que aqueles transplantados hepáticos por doença parenquimatosa.

Muitos pacientes, além de transplantar o fígado, são candidatos a transplante duplo e recebem um rim na mesma ocasião. No serviço de Transplante de Fígado do HC-FMUSP, esses casos representam cerca de 3,6% dos transplantes de fígado e apresentam risco aumentado para tromboembolismo. O Tx combinado fígado-rim tem crescido substancialmente na última década, em grande parte pela introdução do sistema de classificação de gravidade pelo MELD, que prioriza a disfunção renal (em virtude do uso do valor da creatinina sérica no seu cálculo) e, também, pelo envelhecimento da população transplantável.

Importante salientar que a ocorrência de complicações gerais no transcurso do pós-operatório eleva o risco de eventos tromboembólicos. O retransplante hepático, seja no contexto precoce de trombose da artéria hepática e disfunção primária do enxerto, ou mais tardiamente, pela rejeição crônica, é fator de risco maior. Outras complicações perioperatórias, como complicações biliares, formação de coleções, abcessos intra-hepáticos e bilomas, associam-se a TEV putativamente relacionado à ativação da cascata inflamatória, necessidade de drenagens, infecções, maior imobilidade e permanência do paciente em ambiente hospitalar. A terapia medicamentosa com agentes imunossupressores também supostamente contribui para a trombogenicidade dos transplantados: tacrolimo, ciclosporina e rapamicina estão associados à formação acelerada de trombos na microvasculatura.[19] Em particular, os mTOR têm sido relacionados à trombose em leito arterial (*p. ex.*, trombose de artéria hepática). Anedoticamente, ainda, um enxerto de doador portador de doença trombofílica (*p. ex.*, mutação do Fator V de Leiden; polimorfismo G20210A do gene da protrombina) torna-se um risco trombótico adicional ao receptor.[20] Apesar disso, o rastreio de trombofilias no pré-transplante é aconselhado apenas nos doadores de transplantes intervivos.[21]

6.2.3 DIAGNÓSTICO

A maioria dos incidentes tromboembólicos é assintomática ou subclínica, mas uma suspeita diagnóstica pode ser suscitada mediante a inspeção e o exame físico do doente. Sinais que devem orientar a suspeita de uma trombose venosa profunda incluem: edema, dor local, eritema e empastamento do membro acometido. Esses sinais clínicos são menos específicos se o paciente está em um contexto de UTI, além da maior incidência de TEPs em território pélvico. A natureza silenciosa das tromboembolias, aliada a frequente edema de membros inferiores apresentado por cirróticos com ascite e hiponatrêmicos, torna necessária a confirmação diagnóstica com exame complementar.

A suspeita de TEP deve ser interrogada sempre que o paciente apresentar taquicardia persistente, hipotensão e/ou queda na saturação de oxigênio. O sintoma clínico clássico de dispneia súbita e dor torácica, sem uma causa cardiovascular subjacente, pode estar ausente nos casos em que o paciente estiver sob ventilação mecânica e sedado. Sinais indiretos de embolia pulmonar podem ser detectados no eletrocardiograma (sobrecarga direita, S1Q3T3) e no ecocardiograma transtorácico ou transesofágico (sinais de hipertensão pulmonar, alterações/disfunção do ventrículo direito, movimento paradoxal do septo interventricular, visualização de trombo em tronco da artéria pulmonar). Mais raramente, a manifestação de uma tromboembolia pode ser um AVC isquêmico ocasionado pela migração de trombos para a circulação esquerda em pacientes com forame oval patente.

O diagnóstico de TVP pode ser confirmado, de forma prática, pelo ultrassom venoso beira-leito (com ou sem Doppler colorido). O achado de um novo segmento venoso não-compressível em veias proximais, como da região poplítea dos membros inferiores, é compatível com esse diagnóstico. O ultrassom dos membros deve ser repetido em caso de um primeiro exame negativo nos pacientes com alta suspeição clínica, mas ele não é efetivo para rastreamento de rotina de trombose venosa nos pacientes hospitalizados.

A angiotomografia computadorizada (TC) é útil para diagnosticar TEP, sendo a trombose, muitas vezes, um achado eventual em exame que foi solicitado por outra indicação. A embolia pulmonar é definida, caracteristicamente, por um defeito de enchimento vascular intraluminal na TC de tórax com contraste, alteração na arteriografia pulmonar ou por um distúrbio da relação ventilação-perfusão de alta probabilidade. A imagem tomográfica pulmonar é mais sensível quando os achados se encontram nas artérias pulmonares principais e lobares, sendo de valor reduzido quando em vasos subsegmentares. Mais raramente, o diagnóstico é obtido por uma venografia, pletismografia de impedância e/ou angiorressonância. Ocasionalmente, o diagnóstico de certeza da embolia pulmonar só é dado nos achados de necrópsia.

A dosagem do dímero D, um produto da degradação da fibrina polimerizada pela ação fibrinolítica da plasmina, tem baixa especificidade para o diagnóstico de TVP/TEP pelos enormes interferentes no perioperatório (em particular Tx). Esse exame talvez ainda tenha algum papel como exame adjuvante em relação ao seu valor preditivo negativo (< 500 ug/L) .

6.2.4 MEDIDAS DE PREVENÇÃO

Embora não existam diretrizes específicas para a profilaxia da trombose venosa profunda no pós-operatório imediato dos pacientes que recebem um transplante de fígado ou que são submetidos a hepatectomias, segue-se a estratégia recomendada para os pacientes com cirurgias abdominais de grande porte, segundo consenso do American College of Chest Physicians[22] e também pelo instituto britânico National Institute for Health and Care Excellence (NICE).[23] O receptor de um transplante de fígado e os pacientes hepatectomizados que ultrapassam o período perioperatório mais crítico, na ausência de contraindicações específicas, devem receber profilaxia para TVP/TEP enquanto estiverem hospitalizados.

Orienta-se como forma de prevenção geral dos fenômenos embólicos a deambulação precoce para todos os pacientes assim que possível. Classifica-se a profilaxia do tromboembolismo em dois grupos: não-farmacológica (ou mecânica) e farmacológica (ou química). A profilaxia não-farmacológica compreende o uso de meias compressivas e o uso de compressão pneumática intermitente por meio dos dispositivos pneumáticos, que propiciam a compressão externa do sistema venoso, fazendo com que sangue e fluidos sejam mobilizados da região inferior das pernas. Para sua maior eficácia, as meias compressivas devem ser usadas antes, durante e depois da cirurgia. A profilaxia mecânica deve ser utilizada em todos os pacientes submetidos ao transplante hepático e nas hepatectomias. Dado o risco moderado a elevado para TEV nessas situações, preconiza-se a profilaxia dupla, isto é, mecânica e farmacológica, visto que pode oferecer uma redução maior no risco de TVP/TEP.[24]

A eficácia da profilaxia farmacológica na prevenção de fenômenos tromboembólicos já está bem estabelecida, no entanto, existe ainda uma variabilidade em relação às drogas utilizadas, doses ou momento do seu início em transplantes de fígado/hepatectomias. Sugere-se iniciar a profilaxia química o mais cedo possível, na ausência de sangramentos ativos ou perspectiva de reabordagem cirúrgica/retransplante, quando o INR mostrar níveis < 1,5 – 2,0 e com tendência a queda, as plaquetas tiverem passado seu nadir de queda, com contagem > 50 mil unidades e ascendentes e, com menor grau de evidência, nível sérico de fibrinogênio > 100 mg/dL (este não dosado rotineiramente).[25] Embora o Fator V da coagulação seja dosado de forma quase habitual como um marcador auxiliar no monitoramento do funcionamento do enxerto no pós-operatório de TOF no HC-FMUSP, ele não é utilizado como referência para balizar a profilaxia farmacológica.

As drogas utilizadas na profilaxia química do tromboembolismo são as heparinas de baixo peso molecular (HBPM) e a heparina não-fracionada (HNF), e seu uso varia com a escolha do médico ou da instituição hospitalar. Há serviços que iniciam a profilaxia com heparina não-fracionada e, a partir do primeiro ou do segundo dia de pós-operatório, trocam para heparina de baixo peso molecular. As heparinas de baixo peso molecular parecem ser mais vantajosas nos pacientes transplantados[26] e alguns fatores contribuem para essa preferência: menor risco de trombocitopenia induzida (menor indução de anticorpos); superioridade na redução da ocorrência de embolia pulmonar em comparação com a heparina não-fracionada em estudo com pacientes politraumatizados; a possibilidade de uma dose única e a disponibilidade de seringas com dosagens fixas, reduzindo a chance de erro com a aspiração de medicações. Por outro lado, as heparinas não-fracionadas possuem meia-vida mais curta e seus efeitos são mais facilmente revertidos, sendo, portanto, preferidas quando existe risco iminente de hemorragia. O uso endovenoso da heparina não-fracionada permite mensuração pelos níveis de TTPa, mas esse parâmetro não se altera com o uso profilático subcutâneo. Outra questão a ser considerada é a limitação das heparinas de baixo peso molecular em pacientes com disfunção renal, pela sua via de eliminação, visto que muitos pacientes hepáticos graves apresentam também insuficiência renal aguda ou crônica. A dosagem do antifator Xa avalia a atividade plasmática das heparinas de baixo peso molecular e orienta a terapia anticoagulante (quando ativo, o Fator Xa faz a transformação da protrombina em trombina, que consequentemente transforma fibrinogênio em fibrina, e os polímeros de fibrina se ligam entre si pelo Fator XIII, formando um coágulo estável).

A Figura 6.2.1 apresenta o algoritmo que resume as recomendações da profilaxia nos pacientes transplantados e hepatectomizados.

A aspirina via oral fica indicada apenas para os pacientes com risco alto para trombose de artéria hepática, naqueles pacientes de maior risco (*p. ex.*, enxertos parciais e anastomose tecnicamente difícil, enxerto pediátrico, trombofilias etc.). Ainda não está bem definido o uso dos anticoagulantes orais diretos

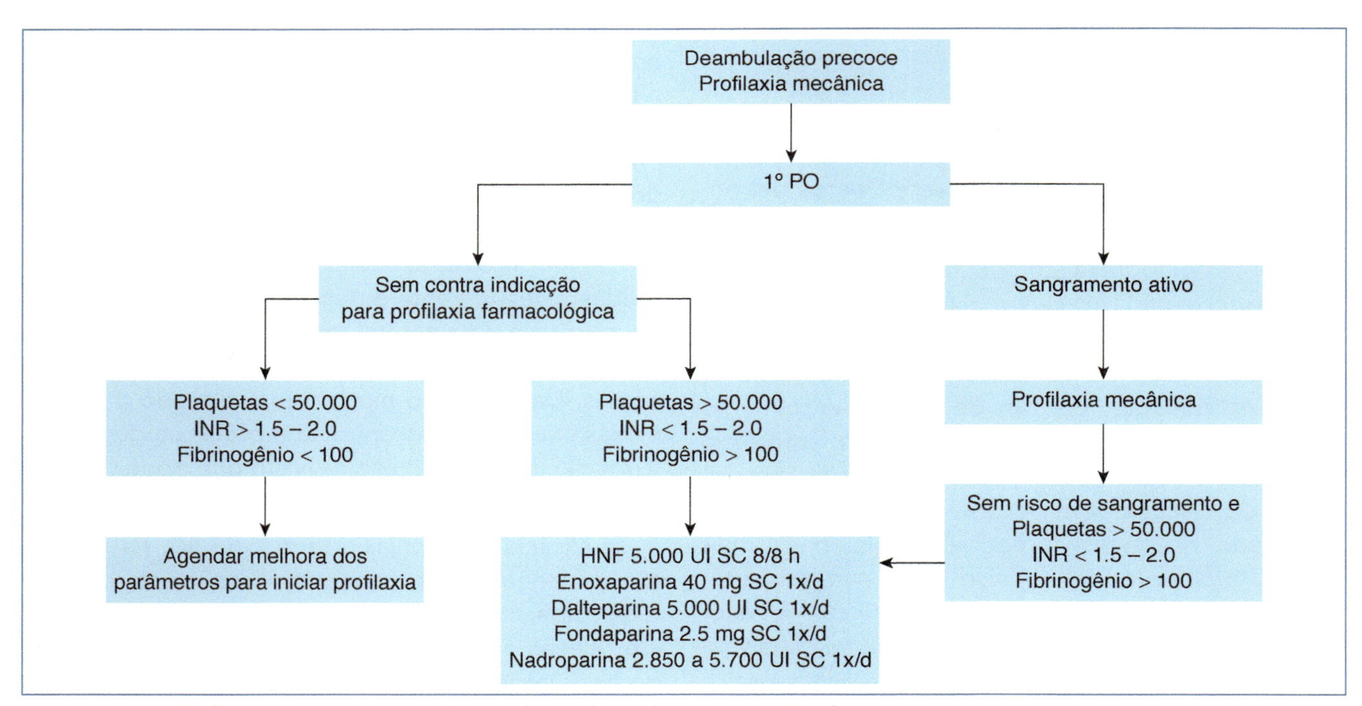

Figura 2.6.1 Profilaxia nos pacientes transplantados e hepatectomizados.
Fonte: Desenvolvido pela autoria.

(dabigatran, apixaban, rivaroxaban e edoxaban) na profilaxia tromboembólica intra-hospitalar de pacientes transplantados hepáticos e hepatectomizados. Os inibidores do Fator Xa (rivaroxaban e apixaban) são metabolizados pelo fígado e todas essas novas drogas estão contraindicadas na presença de insuficiência renal. Um problema que dificulta a aplicabilidade dos anticoagulantes orais diretos é a falta de antídotos no caso de sangramentos na vigência de seu uso.

6.2.5 CONTRAINDICAÇÕES

As contraindicações para a profilaxia de TVP/TEP também são classificadas quanto à terapia mecânica ou farmacológica. São contraindicações à utilização de profilaxia mecânica as lesões dos membros inferiores do tipo fratura exposta, infecção e úlceras locais, e a insuficiência arterial periférica. Atenção deve ser dada para a possibilidade de descompensação de insuficiência cardíaca pelo aumento do retorno venoso decorrente do uso de mecanismos compressores dos membros inferiores.

Quanto às contraindicações da profilaxia farmacológica, estas podem ser absolutas ou relativas. As absolutas são: hipersensibilidade às heparinas, plaquetopenia induzida por heparina e sangramento ativo; as relativas são: cirurgia ocular recente, coleta de líquor nas últimas 24 horas, alteração do número de plaquetas (inferior a 50 mil unidades), hipertensão arterial não controlada (> 180×110 mmHg) e insuficiência renal dialítica. Nos transplantados hepáticos, quando a hipertensão portal é revertida, as plaquetas não são mais sequestradas no baço, levando a aumento na circulação das plaquetas funcionalmente ativas. Porém, na primeira semana pós-operatória, as plaquetas são consumidas na ferida cirúrgica e pelo enxerto e, por isso, demoram a atingir valores normais em sangue periférico. É importante lembrar que as correções pré e pós-operatórias de parâmetros da coagulação não se justificam, a não ser que hemorragias se manifestem e sejam avaliadas as suas causas. A administração profilática de sangue e hemoderivados pode, paradoxalmente, induzir sangramentos em pacientes cirróticos e durante cirurgias hepáticas pela sobrecarga de volume e aumento da pressão venosa central com consequente aumento da pressão venosa portal[27] (vide capítulo específico).

Na impossibilidade total de anticoagulação, pacientes que sofreram eventos tromboembólicos podem ser candidatos ao uso do filtro de veia cava inferior. O uso profilático do filtro de veia cava não demonstrou ter impacto significativo na redução da incidência de embolias pulmonares e não devem ser considerados como forma de prevenção primária.

6.2.6 COMPLICAÇÕES

A complicação mais temida no pós-operatório imediato do transplante hepático e nos pacientes hepatectomizados é o sangramento, principalmente o intra-abdominal. Cirurgiões e intensivistas estão continuamente vigilantes em avaliar o risco entre a prevenção dos eventos trombóticos *versus* o risco de sangramentos no perioperatório, que pode levar o paciente a uma reabordagem cirúrgica de urgência. Embora seja uma complicação grave, foi demonstrado que a taxa de sangramentos no pós-operatório, em relação a de tromboembolias, é menor em ambos os grupos de pacientes transplantados e hepatectomizados.[28] O uso adequado da profilaxia química associa-se a eventos de menor importância (*p. ex.*, incidência de hematomas de ferida operatória), porém não aumenta sangramentos graves com necessidade de transfusão ou mortalidade relacionada a hemorragias.

Outra complicação grave é o sangramento pelo trato gastrointestinal. Em pacientes cirróticos com transplante hepático bem-sucedido, não se deve esperar um sangramento de varizes esofágicas prévias, visto que elas sofrem descompressão com a reversão da hipertensão portal. Pacientes com sangramentos digestivos devem ser investigados de forma rotineira (via endoscópica) pela possibilidade de causas comuns de sangramento em pós-operatório (*p. ex.*, lesão aguda de mucosa gástrica) e mesmo causas mais raras, como lesões de Dieulafoy ou Mallory-Weiss. Protocolos de profilaxia da úlcera por estresse com inibidor de bomba de prótons são indicados nos dias que se seguem ao Tx hepático, especialmente até extubação, boa evolução do enxerto e introdução de dieta via oral ou enteral.

É importante ressaltar que os sangramentos nas hepatectomias acontece, principalmente, no intraoperatório e estão mais correlacionados com os eventos técnicos cirúrgicos. O tamanho do fígado remanescente nas hepatectomias e a disfunção hepática decorrente pode levar à presunção de uma menor necessidade de profilaxia química, porém, sabe-se que, mesmo nas hepatectomias extensas, há maior propensão de fenômenos tromboembólicos (fatores anatômicos, manipulação da veia cava e fatores biológicos, como carga tumoral hepática do paciente).

Medidas sistêmicas para reduzir o risco de sangramento em pacientes críticos são imperativas, como a correção de acidose, hipocalcemia e hipotermia. O manejo da insuficiência renal, reduzindo a uremia, e o tratamento de infecções associadas fazem parte do tratamento integral de pacientes com sangramentos no período trans e pós-operatório.

6.2.7 CONCLUSÃO

Diferente do que se pensava, o cenário da cirrose hepática, e muitas vezes da insuficiência hepática aguda grave, não implica um estado de hipocoagulabilidade inerente. Pelo contrário, muitas vezes, o reequilíbrio hemostático conduz a quadros pró-trombóticos, em diversos sítios, em particular no período perioperatório. O TEV é uma realidade frequente e subdiagnosticada no cenário das hepatectomias e Tx hepático, com aumento de morbidade. A profilaxia dupla (química e mecânica) é mais indicada, o mais precoce e pelo maior tempo possível, obedecendo-se a algumas particularidades e preceitos fisiológicos pertinentes a cada paciente.

Referências

1. Ejaz A, Spolverato G, Kim Y, Lucas DL, Lau B, Weiss M et al. Defining Incidence and Risk Factors of Venous Thromboembolism after Hepatectomy. J Gastrointest Surg. 2014;18(6):1116-24.
2. Blasi A, Hernandez V, Fernandez J, Colmenero J, Beltran J, Garcia-Valdecasas JC et al. Venous Thrombotic Events After Liver Transplantation. Clinical and Applied Thrombosis-Hemostasis. 2018;24(2):317-22.
3. Dhar A, Mullish BH, Thursz MR. Anticoagulation in Chronic Liver Disease. J Hepatol. 2017;66(6):1313-26.
4. Weeder PD, Porte RJ, Lisman T. Hemostasis in Liver Disease: Implications of New Concepts for Perioperative Management. Transfus Med Rev. 2014;28(3):107-13.
5. Ishitani M, Angle J, Bickston S, Caldwell S, Isaacs R, Pruett T. Liver Transplantation: Incidence and Management of Deep Venous Thrombosis and Pulmonary Emboli. Transplant Proc. 1997;29(7):2861-3.
6. Lisman T, Bakhtiari K, Pereboom ITA, Hendriks HGD, Meijers JCM, Porte RJ. Normal to Increased Thrombin Generation in Patients Undergoing Liver Transplantation Despite Prolonged Conventional Coagulation Tests. J Hepatol. 2010;52(3):355-61.
7. McPhail MJW, Senvar N, Wendon JA, Bernal W. Meta-Analysis of Published Evidence Supports Use of King's College Criteria Over Model for End-Stage Liver Disease in Outcome Prediction in Acute Liver Failure. Gut. 2011;60:A35-A.
8. Shaikh S, Qazi I, Baloch GH. Comparison of King's College Hospital Criteria (KCH) with Model for End-Stage Liver Disease (MELD) for Predicting Outcome in Patients with Acute Liver Failure. Pak. J. Med. Health Sci. 2012;28(4):700-5.
9. Stahl RL, Duncan A, Hooks MA, Henderson JM, Millikan WJ, Warren WD. A Hypercoagulable State Follows Orthotopic Liver-Transplantation. Hepatology (Baltim.). 1990;12(3):553-8.
10. Salami A, Qureshi W, Kuriakose P, Moonka D, Yoshida A, Abouljoud M. Frequency and Predictors of Venous Thromboembolism in Orthotopic Liver Transplant Recipients: A Single-Center Retrospective Review. Transplant Proc. 2013;45(1):315-9.
11. Arshad F, Lisman T, Porte RJ. Hypercoagulability As a Contributor to Thrombotic Complications in the Liver Transplant Recipient. Liver Int. 2013;33(6):820-7.
12. Kim BJ, Day RW, Davis CH, Narula N, Kroll MH, Tzeng CWD et al. Extended Pharmacologic Thromboprophylaxis in Oncologic Liver Surgery is Safe and Effective. J Thromb Haemost. 2017;15(11):2158-64.
13. Weiss MJ, Kim Y, Ejaz A, Spolverato G, Haut ER, Hirose K et al. Venous Thromboembolic Prophylaxis After a Hepatic Resection: Patterns of Care Among Liver Surgeons. HPB (Oxford). 2014;16(10):892-8.
14. Lewis TC, Cortes J, Altshuler D, Papadopoulos J. Venous Thromboembolism Prophylaxis: A Narrative Review with a Focus on the High-Risk Critically Ill Patient. J Intensive Care Med. 2019;34(11-12):877-88.
15. Amaral C, Tavares J. Profilaxia do Tromboembolismo Venoso no Doente Cirúrgico. Revista da Sociedade Portuguesa de Anestesiologia (SPA). 2013;22(1):12-9.
16. Caprini JA. Thrombosis Risk Assessment as a Guide to Quality Patient Care. Dm Disease-a-Month. 2005;51(2-3):70-8.
17. Annamalai A, Kim I, Sundaram V, Klein A. Incidence and Risk Factors of Deep Vein Thrombosis After Liver Transplantation. Transplant Proc. 2014;46(10):3564-9.
18. Senzolo M, Sartori MT, Lisman T. Should We Give Thromboprophylaxis to Patients with Liver Cirrhosis and Coagulopathy? HPB (Oxford). 2009;11(6):459-64.
19. Emuakhagbon V, Philips P, Agopian V, Kaldas FM, Jones CM. Incidence and Risk Factors for Deep Venous Thrombosis and Pulmonary Embolus After Liver Transplantation. Am J Surg. 2016;211(4):768-71.
20. Feltracco P, Barbieri S, Cillo U, Zanus G, Senzolo M, Ori C. Perioperative Thrombotic Complications in Liver Transplantation. World J Gastroenterol. 2015;21(26):8004-13.

21. Kamei H, Onishi Y, Kurata N, Ishigami M, Ogura Y. Donor Selection and Prophylactic Strategy for Venous Thromboembolic Events in Living Donors of Liver Transplantation Based on Results of Thrombophilia Screening Tests. Ann Transplant. 2017;22:409-16.
22. Reddy SK, Turley RS, Barbas AS, Steel JL, Tsung A, Marsh JW et al. Post-Operative Pharmacologic Thromboprophylaxis After Major Hepatectomy Does Peripheral Venous Thromboembolism Prevention Outweigh Bleeding Risks? J Gastroint Surg. 2011;15(9):1602-10.
23. Gee E. The National VTE Exemplar Centres Network Response to Implementation of Updated NICE Guidance: Venous Thromboembolism in Over 16s: Reducing the Risk of Hospital-Acquired Deep Vein Thrombosis or Pulmonary Embolism (NG89). Br J Haematol. 2019;186(5):792-3.
24. Baltatzis M, Low R, Stathakis P, Sheen AJ, Siriwardena AK, Jamdar S. Efficacy and Safety of Pharmacological Venous Thromboembolism Prophylaxis Following Liver Resection: A Systematic Review and Meta-Analysis. HPB (Oxford). 2017;19(4):289-96.
25. Mukerji AN, Karachristos A, Maloo M, Johnson D, Jain A. Do Postliver Transplant Patients Need Thromboprophylactic Anticoagulation? Clin Appl Thromb Hemost. 2014;20(7):673-7.
26. Algarni AA, Mourad MM, Bramhall SR. Anticoagulation and Antiplatelets as Prophylaxis for Hepatic Artery Thrombosis After Liver Transplantation. World J Hepatol. 2015;7(9):1238-43.
27. Lisman T, Bernal W. Management of Hemostatic Disorders in Patients with Advanced Liver Disease Admitted to an Intensive Care Unit. Transfus Med Rev. 2017;31(4):245-51.
28. Tzeng CWD, Katz MHG, Fleming JB, Pisters PWT, Lee JE, Abdalla EK et al. Risk of Venous Thromboembolism Outweighs Post-Hepatectomy Bleeding Complications: Analysis of 5651 National Surgical Quality Improvement Program patients. HPB (Oxford). 2012;14(8):506-13.
29. Cerutti E, Stratta C, Romagnoli R, Schellino MM, Skurzak S, Rizzetto M et al. Thromboelastogram Monitoring in the Perioperative Period of Hepatectomy for Adult Living Liver Donation. Liver Transplant. 2004;10(2):289-94.

6.3
Injúria Renal Aguda pós Transplante Hepático

Paulo Ricardo Gessolo Lins | Lucia Andrade

6.3.1 INTRODUÇÃO

Dentro das complicações do pós-operatório de transplante hepático, a injúria renal aguda (IRA) é evento comum e de grande relevância no cuidado desses pacientes. Esse evento associa-se com aumento de mortalidade, tempo de internação e custo relacionado ao transplante.[1] Com a melhora da sobrevida dos receptores de enxertos hepático últimas décadas, surgem preocupações relacionadas com o impacto e prognóstico da injúria renal aguda e o subsequente risco de doença renal crônica nessa população.

Com incidência extremamente variável nas diversas populações estudadas, a injúria renal aguda pós-transplante hepático figura entre as principais complicações no pós-operatório do transplante de fígado, e a abordagem precoce e certeira dessa entidade é de suma importância no contexto de cuidado ao paciente receptor de um enxerto hepático, já que seu aparecimento e sua progressão clínica estão intimamente relacionados com a saúde do enxerto hepático e sobrevida do paciente.

6.3.2 EPIDEMIOLOGIA

Como descrito anteriormente, a IRA após transplante hepático é uma das mais complicações mais comuns e com grande gravidade no pós-operatório imediato do transplante. Diversas séries e coortes mundiais demonstram incidências de IRA, que variam de 20% a 90%;[2-6] no território nacional, as coortes também demonstram grande variabilidade na incidência desse evento.[7-10] A Figura 6.3.1

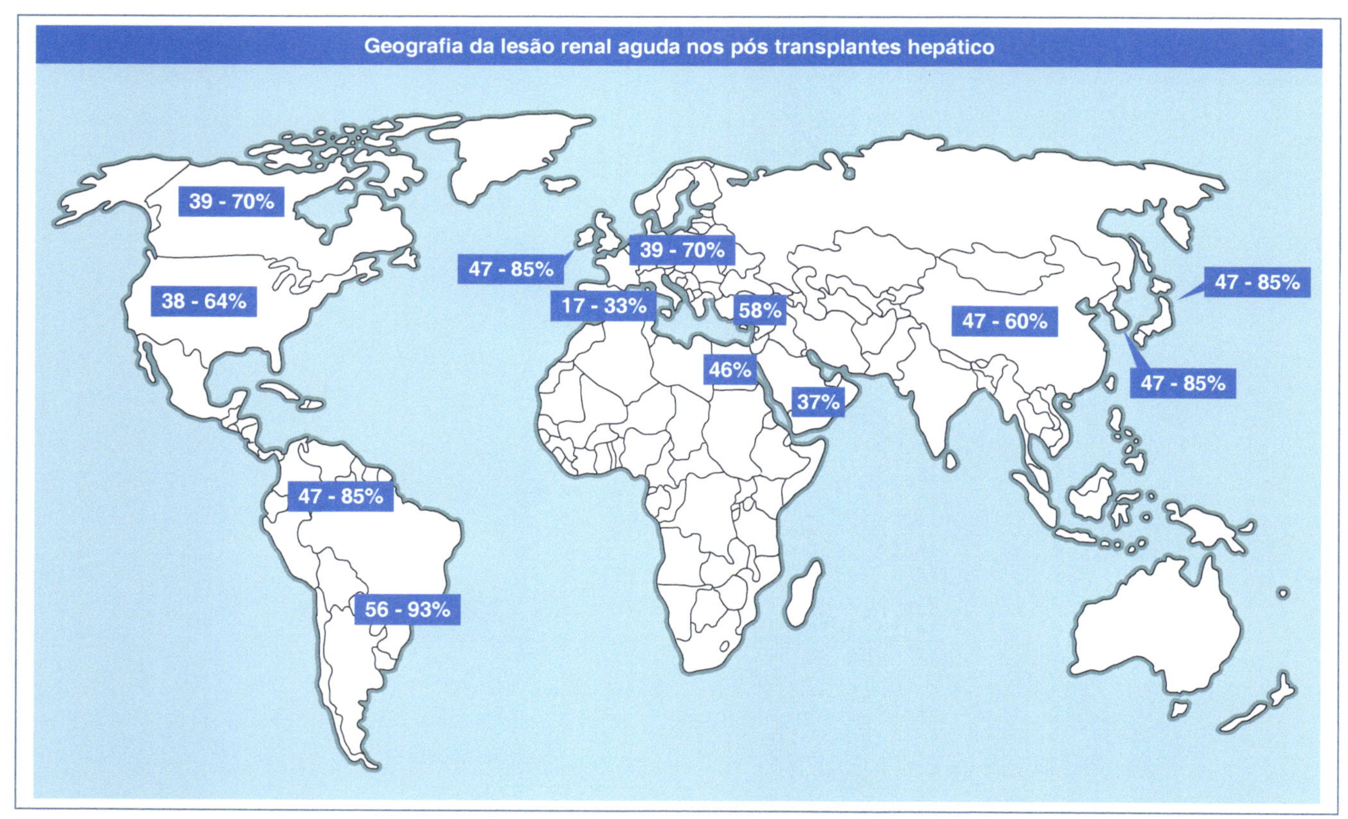

Figura 6.3.1 Principais séries de casos e coortes de injúria renal aguda pós-transplante hepático.
Fonte: Adaptado de Thongprayoon C, Kaewput W, Thamcharoen N, *et al.*, 2019.

demonstra diferenças geográficas da incidência de LRA após transplante hepático.

A partir da figura, pode-se notar maior taxa de incidência em países ocidentais (Estados Unidos e Europa) em relação aos orientais (China, Coreia do Sul e Japão). Essa diferença pode ser explicada pelas políticas de alocação de órgãos nesses países, proporção de enxertos provenientes de doadores vivos e uso de enxertos advindos de doadores com morte cardíaca. No Brasil, também existe grande variabilidade na taxa de IRA nos dois maiores centros (São Paulo e Ceará). Infere-se que essa diferença seja explicada pelas diferentes formas utilizadas para definição da IRA e características inerentes a cada centro transplantador.[7-10]

Além disso, a necessidade de terapia renal substitutiva também apresenta diferenças entre as coortes estudadas, com proporções que variam entre 5% e 30%.[2-7,10] Diversos fatores justificam essa grande amplitude nas proporções de IRA e necessidade de diálise; o primeiro deles é a própria definição de IRA utilizada em cada estudo,[11] as diferenças inerentes aos pacientes e serviços (condição do receptor, tipo de doador, tipo de técnica cirúrgica, técnicas de indução da imunossupressão e outras características específicas de cada serviço) e a falta de consenso sobre melhor temporalidade para introdução da terapia renal substitutiva.[12-14]

A ocorrência da IRA impacta de maneira importante as taxas de mortalidade hospitalar, o tempo de sobrevida do enxerto hepático, a incidência de rejeição, a qualidade de vida e a sobrevida a longo prazo.[2,6,15,16]

6.3.3 FUNÇÃO RENAL EM TRANSPLANTE DE ÓRGÃOS SÓLIDOS

A taxa de filtração glomerular (TGF), uma variável diretamente relacionada com a função preservada do sistema renal, pode ser aferida na prática clínica de diversas formas, desde utilização de medicina nuclear (EDTA), dosagem direta por meio de marcadores exógenos (inulina, iohexol e iotamalato) e, por fim, via dosagem de biomarcadores endógenos (creatinina e cistatina C). Como sua mensuração exata é onerosa, custosa e pouco reprodutível do ponto de vista clínico, pode-se lançar mão de fórmulas de predição da taxa de filtração glomerular utilizando equações baseadas na creatinina ou cistatina C sérica, ou ambas (p. ex., Modification of Diet in Renal Disease [MDRD] e Chronic Kidney Disease Epidemiology Collaboration [CKD-EPI] Creatinina ± Cistatina C). Estudos recentes começaram a introduzir fórmulas exclusivas para pacientes portadores de hepatopatias com função renal limítrofe – como a fórmula de Grail (Glomerular Filtration Rate Assessment in Liver disease).[17,18] As variáveis utilizadas pelas equações encontram-se na Figura 6.3.2.

Essas equações baseadas em creatinina sérica tendem a superestimar a função renal em pacientes com taxas de filtração glomerular limítrofes, além de serem pouco estudadas no contexto de IRA.[19] A fórmula de MDRD com 6 variáveis demonstrou maior acurácia em uma coorte de pacientes pré-transplante hepático (20), enquanto a fórmula de GRAIL parece superar a acurácia das demais em sua publicação original,[17] entretanto, maiores validações são necessárias.

6.3.4 DEFINIÇÃO DE INJÚRIA RENAL AGUDA

Injúria renal aguda é uma condição de difícil definição em pacientes com hepatopatias, já que reflete uma combinação de alterações funcionais (hemodinâmicas) e estruturais (inflamação, apoptose e trombose) em pacientes gravemente enfermos.[21] No contexto pós-transplante hepático, essa definição é ainda mais trabalhosa, uma vez que esse paciente pode se encontrar em um *continuum* de IRA tanto na fase precedente ao transplante quanto no de pós-transplante hepático.

Equação	Idade	Gênero	Etnia	Creatinina sérica	Ureia sérica	Albumina sérica	Cistatina C sérica
MDRD 4 variáveis	x	x	x	x			
MDRD 6 variáveis	x	x	x	x	x	x	
CKD-EPI	x	x	x	x			
GRAIL	x	x	x	x	x	x	
CKD-EPI Cistalina	x	x					x
CKD-EPI Cis + Cr	x	x	x	x			x

Figura 6.3.2 Principais equações para estimativa da função renal em hepatopatas.
Fonte: Desenvolvida pela autoria.

Recentemente, um consenso internacional[22] normatizou a definição de IRA em pacientes portadores de hepatopatias de forma análoga à definição já amplamente utilizada em coortes gerais, baseada nas definições de IRA do Kidney Disease Improving Global Outcomes (KDIGO).[11] Essa definição contempla a utilização da creatinina como marcador sérico e seu aumento absoluto de 0,3 mg/dL em um intervalo de 48 horas ou aumento relativo de 50% do seu basal em 7 dias do evento. A partir da sua definição, existe uma classificação de gravidade também fundamentada nos valores de creatinina. A Figura 6.3.3 ilustra a definição de IRA e sua classificação em portadores de hepatopatias.

Estágio da IRA	Definição
Estágio 1	• Aumento da creatinina ≥ 0,3 mg/dL ou • Aumento da creatinina 1,5 a 2 vezes o valor basal
Estágio 1a	• Critério de estágio 1 com creatinina final menor que 1,5 mg/dL
Estágio 1b	• Critério de estágio 1 com creatinina final maior que 1,5 mg/dL
Estágio 2	• Aumento da creatinina em 2 a 3 vezes o valor basal
Estágio 3	• Aumento da creatinina em 3 vezes o valor basal ou • Aumento da creatinina ≥ 0,3 mg/dL quando creatinina já ≥ 0,4 mg/dL ou • Quando se inicia a terapia renal substitutiva (TRS)

Figura 6.3.3 Classificação e estadiamento da Injúria renal aguda em hepatopatas.

Fonte: Desenvolvida pela autoria.

Após a publicação do consenso de IRA em hepatopatas de 2015 previamente mencionado, algumas atualizações foram introduzidas e reajustadas para melhor acurácia de definição da síndrome hepatorrenal e outras causas de IRA em cirróticos. Um resumo das atualizações encontra-se na Figura 6.3.4.[23]

Já existem coortes, nacionais e internacionais, validando essas definições em populações pós-transplante hepático que intercorreram em IRA, com boa predição de morbi]mortalidade no seguimento clínico desses pacientes.[6,25,26]

Critérios atualizdos para diagnóstico de síndrom hepatorrenal (SHR)
• Ter cirrose com ascite OU descompensação aguda da cirrose hepática (ACLF) OU insuficiência hepática aguda
• Ter diagnóstico de IRA de acordo com o critério do Clube Internacional de Ascites E/OU débito urinário < 0,5 mL/Kg/H (por pelo menos 6 horas com sonda vesical de demora)
• Não responder com melhora de função renal após 2 dias consecutivos da retirada de diurético e expansão plasmática com albumina na dose de 1 g/kg/peso
• Ausência de choque
• Não estar em uso de drogas nefrotóxica ou mesmo ter estado em uso recente
• Aspecto normal dos rins ao ultrassom
• Urina I sem alterações como hematúria > 50 hemácias por campo ou proteinúria > 500 mg/dia/possibilidade de uso de Biomarcadores (nGAL) e FENa < 0,2% para corroborar diagnóstico da SHR

Figura 6.3.4 Critérios atualizados de definição de IRA e diagnóstico de síndrome hepatorrenal (SHR).[23,24]

Fonte: Adaptada de Angeli P, Garcia-Tsao G, Nadim MK, *et al.*, 2019; Ginès P, Solà E, Angeli P, *et al.*, 2018.

6.3.5 FISIOPATOGENIA E MEDIDAS PREVENTIVAS

Na avaliação do paciente com IRA após o transplante hepático, diversos fatores devem ser investigados, incluindo aspectos pré-operatórios, situações relacionadas à própria cirurgia do transplante e pós-operatórios. Na prática clínica, a maioria das IRA se desenvolvem de maneira multifatorial, com diversos fatores atuando de forma sinérgica e aditiva na fisiopatogenia do processo relatado.[27,28] A Figura 6.3.5 ilustra os fatores e as etiologias de IRA mais comumente descritos em literatura.

6.3.6 ASPECTOS PERIOPERATÓRIOS

Com relação ao período operatório e à incidência de injúria renal aguda pós-transplante hepático, diversas variáveis intraoperatórias foram descritas como fatores de risco (ver Figura 5). Entretanto, a literatura atual ainda carece de estratégias nefroprotetoras para esse período crítico e os *guidelines* ainda seguem estratégias gerais utilizadas em cirurgia, como manutenção da euvolemia e normotensão arterial sistêmica. Ensaios prospectivos randomizados com N-acetilcisteína, dopamina e fenoldopam falharam em demonstrar nefroproteção nesse cenário específico.[29-31]

Fatores relacionados ao receptor	
Alto valor de MELD/MELD Na	CHILD elevado
Função renal prévia	Hiponatremia
Infecção pré transplante	Diabetes
Anemia pré transplante	Hipertensão arterial
Hepatite viral	Hipertensão pulmonar
Fatores relacionados ao enxerto e doador	
Tempo de isquemia fria	Tempo de isquemia quente
Tamanho do enxerto (*Small for size syndrome*)	Doador cadáver
Doador imediatamente após morte cardíaca*	Incompatibilidade ABO
Idade do doador	Índice de massa corpórea do doador
Fatores relacionados a cirurgia	
Hipotensão intraoperatória	Duração da fase anenpática
Sangramentos	Necessidade de hemocomponentes
Duração da cirurgia/Tempo anestésico	Técnica cirúrgica (*Piggyback*)
Síndrome de reperfusão	Tempo de clampe venoso
Fatores relacionados a terapia intensiva e pós operatório	
Tempo de hipotensão e necessidade de vasopressor	Pico de AST/TGP após 6 horas do transplante
Tempo em ventilação mecânica e valores de PEEP	Uso de aminoglicosídeo
Hiperexposição ao inibidor da calcineurina	Variabilidade de glicemia
Expansão volêmica liberal com solução hiperclorêmicas	Expansão volêmica com amidos sintéticos

Figura 6.3.5 Fatores e etiologias relacionados com a injúria renal aguda pós-transplante hepático.
Fonte: Desenvolvida pela autoria.

Sobre os fatores de risco, dois ensaios retrospectivos especificamente em IRA após transplante hepático foram capazes de demonstrar que o uso de coloides sintéticos (HES 130/0,4) e uso liberal de soluções hiperclorêmicas se correlacionaram com maiores taxas de injúria renal aguda.[32,33] Além disso, uma coorte retrospectiva recente demonstrou que reduzindo o tempo de exposição à ventilação mecânica, inclusive com extubação imediatamente após recuperação anestésica, foi capaz de impactar positivamente a taxa de IRA e necessidade de diálise pós-transplante hepático.[34]

Aspectos técnicos sobre a cirurgia de transplante hepático também estão relacionados com as taxas de IRA após transplante hepático, tanto o tempo cirúrgico como o tempo de isquemia do órgão são fatores de risco para o acometimento renal após transplante.[2,6,35] A técnica cirúrgica para anastomose da veia cava, tanto pela técnica de *piggyback* quanto a anastomose bicaval com e sem o *by-pass* veno-venoso, apresentam impacto na incidência da injúria renal aguda pós-transplante hepático. Entretanto, os ensaios demonstram resultados conflitantes e uma revisão recente da Cochrane não demonstrou impacto de redução das taxas de IRA conforme a técnica cirúrgica adotada.[36]

6.3.7 NEFROTOXICIDADE INDUZIDA POR INIBIDORES DA CALCINEURINA

Tacrolimo e ciclosporina são inibidores da calcineurina de uso corriqueiro no contexto de manutenção de imunossupressão em transplantes hepáticos, entretanto, essa classe de medicação pode afetar negativamente a taxa de filtração glomerular (TFG) por diversos mecanismos. O principal mecanismo envolvido na redução da

TGF ocorre via vasoconstrição tanto da arteríola aferente quanto da eferente, efeitos esses mediados por tromboxano A2 e endotelina.[37] Entende-se que esses efeitos ocorrem tanto na infusão aguda quanto em doses de manutenção e podem ser atenuados pelo uso de bloqueadores de canal de cálcio (p. ex., amlodipina). Além disso, níveis tóxicos de inibidores da calcineurina podem acarretar lesão tubular proximal de maneira direta.

De forma a reduzir as chances ou atenuar a lesão renal já estabelecida, alguns autores sugerem a introdução tardia do inibidor da calcineurina em pacientes de alto risco de lesão renal (principalmente diabéticos e/ou pacientes com TFG reduzido pré-transplante hepático). Ademais, protocolos de minimização da dose dos inibidores de calcineurina a partir de terapias de indução parecem promissores tanto do ponto de vista renal como sobrevida do enxerto hepático tanto nos primeiros meses do transplante[25,27,38,39] quanto no seguimento tardio desses pacientes.[40,41]

6.3.8 DIÁLISE

A diálise no paciente após transplante hepático pode ser um grande desafio, principalmente quando ele se encontra em fases mais críticas, como no pós-operatório imediato em franca instabilidade hemodinâmica.

A prescrição da hemodiálise em um paciente pós-transplante hepático com IRA deve ser extremamente criteriosa, pois esse paciente geralmente apresenta vários distúrbios hidroeletrolíticos (como hiponatremia), além de maior chance de apresentar síndrome do desiquilíbrio e edema cerebral. Atenção maior tem que ser dada principalmente na prescrição da primeira diálise, quando o paciente pode se apresentar com várias alterações de sódio, ureia e amônia plasmática, além de acidose e hipopotassemia.

Quando o paciente apresenta estabilidade hemodinâmica, pode-se realizar a hemodiálise intermitente, como a SLED (*slow low efficiency dialysis*), com taxas de ultrafiltração que devem ser parcimoniosas, pois esses pacientes são muito sensíveis às variações volêmicas.

Atenção extrema deve ser dada ao risco de síndrome do desequilíbrio; portanto, não podem ocorrer grandes variações na osmolalidade plasmática. As variações de sódio, ureia e glicose plasmática não podem ser bruscas. Esses pacientes têm risco aumentado para edema cerebral e muitas vezes ainda estão em encefalopatia hepática, além de também apresentar hiperamonemia.

Em pacientes com instabilidade hemodinâmica importante e/ou síndrome de hipertensão intracraniana, deve-se priorizar a utilização de modalidades contínuas de hemodiálise. Além disso, a hiperamonemia também é uma indicação de diálise, principalmente no contexto de insuficiência hepática fulminante.[42]

O melhor tempo para introdução da terapia renal substitutiva ainda é motivo de discussão na literatura, entretanto, a maioria da evidência demonstra que em pacientes com IRA KDIGO 3 e sinais de piora global deve-se introduzir a terapia,[12-14] sendo que aguardar níveis elevados de ureia ou tempos prolongados de oligúria acarretaram em maior mortalidade.[43] De maneira geral, os ensaios clínicos envolvendo *timing* de introdução da terapia renal substitutiva apresentaram baixa proporção de cirróticos e/ou transplantados hepáticos na casuística (cerca de 5% a 10% da coorte), sendo restritivo generalizar os resultados desses ensaios clínicos para esse grupo de pacientes. No contexto de diálise e pós-transplante hepático, uma coorte retrospectiva demonstrou que quanto menor for o tempo de exposição à IRA, menor será a mortalidade desse grupo de pacientes, sugerindo assim que a precocidade da introdução da terapia renal substitutiva pode ter impactado nesses resultados.[10]

6.3.9 DADOS DO HOSPITAL DAS CLÍNICAS DA FMUSP

No Hospital das Clínicas da FMUSP, em um estudo publicado em 2016,[42] demonstramos que em 139 pacientes transplantados a mortalidade foi de 22% e a incidência de IRA foi 78%; destes pacientes com IRA, 49% precisaram de hemodiálise (contínua ou intermitente). Na análise univariada, KDIGO estágio 3 foi associado a maior risco de mortalidade intra-hospitalar quando comparado a pacientes sem IRA (razão de risco 10.5). No perioperatório (*score* de MELDNa, bilirrubina total, níveis séricos de bicarbonato e hepatite fulminante) e no intraoperatório (número de bolsas de hemácias e plasma congelado administrados, e tempo de anestesia prolongado) foram variáveis também associadas a maior mortalidade intra-hospitalar. Na análise multivariada, a associação de KDIGO estágio 3 e alta mortalidade intra-hospitalar persistem após o ajuste para outras variáveis (razão de risco 8.22). A presença de hepatite fulminante e duração da anestesia estão também associadas à alta mortalidade intra-hospitalar.[44] Quando estudamos esses pacientes a longo prazo – dois anos de acompanhamento, em média –, a mortalidade foi de 33%, e ter estado em KDIGO estágio 3 durante a internação foi associado à maior mortalidade a longo prazo (seis vezes maior risco para mortalidade mesmo quando ajustado a outras variáveis).[45]

Referências

1. Durand F, Francoz C, Asrani SK, Khemichian S, Pham TA, Sung RS et al. Acute Kidney Injury After Liver Transplantation. Transplantation. 2018;102(10):1636-49.
2. Lee S, Park S, Kang MW, Yoo HW, Han K, Kim Y et al. Long-term Impact of Dialysis-Requiring AKI During the Perioperative Period of Liver Transplantation on Postdischarge Outcomes. Clin Transplant. 2019;33(8):e13649.
3. Sharma P, Sun Y, Neal J, Erley J, Shen J, Tischer S et al. Renal Outcomes of Liver Transplantation Recipients Receiving Standard Immunosuppression and Early Renal Sparing Immunosuppression: A Retrospective Single Center Study. Transplant Direct. 2019;5(9):e480-e.
4. Kalisvaart M, Schlegel A, Umbro I, de Haan JE, Polak WG, Ijzermans JN et al. The AKI Prediction Score: A New Prediction Model for Acute Kidney Injury After Liver Transplantation. HPB (Oxford). 2019;21(12):1707-17.
5. Leithead JA, Rajoriya N, Gunson BK, Muiesan P, Ferguson JW. The Evolving Use of Higher Risk Grafts is Associated with an Increased Incidence of Acute Kidney Injury After Liver Transplantation. J Hepatol. 2014;60(6):1180-6.
6. Thongprayoon C, Kaewput W, Thamcharoen N, Bathini T, Watthanasuntorn K, Lertjitbanjong P et al. Incidence and Impact of Acute Kidney Injury after Liver Transplantation: A Meta-Analysis. J Clin Med. 2019;8(3):372.
7. Barreto AG, Daher EF, Silva Junior GB, Garcia JH, Magalhaes CB, Lima JM et al. Risk Factors for Acute Kidney Injury and 30-Day Mortality After Liver Transplantation. Ann Hepatol. 2015;14(5):688-94.
8. Lima C, de Paiva Haddad LB, de Melo PDV, Malbouisson LM, do Carmo LPF, D'Albuquerque LAC et al. Early Detection of Acute Kidney Injury in the Perioperative Period of Liver Transplant with Neutrophil Gelatinase-Associated Lipocalin. BMC Nephrology. 2019;20(1):367.
9. Romano TG, Schmidtbauer I, Silva FM, Pompilio CE, D'Albuquerque LA, Macedo E. Role of MELD Score and Serum Creatinine as Prognostic Tools for the Development of Acute Kidney Injury After Liver Transplantation. PLoS One. 2013;8(5):e64089.
10. Narciso RC, Ferraz LR, Mies S, Monte JCM, dos Santos OFP, Neto MC et al. Impact of Acute Kidney Injury Exposure Period Among Liver Transplantation Patients. BMC Nephrology. 2013;14(43).
11. Kidney Disease: Improving Global Outcomes (KDIGO) Acute Kidney Injury Work Group KDIGO Clinical Practice Guideline for Acute Kidney Injury. Kidney Int Suppl. 2012;1(2):1-138.
12. Zarbock A, Kellum JA, Schmidt C, van Aken H, Wempe C, Pavenstadt H et al. Effect of Early vs Delayed Initiation of Renal Replacement Therapy on Mortality in Critically Ill Patients With Acute Kidney Injury: The ELAIN Randomized Clinical Trial. JAMA. 2016;315(20):2190-9.
13. Gaudry S, Quenot JP, Hertig A, Barbar SD, Hajage D, Ricard JD et al. Timing of Renal Replacement Therapy for Severe Acute Kidney Injury in Critically Ill Patients. Am J Respir Crit Care Med. 2019(199(9):1066-75.
14. Timing of Initiation of Renal-Replacement Therapy in Acute Kidney Injury. NEJM. 2020;383(3):240-51.
15. Tan L, Yang Y, Ma G, Zhu T, Yang J, Liu H et al. Early Acute Kidney Injury After Liver Transplantation in Patients with normal Preoperative Renal Function. Clin Res Hepatol Gastroenterol. 2019;43(4):475-82.
16. Dong Z, Shi L, Ye L, Xu Z, Zhou L. Risk Factors Analysis of Renal Replacement Therapy After Liver Transplantation and Prognosis Effect of Initial Treatment Time. Zhonghua Wei Zhong Bing Ji Jiu Yi Xue. 2018;30(11):1056-60.
17. Asrani SK, Jennings LW, Trotter JF, Levitsky J, Nadim MK, Kim WR et al. A Model for Glomerular Filtration Rate Assessment in Liver Disease (GRAIL) in the Presence of Renal Dysfunction. Hepatology. 2019;69(3):1219-30.
18. Chen YW, Chen HH, Wang TE, Chang CW, Chang CW, Wu CJ. Difference Between CKD-EPI and MDRD Equations in Calculating Glomerular Filtration Rate in Patients with Cirrhosis. World J Gastroenterol. 2011;17(40):4532-8.
19. Shaffi K, Uhlig K, Perrone RD, Ruthazer R, Rule A, Lieske JC et al. Performance of Creatinine-Based GFR Estimating Equations in Solid-Organ Transplant Recipients. Am J Kidney Dis. 2014;63(6):1007-18.
20. Francoz C, Nadim MK, Baron A, Prié D, Antoine C, Belghiti J et al. Glomerular Filtration Rate Equations for Liver-Kidney Transplantation in Patients with Cirrhosis: Validation of Current Recommendations. Hepatology. 2014;59(4):1514-21.
21. Francoz C, Durand F, Kahn JA, Genyk YS, Nadim MK. Hepatorenal Syndrome. Clin J Am Soc Nephrol. 2019;14(5):774.
22. Angeli P, Gines P, Wong F, Bernardi M, Boyer TD, Gerbes A et al. Diagnosis and Management of Acute Kidney Injury in Patients with Cirrhosis: Revised Consensus Recommendations of the International Club of Ascites. J Hepatol. 2015;62(4):968-74.
23. Angeli P, Garcia-Tsao G, Nadim MK, Parikh CR. News in Pathophysiology, Definition and Classification of Hepatorenal Syndrome: A Step Beyond the International Club of Ascites (ICA) Consensus Document. J Hepatol. 2019;71(4):811-22.
24. Ginès P, Solà E, Angeli P, Wong F, Nadim MK, Kamath PS. Hepatorenal syndrome. Nature Reviews Disease Primers. 2018;4(1):23.
25. Sharma P, Sun Y, Neal J, Erley J, Shen J, Tischer S et al. Renal Outcomes of Liver Transplantation Recipients Receiving Standard Immunosuppression and Early Renal Sparing Immunosuppression: A Retrospective Single Center Study. Transplant Direct. 2019;5(9):e480.
26. Lima C, de Paiva Haddad LB, de Melo PDV, Malbouisson LM, do Carmo LPF, D'Albuquerque LAC et al. Early Detection of Acute Kidney Injury in the Perioperative Period of Liver Transplant with Neutrophil Gelatinase-Associated Lipocalin. BMC Nephrology. 2019;20(1):367.

27. Levitsky J, O'Leary JG, Asrani S, Sharma P. Protecting the Kidney in Liver Transplant Recipients: Practice-Based Recommendations from the American Society of Transplantation Liver and Intestine Community of Practice. Am J Transplant. 2016;16(9):2532-44.
28. Gonwa TA, Mai ML, Melton LB, Hays SR, Goldstein RM, Levy MF et al. End-Stage renal Disease (ESRD) After Orthotopic Liver Transplantation (OLTX) Using Calcineurin-Based Immunotherapy: Risk of Development and Treatment. Transplantation. 2001;72(12):1934-9.
29. Hilmi IA, Peng Z, Planinsic RM, Damian D, Dai F, Tyurina YY et al. N-Acetylcysteine Does Not Prevent Hepatorenal Ischaemia-Reperfusion Injury in Patients Undergoing Orthotopic Liver Transplantation. Nephrol Dial Transplant. 2010;25(7):2328-33.
30. Della Rocca G, Pompei L, Costa MG, Coccia C, Scudeller L, Di Marco P et al. Fenoldopam Mesylate and Renal Function in Patients Undergoing Liver Transplantation: A Randomized, Controlled Pilot Trial. Anesth Analg. 2004;99(6):1604-9, table of contents.
31. Biancofiore G, Bindi ML, Miccoli M, Cerutti E, Lavezzo B, Pucci L et al. Intravenous Fenoldopam for Early Acute Kidney Injury After Liver Transplantation. J Anesth. 2015;29(3):426-32.
32. Nadeem A, Salahuddin N, El Hazmi A, Joseph M, Bohlega B, Sallam H, et al. Chloride-liberal fluids are associated with acute kidney injury after liver transplantation. Crit Care. 2014;18(6):625.
33. Hand WR, Whiteley JR, Epperson TI, Tam L, Crego H, Wolf B et al. Hydroxyethyl starch and acute kidney injury in orthotopic liver transplantation: a single-center retrospective review. Anesth Analg. 2015;120(3):619-26.
34. Bhatia R, Fabes J, Krzanicki D, Rahman S, Spiro M. Association Between Fast-Track Extubation After Orthotopic Liver Transplant, Postoperative Vasopressor Requirement, and Acute Kidney Injury. Exp Clin Transplant. 2021;19(4):339-44.
35. Park S, Cho H, Park S, Lee S, Kim K, Yoon HJ et al. Simple Postoperative AKI Risk (SPARK) Classification Before Noncardiac Surgery: A Prediction Index Development Study with External Validation. J Am Soc Nephrol. 2019;30(1):170-81.
36. Zacharias M, Mugawar M, Herbison GP, Walker RJ, Hovhannisyan K, Sivalingam P et al. Interventions for protecting renal function in the perioperative period. The Cochrane Database of Systematic Reviews. 2013(9):Cd003590.
37. Naesens M, Kuypers DRJ, Sarwal M. Calcineurin Inhibitor Nephrotoxicity. Clin J Am Soc Nephrol. 2009;4(2):481.
38. Neuberger JM, Mamelok RD, Neuhaus P, Pirenne J, Samuel D, Isoniemi H et al. Delayed Introduction of Reduced-Dose Tacrolimus, and Renal Function in Liver Transplantation: The 'ReSpECT' Study. Am J Transplant. 2009;9(2):327-36.
39. Boudjema K, Camus C, Saliba F, Calmus Y, Salamé E, Pageaux G et al. Reduced-Dose Tacrolimus with Mycophenolate Mofetil vs. Standard-Dose Tacrolimus in Liver Transplantation: A Randomized Study. Am J Transplant. 2011;11(5):965-76.
40. Teperman L, Moonka D, Sebastian A, Sher L, Marotta P, Marsh C et al. Calcineurin Inhibitor-Free Mycophenolate Mofetil/Sirolimus Maintenance in Liver Transplantation: The Randomized Spare-The-Nephron Trial. Liver transpl. 2013;19(7):675-89.
41. Yee M-L, Tan H-H. Use of Everolimus in liver Transplantation. World J Hepatol. 2017;9(23):990-1000.
42. Cardoso FS, Gottfried M, Tujios S, Olson JC, Karvellas CJ. Continuous Renal Replacement Therapy is Associated with Reduced Serum Ammonia Levels and Mortality in Acute Liver Failure. Hepatology. 2018;67(2):711-20.
43. Gaudry S, Hajage D, Martin-Lefevre L, Lebbah S, Louis G, Moschietto S et al. Comparison of Two Delayed Strategies for Renal Replacement Therapy Initiation for Severe Acute Kidney Injury (AKIKI 2): A Multicentre, Open-Label, Randomised, Controlled Trial. The Lancet. 2021;397(10281):1293-300.
44. Reichert BV, Bridi RA, Mfinda NE, Rodrigues CE, Calil IL, D'Albuquerque L et al. Association of Perioperative Characteristics and Acute Kidney Injury with In-Hospital Mortality after Orthotopic Liver Transplantation. J Am Soc Nephrol 2016; 27:256A.
45. Reichert BV, Bridi RA, Mfinda NE, Rodrigues CE, Calil IL, D'Albuquerque L et al. Acute Kidney Injury and LongTerm Mortality after Orthotopic Liver Transplantation. J Am Soc Nephrol

6.4

Manejo da Coagulopatia e Política Transfusional

Kaline Bezerra Nobre | Guilherme Marques Andrade

6.4.1 INTRODUÇÃO

Historicamente, as unidades de cuidados dedicados a pacientes cirróticos e transplante de fígado utilizam grande parte dos estoques de bancos de sangue e agentes hemostáticos, com grande custo ao sistema de saúde, mas nem sempre com real benefício ao paciente. Sabe-se que o uso de hemoderivados se correlaciona diretamente ao aumento de insuficiência renal aguda, tempo de intubação, tempo de internação em unidade de terapia intensiva (UTI) e disfunções do enxerto. Nos últimos anos, a necessidade de transfusão perioperatória reduziu-se sobremaneira, consequência de uma melhora das técnicas cirúrgica e anestésica, como pela sistematização do entendimento da coagulopatia cirrótica e da estratégia transfusional orientada por paciente.

O avanço na compreensão das alterações hemostáticas paciente no cirrótico tem transformado a visão clássica do doente "naturalmente anticoagulado", o que evidentemente se estende ao período pós-operatório do transplante de fígado (Tx). Alguns dos preceitos atualmente empregados, resumidamente, são:

1. há interação contínua entre fatores anti e pró-coagulantes de acordo com o cenário clínico;
2. diversas situações levam à ruptura desse tênue equilíbrio hemostático – especialmente infecção e insuficiência renal –, colocando o paciente em estados extremos de coagulação de maneira muito dinâmica;
3. a racionalidade na utilização da terapia hemostática é definidora do prognóstico no curto e longo prazo, interferindo diretamente na sobrevida do paciente e do enxerto;
4. transfusões profiláticas, para além de serem ineficazes, podem piorar a tendência hemorrágica por meio da hemodiluição e da ruptura do equilíbrio tênue;
5. as provas laboratoriais "comuns" de coagulação, disponíveis atualmente, em geral não refletem o estado hemostático do cirrótico de maneira eficaz e funcional, tampouco devem ser utilizadas como ferramentas preditoras de sangramento;
6. a tromboelastografia (TEG®) e a tromboelastometria (ROTEM®) têm ajudado na compreensão do comportamento hemostático do cirrótico nas diversas situações, de maneira mais completa e em tempo real; são ferramentas rápidas, funcionais e confiáveis, que devem ser utilizadas como *point-of-care* sempre que disponíveis.

6.4.2 HEMOSTASIA NA HEPATOPATIA CRÔNICA

É impossível pensar no contexto peri-Tx sem compreender o estado hemostático basal do maior candidato ao procedimento, o hepatopata crônico descompensado. Por muito tempo, conformou-se com a cultura clássica do cirrótico como um doente "naturalmente anticoagulado", resultado até certo ponto de estigma. Atualmente, entende-se que tais pacientes apresentam interação contínua de fatores anti e pró-coagulantes, de acordo com o cenário clínico, capaz de promover um estado de reequilíbrio tênue da hemostasia, podendo estar associado tanto a estados de hipo quanto de hipercoagulabilidade.[1,2]

Na insuficiência hepática crônica, observam-se alterações em todas as etapas do processo da coagulação e estas são proporcionais ao grau de comprometimento da função do fígado (Child-Pugh/MELD) e à hipertensão portal.

Observa-se na Figura 6.4.1 a condição de reequilíbrio tênue do cirrótico, percebendo-se uma redistribuição em ambos os lados da balança. Como principais eventos, destacam-se a disfunção plaquetária (pela redução da ADAMTS-13), compensada pelo aumento do fator de Von Willebrand (vWf); o aumento do ativador do plasminogênio tecidual, contrabalanceado pelo aumento dos níveis de plasminogênio; e a redução dos fatores II, V, VII, IX, X e XI, contrabalançada pela redução das proteínas C, S e antitrombina III (ATT).[1,2]

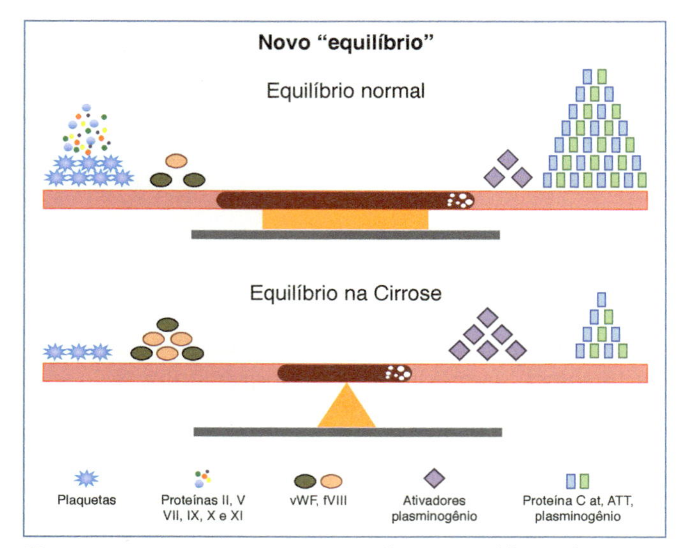

Figura 6.4.1 Hemostasia normal e reequilíbrio da hemostasia na cirrose.

vWf: fator de Von Willebrand; fVIII: fator VIII; ATT: antitrombina III.

Fonte: Desenvolvida pela autoria.

A plaquetopenia, uma das alterações mais marcantes e extremas em estágios de hipertensão portal avançada, não reflete necessariamente alto risco de eventos hemorrágicos, com estudos mostrando potencial de geração de trombina preservado com níveis tão baixos quanto 55 mil, sendo ainda possível que níveis menores permaneçam seguros.[2]

Por outro lado, o reequilíbrio pode ser, de fato, extremamente tênue, como mostra a base estreita da balança, reflexo do reduzido "lastro" e *buffer* compensatório. Alguns cenários, como infecção, insuficiência renal aguda e sangramento ativo, tendem a gerar disfunção endotelial e consumo de fatores de coagulação, podendo levar o paciente a extremos de coagulação.

6.4.3 HEMOSTASIA NO TRANSPLANTE HEPÁTICO

O *stress* cirúrgico é um cenário de potencial instabilidade hemostática por motivos mecânicos, clínicos e bioquímicos, sendo o Tx certamente um dos maiores desafios à coagulação de um paciente hepatopata. Os tempos cirúrgicos são acompanhados de fases hemostáticas dinâmicas bem descritas, seguindo sempre o funcionamento do enxerto no pós-operatório.[2]

Durante o Tx, as múltiplas anormalidades do perfil hemostático basal do cirrótico se somam aos fatores prejudiciais à hemostasia intrínsecos à execução da cirurgia, seguindo-se os três tempos cirúrgicos convencionais: pré-anepático (desde a indução anestésica até a exclusão vascular do fígado nativo), anepático e neo-hepático (desde a reperfusão do enxerto até o final da cirurgia).

Durante a fase pré-anepática, em geral, a principal causa de sangramento é a lesão cirúrgica (mecânica) relacionada à remoção do fígado nativo e ao leito de dissecção. A experiência do cirurgião, portanto, é um dos fatores determinantes na perda sanguínea dessa etapa. A hemorragia pode, ainda, ser agravada por alterações anatômicas, como aderências de cirurgias prévias e intensa circulação colateral, e obviamente, pelo *status* basal da coagulação do doente ainda cirrótico, principalmente aqueles advindos de cuidados críticos, infectados e em insuficiência renal.[3]

Após a exclusão do fígado nativo, tem início um estado de insuficiência hepática absoluta que corresponde à fase anepática. A extensa lesão tecidual cirúrgica se combina a um cenário de falta de depuração hepática dos ativadores da coagulação e da ausência de síntese de inibidores da coagulação. Essa combinação produz grande ativação da hemostasia e consumo de múltiplos fatores para a formação de fibrina, em um estado de coagulação intravascular disseminada (CIVD). Adicionalmente a esse consumo, a fase anepática apresenta hiperfibrinólise, caracterizada por aumento na geração de plasmina, ao passo que esta promove a degradação seletiva de fibrina/fibrinogênio e dos fatores V e VIII, contribuindo ainda mais para a redução em suas concentrações.[3]

Na fase neo-hepática, tem início a reperfusão que, embora constitua um curto intervalo e não propriamente uma fase, causa alterações muito marcantes na hemostasia. Nesse momento, um volume considerável de fluidos que preenchem o enxerto (solução de preservação e cristaloides) é incorporado à circulação, de natureza gelada, acidótica e hipercalêmica, podendo causar hemodiluição dos fatores hemostáticos, além da liberação de citocinas retidas no enxerto que provocam lesão endotelial e vasoplegia.[3]

Acredita-se que a lesão endotelial isquêmica do enxerto, o uso de agentes vasopressores, acidose e estase venosa no território portal desencadeiem a liberação do tPA, que promove a ativação da fibrinólise e de citocinas inflamatórias (tripsina, elastase e catepsina A), que também contribuem para proteólise e coagulopatia. Além disso, as alterações bioquímicas, fisiológicas e metabólicas da reperfusão podem influenciar negativamente a capacidade hemostática. Dessa forma, acidose metabólica, queda no desempenho cardiovascular, redução nos níveis de cálcio ionizado, redução da temperatura corporal e hipercalcemia são observados na reperfusão e podem afetar negativamente o sistema de coagulação.[3]

6.4.4 TESTES DE AVALIAÇÃO DA COAGULAÇÃO NA CIRROSE E TRANSPLANTE

A avaliação mais comumente utilizada da hemostasia advém de testes convencionais, como **contagem de plaquetas, prova de agregação plaquetária, dosagem sérica de fibrinogênio, tempo de protrombina (TP), tempo de tromboplastina parcial ativo (TTPa) e tempo de sangramento**. Apesar de muito utilizados no manejo de pacientes cirróticos (particularmente o TP/INR), registram apenas uma "foto" de um pequeno segmento da coagulação, sendo comprovadamente ineficazes em predizer o estado hemostático do paciente e, muito menos, o risco de sangramento ou trombose.[4,5]

As provas hemostáticas mais "funcionais" permitem uma avaliação mais global do processo de coagulação, desde iniciação, formação e estabilização do coágulo até sua lise. Elas são representadas pelo tromboelastrograma e pela tromboelastrometria. Tais testes são a representação gráfica advinda da reprodução da estrutura dinâmica e conformacional da formação e destruição do coágulo (Tabela 6.4.1).[4,5]

Tabela 6.4.1 Diferencial entre testes convencionais de coagulação e TEM (ROTEM e TEG).

Características do teste	Tem	Convencionais
Análise	Tempo real	Estática
Hipercoagulabilidade	Vista	Não-vista
Hiperfibrinólise	Alta	Baixa
Diferencial das coagulopatias	Sim	Não
Temperatura do paciente	Sim	Não
Tempo de latência terapêutica	Baixo (10 min)	Alto (> 40 min)
Evidência de eficácia clínica	++/+++++	Zero (TP/TTPa)
Valor preditivo negativo	Alto	Baixo

TP: tempo de protrombina; TTPa: tempo de tromboplastina parcial ativada.

Fonte: Desenvolvida pela autoria.

A utilização de estratégias transfusionais guiadas por TEG/ROTEM reduz a necessidade de transfusão de concentrados de hemácias, plasma e plaquetas em cerca de 60%, 95% e 65%, respectivamente. Além disso, reduz complicações perioperatórias gerais em até 20% Com esses testes, é possível administrar:

- O agente/intervenção hemostático adequado para cada cenário;
- Na dose correta;
- No momento correto;
- Na sequência adequada.

Os parâmetros de avaliação da coagulação diferem entre o TEG® e o ROTEM® no tocante à terminologia e aos valores de referência de algumas medidas (Figuras 6.4.2 e 6.4.3).

Especificamente no método ROTEM®, são utilizados reagentes que permitem avaliações de diferentes aspectos da coagulação, fornecendo um guia para a correção dos potenciais distúrbios hemostáticos, sendo esta sua principal vantagem em relação ao TEG® que, por sua vez, também vem incorporando tecnologia. Na prática clínica, utilizam-se mais comumente as seguintes variações do teste para avaliação e tomada de decisão transfusional à beira leito:

1. **EXTEM** (**reagente: fator tecidual**; avalia a via extrínseca da coagulação, permitindo rápido acesso à formação do coágulo e à fibrinólise);
2. **INTEM** (**reagente: ativador de contato**; avalia a via intrínseca, acessando a formação do coágulo e a polimerização de fibrina);
3. **FIBTEM** (**reagente:** fator tecidual associado à **citocalasina D** – inibidor plaquetário; permite uma avaliação qualitativa dos níveis de fibrinogênio);
4. **APTEM** (**reagente:** fator tecidual associado à **aprotinina**; avalia a via da fibrinólise, permitindo rápida detecção, quando associado ao EXTEM);
5. **HEPTEM** (**reagente:** ativador de contato associado à **heparinase**; permite a detecção de heparina ou heparinoides na amostra).

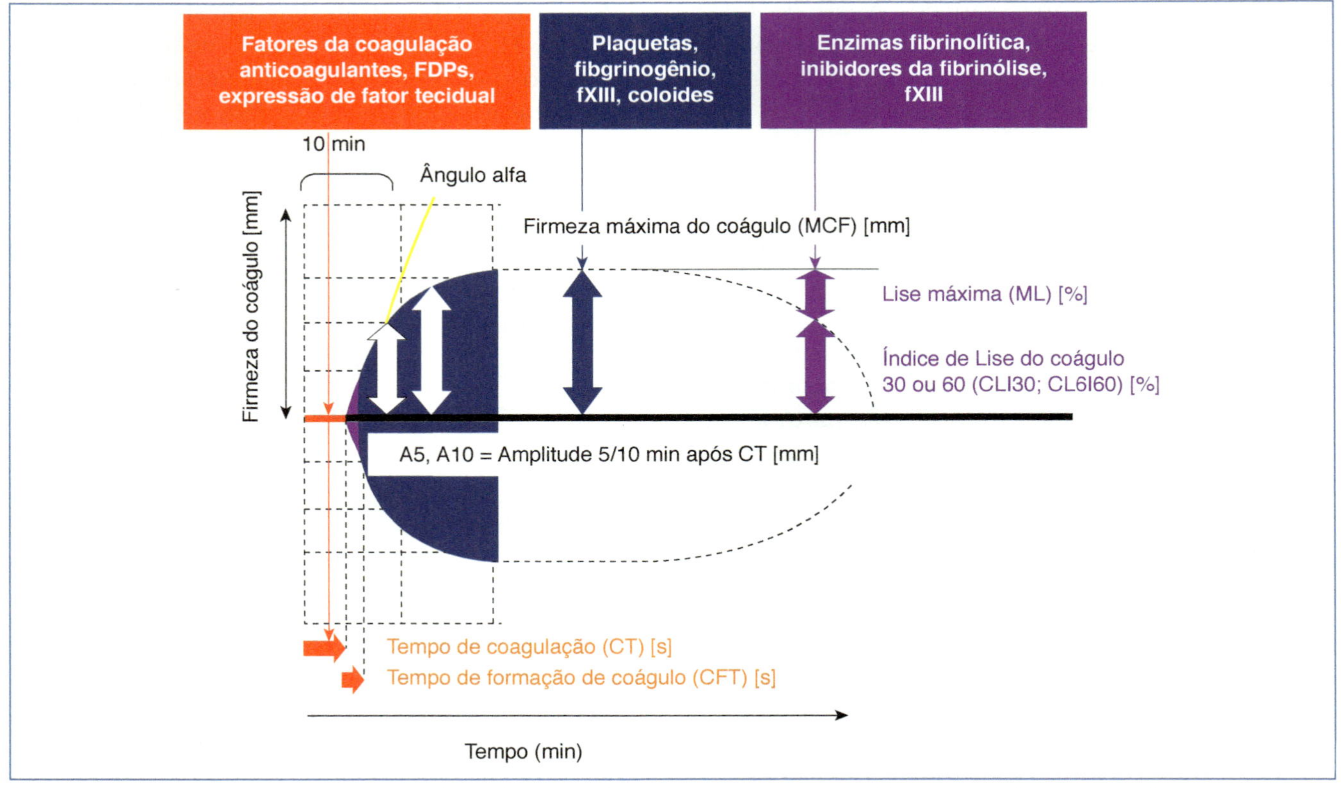

Figura 6.4.2 Representação esquemática da curva de um exame de ROTEM® com suas fases e medidas.
FDPs: fator derivado de plaquetas; fXIII: fator XIII.

Fonte: Desenvolvida pela autoria.

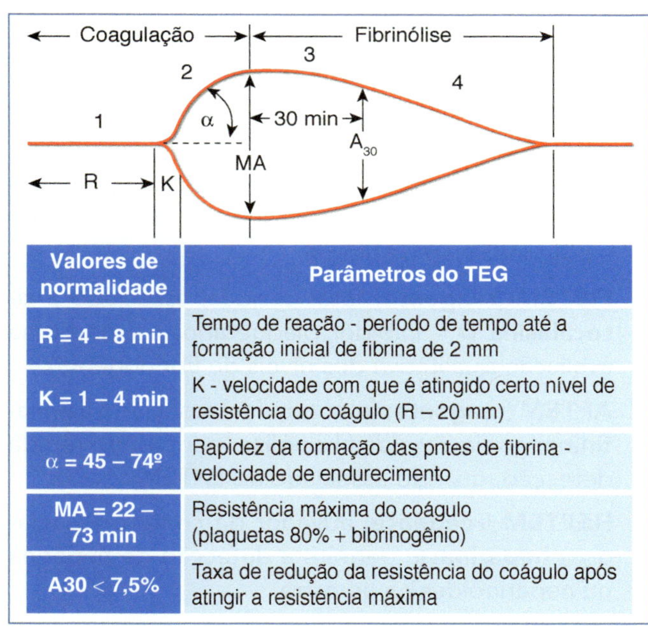

Valores de normalidade	Parâmetros do TEG
R = 4 – 8 min	Tempo de reação - período de tempo até a formação inicial de fibrina de 2 mm
K = 1 – 4 min	K - velocidade com que é atingido certo nível de resistência do coágulo (R – 20 mm)
α = 45 – 74º	Rapidez da formação das pntes de fibrina - velocidade de endurecimento
MA = 22 – 73 min	Resistência máxima do coágulo (plaquetas 80% + bibrinogênio)
A30 < 7,5%	Taxa de redução da resistência do coágulo após atingir a resistência máxima

Figura 6.4.3 Representação esquemática da curva de um exame de TEG® com suas fases e medidas.

Fonte: Desenvolvida pela autoria.

6.4.5 ESTRATÉGIA GLOBAL DO MANEJO DA COAGULOPATIA NO TRANSPLANTE HEPÁTICO

6.4.5.1 Antes do procedimento

a. Evitar corrigir profilaticamente a hemostasia, com exceção de pacientes de alto risco clínico e confirmação por parâmetros de TEG/ROTEM.

b. Atentar para os fatores predisponentes:
   - Tratar infecções existentes;
   - Corrigir fatores condicionantes: hipotermia, hipocalcemia, acidose e anemia grave;
   - Otimizar condição renal-metabólica considerando terapia de substituição renal precoce.

6.4.5.2 Durante o procedimento

a. Tratar o sangramento microvascular **ativo** com transfusão de agentes hemostáticos e/ou antifibrinolíticos guiada por TEG/ROTEM;

b. Estratégia hemodinâmica com pressão venosa central baixa (< 5 mmHg);

c. Atentar para os fatores predisponentes e condicionantes (hipotermia, hipocalcemia e acidose):
   - Relato do cirurgião de procedimento tecnicamente difícil;
   - Longo tempo cirúrgico, especialmente se dissecção prolongada;
   - Cirurgia prévia com aderências;
   - Rede de colaterais exuberantes (associa-se à grande hipertensão portal);
   - Hemodiluição intraoperatória por excesso de cristaloide/coloide ("coagulopatia dilucional");
   - Relato do anestesista/cirurgião do aspecto final.

6.4.5.3 Após o procedimento imediato

a. Ressuscitação volêmica/ajuste hemodinâmico adequado guiado por metas;
b. Detecção e tratamento precoces de complicações hemorrágicas ou trombóticas (do inglês, estratégia "*watchful waiting*").

6.4.6 ROTINA DA UTI DE GASTROENTEROLOGIA E CIRURGIA DO TRANSPLANTE HEPÁTICO DO HC-FMUSP NO PÓS-OPERATÓRIO IMEDIATO

6.4.6.1 Monitorização

1. Hemograma completo com plaquetas, coagulograma e fibrinogênio – Quando?
   - Na chegada à UTI;
   - Após 6-12 horas da chegada;
   - Em todas as rotinas até D7 (7° dia do pós-operatório);
   - Na vigência de sangramento ativo evidente ou suspeito;
   - Sempre que o médico considerar necessário, particularmente na vigência de sepse, disfunção renal e disfunção do enxerto.

2. ROTEM – Quando?
   - Intraoperatório: a qualquer momento, a critério do cirurgião e/ou anestesista, na vigência de sangramento.

     Sugestão de tempos cruciais em que há transformações na coagulação:
     - Basal;
     - Se sangramento na fase pré-anepática (final da hepatectomia);
     - Se houver *clamp* de cava: 5-10 min e 30-45 min após o mesmo;
     - 5-10 min e 30-45 min após reperfusão;
     - Fechamento da parede abdominal.
   - **Na chegada à UTI**, caso não tenha sido feito no momento do fechamento da parede. Preferencialmente, se disponível, se:
     - Dreno ainda hemático;
     - Síndrome pós-reperfusão grave/disfunção precoce do enxerto;
     - Sangramento ativo relatado no intraoperatório;
     - Uso de droga vasoativa em dose elevada;
     - Insuficiência renal;
     - Doente crítico pré-transplante.
   - Na vigência de sangramento ativo evidente ou suspeito E que se intencione tratar com agentes hemostáticos.
   - Sempre que o médico considerar necessário na vigência de sangramento ativo.

6.4.7 TRATAMENTO

6.4.7.1 Princípios

1. A transfusão de agentes hemostáticos só se justifica na vigência de sangramento microvascular ativo.
2. TODO hemoderivado oferece efeitos colaterais.
3. TODA transfusão, mesmo que guiada por protocolo, reduz em alguma escala a sobrevida do enxerto.
4. Trabalhamos com o conceito de "doente seco" com estratégias restritivas de volume, evitando-se a congestão do enxerto e a diluição dos fatores de coagulação.
5. De acordo com diretrizes internacionais, o alvo de hemoglobina será em torno de 8 g/dL (entre 7 e 9, ou hematócrito de 24%), salvo presença de cardiopatia ou outra situação específica.

Antes de iniciarmos o tratamento, o seguinte algoritmo deve ser realizado (Figura 6.4.4).

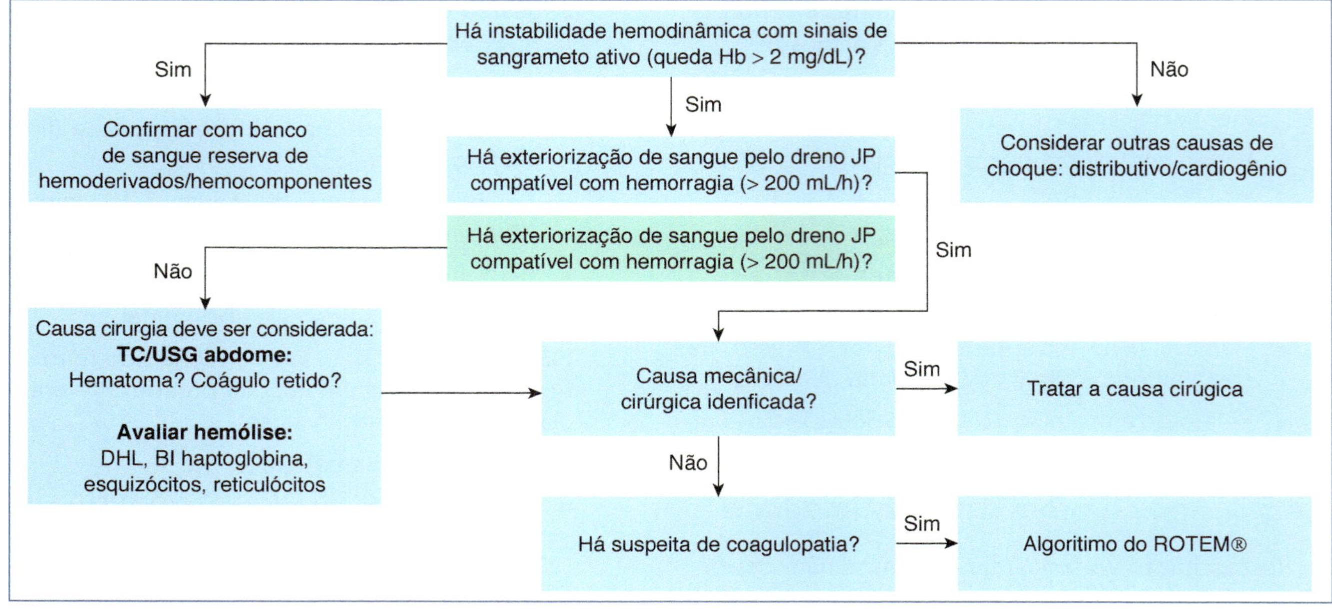

Figura 6.4.4 **Algoritmo da estratégia transfusional global no pós-operatório de transplante hepático, UTI de Gastroenterologia HCFMUSP.**

BI: bilirrubina indireta; Cai: cálcio iônico; DHL: desidrogenase lática; Hb: hemoglobina; TC: tomografia computadorizada; Temp: temperatura; USG: ultrassonografia.

Fonte: Desenvolvida pela autoria.

Após avaliação inicial do quadro hemodinâmico do paciente, levantada a hipótese de coagulopatia associada, deve-se seguir o algoritmo do ROTEM (Figura 6.4.5).

6.4.7.2 Agentes hemostáticos

Crioprecipitado

- Produzido pelo degelo do plasma congelado, resultando em resíduo concentrado e rico em fibrinogênio, fator VIII e vWf (além de fator XIII e fibronectina).
- Dose: 1 a 2 UI para cada 10 kg de peso ideal. Pode ser administrado rapidamente (em cerca de 5 minutos).

Concentrado de fibrinogênio (liofilizado humano, *multipool*: Haemocompletan®).

- Dose: 25 mg/kg OU 2-4 g empíricos. Deve ser administrado na velocidade de 1 g em 10 minutos, conforme rótulo.
- Sem ROTEM: fibrinogênio < 100 mg/dL (absoluta) ou < 150 mg/dL (relativa) ou a critério médico.

Plaquetas

- Em aférese (ideal) ou randômicas.
- Cada unidade de plaquetas randômicas contém $5{,}5 \times 10^{10}$.
- Cada unidade de aférese de plaquetas equivale a 5-8 unidades randômicas e tem a vantagem de advir de um único doador.
- Em virtude da questão da ADAMTS-13 e do vWf, a plaquetometria é falha em predizer reequilíbrio em cirróticos;
- **Atenção ao fato de microtrombos poderem se acumular nos sinusoides e provocarem/agravarem a disfunção plaquetária.**
- **Sem ROTEM:** sangramento ativo + **Plaquetas < 25×10⁹/L** (indicação absoluta em qualquer tipo de sangramento) OU **< 50×10⁹/L** (indicação relativa ou se sangramento ativo de grande monta) OU < 100×10⁹/L (questionável, apenas em sangramentos catastróficos e/ou do sistema nervoso central).
- Coleta de controle: apenas se sangramento persistente.

A transfusão de plaquetas também pode levar à recuperação mais lenta de seus níveis no pós-Tx, maior tempo de ventilação mecânica por complicações pulmonares e tempo de internação em UTI. Mesmo pacientes com plaquetas < 50×10^9/L podem ter 75% das transfusões evitadas quando adotada estratégia guiada por ROTEM.

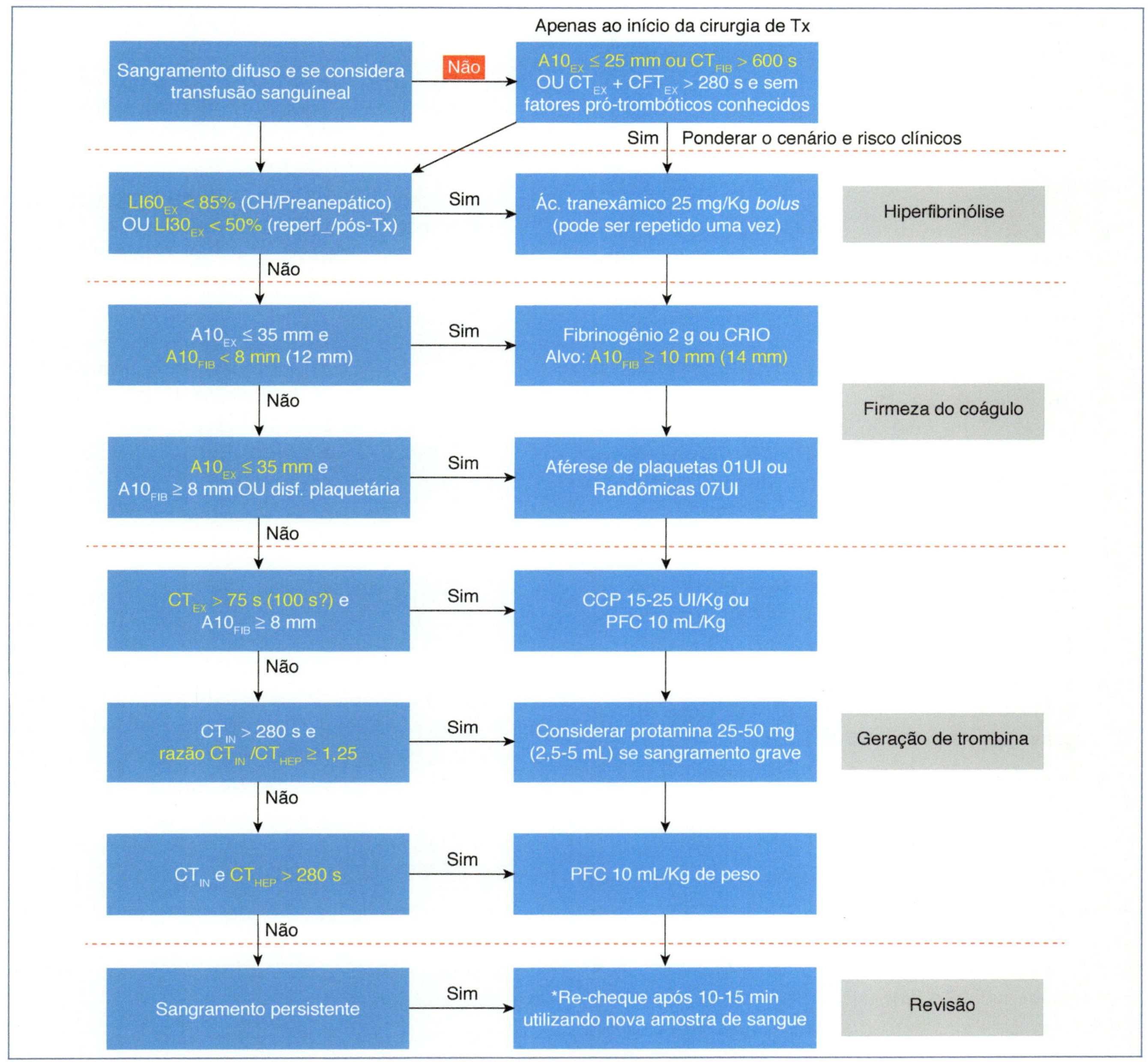

Figura 6.4.5 Algoritmo de decisão transfusional baseado no parâmetro A10 (décimo minuto) do ROTEM®.

** Princípios e orientações de uso: faça no máximo 3 intervenções simultâneas na primeira análise, quando sangramento grave; faça no máximo 2 intervenções simultâneas a partir da segunda análise, se sangramento moderado a grave; faça no máximo 1 intervenção, se sangramento leve a moderado.

CH: cirrose hepática; A10Ex e A10Fib: amplitude do coágulo em 10 minutos no ExtEM e FibTEM, respectivamente; CTEx, CTIN, CTFib e CTHep: tempo de coagulação no ExTEM, InTEM, FibTEM e HepTEM, respectivamente; Li30Ex e Li60Ex: lise do coágulo em 30 e 60 minutos no ExTEM; CCP: concentrado de complexo protrombínico; PFC: plasma fresco congelado.[6]

Fonte: Adaptada de Görlinge *et al.* (2016).

Concentrado de Complexo Protrombínico (CCP)

- Rico em fatores de coagulação (formulações com 3 fatores: II, IX e X ou 4 – adição do VII, associado às proteínas C, S e antitrombina III) em concentrações equivalentes a 25 vezes do PFC (plasma fresco congelado).
- Contraindicado: IAM e TVP recentes; plaquetopenia induzida por heparina tipo II (HIT tipo II) – pode agravar estas condições.
- Dose indicada: 25 UI/kg.
- Vantagem: menor volume.
- **Estudos em cirróticos não comprovaram benefício.**

- **Sempre guiar pelo ROTEM®.**
- O Estudo PROTON (NTR3174) deverá trazer mais respostas quanto a seus benefícios e perfil de segurança no transplante.

Plasma Fresco Congelado (PFC)

- Rico em fatores de coagulação, tanto pró quanto anticoagulantes (II, V, VII, VIII, IX, X e XI, proteínas C e S). Tem 90% a 92% de água em sua composição, além de albumina, imunoglobulinas etc.
- Efeitos adversos mais relatados: *transfusion related circulatory overload* (TACO) e *transfusion related acute-lung injury* (TRALI); transfusion related immunomodulation (TRIM). São relatados em até 30% a 90% das transfusões realizadas empiricamente nos doentes críticos.
- Dose mínima: 10-15 mL/kg de peso ideal.
- Desvantagem: necessidade de grandes volumes e promove diluição dos fatores de coagulação.
- **Considerar fortemente NÃO o utilizar.**
- Sem ROTEM: sangramento ativo + **INR > 1,8** E **fibrinogênio > 130 mg/dL (100 mg/dL, se grave)** e **plaqueta > 50×10^9/L.**
- Não há necessidade de INR de controle – NUNCA tentar "corrigir" o INR.

O PFC há muito tem sido identificado como um hemocomponente de alto risco, em particular nesse subgrupo de pacientes. Até 90% do PFC transfundido em doentes hepatopatas críticos é desnecessário e coloca o paciente em risco de eventos adversos. Muitos estudos sugerem que sua transfusão profilática é, inclusive, inferior a controles quanto à prevenção de transfusão de concentrados, sem impacto em reoperação. No pré-transplante, em particular, alguns efeitos colaterais graves, como sobrecarga volêmica e pico de pressão portal, podem ocorrer, com potencial de aumento de sangramento.

Fator VII ativado recombinante

- Validação, a rigor, apenas para coagulopatias congênitas.
- Diversas doses estudadas, profilaticamente ou de resgate.
- Reações adversas: até 19% de eventos trombóticos dependendo da dose, especialmente arteriais, o que limita a indicação pela gravidade advinda da trombose de artéria hepática no contexto do Tx.
- Ineficaz no controle de sangramento em cirróticos e seu uso profilático em dose única pré-transplante, não parece reduzir sangramento ou necessidade de transfusão.
- Indicação: apenas em casos de **sangramentos catastróficos**, que tenham requerido transfusão de > 10 U de concentrados de hemácias (ou ≥ 4 U por hora) e/ou > 12 U de plasma fresco e/ou > 12 U de plaquetas.
- Pré-requisitos: pH > 7,2 | sem efeito heparinoide ($CT_{HEP} = CT_{IN}$) |sem hiperfibrinólise ($CLI30_{EX}$ > 85%) | MCF_{FIB} > 16 mm / $A10_{FIB}$ > 15 (fibrinogênio > 300 mg/dL) | MCF_{EX} > 55 mm / $A10_{EX}$ > 45 mm (plaq ≥ 80 × 10^9/L) | CT_{EX} > 75 s após correção com CCP e/ou PFC.
- Dose: 45-90 mcg/kg, em *bolus*.

6.4.7.3 Terapia antifibrinolítica

Na cirrose hepática, há uma queda dos inibidores da fibrinólise, como: 1) glicoproteína rica em histidina (HRG), 2) alfa-2-antiplasmina, 3) inibidor do ativador de plasminogênio (PAI-1) e 4) inibidor da fibrinólise ativável pela trombina (TAFI). Por outro lado, há aumento dos níveis do fator de ativação tecidual. É sabido que a hiperfibrinólise pode se associar a sangramento, e que alguns fluidos orgânicos (em particular, saliva e ascite) predispõem à fibrinólise pelo seu conteúdo.[7]

O diagnóstico da hiperfibrinólise muitas vezes é difícil, sendo a tromboelastografia a ferramenta de eleição, quando disponível. São considerados cenários de risco para sua ocorrência:

- Disfunção precoce do enxerto.
- Transplante hepático, nas fases de reperfusão e pós-reperfusão.
- *ACLF (acute-on-chronic liver failure).*
- Presença de coágulos retidos.
- Procedimentos em cavidades banhadas por saliva ou ascite.
- Cirurgias de orofaringe, próstata e pélvicas.

É muito importante tentar diferenciar uma hiperfibrinólise secundária à falência hepática/enxerto de uma CIVD clássica (Tabela 6.4.2).

Há tendência a se considerar a hiperfibrinólise/hipofibrinogenemia como papel central na terapêutica do sangramento peritransplante, por isso o motivo de

Tabela 6.4.2 Comparativo dos achados laboratoriais entre hiperfibrinólise associada à disfunção hepática/enxerto vs. CIVD.

Teste	Disfunção hepática/ enxerto	CIVD
Plaquetas	Normal/baixa	Baixa
Fibrinogênio	Baixo	Baixo
Dímero D	Alto	Alto
**Antitrombina	Normal	Diminuída
Esquizócitos	Ausentes	Presentes
TP/TTPa	Prolongados	Prolongados

Fonte: Desenvolvida pela autoria.

se posicionarem no alto do algoritmo. Entretanto, alguns fatores devem ser levados em consideração antes de sua transfusão:

1. podem ser trombogênicos em altas doses, porém seguros em doses mais baixas;
2. devem ser potencialmente contraindicados em pacientes com alto risco de trombose de artéria hepática: aqueles tendo feito: a) reconstrução com enxertos arteriais; e que tenham tido b) tempo de isquemia quentes/reperfusão arterial prolongado;
3. deve-se ter cuidado especial em doentes com trombofilias comprovadas, tromboses venosas prévias ou alto risco cardiovascular (especialmente infarto e AVC prévios).

Ácido tranexâmico

- Reduz a degradação do coágulo, inibindo a degradação da fibrina pela plasmina.
- Transamin® = ampola com 50 mg/mL.
- **Cuidado em:** diagnóstico de hipercoagulabilidade/trombose de porta/hepatites fulminantes/enxerto de fígado reduzido/cirrose biliar primária (CBP) e colangite esclerosante primária (CEP)/síndrome de Budd-Chiari/câncer/amiloidose/Child-Pugh A/intervivos/antecedentes de coronariopatia, AVC.
- Dose habitual: 25 mg/kg em *bolus*.
- Doses em BIC (controversas, se coágulo retido): baixas (2 mg/kg/h) melhoram a *performance* do TEG. Doses mais altas (10-40 mg/kg/h) parecem melhorar desfecho clínico.
- **Sem ROTEM:** sem estratégia comprovada. Dependente de julgamento clínico.

Concentrado de fator XIII

- O FXIII é um estabilizador da fibrina, criado para sangramentos em pessoas com deficiência congênita desse fator, não tendo seu papel ainda estabelecido na cirrose ou no transplante hepático.
- Há uma correlação entre os níveis do fator XIII e a sobrevida global e livre de sangramento em cirróticos admitidos por hemorragia digestiva.
- Fibrogammin P: 250 UI.
- **Indicações em análise: hemorragias graves e hematomas extensos.**
- Dose: 15-200 UI/kg/dia até interrupção do sangramento.
- **Sem ROTEM:** sem estratégia comprovada. Dependente de julgamento clínico.

Obs.: o ácido aminocaproico pode ser utilizado no lugar do tranexâmico em caso de indisponibilidade do último; a aprotinina está contraindicada pelo alto risco.[7]

6.4.7.4 Eventos tromboembólicos

No pós-Tx, após a estabilidade da função do enxerto, pode advir condição de hipercoagulabilidade, advinda de hiperatividade plaquetária, aumento do potenciação de geração de trombina, maior produção de fator tecidual intravascular e estrutura da fibrina mais protrombótica. Deve-se atentar a tais fatos, instituindo-se estratégia profilática para eventos tromboembólicos, evitando-se assim trombose de veia porta e outros enxertos vasculares. Estudos com ROTEM mostram alguns parâmetros de sua análise, que podem predizer tais eventos, como Fibtem MCV > 25 mm, dentre outros.

6.4.7.5 Transfusão de concentrado de hemácias

Não há consenso acerca das indicações precisas de transfusão de hemácias. Enorme debate tem sido levado a cabo quanto às estratégias "liberais" *versus* "restritivas" de transfusão de hemácias no cirrótico e transplantado hepático, devendo-se atentar a duas observações:

1. a maioria dos estudos envolve amostras de doentes cirróticos em descompensação/ACLF;
2. o evento mais estudado de onde se extraem as recomendações é hemorragia digestiva alta varicosa.

Neste tópico, buscamos evidência para a conduta no transplantado que, SE POR UM LADO: 1) tem lesões de órgãos-alvo por uma doença crônica (como miocardiopatia cirrótica, hipertensão pulmonar, desnutrição, alteração do metabolismo neurológico por encefalopatia etc.); 2) entra em cirurgia em um regime de hipertensão portal; e 3) apresenta coagulopatias diversas; POR OUTRO LADO: 1) representa um doente que tem sua função hepática e circulação/hemodinâmica portal em processo de restabelecimento; 2) sai de um processo de hiperdinamia e vasodilatação periférica; 3) agrega causas cruentas para sangramento; e 4) acaba de receber um órgão que tem demandas metabólicas e de oxigenação/perfusão elevadas.

O efeito terapêutico final buscado pela transfusão de hemácias é a elevação transitória da capacidade de transporte de oxigênio no sangue de pacientes anêmicos.

Não há um nível de corte de hemoglobina (Hb) ou hematócrito (Ht) que se possa tomar como deflagrador para transfusão de hemácias. A indicação deve se fundamentar em um bom julgamento clínico.

Possíveis indicações de transfusão de hemácias

Hemorrágica

- Lembrar que a prioridade é a **ressucitação volêmica** com cristaloides e restabelecimento da hemodinâmica com vasopressores, se necessário.
- Os valores de Hb/Ht perdem um pouco a utilidade na vigência de hemorragia, pois podem inicialmente ser falsamente normais, ou mesmo falsamente baixos por hemodiluição após ressucitação.
- Lembrar que são necessárias 12 a 24 horas para que haja reequilíbrio volêmico-hemodinâmico após a hemorragia, portanto, somente após esse período as cifras de Hb/Ht se tornam mais fidedignas quanto à real perda de massa eritrocitária.
  - **1.1 Volume da hemorragia** (independentemente do nível de Hb)

    Em transplantados, hemorragias com perda estimada acima de 10% da volemia representam risco para o enxerto. Perdas acima de 20% definitivamente aumentam a chance de disfunção grave do enxerto.
  - **1.2 Intensidade da anemia**
    - Medidas por hemoglobina/hematócrito.
    - Níveis < 7 g/dL = **indicação absoluta**.
    - Níveis entre 7 e 9 g/dL = avaliação individualizada de acordo com outros fatores; em geral **alvo entre 8-9 g/dL**.
    - Níveis acima de 9 g/dL = provavelmente a transfusão será **desnecessária** (ainda cabendo avaliação dos demais fatores, em especial foco de sangramento não controlado de alto débito, doença coronariana etc.).

Pontos-chave

- O peritransplante hepático é um período de transição em que se somam a coagulopatia cirrótica à dinâmica da função do enxerto e alterações próprias do perioperatório.
- Os testes viscoelásticos são a escolha para apoio na decisão transfusional por acompanharem as mudanças em tempo real, serem rápidos, completos, funcionais e permitindo decisões à beira-leito.
- O uso racional dos hemoderivados, utilizando-se a estratégia *point-of-care* e manejo transfusional orientado por paciente, para além de diminuir complicações (*p. ex.*, insuficiência renal, infecção e sobrecarga volêmica), acelera a estabilidade hemodinâmica, preserva função do enxerto, aumentando a sobrevida global e do enxerto.
- Domine os agentes que têm à mão, sua posição ideal de utilização no algoritmo e SEMPRE obedeça à dose mínima preconizada. Pior do que transfundir por indicação inadequada é utilizar subdose, expondo paciente a risco sem tirar benefício disso.
- Lembre-se sempre de checar os precondicionantes (Temp > 35°C, Cai^{++} > 1 mmol/L, pH > 7,2 e Hb ≥ 7 g/dL).

- Em geral, transfusões profiláticas de agentes hemostáticos são desnecessárias e até potencialmente danosas, devendo ser consideradas apenas em intervenções de alto potencial de sangramento em doente de alto risco clínico para sangramento, nunca baseadas apenas em exames.
- Deve-se evitar transfusão inapropriada. Utilize os valores preditivos negativos dos algoritmos e testes, entendendo-os como "o que NÃO fazer", nunca simplesmente tratando números!
- O uso de concentrado de hemácias também deve ser restrito, com evidência de meta de hemoglobina mais robusta advinda de outros cenários. Ela é indiretamente impactada pelo uso adequado de estratégia hemostática.
- Após estabilidade do enxerto, pode advir estado de hipercoagulabilidade, devendo-se, portanto, ficar atento à profilaxia de tromboembolismo.

Referências

1. Tripodi A, Mannucci PM. The Coagulopathy of Chronic Liver Disease. N Engl J Med. 2011;365(2):147-56.
2. Tripodi A, Primignani M, Mannucci PM, Caldwell SH. Changing Concepts of Cirrhotic Coagulopathy. Am J Gastroenterol. 2017;112(2):274-81.
3. Hartmann M. Hemostasis in liver transplantation: Pathophysiology, Monitoring, and Treatment. World J Gastroenterol. 2016;22(4):1541.
4. De Pietri L, Bianchini M, Montalti R, De Maria N, Di Maira T, Begliomini B et al. Thrombelastography-Guided Blood Product Use Before Invasive Procedures in Cirrhosis with Severe Coagulopathy: A Randomized, Controlled Trial. Hepatology. 2016;63(2):566-73.
5. Dötsch TM, Dirkmann D, Bezinover D, Hartmann M, Treckmann JW, Paul A et al. Assessment of Standard Laboratory Tests and Rotational Thromboelastometry for the Prediction of Postoperative Bleeding in Liver TransplantatioN. Br J Anaesth. 2017;119(3):402-10.
6. Görlinger K, Sakai T, Dirkmann D, Planinsic R, Saner F. Bleeding Related to Liver Transplant. In: Teruya J (editor). Management of Bleeding Patients. Springer International Publishing; 2016. p. 263-80.
7. Xia VW, Steadman RH. Antifibrinolytics in Orthotopic Liver Transplantation: Current Status and Controversies. Liver Transplant. 2005;11(1):10-8.
8. Clevenger B, Mallett SV. Transfusion and Coagulation Management in Liver Transplantation. World J Gastroenterol. 2014;20(20):6146-58.
9. Badenoch A, Sharma A, Gower S, Selzner M, Srinivas C, W⊠sowicz M et al. The Effectiveness and Safety of Tranexamic Acid in Orthotopic Liver Transplantation Clinical Practice: A Propensity Score Matched Cohort Study. Vol. 101, Transplantation; 2017:1658-65.
10. Lisman T, Porte RJ. Pathogenesis, Prevention, and Management of Bleeding and Thrombosis in Patients with Liver Diseases. Res Pract Thromb Haemost. 2017;1(2):150-61.
11. Stravitz RT. Algorithms for Managing Coagulation Disorders in Liver Disease. Hepatol Int. 2018;12(5):390-401.
12. Weeder PD, Porte RJ, Lisman T. Hemostasis in Liver Disease: Implications of New Concepts for Perioperative Management. Transfus Med Rev. 2014;28(3):107-13.

6.5
Disfunção Primária do Enxerto Hepático

Camilla de Almeida Martins | Guilherme Marques Andrade

6.5.1 INTRODUÇÃO E CONCEITO

Durante o pós-operatório de todo transplante, deve-se avaliar o adequado funcionamento do órgão, à medida que interage com o receptor, sendo necessária vigilância atenta, continuada e protocolar. Existe um período de adaptação esperado, durante o qual as alterações clínicas e laboratoriais são ainda toleradas, não indicando piora de prognóstico em curto prazo. Assim, devemos nos antecipar quando da evidência de alterações clínicas e laboratoriais que indiquem funcionamento inadequado do enxerto, portanto, devemos reconhecer alguns conceitos e convenções para nos guiarmos.

Nesse contexto, enquadra-se a Disfunção Primária do Enxerto (DPE), uma entidade clínica e laboratorial, com definição não consensual na literatura, cujo conceito envolve um funcionamento inadequado do órgão transplantado por razões intrínsecas ao mesmo e em sua interação com o receptor, de causa multifatorial. Como o próprio nome diz, é parte necessária ao diagnóstico ter-se descartado as causas secundárias, em particular de natureza vascular, biliar, imunológica e infecciosa. A DPE aumenta sobremaneira a morbimortalidade em curto prazo, sendo sua definição estipulada na maioria dos trabalhos com base em desfechos negativos quanto à sobrevida do enxerto entre 3 e 6 meses. Sua incidência varia entre os estudos de acordo com os critérios diagnósticos escolhidos: DPE – 5,2% a 36,3% e PNF – 0,9% a 7,2%.[1]

Por conta do número reduzido de doadores de órgãos e do número crescente de pacientes em lista de espera, percebe-se aumento na utilização de órgãos subótimos ou marginais.[1] Esse cenário, associado a outros fatores de risco, oferece substrato ao aumento da incidência de disfunções de toda natureza, implicando maior atenção no pós-operatório. A antecipação a essa entidade exige, para além da experiência clínica, protocolos rígidos de avaliação clínica em busca de sinais de insuficiências orgânicas, avaliação seriada do débito e aspecto do dreno abdominal, coletas de exame e propedêutica complementar (p. ex., Doppler do enxerto). Deve-se conhecer, portanto, o comportamento esperado nesse período, sendo alterações "fora da curva" prontamente identificadas.

É esperado, no contexto de transplante, que pequenos graus de disfunção aconteçam, como consequência da chamada lesão por preservação ou isquemia/reperfusão, que é identificável na biópsia que se faz no intraoperatório, imediatamente após a revascularização, ou por variáveis clínico-laboratoriais. Poderíamos distinguir, ainda, duas fases marcantes nos pós-operatório: as primeiras 48 horas e os primeiros 7 dias.

Sinais de disfunção precoce podem ser considerados com respeito a: 1) disfunção hepatocelular (bioquímica, metabólica e sintética), 2) disfunção orgânica extra-hepática (neurológica, metabólica, cardiovascular e renal) e 3) sequelas da hipertensão portal. Apresentações extremas, como choque, são de fácil reconhecimento; entretanto, os sinais e sintomas de disfunção podem ser insidiosos, sutis e, muitas vezes, de difícil atribuição a um enxerto doente.

6.5.2 DEFINIÇÕES E DIAGNÓSTICO

Frente ao transcurso inadequado e à suspeita de disfunção hepática, a primeira distinção a se fazer é entre causas primárias e secundárias:

- **Primária:** relacionada a alterações intrínsecas e multifatoriais do funcionamento.
- **Secundária:** consequência de complicações extrínsecas, sejam biliares (p. ex., deiscências e estenoses de anastomose biliar), vasculares (*p.* ex., trombose de artéria hepática), *small-for-size*, sistêmicas, infecciosas (*p.* ex., colangite da sepse), rejeição celular aguda etc. (Tabela 6.5.1).

Tradicionalmente, inúmeras variáveis foram estudadas para fins de definição, em particular nos primeiros 5 a 7 dias de pós-operatório, quais sejam:

- Níveis de transaminases, bilirrubinas e tempo de protrombina.
- Níveis séricos de amônia arterial.

Tabela 6.5.1 Causas de disfunção secundária do enxerto.

Causas secundárias	Diagnóstico
Vascular: trombose de artéria hepática, trombose de veia porta.	USG Doppler, angiografia por tomografia computadorizada ou por ressonância magnética.
Imunológica: rejeição hiperaguda, celular aguda e crônica.	Requer confirmação histológica por meio de biópsia do enxerto.
Colestase: intra-hepática – disfunção na produção e secreção de bile; extra-hepática – estenose biliar, coledocolitíase etc.	Elevação de FA, bilirrubinas e GGT.
Infecciosa: principalmente *Pseudomonas aeruginosa* e enterobactérias.	Avaliar locais mais comuns: intra-abdominal, nosocomial, torácico, sítio cirúrgico e relacionadas a cateter.
Small-for-size	Pode ocorrer disfunção hepática leve até evolução mais grave; pode ser necessária biópsia hepática.
Toxicidade medicamentosa por conta do uso de imunossupressores, antibióticos e/ou antivirais.	Aumento de ALT associado à icterícia e/ou ao prurido; pode ser necessária biópsia hepática.

Fonte: Adaptada de Kok *et al.*[26]

- Nível de lactato desidrogenase.
- Atividade de fator V e fibrinogênio sérico.
- Acidose metabólica e hiperlactatemia.
- Grau de encefalopatia hepática nova.
- Grau de necessidade do uso de plasma fresco congelados no pós transplante.
- Débito de produção de bile (em pacientes com dreno de Kehr).
- Outras como capacidade máxima de função hepática em 24 horas (LiMAx), clareamento do azul de metileno, fluxos ao Doppler, elastografia etc.

Um dos primeiros sinais que leva à suspeita de DPE advém de simples alterações bioquímicas durante a primeira semana de pós-operatório. Dessas alterações, a elevação precoce de ALT e AST em níveis extremos é a mais sensível, devendo levantar "bandeira amarela" para grau de suspeição. As alterações sustentadas de INR e bilirrubinas são, por outro lado, as mais específicas, levantando "bandeira vermelha" e demandando conduta ativa.

Tal ideia é bem representada em um dos conceitos mais utilizados, adotado em nosso serviço pela praticidade (apesar de não determinar gravidade), estabelecido por Olthoff *et al.*,[2] em que se diagnostica DPE quando uma ou mais das seguintes variáveis estão presentes:

1. Bilirrubina total ≥ 10 mg/dL no 7° dia pós-operatório; e/ou
2. INR ≥ 1,6 no sétimo pós-operatório; e/ou
3. ALT ou AST > 2.000 UI/L em qualquer momento nos primeiros sete dias após o transplante.

Outro indicador de fácil aplicação é o clareamento precoce de lactato (realizado em 6 horas pós-operatório), sendo que, quando menor que 24,8%, tem sensibilidade de 95% e especificidade de 88,9% para DPE.[1,3,4] Ferramentas tecnológicas como o LiMAx test (do inglês *maximal liver function capacity*; um teste dinâmico da função hepática) ainda são pouco usadas na prática clínica.[5]

O extremo da DPE é denominado Não-funcionamento Primário do Enxerto (do inglês *Primary Non-function – PNF*) e envolve um cenário clínico-laboratorial potencialmente catastrófico, em que há a clara incapacidade do fígado de manter suas funções de suporte vital, necessitando retransplante em 7 dias. As alterações metabólicas e disfunções orgânicas mimetizam a insuficiência hepática aguda grave. Às alterações descritas para DPE, somam-se as seguintes:

1. ausência de despertar relacionada a encefalopatia hepática persistente;
2. insuficiência renal aguda;
3. acidose metabólica/lática refratária;
4. instabilidade hemodinâmica com vasoplegia desproporcional e choque distributivo;
5. hipoglicemia pronunciada;
6. coagulopatia grave.

A United Network for Organ Sharing (UNOS), visando simplificar o diagnóstico de maneira mais precoce e sensível, permitindo a reinclusão rápida do paciente em lista de transplante, elaborou os seguintes critérios diagnósticos, que são também utilizados em nosso serviço:[6]

- AST ≥ 3 mil UI/L, **associado a pelo menos** um dos seguintes:
  - INR ≥ 2,5, e/ou

- Acidose, caracterizada por pH arterial ≤ 7,30 ou pH venoso ≤ 7,25 e/ou
- Lactato arterial ≥ 4 mmol/L (36 mg/dL).

6.5.2.1 Fatores de risco

Há inúmeros fatores de risco relacionados à DPE que envolvem características do doador e do receptor, da logística relacionada à captação do enxerto e do procedimento cirúrgico, resumidas na Tabela 6.5.2. Baseado em tais fatores, deve-se sempre buscar o melhor acoplamento entre necessidades do receptor e características do enxerto: é o chamado *donor-recipient match*. Esse momento "artístico" do transplante é crucial, e cada variável isoladamente deve ser levada em conta.

Tabela 6.5.2 Fatores de risco.

Doador/ enxerto	1 Idade
	2 Esteatose hepática
Captação/ transplante	1 Tempos de isquemia quente longo
	2 Tempo anepático > 100 min
	3 Tempo de isquemia total longo
	4 Tamanho de enxerto reduzido
	5 Tamanho de enxerto grande
Receptor	1 Idade do receptor
	2 Suporte orgânico
	3 Insuficiência renal pré-TOF
	4 IMC > 25 kg/m²
	5 MELD
	6 Ventilação mecânica
	7 Droga vasoativa

Fonte: Adaptado de Chen XB, Xu MQ, 2014; Neves DB, Rusi MB, Diaz LGG, *et al.*, 2016; Máthé Z, Paul A, Molmenti EP, *et al.* 2011.

Em relação às características do doador, a idade ainda é bastante controversa, visto que doadores mais velhos teriam hipoteticamente mais tempo de desenvolver doença hepática gordurosa não alcoólica, diabetes, arteriosclerose, maior susceptibilidade à injúria hepática e menor capacidade regenerativa do órgão.[7] Entretanto, não há idade máxima estabelecida e alguns estudos falam em cautela pelo maior risco acima de 49 anos e outros, 65 anos. Outro aspecto relevante é o grau de esteatose hepática. Ela se relaciona com irregularidade dos sinusoides, congestão vascular, estresse oxidativo e maior dano aos hepatócitos. Grau de esteatose acima de 30% (ou grosseiramente aspecto macroscópico de esteatose moderada ou grave) é geralmente considerado inaceitável, apesar de alguns estudos demonstrarem que esteatose, independentemente do seu grau, na ausência de outros fatores, a utilização do órgão poderia ser aceitável.[1]

Por conta da oferta insuficiente de órgãos, alguns centros transplantadores utilizam doadores previamente inadequados para transplante avaliando-se algumas variáveis, o que se considera como fígado de critério expandidos ou marginal (Tabela 6.5.3). Quando analisadas individualmente, podem não ter impacto clínico, porém, se somadas, ganham relevância na incidência de DPE.[8] Viu-se, por exemplo, que quanto maior for o número de variáveis do critério expandido (≥ 3 variáveis), maior será o risco de DPE, especialmente em cenários de MELDs elevados (≥ 17 ou variação de MELD alto – chamada delta-MELD), resultando em um pior desfecho.[1]

Tabela 6.5.3 Critérios expandidos do doador.

Idade ≥ 60 anos ou > 50 anos	Tempo de isquemia quente > 40-45 minutos
Obesidade (IMC > 27 – 30 kg/m²)	Na sérico > 150-155 mEq/L
Esteatose macrovesicular > 30-50%	Sepse
Tempo de UTI > 3 a 5 dias	Cr > 1,2 mg/dL
Hipotensão > 1 hora (PAM < 60)	Hepatite
Uso de vasopressor	Etilismo
Parada cardíaca > 3 min	Bilirrubina total > 1,2 mg/dL
Hipóxia	Status corporal não fisiológico (pH < 7,15)
Tempo de isquemia fria > 12-14 horas	ALT > 170 UI/L e AST > 150 UI/L

Fonte: Adaptado de Chen XB, Xu MQ, 2014; Neves DB, Rusi MB, Diaz LGG, *et al.*, 2016.

Em relação à captação e ao procedimento cirúrgico, a maioria dos fatores está associada à lesão de isquemia-reperfusão e à técnica cirúrgica propriamente dita. Hepatócitos são mais susceptíveis à isquemia quente.[9] Quanto maior é o tempo, maior é a liberação de ALT, AST e LDH na solução de perfusão. Tempo de isquemia quente prolongado (> 45 minutos) é fator de risco independente para DPE.[1]

Isquemia fria é outro fator que influencia o bom funcionamento do enxerto. Não existem pontos de corte bem estabelecidos, mas alguns estudos falam que tempo maior que 10 horas estaria associado com maior DPE.

Em relação ao receptor, alguns aspectos relacionados são: gravidade da doença hepática, necessidade de transfusão sanguínea perioperatória, ventilação mecânica, uso de inotrópicos, insuficiência renal prévia ao transplante hepático, hemodiálise, IMC > 25 kg/m² e retransplante.

6.5.2.2 Outras ferramentas preditoras

Na tentativa de aprimorar a acurácia preditora, muitas ferramentas vêm sendo criadas para guiar de maneira antecipada o risco de perda do enxerto baseada nas variáveis clínico laboratoriais já citadas e adicionais, calculadas desde o momento de pré-alocação (antes de se aceitar determinado órgão para determinado paciente) até no pós-operatório precoce. Diversos escores preditores têm sido desenvolvidos, mais complexos, porém, muitas vezes de aplicação pouco prática. Surgiam assim SOFT (*survival outcomes following liver transplantation*), BAR (*balance of risk*), TRI (*transplant risk index*), MELD-5 ("Meld do quinto dia") e DRI (*donor risk index*), cada um com peculiaridades e falhas.[10-15]

Um dos índices mais utilizados na pré-alocação é o DRI, calculado por fórmula logarítmica, em que pese idade do doador, altura, etnia e causa de óbito do doador (AVC, anóxia ou outra), tipo (fígado inteiro *vs.* parcial/*split*) e proveniência (nacional *vs.* regional) do enxerto, tempo de isquemia fria e altura. Valores maiores que 1,8 apresenta alto risco de disfunção.

Nesses casos, quando se opta por utilizar o órgão, deve-se ter alto grau de suspeição quanto à DPE, inclusive utilizando-se de estratégia de reabordagem cirúrgica mais liberal. De fato, vários cirurgiões, frente ao paciente com alto risco de DPE, optam pela prática preemptiva de reexploração cirúrgica planejada dentro de 24 e 48 horas do transplante. Para tal, deixam compressas de tamponamento na cavidade abdominal (*packing*) e suturam exclusivamente a pele, enquanto a UTI assume a estratégia de correção de coagulopatia, diálise, suporte hemodinâmico até que retorne ao centro cirúrgico para revisão e conclusão do procedimento.

Outra tentativa mais prática veio com a estipulação de um valor de MELD (uma variável de uso já disseminado) ao longo dos primeiros sete dias que discriminasse perda de enxerto e morte em 90 dias, criando-se, então, o conceito de MELD-5. Em estudo retrospectivo, realizado por Wagenet *et al.*, foi visto que o escore MELD no quinto dia pós-operatório foi o melhor preditor de morte ou falha do enxerto em 90 dias. O valor de corte do escore MELD > 18,9 no dia 5 teve poder preditivo maior do que qualquer outra definição de disfunção precoce do enxerto e/ou exame laboratorial, segundo esse estudo.[14]

As alterações anatomopatológicas encontradas na biópsia pós-reperfusão podem sugerir alterações relacionadas a maiores graus de lesão por isquemia/reperfusão, incluindo intenso edema de hepatócitos centrolobulares, colestase pronunciada, congestão periportal e perivenular, assim como hemorragia, necrose e inflamação neutrofílica. Em biópsias realizadas 2 a 3 dias após o transplante, são visualizadas proliferação ductal em região periportal, colangiolite aguda, hepatócitos edemaciados e colestase, o que também pode ser encontrado na sepse, rejeição e disfunção primária. Portanto, não há aspectos anatomopatológicos específicos de DPE, sendo a biópsia, em sua maior parte, não discriminante.[1]

6.5.2.3 Conduta frente à disfunção

O ponto crucial no que tange a DPE é sua prevenção. Portanto, o uso de todas as ferramentas e *expertise* nas definições pré-alocação são fundamentais. Além disso, logística de captação adequada, com tempos de isquemia curtos e cirurgias curtas com equipes anestésico-cirúrgicas experientes são essenciais. Caso se decida prosseguir com casos de alto risco de desenvolvimento de DPE, toda a equipe, de ponta a ponta, deve estar preparada antecipadamente para o cuidado de um doente crítico.

Em vista de a DPE ser, em teoria, um produto direto da lesão de isquemia/reperfusão, as intervenções que visam minimizá-la são as mais estudadas. Um dos sistemas mais promissores, aplicado no pré-transplante, independentemente de particularidades e diferenças de protocolo, é a Máquina de Perfusão (ou Preservação) Normotérmica. Com esse sistema, é possível manter o enxerto enquanto o processo de disfunção ocorre *in vitro*, podendo-se postergar a implantação do órgão já para um momento de melhor condição de recuperação. Assim, para além de poupar o paciente do processo de adaptação disfuncional, pode-se realizar o procedimento de transplante para uma circunstância quase eletiva, com doente preparado e equipe descansada. Além disso, é um período de "teste" para o enxerto, que eventualmente pode demonstrar uma disfunção irreversível *ex vivo*, sendo então descartado sem oferecer risco ao paciente.

Um estudo recente realizado na Suíça avaliou o uso da máquina de perfusão durante 7 dias em dez fígados humanos que foram recusados para transplante por todos os centros europeus por serem de qualidade inferior. Foi visto que seis enxertos apresentaram função preservada, com adequada produção de bile, síntese de fatores de coagulação, energia celular mantida (ATP) e estrutura hepática intacta.[16] O primeiro estudo controlado e randomizado, também feito por um grupo europeu, avaliou 220 transplantes de fígado, foram divididos em dois grupos: um braço com armazenamento a frio estático convencional (solução de preservação) e o outro com a máquina de preservação normotérmica. Demonstrou-se que o segundo grupo apresentou um nível 50% menor de lesão do enxerto, medido a partir da liberação de enzimas hepatocelulares, porém sem diferença significativa nas complicações das vias biliares, na sobrevida do enxerto ou do paciente.[17]

A aplicação de algumas substâncias também foi analisada de maneira profilática e perioperatória, em diversas formas de administração (*p. ex.*, prostaglandina E1 e prostaglandina I2 em infusão sérica; óxido nítrico [NO] inalado; pentoxifilina, gluconato e polietilenoglicol + albumina em solução de preservação para perfusão do enxerto), todos com fraca evidência na literatura.[1,18,19] Outras intervenções como uso de trombomodulina recombinante, tri-iodotironina (T3) e aplicação de células tronco de medula óssea também têm sido estudadas.[20,21]

Apesar do aumento de morbidade e tempo de internação, uma vez desenvolvida a DPE, uma completa recuperação sem compromisso da sobrevida do enxerto pode ser atingida por meio de adequado suporte intensivo, permitindo ao paciente "suportar" um período mais longo de tempestade metabólica relacionada a todo o processo de adaptação do organismo ao órgão e vice-versa. Espera-se normalização da função hepática em até 28 dias após o transplante.[22] Para os casos que evoluem para o não-funcionamento primário do enxerto, contudo, a única terapia eficaz é o retransplante em condições urgentes de prioridade.[23]

Uma ferramenta de suporte em estudo é o sistema MARS (*Molecular Adsorbent Recirculating System*), que consiste em dois circuitos que permitem que as toxinas ligadas à albumina – mas não a própria molécula – se dissociem daquela do paciente, devolvendo ao sangue uma albumina limpa e pronta para a recirculação. Sua potencial utilização em casos com DPE estaria mais associada a uma ponte para um eventual retransplante do que como terapia definitiva, ainda sob análise quanto a real efetividade. A lógica de sua aplicação advém de estudos com resultados controversos e pouco animadores em pacientes com ACLF (*Acute on-Chronic Liver Failure*) e insuficiência hepática aguda grave, em que se observou redução da bilirrubina sérica, dos ácidos biliares, amônia, ureia e creatinina, porém sem impacto em sobrevida global ou livre de transplante.[24,25]

6.5.3 CONCLUSÃO

A disfunção primária do enxerto é uma síndrome multifatorial, com amplo espectro de manifestações clínicas e gravidade variável, implicando em aumento de mortalidade, falência de enxerto, retransplante e altos custos para o sistema de saúde. A fisiopatologia ainda não está totalmente elucidada e envolve provavelmente diversos fatores de risco. Ao passo que a demanda por transplante cresce e puxa a necessidade do uso de enxertos marginais, a melhoria do cuidado com o doador, o aprimoramento da técnica de preservação do órgão e avanços no perioperatório contrabalanceiam o impacto. Grandes esforços são aplicados na definição e rápido reconhecimento dessa condição, sendo a prevenção ainda o alvo de aprimoramento estratégico, já que, afora o suporte intensivo e retransplante em circunstância extremas, nenhuma intervenção terapêutica específica logrou benefício claro.

Pontos-chave

- Apesar de divergências na literatura, DPE é um quadro clínico e laboratorial de funcionamento inadequado do órgão transplantado por múltiplas causas.
- É necessário descartar causas secundárias de etiologia vascular, biliar, imunológica e infecciosa.
- Já é esperado um grau leve de disfunção no pós-operatório por conta de lesão isquemia-reperfusão.
- Importante atentar para dois períodos no pós-operatório: as primeiras 48 horas e os primeiros 7 dias.
- O mais importante é o diagnóstico precoce de DPE, devendo-se observar ATL, AST, INR e bilirrubinas.
- Estar ciente dos fatores de risco do paciente, doador, da captação do órgão e do procedimento cirúrgico pode ajudar no reconhecimento precoce dessa condição.
- As manifestações clínicas de DPE são aumento de transaminases, coagulopatia e redução de produção biliar. Com a evolução do quadro, podem ocorrer encefalopatia hepática, acidose metabólica e oligúria, configurando um contexto de maior gravidade, o não funcionamento primário do enxerto.
- Não existe terapia eficaz; o foco é suporte intensivo adequado e principalmente a prevenção de DPE. O retransplante é reservado para os casos graves.

Referências

1. Chen XB, Xu MQ. Primary Graft Dysfunction After Liver Transplantation. Hepatobiliary Pancreat Dis Int. 2014;13(2):125-37.
2. Kim M, Kulik L, Samstein B, Kaminski M, Abecassis M, Emond J, Shaked A, Christie JD. Validation of a Current Definition of Early Allograft Dysfunction in Liver Transplant Recipients and Analysis of Risk Factors. Liver Transplant. 2007;13(5):767-8.
3. Takahashi K, Jafri SMR, Safwan M, Abouljoud MS, Nagai S. Peri-Transplant Lactate Levels and Delayed Lactate Clearance as Predictive Factors for Poor Outcomes After Liver Transplantation: A Propensity Score-Matched Study. Clin Transplant. 2019;33(7):1-9.
4. Perilli V, Aceto P, Sacco T, Ciocchetti P, Papanice D, Lai C et al. Usefulness of Postreperfusion Lactate Clearance for Predicting Early Graft Recovery in liver Transplant Patients: A Single Center Study. Minerva Anestesiol. 2018;84(10):1142-9.
5. Lock JF, Malinowski M, Schwabauer E, Martus P, Pratschke J, Seehofer D et al. Initial Liver Graft Function is a Reliable Predictor of Tacrolimus Trough Levels During the First Post-Transplant Week. Clin Transplant. 2011;25(3):436-43.
6. Neves DB, Rusi MB, Diaz LGG, Salvalaggio P. Primary Graft Dysfunction of the Liver: Definitions, Diagnostic Criteria and Risk Factors. Einstein (Sao Paulo). 2016;14(4):567-72.
7. Máthé Z, Paul A, Molmenti EP, Vernadakis S, Klein CG, Beckebaum S et al. Liver Transplantation with Donors Over the Expected Lifespan in the Model for End-Staged Liver Disease Era: Is Mother Nature Punishing Us? Liver Int. 2011;31(7):1054-61.
8. Chui AK, Shi LW, Rao AR, Anasuya A, Hagl C, Pillay P et al. Primary Graft Dysfunction After Liver Transplantation. Transpl Proc. 2000;32(7)2219-20.
9. Silva MA, Mirza DF, Murphy N, Richards DA, Reynolds GM, Wigmore SJ et al. Intrahepatic Complement Activation, Sinusoidal Endothelial Injury, and Lactic Acidosis Are Associated with Initial Poor Function of the Liver After Transplantation. Transplantation. 2008;85(5):718-25.
10. Feng S, Goodrich NP, Bragg-Gresham JL, Dykstra DM, Punch JD, DebRoy MA et al. Characteristics Associated with Liver Graft Failure: The Concept of a Donor Risk Index. Am J Transplant. 2006;6(4):783-90.
11. Rana A, Hardy MA, Halazun KJ, Woodland DC, Ratner LE, Samstein B et al. Survival Outcomes Following Liver Transplantation (SOFT) Score: A Novel method to Predict Patient Survival Following Liver Transplantation. Am J Transplant. 2008;8(12):2537-46.
12. Dutkowski P, Oberkofler CE, Slankamenac K, Puhan MA, Schadde E, Müllhaupt B et al. Are There Better Guidelines for Allocation in Liver Transplantation? Ann Surg. 2011;254(5):745-54.
13. Stey AM, Doucette J, Florman S, Emre S. Donor and Recipient Factors Predicting Time to Graft Failure Following Orthotopic Liver Transplantation: A Transplant Risk Index. Transplant Proc. 2013;45(6):2077-82.
14. Wagener G, Raffel B, Young AT, Minhaz M, Emond J. Predicting Early Allograft Failure and Mortality After Liver Transplantation: The Role of the Postoperative Model for End-Stage Liver Disease Score. Liver Transpl. 2013;19(5):534-42.

15. Rana A, Hardy MA, Halazun KJ, Woodland DC, Ratner LE, Samstein B et al. Survival Outcomes Following Liver Transplantation (SOFT) Score: A Novel Method to Predict Patient Survival Following Liver Transplantation. Am J Transplant. 2008;8(12):2537-46.
16. Eshmuminov D, Becker D, Bautista Borrego L, Hefti M, Schuler MJ, Hagedorn C et al. An Integrated Perfusion Machine Preserves Injured Human Livers for 1 Week. Nat Biotechnol. 2020;38(2):189-98.
17. Nasralla D, Coussios CC, Mergental H, Akhtar MZ, Butler AJ, Ceresa CDL et al. A Randomized Trial of Normothermic Preservation in Liver Transplantation. Nature. 2018;557(7703):50-6.
18. Pasut G, Panisello A, Folch-Puy E, Lopez A, Castro-Benítez C, Calvo M, et al. Polyethylene Glycols: An Effective Strategy for Limiting Liver Ischemia Reperfusion Injury. World J Gastroenterol. 2016;22(28):6501-8.
19. Qing DK, Dong JH, Han BL, Chen XR. Cold Preservation of Pig Liver Grafts with Warm Ischemia and Pentoxifylline-UW Solution. Arch Med Res. 2006;37(4):449-55.
20. Novelli G, Annesini MC, Morabito V, Cinti P, Pugliese F, Novelli S et al. Cytokine Level Modifications: Molecular Adsorbent Recirculating System Versus Standard Medical Therapy. Transplant Proc. 2009;41(4):1243-8.
21. Pocze B, Fazakas J, Zádori G, Görög D, Kóbori L, Dabasi E et al. MARS Therapy, The Bridging to Liver Retransplantation-Three Cases from the Hungarian Liver Transplant Program. Interv Med Appl Sci. 2013;5(2):70-5.
22. Stockmann M, Lock JF, Malinowski M, Seehofer D, Puhl G, Pratschke J et al. How to Define Initial Poor Graft Function After Liver Transplantation? A New Functional Definition by the LiMAx Test. Transpl Int. 2010;23(10):1023-32.
23. Pokorny H, Gruenberger T, Soliman T, Rockenschaub S, Längle F, Steininger R. Organ Survival After Primary Dysfunction of Liver Grafts in Clinical Orthotopic Liver Transplantation. Transpl Int. 2000;13(S1):S154-7.
24. Larsen FS. Artificial Liver Support in Acute and Acute-on-Chronic Liver Failure. Curr Opin Crit Care. 2019;25(2):187-91.
25. Saliba F. The Molecular Adsorbent Recirculating System (MARS®) in the Intensive Care Unit: A Rescue Therapy for Patients with Hepatic Failure. Crit Care. 2006;10(1):8-10.
26. Kok B, Dong V, Karvellas CJ. Graft Dysfunction and Management in Liver Transplantation. Crit Care Clin. 2019;35(1):117-33.

6.6

Métodos de Imagem no Pós-operatório Imediato de Transplante Hepático

Maria Cristina Chammas | Pedro Henrique De Marqui Moraes

6.6.1 TÉCNICAS DE EXAME: US MODO B, DOPPLER E ULTRASSONOGRAFIA COM CONTRASTE

As complicações vasculares após o transplante hepático continuam sendo uma grande ameaça para a sobrevivência dos receptores. O monitoramento dos vasos anastomóticos, a avaliação da perfusão tecidual e a microcirculação são necessárias no pós-operatório precoce do transplante hepático por conta das altas taxas de complicações vasculares, como a trombose da veia porta, estenose ou trombose da artéria hepática ou isquemia. Além disso, com as melhorias nas técnicas cirúrgicas e na aplicação de novos imunossupressores, o transplante hepático de doador vivo tem sido cada vez mais utilizado,[1] sendo os receptores dessa modalidade de transplante mais suscetíveis ao desenvolvimento de complicações vasculares. A ultrassonografia é o exame de eleição para o rastreamento de complicações pós-operatórias sejam elas precoces ou tardias.[2]

O exame ultrassonográfico convencional modo B (US) e duplex-Doppler (US-Doppler) desempenham papéis importantes e já estabelecidos na identificação de complicações vasculares no período pós-operatório imediato e durante o acompanhamento. Recentemente, o uso da ultrassonografia com contraste (*Contrast Enhanced UltraSound* – CEUS) tem se mostrado uma excelente ferramenta no diagnóstico de complicações vasculares pós-operatórias, com melhor detalhamento do traçado vascular e visualização da perfusão tecidual.

6.6.2 ACHADOS ULTRASSONOGRÁFICOS NORMAIS

Os achados encontrados nos primeiros dias pós-operatórios do transplante hepático que podem ser considerados normais já são bem estabelecidos na literatura.[2] É muito importante que o médico radiologista e o cirurgião estejam familiarizados com os parâmetros ultrassonográficos normais, permitindo a detecção precoce de complicações e prevenção de diagnósticos incorretos.

A avaliação inicial é feita com a ultrassonográfica convencional (modo B). O parênquima hepático habitualmente se apresenta homogêneo ou levemente heterogêneo. As vias biliares intra ou extra-hepáticas normalmente não apresentam evidências de dilatação.

É muito comum, nos primeiros dias após o transplante, encontrarmos pequenas coleções peri-hepáticas, assim como pequenos derrames pleurais particularmente à direita. A resolução espontânea dessas coleções habitualmente ocorre uma a duas semanas. Ao modo B, elas podem ser anecogênicas ou hipo/hiperecogênicas heterogêneas, correspondendo a pequenos hematomas (Figura 6.6.1).[3]

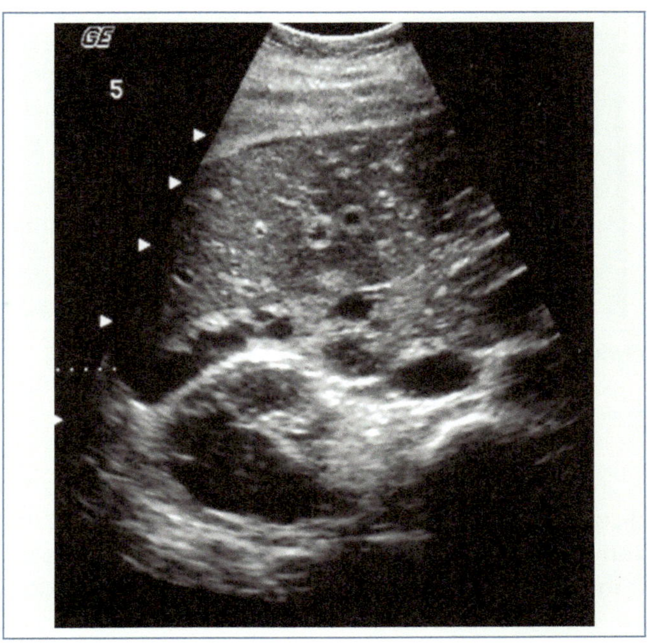

Figura 6.6.1 Paciente transplantado hepático. No 1° dia pós-operatório, apresenta no exame ultrassonográfico coleção heterogênea peri-hepática, compatível com hematoma.

Fonte: Acervo da autoria.

A árvore biliar intra-hepática deve ter calibre e aparência normal. A avaliação da vasculatura do transplante envolve tanto o exame de escala de cinza quanto o de Doppler. Materiais (trombos) na veia porta ou veia cava inferior podem ser identificados já na ultrassonografia convencional e confirmados com estudos Doppler. Complicações arteriais sutis, no entanto, podem ser demonstradas apenas no exame Doppler.

Discrepâncias entre o calibre dos vasos portais do doador (veia porta de calibre normal) e do receptor (veia porta de calibre aumentado) podem simular um aspecto de estenose, mas se trata de um achado normal.

A avaliação dopplervelocimétrica da artéria hepática mostra elevação sistólica rápida com fluxo diastólico contínuo. O tempo de aceleração, que representa o tempo da diástole final ao primeiro pico sistólico, deve ser menor que 0,08 segundo e o índice de resistividade (IR), que representa a razão (pico da velocidade sistólica – pico da velocidade diastólica)/pico da velocidade sistólica, deve ser entre 0,5 e 0,7 (Figura 6.6.2). É importante realizar a avaliação da artéria hepática não apenas no hilo, mas também nos ramos intra-hepáticos e, se possível, na anastomose.

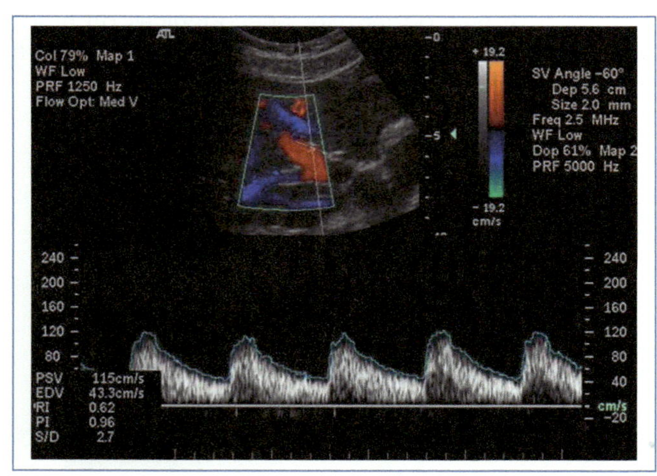

Figura 6.6.2 Duplex-Doppler demonstrando padrão espectral normal da artéria hepática.

Fonte: Acervo da autoria.

Nas primeiras 72 horas após o transplante, o índice de resistividade na artéria hepática pode estar aumentado (IR > 0,8), sendo este um achado bastante frequente (Figura 6.6.3). Esse achado está associado a longos períodos de isquemia do enxerto e a doadores mais velhos. O IR tende a retornar ao normal, espontaneamente, em alguns dias.

A forma de onda Doppler da veia porta normal é um padrão de fluxo contínuo, hepatopetal, monofásico, com leves variações de velocidade induzidas pela respiração (Figura 6.6.4). Nos primeiros dias após o transplante, a veia porta pode exibir um fluxo turbilhonado e pequenos trombos em seu interior, sendo considerados achados normais (Figura 6.6.5).[4]

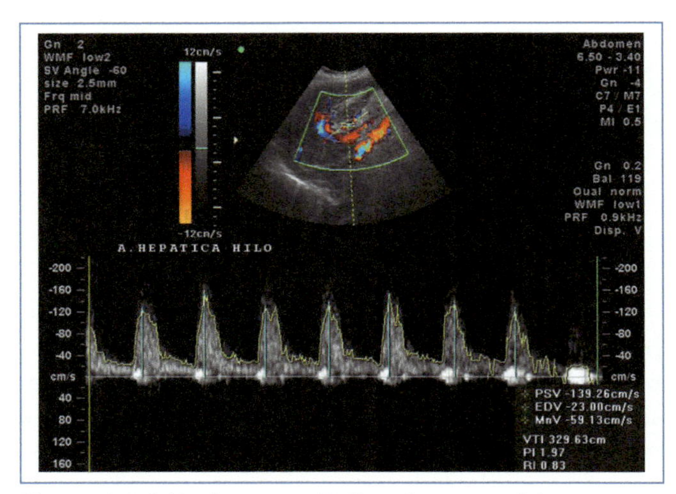

Figura 6.6.3 Paciente no 1° dia pós-operatório apresenta ao estudo Duplex-Doppler um padrão de alta impedância, com índice de resistividade de 0,8. Observou-se a normalização do espectro em alguns dias, nos exames subsequentes.

Fonte: Acervo da autoria.

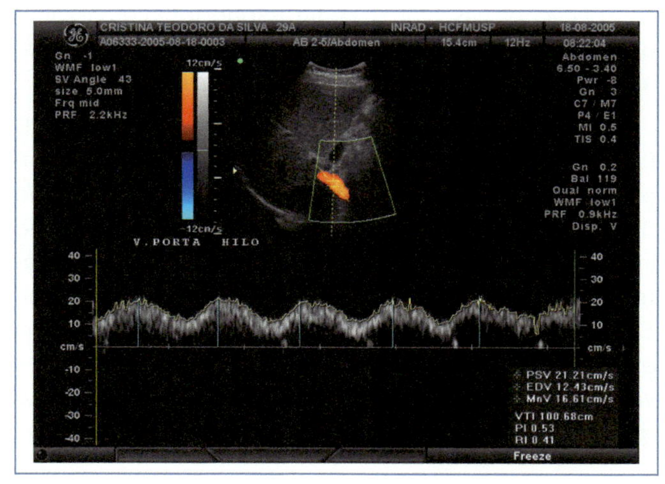

Figura 6.6.4 Duplex-Doppler demonstrando aspecto normal da veia porta, com fluxo monofásico sofrendo variações decorrentes dos movimentos respiratórios.

Fonte: Acervo da autoria.

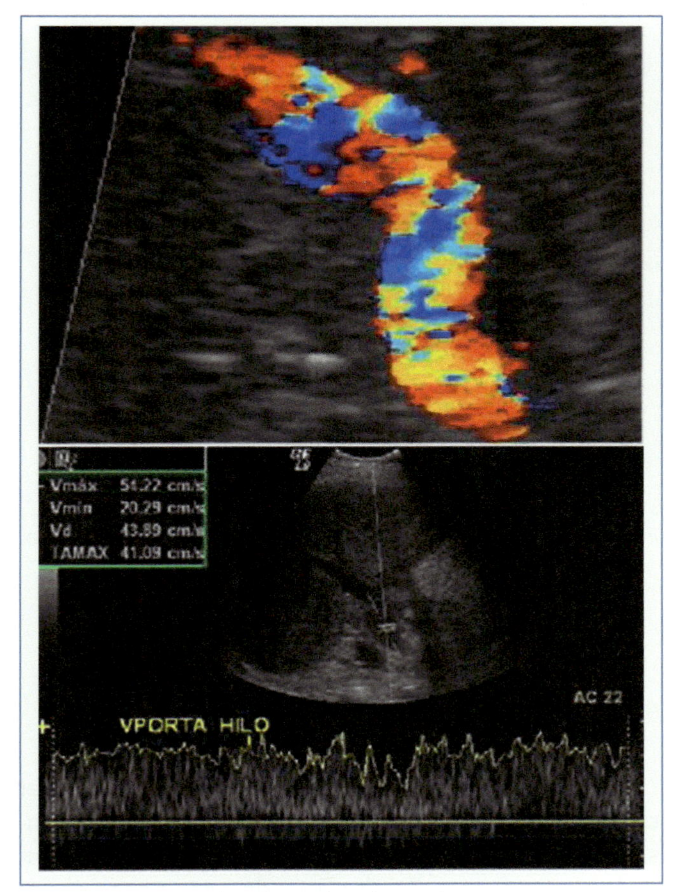

Figura 6.6.5 Duplex-Doppler de paciente transplantado no pós-operatório precoce, demonstrando veia porta com fluxo turbilhonado (Doppler colorido e pulsado), podendo ser considerado um achado normal nos primeiros dias após o transplante.

Fonte: Acervo da autoria.

O aspecto normal do Doppler das veias hepáticas e da VCI mostra um padrão de fluxo fásico, refletindo as mudanças fisiológicas no fluxo sanguíneo durante o ciclo cardíaco. O padrão espectral das veias hepáticas se mantém trifásico, respeitando a transmissão das variações de pressão nas câmaras direitas do coração durante o ciclo cardíaco (Figura 6.6.6).[5]

Os achados da CEUS considerados normais no pós-operatório são: a árvore arterial intra-hepática bem visualizada no momento da injeção do contraste (início da fase arterial), antes da chegada das microbolhas do contraste no sistema do portal. A artéria hepática direita é geralmente visível anterolateral ao ramo portal direito por meio de uma varredura intercostal direita e a artéria hepática esquerda na bifurcação do ramo portal esquerdo, mais bem visto na abordagem epigástrica supina. A veia porta e seus ramos são visualizados na fase venosa portal, seguido pela

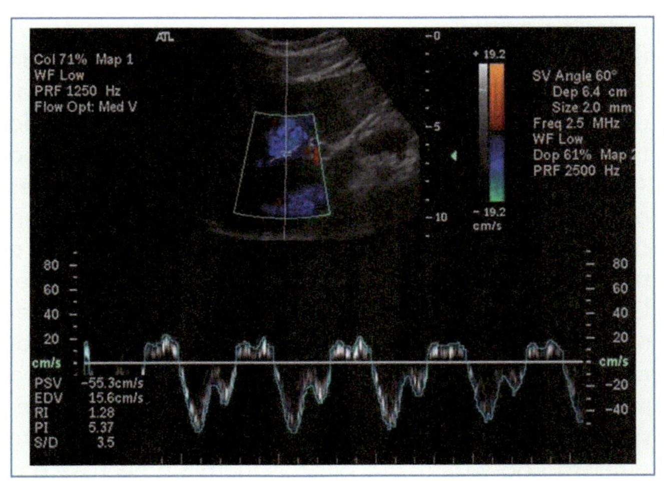

Figura 6.6.6 Exame duplex-Doppler normal da VCI. Observar as variações (aspecto trifásico) decorrentes da transmissão de pressão das câmaras direitas.

Fonte: Acervo da autoria.

avaliação do parênquima em busca de infartos, que aparecem como regiões não-realçadas. Mais tarde, as veias hepáticas se enchem e podem ser estudadas. Quando apenas as veias precisam ser exploradas, uma quantidade reduzida de contraste pode ser injetada, evitando a saturação do sinal.[6]

6.6.3 COMPLICAÇÕES PÓS-OPERATÓRIAS

6.6.3.1 Complicações vasculares

As complicações vasculares geralmente ocorrem no período pós-operatório imediato, sendo a ultrassonografia a modalidade primária de triagem usada para sua detecção. O diagnóstico precoce é fundamental para evitar a perda do enxerto. A angiografia é realizada para confirmar anormalidades demonstradas na US ou em pacientes nos quais o estudo ultrassonográfico é subótimo.

Complicações relacionadas à artéria hepática

A trombose, a estenose e a formação de pseudoaneurisma são as principais complicações vasculares encontradas.

Trombose da artéria hepática

A trombose da artéria hepática ocorre em 4% a 12% dos transplantes entre adultos e em mais de 42% em pacientes pediátricos, e é responsável por 60% de todas as complicações vasculares pós-transplante. A trombose precoce da artéria hepática ocorre dentro de 15 dias após o transplante. Os fatores de risco associados incluem aumento do tempo de isquemia fria do fígado do doador, incompatibilidade do tipo sanguíneo ABO, pequenos vasos doadores ou receptores, lesões no tronco celíaco e rejeição aguda.[2] A trombose tardia da artéria hepática, que pode ocorrer anos após o transplante, está associada à rejeição crônica e à sepse. Os ductos biliares em um transplante de fígado, diferentemente de um fígado nativo, são dependentes puramente do sangue arterial da artéria hepática. Como resultado, a apresentação clínica da trombose da artéria hepática varia de insuficiência hepática fulminante e retardo do vazamento biliar, isquemia e necrose das vias biliares, para bacteremia recidivante.[4,5]

A US-duplex-Doppler colorido se mostra diagnóstico em mais de 92% dos casos de trombose da artéria hepática.[2] A avaliação dopplervelocimétrica evidencia ausência completa de fluxo arterial hepático e intra-hepático (Figuras 6.6.7A, B e C). Após a trombose da artéria hepática, os vasos colaterais arteriais podem se desenvolver e o fluxo intra-hepático pode ser identificado. No entanto, a forma de onda arterial intra-hepática será anormal, exibindo um padrão *tardus-parvus* com tempo de aceleração < 0,8 segundo e IR > 0,5 (Figura 6.6.8).[2]

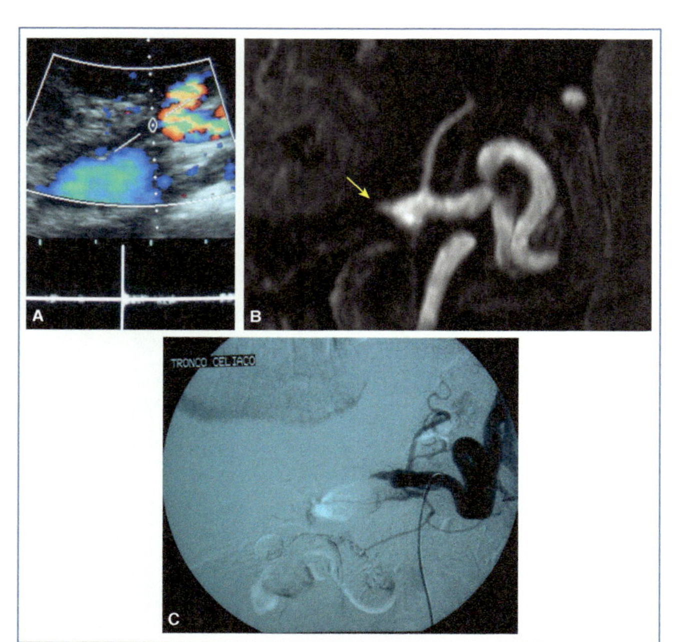

Figura 6.6.7 A) Paciente transplantado hepático, submetido a rastreamento ultrassonográfico de rotina no 3° dia pós-operatório, demonstrou ausência de fluxo na artéria hepática ao estudo com Doppler colorido e pulsado. A trombose da artéria hepática foi confirmada nos exames de B) angioressonância e C) angiografia.

Fonte: Acervo da autoria.

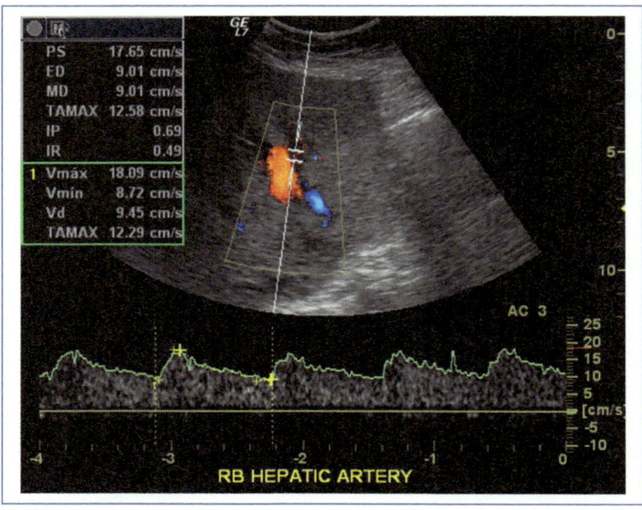

Figura 6.6.8 Paciente com diagnóstico de trombose da artéria hepática, confirmado por A) angiotomografia apresenta B) colaterais intra-hepáticas, com padrão *tardus-parvus* ao estudo com Doppler pulsado.

Fonte: Acervo da autoria.

O fluxo sanguíneo na artéria hepática pode não ser caracterizado em algumas situações como na hipotensão sistêmica, em casos de edema acentuado do fígado e nas estenoses de alto grau da artéria hepática.[4,5] Esses são exemplos de falso-positivos para trombose.

Utilizando-se a CEUS, a não visualização da árvore arterial, normalmente caracterizada antes do realce portal, indica trombose arterial completa com valores preditivos positivos muito altos. A identificação dos ramos arteriais pelo contraste quando a US-Doppler convencional falha,[2] pode permitir reavaliação pela US-Doppler subsequente direcionada, que é necessária para distinguir a trombose do fluxo lentificado causado por vasoconstrição ou roubo esplênico da recanalização pós-trombótica/recanalização estenótica, diagnósticos diferenciais impossíveis por meio da CEUS isolada.

Estenose da artéria hepática

Ocorre durante os primeiros três meses após o transplante, em cerca de 5% a 11% dos casos,[5] geralmente na anastomose. Pode evoluir com isquemia do fígado e das vias biliares, trombose da artéria hepática, sepse e perda do enxerto. O diagnóstico precoce é de suma importância, pois permite uma intervenção mais rápida por meio de angioplastia (dilatação com balão e colocação de *stents*) ou reconstrução cirúrgica da artéria.

Como citado anteriormente, a US-duplex-Doppler colorido é o método de escolha para monitorar esses pacientes. Habitualmente, ao menos o primeiro exame necessita ser realizado à beira do leito, em condições técnicas nem sempre satisfatórias. A avaliação da anastomose deve ser realizada sempre que possível, porém pode ser prejudicada pela interposição de alças ou de coleções peri-hepáticas. No ponto da estenose, observa-se uma elevação da velocidade de pico sistólico superior a 2 vezes (em relação à velocidade no segmento imediatamente anterior à estenose).[7] Em razão da dificuldade encontrada na avaliação do exato ponto de estenose, é fundamental que se analise a forma de onda nos ramos intra-hepáticos, a qual demonstra um aspecto pós-estenótico (*tardus-parvus*), com tempo de aceleração < 0,08 segundo e IR > 0,5 (Figura 6.6.9).[7]

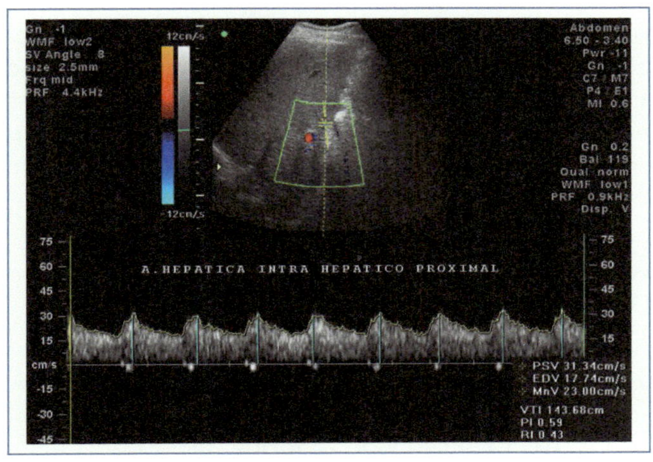

Figura 6.6.9 **Duplex-Doppler demonstrando estenose da artéria hepática, com redução do índice de resistividade (IR < 0,5) e do tempo de aceleração (t > 0,08 s).**

Fonte: Acervo da autoria.

Aterosclerose aortoilíaca acentuada ou trombose da artéria hepática são duas situações nas quais há formação de colaterais intra-hepáticas, cuja forma de onda é similar à encontrada nas estenoses da artéria hepática.[7]

O estudo US-Doppler pode ser normal nas estenoses da artéria hepática de baixo grau,[4] portanto, quando a suspeita clínica é alta, mesmo se o Doppler for normal, a investigação diagnóstica deve prosseguir com estudos seccionais, como a tomografia computadorizada (TC) ou ressonância magnética (RM).[5]

Quando a artéria hepática principal é visível, a CEUS descreve a forma do lúmen e seu curso, possivelmente identificando estenoses, que geralmente ocorrem no local da anastomose cirúrgica. Após a administração intravenosa do meio de contraste em combinação com modos de imagem específicos ao contraste, a CEUS pode produzir imagens angiográfica-*likes* na fase arterial. A localização, o grau e o tipo de estenose do vaso podem ser visualizados.[8]

Pseudoaneurisma da artéria hepática

Complicação rara, geralmente ocorre na anastomose.[9] Em nível intra-hepático, pode surgir em decorrência de lesões vasculares causadas por biópsias hepáticas ou infecções/abscessos hepáticos.[4]

Clinicamente, os pseudoaneurismas são assintomáticos ou podem se manifestar por hemobilia ou sangramento digestivo pela formação de fístulas com essas estruturas.[10] Em alguns casos, porém, podem romper e se manifestar com choque hipovolêmico.[5] O tratamento pode ser feito por angioplastia (embolização com molas ou exclusão por *stent*) ou ressecção cirúrgica.[9]

Ao estudo ultrassonográfico, o pseudoaneurisma da artéria hepática, apresenta-se como uma estrutura cística, com fluxo turbilhonado do tipo *yin-yang*, no trajeto da artéria hepática.

Complicações da veia porta

São relativamente raras, ocorrendo em cerca de 1% a 2% dos casos.[10] Entre as complicações da veia porta, temos a trombose e a estenose, as quais resultam, na maioria das vezes, de problemas técnicos, fluxo lento na veia porta e distúrbios da coagulação.[5,9]

A estenose da veia porta apresenta incidência em torno de 1%.[10] Ao duplex-Doppler, sinais de estenose incluem não só redução do calibre do vaso com aumento da velocidade de pico sistólico superior a 3 a 4 vezes em relação ao segmento pré-estenótico, mas também dilatação pós-estenótica e sinais de hipertensão portal[10] (Figuras 6.6.10A e B e 6.6.11A a D). Pacientes sintomáticos podem ser tratados a partir de angioplastia com balão.[5]

Os trombos na veia porta normalmente são ecogênicos, porém, nas tromboses agudas, podem ser anecogênicos. Ao estudo US-Doppler colorido ou pulsado, não se caracteriza fluxo nos segmentos trombosados.[4] O tratamento pode ser realizado por meio de trombólise ou cirurgicamente, com trombectomia ou reconstrução da veia com enxerto.[5]

Os métodos mais invasivos, como as portografias trans-hepática ou transjugular, estão cada vez mais sendo utilizados com fins terapêuticos ao invés de diagnósticos.[10]

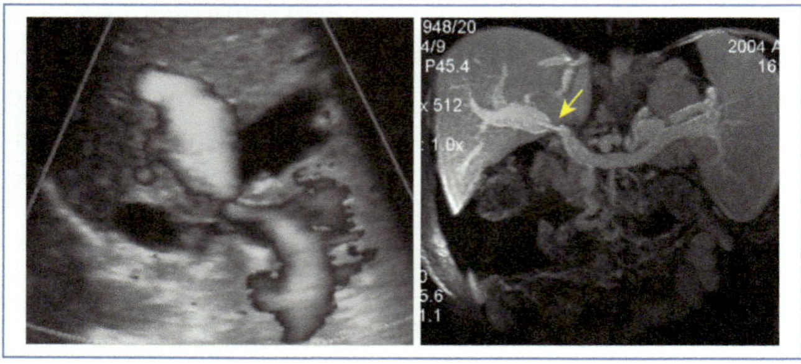

Figura 6.6.10 Paciente transplantada demonstrando A) estenose da veia porta no sítio da anastomose, com dilatação pós-estenótica observada ao modo B. Ao estudo com Doppler pulsado (não apresentado), notou-se aumento focal da velocidade (200 cm/s). B) A RM pós-gadolínio confirma os achados ultrassonográficos.

Fonte: Acervo da autoria.

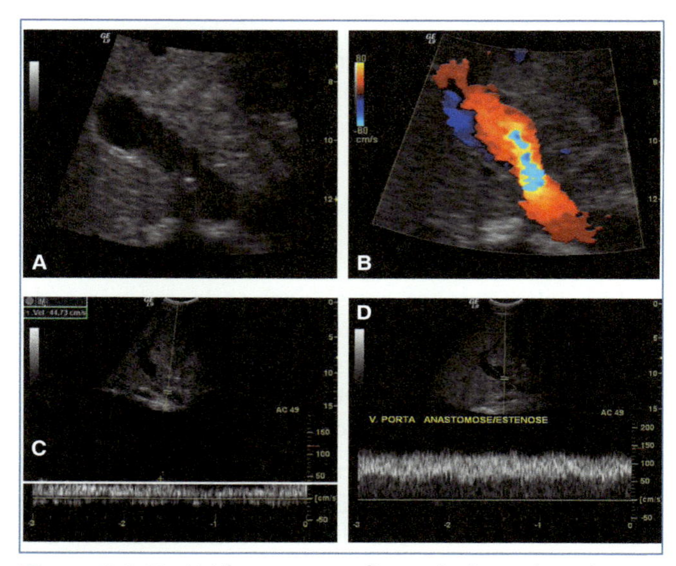

Figura 6.6.11 A) Ultrassonografia modo B revela redução do calibre na anastomose portal (seta). B) Ao Doppler colorido, apresenta fluxo turbilhonado com C) aumento da velocidade de pico sistólico neste ponto (140 cm/s) ao Doppler pulsado. D) Notar que a elevação é superior a três vezes em relação à velocidade do segmento imediatamente anterior à estenose (40 cm/s).

Fonte: Acervo da autoria.

Complicações da veia cava inferior e veias hepáticas

São raras, ocorrendo em menos de 1% dos casos.[10] As complicações envolvendo a veia cava inferior (VCI) incluem a trombose e a estenose, geralmente ocorrendo na anastomose.

A estenose da VCI pode ser precoce ou tardia. A estenose precoce pode resultar de fatores técnicos, como discrepância de calibre entre os vasos do doador e do receptor ou acotovelamento da VCI provocada por rotação do fígado. A estenose da VCI de instalação tardia pode ser decorrente de fibrose, trombose crônica ou hiperplasia neointimal. Em pacientes pediátricos, ocorre com mais frequência após o retransplante.[4]

A anastomose *piggyback* (preservação da veia cava do receptor e anastomose cavo-caval) tem se tornado cada vez mais comum. Está mais associada a dois tipos de complicação: hemorragia resultando de lesão do fígado durante a cirurgia ou deiscência da anastomose cavo-caval (3% dos casos) e síndrome de Budd-Chiari (0,3% a 1,5% dos casos).[10]

Os sinais de estenose da VCI ou das veias hepáticas ao exame ultrassonográfico compreendem redução do calibre no ponto da estenose, com dilatação pré-estenótica. Ao Doppler, no ponto de estenose, observa-se fluxo turbilhonado com aumento da velocidade. Como sinal indireto, ocorre a perda do padrão trifásico/bifásico nas veias hepáticas proximalmente à estenose.[11] Isoladamente, o padrão monofásico persistente na veia hepática é um sinal sensível, porém inespecífico (Figuras 6.6.12A e B).

Na trombose da VCI ou das veias hepáticas, observa-se material ecogênico em seu interior, sem fluxo ao Doppler (Figuras 6.6.13 A a D).[4]

6.6.3.2 Complicações biliares

Ocorrem em cerca de 25% dos casos, geralmente nos primeiros três meses após o transplante.[4] Constituem a segunda causa mais comum de disfunção do enxerto, sendo superada apenas pela rejeição.[12]

Entre as complicações biliares, temos as obstruções, as fístulas, a disfunção do esfíncter de Oddi e a recorrência de doenças biliares de base.

A avaliação inicial das vias biliares é realizada por meio da ultrassonografia. Quando se observa dilatação das vias biliares no exame ultrassonográfico, normalmente a investigação prossegue com colangioRM ou com colangiografia convencional. Em serviços em que se mantém um tubo T nas vias biliares nos primeiros meses após o transplante, a avaliação inicial pode ser feita por colangiografia.

A colangiografia endoscópica retrograda (CER) e a colangiografia trans-hepática percutânea (CTP), além do diagnóstico, propiciam intervenção terapêutica se necessário. A desvantagem reside no fato de serem procedimentos invasivos, associados a uma taxa considerável de complicações (3,4% na CTP e 5% na CER).[12]

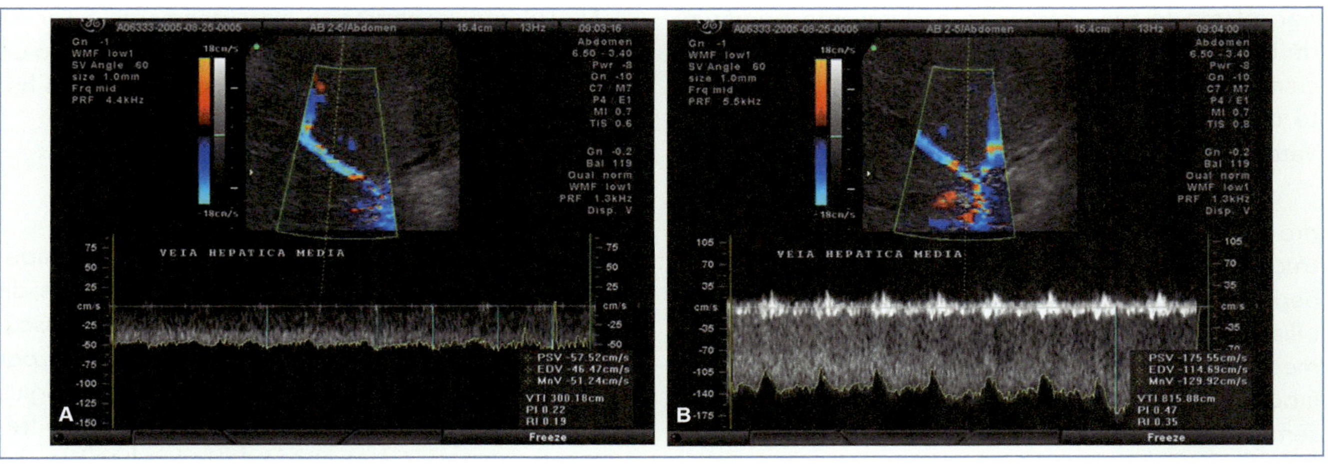

Figura 6.6.12 A) Exame duplex-Doppler de rastreamento de complicações em paciente transplantado, demonstra fluxo monofásico nas veias hepáticas. B) Na confluência das veias hepáticas, observa-se ponto de fluxo turbilhonado com aumento focal da velocidade (175 cm/s).

Fonte: Acervo da autoria.

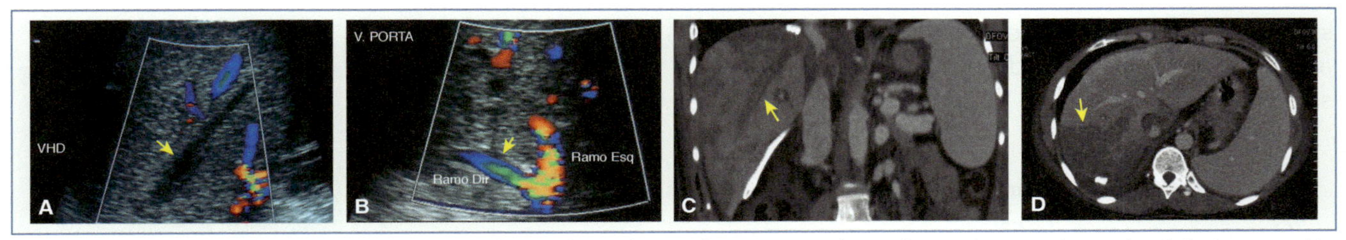

Figura 6.6.13 Paciente feminina, 36 anos de idade, submetida ao transplante hepático por hepatite fulminante. A) Em exame de rastreamento no segundo dia pós-operatório, não foi caracterizado fluxo na veia hepática direita (VHD), ao estudo com Doppler colorido (seta) e pulsado (não demonstrado). B) Observar o fluxo invertido no ramo portal direito (seta). C) Tomografia com multidetectores (TCMD), pós-contraste com reformatação coronal, confirma os achados da ultrassonografia, sendo diagnosticada trombose da VHD (seta). D) TCMD, corte axial demonstra perfusão em mosaico nos segmentos posteriores do lobo direito (Budd-Chiari focal).

Fonte: Acervo da autoria.

Usando uma nova aplicação envolvendo injeção de meios de contraste ultrassonográfico nos ductos biliares, a CEUS pode produzir imagens colangiográfica-*likes* da árvore biliar, que pode superar a representação limitada da morfologia da árvore biliar na US convencional.[12]

Obstruções/estenoses biliares

Causa mais comum de complicação biliar, tanto em adultos como em crianças, geralmente determinadas por estreitamentos na anastomose biliar (Figura 6.6.14). Tais estreitamentos na anastomose biliar resultam maior parte dos casos de fibrose e retração e, menos frequentemente, por isquemia das vias biliares secundária a complicações relacionadas à artéria hepática (lesão biliar isquêmica).

Estenoses fora do sítio da anastomose podem ser decorrentes de doenças das vias biliares prévias ao

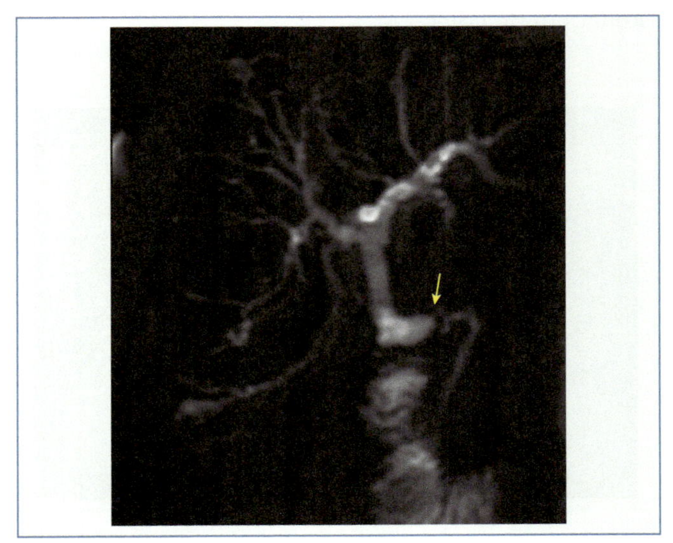

Figura 6.6.14 Obstrução biliar observada na ultrassonografia modo B, confirmada na colangioRM (seta).

Fonte: Acervo da autoria.

transplante (p. ex., colangite esclerosante primária), de isquemia das vias biliares ou infecção. Alguns pacientes podem apresentar discinesia papilar, resultante de devascularização ou denervação da papila de Vater durante o transplante.[12]

A correlação dos achados de imagem com o quadro clínico e laboratorial quando se suspeita de obstrução das vias biliares no paciente transplantado hepático é fundamental. Dilatações discretas das vias biliares podem estar presentes sem haver obstrução mecânica real[13] e, por outro lado, evidências clínicas e laboratoriais de significativa colestase podem ocorrer sem dilatação evidente da via biliar.[9]

Na colangiografia por CEUS, o ducto biliar intra e extra-hepático podem ser visualizados de forma semelhante à colangiografia radiográfica. O fluxo duodenal atrasado é caracterizado como diminuição da intensidade do sinal no duodeno e intensidade de sinal persistente na árvore biliar 10 minutos após a administração intraductal do meio de contraste ultrassonográfico.[14]

Extravazamentos biliares

Ocorrem em cerca de 5% dos pacientes transplantados, mais comumente no primeiro mês pós-operatório (mais de 70% dos casos).[5] É mais frequente no local de inserção do tubo T, sendo mais raramente encontrada na anastomose biliar.[9]

A bile pode extravasar livremente na cavidade peritoneal ou formar uma coleção peri-hepática (Figura 6.6.15). O tratamento inclui a colocação de *stents* e a drenagem de coleções.[4]

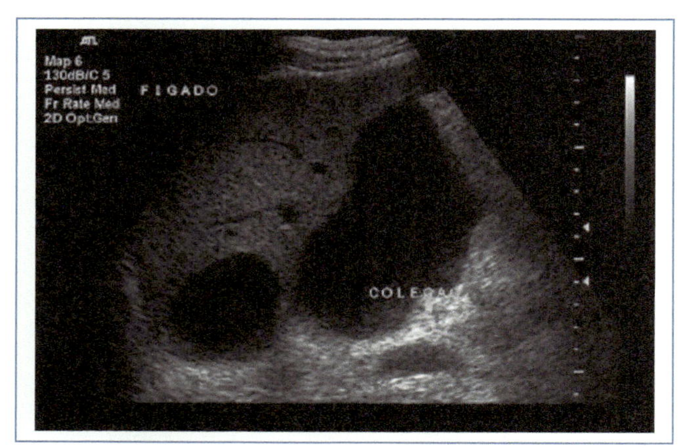

Figura 6.6.15 Ultrassonografia modo B revela coleção anecogênica peri-hepática secundária a uma fístula biliar.

Fonte: Gentilmente cedida pela Dra. Gisele Warmbrand, médica assistente do INRAD FMUSP.

Na US com contraste, o extravasamento biliar da região anastomótica é identificado por acumulação de microbolhas fora do lúmen do ducto biliar extra-hepático.[14]

Isquemia das vias biliares

A vascularização da árvore biliar é fornecida apenas pela artéria hepática por meio de uma rede de arteríolas e capilares conhecidos como plexo vascular peri-biliar. A diminuição da perfusão causada por lesão nesse plexo é considerada a base histológica da lesão biliar isquêmica[7] e tem como causa mais frequente a estenose ou trombose da artéria hepática.[7,10] A isquemia dos ductos biliares pode evoluir com necrose resultando em diversas complicações como a formação de fístulas, bilomas e fibrose, dando origem a estenoses biliares (Figuras 6.6.16A a D).

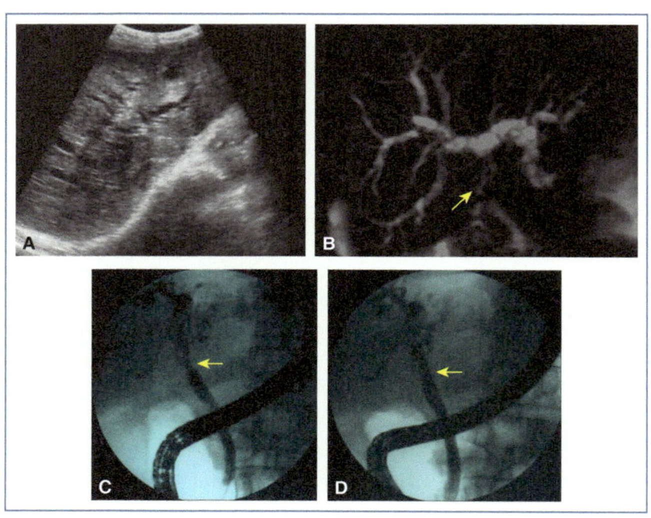

Figura 6.6.16 Paciente com diagnóstico de trombose da artéria hepática, evoluindo com quadro de icterícia obstrutiva. A) Exame de ultrassonografia modo B revela dilatação da árvore biliar intra e extra-hepática. B) ColangioRM confirma a dilatação das vias biliares, sendo detectado o local da estenose (seta). C) A colangiografia endoscópica retrógrada confirma a estenose de colédoco (seta). D) Realizada dilatação hidrostática com balão de 6 mm.

Fonte: Acervo da autoria.

O tratamento pode ser feito com dilatação da estenose ou corrigido cirurgicamente. No entanto, a maioria dos casos necessita de retransplante, visto que apresentam complicações relacionadas à artéria hepática.[9]

Estudos recentes demonstra que, na CEUS, as paredes dos ductos biliares em pacientes com lesão biliar isquêmica são caracterizadas por não/hipocontrastação em relação ao parênquima hepático circundante nas três fases do exame; em voluntários saudáveis, receptores sem complicações e pacientes sem lesão biliar isquêmica, observa-se hipercontrastação das paredes dos ductos biliares em relação ao parênquima hepático normal na fase arterial e contrastação similar ou menor na fase venosa portal e tardia.[14] O valor diagnóstico desse achado, no entanto, ainda necessita validação por meio de estudos prospectivos maiores.

6.6.3.3 Infarto hepático

Os infartos hepáticos raramente ocorrem em fígados não transplantados. Nas tromboses da artéria hepática ou do sistema portal, o fígado transplantado se encontra mais susceptível à isquemia, pois durante a cirurgia se faz a ligadura de diversas colaterais que contribuem com o suprimento sanguíneo hepático. Cerca de 85% dos infartos hepáticos estão relacionados com trombose da artéria hepática, sendo muito menos frequente a associação com trombose portal.[9]

Os infartos hepáticos podem se liquefazer e infectar. Abscessos focais podem ser fonte de sepsis remitente/intermitente. Tardiamente, podem fibrosar e/ou calcificar.

6.6.3.4 Coleções – seromas, abscessos e hematomas

Trata-se de um achado muito frequente nos primeiros dias após o transplante, sendo observadas nos espaços peri-hepáticos, principalmente próximo às anastomoses vasculares e biliar. Tais coleções são geralmente pequenas e tendem a desaparecer espontaneamente em uma a duas semanas. Raramente são volumosas o suficiente para determinar compressão da VCI ou da veia porta.

Pequenos derrames pleurais, comumente à direita, também constituem um achado muito frequente.[9]

A US é muito sensível no diagnóstico dessas coleções, porém é pouco específica. Coleções líquidas anecogênicas podem ser constituídas de bile, linfa, sangue ou líquido infectado. Algumas características, entretanto, podem auxiliar na diferenciação diagnóstica. Hematomas ou pus podem se apresentar com um aspecto de ascite septada.[4] A TC ou a RM são mais específicas na diferenciação do hematoma de um bilioma ou seroma, por exemplo. Na TC, o sangue normalmente apresenta-se hiperatenuante[9] e na RM pode ter hipersinal nas sequências ponderadas em T1.

6.6.3.5 Complicações neoplásicas

Entre as complicações neoplásicas encontradas após o transplante hepático, temos a recorrência de tumores e as neoplasias malignas associadas à terapia imunossupressora, entre essas últimas, as mais frequentemente encontradas são o linfoma não Hodgkin e o câncer de pele (carcinoma espinocelular).[9,10]

O linfoma se encontra associado com o vírus Epstein-Barr, sendo mais comum em pacientes tratados com ciclosporina. Geralmente, surge entre 4 e 8 semanas após o transplante.[10]

O acometimento do fígado pelo linfoma pode ser classificado como intra ou extra-hepático. A forma extra-hepática é mais comum, sendo caracterizada por lesões hipoecogênicas, encarcerando e reduzindo o calibre das estruturas hilares.[15] Na forma intra-hepática, pode ocorrer acometimento difuso do parênquima ou, menos frequentemente, o surgimento de múltiplos nódulos. Outros órgãos podem ser acometidos pelo linfoma, como linfonodos, baço, intestino delgado, estômago, rim, mesentério e adrenais.

O pulmão é o órgão mais frequentemente acometido quando ocorre recorrência do carcinoma hepatocelular, seguido pelo fígado.[12]

6.6.3.6 Rejeição

Causa mais comum de insuficiência hepática. Os achados clínicos, laboratoriais ou radiológicos são inespecíficos, sendo que o diagnóstico é feito por meio de biópsia hepática.[10]

6.6.4 CEUS

O estudo US-Doppler pode não ser sensível o suficiente para identificar fluxo lento em uma artéria hepática patente, particularmente em pacientes com edema, artérias hepáticas inacessíveis ou incapacidade de cooperar.[6] Nas primeiras 24 horas pós-transplante, os pacientes normalmente se encontram em regime de UTI, com respiradores e/ou drogas vasoativas. Na suspeita de trombose da artéria hepática, esses pacientes podem se beneficiar muito da CEUS, uma vez que esse exame pode ser realizado à beira do leito. Quando existe a suspeita de trombose da artéria hepática, o uso do contraste US pode reduzir a necessidade de arteriografias em cerca de 63% dos casos.[14]

Poucos efeitos colaterais foram relatados com o uso dos contrastes, como cefaleia, dores lombares, rubor e náusea.

Os meios de contraste US de segunda geração, a base de perfluoropropano ou de súlfur-hexafluoride, produzem um sinal de melhor qualidade se comparados com os de primeira geração, que são à base de ar.[14]

No Instituto de Radiologia do HC-FMUSP, temos utilizado um contraste US por microbolhas e tem sido muito útil, especialmente na suspeita de trombose da artéria hepática, na qual o estudo Us-duplex-Doppler se mostra inconclusivo (Figura 6.6.17).

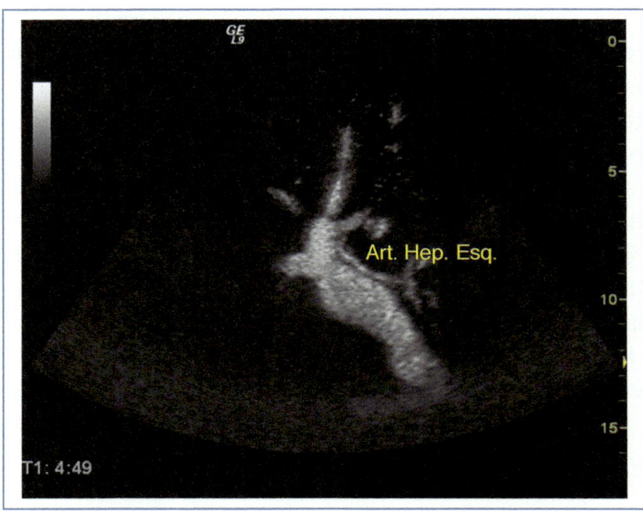

Figura 6.6.17 Paciente transplantada hepática no pós-operatório precoce. Em exame duplex-Doppler de rastreamento de complicações à beira do leito, não foi caracterizado fluxo na artéria hepática. A ultrassonografia com contraste microbolhas demonstra fluxo na artéria hepática, excluindo a possibilidade de trombose da artéria hepática.

Fonte: Acervo da autoria.

Referências

1. Associação Brasileira de Transplantes de Órgãos (ABTO). Dimensionamento dos Transplantes no Brasil e Em Cada Estado (2009-2016). Regist Bras Transplantes. 2020;XXVI(4).
2. Abdelaziz O, Emad-Eldin S, Hussein A, Osman AMA. Role of Doppler Ultrasonography in Defining Normal and Abnormal Graft Hemodynamics After Living-Donor Liver Transplant. Exp Clin Transplant. 2017;15(3):306-13.
3. Cerri GG *et al.* Abdominal ultrasound. 2. ed. São Paulo: Thieme Revinter; 2009.
4. Crossin JD, Muradali D, Wilson SR. US of Liver Transplants: Normal and Abnormal. Radiographics. 2003;23(5):1093-114.
5. García-Criado A, Gilabert R, Bargalló X, Brú C. Radiology in Liver Transplantation. Semin Ultrasound CT MR. 2002;23(1):114-29.
6. Claudon M, Dietrich CF, Choi BI, Cosgrove DO, Kudo M, Nolsøe CO et al. Guidelines and Good Clinical Practice Recommendations for Contrast Enhanced Ultrasound (CEUS) in the Liver – Update 2012. A WFUMB-EFSUMB Initiative in Cooperation with Representatives of AFSUMB, AIUM, ASUM, FLAUS and ICUS. Ultrasound Med. Biol. 2013;34(1):11-29.
7. Vit A, De Candia A, Como G,Del Frate C, Marzio A, Bazzocchi M. Doppler Evaluation of Arterial Complications of Adult Orthotopic Liver Transplantation. J Clin Ultrasound. 2003;31(7):339-45.
8. Ren J, Wu T, Zheng BW, Tan YY, Zheng RQ, Chen GH. Application of Contrast-Enhanced Ultrasound After Liver Transplantation: Current Status and Perspectives. World J Gastroenterol. 2016;22(4):1607-16.
9. Quiroga S, Sebastià MC, Margarit C, Castells L, Boyé R, Alvarez-Castells A. Complications of Orthotopic Liver Transplantation: Spectrum of Findings with Helical CT. Radiographics. 2001;21(5):1085-102.
10. Nghiem HV, Tran K, Winter TC, Schmiedl UO, Althaus SH, Patel NH, Freeny PC. Imaging of Complications in Liver Transplantation. Radiographics. 1996;16(4).
11. Ko EY, Kim TK, Kim PN, Kim AY, Ha HK, Lee MG. Hepatic Vein Stenosis After Living Donor Liver Transplantation: Evaluation with Doppler US. Radiology. 2003;229(3):806-10.
12. Ito K, Siegelman ES, Stolpen AH, Mitchell DG. MR Imaging of Complications After Liver Transplantation. AJR Am J Roentgenol. 2000;175(4):1145-9.
13. Fulcher AS, Turner MA. Orthotopic Liver Transplantation: Evaluation with MR Cholangiography. Radiology. 1999;211(3):715-22.
14. Berry JD, Sidhu PS. Microbubble Contrast-Enhanced Ultrasound in Liver Transplantation. Eur Radiol. 2004;14 Suppl 8:P96-103. PMID: 15700337.
15. Strouse PJ, Platt JF, Francis IR, Bree RL. Tumorous Intrahepatic Lymphoproliferative Disorder in Transplanted Livers. AJR Am J Roentgenol. 1996;167(5):1159-62.

6.7

Rotina de Exames e Prescrição Padrão no Pós-Transplante

Bruna Carla Scharranch | Vinicius Galdini Garcia

6.7.1 INTRODUÇÃO

O manejo na unidade de terapia intensiva (UTI) do pós-transplante precoce tem, entre seus objetivos principais, a rápida identificação de possíveis complicações de curto prazo relacionadas ao procedimento cirúrgico possibilitando, assim, suas correções, além da prevenção e suporte necessário às disfunções orgânicas que possam surgir nessa fase. Ainda, a implantação do enxerto inicia uma nova etapa na fisiologia do receptor, determinando reações de ajuste sistêmico de toda natureza, com acomodação locorregional na cavidade, adaptação hemodinâmica, interação imunológica, dentre outras. Além disso, iniciam-se processos terapêuticos próprios, em particular imunossupressão sistêmica e suas implicações sistêmicas.

O uso de protocolos institucionais de rotinas de exames e prescrições visa minimizar as falhas humanas e manter sempre disponível, para as equipes assistenciais, as informações necessárias ao processo de tomada de decisão frente a possíveis complicações.

A análise diária e avaliação do padrão evolutivo dos exames pode trazer informações importantes sobre complicações do enxerto e outros órgãos antes do surgimento de manifestações clínicas identificáveis à beira leito, desencadeando procedimentos diagnósticos e condutas para corrigi-las.

6.7.2 ROTINA DE EXAMES NO PÓS-TRANSPLANTE

Dentre os exames coletados no pós-transplante, podemos listar:

- Hemograma completo; coagulograma (tempo de protrombina e tempo de tromboplastina parcial e ativada); transaminases (ALT e AST); bilirrubinas totais e frações; enzimas canaliculares (fosfatase alcalina e gama glutamil transferase); função renal (ureia e creatinina); eletrólitos (sódio, potássio, cálcio iônico, magnésio, fosforo e cloro); gasometria arterial com lactato, gasometria venosa central; e quando disponíveis amônia, fibrinogênio e fator V.

O uso de testes viscoelásticos pode ser bastante útil em situações específicas envolvendo sangramento clinicamente significante, porém seu uso deve ser individualizado após a chegada do paciente na UTI.

6.7.2.1 Hemograma completo

Hemorragias são uma das principais e mais graves complicações relacionadas com o transplante de fígado;[1] a coagulopatia e a hipertensão portal secundárias à doença hepática avançada aumentam o risco de eventos hemorrágicos graves no período pós-operatório nesse grupo de pacientes a despeito da hemostasia intra operatória adequada.

Na UTI, a análise seriada dos valores de hemoglobina, bem como a monitoração do débito dos drenos abdominais, visa antecipar hemorragias intracavitárias que possam levar o paciente a um choque hemorrágico com necessidade de retorno à sala de cirurgia para revisão hemostática.

Citopenias frequentemente ocorrem, sendo a mais comum a trombocitopenia, esperada e geralmente sem qualquer repercussão clínica, com nadir dos valores de plaquetas entre o terceiro e quinto dia pós-transplante, podendo ocorrer uma redução média de 60% do valor de plaquetas em relação ao pré-transplante.[2] A etiologia é multifatorial, incluindo hemodiluição, consumo pelo enxerto hepático ou no contexto de sangramentos, diminuição da produção medular e destruição direta por medicações. A transfusão de plaquetas de rotina não é recomendada, guardando-se para casos de sangramento ativo com sinais de alterações da função plaquetária no teste viscoelástico.

Coagulograma

O INR tem sido universalmente utilizado como parte da avaliação da função hepática, dada sua disponibilidade e reprodutibilidade (vide o fato de ser incorporado em ferramentas prognósticas como Child-Pugh, MELD e CLIF-C ACLF). Apesar disso, sua extrema precariedade enquanto reflexo da função hemostática do hepatopata é ponto pacífico. No cuidado pós-transplante, entretanto, ainda é aceito como marcador adjuvante de monitoramento de disfunções do enxerto, já que se observa que sua rápida diminuição, em geral, acompanha o adequado funcionamento do órgão. Dessa forma, indica-se que seja analisado diariamente, principalmente até sua estabilização (primeiros 7 dias). Valores de INR > 1,6 no 7° dia pós-transplante estão relacionados com disfunção precoce do enxerto.[3]

O TTPa pode ser avaliado em particular na vigência de sangramento ativo, ou quando ocorrem alterações secundárias à disfunção grave do enxerto ou sepse (como CIVD – coagulação intravascular disseminada), ou nos transplantados em condição crítica pré-Tx (ACLF) em que se pode encontrar altos níveis de heparinoides endógenos.

Fibrinogênio

A dosagem de fibrinogênio no pós-transplante hepático não se correlaciona diretamente com o funcionamento do enxerto, visto os inúmeros fatores confundidores envolvidos, como CIVD, politransfusão e hemodiluição. Sua elevação, em conjunto com outros marcadores (diminuição de ALT, AST e lactato, elevação do fator V), pode significar o funcionamento adequado do enxerto.

Em caso de hemorragia perioperatória, sua dosagem pode ser auxiliar na definição da necessidade de reposição (em particular se elevado), quando os métodos viscoelásticos não estiverem disponíveis.

Fator V

A dosagem do fator V é validada pelo critério de Clichy para avaliação do prognóstico e indicação de transplante hepático em pacientes com insuficiência hepática aguda grave. Sua dinâmica no pós-transplante hepático, entretanto, não é validada como marcador do funcionamento do enxerto. Por semelhança, entretanto, abstrai-se que sua elevação, em conjunto com outros marcadores (diminuição de ALT, AST e lactato, elevação do fibrinogênio), signifique o funcionamento adequado do enxerto.

Transaminases

A alanina aminotransferase (ALT) e a aspartato aminotransferase (AST) são enzimas com importante função no metabolismo de aminoácidos, estando presentes em altas concentrações no citoplasma do hepatócito, fazendo delas excelentes marcadores de lesão hepatocelular.

Sua elevação no pós-transplante é esperada até 24 a 48 horas (pico) decorrente da lesão de preservação/isquemia-reperfusão, com valor máximo habitualmente esperado menor que 2 mil IU/L. Níveis acima de 2 mil UI/L ou persistentemente elevados após 48 a 72 horas[4,5] sugerem funcionamento inadequado do enxerto, estando relacionados tanto a fatores decorrentes do procedimento cirúrgico (tempo de isquemia quente prolongado) como relacionados ao enxerto (idade avançada do doador ou esteatose importante).

A correta interpretação da queda dos valores de transaminases deverá ser contextualizada e comparada a outros marcadores de funcionamento adequado do enxerto (*p. ex.*, queda dos níveis séricos de bilirrubinas e diminuição do INR) visto que, em algumas situações de necrose hepatocelular maciça, a queda abrupta de transaminases pode anteceder disfunção hepática clinicamente grave, especialmente em causas isquêmicas, como choque grave ou trombose de artéria hepática.

Bilirrubinas

A bilirrubina é um produto da degradação da hemoglobina, sendo inicialmente formada nos macrófagos esplênicos na sua forma não conjugada e, posteriormente, transportada carreada pela albumina aos hepatócitos, em que é conjugada ao ácido glicurônico e excretada no sistema hepatobiliar.

A queda dos valores séricos de bilirrubina após o transplante hepático ocorre de forma lenta, com normalização esperada, habitualmente, até o 7° dia (podendo haver pequeno prolongamento a depender dos valores pré-transplante, em particular nas doenças colestáticas). Valores maiores que 10 mg/dL após esse período estão relacionados à disfunção do enxerto de várias naturezas.[3]

Enzimas canaliculares

A fosfatase alcalina e a gama glutamil transferase são enzimas presentes no epitélio biliar e diversos outros tecidos do organismo, tendo sua elevação sérica íntima relação com complicações biliares.

Apresentam valores normais ou discretamente elevados no pós-transplante hepático, com elevação lenta e pico em torno do 5° dia. Elevações tardias de enzimas canaliculares, em associação com aumento dos níveis séricos de bilirrubinas, devem ser investigadas pela relação com complicações relacionadas à anastomose biliar (deiscências, fístulas, estenoses, colangiopatia isquêmica) ou rejeição do enxerto.

Um estudo recente[6] evidenciou que a antecipação do pico de gama glutamiltransferase, em associação com valores baixos de transaminases, relaciona-se com maior sobrevida do paciente e do enxerto em 90 dias, o que pode ser explicado pelo precoce processo de regeneração do enxerto recém-transplantado.

Função renal e eletrólitos

A lesão renal aguda é uma das complicações mais comuns após o transplante hepático, com incidência maior que 50% em algumas séries[7] e relacionada à maior mortalidade hospitalar, principalmente em pacientes com necessidade de terapia substitutiva renal. Atualmente, a definição mais aceita para lesão renal aguda é o KDIGO,[8] utilizando principalmente a elevação de creatinina e o débito urinário como marcadores de disfunção renal; nesse contexto, a dosagem de ureia e creatinina, torna-se indicação rotineira para esses pacientes.

Outro ponto importante é o monitoramento dos eletrólitos, sendo estes necessários para a correta homeostase do receptor e permitindo um ambiente favorável para o funcionamento adequado do enxerto.

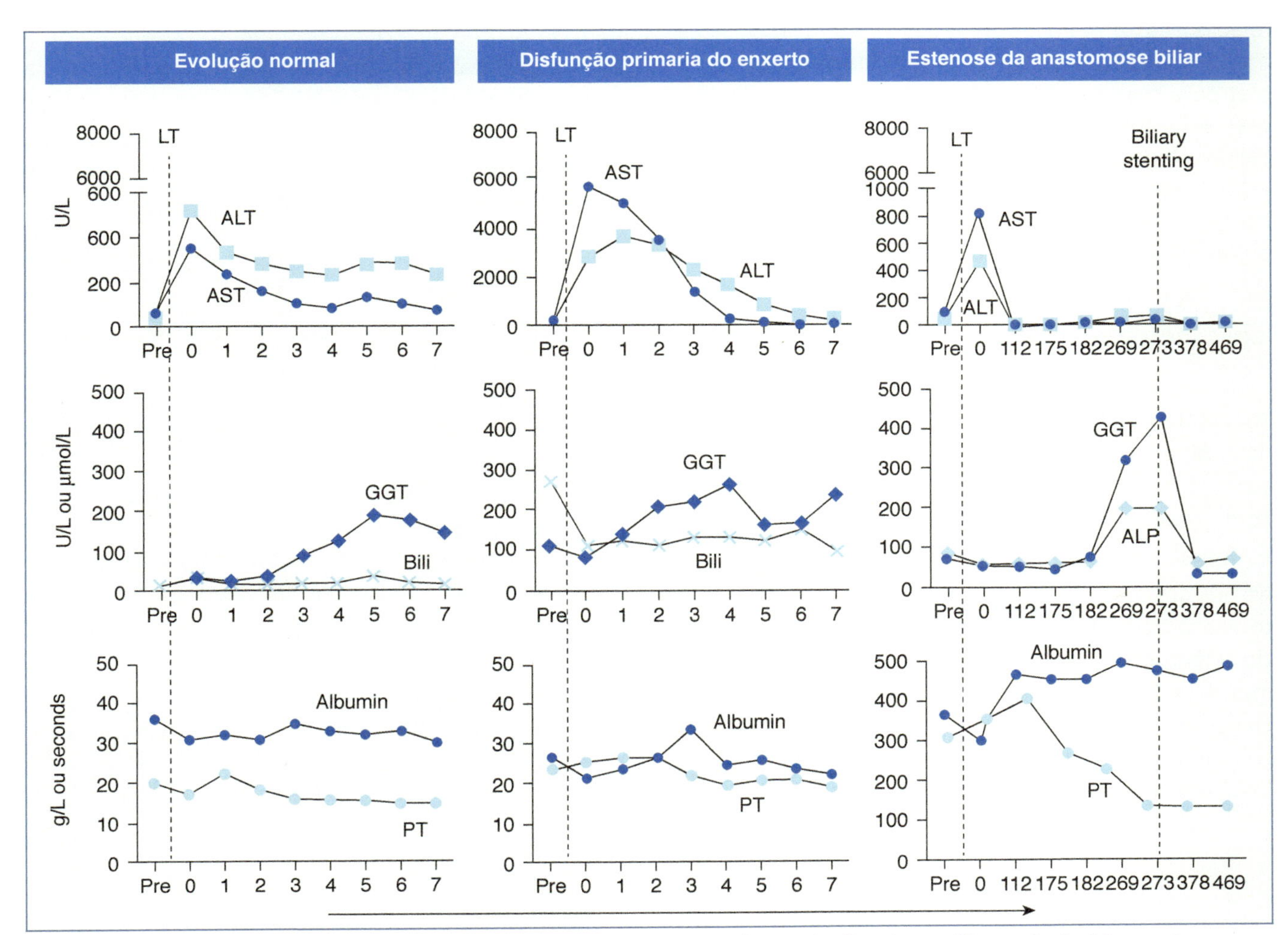

Figura 6.7.1 Dinâmica dos principais biomarcadores no pós-transplante de fígado: gráficos nível sérico *vs* tempo em dias em três cenários: A) Evolução normal. (B) Disfunção primária do enxerto. (3) Estenose de via biliar antes e após colocação de *stent*.

Fonte: Adaptada de Vinood *et al.*, 2017.

Hipercalemia pode estar presente na avaliação inicial em decorrência da lesão de preservação e em casos de síndrome de reperfusão grave, enquanto hipocalcemia pode estar presente em casos de transfusão de grandes volumes de hemocomponentes, uma vez que o citrato utilizado como anticoagulante tem efeito quelante de cálcio.

Como parte da alteração associada à falha hemodinâmica avançada da cirrose descompensada encontra-se hiponatremia importante, particularmente nos listados por ascite refratária. É importante, portanto, avaliar alterações perioperatórias agudas de sódio, que podem ocorrer em até 30%, muitas vezes iatrogênica, com possível impacto neurológico e despertar conturbado, em particular em encefalopatas de base. Além disso, sódio e cloro são utilizados em conjunto com bicarbonato para o cálculo do aníon *gap*.

Em quadros de hepatite aguda grave e pós-hepatectomia, a diminuição dos níveis séricos de fósforo relaciona-se a maior regeneração hepática, possivelmente pelo aumento da captação hepatocitária desse eletrólito para produção de ATP, além de outros processos metabólicos relacionados com a regeneração celular. No pós-transplante de fígado, não existem valores de referência para esse eletrólito, devendo, portanto, ter sua relevância contextualizada, principalmente na decisão das intervenções.

Gasometria e lactato

Usualmente, os pacientes no pós-transplante são encaminhados à unidade de intubados em ventilação mecânica; nesse contexto, a gasometria arterial tem como função a avaliação das trocas gasosas, assim como o equilíbrio ácido-base.

A otimização hemodinâmica no pós-transplante é essencial para o funcionamento adequado do enxerto e a prevenção de disfunções orgânicas; o cateter de artéria pulmonar ainda é, no HC-FMUSP, rotineiramente utilizado para guiar a reanimação hemodinâmica no intra e pós-operatório imediato, com a coleta de gasometria venosa central para calibração medida de SvO_2 em tempo real, quando disponível.

O lactato é metabolizado em piruvato pelo fígado via ciclo de Cori; o inadequado clareamento de seus níveis séricos pode se relacionar com disfunção do enxerto. Apesar disso, no período pós-transplante, diversas alterações macro e micro-hemodinâmicas coexistem na elevação de seus níveis. Dessa forma, sua interpretação deve ser contextualizada à condição hemodinâmica do paciente e em congruência com os demais marcadores de função do enxerto.

Amônia

A amônia é um subproduto do metabolismo de proteínas, com principal via de metabolização a hepática por meio do ciclo da ureia; a disfunção hepática pode levar ao seu acúmulo no sistema nervoso central e encefalopatia. Serve de auxílio em pacientes com despertar conturbado, em particular naqueles transplantados por encefalopatia de repetição, como auxiliar à definição do bom funcionamento do enxerto, além do diagnóstico diferencial de outras encefalopatias metabólicas (comuns nesse período) e associada a drogas imunossupressoras.

Valores de amônia maiores que 50 µmol/L do segundo ao 7° dia pós-transplante estão relacionados à disfunção precoce do enxerto.[4]

Exames de imagem

A radiografia de tórax deve ser solicitada na admissão à UTI, com intuito de checar posicionamento de dispositivos (cateter venoso central, tubo orotraqueal e zona pulmonar em que se encontra o Swan-Ganz), bem como avaliar complicações eventuais do intraoperatório. Sua repetição se dá sob demanda, prevendo-se como achados frequentes: derrame pleural à direita por contiguidade diafragmática da área de dissecção (especialmente se há aderência da cápsula hepática à cúpula diafragmática); congestão pulmonar; atelectasias.

A ultrassonografia com Doppler de enxerto também deve ser realizada nas primeiras 24 horas e repetida sob demanda, sendo seu papel discutido em detalhes em capítulo à parte.

Tabela 6.7.1 Exames mais utilizados nos pós-transplante.

Exame	Principais objetivos com a avaliação
Hemograma completo	Monitorar sangramento, infecção, citopenias associadas aos imunossupressores
Hematócrito do dreno (JP)	Em caso de aspecto hemático ou incaracterístico, débito elevado, como forma de estabelecer valor preditivo negativo para sangramento
TP e TTPa	Avaliação da função do enxerto, guiar transfusão de hemocomponentes em caso de sangramento
Fibrinogênio	Avaliação da função do enxerto, guiar transfusão de hemocomponentes em caso de sangramento
Fator V	Avaliação da função do enxerto, em particular nos casos de risco de DPE
ALT | AST | FA | γGT | Bilirrubinas totais e frações	Avaliação da função do enxerto, lesão hepatocelular, disfunção primária ou secundária; rejeição
Ureia e creatinina	Avaliação da função renal
Eletrólitos	Ajuste no pós-reperfusão
Cálcio	Queda na reperfusão grave e politransfusão (sequestro citrato)
K	Elevação na reperfusão e por imunossupressores
Na	Vigilância de alterações agudas em doente hiponatrêmico de base
Mg	Queda associada a perda, hemodiluição e imunossupressores
Gasometria arterial	Trocas gasosas e equilíbrio acido base
Gasometria venosa mista	Consumo sistêmico de O_2 via SvO_2, em particular em doentes com MELD elevado, ACLF e risco de miocardiopatia cirrótica
Lactato arterial	Adjuvante na avaliação da função do enxerto e perfusão tecidual global
Amônia	Avaliação da função do enxerto em particular nos casos de risco de DPE e paciente que não desperta
Proteína C Reativa	Adjuvante no monitoramento de infecções e complicações do enxerto
Desidrogenase lática	Avaliação adjuvante de função, em particular se suspeita de DPE
Amilase/lipase	Avaliação de pancreatite perioperatória, particularmente se suspeita de trauma cirúrgico ou tempo cirúrgico elevado
Troponina	Monitorar infarto perioperatório em pacientes de risco, em particular se orientado no risco cirúrgico pré-operatório
Culturas (hemocultura e urocultura)	Vigilância infecciosa, estabelecendo-se *baseline* à chegada e em eventual piora
Albumina	Auxiliar no estabelecimento de *status* de doença hepática e recuperação nutricional
Glicemia	Monitoramento para controle protocolar evitando-se desfechos específicos; adjuvante no caso de disfunção do enxerto
Nível sérico de tacrolimo	Ajuste da dose de imunossupressão
Swab retal (KPC/VRE)	Coortes de vigilância; eventual auxílio na decisão antimicrobiana profilática e/ou empírica e MELD elevado e paciente crítico
Testes viscoelásticos (TEG/ROTEM)	Guiar transfusão de hemocomponentes
Radiografia de tórax	Monitorar complicações e posicionamento de dispositivos; monitorar complicações respiratórias
USG Doppler de enxerto	Avaliação de complicações vasculares precoces
Eletrocardiograma	Monitoramento complicações arritmogênicas da miocardiopatia cirrótica e de eventos coronarianos de acordo com risco cirúrgico

Fonte: Desenvolvida pela autoria.

6.7.3 SUGESTÃO DE PRESCRIÇÃO PADRÃO NO PÓS-TRANSPLANTE

6.7.3.1 Dieta e soroterapia de manutenção

A terapia nutricional é indispensável, tanto no preparo pré-transplante quanto no perioperatório, e mantida a longo prazo. Os candidatos a transplante, em geral, apresentam graus variáveis de desnutrição e sarcopenia, impactando de forma negativa no pós-operatório, na recuperação e na reabilitação.

No HC-FMUSP, são mantidos com aporte calórico por infusão contínua de glicose a 50%, em baixo volume, especialmente quando instáveis hemodinamicamente, ao invés de soro de manutenção com eletrólitos, evitando-se sobrecarga volêmica iatrogênica. Se estáveis e/ou em melhora, inicia-se aporte oral e/ou enteral o mais precoce possível, com rápido alcance de meta calórica estimada, em geral com alvo hipercalórico e hiperproteico. Quando há dificuldade ou impossibilidade de uso do TGI, inicia-se aporte parenteral, o que deve ser conduta de exceção.

6.7.3.2 Cristaloides e coloides

Em pacientes que necessitem de expansão volêmica, os cristaloides são os fluidos de escolha, dando-se preferência ao Ringer Lactato, uma vez que o soro fisiológico pode estar associado à piora de acidose por conta de hipercloremia. A albumina tem sido tradicionalmente utilizada, no cirrótico, como primeira linha em situações como tratamento e prevenção de síndrome hepatorrenal e reposição calculada após paracentese de grande monta. No contexto de pós-transplante, tem evidência controversa, apesar de uso em larga escala por proximidade de evidência fisiológica e prática universal. É utilizada em nosso serviço como expansor puro ou em associação com cristaloides, além de repositor de perdas baseada no débito do dreno intracavitário. Os pacientes com ascite refratária pré-transplante frequentemente evoluem com grande perda de ascite pelos drenos nos primeiros dias subsequentes à cirurgia. Realiza-se reposição de 1 frasco de albumina humana a 20% para cada 500 mL de débito do dreno, de forma empírica.

6.7.3.3 Sedação

Não há particularidades nesse quesito, havendo tendência à adoção das recomendações habituais de sedação em doente crítico. Atualmente, são poucas as indicações de se manter os pacientes sedados no ambiente de terapia intensiva. Com o decorrer dos anos, mostrou-se que a manutenção dos sedativos por tempo prolongado estava associada a maior tempo de ventilação mecânica, maior incidência de *delirium* e atraso na recuperação. Os novos *guidelines* baseiam-se, ao invés da sedação profunda, no despertar diário e nos protocolos de não sedação. Mantém-se a menor dose necessária para que o paciente fique confortável, com objetivo de manter RASS 0 a -2 (escala entre +4 a -5). Quando em pós-operatório imediato, se boa evolução e sem instabilidade grave, os pacientes que ainda estão intubados são mantidos sem sedação para que possamos avaliar seu despertar (o que é um dos marcadores de funcionamento do enxerto) e possível progressão de desmame ventilatório. Situações especiais como instabilidade grave e progressiva, SARA grave, necessidade de prona e estado de mal são as indicações de sedação profunda. As demais situações titulamos a menor dose para conforto. Dentre os sedativos, utilizamos com maior frequência o propofol em vez de benzodiazepínicos como midazolam, por conta do menor acúmulo e menor meia-vida para otimizar o despertar.

Um desafio frequente no manejo neurológico no pós-transplante envolve o paciente com encefalopatia prévia, especialmente aquelas advindos de listagem por situação especial por conta da essa complicação, em geral em condição já crônica e incapacitante. São pacientes com despertar muito mais lento e conturbado, permanecendo em média mais tempo em ventilação mecânica. A estratégia da não-sedação é a escolha; em sua impossibilidade (*p. ex.*, *delirium* hiperativo e despertar perigoso), o uso de hipnóticos e benzodiazepínicos deve ser evitado ao máximo, escolhendo-se opioide de meia-vida curta, dexmedetomidina e antipsicóticos atípicos. Não há evidência no cenário pós-transplante de que o tratamento habitual da encefalopatia (com uso de lactulona, enema e antibióticos), em enxertos normofuncionantes, impacte no tempo de intubação ou tempo de internação em UTI.

6.7.3.4 Imunossupressores

A imunossupressão inicia-se na indução anestésica e segue no pós-operatório, podendo ser realizada com uma variedade de medicações, de acordo com o protocolo de cada serviço. Particularidades do protocolo HC-FMUSP serão discutidas em capítulo específico .

6.7.3.5 Antibióticos e imunoglobulinas

A profilaxia antimicrobiana tem como objetivo principal reduzir as infecções de sítio cirúrgico no pós-operatório, reduzindo a morbidade, hospitalização prolongada e óbito. Estudos atuais sugerem que não há diferença entre ciclos mais curtos, como uso apenas no intraoperatório, *versus* mais prolongados (72 horas). A escolha e o tempo de terapia é baseada na análise do doador, infecções atuais, receptor, foco, culturas positivas e perfil microbiológico do serviço. Nas Tabelas 6.7.1 a 6.7.5, segue-se o protocolo vigente do serviço de Transplante de fígado do HC-FMUSP.

Mais detalhes serão discutidos em capítulo específico.

Tabela 6.7.1 Imunossupressores mais utilizados.

Agente	Classificação	Indicação	Dose
Metilprednisolona, prednisona ou prednisolona	Corticoide	Indução, tratamento rejeição celular, manutenção	500 mg ou 1 g indução, seguida de 200 mg 1° PO e redução de 40 mg/dia até 40 mg de metilprednisolona e transição para prednisona 20 mg
Tacrolimo	Inibidor calcineurina	Manutenção	0,1-0,15 mg/kg/dia dividido 12/12h OU a critério da equipe assistente
Ciclosporina	Inibidor calcineurina	Manutenção	10 a 15 mg/kg/dia dividido 12/12h OU a critério da equipe assistente
Micofenolato mofetil	Inibidor purina sintetase	Manutenção, tratamento rejeição	Variável
ATG	Anticorpo policlonal	Indução, tratamento rejeição corticorresistente	Indução 1,5 mg/kg/dia – 3 dias Tratamento 5-7dias
Basiliximab	Anticorpo monoclonal	Indução, tratamento rejeição corticorresistente	20 mg indução e 20 mg 4° PO

Fonte: Desenvolvida pela autoria.

Tabela 6.7.2 Profilaxia infecções bacterianas.

	Esquemas	Duração
Profilaxia cirúrgica habitual	▪ Ampicilina 2 g EV na indução, depois 1 g 6/6h ▪ Cefotaxima 2 g na indução, 2 g 3/3h no intraoperatório, depois 1 g EV 6/6h por 48 h	48h
Profilaxia cirúrgica: doador infectado	▪ Manter no receptor o antibiótico em uso no doador; ou ▪ Tratar o receptor conforme agente isolado em culturas do doador 7 dias	7 dias
Profilaxia cirúrgica: receptor infectado	▪ Tratar ou completar o tratamento da infecção documentada. ▪ Ajustar antibiótico conforme tempo de internação, uso prévio de antibióticos e perfil epidemiológico das infecções locais.	Variável (mínimo 48h)
Profilaxia cirúrgica: Na presença de um dos abaixo: 1. Receptor colonizado por BGN multirresistente, e/ou 2. Uso de ATB nos últimos 30 dias por pelo menos 48 horas (cefalosporinas de terceira geração, pipetazo, carbapenêmicos), e/ou 3. MELD > 24, e/ou 4. Realização de hemodiálise por mais de 24 horas	▪ Ampicilina 2 g EV na indução, depois 1 g 6/6h ▪ Amicacina 15 mg/kg EV 1x/dia	48h

*Iniciar na indução cirúrgica pré-Tx,

Fonte: Desenvolvida pela autoria.

Tabela 6.7.3 Profilaxia infecções fúngicas.

Agentes	Critérios	Esquemas	Duração
Candida spp	Pelo menos 1 dos fatores de risco maiores: ■ Hepatite fulminante ■ Indicação de retransplante ■ Hemodiálise pós transplante OU Pelo menos 2 dos fatores de risco menores: ■ UTI nos últimos 30 dias pré-transplante ■ Antibioticoterapia nos 30 últimos dias pré-transplante ■ Reoperação' ■ Derivação biliodigestiva ■ Profilaxia PBE ■ Colonização de mais de 2 sítios	Fluconazol 200 mg VO ou EV 12/12h	21 dias*

* Discutível interrupção precoce em determinados casos (p. ex., ciclo curto de diálise).

Fonte: Desenvolvida pela autoria.

Tabela 6.7.4 Profilaxia infecções virais.

Agentes	Critérios	Esquemas	Duração
Citomegalovírus (CMV)	Receptor IgG negativo	Ganciclovir 5 mg/kg EV Ou Valganciclovir 900 mg VO	1x/dia por 21 dias e 3x/semana por 3 meses 1x/dia por 3 meses*
	Receptor IgG positivo	Monitorizar com PCR quantitativo 7/7 dias enquanto estiver internado. Após, 15/15 dias Se positiva: ganciclovir 5 mg/kg EV ou vanganciclovir 900 mg VO	3 meses** 12/12h até 1 semana após negativação da viremia, por no mínimo 14 dias***

*Em caso de rejeição e necessidade de pulso de corticoide, reinstituir a profilaxia ou estendê-la por 6 meses.
**Em caso de rejeição e necessidade de pulso de corticoide, estendê-la por 6 meses.
***Nesses casos, manter valganciclovir profilático 900 mg/dia por mais 3 meses.
Fonte: Desenvolvida pela autoria.

Tabela 6.7.5 Profilaxia de hepatite B.

Critérios	Esquemas	Duração
Hepatite B crônica	HBIG 800 UI no intraoperatório HBIG 800 UI por dia nos primeiros 7 dias pós-Tx HBIG 800 UI 1x ao mês até 1 ano pós-Tx	1 ano
	Antiviral oral continuadamente desde o primeiro PO – manter esquema em uso pré-Tx. Caso não esteja em uso pré-Tx, iniciar tenofovir ou entecavir	Nunca suspender
Doador antiHBc positivo/ receptor HBsAg negativo	Lamivudina 150 mg/dia para o receptor a partir do primeiro PO	Nunca suspender

Fonte: Desenvolvida pela autoria.

6.7.3.6 Profilaxias – TEV/ úlcera de estresse

O risco de tromboembolismo venoso está aumentado nos pacientes cirúrgicos, incluindo os doentes em pós-operatório de transplante de fígado; no entanto, tais pacientes também apresentam risco de sangramento até melhora da função hepática. Além disso, ocorre plaquetopenia acentuada na primeira semana pós-transplante. Dessa forma, a profilaxia química é introduzida de forma mais tardia, em geral quando plaquetas em curva de ascensão e acima de 50 mil e INR < 1.5 (vide capítulo que aborda esse tema com mais detalhes).

A profilaxia de úlcera de estresse, embora controversa, é usada em nosso serviço quando pacientes estão em ventilação mecânica e apresentam coagulopatia, em particular por conta das altas doses de corticoides recebidas no intraoperatório. Quando em curva de melhora e com progressão de dieta, tal profilaxia pode ser suspensa.

Mais detalhes serão discutidos em capítulo específico.

6.7.3.7 Analgesia e antieméticos

Embora o transplante hepático seja uma cirurgia abdominal de grande porte e com extenso leito de dissecção, a dor no pós-operatório é queixa pouco frequente e de controle relativamente simples. O enxerto denervado (e, muitas vezes, descapsulizado) é indolor, sendo, portanto, relatada geralmente em região de parede abdominal. De fato, quando ela ocorre, causas secundárias e complicações devem ser aventadas, como coleções/deiscências com presença de líquido cavitário, peritonite secundária, isquemia etc.

O controle álgico é feito de forma individual e é parte essencial de uma boa recuperação e reabilitação. Quando em ventilação mecânica, pode-se fazer uso de fentanil em baixas doses de forma segura, com pouco efeito na função hepática e hemodinâmica. Analgésicos comuns, como dipirona e paracetamol, podem ser usados rotineiramente com segurança, associados a opioides sob demanda, estando alerta para possíveis efeitos adversos. Escalas de dor como visual analógica ou BPS (se em ventilação mecânica) podem auxiliar o monitoramento e ajuste de doses no decorrer da evolução.

Em relação ao controle de náuseas e vômitos, não há uma classe específica de medicação a ser utilizada. Pode haver gastroparesia transitória relacionada à anestesia, hipofluxo temporário e dissecção adjacente, porém, em geral, é de rápida resolução. Podemos nos guiar de acordo com as vias neuronais ativadas e os fatores associados a náusea e vômito no pós-operatório, como induzida por anestésicos ou opioides, alterações no labirinto, estímulos sensitivos, entre outros.

6.7.3.8 Cuidados especiais

Assim como qualquer doente em ambiente de terapia intensiva, faz-se necessário, para melhores resultados, o controle glicêmico (especialmente quanto à infecção de sítio cirúrgico), oferta adequada de oxigênio para evitar hipoxemia e disfunções orgânicas, manutenção de pressão arterial a partir de drogas vasoativas quando hipotensão não responsiva a volume, além de reabilitação precoce.

- Jejum e SNG aberta (até extubação; após iniciar progressão de dieta oral/enteral).
- Glicose 50% – 250 mL em bomba de infusão em 24h – se jejum.
- Ampicilina 1g EV 6/6h por 48h (habitual).
- Cefotaxima 1g EV 6/6h por 48h (habitual).
- Albumina humana 20% EV (1 frasco para cada 500 mL de dreno) + a critério médico.
- Fentanil 50 mL EV em bomba de infusão – a critério médico.
- Propofol 100 mL EV em bomba de infusão – a critério médico.
- Dipirona 1.000 mg EV 6/6h se dor ou febre.
- Ondansetrona 8 mg EV 8/8h se náuseas ou vômitos.
- Omeprazol 40 mg EV.
- Glicose 50% 40 mL EV se dextro < 70.
- Ringer lactato 500 mL EV ACM – correr aberto em *bólus*.
- Metilprednisolona 200 mg EV 1x/dia (1° PO) – seguido de descalonamento de 40 mg diário.
- Compressor pneumático intermitente (até introdução profilaxia química).
- Dextro 6/6h e correção conforme protocolo.
- Cabeceira elevada 30 a 45°.
- Fisioterapia motora e respiratória.
- Doppler hepático – 1° PO.

Figura 6.7.2 Exemplo de prescrição padrão do pós-operatório imediato de transplante hepático.

Fonte: Desenvolvida pela autoria.

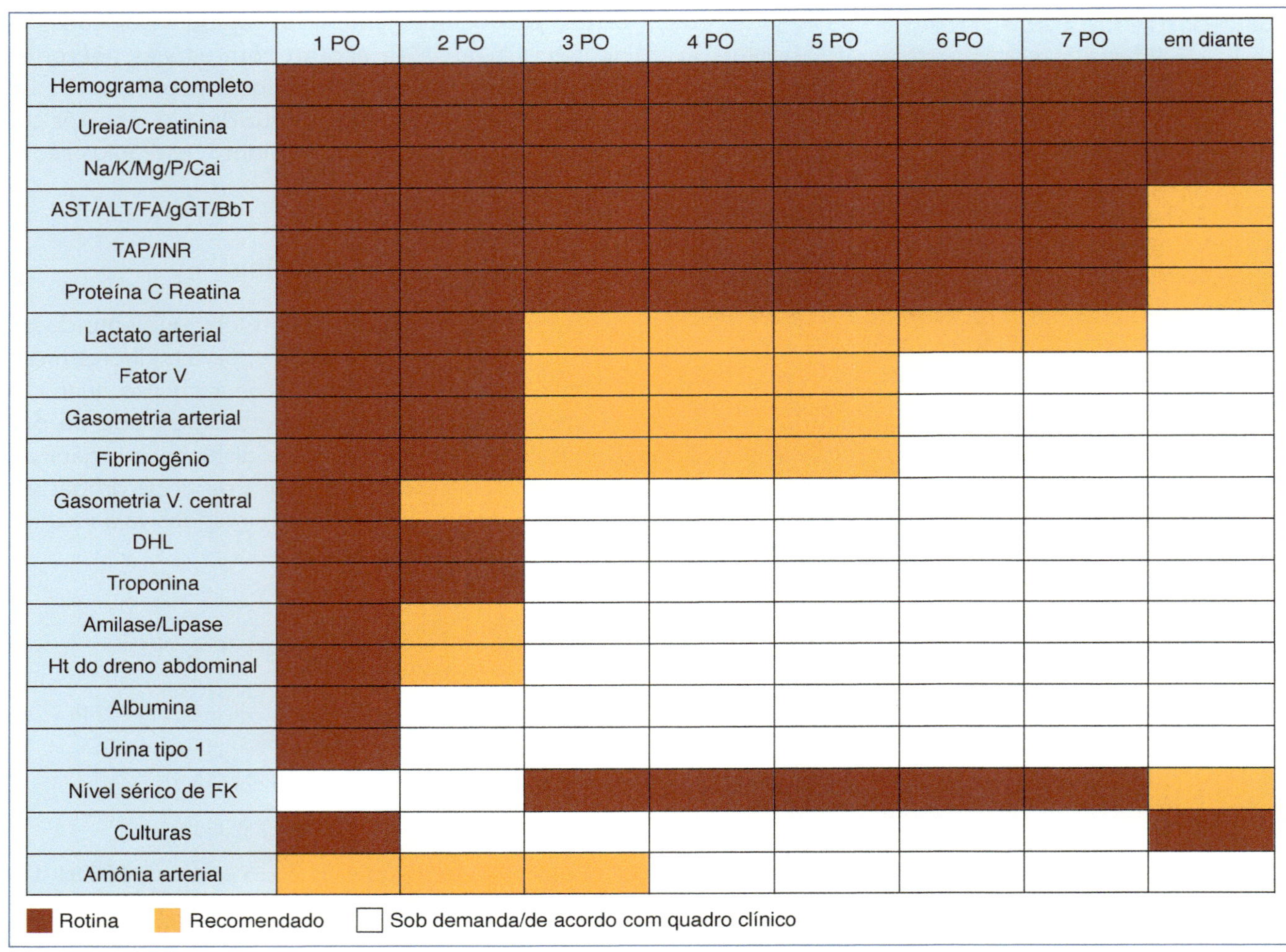

Figura 6.7.3 **Sugestão de exames de acordo com a evolução pós-operatória.**
Fonte: Desenvolvida pela autoria.

6.7.4 CONCLUSÃO

A abordagem do paciente em pós-operatório de transplante hepático difere dos outros pacientes cirúrgicos em particular com relação à antibioticoterapia profilática e à imunossupressão. Os demais cuidados de terapia intensiva ocorrem de forma semelhante, com analgesia adequada que possibilite uma reabilitação precoce, uso minimizado de sedativos, extubação precoce, otimização hemodinâmica por metas, profilaxias de TEV e LAMG, e aporte nutricional sistematizados. O seguimento dos exames laboratoriais nos auxiliam na tomada de decisões antes da deterioração clínica (em particular no que tange a disfunção precoce do enxerto), sendo de extrema importância conhecer o padrão evolutivo de cada marcador no pós operatório.

Referências

1. Cleland S, Corredor C, Ye JJ, Srinivas C, McCluskey SA. Massive Haemorrhage in Liver Transplantation: Consequences, Prediction and Management. World J Transplant. 2016;6(2):291-305.
2. Takahashi K, Nagai S, Safwan M, Liang C, Ohkohchi N. Thrombocytopenia After Liver Transplantation: Should We Care? World J Gastroenterol. 2018;24(13):1386-97.
3. Olthoff KM, Kulik L, Samstein B, Kaminski M, Abecassis M, Emond J et al. Validation of a Current Definition of Early Allograft Dysfunction in Liver Transplant Recipients and Analysis of Risk Factors. Liver Transpl. 2010;16(8):943-9.
4. Ploeg RJ, D'Alessandro AM, Knechtle SJ, Stegall MD, Pirsch JD, Hoffmann RM et al. Risk Factors for Primary Dysfunction After Liver Transplantation – A Multivariate Analysis. Transplantation. 1993;55(4):807-13.
5. Nanashima A, Pillay P, Verran DJ, Painter D, Nakasuji M, Crawford M et al. Analysis of Initial Poor Graft Function After Orthotopic Liver Transplantation: Experience of an Australian Single Liver Transplantation Center. Transplant Proc. 2002;34(4):1231-5.
6. Eisenbach C, Encke J, Merle U, Gotthardt D, Weiss KH, Schneider L et al. An Early Increase in Gamma Glutamyltranspeptidase and Low Aspartate Aminotransferase Peak Values Are Associated with Superior Outcomes After Orthotopic Liver Transplantation. Transplant Proc. 2009;41(5):1727-30.
7. Durand F, Francoz C, Asrani SK, Khemichian S, Pham TA, Sung RS et al. Acute Kidney Injury After Liver Transplantation. Transplantation. 2018;102(10):1636-49.
8. Khwaja A. KDIGO Clinical Practice Guidelines for Acute Kidney Injury. Nephron Clin Pract. 2012;120(4):c179-84.

6.8

Manejo das Situações Especiais no Pós-Transplante

Roque Gabriel Rezende de Lima | Bruna Damásio Moutinho

6.8.1 INTRODUÇÃO

O transplante hepático é a terapia de escolha para pacientes com doença hepática em estádio final. Esses pacientes, antes e após o transplante, correspondem a uma população clínica complexa com necessidades específicas de cuidados clínicos. A unidade de terapia intensiva (UTI) tem papel fundamental no cuidado de pacientes transplantados hepáticos. O cuidado desses pacientes é desafiador já que frequentemente podem apresentar progressiva deteriorização hemodinâmica, endócrino-metabólica, pulmonar e nutricional. Neste capítulo será abordada a evolução de algumas situações específicas do pós-transplante.

6.8.2 SÍNDROME HEPATOPULMONAR E HIPERTENSÃO PORTOPULMONAR

As duas principais complicações vasculares pulmonares da doença hepática avançada que afetam a sobrevida após o transplante hepático são a síndrome hepatopulmonar (SHP) e a hipertensão portopulmonar (HPP).

É essencial distinguir esses dois processos vasculares pulmonares. A SHP leva à hipoxemia progressiva por meio de dilatação vascular intrapulmonar.[1-5] A HPP é a hipertensão arterial pulmonar no cenário de hipertensão portal e é marcada pelo remodelamento vascular pulmonar que pode levar à insuficiência cardíaca direita.[1,5]

As duas complicações impactam de maneira significativa a sobrevida do pré e pós-transplante. Desse modo, é essencial entender o curso dessas complicações e seu manejo no paciente transplantado.

6.8.2.1 Síndrome hepatopulmonar

A síndrome hepatopulmonar é definida pela tríade: disfunção hepática ou hipertensão portal, dilatações vasculares intrapulmonares e trocas gasosas anormais (Tabela 6.8.1).[1-3] Sua prevalência varia entre os estudos dependendo dos critérios diagnósticos e da população estudada e as estimativas variam de 4% a 47% em pacientes com doença hepática avançada, com média de aproximadamente 30%.[1] Apesar de mais frequente na doença hepática avançada grave, pode ocorrer também em hepatopatia crônica leve.[1]

Tabela 6.8.1 Critérios diagnósticos para síndrome hepatopulmonar.

1	Hipertensão portal com ou sem doença hepática cirrótica.
2	Hipoxemia arterial:
	a. Gradiente alvéolo-arterial de oxigênio > 15 mmHg.
3	3. Dilatação vascular pulmonar:
	a. Ecocardiografia transtorácica com contraste "positivo" tardia;
	ou
	b. Captação cerebral anormal (> 6%) após escaneamento de perfusão pulmonar por albumina macroagregada com tecnécio-99m (99mTcMAA).

Fonte: Desenvolvida pela autoria.

A presença de SHP afeta significativamente a morbidade e a mortalidade em pacientes com doença hepática.[1-4] Pacientes com a doença têm o dobro do risco de morte quando comparados com pacientes com doença hepática de gravidade semelhante, sendo a mortalidade maior para aqueles com SHP classificados como "muito graves".[1] A classificação de gravidade, segundo a Sociedade Respiratória Europeia , é mostrada na Tabela 6.8.2.

Tabela 6.8.2 Classificação de gravidade da síndrome hepatopulmonar.

Leve	$PaO_2 \geq 80$ mmHg
Moderada	PaO_2 60–79 mmHg
Grave	PaO_2 50–59 mmHg
Muito grave	$PaO_2 < 50$ mmHg

Fonte: Desenvolvida pela autoria.

A hipoxemia grave deve ser considerada como uma indicação para transplante hepático e esses pacientes devem ser preparados com esse objetivo. A pontuação MELD para HPS começa em 22 pontos (para pacientes com PaO_2 < 60 mmHg, descartada outra causa pulmonar) e é aumentada a cada 3 meses se PaO_2 se mantiver abaixo de 60 mmHg. Dados da United Network for Organ Sharing (UNOS) demonstraram mortalidade de 8% na lista de espera e pior sobrevida pós-transplante se valores de PaO_2 < 44 mmHg anterior ao transplante hepático.[1]

Atualmente, não há terapia medicamentosa eficaz para o tratamento da SHP.[1-3] A suplementação de oxigênio é indicada para pacientes com PaO_2 <60 mmHg ou com dessaturação de oxigênio induzida pelo exercício.[1] A descompressão portal através do *shunt* portossistêmico intra-hepático transjugular (TIPS) é de benefício incerto e precisa de mais estudos clínicos para determinar sua eficácia.[1,2] O transplante de fígado é a única terapia eficaz considerada curativa. A resolução total ou melhora significativa na troca de gases no pós-transplante de fígado é observada em mais de 85% dos pacientes, e a normalização da hipoxemia arterial é variável e pode ser superior a um ano.[4]

São raros os relatos na literatura de óbitos no intraoperatório atribuível diretamente à SHP, no entanto, manter oxigenação arterial satisfatória no intraoperatório e imediatamente no pós-operatório pode ser um desafio. A resolução das anomalias das trocas gasosas usualmente ocorre dentro de 6 a 12 meses do transplante, embora a persistência após 12 meses tenha sido relatada em algumas casuísticas.[1] A recorrência de HPS após cirurgia é rara e significa doença no fígado transplantado.

Segundo demonstrado por alguns estudos,[1] o prognóstico após o transplante pode ser bom, com taxa de sobrevida em 5 anos de 76%, semelhante aos pacientes sem HPS submetidos à transplante. No entanto, relatos anteriores observaram um alto índice de complicações pós-operatórias nesses pacientes, sendo a hipoxemia pós-transplante uma complicação importante. Grande parte dos pacientes responderá a 100% de oxigênio inalatório, mas manter uma oxigenação arterial adequada no intra e no pós-operatório imediato pode ser um desafio.[1] A monitoração da saturação venosa mista de oxigênio é importante e se SvO_2 for < 65%, deve-se considerar derivação veno-venosa.[1] A piora da oxigenação pode ocorrer no cenário de sedação, atelectasia, sobrecarga de volume, edema pulmonar não cardiogênico ou infecção. O preditor mais forte de mortalidade pós-transplante é PaO_2 < 50 mmHg no pré-operatório.[1]

Uma das principais complicações, responsável por permanência prolongada na UTI e morte no pós-transplante, é a "hipoxemia grave pós-transplante", definida como uma necessidade de 100% de oxigênio inspirado (FiO_2) para manter uma saturação de 85% (excluída outra causa pulmonar concomitante). Embora os sobreviventes tenham uma normalização completa das trocas gasosas ao longo do tempo, a "hipoxemia grave pós-transplante" ocorre em 6% a 21% dos pacientes com SHP, acarreta mortalidade de 45% e é responsável pela maioria das mortes perioperatórias nessa população. Essa complicação tende a ocorrer precocemente no período pós-operatório (geralmente dentro de 24 horas). Acredita-se que esteja relacionada à vasoconstrição pulmonar pós-operatória, resultante de uma mudança abrupta nos mediadores vasculares que entram no pulmão do efluente hepático. Por conta do possível remodelamento e comprometimento da vasoconstrição em vasos dilatados, vasos pulmonares normais (não-dilatados) podem vasoconstringir desproporcionalmente, resultando em aumentos adicionais no fluxo através de vasos dilatados e, consequentemente, uma piora transitória no defeito de difusão-perfusão e ventilação-perfusão.[1] Desse modo, o objetivo da terapia é diminuir a mortalidade precoce e manter a oxigenação por tempo suficiente até que a reversão pós-transplante da patologia da SHP possa começar a ocorrer.

Como na maioria dos pacientes intubados, a extubação precoce é uma meta para minimizar o risco de pneumonia associada à ventilação mecânica e aumentada pela imunossupressão pós-transplante. Diante de hipoxemia severa, alguns serviços recomendam posição de Trendelenburg, uso de óxido nítrico inalado, prostaciclinas e azul de metileno. Nos casos de hipoxemia refratária, pode ser necessária oxigenação por membrana extracorpórea intra ou pós-operatória (ECMO).[1]

6.8.2.2 Hipertensão portopulmonar

A hipertensão portopulmonar é definida como a presença de hipertensão pulmonar no contexto de hipertensão portal.[1,5] O risco de desenvolver HPP independe da gravidade da doença hepática e sua frequência em pacientes hepatopatas é menor quando comparada à síndrome hepatopulmonar. Estudo prospectivo[6] com 1.235 pacientes avaliados para transplante hepático encontrou 5% de critérios hemodinâmicos para o HPP.

A presença e a gravidade da hipertensão portopulmonar não foram correlacionadas com a gravidade da doença hepática (escore MELD) nem com o grau de hipertensão portal (gradiente de pressão venosa hepática medido).[1,6] A triagem para HPP deve se iniciar com um ecocardiograma com Doppler transtorácico, sendo este recomendado a cada 12 meses para os pacientes listados para transplante hepático ou em pacientes sintomáticos com hipertensão portal.[1] No entanto, é o cateterismo cardíaco direito o padrão-ouro para o diagnóstico.[1,5] As diretrizes da Associação Americana para o Estudo das Doenças Hepáticas (AASLD) recomendam o cateterismo cardíaco direito em pacientes com pressão sistólica ventricular direita maior ou igual a 45 mmHg. A avaliação hemodinâmica é essencial para o diagnóstico, pois os pacientes com doença hepática avançada podem ter outras formas de hipertensão pulmonar, particularmente hipertensão pulmonar causada por um estado hiperdinâmico ou por sobrecarga de volume ventricular esquerdo.

Os critérios diagnósticos de acordo com a Sociedade Respiratória Europeia são mostrados na Tabela 6.8.3.

Tabela 6.8.3 Critérios diagnósticos para hipertensão portopulmonar.

1	Presença de hipertensão portal (diagnóstico clínico).
2	Presença de hipertensão arterial pulmonar:
	a. Pressão arterial pulmonar média > 25 mmHg;
	a. Pressão de oclusão da artéria pulmonar < 15 mmHg;
	a. Resistência vascular pulmonar > 240 dyne/s/cm^{-5}.

Fonte: Desenvolvida pela autoria.

O prognóstico para HPP é geralmente ruim. Sem tratamento, a sobrevida em um ano é estimada entre 35% e 46%.[1] As diretrizes do AASLD indicaram que o grau leve de HPP não é de grande preocupação, mas o HPP moderado e grave são preditores de aumento da mortalidade após o transplante hepático. O estadiamento da doença é mostrado na Tabela 6.8.4.

Tabela 6.8.4 Estágio da hipertensão portopulmonar.

Estágio	Pressão da artéria pulmonar média
Leve	25–35 mmHg
Moderada	35–45 mmHg
Grave	≥ 45 mmHg

Fonte: Desenvolvida pela autoria.

Krowka *et al.*[7] demonstraram que pacientes com HPP podem ser estratificados de acordo com a pressão arterial pulmonar média (PAPm), sendo a mortalidade após-transplante hepático de 100% para pacientes com PAPm > 50 mmHg, de 50% para aqueles com PAPm entre 35 e 50 mmHg e 0% para aqueles com PAPm < 35 mmHg.

Segundo a European Respiratory Society Task Force, pacientes com PAPm < 35 mmHg podem ser submetidos à transplante hepático, enquanto aqueles com PAPm entre 35 e 45 mmHg devem receber terapia vasodilatadora antes do transplante, e os pacientes com PAPm > 45 mmHg devem receber apenas terapia vasodilatadora. Dados retrospectivos sugerem que doentes que atingem uma resposta clínica marcada por uma PAPm < 35 mmHg e que são submetidos ao transplante apresentam boa resposta a longo prazo. Para aquele com detecção de PAPm com valores superiores a 50 mmHg na indução anestésica, deve-se considerar a possibilidade de suspender o transplante tendo em vista a alta mortalidade.

Em relação aos cuidados especificos pós-operatórios, poucos são os dados da literatura sobre o assunto. O manejo desses pacientes deve seguir protocolos de vigilância e assistência respiratória conforme gravidade de cada caso, podendo necessitar, em casos extremos, de administração de óxido nítrico inalado, prostaciclinas e eventualmente, oxigenação por membrana extracorpórea intra ou pós-operatória (ECMO).

6.8.3 ASCITE REFRATÁRIA PÓS-TRANSPLANTE

A ascite refratária pós-transplante é uma complicação pouco frequente no pós-operatório de transplante de fígado e não está relacionada à técnica cirúrgica.[8] É potencialmente grave e pode estar associada à diminuição na sobrevida de até 1 ano. O Clube Internacional de Ascite define ascite refratária pós-transplante como aquela que persiste por mais de 4 semanas após o transplante hepático.

As causas podem ser sistêmicas (não relacionadas à hipertensão portal) ou relacionadas à hipertensão portal.[8] Entre as causas sistêmicas destacam-se peritonite bacteriana ou fúngica (70%) e insuficiência renal (6%); e dentro das causas relacionadas à hipertensão portal predominam a obstrução da veia porta, torção das veias supra-hepática ou doença veno-oclusiva.[8]

Alguns fatores de risco que predispõem a ascite refratária pós-transplante são: presença de ascite refratária antes do transplante, tamanho dos vasos, alterações microvasculares durante episódio de rejeição, a diferença de tamanho entre o fígado do receptor e do doador e complicações pós-operatórias, como ascite quilose, trombose e infecções.[8]

A denominada ascite maciça persistente é definida como produção persistente de mais de 1.000 mL de líquido ascítico além do 14° dia pós-operatório e está associada a um curso prolongado de pós-operatório com possível risco de perda do enxerto e necessidade de retransplante.[9] O mecanismo relacionado ao desenvolvimento dessa entidade pode ser multifatorial e pouco elucidado quando na ausência de causas vasculares mecânicas.[9] Alguns fatores associados à ocorrência de ascite maciça persistente pós-transplante foram escores altos no Modelo de Doença do Fígado em Estágio Final (MELD) e Child-Turcott-Pugh, maior tempo de isquemia fria, ascite pré-transplante e rejeição de enxerto no primeiro mês.[9]

Embora o tratamento da ascite persistente em pacientes com cirrose seja bem definido, os dados sobre a prevalência e o resultado da ascite após o transplante de fígado são escassos e limitados a pequenas séries e relatos de casos. Em geral, o tratamento baseia-se em princípios comparáveis ao do pré-transplante: uso de diuréticos, paracenteses e *shunts* peritôneo-venosos. No entanto, quando a causa se deve à obstruções à saída do fluxo venoso hepático, o tratamento pode ser com procedimentos endovasculares (stents expansíveis com balão). Em casos extremos, o retransplante pode ser uma opção.

Outro tipo de ascite que, apesar de rara (0,6% a 4,7%), pode ocorrer no pós-transplante é a ascite quilosa.[10] Essa é definida como extravasamento de fluido linfático rico em triglicerídeos na cavidade peritoneal.[10] Em geral, a patogênese da ascite quilosa está relacionada a uma falha do sistema linfático em decorrência de obstrução causada por algum fator congênito ou adquirido.[10] Dois mecanismos podem estar envolvidos na formação de ascite quilosa pós-transplante.[10] O primeiro é um aumento da produção de linfa nas áreas hepática e esplâncnica secundária a cirrose. O segundo envolve lesão no sistema linfático em áreas periportais e retro-hepáticas durante a remoção do fígado doente e a ligadura inadequada dos vasos linfáticos lesados.[10] A ascite quilosa pode levar a sérias consequências por conta da perda de proteínas essenciais, lipídios, imunoglobulinas, vitaminas, eletrólitos e água, por isso, é essencial, além do tratamento da ascite, suporte nutricional e imunológico adequados. Matsuura *et al.*[10] propuseram em uma publicação recente um protocolo de manejo para essa complicação (Figura 6.8.1).

6.8.4 ENCEFALOPATIA HEPÁTICA

Alguns estudos[11,12] demonstram que até 50% dos pacientes submetidos ao transplante hepático sofrem de encefalopatia hepática (EH) e entre 35% e 45% dos pacientes já tiveram algum episódio de EH. Esses pacientes apresentam déficits cognitivos principalmente em relação à atenção, construção visuoespacial, velocidade psicomotora e precisão motora. Estudos[11,12]

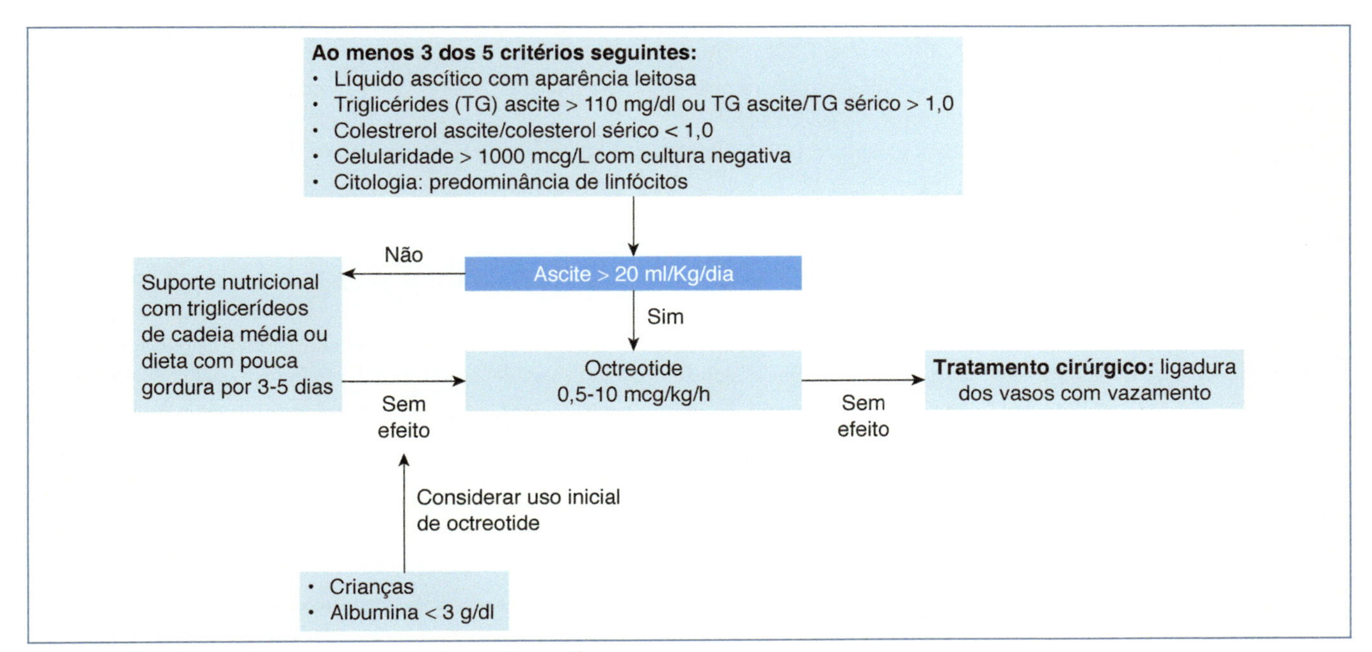

Figura 6.8.1 **Diagnóstico e manejo da ascite quilosa.**
Fonte: Adaptada de Matsuura *et al.*, 2018.

com ressonância magnética cerebral e espectroscopia em paciente cirróticos com EH evidenciaram alterações cerebrais como aumento do volume ventricular, edema cerebral sutil, lesões sutis de substância branca e alterações no metabolismo cerebral. Após o transplante hepático, essas alterações parecem se recuperar. A função e a qualidade de vida mostraram melhora no primeiro ano após o transplante, no entanto, alguns pacientes apresentam recuperação mais lenta, mantendo EH após a cirurgia.[11] Ainda é desconhecido se a permanência de EH após o transplante se dá em razão de comprometimento cognitivo residual de EH pré-transplante ou se efeito combinado de outros fatores que afetam a função cerebral antes, durante e após o transplante.[12]

O tratamento da EH no pós-transplante se baseia nas medidas propostas para pacientes cirróticos com tal complicação, podendo ser utiizada lactulose, L-ornitina L-aspartato (LOLA), rifaximina, dentre outras medidas.

Pontos-chave

- O uso de oxigênio suplementar em pacientes com SHP no pós-transplante pode ser necessário por algum período, mas a tendência é de desmame progressivo do oxigênio e melhora evolutiva.
- O manejo da SHP e HPP no pós-transplante devem seguir protocolos de vigilância e assistência respiratória conforme gravidade de cada caso, podendo necessitar, em casos extremos, de administração de óxido nítrico, prostaciclinas e eventualmente ECMO.
- A persistência de ascite após 14 dias do transplante hepático deve ser investigada.
- A persistência da EH no pós-transplante é pouco frequente e há tendência de melhora dos sintomas com o passar dos meses. O tratamento se baseia nas medidas propostas para paciente cirróticos não transplantados.

Referências

1. Iqbal S, Smith KA, Khungar V. Hepatopulmonary Syndrome and Portopulmonary Hypertension: Implications for Liver Transplantation. Clin Chest Med. 2017;38(4):785-95.
2. Nayyar D, Man HSJ, Granton J, Lilly LB, Gupta S. Proposed Management Algorithm for Severe Hypoxemia After Liver Transplantation in the Hepatopulmonary Syndrome. Am J Transplant. 2015;15(4):903-13.
3. Nayyar D, Man HS, Granton J, Gupta S. Defining and Characterizing Severe Hypoxemia After Liver Transplantation in Hepatopulmonary Syndrome. Liver Transpl. 2014;20(2):182-90.
4. Nacif LS, Andraus W, Pinheiro RS, Ducatti L, Haddad LBP, D'Albuquerque LC. Síndrome Hepatopulmonar. ABCD Arq Bras Cir Dig. 2014;27(2):145-7.
5. Cosarderelioglu C, Cosar AM, Gurakar M, Pustavoitau A, Russell SD, Dagher NN, Gurakar A. Portopulmonary Hypertension and Liver Transplant: Recent Review of the Literature. Experimental and Clinical Transplantation. 2016;2:113-120.
6. McDonnell PJ, Toye PA, Hutchins GM. Primary Pulmonary Hypertension and Cirrhosis: Are They Related? Am Rev Respir Dis. 1983;127(4):437-41.
7. Krowka MJ, Plevak DJ, Findlay JY, Rosen CB, Wiesner RH, Krom RA. Pulmonary Hemodynamics and Perioperative Cardiopulmonary-Related Mortality in Patients with Portopulmonary Hypertension Undergoing Liver Transplantation. Liver Transpl. 2000;6(4):443-50.
8. Natu AO, Alonso LJ, Quinto AAM, Pulido JC, Romero, LCJ. Embolización Esplénica Completa como Tratamiento de la Ascitis Refractaria Postrasplante. Rev Esp Enferm Dig. 2018:110(4):257-9.
9. Wu YJ, Wang SH, Elsarawy AM, Chan YC, Chen CL, Cheng BC et al. Prediction of the Development of Persistent Massive Ascites after Living Donor Liver Transplantation Using a Perioperative Risk Score. Transplantation. 2018;102(6):e275-e281.
10. Matsuura T, Yanagi Y, Hayashida M, Takahashi Y, Yoshimaru K, Taguchi T. The Incidence of Chylous Ascites After Liver Transplantation and the Proposal of a Diagnostic and Management Protocol. J Pediatr Surg. 2018;53(4):671-5.
11. Hopp AE, Dirks M, Petrusch C, Goldbecker A, Tryc AB, Barg-Hock H et al. Hepatic Encephalopathy Is Reversible in the Long Term After Liver Transplantation. Liver Transpl. 2019;25(11):1661-72.
12. Kornerup LS, Pflugrad H, Weissenborn K, Vilstrup H, Dam G. Cognitive Impairment After Liver Transplantation: Residual Hepatic Encephalopathy or Posttransplant Encephalopathy? Hepat Med. 2019;11:41-6.

6.9

Transplante Hepático no Paciente Cirrótico Crítico

Guilherme Marques Andrade

Destaques

- O capítulo tem como objetivos abordar as seguintes questões:
- Qual é a definição de criticidade em paciente cirrótico?
- Qual é o papel do transplante nesses pacientes?
- É possível medir o impacto de fatores relacionados ao paciente crítico nos desfechos pós-transplante?
- Existem critérios objetivos de inclusão/retirada de lista de pacientes com ACLF?
- Qual é o momento ideal para o transplante em doentes críticos?
- A alocação de órgãos pelo MELD é adequada para esses pacientes com vistas à redução da elevada taxa de mortalidade em lista?
- Quais são os desafios na definição dos escores de futilidade em pacientes listados para transplante?

A provocação inicial vem de um dado: até a publicação deste capítulo, o número de ensaios clínicos randomizados entre transplante *vs.* não-transplante como terapia de resgate para pacientes em situação crítica é nulo. Naturalmente, isso incorre na ausência de consensos mínimos na comunidade médica. Tal situação pode levar muitas vezes à pulsão de se impor limites restritos à transplantabilidade de pacientes críticos, desamparando a tomada de decisão pelas equipes, permitindo o surgimento de critérios subjetivos, urgências extemporâneas, limites arbitrários e, por vezes, passionais, o que deve ser desaconselhado.

Existem diversas situações em que a insuficiência hepática deve ser abordada com vistas ao transplante no curto prazo, sendo os principais cenários de criticidade:

1. Insuficiência hepática aguda grave.
2. Insuficiência hepática crônica agudizada (ou ACLF – do inglês, *acute on chronic liver failure).*
3. Não funcionamento primário do enxerto (ou PNF – do inglês, *primary graft non-function).*
4. Anepático (trauma, cirúrgico).
5. Doença crítica extra-hepática em pacientes cirróticos em lista de transplante.

Neste capítulo, abordaremos apenas o ACLF, sendo os demais cenários contemplados em outros capítulos deste livro.

6.9.1 DEFINIÇÃO DE ACLF E FERRAMENTAS PROGNÓSTICAS

Um postulado recente, firmado de maneiraprogressivamente mais robusta, estabelece que hepatopatas crônicos que desenvolvem **insuficiências orgânicas** (IOs) – ou, do anglicanismo, "falências" orgânicas – após **descompensações agudas** (DAs) apresentam mecanismo fisiopatológico – e consequentemente prognóstico – diferente daqueles que simplesmente descompensam sem o desenvolvimento de IOs. O termo *acute on chronic liver failure* (ACLF), introduzido em 2002, tem sido proposto para descrevê-la, inspirado na observação recorrente de que jovens cirróticos internavam-se pela primeira vez com falências de múltiplos órgãos, terminando em unidades de terapia intensiva (UTIs) e morrendo. Hoje, portando cerca de 10 definições distintas, seu entendimento oscila entre o de uma doença específica e de um contexto clínico e fisiopatológico (muitos a consideram uma "síndrome"), de graves repercussões, em última instância aumentando a mortalidade no curto prazo.

Dentre as múltiplas definições estabelecidas em consenso por sociedades internacionais, a mais robusta deriva do único trabalho prospectivo, o estudo CANONIC, desenvolvido pelo consórcio europeu EASL-CLIF (EASL – European Association for Study of the Liver; EF-CLIF – European Foundation for the Study of Chronic Liver Failure). Ela determina sua ocorrência nos seguintes termos:

- hepatopatas crônicos (com ou sem descompensações prévias) que apresentem descompensação aguda (hepática ou extra-hepática; infecciosa ou não) que, por sua vez, progrida rapidamente para insuficiência(s) orgânica(s), seja hepática, renal, coagulatória, cardiovascular, respiratória e/ou neurológica. Estas, por sua vez, podem ter várias definições, sendo os critérios mais utilizados os do CLIF-C OF (*Organ Failure*)[1], conforme descritas na Tabela 6.9.1.

Tabela 6.9.1 Insuficiências orgânicas baseadas no CLIF-C OF.*

Sistema orgânico	Escore = 1	Escore = 2	Escore = 3
Fígado, bilirrubina total (mg/dL)	< 6	6 a < 12	≥ 12
Renal, creatinina (mg/dL)	< 2	2 a < 3,5	≥ 3,5 ou terapia de substituição renal
Neurológico, grau de Encefalopatia Hepática (WH)	0	1 ou 2	3 – 4
Coagulação, INR	< 2	2 a < 2,5	≥ 2,5 (ou plaquetas ≤ 20×10^9/L)
Cardiovascular, PAM (mmHg)	≥ 70	< 70	Vasopressores
Respiratório, PaO_2/FiO_2 ou SpO_2/FiO_2	> 300 > 358	201 – 300 214 – 357	VM ou ≤ 200 ≤ 214

A área sombreada representa os critérios utilizados para definição de insuficiência orgânica.

WH: escala de West Haven para encefalopatia hepática; INR: *international normalized ratio*; PAM: pressão arterial média; FiO_2: fração inspirada de oxigênio; PaO_2: pressão parcial de oxigênio arterial; SpO_2: saturação pela oximetria de pulso.

Fonte: Adaptada de www.clifconsortium.com.

Apreende-se desse conceito, portanto, que o diferenciador clínico chave entre descompensação aguda pura e ACLF é o desenvolvimento de insuficiência orgânica. Para além disso, ela é resultado de um mecanismo fisiopatológico também único, que tem sua origem no fator precipitante da síndrome (*p. ex.*, infecção, lesão hepatocitária aguda, droga), associado a indutores de inflamação (PAMPs e DAMPs, metabólitos de translocação/endotoxemia), gerando resposta inflamatória sistêmica e estresse oxidativo, com disfunção mitocondrial, hipoperfusão secundária a aumento de óxido nítrico e vasodilatação, lesão tissular imunomediada e, assim, disfunção e/ou insuficiência orgânica. Enquanto pacientes com ACLF têm mortalidade média em 28 dias de 32,8% (18,6% a 88,9%), naqueles com DA pura, ela gira em torno de 7%.

A utilização da classificação CLIF e seu escore permitem estratificação precoce dos pacientes com e sem ACLF, bem como estipular sua chance de óbito. Com isso, busca-se rápido encaminhamento para a UTI, iniciando-se prontamente o "*ICU trial*" e envolvimento de equipe de Transplante. Pode-se observar na Tabela 6.9.2 que, de acordo com o número de IOs, diferenciam-se quatro estágios prognósticos (ausência de ACLF e ACLF graus 1, 2 ou3). Outro refinamento é feito pela adição das variáveis idade e leucócitos, criando o conceito do escore CLIF-C ACLF. Sugere-se seu cálculo diário (a ferramenta pode ser encontrada no *site* https://www.clifresearch.com/ToolsCalculators.aspx).

Conforme visto na Tabela 2, a definição do grau de ACLF é de suma importância prognóstica. Salienta-se que há uma dinâmica nessa definição, já que os pacientes mudam rapidamente o cenário clínico. Deve-se, portanto, reavaliar o escore da admissão após um mínimo de 48 a 72 horas, e preferencialmente a cada dia até o D7, já que:

- 80% terão seu grau de ACLF realmente definido entre 3 e 7 dias, sendo, portanto, melhor preditor do que o de chegada;

1 O CLIF-C OF é uma derivação simplificada do SOFA (*Sequencial Organ Failure*), ferramenta muito utilizada para doentes críticos em terapia intensiva, tendo sido adaptada ao contexto da cirrose hepática, convencionando-se mortalidade em 28 dias maior que 15% (p. ex., troca da escala de coma de Glasgow pelo grau de encefalopatia por West-Haven como critério de disfunção neurológica; ajuste dos níveis de bilirrubina; troca do nível plaquetário puro por INR como critério de coagulopatia; ajuste do nível pressórico e incorporação do uso da terlipressina como critério de disfunção hemodinâmica) (Tabela 6.9.1).

Tabela 6.9.2 Definição dos graus de ACLF e seus subgrupos de acordo com a mortalidade em 28 dias.

Graus de ACLF	Características definidoras	Mortalidade 28 dias (%) sem Tx
0 (ausência de ACLF)	Ausência de IO, ou	4,4
	IO única não-renal + Creat < 1,5 mg/dL + ausência de EH, ou Insuficiência neurológica única + Creat < 1,5 mg/dL	6,3
1	Insuficiência renal única (Creat ≥ 2 mg/dL)	18,6
	IO única não-renal + Creat 1,5–1,9 mg/dL +/- EH graus I/II, ou Insuficiência neurológica única + Creat 1,5–1,9 mg/dL	27,8
2	Duas IOs (quaisquer sistemas)	32
3	Três IOs (quaisquer sistemas)	68
	Quatro a seis IOs (quaisquer sistemas)	88,9

IO: insuficiência orgânica (definidas pelo CLIF-C OF); Creat: creatinina; EH: encefalopatia hepática; Tx: transplante.

* Distingue-se insuficiência renal (Creat ≥ 2) de disfunção renal (Creat 1,5–1,9).

Fonte: Desenvolvida pela autoria.

- 50% melhoram ou resolvem sua ACLF com o tratamento de suporte;
- 30% flutuam e 20% pioram.

6.9.2 PAPEL DO TRANSPLANTE NOS PACIENTES COM ACLF

Como mencionado anteriormente, os pacientes com ACLF apresentam sobrevida livre de transplante extremamente reduzida em 28 dias quando comparados àqueles descompensados sem ACLF, a despeito de tratamento clínico intensivo (podem chegar até próximo de 90%). Até o presente, não há tratamento específico para a doença, fazendo com que o Tx desponte como única terapêutica de resgate potencialmente curativa. Estudos apontam ganho de sobrevida relevante no curto prazo ao se lançar mão de tal recurso, especialmente de maneira precoce e em paciente selecionados com ACLF graus 2 e 3 (ver Figura 1). O cuidado em unidade especializada nesse perfil de pacientes e uso de MARS parece prolongar o tempo em suporte orgânico e talvez melhorar a condição de transplante, sem modificar mortalidade.

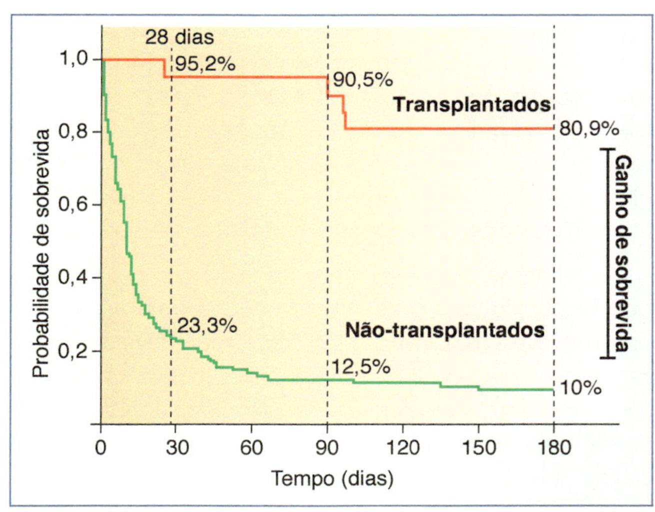

Figura 6.9.1 Curvas de probabilidade de sobrevida com e sem transplante de fígado em pacientes com ACLF graus 2 e 3.

Fonte: Adaptada de Gustot *et al.*, 2015.

6.9.3 DEFININDO PROGNÓSTICO PÓS-TRANSPLANTE NO PACIENTE COM ACLF

Estudos até o começo dos anos 2010 traziam clara tendência à pior sobrevida pós-Tx nessa amostra de pacientes. O perfil dos pacientes era intuitivamente catastrófico (em parte como resultado de baixo entendimento da doença, cuidados intensivos pobres e admissões em UTI tardias em vista de preconceito e bloqueio do acesso desses pacientes a unidades não especializadas), com pacientes transplantados em franca disfunção de múltiplos órgãos em curva de piora. A criticidade em si (o simples fato de estar internado em UTI) implicava risco relativo próximo a 2,3 para desfechos gerais negativos pós-Tx. Estudos observacionais subsequentes (a maioria deles ainda retrospectivo), já em um momento de entendimento de que o paciente deveria ser mais bem selecionado, passaram a apontar variáveis específicas pré-Tx – independentes ou associadas – com potencial impacto pós-Tx, como intubação orotraqueal, drogas vasoativas em altas doses, pacientes idosos, parâmetros elevados em ventilação mecânica, pacientes idosos, além de escores com delta de piora, como SOFA e MELD em ascensão, em particular no momento em que se dava o Tx.

Apesar disso, o aparente impacto negativo nas curvas de sobrevida não permitia cálculo de significância estatística (poucos trabalhos trazem sobrevidas consensualmente proibitivas, como < 50% em 1 ano), permitindo margem para interpretação do seu significado na prática. Com o passar do tempo, surgiram estudos com curvas de sobrevida por vezes equiparáveis, mesmo nos subgrupos mais graves, o que levantou o questionamento do viés de seleção: teor observacional abria brecha para a ocultação (involuntária) da elegibilidade dos pacientes para Tx. Ficava claro que a minoria dos doentes graves era, de fato, transplantados.

O refinamento da tentativa de definição prognóstica pós-Tx com dados presentes começou pela análise de escores diversos. O MELD – ferramenta-chave na priorização de acesso daqueles mais graves, consolidada pelo uso e por força legislativa – mostrou-se, isoladamente, como mau preditor de desfechos pós-Tx (*vide* a ausência de queda na sobrevida global desde a adoção do "*Share 35*" nos Estados Unidos). Quando, entretanto, associado a outros dados (como presença de sepse, risco cardiovascular e escores de comorbidades (como o escore de comorbidades de Charlson), ganha maior poder estatístico, ajudando a compor a tomada de decisão, especialmente quanto a quando "não proceder" com o Tx. Outros escores preditores amparam a estimativa de mortalidade diretamente relacionada à condição crítica em si – SOFA, APACHE, SAPS-3, CLIF-SOFA – apesar de melhores que o MELD neste cenário pré-Tx, também são insuficientes e tem grande queda de *performance* no que tange o período pós-Tx.

Dentre eles, entretanto, aqueles que se desempenham melhor nesse sentido são o CLIF-C ACLF e sua versão modificada – OLT-*survival score* –, que introduz como variável de peso o fato de o paciente estar em curva de melhora ou não no momento do Tx (Tabela 3). Em média, o MELD tende a acompanhar a piora do ACLF, porém até metade dos pacientes com ACLF grau 3 e MELD < 25 são removidos de lista de transplante, mostrando um subgrupo que talvez possa se beneficiar de protocolos de alocação revisados (não-MELD).

Tabela 6.9.3 **Acurácia dos escores como preditores de mortalidade pós-transplante.**

	AUC para mortalidade em 90 dias pós Tx (95% I.C.)
MELD no dx de ACLF	0,469 (0,331–0,607)
MELD no Tx	0,548 (0,413–0,683)
CLIF-C ACLF no dx de ACLF	0,565 (0,440–0,690)
CLIF-C ACLF no Tx	0,666 (0,535–0,797)
OLT-*survival score**	0,702 (0,577–0,828)

AUC: área sob a curva; I.C.: intervalo de confiança; Tx: transplante de fígado; Dx: diagnóstico; OLT: do inglês "orthotopic liver transplant".

* Fórmula: (0,03 × CLIF-C ACLF [no Tx] – melhoria [sim = 1, não = 0]).

Fonte: Adaptada de Huebener, 2018.

O que se abstrai desses dados é que devemos nos respaldar apenas parcialmente na informação que tais escores nos trazem, em particular no espectro de. As insuficiências orgânicas obviamente diferem e devem ser examinadas individualmente e mensurada com precisão. Claramente uma piora de função relacionada ao fígado difere da aquisição de outras perdas de funções extra-hepáticas. Além disso, sua intensidade e melhora – ou piora – também devem ser consideradas. Outras variáveis, crônicas e agudas, que sejam graves demais e não diretamente modificáveis com a restauração da função hepática via transplante devem ser consideradas. A síndrome da angústia respiratória aguda, presença de coma (escala de Glasgow < 7 no momento da intubação) e níveis de lactato > 45 mg/dL são exemplos de possíveis fatores de risco isolados para pior desfecho pós-Tx.

6.9.4 EVOLUÇÃO DA ACLF E MOMENTO IDEAL DO TRANSPLANTE

A cirrose pode ter uma evolução lenta e gradual, representada por um contínuo de perda de função e desenvolvimento de descompensações crônicas, temporalmente imprevisíveis. Por outro lado, a ocorrência da ACLF determina perda de função agudamente e desenvolvimento de IOs. Abrem-se assim dois caminhos: 1) piora rápida e progressiva com alta chance de óbito no curto prazo (leia-se durante a internação); e 2) recuperação temporária, com alta probabilidade de recorrência da doença a qualquer momento ou mesmo óbito precoce por outras causas. Na segunda ocasião, entretanto, há um momento de recuperação em que encontramos a denominada "janela para transplante". Muitas vezes, não há exata clareza quanto ao momento em que essa janela "se abre". Conforme já mencionado, dada a dinâmica da ACLF, sugere-se que se aguarde ao menos 48 a 72 horas de tratamento intensivo para avaliação de resposta, por vezes com extensão até o sétimo dia. Os critérios de admissão em UTI devem, portanto, ser lenientes de modo a se reavaliar o paciente após um período de tratamento antes de se optar pela transplantabilidade. O cálculo dos escores prognósticos (como CLIF-C ACLF) podem ajudar, sugerindo-se sejam feitos diariamente. Para os pacientes que apresentem fatores favoráveis, com franca melhora das IOs e ausência de contraindicações, esse é o momento ideal para reativação em lista, particularmente por ainda contar com MELD elevado, aumentando a probabilidade de receber órgão alocado (Figura 6.9.2).

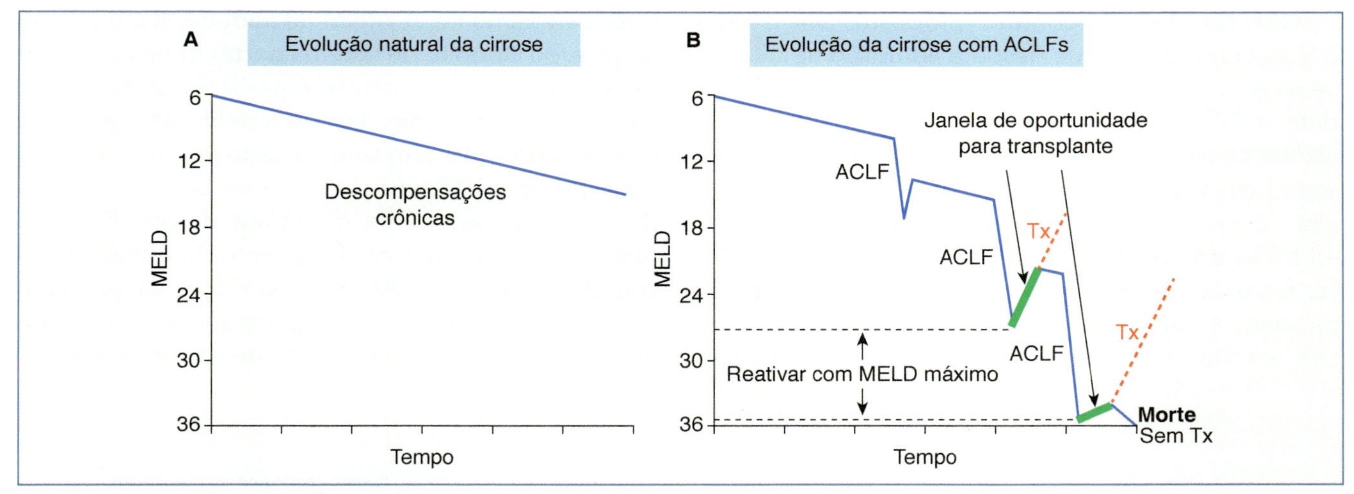

Figura 6.9.2 **Evolução da função hepática na cirrose com e sem ACLF. A) Progressão lenta do MELD conforme história natural da cirrose hepática. B) perda abrupta de função nos episódios de ACLF, com recuperação temporária abrindo janela de oportunidade para transplante hepático.**

Fonte: Desenvolvida pela autoria.

6.9.5 ESTRATÉGIA DE TRANSPLANTE DENTRO DOS MODELOS DE ALOCAÇÃO

Um parêntese para menção dos modelos teóricos relacionados aos propósitos do Tx, embasando também a alocação de órgãos:

1. **Urgência:** focada no risco pré-transplante de morte em 3 meses – pacientes com pior prognóstico na lista recebem maior prioridade (*p. ex.*, Child ou MELD). Focado no benefício individual do ganho de sobrevida em um curto prazo, geralmente 3 meses.
2. **Utilidade:** baseado na maximização dos resultados em 5 anos pós-transplante, considerando características do doador e receptor em vista do interesse comunitário. Usado predominantemente para CHC posto o MELD é insuficiente para predizer risco pós-transplante pela ausência de fatores do doador e falha em avaliar progressão tumoral na lista de espera.
3. **Benefício:** calculado subtraindo-se a sobrevida estimada pós-transplante da sobrevida estimada sem o transplante. Escalona os pacientes de acordo com o benefício de sobrevida "resultante" que adviria do Tx e maximiza o ganho de sobrevida por meio do procedimento. Se aplicado ao CHC, por exemplo, sem ajustes, poderia priorizar paciente com alta chance de recorrência.

Postulados a serem considerados:

1. **Futilidade:** relacionado ao indivíduo, baseado no limite para uma baixa chance de sucesso. Em geral, definido por evidência empírica, necessitando estudo e abordagem detalhada da taxa de sucesso global advindo no tratamento (considerando-se sobrevida do paciente, de enxerto, funcionalidade, tempo de internação, reinternações, complicações, qualidade de vida etc.).
2. **Racionamento:** aplicada também ao indivíduo, mas o inserindo em um contexto populacional. Baseado na justiça distributiva e alocação justa de recursos. Em geral, definido pelo grau de escassez do recurso, no caso, o enxerto a ser implantado. Pode muito bem, razoavelmente, ser baseada em custos. Engloba o crescente paradoxo: lista cresce – falta de doadores – pacientes ficam mais graves – internam-se em UTI – maior suporte orgânico em lista de Tx – perdem janela de oportunidade para Tx.

6.9.6 DEFINIÇÃO DE UMA ESTRATÉGIA DE TRANSPLANTE NO DOENTE CRÍTICO

Há muito se estabeleceu que um transplante seria útil em caso de sobrevida do enxerto em 5 anos > 50%. Somam-se a isso os diversos entendimentos acerca da teoria que embasa os modelos de alocação de órgãos, além da legislação que adota modelo MELD que prioriza os doentes graves – "*sickest first*", tendo sempre em mente que não há, por ora, nenhuma terapia alternativa minimamente comparável que envolva algum benefício real de sobrevida, ainda que inferior ao Tx.

Observando o algoritmo proposto (ver Figura 6.9.3), entendemos que desde a admissão na UTI deve-se examinar sua eligibilidade *a priori* como candidato a Tx, dinamizando a resolução de pendências. Define-se assim sua atividade e posição em lista baseado em seu tipo sanguíneo, bem como a manutenção do seu *status* como ativo/inativo. Nas primeiras 48 horas do "teste de UTI" com tratamento completo, faz-se a abordagem psicossocial fundamental do paciente e família (com vistas a questões psiquiátricas, adesão, drogas e etilismo), atualiza-se a imagem (preferencialmente TC/RNM de abdome superior com angio e/ou Doppler de sistema porta), checa-se/reafirma-se o risco cardiovascular. A partir desse momento, com essas informações, tem-se a definição *a priori* de elegibilidade. Mantém-se o cuidado intensivo mínimo pelas primeiras 72 horas, a partir de quando a noção de gravidade passa a ser mais clara, de acordo com a resposta do paciente ao tratamento. Segue-se o cálculo diário do CLIF-C ACLF e a avaliação da quantidade de IOs, seus tipos e o grau de suporte avançado ainda necessário. Concomitantemente, estabelecem-

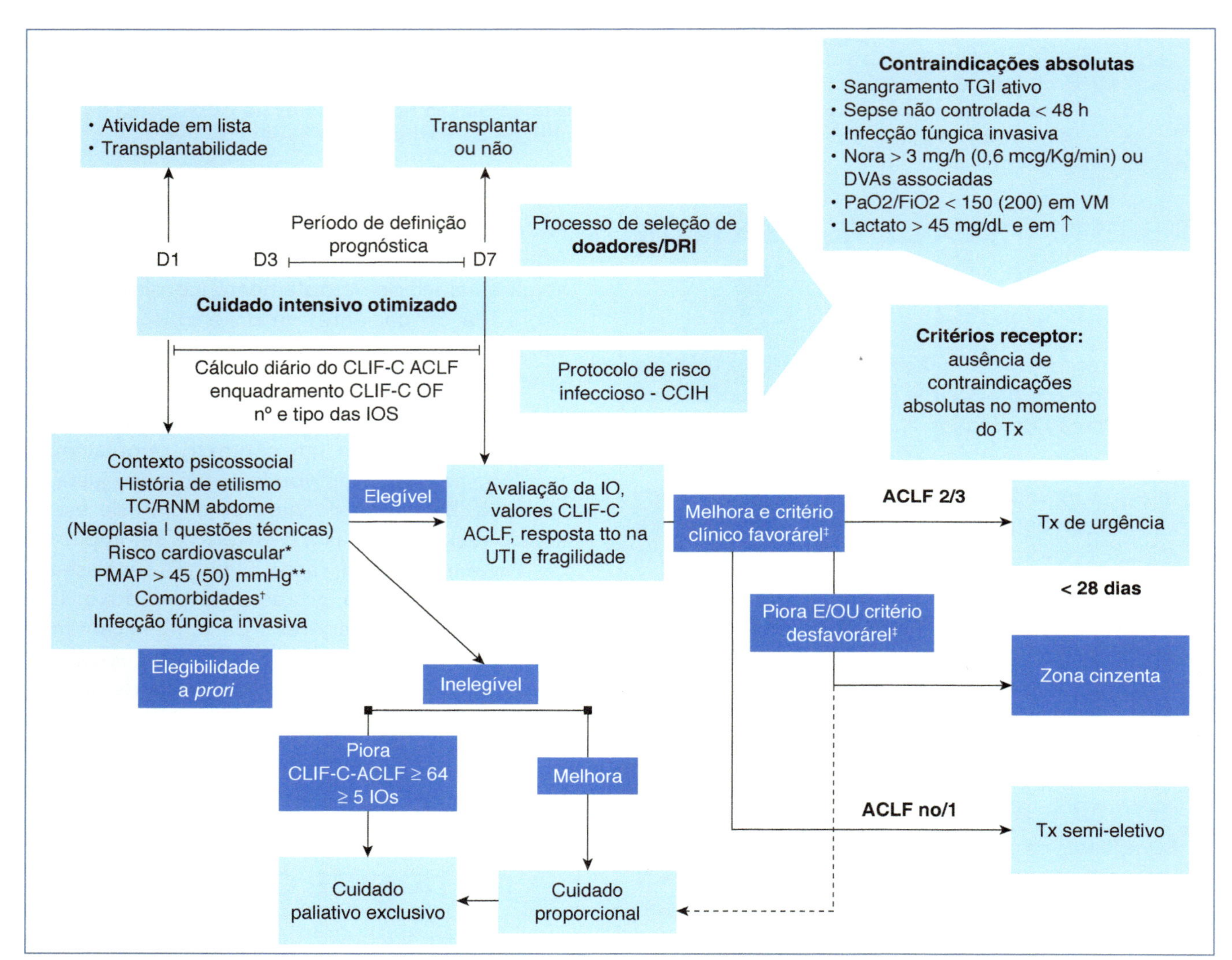

Figura 6.9.3 Proposta de algoritmo para auxílio na tomada de decisão do transplante em doentes críticos.

Pela legislação brasileira, os etilistas ativos (com menos de 6 meses de abstinência) são proibidos de estarem ativos em lista.

*A ser determinado por protocolo de cada serviço – atentar para inclusão, para além do habitual (p. ex., insuficiência coronariana, valvopatias e arritmias), a miocardiopatia cirrótica e hipertensão portopulmonar.

** Hipertensão portopulmonar com pressão média de artéria pulmonar (PMAP) < 45 mmHg (ou 50 mmHg em alguns artigos) sem resposta a vasodilatador ou disfunção de ventrículo direito.

† Sugere-se o uso do escore de Charlson modificado, também devendo haver particularização em cada serviço.

‡ Avaliar essencialmente o nível de suporte intensivo ofertado e os tipos de insuficiências orgânicas ainda presentes no momento, tempo de internação, resolução infecciosa e fragilidade.

Fonte: Adaptada de Artzner *et al.*, 2018.

-se entre os membros da equipe os critérios de aceitação de órgãos para esse paciente (o DRI – *donor risk index* – por si só parece não fazer diferença em alguns lugares, talvez porque nesses o tempo de espera pelo doador ideal tenha mais impacto do que a qualidade do órgão em si mesma). Idealmente, a meta é que a equipe defina a reativação do paciente em lista em até no máximo 7 dias.

Aqueles graves, com ACLF 3 que tenham melhorado (migrado para ACLF 2 ou mantidos em ACLF 3, porém com redução do número de IOs – *p. ex.*, idealmente 4 ou menos, com droga vasoativa em baixa vazão, extubados ou com parâmetros mínimos em ventilador), devem ter sua condição geral celeremente avaliada quanto a fatores favoráveis e contraindicações absolutas, com vistas a ser reativado em lista para que seja transplantado em menos de 28 dias (Tx precoce), portanto, na mesma internação, muitas vezes ainda na UTI. Esse paciente tem baixa chance de sobreviver sem Tx e, ainda assim, pode apresentar uma sobrevida pós-transplante aceitável.

- **Estratégia proposta:** liberar criteriosamente para Tx precoce pacientes mais graves (ACLF 2 ou 3), enquanto ainda em condição crítica e considerando-se a URGÊNCIA da condição, baseado no princípio do potencial ganho de sobrevida, arriscando-se piorar os resultados pós-Tx.

  Aqueles que tenham melhora a ponto de resolver suas insuficiências (no-ACLF) ou melhorado (migrado de ACLF 2 ou 3 para 1), são de menor risco de óbito, tendo condições de se aguardar para reativação após um período de reabilitação maior, recebendo um transplante em condição semieletiva, buscando-se uma conjunção de melhor resultado pós-transplante, já que estatisticamente sua chance de óbito livre-de-Tx no curto prazo é muito menor.

- **Estratégia proposta:** estimular o acesso ao Tx a pacientes em melhora (ACLF grau 1 ou no-ACLF), aguardando até que saiam da UTI e estejam parcial ou totalmente reabilitados, de modo a se garantir OTIMIZAÇÃO de resultados no médio e longo prazo.

- **Estratégia alternativa:** a depender da organização do serviço e da posição do paciente em lista, pode-se considerar Tx precoce visando-se "aproveitar" MELD elevado, porém com potencial comprometimento de resultado médio/longo prazo.

  Já para os pacientes que pioram durante os primeiros 7 dias de tratamento intensivo ou apresentam dados desfavoráveis para o Tx (contraindicações relativas, como comorbidades pelo escore de Charlson modificado, obesidade, sarcopenia, desnutrição e escores de fragilidade – Figura 4) entram em uma zona de penumbra, devendo seu caso ser discutido em equipe multidisciplinar quanto ao encaminhamento para cuidados proporcionais (ou mesmo paliativos exclusivos) ou tentativa de transplante de resgate em um *timing* ainda nebuloso.

  Forte atenção deve ser dada, ainda, para aqueles pacientes em que, *a priori*, sejam considerados ineligíveis, outrora abandonados nos fundos das enfermarias. A aplicação do escore de CLIF-C ALCF e avaliação do número de disfunções pode, de maneira um pouco mais fria e objetiva, nos ajudar a definir o nível de cuidado: valores elevados associados a mais de 4 insuficiências orgânicas presentes representam risco virtualmente nulo de sobrevivência livre de transplante, sendo assim fortemente indicada discussão com família para estabelecimento de cuidados paliativos exclusivos. Os que não preenchem tal critério devem ter seu tratamento mantido com critérios de proporcionalidade, evitando-se medidas avançadas de suporte de vida. Os pormenores devem ser estabelecidos junto à família do paciente, tendo este uma chance (ainda que pequena) de ser desospitalizado. Pacientes com cirrose não-candidatos a Tx raramente recebem cuidados paliativos adequados ou manejo apropriado, e isso não pode ser negligenciado.

- **Estratégia proposta:** busca ativa de fatores de inelegibilidade e/ou gravidade extrema, de modo a se identificar pacientes que se beneficiem de cuidados paliativos exclusivos e/ou cuidados proporcionais, abordar precocemente paciente e familiares, proporcionando cuidado integral e otimizando-se alocação de recursos.

Por fim, concomitantemente, recomenda-se a adoção de um protocolo de manejo e avaliação de risco infeccioso estrito em conjunto com CCIH ou equipe de infectologia dedicada. A ligação entre infecção bacteriana pré-Tx e mortalidade pós-Tx é controversa, e a sepse por si só parece ser insuficiente para excluir pacientes da lista. Apesar disso, sepse é a principal causa de morte pós-Tx em pacientes transplantados em condição crítica. Muitas vezes, a sepse e o choque séptico são difíceis de se distinguir da SIRS relacionada à ACLF, principalmente os fenótipos mais graves. Apesar disso, cabem orientações acerca dos cuidados a serem tomados antes da liberação para Tx, em particular quanto a foco fechado extra-hepático, germes multirresistentes e infecções fúngicas (Tabela 6.9.4).

Tabela 6.9.4 Considerações sobre manejo e relistagem para transplante em pacientes com infecções bacterianas e fúngicas comuns.

Infecção	Características	Recomendações
Urina	Bacteriúria assintomática	Não contraindica Tx; usar ATB peri-Tx
	Candidúria assintomática	Não contraindica Tx
	ITU com hemocultura negativa	Não contraindica Tx; usar ATB peri-Tx
PBE	PBE bacteriana*	5 dias de tratamento Reativar em lista caso haja queda > 25% nos PMN na reanálise de líquido ascítico após ≥ 48h do início do tratamento E melhora cínica documentada
	PBE fúngica**	Necessário concluir curso terapêutico completo E PMN < 250 cél/mm^3 após o término SEMPRE descartar causa secundária**
Pneumonia	Pneumonia	Reativar pacientes após ≥ 7 dias de tratamento com melhora clínica documentada Imagem radiológica demora a melhorar; é necessária apenas se não houver melhora clínica Pacientes em VM podem se beneficiar de aspirado traqueal para guiar tratamento Todo derrame pleural deve ser puncionado e analisado Empiema demanda drenagem + curso terapêutico completo
Bacteremia	Cateter central	Seguir protocolos específicos, direcionados pela presença ou não de complicações e agente isolado. **Discutir com infecto!**
	Espontânea	Antibióticos por 7 – 14 dias Fontes prováveis: translocação ou pele Reativação em lista pode ser considerada antes de completar tto se paciente tem melhora clínica rápida documentada E culturas negativas após ≥ 48 horas
	Fungemia	Completar um curso terapêutico mínimo de 14 dias após hemoculturas repetidas negativas E controle total do foco. **Discutir com infecto!**
C. difficile	Padrão diarreico e toxinas/PCR repetidos para C. difficile não são boas ferramentas	Necessário tratar por pelo menos 7 dias, com melhora clínica E normalização de leucograma antes de reativação. Casos duvidosos, considerar RTS flexível para avaliar cicatrização de mucosa.
Organismos multirresistentes	Independente do foco	**Sempre discutir com infecto!**

*Infecção bacteriana espontânea do líquido pleural ("empiema" bacteriano espontâneo) deve ser tratada como PBE, a não ser que o derrame seja loculado, quando então é prudente videotoracoscopia.

**Fungos raramente causam PBE. É provável haver peritonite secundária, especialmente quando se encontra franca irritação peritoneal, bacterioscópico polimicrobiano, ou achados do líquido ascítico com pelo menos dois dos seguintes: 1. Glicose < 50 mg/dL; 2. Proteína total > 1 g/dL (10g/L); 3. DHL > limite sérico da normalidade (critérios de Runyon). Realizar TC de abdome nesses casos.

ITU: infecção do trato urinário; Tx: transplante hepático; ATB: antibiótico; PMN: polimorfonucleares; PCR: peritonite bacteriana espontânea; VM: ventilação mecânica; PCR: reação em cadeia da polimerase; RTS: retossigmoidoscopia.

Fonte: Desenvolvida pela autoria.

Os resultados dos estudos com pacientes em ACLF, em que se pese o enorme viés de já trazerem resultados APÓS a decisão de transplantar ou não o paciente, trazem à luz bons resultados acerca da sobrevida (apesar de haver uma subpublicação de resultados ruins), especialmente quando analisado pelo espectro do modelo da urgência e potencial ganho de sobrevida inigualável (ver Figura 1). Apesar disso, a utilização de um recurso tão escasso deve prezar, ao menos em parte, por sua melhor aplicabilidade possível, buscando-se o melhor resultado para o paciente. Isso começa a aparecer quando se adiciona ao critério de utilidade (> 50% de sobrevida em 5 anos pós-Tx) o de "Qualidade de Vida" (QoL), e quando se estabelece como futilidade uma baixa (< 50%) sobrevida em 3 meses ou alta chance de morte intra-hospitalar pós-Tx.

Em última instância, a decisão quanto à estratégia de transplante deverá ser, para além da filosofia e modelo adotados do grupo, adequada à realidade sociocultural local, à estrutura financeira em que a saúde se insere, ao tamanho e à mortalidade em lista de Tx, na disponibilidade de doadores e qualidade dos órgãos ofertados, e finalmente nos resultados historicamente obtidos com o Tx nesse perfil de doentes naquele serviço.

6.9.7 FATORES RELACIONADOS AOS DOADORES

Existe a persistente dúvida entre se aceitar um fígado marginal, que contemple o paciente rapidamente, e enfrentar o risco da espera pelo doador ideal, correndo o risco de o paciente perder a janela de oportunidade. Em vista de : a maioria dos escores pré-Tx relacionados ao doador discriminarem mal os desfechos pós-Tx (estatística C 0,6–0,7) e a tomada de decisões baseadas em um "potencial doador" e sua utilidade em outros "potenciais receptores" poder ser falaciosa, sugere-se parcimônia na estratégia de seleção utilizada. Uma pré-seleção deve ocorrer no momento da admissão do paciente na UTI. Existem poucos trabalhos específicos nesste contexto, sendo o único "quase consenso", por ora, a não utilização de doadores DCD, prática rara no Brasil.

6.9.8 OUTROS DESFECHOS ALÉM DA MORTALIDADE

Existem problemas que são intrínseca e diretamente responsivos ao transplante (como disfunção hepática, ascite, encefalopatia), alguns parcialmente responsivos, e outros totalmente arresponsivos (como idade, comorbidades, desnutrição e sarcopenia avançadas). Isso pode ser, até certo, ponto avaliado pela vulnerabilidade e fragilidades já existentes pré-Tx, que se estruturam na composição do conceito de *"Too sick to transplant"*. Essa condição, entretanto, não impacta somente em sobrevida, mas também como o paciente despenderá o tempo de vida ganho com o Tx.

Existe ainda uma série de outras condições relacionadas ao impacto do contexto crítico, com adição de um procedimento cirúrgico de grande porte em um paciente cronicamente enfermo, que ainda terá que se adaptar aos imunossupressores. Deve-se levar em conta a capacidade de lidar com essas disfuncionalidades e dependência de cuidados de terceiros após o procedimento, bem como qualidade de vida.

Estima-se que os pacientes cirróticos críticos transplantados apresentem, na mesma internação ou no primeiro ano:

- 2× mais revisões cirúrgicas;
- 2× mais intervenções invasivas diagnósticas ou terapêuticas;
- Dobro de tempo de internação hospitalar;
- Quadruplo de tempo de internação em UTI;
- Maior necessidade de hemotransfusão;
- 80% de infecção bacteriana, 35% viral e 15% fúngica, representando o dobro da causa de morte em relação aos Tx eletivos;
- 80% de disfunção renal; 10% receberão alta em hemodiálise;
- 65% de pneumonias;
- ¼ com complicações arteriais;
- ¼ com complicações biliares.

Somam-se a isso os achados já descritos que ocorrem em doentes críticos com passagem em UTI geral: ¼ até ¾ podem evoluir com disfunção cognitiva após 1 ano pós-alta; até 30% desenvolve transtorno depressivo; quase metade passa a ser dependentes funcionais moderados a completos; até 1/2 reinternam no primeiro ano.

6.9.9 CONCLUSÕES

Entende-se que o Tx poça ser uma terapia de resgate viável quando aplicada com a devida parcimônia e critério. Apesar de intuitivamente oferecer barreiras a resultados otimizados, a condição crítica por si só não deve ser fator absoluto de impedimento. Afora as contraindicações mencionadas (que são determinantes poderosas de óbito pós-Tx), existem condições que isoladamente agregam piora de desfechos, cada uma com peso diferente. Estas devem ser ponderadas isoladamente e, acima de tudo, nunca alinhadas na chamada "espiral da catástrofe" (Figura 6.9.4). Devemos buscar minimizá-las e, na presença de muitas delas, aguardar sua resolução (nas solúveis) ou considerarmos cuidados não-curativos.

Salienta-se, novamente, a importância de se documentar melhora das IOs (em especial as extra-hepáticas, que, em geral, vem acompanhado de estabilização de MELD), aguardar extubação ou no mínimo redução de parâmetros ventilatórios, enquanto se define fragilidade e avaliação da condição clínica global do paciente. Em paralelo, como política pré-definida, selecionam-se doadores mais adequados, correndo-se ou não o risco do uso de enxertos marginais.

Banhados na herança grega do compromisso eudaimônico, no *primum no nocere* platônico e no princípio moderno da universalidade, ofertamos o bem cuidar com justiça a todos. A complexidade da decisão quanto à aplicação do Tx como terapia de resgate da ACLF é enorme. No *gap* deixado pela falta de aparato legislatório específico, o ato se torna responsabilidade quase exclusiva da equipe. Candidatos sempre existirão, cabendo-nos determinar sua elegibilidade, instituirmos o cuidado intensivo inicial sem restrições e estabelecermos o melhor momento em que se ofereça ou se negue o Tx. Em caso de negativa, temos o dever de garantirmos a dignidade do cuidado com propósito não-curativo, desconstruindo com delicadeza o horizonte de transplante, que nesses casos pode se transformar em uma maldição inalcançável.

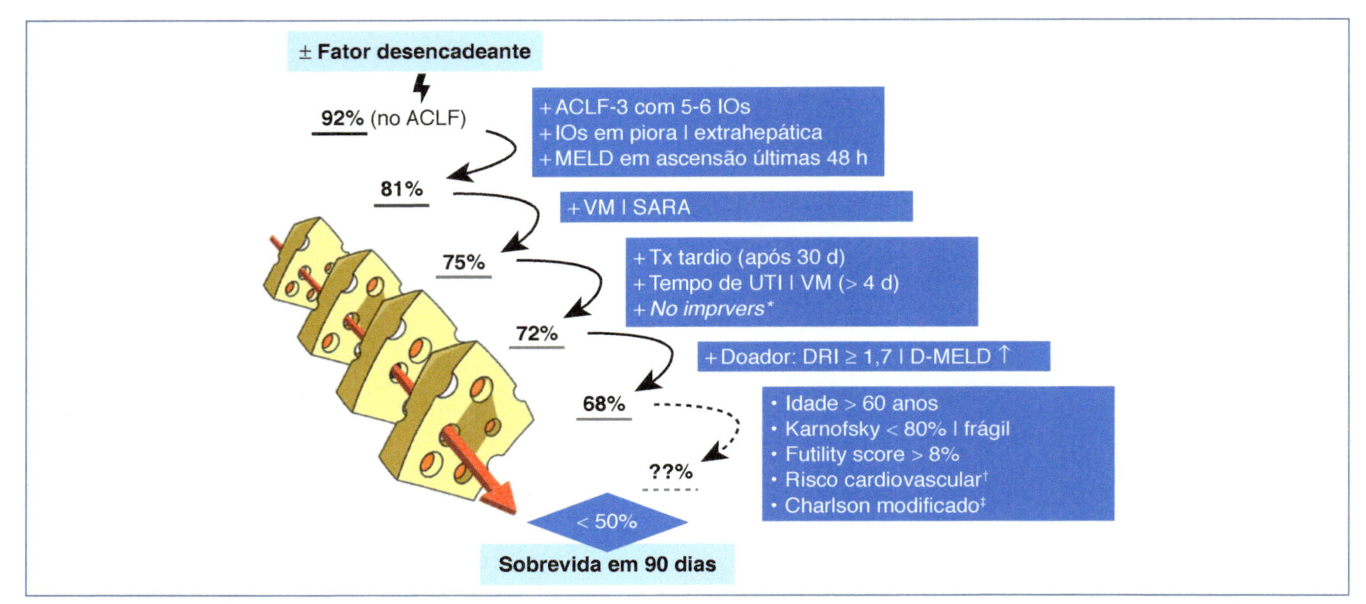

Figura 6.9.4 **Modelo esquemático hipotético de potencial perda de sobrevida pós-transplante baseado no efeito cascata da somatória de fatores desfavoráveis que devem ser considerados na tomada de decisão.**

**No improvers*: pacientes não respondedores à terapia intensiva, permanecendo com suporte orgânico total e IOs.

***Futility score*: somatória da pontuação – necessidade de VM(5) / idade > 60 a (3) / hemodiálise (3) / Creat > 1,5 mg/dL (2) / diabetes (2).

†Estenose aórtica grave ou outra valvopatia com FEVE < 50%; DAC com > 70% de estenose ou revascularização, história de IAM, história de arritmias, alterações segmentares no ECO.

‡Charlson modificado: escore bem estabelecido para avaliação de medida global do efeito de comorbidades em desfechos clínicos.

VM: ventilação mecânica; SARA: síndrome da angústia respiratória aguda; Tx: transplante; DRI: *donor risk-index*; D-MELD: donor MELD.

Fonte: Desenvolvida pela autoria.

Pontos-chave

- Estudos de Tx no ACLF mostram viabilidade e bons resultados em pacientes transplantados em contexto crítico, sendo necessário pormenorizar os candidatos. Salienta-se que os estudos são retrospectivos e observacionais, com enorme viés de seleção (escolha dos melhores candidatos para Tx?), o que pode subestimar a mortalidade pós-Tx.
- É preconizado teste de UTI com terapia completa por um período mínimo de 3 a 7 dias para os pacientes em ACLF.
- Os escores disponíveis isoladamente NÃO são robustos em definir desfecho pós-Tx, portanto, não servem como respaldo único para decisão.
- Sugere-se utilizar CLIF-C ACLF e seu cálculo desde a admissão até o D7, como ferramenta de apoio às decisões, entendendo a dinâmica do cenário clínico.
- Entenda o paradoxo: os casos mais graves devem ser avaliados para estratégia de transplante precoce, pois a janela de oportunidade é curta e têm o maior ganho de sobrevida potencial. Necessitam, entretanto, apresentar claros sinais de melhora das IOs.
- Pacientes com ACLF mais leve ou que resolvem suas IOs nos primeiros dias, ao contrário, podem aguardar um transplante semieletivo, colhendo, assim, o melhor resultado no médio prazo advindo do procedimento.
- Atentar para cada IO individualmente – não são iguais. Em particular, registrar e comparar o grau de suporte avançado utilizado em cada uma delas;
- Insuficiência cardiovascular: aceitável droga vasoativa única em baixas dosagens E em desmame evidente.
- Insuficiência respiratória: deve-se questionar se o paciente tolera ser ventilado pelo anestesista; pesar os casos com SARA e muito tempo em VM.
- Infecção: deve-se seguir um protocolo próprio. Cuidado com controle de foco, atentar para germes multirresistentes e fugir de fungemias.
- Insuficiência neurológica: sugere-se sempre excluir catástrofes (*p. ex.*, AVCh) e sempre incluir prognóstico cognitivo. Pesar os casos intubados com GCS < 7.
- Insuficiência renal: a terapia de substituição é absolutamente aceitável (e muitas vezes benvinda). Caso ainda não esteja, considerar indicá-la no pré-Tx e intra-operatório se necessário.
- Nunca esquecer de avaliar comorbidades. Tente padronizar com ferramentas específicas: p. ex., Charlson *index* para comorbidades; *Frailty index* para fragilidade, avaliando funcionalidade, desnutrição/sarcopenia, polineuromiopatia do doentecrítico; *Futility score*.
- Para além de possível maior mortalidade, são esperados outros desfechos como maior tempo de internação, complicações cirúrgicas e infecciosas, possível queda da qualidade de vida no médio-longo prazo, dentre outras.
- Sempre se questionar: como será a vida do paciente após o transplante?
- Envolver a equipe de transplantes precocemente em todas as tomadas de decisões pertinentes e com vistas ao procedimento.
- Alinhar a decisão com a "filosofia do grupo", quanto à *expertise* em casos graves, política local e modelo de alocação adotado. Ao final, adotar seus próprios critérios de "*Too sick to be transplanted*".
- Nunca esquecer que o cuidado não se encerra em uma eventual retirada de lista. Ofereça suporte integral para o paciente e familiar, em especial se o transplante deixa de ser uma opção.

Referências

1. Arroyo V, Moreau R, Jalan R. Acute-on-Chronic Liver Failure. N Engl J Med. 2020;382(22):2137-45.
2. Arroyo V, Moreau R, Kamath PS, Jalan R, Ginès P, Nevens F et al. Acute-on-Chronic Liver Failure in Cirrhosis. Nat Rev Dis Primers. 2016;2:16041.
3. Artru F, Louvet A, Ruiz I, Levesque E, Labreuche J, Ursic-Bedoya J et al. Liver Transplantation in the Most Severely Ill Cirrhotic Patients: A Multicenter Study in Acute-on-Chronic Liver Failure Grade 3. J Hepatol. 2017;67(4):708-15.
4. Artzner T, Michard B, Besch C, Levesque E, Faitot F. Liver Transplantation for critically Ill Cirrhotic Patients: Overview and Pragmatic Proposals. World J Gastroenterol. 2018;24(46):5203-14.
5. Asrani SK, O'Leary JG. Acute-on-Chronic Liver Failure. Clin Liver Dis. 2014;18(3):561-74.
6. Asrani SK, Saracino G, O'Leary JG, Gonzalez S, Kim PT, McKenna GJ et al. Recipient Characteristics and Morbidity and Mortality After Liver Transplantation. J Hepatol. 2018;69(1):43-50.
7. Biggins SW. Futility and Rationing in Liver Retransplantation: When and How Can We Say No? J Hepatol. 2012;56(6):1404-11.
8. Choudhary NS, Saraf N, Saigal S, Soin AS. Factors Associated with Survival of Patients with Severe Acute-on-Chronic Liver Failure Before and After Liver Transplantation: Unanswered Questions. Gastroenterology. 2019;157(4):1162-3.
9. Fernández J, Saliba F. Liver Transplantation in Patients with ACLF and Multiple Organ Failure: Time for Priority After Initial Stabilization. J. Hepatol. 2018;69(5):1004-6.
10. Finkenstedt A, Nachbaur K, Zoller H, Joannidis M, Pratschke J, Graziadei IW, Vogel W. Acute-on-Chronic Liver Failure: Excellent Outcomes After Liver Transplantation but High Mortality on the Wait List. Liver Transpl. 2013;19(8):879-86.
11. Gustot T, Agarwal B. Selected Patients with Acute-on-Chronic Liver Failure Grade 3 Are Not Too Sick to Be Considered for Liver Transplantation. J Hepatol. 2017;67(4):667-8.
12. Gustot T, Fernandez J, Garcia E, Morando F, Caraceni P, Alessandria C et al. Clinical Course of acute-on-chronic liver failure syndrome and effects on prognosis. Hepatology. 2015;62(1):243-52.
13. Huebener P, Sterneck MR, Bangert K, Drolz A, Lohse AW, Kluge S et al. Stabilisation of Acute-on-Chronic Liver Failure Patients Before Liver Transplantation Predicts Post-Transplant Survival. Aliment Pharmacol Ther. 2018;47(11):1502-10.
14. Jalan R, Gines P, Olson JC, Mookerjee RP, Moreau R, Garcia-Tsao G et al. Acute-on Chronic Liver Failure. J Hepatol. 2012;57(6):1336-48.
15. Karvellas CJ, Garcia-Lopez E, Fernandez J, Saliba F, Sy E, Jalan R et al. Dynamic Prognostication in Critically Ill Cirrhotic Patients With Multiorgan Failure in ICUs in Europe and North America: A Multicenter Analysis. Crit Care Med. 2018;46(11):1783-91.
16. Karvellas CJ, Lescot T, Goldberg P, Sharpe MD, Ronco JJ, Renner EL et al. Liver Transplantation in the Critically Ill: A Multicenter Canadian Retrospective Cohort Study. Crit Care. 2013;17(1):R28.
17. Knaak J, McVey M, Bazerbachi F, Goldaracena N, Spetzler V, Selzner N et al. Liver Transplantation in Patients with End-Stage Liver Disease Requiring Intensive Care Unit Admission and Intubation. Liver Transpl. 2015;21(6):761-7.
18. Lai JC. Defining the Threshold for Too Sick for Transplant. Curr. Opin. Organ Transplant. 2016;21(2):127-32.
19. Lai JC, Rahimi RS, Verna EC, Kappus MR, Dunn MA, McAdams-DeMarco M et al. Frailty Associated with Waitlist Mortality Independent of Ascites and Hepatic Encephalopathy in a Multicenter Study. Gastroenterology. 2019;156(6):1675-82.
20. Levesque E, Winter A, Noorah Z, Daurès JP, Landais P, Feray C, Azoulay D. Impact of Acute-on-Chronic Liver Failure on 90-Day Mortality Following A First Liver Transplantation. Liver Int. 2017;37(5):684-93.
21. Linecker M, Krones T, Berg T, Niemann CU, Steadman RH, Dutkowski P et al. Potentially Inappropriate Liver Transplantation in The Era of the "Sickest First" Policy - A Search for the Upper Limits. J Hepatol. 2018;68(4):798-813.
22. Michard B, Artzner T, Lebas B, Besch C, Guillot M, Faitot F et al. Liver Transplantation in Critically Ill Patients: Preoperative Predictive Factors of Post-Transplant Mortality to Avoid Futility. Clin Transplant. 2017;31(12).
23. Moreau R, Jalan R, Gines P, Pavesi M, Angeli P, Cordoba J et al. Acute-on-Chronic Liver Failure is A Distinct Syndrome that Develops in Patients with Acute Decompensation of Cirrhosis. Gastroenterology. 2013;144(7):1426-37, 1437.e1-9.
24. O'Leary JG, Bajaj JS, Tandon P, Biggins SW, Wong F, Kamath OS et al. Outcomes After Listing for Liver Transplant in Patients With Acute-on-Chronic Liver Failure: The Multicenter North American Consortium for the Study of End-Stage Liver Disease Experience. Liver Transpl. 2019;25(4):571-9.
25. Petrowsky H, Rana A, Kaldas FM, Sharma A, Hong JC, Agopian VG et al. Liver Transplantation in Highest Acuity Recipients: Identifying Factors to Avoid Futility. Ann Surg. 2014;259(6):1186-94.
26. Putignano A, Gustot T. New Concepts in Acute-on-Chronic Liver Failure: Implications for Liver Transplantation. Liver Transpl. 2017;23(2):234-43.
27. Roy A, Taneja S. Type of Organ Failure and Acute Insult Have Important Bearings in Outcomes of Liver Transplantation: A Pragmatic Discourse. J. Hepatol. 2019;70(3):548-49.
28. Sibulesky L, Heckman MG, Taner CB, Canabal JM, Diehl NN, Perry DK et al. Outcomes Following Liver Transplantation in Intensive Care Unit Patients. World J Hepatol. 2013;5(1):26-32.
29. Sundaram V, Jalan R, Wu T, Volk ML, Asrani SK, Klein AS, Wong RJ. Factors Associated with Survival of Patients with Severe Acute-on-Chronic Liver Failure Before and After Liver Transplantation. Gastroenterology. 2019;156(5):1381-91.e3.
30. Thuluvath PJ, Thuluvath AJ, Hanish S, Savva Y. Liver Transplantation in Patients with Multiple Organ Failures: Feasibility and Outcomes. J Hepatol. 2018;69(5):1047-56.
31. Umgelter A, Lange K, Kornberg A, Büchler P, Friess H, Schmid RM. Orthotopic Liver Transplantation in Critically Ill Cirrhotic Patients with Multi-Organ Failure: A Single-Center Experience. Transplant Proc. 2011;43(10):3762-8.

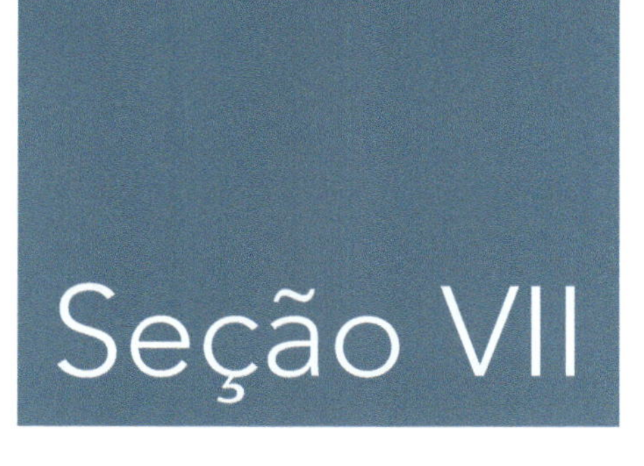

Infecções e Imunossupressão

Alice Song | Edson Abdala

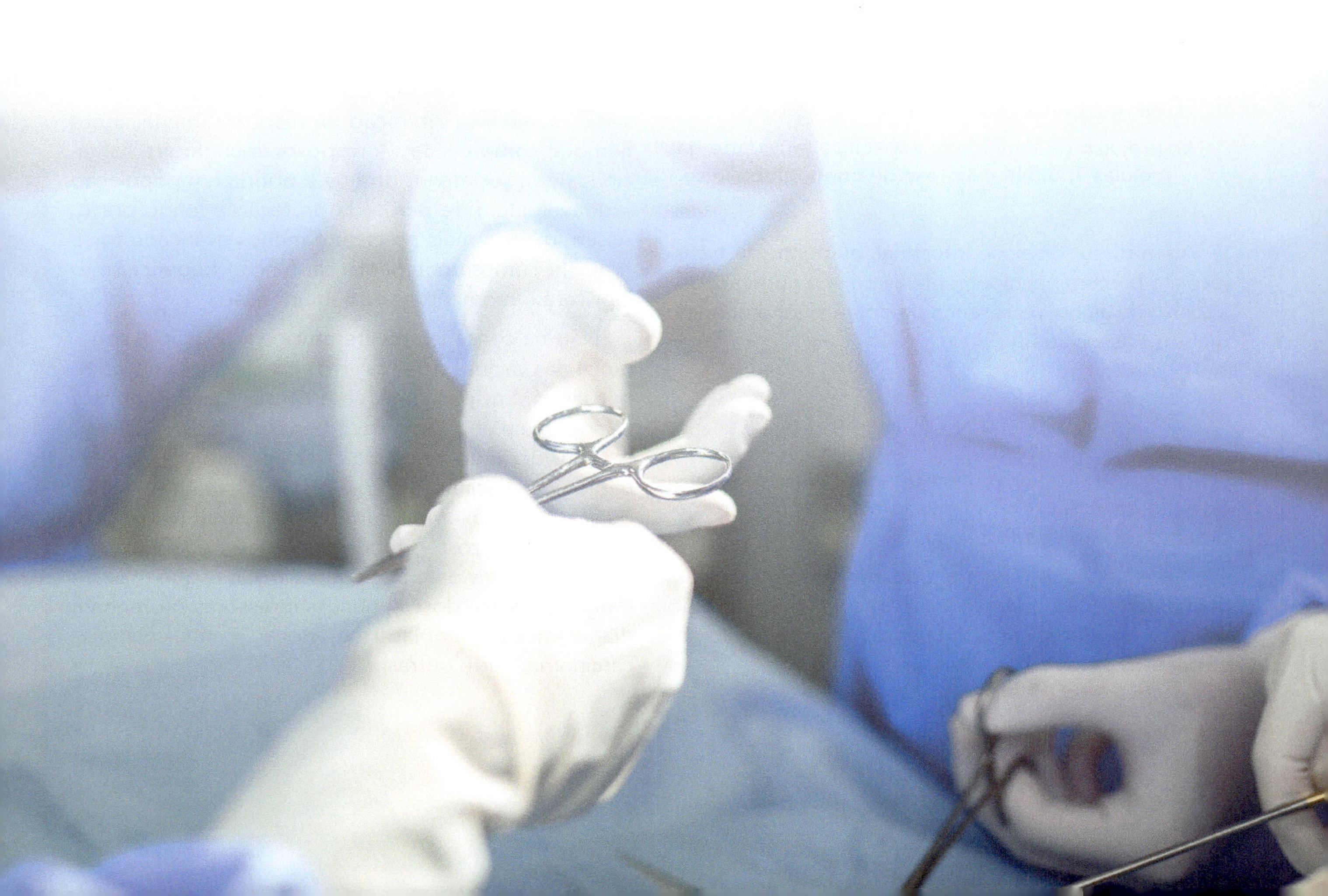

7.1

Vacinação do Paciente com Cirrose e do Transplantado

Lívia Zignago Moreira dos Santos | Marta Heloisa Lopes

7.1.1 INTRODUÇÃO

A prevenção de doenças infecciosas em pacientes cirróticos e transplantados hepáticos é de grande importância, tanto por evitar maiores agravos à saúde desses pacientes (descompensação da cirrose, rejeição do órgão transplantado), quanto por reduzir a mortalidade.[1]

Alguns fatores justificam a maior predisposição às infecções na presença de doença hepática avançada e transplante hepático:[2,3]

7.1.2 CIRROSE

Síndrome de disfunção imune, que se caracteriza por:

- depressão do sistema reticuloendotelial;
- prejuízo da imunidade inata (funções fagocíticas e sistema complemento);
- prejuízo da imunidade específica (atividade das células T, B, NK e síntese de imunoglobulinas).

Além disso: disbiose intestinal, aumento da translocação bacteriana, hiperesplenismo, má nutrição, uso abusivo de álcool e presença de doença autoimune ou diabetes associada.

7.1.2 TRANSPLANTE HEPÁTICO

O uso de drogas imunossupressoras para evitar a rejeição ao órgão transplantado acarreta comprometimento da imunidade celular.[2,3]

A vacinação é uma medida preventiva essencial contra infecções que são de particular preocupação nesses indivíduos, como *Influenza*, doenças pneumocócicas invasivas e hepatites virais A e B.[3]

7.1.3 VACINAÇÃO DO PACIENTE COM CIRROSE

Assim que firmado o diagnóstico de cirrose, os pacientes devem ser encaminhados para atualização de sua situação vacinal. Esse encaminhamento pode ser ao Sistema Único de Saúde (SUS) nos Centros de Referência para Imunobiológicos Especiais (CRIEs), que dispõem de imunógenos gratuitos indicados para pacientes hepatopatas, ou à Saúde Suplementar nas clínicas particulares de vacinação. O Centro de Imunizações do Hospital das Clínicas da Faculdade de Medicina da Universidade de São Paulo (HC-FMUSP) é um Centro de Referência para Imunobiológicos Especiais (CRIE).

São poucos os dados sobre imunogenicidade e eficácia da vacinação em pacientes cirróticos. Considerando que, principalmente na cirrose descompensada, observa-se alteração da resposta imune, tanto humoral como celular. A resposta imunológica às vacinas pode ser menor do que a obtida em população saudável, além de perda da proteção a longo prazo. Assim, quanto mais precoce e menos avançado for o grau de comprometimento da função hepática, melhor será o momento para a imunização.[1]

Não há consenso na literatura em relação à segurança das vacinas de vírus vivos em cirróticos descompensados. Em pacientes com cirrose Child-Pugh B e C, sugere-se analisar o risco-benefício individualmente, considerando a história clínica e a situação epidemiológica. Vacinas de agentes vivos, como vacinas de sarampo, caxumba, rubéola, pólio oral (Sabin), varicela, herpes zóster, febre amarela e dengue, estão contraindicadas para pacientes cirróticos que utilizam medicações em doses imunossupressoras ou tenham diagnóstico de neoplasia (hepatocarcinoma, colangiocarcinoma, entre outras).

As vacinas recomendadas para pacientes com cirrose estão descritas na Tabela 7.1.1. A maioria é disponibilizada pelo Sistema Único de Saúde (SUS) do Brasil.[4,5] As crianças com cirrose hepática devem ser vacinadas de acordo com o calendário vacinal preconizado para a faixa etária.

Além das vacinas disponíveis no SUS, também estão disponíveis em clínicas particulares de vacinação: *Influenza* tetravalente, meningo ACWY e meningo B e herpes zóster, sendo esta contraindicada em imunossuprimidos.[5]

Tabela 7.1.1 Vacinação de pacientes com cirrose.[4,5]

Vacinas*	Esquemas Doses eintervalos	Disponibilidade no SUS	Disponibilidade na Saúde Suplementar
DTP, DTPa (< 7 anos de idade)	Esquema básico – três doses: 2-4-6 meses de idade + dois reforços: 15 a 18 meses de idade, e 4 a 5 anos de idade + reforço a cada 10 anos	DTP e dT	DTPa[1] e dTpa[2]
dT, dTpa (≥ 7 anos de idade)	Esquema básico – três doses com intervalo mínimo de 2 meses entre elas + reforço a cada 10 anos		
Hepatite A	Duas doses: 0-6 meses	Sim	Sim
Hepatite B	Quatro doses com o dobro da dose recomendada para a idade: 0-1-2-6 a 12 meses	Sim	Sim
HPV	Meninas de 9 a 14 anos e meninos de 11 a 14 anos – duas doses: 0-6 meses	Sim	Sim
	Homens de 9-26 anos e mulheres de 9-45 anos – três doses: 0-2-6 meses	Não[3]	
Influenza	Dose anual	Sim (trivalente)	Sim (trivalente e tetravalente)
Pneumocócica conjugada 10 V	Se possível, usar Pneumo 13 V De acordo com a faixa etária:	Sim (< 5 anos de idade)	Sim (< 5 anos de idade)
Pneumocócica conjugada 13 V	6 semanas a 6 meses de idade: três doses (2-4-6 meses de idade) + um reforço 12 a 15 meses de idade 7 a 11 meses de idade: duas doses (0-2 meses) + um reforço dos 12-15 meses de idade 12 a 23 meses de idade – duas doses: 0-2 meses ≥ 24 meses de idade – dose única[4]	Não[5]	Sim
Pneumocócica polissacarídea 23 V	Duas doses: 0-5 anos[4]	Sim (≥ 2 anos de idade)	Sim (≥ 2 anos de idade)
Meningocócica B	De acordo com a faixa etária: 3 a 11 meses de idade – duas doses com intervalo de 2 meses + um reforço entre 12 e 15 meses de idade 12 a 23 meses de idade – duas doses com intervalo de 2 meses + um reforço 12 a 23 meses após a 2ª dose ≥ 2 anos de idade – duas doses: 0-2 meses	Não	Sim

(Continua)

Tabela 7.1.1 Vacinação de pacientes com cirrose.[4,5] (*Continuação*)

Vacinas*	Esquemas Doses eintervalos	Disponibilidade no SUS	Disponibilidade na Saúde Suplementar
Meningocócica conjugada C	De acordo com a faixa etária: Crianças – duas doses: 3-5 meses + um reforço dos 12 meses aos 5 anos Adultos – Dose única	Sim	Sim
Meningocócica ACWY-CRM	De acordo com a faixa etária: 2 a 6 meses de idade – três doses, com intervalo de 2 meses entre elas: aos 3-5-7 meses de idade + reforço aos 12-15 meses de idade 7 a 23 meses de idade – duas doses: segunda dose administrada no 2° ano de vida e pelo menos 2 meses após a 1ª dose A partir de 24 meses de idade – dose única		
Meningocócica ACWY-TT	De acordo com a faixa etária: 6 semanas a 11 meses de idade – duas doses, com intervalo de 2 meses entre elas, aos 3 e 5 meses de idade + reforço aos 12-15 meses de idade A partir de 12 meses de idade – dose única	Sim Adolescentes de 11 a 12 anos Pacientes que fazem uso de eculizumabe[6]	Sim
Meningocócica ACWY-D	De acordo com a faixa etária: 9 a 23 meses de idade – duas doses, com no mínimo 3 meses de intervalo entre elas A partir de 24 meses de idade – dose única		
SCR[7]	Até 29 anos de idade – duas doses com intervalo mínimo de um mês 30 a 49 anos de idade – dose única	Sim	Sim
Varicela[7,9]	Crianças – duas doses: 15 meses e 4 anos de idade	Sim	Sim
	Adultos – duas doses: 0-3 meses	Não	
Herpes zóster[7,10]	Dose única em ≥ 60 anos de idade	Não	Sim

[1]DTPa disponível no SUS apenas em situações especiais: crianças com risco aumentado para evento adverso ou se evento adverso grave após DTP. [2] Idealmente pelo menos uma dTPa na idade adulta, principalmente se convívio com crianças. No SUS está disponível dTPa apenas para gestantes a partir de 20 semanas de gestação, puérperas e profissionais da saúde. Para os demais adultos, disponível a dT (vacina adsorvida difteria, tétano adulto). [3] Disponível no SUS: para transplantados, portadores de neoplasia e pessoas vivendo com HIV/AIDS, homens de 9-26 anos, mulheres de 9-45 anos (3 doses). [4] Iniciar esquema pela Pneumo 13, seguida pela Pneumo 23 com intervalo mínimo de 2 meses. Para indivíduos que já receberam Pneumo 23 e não foram vacinados com a Pneumo 13, recomenda-se intervalo de 12 meses entre elas. [5] Pneumo 13 V disponível no SUS para candidatos a transplante, transplantados, portadores de neoplasia e pessoas vivendo com HIV/AIDS. [6] Meningo ACWY disponível no SUS apenas para usuários de eculizumabe (0-2 meses e reforço a cada 5 anos) e adolescentes de 11 e 12 anos (dose única). [7] Se não houver doença que contraindique vacinas de vírus vivos. Cirrose Child-Pugh B e C: avaliar risco-benefício. [8] O reforço (2ª dose) da vacina febre amarela deve ser administrado aos 4 anos de idade. Caso a pessoa tenha recebido apenas uma dose da vacina antes de completar 5 anos de idade, deverá receber uma dose adicional, independentemente da idade em que o indivíduo procure o serviço de vacinação, respeitando o intervalo mínimo de 4 semanas entre as doses. [9] Apenas se suscetível, isto é, sem história de doença prévia. [10] Apenas se sorologia para vírus varicela-zóster (VZV) com IgG positivo. *Caso o paciente com cirrose utilize medicações imunossupressoras ou tenha diagnóstico de neoplasia, considerar as vacinas que são disponibilizadas para transplantados, descritas na Tabela 7.1.2.

Fonte: Adaptada de Portalarquivos2.saude.gov.br, 2021; Imunizações SB., Calendários de Vacinação de Pacientes, 2021.

7.1.4 VACINAÇÃO DO TRANSPLANTADO HEPÁTICO

Os candidatos a receber transplantes de órgãos sólidos devem ter seus esquemas vacinais avaliados e atualizados antes da realização do transplante. Após sua realização, estarão submetidos à terapêutica imunodepressora, que interfere na resposta imunológica às vacinas e contraindica a administração de vacinas de agentes vivos atenuados.

Se o candidato a transplante receber vacina de vírus vivos atenuados (sarampo, caxumba, rubéola, pólio oral (Sabin), varicela, herpes zóster, febre amarela, dengue) deverá aguardar pelo menos 4 semanas para realização do transplante após aplicação dessas vacinas.

A vacinação das pessoas que convivem com os pacientes transplantados hepáticos também deve ser orientada pela equipe que assiste esses pacientes, porque as pessoas que convivem com os transplantados hepáticos, se não adequadamente vacinadas,

Tabela 7.1.2 **Vacinação de adultos candidatos a transplante hepático, transplantados hepáticos e pessoas que convivem com transplantados.**[4,5]

Vacinas	Esquemas (para canditados a transplante/ transplantados)	Pacientes		Convívio* domiciliar
		Candidato a transplante	Transplantado	
dT[1]	Esquema básico – três doses: 0-2-4 meses + reforço a cada 10 anos	Sim	Sim	Sim
Hepatite A	Duas doses: 0-6 meses	Sim	Sim	Sim, se suscetível
Hepatite B	Quatro doses dobradas: 0-1-2-6 a 12 meses	Sim	Sim	Sim
Hib	Duas doses: 0-2 a 4 meses	Sim	Sim	Não
HPV	Três doses: 0-2-6 meses	Sim (homens de 9-26 anos de idade, mulheres de 9-45 anos de idade)	Sim (homens de 9-26 anos de idade, mulheres de 9-45 anos de idade)	Não
Influenza	Dose anual	Sim	Sim	Sim
Pneumocócica conjugada 13V	**Dose única**[2]	Sim	Sim	Não
Pneumocócica polissacarídea 23V	**Duas doses: 0-5 anos**[2]	Sim	Sim	Não
Meningocócica conjugada C[3]	Duas doses: 0-2 meses + reforço a cada 5 anos	Sim	Sim	**Não**[4]
Febre amarela	Dose única	**Avaliar**[5]	Não	Sim
SCR	Até 29 anos de idade – duas doses com intervalo mínimo de 1 mês 30 a 49 anos de idade – dose única	**Avaliar**[5]	Não	Sim
Varicela	Duas doses: 0-3 meses	**Avaliar se suscetível**[5]	Não	Sim, se suscetível

[1] Idealmente, pelo menos uma dTPa na idade adulta, principalmente se convívio com crianças. No SUS está disponível apenas dT para esses pacientes. [2] Iniciar esquema pela Pneumo 13, seguida pela Pneumo 23 com intervalo mínimo de 2 meses. Para indivíduos que já receberam Pneumo 23 e não foram vacinados com a Pneumo 13, recomenda-se intervalo de 12 meses entre elas. [3] Outras vacinas meningocócicas disponíveis na rede privada: meningocócica conjugada ACWY e meningocócica B. [4] Disponível no SUS: meningo C para menores de 5 anos e em situações especiais como imunossupressão e hepatopatia crônica, entre outras. Meningo ACWY para usuários de eculizumabe (0-2 meses e reforço a cada 5 anos) e adolescentes de 11 e 12 anos (dose única). [5] Se não houver doença que contraindique vacinas de vírus vivos. Cirrose Child-Pugh B e C: avaliar risco-benefício. Aguardar pelo menos 4 semanas para realizar o transplante após aplicação dessas vacinas. *Crianças que convivem com transplantados devem receber VIP ao invés de VOP.

Fonte: Adaptada de Portalarquivos2.saude.gov.br, 2021; Imunizações SB., Calendários de Vacinação de Pacientes, 2021.

podem vir a ser fonte de infecção para esses pacientes.[4] As crianças imunossuprimidas ou contatos domiciliares dos transplantados devem ter esquema da vacina para poliomielite alterado. Devem receber todas as doses de vacina inativada poliomielite (VIP). A vacina oral poliomielite (VOP) de vírus vivos atenuados é contraindicada, pois há eliminação de vírus vacinal pelas fezes, que pode provocar poliomielite paralítica associada à vacina nos imunossuprimidos.[4]

O SUS do Brasil recomenda o calendário vacinal para candidatos, receptores e pessoas que convivem com pacientes transplantados hepáticos constante na Figura 7.1.2.[4,5]

Todas as vacinas que constam neste calendário estão disponíveis gratuitamente nos CRIEs, situados em todos os estados brasileiros.

7.1.5 INTERVALOS ENTRE A APLICAÇÃO DE VACINAS E A REALIZAÇÃO DE TRANSPLANTE

Para melhor resposta imune e maior segurança, deve ser analisado o momento adequado para a vacinação:[6]

7.1.5.1 Pré-transplante

- As vacinas inativadas podem ser administradas até pelo menos 2 semanas antes do transplante;
- As vacinas de vírus vivos atenuados devem ser administradas só até pelo menos 4 semanas antes do transplante.

7.1.5.2 Pós-transplante

As vacinas inativadas podem ser administradas após 3 a 6 meses, exceto a de *Influenza*, que pode ser aplicada a qualquer momento após o transplante ;

As vacinas de vírus vivos não devem ser administradas em qualquer tempo após o transplante.

7.1.6 VACINA INFLUENZA

Descompensação aguda grave em pacientes cirróticos e infecção grave nos transplantados hepáticos são descritas relacionadas à Influenza.[1]

A vacinação de *Influenza* reduz as taxas de hospitalização e óbito associadas à referida doença e à pneumonia, sendo recomendada anualmente.[7] No SUS está disponível a vacina trivalente – dois subtipos *Influenza* A (H1N1 e H3N2) + um subtipo *Influenza* B (Vitória ou Yamagata); na Saúde Suplementar também está disponível a tetravalente – dois subtipos *Influenza* A (H1N1 e H3N2) + dois subtipos *Influenza* B (Vitória e Yamagata).

Em estudo de 2005, realizado na Coreia do Sul , foi observada resposta celular consideravelmente reduzida em pacientes com cirrose Child-Pugh classe C quando comparada à classe B e aos controles saudáveis. A resposta humoral foi semelhante em relação à soroconversão, apesar dos saudáveis apresentarem títulos de anticorpos mais elevados. Porém, mais estudos são necessários para avaliar a efetividade da vacina *Influenza* na doença hepática avançada.[7]

A maioria dos estudos demonstram menor soroconversão em pacientes submetidos ao transplante de fígado, mas ainda apresentando importante redução da ocorrência e gravidade da doença e suas complicações.[8,9]

7.1.7 VACINA HEPATITE A

A infecção pelo vírus da hepatite A (VHA) apresenta risco aumentado de gravidade e mortalidade em indivíduos com hepatopatia crônica, particularmente quando as etiologias são hepatites virais B ou C.[1,3]

A vacina Hepatite A é segura em pacientes cirróticos, mas pode ser menos imunogênica, especialmente nos pacientes com cirrose descompensada (na faixa de 20% a 50% de soroconversão após duas doses) em comparação com 99% a 100% em adultos imunocompetentes.[1] Nos vacinados após o transplante também pode haver redução da imunogenicidade e queda dos títulos de anticorpos protetores.[3]

Recomenda-se vacinação para hepatite A com duas doses (6 meses de intervalo entre elas) a todos hepatopatas crônicos com sorologia negativa para vírus hepatite A (VHA).[4]

Valour *et al.*[3] sugerem aplicação de uma terceira dose quando sorologia permanece negativa após 2 meses do término do esquema.

7.1.8 VACINA HEPATITE B

Vacinação contra o vírus da hepatite B (VHB) é indicada para toda a população suscetível, porém apresenta especial importância nas circunstâncias abordadas neste capítulo.[10]

Quando adquirem hepatite B, imunossuprimidos apresentam maior risco de progressão para cronicidade, cirrose e hepatocarcinoma. Além disso, são relatados casos graves de superinfecção pelo vírus hepatite B (VHB) em pacientes portadores de hepatite C crônica.[3]

Estudo brasileiro de 2008, do Hospital das Clínicas de São Paulo, avaliou retrospectivamente a imunogenicidade após aplicação de três doses dobradas (40 µg) da vacina hepatite B em pacientes que estavam na lista de espera para o transplante. Foi evidenciada soroconversão em 67,5% dos pacientes, uma taxa maior do que a observada em cirróticos que receberam a dose padrão (20 µg).[11]

Em média, a soroconversão após vacinação em cirróticos com dose padrão é de 38%, e naqueles que recebem dose dobrada, é de 53%.[10]

Após o transplante, a soroconversão é de aproximadamente 40%, e pode haver rápida queda de anticorpos, com apenas 17% mantendo títulos protetores após um ano, segundo Valour *et al.*[3]

Com objetivo de alcançar uma imunogenicidade superior, o manual dos CRIEs orienta quatro doses dobradas para esses pacientes.[4] Deve ser solicitada sorologia (anti-HBs) 30 a 60 dias após o término do esquema vacinal. Em caso de anti-HBs < 10 mUI/mL, o paciente deverá ser revacinado, com outro esquema de quatro doses dobradas.[5]

Indivíduos suscetíveis, não-respondedores e imunodeprimidos – ainda que tenham sido vacinados –, após exposição de risco precisam receber imunoglobulina humana anti-hepatite B.[4]

7.1.9 VACINA HPV

Transplantados estão sujeitos à maior incidência de verrugas genitais e neoplasias decorrentes do papilomavírus humano (HPV).

A vacinação contra HPV em transplantados apresenta imunogenicidade reduzida, mas aceitável. Embora haja poucos dados sobre vacina HPV em pacientes cirróticos e transplantados hepáticos, o *Guidelines from the American Society of Transplantation Infectious Diseases Community of Practice* recomenda a vacinação para esses pacientes.[6]

7.1.10 VACINAS PNEUMOCÓCICAS

Doença hepática avançada e imunossupressão estão relacionadas à importante morbidade e mortalidade em razão das infecções pneumocócicas.[1]

O *Streptococcus pneumoniae* é o principal agente da pneumonia, que é a terceira causa mais comum de infecção em pacientes com cirrose. É também responsável por 50% das meningites bacterianas e pela ocorrência de peritonite bacteriana.[3]

No SUS, estão disponíveis três tipos de vacinas pneumocócicas:[4]

- Vacina conjugada: Pneumocócica 10V (disponível para todas as crianças até 5 anos de idade);
- Vacina conjugada: Pneumocócica 13V (disponível para candidatos a transplante e transplantados);
- Vacina polissacarídea: Pneumocócica 23V (disponível para pacientes com cirrose, candidatos a transplante e transplantados).

Tabela 7.1.4 Características das vacinas pneumocócicas.[4]

	Pneumo 10	Pneumo 13	Pneumo 23
Sorotipos	1, 4, 5, 6B, 7F, 9V, 14, 23F, 19F, 18C	1, 3, 4, 5, 6A, 6B, 7F, 9V, 14, 18C, 19A, 19F e 23F	1, 2, 3, 4, 5, 6B, 7F, 8, 9N, 9V, 10A, 11A, 12F, 14, 15B, 17F, 18C, 19A, 19F, 20, 22F, 23F e 33F
Tipo de resposta imune	Mecanismos T-dependentes	Mecanismos T-dependentes	Mecanismos T-independentes
Duração da resposta imune	Longa	Longa	Curta
Redução de colonização em nasofaringe	Sim	Sim	Não

Fonte: Adaptada de Portalarquivos2.saude.gov.br, 2021.

A imunogenicidade da vacina pneumocócica polissacarídea 23V é reduzida nos candidatos a transplante em comparação com a população em geral. Não há dados sobre a imunogenicidade da vacina pneumocócica 13V nessa situação. Entretanto, em outros imunossuprimidos, como em pessoas vivendo com HIV/AIDS e em transplantados de células tronco hematopoiéticas (TCTH), a estratégia de vacinação combinada (uma dose de vacina pneumocócica conjugada 13V, seguida de vacina pneumocócica polissacarídea 23V com intervalo mínimo de 2 meses) demonstrou superior eficácia.[3] No Brasil, essa estratégia é recomendada a todos os candidatos a transplante e transplantados, associada a uma segunda dose de vacina pneumocócica polissacarídea 23V, 5 anos após a primeira.[4]

7.1.11 VACINAS MENINGOCÓCICAS

Doença meningocócica invasiva (DMI) não é mais frequente em transplantados em relação à população em geral. Mas são fatores de risco para DMI: asplenia anatômica ou funcional, uso de eculizumabe (inibidor do complemento utilizado para tratamento da hemoglobinúria paroxística noturna e, em alguns casos, como tratamento de rejeição pós-transplante) e viagem para áreas de alto risco.[9]

Poucos estudos avaliaram a imunogenicidade dessa vacina pós-transplante. Considerando que, em razão da imunossupressão, a resposta estaria prejudicada, o SUS disponibiliza a meningo C no esquema de duas doses com intervalo de 2 meses entre elas e um reforço a cada 5 anos aos pacientes imunossuprimidos e aos candidatos a transplante. Para os cirróticos, é recomendada apenas dose única. Em crianças com menos de 5 anos, seguir o calendário recomendado para a faixa etária.[4]

A vacina ACWY, no SUS, está indicada para usuários de eculizumabe que devem ser vacinados, preferencialmente, 2 semanas antes do início do tratamento, e para adolescentes de 11 a 12 anos.

As vacinas meningocócicas ACWY e B são encontradas em clínicas particulares. Existem três tipos de vacinas ACWY: CRM (CRM197 de *Corynebacterium diphtheriae*), TT (toxoide tetânico) e D (toxoide diftérico), que se diferenciam pela proteína carreadora à qual são conjugadas e pelo esquema de doses, descritos na Tabela 1.[4,5]

7.1.12 VACINAS COVID-19

Pacientes imunossuprimidos e cirróticos apresentam vulnerabilidade a infecções e isso inclui a síndrome respiratória aguda grave causada pelo coronavírus 2 (SARS-CoV-2).

Os estudos de fase III das vacinas contra a Covid-19 não incluíram transplantados. Portanto, as recomendações para esse grupo são baseadas até o momento em considerações teóricas, de que potencialmente devem ser menos eficazes, dependendo do grau de imunossupressão.

Diversos tipos de plataformas de vacinas estão sendo utilizadas para o desenvolvimento dessas vacinas e algumas delas estão descritas na Tabela 4. Ainda é difícil determinar qual delas teria a indicação mais adequada para os pacientes cirróticos e transplantados. Estudos são necessários para essa avaliação. Importante considerar o benefício da vacinação no atual contexto de alto risco epidemiológico, observando o intervalo mínimo pós-transplante. Para auxiliar na prevenção, os contatos domiciliares também deveriam ser vacinados.[12]

Tabela 7.1.5 Características das vacinas contra Covid-19.

Vacinas	Plataforma	Esquemas
ChAdOx1 nCoV-19 (AZD122) (AstraZeneca and University of Oxford)	Vetor adenovírus recombinante de chimpanzé, deficiente para replicação	2 doses (0-12 semanas)
CoronaVac (Sinovac)	Antígeno do vírus inativado	2 doses (0-14 a 28 dias)
BNT162b2 (Tozinameran; Comirnaty) (BioNTech and Pfizer)	RNA (incluído em nanopartículas lipídicas) codifica uma variante da proteína *spike*	2 doses (0-21 dias)
mRNA-1273 (Moderna)	RNA (incluído em nanopartículas lipídicas) codifica uma variante da proteína *spike*	2 doses (0-28 dias)

Fonte: Desenvolvida pela autoria.

No Brasil, a vacinação está sendo oferecida em etapas. Até a data em que foi escrito este capítulo (março de 2021) ainda não estavam contemplados os pacientes cirróticos, transplantados e seus contatos domiciliares.

7.1.13 CONCLUSÃO

Imunização dos cirróticos e transplantados leva à redução de complicações, como internações e até mesmo óbito, ainda que eles possam apresentar menor resposta imune e, em algumas situações, necessidade de ajustes de doses.

Apesar da disponibilização das vacinas pelo SUS, a cobertura vacinal nos pacientes com hepatopatias crônicas é baixa e normalmente os pacientes são encaminhados tardiamente, ou seja, após o transplante, quando são contraindicadas as vacinas de vírus vivos, e a imunogenicidade para as vacinas inativadas é menor.

Portanto, é muito importante a adequada orientação a esses pacientes, objetivando regularizar a vacinação no melhor momento possível.

7.1.14 DESCRIÇÃO DE TERMOS

SUS:	Sistema Único de Saúde
CRIE:	Centro de Referência para Imunobiológicos Especiais
DTPa:	vacina adsorvida difteria, tétano e pertússis acelular infantil
DTP:	vacina adsorvida difteria, tétano e pertússis infantil
dTPa:	vacina adsorvida difteria, tétano e pertússis acelular adulto
dT:	vacina adsorvida difteria, tétano adulto
VZV:	vírus varicela-zóster
SCR:	sarampo, caxumba e rubéola
VHA:	vírus da hepatite A
VHB:	vírus da hepatite B
VOP:	vacina oral poliomielite de vírus vivos atenuados
VIP:	vacina poliomielite de vírus inativados
Pneumo 23V:	pneumocócica polissacarídea 23 V
Pneumo 10V:	pneumocócica conjugada 10 valente
Pneumo 13V:	pneumocócica conjugada 13 valente
Meningo B:	meningocócica B recombinante
Meningo C:	meningocócica conjugada C
Meningo ACWY-CRM:	meningocócica ACWY conjugada à proteína CRM197 de *Corynebacterium diphtheriae*.
Meningo ACWY-TT:	meningocócica ACWY conjugada à proteína toxoide tetânico
Meningo ACWY-D:	meningocócica ACWY conjugada à proteína toxoide diftérico
DMI:	doença meningocócica invasiva

Referências

1. Loulergue P, Launay O. Vaccinations Chez les Patients Ayant Une Cirrhose. La Presse Médicale. 2009;38(7-8):1134-40.
2. Angeli P, Bernardi M, Villanueva C, Francoz C, Mookerjee R, Trebicka J et al. EASL Clinical Practice Guidelines for the Management of Patients with Decompensated Cirrhosis. J Hepatol. 2018;69(2):406-60.
3. Valour F, Conrad A, Ader F, Launay O. Vaccination in Adult Liver Transplantation Candidates and Recipients. Clin Res Hepatol Gastroenterol. 2020;44(2):126-34.
4. Saúde M. [Internet]. Portalarquivos2.saude.gov.br. 2021 [cited 28 March 2021]. Available from: http://portalarquivos2.saude.gov.br/images/pdf/2019/dezembro/11/manual-centros-referencia-imunobiologicos-especiais-5ed.pdf
5. Imunizações SB. Calendários de Vacinação de Pacientes Especiais. 2021. Disponível em: https://sbim.org.br/images/calendarios/calend-sbim-pacientes-especiais-v2.pdf .
6. Danziger-Isakov L, Kumar D; AST ID Community of Practice. Vaccination of Solid Organ Transplant Candidates and Recipients: Guidelines from the American society of Transplantation Infectious Diseases Community of Practice. Clin Transplant. 2019;33(9):e13563.
7. Cheong HJ, Song JY, Park JW, Yeon JE, Byun KS, Lee CH et al. Humoral and Cellular Immune Responses to Influenza Vaccine in Patients with Advanced Cirrhosis. Vaccine. 2006;24(13):2417-22.
8. Perez-Romero P, Aydillo TA, Perez-Ordoñez A, Muñoz P, Moreno A, López-Medrano F et al. Reduced Incidence of Pneumonia in Influenza-Vaccinated Solid Organ Transplant Recipients with Influenza Disease. Clin Microbiol Infect. 2012;18(12):E533-40.
9. Stucchi RSB, Lopes MH, Kumar D, Manuel O. Vaccine Recommendations for Solid-Organ Transplant Recipients and Donors. Transplantation. 2018;102(2S Suppl 2):S72-80.
10. Aggeletopoulou I, Davoulou P, Konstantakis C, Thomopoulos K, Triantos C. Response to Hepatitis B Vaccination in Patients with Liver Cirrhosis. Rev Med Virol. 2017;27(6):e1942.
11. Bonazzi PR, Bacchella T, Freitas AC, Osaki KT, Lopes MH, Freire MP et al. Double-Dose Hepatitis B Vaccination in Cirrhotic Patients on a Liver Transplant Waiting List. Braz J Infect Dis. 2008;12(4):306-9.
12. Cornberg M, Buti M, Eberhardt CS, Grossi PA, Shouval D. EASL Position Paper on the Use of COVID-19 Vaccines in Patients with Chronic Liver Diseases, Hepatobiliary Cancer and liver Transplant Recipients. J Hepatol. 2021;74(4):944-51.
13. Reduced incidence of pneumonia in influenza-vaccinated solid organ transplant recipients with influenza disease.

Links para pesquisa e consulta das principais fontes de referência

https://sbim.org.br/images/calendarios/calend-sbim-pacientes-especiais-v2.pdf

http://portalarquivos2.saude.gov.br/images/pdf/2019/dezembro/11/manual-centros-referencia-imunobiologicos-especiais-5ed.pdf

7.2
Profilaxia de Infecções Pós-transplante

Alice Tung Wan Song | Edson Abdala

7.2.1 INTRODUÇÃO

Desde a realização dos primeiros transplantes de fígado no mundo, houve evolução significativa em vários aspectos, o que possibilitou a melhoria da sobrevida após o transplante. Ao lado dos avanços em técnica cirúrgica, terapia imunossupressora, cuidados intensivos e alocação de órgãos, a prevenção de complicações infecciosas e não-infecciosas acompanhou esse progresso. Com isso, a prevenção, o diagnóstico e o manejo de doenças infecciosas em transplante contribuem para a melhoria dos desfechos no transplante.

O risco de doenças infecciosas é determinado pelas interações entre a exposição epidemiológica do indivíduo e o estado de imunossupressão. Alguns riscos infecciosos podem ser antecipados e estratégias de prevenção devem ser implementadas.

Com a padronização de regimes de imunossupressão, as complicações infecciosas ocorrem em um padrão relativamente previsível, dependendo do tempo decorrido após o transplante, além do risco determinado a partir da exposição do doador. Deve-se lembrar que agentes antimicrobianos poderão retardar, porém não eliminar, o aparecimento de infecções, que podem passar a ocorrer mais tardiamente. Com a descontinuação de esquemas de profilaxia, qualquer redução no estado de imunossupressão também diminui o risco de infecções.

Após o transplante de órgãos sólidos, podem ser representados três períodos que muitas vezes se sobrepõem quanto ao risco de ocorrência de infecções, atualmente divididos em:

1. Período perioperatório (até 30 dias após o transplante) – as infecções predominantes resultam de complicações cirúrgicas, infecções derivadas do doador, infecções pré-existentes do receptor, e infecções nosocomiais, notadamente infecções do sítio cirúrgico. Por conseguinte, o objetivo primário da profilaxia perioperatória é o de minimizar a ocorrência de infecções do sítio cirúrgico pós-operatórias.
2. Período de 1-12 meses após o transplante – nesse período, ocorrem diversas infecções notadamente relacionadas ao período de maior imunossupressão, com múltiplas infecções causadas por bactérias, fungos, vírus e parasitas oportunistas.
3. Período após 12 meses do transplante – nesse período, receptores com função do enxerto satisfatória poderão tolerar imunossupressão de manutenção reduzida, com menor risco de infecções, podendo então estar sujeitos à exposição a infecções comuns à comunidade.

Essa divisão em períodos pós-transplante permite não somente estabelecer o diagnóstico diferencial para pacientes com suspeita de infecção, como também traçar estratégias de profilaxias antimicrobianas.

Nas Tabelas 7.2.1 a 7.2.8 encontram-se os esquemas de profilaxia para infecções bacterianas, microbacteriana, fúngicas, parasitárias e virais em transplante de fígado, recomendados pela Divisão de Transplante de Fígado e Órgãos do Aparelho Digestivo, do Hospital das Clínicas da Faculdade de Medicina da Universidade de São Paulo (HC-FMUSP).

Tabela 7.2.1 Profilaxia de infecções bacterianas.

	Esquemas	Duração
Profilaxia cirúrgica **Habitual**	▪ Ampicilina 1 g EV 6/6h ▪ + ▪ Cefotaxima 1 g EV 6/6h	24h
Profilaxia cirúrgica: doador infectado	▪ Manter no receptor o antibiótico em uso no doador; ou ▪ Tratar o receptor conforme agente isolado em culturas do doador.	7 dias

(*Continua*)

Tabela 7.2.1 Profilaxia de infecções bacterianas. (*Continuação*)

	Esquemas	Duração
Profilaxia cirúrgica: Receptor infectado	■ Tratar ou completar o tratamento da infecção documentada. ■ Ajustar antibiótico conforme tempo de internação, uso prévio de antibióticos e perfil epidemiológico das infecções locais.	Variável (mínimo de 48h)
Profilaxia cirúrgica: ■ Receptor colonizado por BGN Multi-R; ou ■ Uso de ATB nos últimos 30 dias por pelo menos 48h (cefalosporinas de terceira geração, piperacilina-tazobactam, carbapenêmicos); ou ■ MELD > 24; ou ■ Indicação de diálise	■ Ampicilina 1 g EV 6/6h ■ Amicacina 15 mg/kg EV dose única	24h
Hepatite fulminante[1]	■ Cefotaxima 2 g EV 8/8h[1] ■ Ampicilina 1 g EV 6/6h[2]	7 dias e por, no mínimo, 48h pós-Tx
Biopsia hepática[3]	■ Ampicilina 1 g + Ciprofloxacino 400 mg EV – dose única	Pré-procedimento
Procedimento biliar invasivo	■ Ampicilina 1 g + Ciprofloxacino 400 mg EV – dose única	Pré-procedimento

[1] Iniciar imediatamente após o diagnóstico da hepatite fulminante. [2] Iniciar na indução cirúrgica pré-Tx, manter por 24h pós-Tx. [3] Na suspeita de doença biliar.

Fonte: Desenvolvida pela autoria.

Tabela 7.2.2 Profilaxia de infecção por tuberculose.

Avaliação pré-transplante	Profilaxia pós-transplante	Duração
PPD > 5 mm com afastamento de doença ativa	Isoniazida 300 mg (após normalização de enzimas hepáticas e estabilização clínica)	6 meses

Fonte: Desenvolvida pela autoria.

Tabela 7.2.3 Profilaxia de infecções fúngicas.

Agentes	Critérios	Esquemas	Duração
Candida spp.	Pelo menos 1 dos fatores de risco: ■ Hepatite fulminante ■ Indicação de retransplante ■ Hemodiálise pós-transplante OU Pelo menos 2 dos fatores de risco: ■ UTI nos últimos 30 dias pré-transplante ■ Antibiótico nos últimos 30 dias pré-transplante ■ Profilaxia para PBE ■ Reoperação ■ Derivação biliodigestiva ■ Colonização em mais de 2 sítios	Fluconazol 200 mg VO ou EV 12/12h	21 dias
Pneumocystis jiroveci	■ Profilaxia universal	Sulfametoxazol + trimetoprim 400/80 mg VO 1×/dia	6 meses[1]

PBE: peritonite bacteriana espontânea. [1] Iniciar quando enzimas hepáticas estáveis, ao redor do 7º dia pós-Tx. Em caso de rejeição e necessidade de pulso de corticoide, reinstituir a profilaxia ou estendê-la por mais 6 meses.

Fonte: Desenvolvida pela autoria.

Tabela 7.2.4 Profilaxia de doenças parasitárias.

Agentes	Critérios	Esquemas	Duração
Toxoplasma gondii	Receptor: IgG negativo E Doador: IgG positivo ou desconhecido	Sulfametoxazol + trimetoprim 800/160 mg VO 1×/dia	1 ano
Trypanosoma cruzi	Receptor: IgG Positivo E Doador: IgG positivo	Benzonidazol 5-7 mg/kg/dia dividido em 2 doses	30-90 dias
	Receptor: IgG positivo E Doador: IgG negativo	Monitorizar parasitemia do receptor a cada 15 dias por 3 meses; em seguida, 1×/mês, por 1 ano **Se positiva**: Benzonidazol 5-7 mg/kg/dia dividido em 2 doses	30-90 dias
Strongyloides stercoralis	Profilaxia universal	Ivermectina 200 μg/kg/dia VO 1x/dia	2 dias. Repetir após 15 dias[1]

[1] Em caso de rejeição e necessidade de pulso de corticoide, reinstituir a profilaxia.

Fonte: Desenvolvida pela autoria.

Tabela 7.2.5 Profilaxia de infecções virais.

Agentes	Critérios	Esquemas	Duração
Citomegalovírus (CMV)	Receptor: IgG negativo ou uso de timoglobulina	Ganciclovir 5 mg/kg EV 1×/dia Ou Valganciclovir 900 mg VO 1×/dia	3 meses
	Receptor: IgG positivo	Monitorizar com PCR quantitativo 7/7 dias enquanto estiver internado. Após, 15/15 dias **Se > 2 mil UI/mL:** Ganciclovir 5 mg/kg/dose 12/12h EV ou Valganciclovir 900 mg 12/12h VO	3 meses Suspender 1 semana após negativação da viremia

Fonte: Desenvolvida pela autoria.

Tabela 7.2.6 Ajuste de doses de ganciclovir e valganciclovir em caso de disfunção renal.

Ganciclovir		
***Clearance* creatinina, mL/min**	**Tratamento**	**Manutenção**
≥ 70	5 mg/kg/dose 12/12h	5 mg/kg 1×/dia
50-69	2,5 mg/kg/dose 12/12h	2,5 mg/kg 1×/dia
25-49	2,5 mg/kg 1×/dia	1,25 mg/kg 1×/dia
10-24	1,25 mg/kg 1×/dia	0,625 mg/kg 1×/dia
< 10	1,25 mg/kg 3×/semana após hemodiálise	0,625 mg/kg 3×/semana após hemodiálise

(*Continua*)

Tabela 7.2.6 Ajuste de doses de ganciclovir e valganciclovir em caso de disfunção renal. (*Continuação*)

Valganciclovir		
***Clearance* creatinina, mL/min**	**Tratamento**	**Manutenção**
≥ 70	900 mg 12/12h	900 mg 1×/dia
50-69	450 mg 12/12h	450 mg 1×/dia
25-49	450 mg 1×/dia	450 mg a cada 2 dias
10-24	450 mg a cada 2 dias	450 mg 2×/semana
< 10	200 mg 3×/semana após hemodiálise	0.625 mg/kg 3×/semana após hemodiálise

Fonte: Desenvolvida pela autoria.

Tabela 7.2.7 Profilaxia de hepatite B.

Critérios	Esquema	Duração
Hepatite B crônica	HBIG 800 UI IM ou EV no intraoperatório HBIG 800 UI IM ou EV por dia nos primeiros 7 dias pós-Tx HBIG 800 UI IM 1 vez ao mês até 1 ano pós-Tx	1 ano
	Antiviral continuadamente desde o 1° PO – manter o esquema em uso pré-Tx; caso não esteja em uso pré-Tx, iniciar preferencialmente tenofovir ou entecavir	Nunca suspender
Doador antiHBc positivo/receptor HBsAg negativo e antiHBc positivo isolado e/ou antiHBs positivo	A partir do 1° PO: Lamivudina 150 mg/dia OU Entecavir 0,5 mg/dia OU Tenofovir 300 mg/dia	Nunca suspender

HBIG: imunoglobulina contra o vírus da hepatite B.

Fonte: Desenvolvida pela autoria.

Tabela 7.2.8 Doses dos antivirais na profilaxia de hepatite B pós-transplante.

Tenofovir	
Função renal normal	300 mg 1×/dia
Cl Cr 50-90 mg/mL	300 mg 1×/dia
Cl Cr 30-49 mg/mL	300 mg a cada 48h
Cl Cr 10-29 mg/mL	300 mg a cada 72-96h
Cl Cr < 10 mg/mL	
Hemodiálise	300 mg a cada 3 diálises (após a sessão)
Entecavir	
Função renal normal ou Cl Cr > 50 mg/mL	0,5 mg 1×/dia
Cl Cr 10-50 mg/mL	0,5 mg a cada 48h
Cirróticos com descompensação	1 mg 1×/dia
Lamivudina	
Função renal normal	100-150 mg 1×/dia
Cl Cr 50-90 mg/mL	100-150 mg 1×/dia
Cl Cr 10-50 mg/mL	50 mg 1×/dia (5 mL da solução de 10 mg/mL)
Cl Cr < 10 mg/mL	50 mg 1x/dia (5 mL da solução de 10 mg/mL)
Hemodiálise	50 mg 1x/dia após a HD (5 mL da solução de 10 mg/mL)

Fonte: Desenvolvida pela autoria.

Pontos-chave

- O risco de doenças infecciosas é determinado pelas interações entre a exposição epidemiológica do indivíduo e o estado de imunossupressão. Alguns riscos infecciosos podem ser antecipados e estratégias de prevenção devem ser implementadas.
- A divisão em 3 períodos pós-transplante permite não somente estabelecer o diagnóstico diferencial para pacientes com suspeita de infecção, como também traçar estratégias de profilaxias antimicrobianas.

Referências

1. Fishman JA. Infection in Organ Transplantation. Am J Transplant. 2017;17:856-79.
2. Anesi JA, Blumberg EA, Abbo LM. Perioperative Antibiotic Prophylaxis to Prevent Surgical Site Infections in Solid Organ Transplantation. Transplantation. 2018;102(1):21-34.
3. Kotton CN, Kumar D, Caliendo AM, Huprikar S, Chou S, Danziger-Isakov L, Humar A. The Transplantation Society International CMV Consensus Group. The Third International Consensus Guidelines on the Management of Cytomegalovirus in Solid-organ Transplantation. Transplantation. 2018;102(6):900-31.
4. Song AT, Avelino-Silva VI, Pecora RA, Pugliese V, D'Albuquerque LA, Abdala E. Liver Transplantation: Fifty Years of Experience. World J Gastroenterol. 2014;20(18):5363-74.
5. Faria LC, Terrabuio DRB, Leblebicioglu H, Huprikar S. Viral Hepatitis Recommendations for Solid-Organ Transplant Recipients and Donors. Transplantation. 2018;102(2S Suppl 2):S66-S71.
6. Husain S, Camargo JF. Invasive Aspergillosis in Solid-Organ Transplant Recipients: Guidelines from the American Society of Transplantation Infectious Diseases Community of Practice. Clin Transplant. 2019;33(9):e13544.
7. Pierrotti LC, Carvalho NB, Amorin JP, Pascual J, Kotton CN, López-Vélez R. Chagas Disease Recommendations for Solid-Organ Transplant Recipients and Donors. Transplantation. 2018;102(2S Suppl 2):S1-S7.
8. Silveira FP, Kusne S. AST Infectious Diseases Community of Practice. Candida Infections in Solid Organ Transplantation. Am J Transplant. 2013;13 Suppl 4:220-7.

7.3

Hepatectomia *Ex-Situ* e Auto-Transplante Hepático: Expandindo os Limites de Ressecções Hepáticas

Wellington Andraus | Maria Clara Traldi | Daniel Reis Waisberg | Rafael Soares Nunes Pinheiro
Liliana Ducatti | Rubens Macedo Arantes | Luiz Augusto Carneiro D´Albuquerque

7.3.1 INTRODUÇÃO

As neoplasias malignas de fígado e vias biliares intra-hepáticas são a sétima mais incidente e representam a segunda maior causa de morte por câncer no mundo. No Brasil, entre 2001 e 2015, ocorreram 125.751 óbitos por tais neoplasias. A ressecção cirúrgica é a única proposta curativa para esses tumores. Entretanto, alguns dos pacientes não são candidatos à cirurgia convencional, mesmo com o desenvolvimento de novas tecnologias para transecção do parênquima hepático e de novas técnicas para permitir a hipertrofia do fígado remanescente, como embolização de veia porta, deprivação venosa hepática e ALPPS (ligadura da veia porta associada à transecção para hepatectomia em dois estágios). Não obstante essas inovações, algumas lesões ainda são consideradas irressecáveis em virtude de seu tamanho e invasão maciça de estruturas vasculares.

Para tratamento de lesões malignas, o transplante de fígado tradicionalmente é uma opção para casos selecionados de hepatocarcinoma e metástases hepáticas de tumores neuroendócrinos. O campo de oncologia e transplante vem crescendo nos últimos anos, com expansão das indicações, tendo o transplante de fígado se tornado uma possibilidade em alguns casos de colangiocarcinoma perihilar e intra-hepático, além de mais recentemente também para pacientes com metástases de câncer colorretal. Porém, nem todos os pacientes são elegíveis para o procedimento. Somam-se a isso o tempo de espera em fila de transplante, a escassez de doadores de órgãos e o risco de recorrência da doença associado à imunossupressão.

Nesse contexto, surgem técnicas híbridas de ressecções hepáticas envolvendo utilização de solução de preservação e resfriamento do remanescente hepático, que combinam experiências de hepatectomia convencional e transplante hepático. A hepatectomia ex-situ e autotransplante hepático foi descrito pela primeira vez em 1988, por Pichlmayr et al. A técnica se baseia em hepatectomia total, perfusão com solução de preservação, cirurgia de bancada com hipotermia para ressecção da lesão, e, finalmente, autotransplante do remanescente hepático. Trata-se de um procedimento complexo, utilizado como último recurso em casos considerados até então irressecáveis, cujos resultados são promissores em grupos selecionados de pacientes.

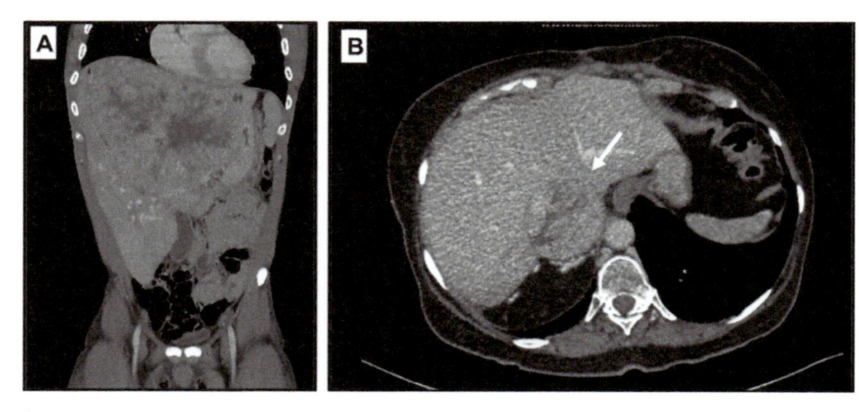

Figura 7.3.1 **Tomografia de abdômen mostrando lesões malignas para as quais foi indicada hepatectomia *ex-situ*. A) carcinoma hepatocelular gigante acometendo segmentos II, III, IV, V e VIII. B) leiomiossarcoma de veia cava retrohepática com invasão da confluência das 3 veias hepáticas (seta).**
Fonte: Desenvolvida pela autoria.

7.3.2 DEFINIÇÃO E TÉCNICAS CIRÚRGICAS

A utilização de perfusão hipotérmica durante a ressecção hepática pode ser feita de três maneiras diferentes, descritas inicialmente por Pichlmayr et al. Todas as técnicas têm em comum a oclusão vascular completa e perfusão do órgão com solução de preservação hipotérmica, diferindo-se na extensão da mobilização do fígado.

7.3.2.1 *In-situ*

Esta técnica consiste na perfusão do fígado com solução de preservação e resfriamento sem retirada do órgão da cavidade abdominal. Após liberação dos lobos direito e esquerdo e exposição de veia cava inferior, realiza-se o clampeamento supra hepático e infra-hepático da mesma, associado ao clampeamento do pedículo hepático, perfazendo-se a exclusão vascular total do fígado. O bypass veno-venoso (veia femoral - veia axilar) pode ser feito para se evitar congestão durante o tempo de clampeamento. Insere-se uma cânula de perfusão na veia porta por meio de pequena venotomia, na qual se infunde solução de preservação de órgãos. Esta solução pode ser drenada por uma incisão acima do clamp infra-hepático. Concomitantemente, é feito empacotamento com compressas geladas no remanescente hepático. Após a perfusão, realiza-se a ressecção hepática sob hipotermia e as reconstruções vasculares necessárias. Uma vez concluídas as reconstruções, retira-se a cânula da veia porta, sutura-se a venotomia e liberam-se os clamps do hilo hepático e infra-hepático, reperfundindo o fígado remanescente e permitindo a saída do sangue de primeira passagem pela incisão utilizada para drenagem da solução de preservação. Posteriormente, sutura-se essa venotomia e libera-se o clamp supra-hepático.

7.3.2.2 *Ante-situm*

Esta técnica se diferencia da anterior pela secção da veia cava supra-hepática, permitindo assim uma melhor exposição da confluência das veias hepáticas e da veia cava retro-hepática, sendo indicada, portanto, para lesões dessa topografia que necessitem de reconstruções complexas das veias de drenagem do fígado remanescente. É feita uma mobilização mais extensa da veia cava supra hepática, permitindo seu clampeamento e secção cerca de 1 cm acima das veias hepáticas. Da mesma maneira, o bypass veno-venoso pode ser implantado antes do clampeamento. Antes da liberação dos clamps, a veia cava supra-hepática é reconstruída.

7.3.2.3 *Ex-situ*

A hepatectomia ex-situ envolve a hepatectomia completa, perfusão com solução de preservação, ressecção das lesões de modo extra-corpóreo no *backtable* (cirurgia de bancada) com hipotermia e autotransplante do fígado remanescente. Após instalação de by-pass veno-venoso, a veia cava infra-hepática, supra-hepática, veia porta, artéria hepática e colédoco são seccionados, permitindo a hepatectomia total e retirada do fígado. No *backtable*, o fígado é perfundido com solução de preservação pela veia porta. Após resseção da lesão e eventuais reconstruções vasculares, procede-se com o reimplante e reperfusão do fígado remanescente, de modo semelhante a um transplante hepático.

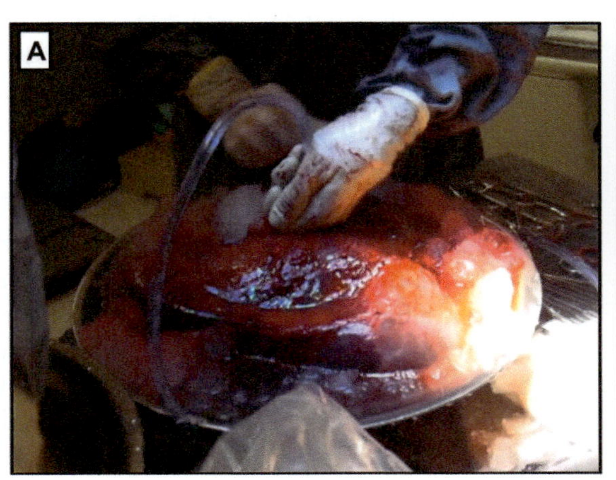

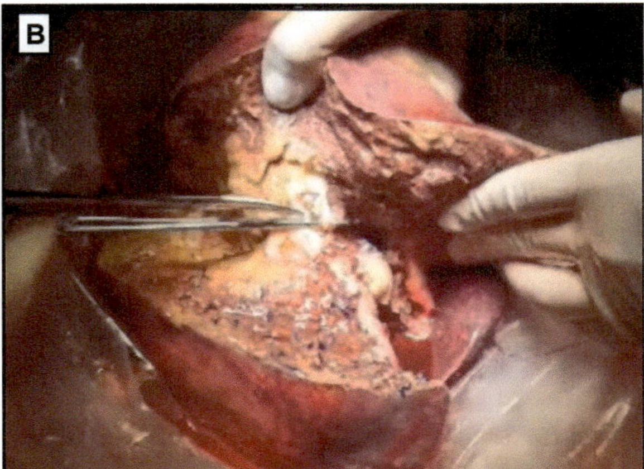

Figura 7.3.2 **A) Perfusão de fígado após hepatectomia total com solução de preservação em regime de hipotermia. B) Exemplo de cirurgia de bancada (*backtable*) para trissetorectomia esquerda *ex-situ*.**

Fonte: Desenvolvida pela autoria.

O bypass veno-venoso é muitas vezes empregado nos casos em que é necessária a ressecção da veia cava retrohepática, com inserção de cânulas na veia porta e veia femoral esquerda para drenagem do sangue e a veia axilar esquerda para retorno do mesmo. No entanto, ele não é sempre obrigatório, pois nos casos em que não há acometimento da veia cava retrohepática, pode-se realizar técnica de piggy-back e um shunt porto-cava temporário, mantendo assim o retorno venoso sistêmico e esplâncnico sem necessidade de bypass. Para as reconstruções vasculares, vários materiais podem ser empregados, como enxertos autólogos venosos (veia safena, veia jugular, veia renal esquerda, entre outros), aloenxertos de doador falecido de órgãos (usualmente vasos ilíacos) e próteses vasculares.

Os principais benefícios dessa modalidade técnica são é uma ampla exposição da lesão, com menor perda sanguínea durante a hepatotomia e resfriamento mais eficaz do remanescente hepático, dando ao cirurgião maior tempo para realizar reconstruções vasculares complexas. A maior exposição do fígado também facilita tais reconstruções.

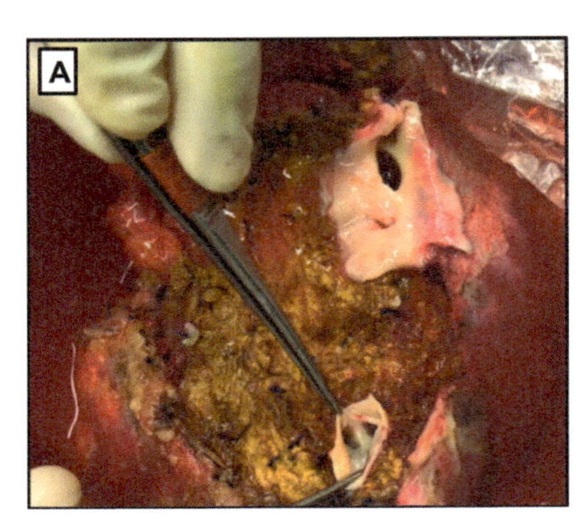

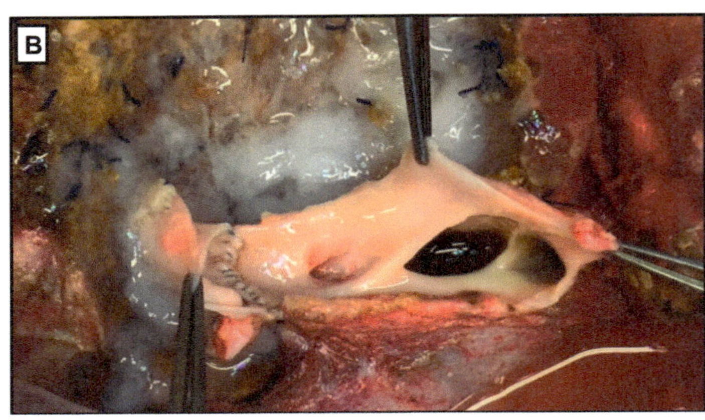

Figura 7.3.3 **A) Exemplo de ressecção de veia cava retrohepática e confluência das veias hepáticas, com exposição dos ósteos da veia hepática direita, média e esquerda. B) Reconstrução da confluência de veias hepáticas durante cirurgia de bancada, com uso de aloenxerto de veia ilíaca proveniente de doador falecido.**

Fonte: Desenvolvida pela autoria.

7.3.3 INDICAÇÕES

A hepatectomia com exclusão vascular total associada a perfusão com solução de preservação e hipotermia é indicada para lesões consideradas irressecáveis utilizando técnicas convencionais, seja por sua proximidade de estruturas vasculares (hilo, confluências das veias hepáticas ou invasão maciça de veia cava supra-hepática), seja pelo seu volume com risco muito acentuado de sangramento. Tais lesões, em geral, demandam tempo de isquemia longo pelas técnicas convencionais de ressecção, e ainda assim, existe risco de não se atingir ressecção com margens livres (R0).

Todos os tipos de lesões hepáticas, malignas primárias e secundárias, e benignas, podem ser submetidas a essa técnica. Também já foi descrita para ressecção de tumores extra-hepáticos, como carcinoma renal, feocromocitoma, e leiomiossarcoma que acometem veia cava. Entre as lesões malignas podemos citar: hepatocarcinoma, colangiocarcinoma intra-hepático, metástases múltiplas de câncer colorretal e sarcoma de veia cava retrohepática. Entre lesões benignas, temos hemangiomas gigantes, hamartoma, hiperplasia nodular focal e equinococose.

De modo geral, a técnica *in-situ* é indicada para lesões que não requeiram reconstruções vasculares muito complexas, como, por exemplo, reconstrução de uma veia hepática de drenagem do fígado remanescente. Já a técnica *ante-situm* é mais adequada para lesões próximas confluência das veias hepáticas ou com grande invasão da veia cava retro-hepática. Já a hepatectomia ex-situ com autotransplante constitui uma técnica extrema, indicada para casos que necessitem de múltiplas reconstruções vasculares, sobretudo várias veias de drenagem do remanescente hepático e a veia cava retrohepática.

As contra-indicações para hepatectomia *ex-situ* são relacionadas a função insuficiente do remanescente hepático e incluem um volume insatisfatório do mesmo (menor que 35-40% de volume total do fígado), hepatopatia crônica com hipertensão portal e colestase. Procedimentos minimamente invasivos para hipertrofia do fígado remanescente, como embolização portal, e drenagem percutânea de vias biliares podem ser realizadas para possibilitar a ressecção.

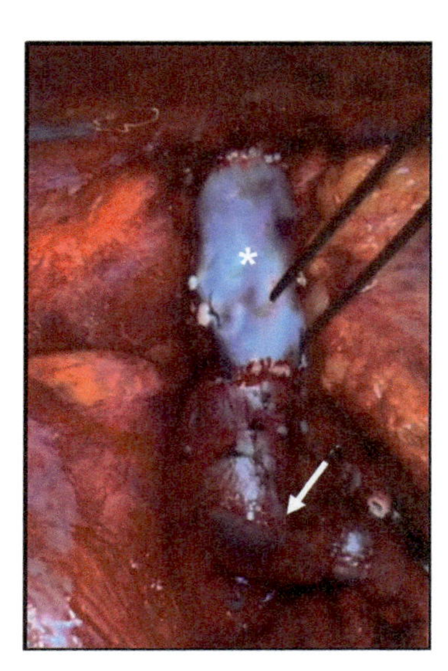

Figura 7.3.4 Exemplo de reconstrução de veia cava retrohepática por meio de aloenxerto de veia ilíaca proveniente de doador falecido (*). Notar confecção de anastomose porto-cava temporária para drenagem sistêmica do fluxo esplâncnico (seta).

Fonte: Desenvolvida pela autoria.

7.3.4 RESULTADOS

Em revisão sistemática recente de pacientes submetidos a hepatectomia *ex-situ* com autotransplante, Zawistowski M et al mostraram uma mortalidade nos primeiros 30 dias de pós-operatório de cerca de 7,9%, a sobrevida em 1 ano de 82,1% e complicações maiores ocorreram em 29% dos casos. Comparativamente, os pacientes submetidos ao procedimento por lesões benignas tiveram resultados melhores, com sobrevida em 1 ano de 89,7%. A principal causa de mortalidade foi insuficiência hepática. De fato, um fígado remanescente disfuncional é a complicação cirúrgica mais temida desse tipo de operação. Outras complicações incluem: fístula ou estenose da anastomose biliar, sangramento, derrame pleural, insuficiência renal aguda, pneumonia, tromboembolismo pulmonar e infecção de ferida operatória.

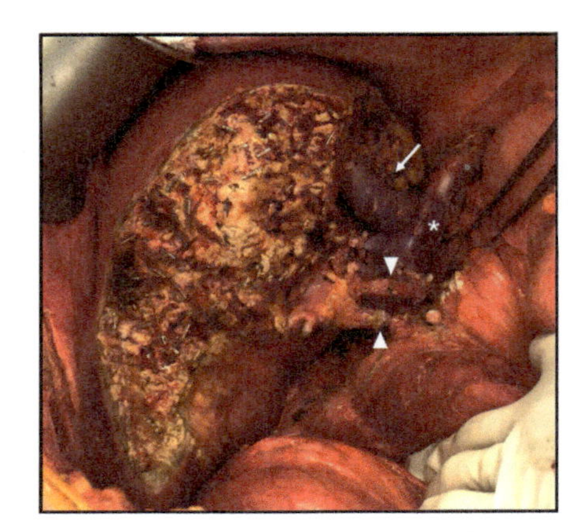

Figura 7.3.4 Exemplo de reconstrução de veia cava retrohepática por meio de aloenxerto de veia ilíaca proveniente de doador falecido (*). Notar confecção de anastomose porto-cava temporária para drenagem sistêmica do fluxo esplâncnico (seta).

Fonte: Desenvolvida pela autoria.

7.3.5 CONCLUSÃO

A hepatectomia ex-situ com autotransplante hepático é um procedimento complexo, mas potencialmente curativo para lesões tidas como irressecáveis pelos métodos convencionais. Trata-se de um procedimento extremo dentro das hepatectomias com exclusão vascular total associadas à perfusão com solução de preservação e hipotermia, que combina técnicas híbridas de cirurgia hepática e transplante de fígado. Para pacientes bem selecionados, que tenham condições clínicas de serem submetido a esse procedimento, apresenta resultados promissores.

Referências

1. Bray F, Ferlay J, Soerjomataram I, et al. Global cancer statistics 2018: GLOBOCAN estimates of incidence and mortality worldwide for 36 cancers in 185 countries. CA Cancer J Clin. 2018;68(6):394-424. doi: https://doi. org/10.3322/caac.21492
2. Cavalcante dos Santos FA, Gomes de Morais Fernandes FC, de Oliveira Santos EG, Martiniano Medeiros NB, Bezerra de Souza DL, Ribeiro Barbosa I. Mortalidade por Câncer de Fígado e Vias Biliares no Brasil: Tendências e Projeções até 2030. Rev. Bras. Cancerol. [Internet]. 27° de janeiro de 2020 [citado 11° de setembro de 2023];65(4):e-01435. Disponível em: https://rbc.inca.gov.br/index.php/revista/article/view/435
3. Pichlmayr, R., Bretschneider, H.J., Kirchner, E. et al. Ex situ Operation an der Leber Eine neue Möglichkeit in der Leberchirurgie. Langenbecks Arch Chiv 373, 122–126 (1988). https://doi.org/10.1007/BF01262775
4. Lei P, Liu X, Liu S, Lv Y. Ex situ liver resection for unresectable tumors. Dig Surg. 2012;29(2):140-8. doi: 10.1159/000337305. Epub 2012 May 3. PMID: 22555389.
5. Schlitt, H.J., Oldhafer, K.J., Bornscheuer, A. et al. In-situ, ante-situm, and ex-situ surgical approaches for otherwise irresectable hepatic tumors. Acta Chir Austriaca 30, 215–219 (1998). https://doi.org/10.1007/BF02620208
6. Zawistowski M, Nowaczyk J, Jakubczyk M, Domagała P. Outcomes of ex vivo liver resection and autotransplantation: A systematic review and meta-analysis. Surgery. 2020 Oct;168(4):631-642. doi: 10.1016/j.surg.2020.05.036. Epub 2020 Jul 26. PMID: 32727659.

7.4

Imunossupressão no Pós-operatório Precoce do Transplante Hepático

Débora Raquel Benedita Terrabuio | Rodrigo Bronze de Martino

7.4.1 INTRODUÇÃO

O fígado é constantemente exposto a múltiplos produtos microbianos intestinais, produtos metabólicos e toxinas, e, por isso, desenvolveu um mecanismo de adaptação imunológica para evitar uma reação imune exagerada a esta sobrecarga antigênica, desenvolvendo um ambiente tolerogênico. Comparado com outros órgãos sólidos, os pacientes submetidos a transplante hepático habitualmente necessitam de menores doses de imunossupressão, com episódios menos frequentes de rejeição.

A despeito dessa maior tolerância, cerca de 25% dos pacientes ainda apresentam algum episódio de rejeição após o transplante, então, temos necessidade de ajustar a imunossupressão para prevenir a rejeição e a perda de função do enxerto.[1,2]

A resposta imune induzida após-transplante está relacionada principalmente às células T, sendo que a resposta imunológica induzida pelo enxerto é imediata e rápida, envolvendo as fases descritas a seguir:[1]

1. **Apresentação de antígenos:** aloantígenos no fígado do doador são complexados com proteínas MHC e são apresentados ao receptor de células T do receptor.
2. **Ativação e expansão das células T:** o complexo receptor de células T é internalizado, ativando a calcineurina, levando à translocação nuclear do fator nuclear de ativação das células T (NFAT) e aumento da transcrição/produção de IL-2, fundamental para a expansão clonal e maturação das células T.
3. **Inflamação e lesão tecidual:** a expansão clonal das células T leva à citotoxicidade mediada por células, facilitada pela liberação de citocinas e quimiocinas, que recrutam células inflamatórias, como neutrófilos, células NK e macrófagos, resultando em inflamação e destruição teciduais, que quando não tratadas, resultam em perda do enxerto.

Resumidamente, há três períodos de uso da imunossupressão pós-transplante: fase de indução (no pós-operatório precoce), fase de manutenção (longo prazo) e tratamento da rejeição.

Este capítulo abordará a imunossupressão no pós-operatório precoce do transplante hepático ou a fase de indução.

7.4.2 FASE DE INDUÇÃO

A terapia de indução consiste na administração de imunossupressão profilática e de curto prazo no pós-transplante precoce (transoperatório até 3 meses pós-transplante), em uma fase em que o sistema imune do receptor é inundado com aloantígenos do fígado do doador, com necessidade de imunossupressão mais intensa para proteção contra rejeição aguda nessa fase de maior risco. Quando comparado ao transplante de outros órgãos sólidos, a terapia de indução no transplante hepático é menos intensa, por conta de menor risco de rejeição e más condições clínicas do paciente com doença hepática terminal.[1,2]

Nos Estados Unidos, de 20% a 25% dos pacientes recebem imunossupressão para indução; segundo dados da OPTN de 2019, 127 programas realizaram transplante hepático, 28% utilizaram terapia de indução, sendo corticosteroides em 71% dos casos.[3,5] Entretanto, no período de 1998 a 2012, houve aumento no uso de anticorpos depletores de células T (imunoglobulina policlonal de coelho dirigida contra timócitos humanos – timoglobulina) e anticorpos antirreceptor de IL-2 (basiliximabe e daclizumabe).[3,4] Isso se deveu à ocorrência de eventos adversos relacionados ao uso de corticosteroides, como diabetes, hipertensão, osteoporose e infecção por citomegalovírus (CMV), efeitos minimizados com uso dessas outras terapias de indução. Além disso, o uso de agentes depletores de células T também permite postergar a introdução dos inibidores de calcineurina, minimizando seus efeitos colaterais. Portanto, em pacientes com insuficiência renal no período pré-transplante ou que desenvolvem lesão renal aguda no perioperatório, está recomendada a indução com uso desses novos agentes, para evitar a introdução imediata dos inibidores de calcineurina, drogas sabidamente nefrotóxicas.[3,4] Entre os serviços que optam pelo uso de terapia de indução com anticorpos, o basiliximabe é a droga mais frequentemente utilizada, seguida pela timoglobulina.

7.4.2.1 Indução com corticosteroides

A administração de 500 mg a 1 g de metilprednisolona no intraoperatório, na fase anepática, é o esquema de indução mais utilizado na maioria dos serviços de transplante. Após a indução, é feita uma redução progressiva e lenta da dose dos corticosteroides, até sua suspensão entre o terceiro e o sexto mês de transplante, exceto nos casos de transplante por doenças autoimunes do fígado, que a retirada é mais lenta. Pode-se optar pela manutenção de dose baixa de prednisona (5 mg/d) por período mais prolongado.[1-6]

Uma das principais preocupações com a indução com corticosteroides é o aumento do risco de recidiva de hepatite C, entretanto, evitando-se pulso de corticosteroides e retirada abrupta da medicação, parece não haver piora significativa na progressão da hepatite C pós-transplante. Além disso, após o advento dos antivirais de ação direta em 2014, houve queda de 60% do número de transplantes realizados por cirrose hepática descompensada por hepatite C e de 41% de casos de carcinoma hepatocelular, assim como a possibilidade de tratamento mais precoce da recidiva no pós-transplante, com maiores taxas de resposta virológica sustentada e mais segurança, o que levou à diminuição do impacto da recidiva viral na sobrevida do enxerto e do hospedeiro.[1]

Estudo recente com 104 pacientes que foram randomizados para receber basiliximabe ou corticosteroides na indução + tacrolimo/azatioprina observou maior incidência de diabetes pós-transplante tanto aos 3 meses (64,5% *vs.* 28,1%; p–0,004) quanto aos 6 meses (51,6% *vs.* 15,6%; p–0,006). Também observou maior risco de hipertensão (27,8% *vs.* 4,8%; p–0,01) e hipertrigliceridemia (26,7% *vs.* 8%; p–0,03) aos 6 meses no grupo que fez uso de corticosteroides, sem diferenças significativas nas taxas de rejeição (19,2% *vs.* 21,2%; p–0.81), tempo para ocorrência da primeira rejeição ou sobrevida do enxerto/paciente.[7]

7.4.2.2 Indução com timoglobulina (ATG)

A timoglobulina é anticorpo contra múltiplos antígenos de superfície da células T, CD2, CD3, CD4 e CD8, que promove depleção policlonal dos linfócitos. A timoglobulina foi inicialmente utilizada para a profilaxia e tratamento de rejeição em receptores de órgãos sólidos com alto risco imunológico. No transplante de fígado, seu uso está relacionado à possibilidade de início tardio dos inibidores de calcineurina, objetivando menor risco de disfunção renal e infecções oportunistas.

Há diferentes esquemas para uso de timoglobulina desde 100 mg/d desde o intraoperatório até o 6° dia,[7] 1-1,5 mg/kg/d por 2 a 14 dias[6] ou 3 doses de 1-1,5 m/kg + dose única de metilprednisolona no intraoperatório.[1]

Os principais efeitos colaterais relacionados à administração da timoglobulina incluem linfopenia, infecções oportunistas, doença linfoproliferativa pós-transplante e reações relacionadas à infusão, como febre, calafrios, dispneia, náuseas/vômitos, diarreia, hipo/hipertensão, mal-estar, erupção cutânea, hipóxia e cefaleia. Para a prevenção dos efeitos colaterais relacionados à infusão, preconiza-se a pré-administração de analgésicos, anti-histamínicos e hidrocortisona, diluição em soro fisiológico ou soro glicosado a 5% com lenta administração, em pelo menos 4 horas. É recomendável a realização de profilaxia para CMV por pelo menos 3 meses após sua infusão.[1-6]

7.4.2.3 Indução com anticorpo anti-IL2

Os corticosteroides sempre fizeram parte da imunossupressão padrão pós-transplante hepático, seja para profilaxia ou tratamento da rejeição celular mediada por células T. Entretanto, seu uso está associado à maior susceptibilidade de infecções, hipertensão, diabetes, dislipidemia, osteopenia, catarata, retardo de crescimento em crianças, bem como recidiva mais grave da hepatite C no pós-transplante. A terapia de indução com anticorpos pode ser uma opção para minimizar os efeitos nocivos do uso dos corticosteroides e seu uso tornou-se mais frequente nos centros transplantadores nas últimas décadas, aumentando de 7% em 1997 para 20% em 2003 , sendo o basiliximabe o agente mais comumente utilizado, em cerca de 7% dos receptores de fígado. Esse aumento do uso de basiliximabe se deve ao maior número de transplantes realizados em pacientes com lesão renal aguda ou doença renal crônica após a adoção do escore de MELD (*Model for End-Stage Liver Disease*) nos

Estados Unidos em 2002 e no Brasil em 2006.[1-6] O uso desse agente de indução permite postergar a introdução do inibidor de calcineurina no pós-operatório precoce, evitando a exposição a um agente neuro/nefrotóxico no contexto de insuficiência renal.

O basiliximabe é um anticorpo monoclonal quimérico, antirreceptor de IL-2, que bloqueia seletivamente a cadeia α (CD25) dos receptores de IL-2, expressos apenas no linfócitos T ativos, prevenindo a rejeição por inibição da proliferação dos linfócitos T induzida pela IL-2. Logo, a droga promove uma resposta imune mais específica, com menos efeitos colaterais e com maior facilidade de administração que os anticorpos policlonais, entre eles a timoglobulina (ATG).[1]

A maioria dos estudos com basiliximabe incluem pacientes transplantados renais, em que se observou que a medicação era segura e eficaz para diminuição do risco de rejeição e perda do enxerto, sem aumento do risco de infecção ou efeitos colaterais mais significativos.

Em um estudo multicêntrico, duplo cego, randomizado, com 381 pacientes transplantados, subclassificados conforme reatividade para hepatite C, receberam basiliximabe 20 mg (n = 188) nos dias 0 e 4 ou placebo (n = 193) associado a ciclosporina e corticosteroides e foram avaliados aos 6 e 12 meses.[8] As taxas de rejeição aguda aos 6 meses foram de 35,1% no grupo basixilimabe e 43,5% no placebo, sendo que a redução dos episódios de rejeição foi mais evidente no grupo hepatite C negativo. Após 1 ano do transplante, o grupo basiliximabe não apresentou intercorrências em 39,7%, comparado com 30,1% no grupo placebo (p = 0,035). A incidência de infecções e eventos adversos foi semelhante nos dois grupos. No período de 12 meses, ocorreram 56 óbitos, 25 no grupo basiliximabe. Aparentemente, não houve impacto da medicação sobre a recidiva da hepatite C no pós-transplante.

Ramirez *et al.* avaliaram prospectivamente por dois anos o uso de basiliximabe, tacrolimo e micofenolato em 19 pacientes, que foram comparados com 20 que receberam metilprednisolona no intraoperatório com desmame lento até 6 meses pós-transplante.[9] Os portadores de hepatite C fizeram carga viral pré-transplante, com 15 dias, 1, 3 e 6 meses pós-transplante, com biópsia protocolar com 2 e 24 semanas de transplante. A sobrevida foi semelhante em ambos os grupos; os usuários de basiliximabe tiveram sobrevida de 95% em 1 ano e 63% aos 3 e 5 anos. A sobrevida do enxerto também foi semelhante entre os dois grupos, bem como o risco de diabetes de novo , hipertensão, hipercolesterolemia e ganho de peso. Outros estudos encontraram resultados semelhantes na prevenção da rejeição, eficácia e tolerância da medicação tanto em transplantes com doadores falecidos quanto doadores vivos.

Estudos mais recentes evidenciaram que o uso de basiliximabe com introdução retardada dos inibidores de calcineurina (no 3° dia do pós-operatório) pode ser uma estratégia efetiva para reduzir a incidência de disfunção renal pós-transplante, bem como a necessidade de terapia de substituição renal.[4]

Um estudo nacional avaliou o uso de basiliximabe em 114 transplantados no período de 2012 a 2016, sendo 50% portadores de hepatite C crônica. Os pacientes receberam 500 mg de metilprednisolona durante a indução anestésica, sendo a primeira dose de basiliximabe 6 horas após a reperfusão e a segunda dose no 4° pós-operatório; aqueles com mais de 30 mil plaquetas e 3 mil leucócitos também receberam micofenolato sódico no primeiro dia. Oitenta e cinco por cento receberam tacrolimo a partir do 4° dia, enquanto aqueles com diabetes receberam ciclosporina (12,7%); 25,4% (n = 29) dos pacientes apresentaram rejeição e metade dos casos com confirmação histológica – achado semelhante ao da literatura. Ao todo, 46,8% apresentaram lesão renal aguda e 20% necessitaram de terapia de substituição renal. Na análise univariada, os fatores que se associaram à sua ocorrência foram o MELD > 20, INR > 2, ureia e creatinina > 2 pré-transplante, número de concentrado de hemácias transfundidas no perioperatório > 2, à presença de carcinoma hepatocelular e ocorrência de pneumonia. O valor da creatinina > 2 mg/dL no pré-operatório foi o único fator de risco identificado na análise multivariada. No período de 1994 a 2010, antes do uso de basiliximabe, a incidência de lesão renal aguda foi de 50%, logo, o basiliximabe se associou a uma redução de 3,2%. Não houve eventos adversos significativos com o uso dessa terapia de indução.[10]

Uma metanálise incluindo 18 estudos prospectivos e controlados (13 randomizados e 5 não randomizados) com uso de antagonistas do receptor IL-2, evidenciou que o grupo que usou a medicação apresentou menor incidência de rejeição aguda aos 12 meses ou depois (risco relativo = 0,83) e menos rejeição celular corticorresistente (risco relativo = 0,66), sem diferenças significativas na perda do enxerto ou óbito dos pacientes (11). Aqueles que receberam indução com anti-IL2 e introdução retardada dos inibidores de calcineurina tiveram melhor função renal (média de diferença de taxa de filtração glomerular estimada de 6,29 mL/min), menor incidência de disfunção renal (risco relativo de 0,46), assim como menor incidência de diabetes pós-transplante, com taxas semelhantes de eventos adversos.

A tendência atual é utilizar o basiliximabe como agente de indução na tentativa de postergar a introdução do inibidor de calcineurina (D3-5 do pós-operatório) e permitir o uso de doses mais baixas do inibidor de calcineurina, aceitando como estratégia níveis de tacrolimo < 8 ng/mL associado a micofenolato e corticosteroides, resultando em melhora significativa da taxa de filtração glomerular 1 mês após o transplante, particularmente no subgrupo com disfunção renal pré-existente, sem acréscimos nas taxas de rejeição.[4,5,11,12] O daclizumabe foi removido do mercado no exterior após vários relatos de casos de encefalite inflamatória e meningoencefalite.

Em nosso grupo, utilizamos basiliximabe como indução de imunossupressão em pacientes selecionados, particularmente aqueles com maior risco de IRA pós-transplante. Portadores de diabetes, pacientes disfunção renal no pré-transplante, como aqueles que desenvolveram síndrome hepatorrenal, ascite refratária ou em pacientes em que o enxerto hepático se mostra disfuncional nas primeiras horas após a reperfusão. A administração da primeira dose de 20 mg se faz após a reperfusão hepática ou em até 12 horas após esta, nos casos de fígado de comportamento disfuncional. A segunda dose é administrada no 4° ou 5° dia pós-operatório, postergando a introdução do inibidor de calcineurina ou iniciando em dose mais baixa, permitindo seu ajuste com a intensão de obter nível sérico adequado por volta do 5° dia pós-operatório.

7.4.2.4 Indução com anticorpos anti-CD28 e anti-CD52

A experiência com uso desses agentes no transplante hepático ainda é limitada. O inibidor anti-CD28, belatacept, é frequentemente utilizado no transplante renal, mas seu uso no transplante hepático atualmente não é recomendado. Um estudo multicêntrico fase 2 com 260 pacientes foi interrompido porque o grupo que usou belatacept apresentou maior incidência de perda do enxerto e menor sobrevida do paciente.[3]

O anticorpo anti-CD52, alemtuzumabe, induz depleção de CD4 em longo prazo, que pode durar de 2 a 3 anos, permitindo seu uso como agente de indução no transplante de órgãos sólidos. Entretanto, a experiência com seu uso no transplante hepático ainda é limitada, com poucos estudos, a maioria nos últimos 2 ou 3 anos. A maior parte dos dados foi extrapolado da experiência em transplantados renais. No transplante hepático, há descrições de menor taxa de rejeição aguda, menos hipertensão e menor nefrotoxicidade em pacientes negativos para hepatite C, entretanto, com maior risco de infecções, particularmente pelo vírus herpes. Ainda é necessária a definição de subgrupos que apresentariam maior benefício com seu uso.[13,14]

7.4.3 IMUNOSSUPRESSÃO NOS PRIMEIROS TRÊS MESES PÓS-TRANSPLANTE

Após o início da fase de indução, a imunossupressão deve ser individualizada, conforme idade do receptor, etiologia da doença hepática e comorbidades do paciente, sendo que estratégias para minimização da imunossupressão são consideradas seguras quando iniciadas após o terceiro mês de transplante, se enzimas hepáticas estáveis há pelo menos 4 semanas.[2] Pacientes portadores de hepatite autoimune e colangite esclerosante primária, como etiologia da doença hepática, devem receber imunossupressão tripla nesse período inicial, pelo maior risco de rejeição que apresentam no pós-operatório precoce.

Tacrolimo é o inibidor de calcineurina mais frequentemente utilizado no pós-transplante, sendo a ciclosporina reservada para casos de intolerância ao tacrolimo. A medicação é iniciada 1 a 3 dias depois do procedimento cirúrgico, em dosagem inicial de 0,1 a 0,15 mg/kg/d, com ajuste do nível sérico para níveis entre 10 e 12 ng/mL nos primeiros 1 a 2 meses, entre 7 e 9 ng/mL em 3 a 6 meses e entre 5 a 8 ng/mL após esse período. Alguns centros utilizam níveis séricos mais baixos, particularmente quando o tacrolimo está associado a outros agentes imunossupressores nesse período inicial.[5] Seus principais efeitos colaterais incluem nefrotoxicidade (com risco de lesão renal aguda e insuficiência renal crônica), hipertensão, hipercalemia, tremores, cefaleia, dislipidemia, hiperglicemia e convulsões.[1]

O micofenolato sódico ou mofetil pode ser adicionado ao esquema imunossupressor para minimizar o uso dos inibidores de calcineurina em pacientes com disfunção renal pré-existente ou naqueles com alto risco de disfunção renal ou como estratégia para poupar uso de corticosteroides. A dose habitualmente utilizada é de 2 g de micofenolato mofetil e de 1.440 mg de micofenolato sódico, iniciando-se gradualmente com metade da dose para testar a tolerância contra os dois principais efeitos colaterais, que são gastrintestinais (diarreia, náuseas e vômitos) e leucopenia.[1]

O everolimo, inibidor do mTOR, também é uma opção para a minimização do uso dos inibidores de calcineurina, particularmente nos pacientes portadores de disfunção renal ou naqueles com alto risco de recidiva do carcinoma hepatocelular, devendo ser iniciado 1 mês após o transplante, por conta de sua interferência no processo de cicatrização, com maior risco de deiscência da ferida operatória, hérnias incisionais e fístulas biliares.[15] Deve ser usado em associação ao micofenolato para aumentar sua eficácia na prevenção de episódios de rejeição. Estudos randomizados mostraram que o uso do everolimo associado ao micofenolato resultou em melhora significativa da função renal quando comparado à imunossupressão habitual, sendo que a diferença média da taxa de filtração glomerular variou de 8 a 27 mL/min/1,73 m^2 e o benefício foi sustentado na avaliação aos 3 anos pós-transplante.[15] A indução com antagonistas do receptor IL-2 também pode ser útil para minimizar o risco de rejeição nos pacientes em que se prevê o uso do everolimo em substituição ao inibidor de calcineurina.[15] Em geral, os inibidores mTOR são seguros e seus efeitos colaterais incluem dislipidemia, anemia, edema, proteinúria e úlceras orais. Entretanto, a taxa de suspensão por efeitos colaterais é muito alta, podendo chegar a 25% nos pacientes que fazem a conversão precoce e a 20% naqueles que a fazem tardiamente. Em um estudo com 10 *trials* randomizados, incluindo 1.927 pacientes, a troca do inibidor de calcineurina pelo everolimo se associou à melhor função renal 1 ano após o início do everolimo (diferença média na taxa de filtração glomerular de 7,48 mL/min/1,73 m^2), com taxas semelhantes de perda do enxerto e risco de óbito, entretanto, foi observado maior risco de rejeição (risco relativo de 1,76) e um risco duas vezes maior de suspensão da medicação após 1 ano de tratamento (risco relativo 2,17).[16] Os efeitos colaterais são dose-dependente e podem ser minimizados com ajuste do nível sérico para valores entre 3 e 8 ng/mL.[15]

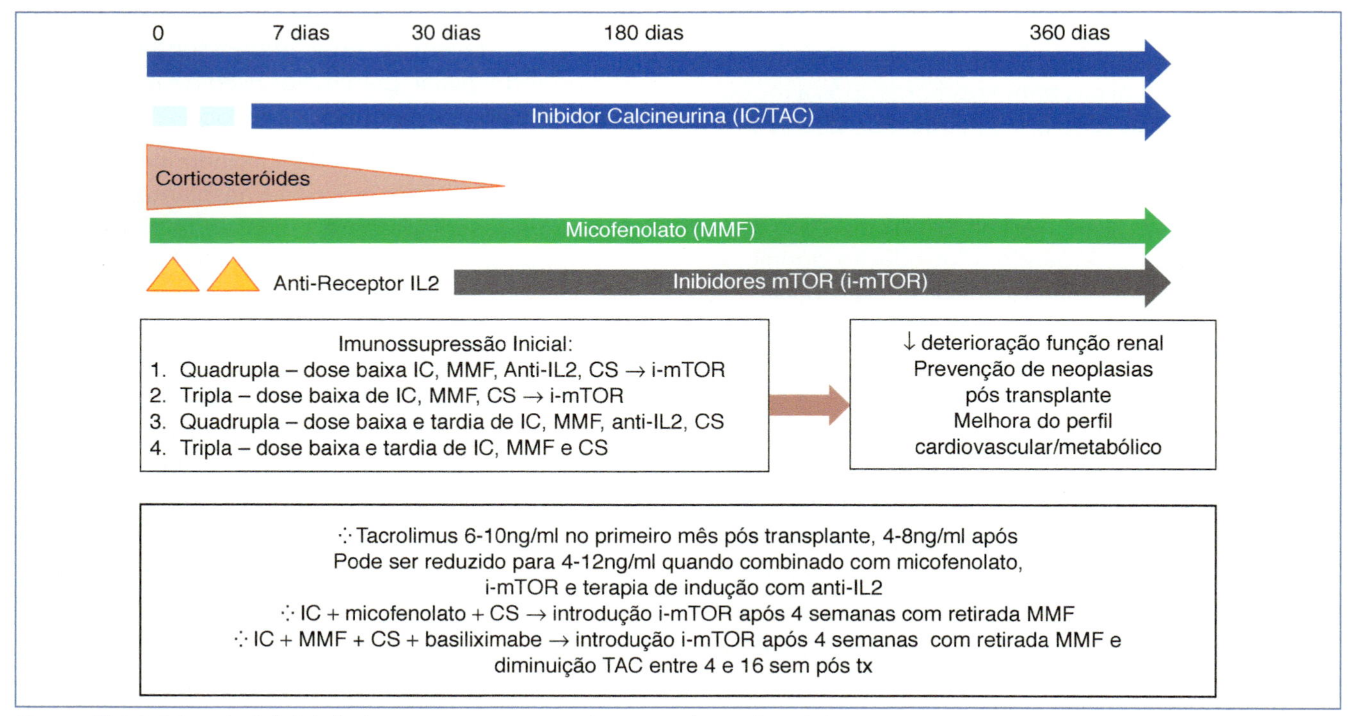

Figura 7.4.1 Manejo inicial da imunossupressão pós-transplante hepático.

Fonte: Adaptada de Di Maira *et al.*, 2020.[5]

7.4.4 CONCLUSÕES

A despeito dessa maior tolerância imunológica no transplante hepático quando comparado ao transplante de outros órgãos sólidos, cerca de 25% dos pacientes ainda apresentam algum episódio de rejeição após o transplante, então, é necessário ajustar a imunossupressão para prevenir a rejeição e a perda de função do enxerto.

Os inibidores de calcineurina estão associados com a piora do perfil cardiovascular e do perfil metabólico e aumento da incidência de lesão renal pós-transplante, portanto, são necessárias estratégias para postergar sua introdução e minimizar sua dosagem. Algumas das estratégias mais comumente utilizadas no momento é o uso de basiliximabe na fase de indução do transplante hepático, a associação de micofenolato desde o pós-transplante imediato ou de inibidores do m-TOR após 4 semanas do transplante na tentativa de utilizar doses mais baixas de tacrolimo e/ou ciclosporina. Esse esquema imunossupressor é seguro, bem tolerado e aparentemente associado à melhora metabólica no pós-transplante tardio.

Referências

1. Dhanasekaran R. Management of Immunosuppression in Liver Transplantation. Clin Liver Dis 2017;21(2):337-353.
2. Charlton M, Levitsky J, Aqel B, O'Grady J, Hemibach J, Rinella M et al. International Liver Transplantation Society Consensus Statement on Immunosuppression in Liver Transplant Recipients. Transplantation. 2018;102(5):727-43.
3. Tasdogan BE, Ma M, Simsek C, Saberi B, Gurakar A. Update on Immunosuppression in Liver Transplantation. Euroasian J Hepatogastroenterol. 2019;9(2):96-101.
4. Turner AP, Knechtle SJ. Induction Immunosuppression in Liver Transplantation: A Review. Transpl Int. 2013;26(7):673-83.
5. Di Maira T, Little EC, Berenguer M. Immunosuppression in Liver Transplant. Best Pract Res Clin Gastroenterol. 2020;46-47:101681.
6. Brasil. Ministério da Saúde. Protocolo Clínico e Diretrizes Terapêuticas: Imunossupressão no transplante hepático em adultos. Brasília: Conitec, 2016. Disponível em: http://portalarquivos.saude.gov.br/images/pdf/2017/junho/28/PCDT-Imunossupressao-pos-transplante-hepatico_22_06_2017.pdf.
7. Kathirvel M, Mallick S, Sethi P, Thillai M, Durairaj MS, Nair K et al. Randomized Trial of Steroid Free Immunosuppression with Basiliximab Induction in Adult Live Donor Liver Transplantation (LDLT). HPB (Oxford). 2021;23(5):666-74.
8. Neuhaus P, Clavien PA, Kittur D, Salizzoni M, Rimola A, Abeywickrama K et al. Improved Treatment Response with Basiliximab Immunoprophylaxis After Liver Transplantation: Results from a Double-Blind Randomized Placebo-Controlled Trial. Liver Transpl. 2002;8(2):132-42.
9. Ramirez CB, Doria C, Frank AM, Armenti ST, Marino IR. Completely Steroid-Free Immunosuppression in Liver Transplantation: A Randomized Study. Clin Transplant. 2013;27(3):463-71.
10. de Ataide EC, Perales SR, Bortoto JB, Peres MAO, Filho FC, Stucchi RSB et al. Immunomodulation, Acute Renal Failure, and Complications of Basiliximab Use After Liver Transplantation: Analysis of 114 Patients and Literature Review. Transplant Proc. 2017;49(4):852-7.
11. Goralczyk AD, Hauke N, Bari N, Tsui TY, Lorf T, Obed A. Interleukin 2 Receptor Antagonists for Liver Transplant Recipients: A Systematic Review and Meta-Analysis of Controlled Studies. Hepatology. 2011;54(2):541-54.
12. Sharma P, Sun Y, Neal J, Erley J, Shen J, Tischer S et al. Renal Outcomes of Liver Transplantation Recipients Receiving Standard Immunosuppression and Early Renal Sparing Immunosuppression: A Retrospective Single Center Study. Transplant Direct. 2019;8;5(9):e480
13. Levitsky J, Thudi K, Ison MG, Wang E, Abecassis M. Alemtuzumab Induction in Non-Hepatitis C Positive Liver Transplant Recipients. Liver Transpl. 2011;17(1):32-7.
14. Dhesi S, Boland B, Colquhoun S. Alemtuzumab and Liver Transplantation: A Review. Curr Opin Organ Transplant. 2009;14(3):245-9.
15. Nashan B. Mammalian Target of Rapmycin Inhibition & Clinical Transplantation: Liver. Transplantation 2018;102(2S Suppl 1):S19-26.
16. Glover TE, Watson CJ, Gibbs P, Bradley JA, Ntzani EE, Kosmoliaptsis V. Conversion from Calcineurin to Mammalian Target of Rapamycin Inhibitors in Liver Transplantation: A Meta-Analysis of Randomized Controlled Trials. Transplantation. 2016;100(3):621-9.

7.5

Diagnóstico e Conduta na Rejeição do Enxerto Pós-Transplante

Julia Fadini Margon | Débora Raquel Benedita Terrabuio | Rodrigo Bronze de Martino

7.5.1 INTRODUÇÃO

A sobrevida pós-transplante hepático aumentou consideravelmente, de 66% em 1986 para 92% em 2015,[1] em grande parte pelo surgimento de novas drogas imunossupressoras, melhor tratamento das rejeições aguda e crônica, bem como melhor manejo de complicações pós-operatórias, profilaxia e tratamento de infecções, entre outros fatores.[2]

Comparado com transplante de outros órgãos sólidos, o fígado é mais imunotolerante e apresenta menor risco de rejeição. O fígado é amplamente exposto a produtos microbianos intestinais, bem como toxinas, e essa constante exposição a diferentes antígenos proporciona ao órgão o desenvolvimento de tolerância. Apesar dos esquemas de imunossupressão atualmente adotados, baseados no uso de inibidores de calcineurina, serem responsáveis pela diminuição da incidência e gravidade da rejeição mediada por células T, esta ainda é uma das complicações do pós-operatório que merece atenção. A avaliação histológica do enxerto ainda é essencial para seu diagnóstico e para programação terapêutica.[2]

A rejeição humoral, atualmente denominada rejeição mediada por anticorpos (RMA), ocorre em razão da presença de anticorpos pré-formados, específicos do doador, contra antígenos do complexo maior de histocompatibilidade. É rara, ocorrendo em menos de 1% de todos os transplantes e menos de 5% dos indivíduos sensibilizados.[2,4]

Neste capítulo, abordaremos o diagnóstico e tratamento da rejeição mediada por células T (aguda e crônica) e a rejeição mediada por anticorpos.

7.5.2 REJEIÇÃO MEDIADA POR CÉLULAS T(RMCT)

A RMCT, previamente conhecida como rejeição aguda, é um fenômeno relativamente comum no pós-operatório precoce, particularmente no primeiro ano, podendo ocorrer em até 60% dos casos. Com o uso de tacrolimo, houve redução significativa da incidência, para cerca de 37,1%, sendo que a maioria dos casos acontece dentro das seis primeiras semanas do pós-transplante, sendo a mediana de tempo do transplante para o primeiro episódio de rejeição de 2 meses (0 a 11 meses).

Os fatores de risco associados a maior risco de RMCT foram incompatibilidade de sexo entre doador e receptor, principalmente em doadores do sexo feminino; incompatibilidade sorológica para CMV (doador negativo e receptor positivo); infecção por CMV, idade mais jovem do receptor.[5] Um estudo retrospectivo recentemente publicado, identificou um risco de desenvolver rejeição 5 vezes maior entre os pacientes que tiveram complicações biliares.[5] A base racional para isso seria a presença de um estado inflamatório crônico favorecendo o desenvolvimento de rejeição.

A RMCT pode ser classificada em precoce e tardia, de acordo com período do pós-transplante em que é diagnosticada.

7.5.2.1 Rejeição mediada por células T precoce

Ocorre tipicamente dentro de 90 dias pós-transplante, com incidência estimada em 10% a 30%. É caracterizada por inflamação portal, inflamação/lesão de ductos biliares e inflamação endotelial venosa (perivenulite) (Figuras 7.5.1 e 7.5.2). A maioria dos estudos revela baixo impacto na sobrevida do enxerto.

Clínica

Clinicamente, os pacientes são assintomáticos ou apresentam sintomas inespecíficos como febre, dor abdominal, hepatomegalia e fadiga. Do ponto de vista laboratorial, há elevação da fosfatase alcalina e transaminases, podendo haver eosinofilia no hemograma.

A confirmação diagnóstica se faz, obrigatoriamente, por meio de biópsia hepática com avaliação histológica por patologista experiente.[2]

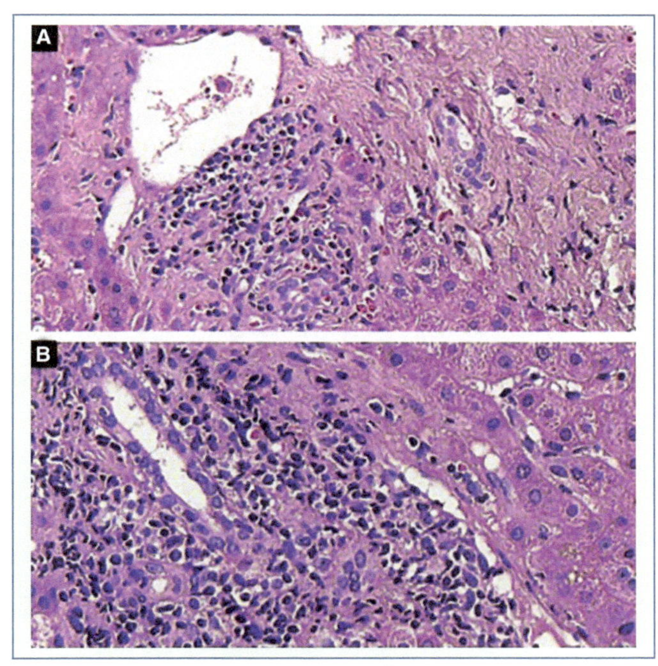

Figura 7.5.1 (A) Rejeição leve: inflamação portal discreta, endotelialite linfocítica focal, lesão ductal leve. (B) Rejeição leve com lesão ductal discreta.

Fonte: Imagens gentilmente cedidas por Fabiana Roberto Lima.

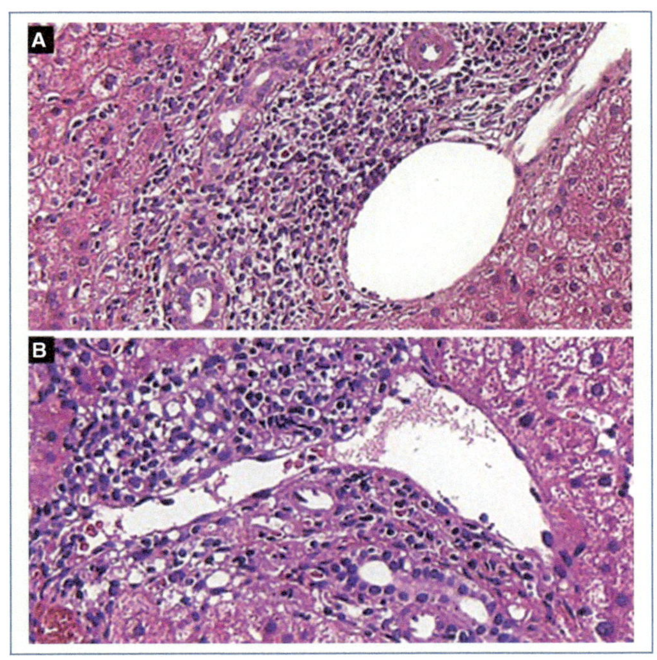

Figura 7.5.2 (A) Rejeição moderada, com endotelialite e lesão moderada de 2 ductos com alterações epiteliais degenerativas. (B) Rejeição moderada com endotelialite.

Fonte: Imagens gentilmente cedidas por Fabiana Roberto Lima.

Fisiopatologia

A rejeição do enxerto ocorre por conta do reconhecimento pelas células T do receptor, de antígenos do doador, como não próprios. Isso ocorre após as células apresentadoras de antígeno (APC) do doador e receptor processarem antígenos do complexo maior de histocompatibilidade (MHC) do doador. As APCs também estimulam a proliferação e ativação de linfócitos T e estes provocam lesão direta em ductos biliares, endotélio e hepatócitos, bem como lesão indireta por meio da produção de citocinas, estimulação e proliferação de células inflamatórias que causam lesão tecidual.[4] Esse mecanismo de lesão é compatível com as alterações histológicas observadas na RMCT aguda.

A RMCT caracteriza-se por infiltração de células inflamatórias, predominando linfócitos T, que são responsáveis pelo dano celular e lesão em ductos biliares e veia porta.[4] A agressão ao ducto biliar ocorre por infiltração de linfócitos, cujas células epiteliais podem exibir lesão por sobreposição nuclear, aumento, pleomorfismo, apoptose e vacuolização citoplasmática e eosinofilia.[2] Em casos de inflamação portal intensa (Figura 7.5.3), a lesão ductal pode estar subestimada. O achado de reação ductular é menos frequente.[2] Endotelialite é o achado mais específico para o diagnóstico de RMCT, sendo, na maioria das vezes, focal. Caracteriza-se tanto por infiltrado de linfócitos subendoteliais com consequente ruptura de endotélio adjacente, tanto por ligação do linfócito ao endotélio.

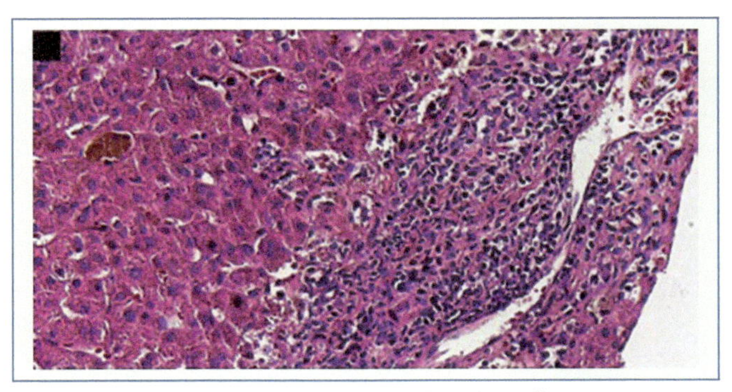

Figura 7.5.3 Rejeição intensa exibindo inflamação portal significativa com focos de lesão da interface. Exibe também foco de bilirrubinostase no parênquima.

Fonte: Imagens gentilmente cedidas por Fabiana Roberto Lima.

Diagnóstico e estadiamento da gravidade da rejeição

A tríade histológica clássica é composta por infiltrado inflamatório portal misto, lesão em ducto biliar e endotelialite, sendo necessários 2 dos 3 achados para o diagnóstico.[2] A endotelialite é o achado mais específico, comumente envolvendo a veia porta e, em alguns casos, também as vênulas hepáticas terminais (veias centrais).

Feito o diagnóstico de rejeição, o estadiamento da gravidade é fundamental, uma vez que isso tem implicações terapêuticas. Para classificação da gravidade, usa-se a avaliação global ou índice de atividade de rejeição. O índice de atividade de rejeição é o critério mais utilizado e consiste na análise semiquantitativa dos três achados histológicos principais (inflamação portal, inflamação/lesão ductal e inflamação endotelial venosa), de acordo com o esquema de Banff (Tabelas 7.5.1 e 7.5.2, respectivamente).[2]

Tabela 7.5.1 Diferenças histológicas entre rejeição mediada por células T aguda e crônica.

Rejeição mediada por células T	
Aguda	**Crônica**
■ Infiltrado inflamatório portal misto ■ Atividade de interface leve ■ Endotelialite ■ Lesão de ducto biliar acometendo a maioria dos ductos ■ Ausência e/ou perda mínima de ductos biliares	■ Infiltrado linfocítico leve menos proeminente que na aguda ■ Mínima atividade de interface ■ Arteriopatia obliterativa ■ Destruição progressiva de ductos biliares interlobulares ■ Marcada perda de ductos biliares (ductopenia)

Fonte: Adaptada de Koo e Wang, 2008.[2]

Tabela 7.5.2 Esquema de Banff atualizado para classificação de RMCT: avaliação global.

Grau	Critério
Indeterminado	Infiltrado inflamatório portal e/ou perivenular, sem preencher critérios para rejeição aguda leve
Leve	Infiltrado típico de rejeição, na minoria de tríades ou áreas perivenulares, geralmente leve, confinado aos espaços porta para rejeição portal e ausência de necrose confluente/*hepatocytes dropout* para os que apresentam infiltrados perivenulares isolados
Moderado	Infiltrado típico na maioria ou todos os espaços porta e/ou áreas perivenulares, com necrose confluente/dropout limitado a uma minoria de áreas perivenulares
Grave	Infiltrado típico na maioria ou todos os espaços porta, com transbordamento para áreas periportais e inflamação perivenular moderada/grave que se estende para o parênquima hepático, associada à necrose de hepatócitos perivenulares

Fonte: Adaptada de Koo e Wang (2008).[2]

Tabela 7.5.3 Índice de atividade de rejeição.

Categoria	Critério	Escore
Inflamação portal	Principalmente inflamação linfocítica, envolvendo mas não expandindo visivelmente, uma minoria de tríades	1
	Expansão de todas ou da maioria das tríades, por infiltrado misto, contendo linfócitos com blastos ocasionais, neutrófilos e eosinófilos. Se eosinófilos são visíveis e acompanhados por edema e hipertrofia das células endoteliais microvasculares é proeminente, deve-se considerar rejeição aguda mediada por anticorpos	2
	Expansão marcada da maioria ou de todas as tríades por infiltrado misto contendo blastos e eosinófilos com transbordamento inflamatório para o parênquima periportal	3
Lesão inflamatória em ducto biliar	Minoria dos ductos envolvida e infiltrada por células inflamatórias e mostra apenas alterações reativas leves, como aumento da razão nuclear:citoplasmática das células nucleares	1
	Maioria ou todos os ductos infiltrados por células inflamatórias. Mais do que um ducto ocasional, mostra alterações degenerativas, como pleomorfismo nuclear, polaridade desordenada e vacuolização citoplasmática	2
	Como no 2, com a maioria ou todos os ductos mostrando alterações degenerativas ou ruptura luminal focal	3
Inflamação venosa endotelial	Infiltrado linfocítico subendotelial, envolvendo alguns, mas não a maioria, das vênulas portais e/ou hepáticas	1
	Infiltrado inflamatório envolvendo a maioria ou todas as vênulas portais e/ou hepáticas com ou sem necrose/*dropout* de hepatócitos confluentes envolvendo uma minoria de regiões perivenulares	2
	Como para 2, com inflamação venular moderada a grave, que se estende para o parênquima venular e está associado com necrose de hepatócitos perivenular envolvendo a maioria das regiões	3

Interpretação: 0-2: sem rejeição; 3: *bordeline* (compatível com rejeição); 4-5: leve; 6-7: moderada; 8-9: grave.

Fonte: Adaptada de Koo e Wang (2008).[2]

Tratamento

O tratamento proposto para o quadro de rejeição deve ser feito de acordo com a classificação de gravidade segundo o índice de atividade de rejeição descrito anteriormente, entretanto, esse índice não reflete a probabilidade de resposta ao corticoide.

A rejeição leve pode ser tratada apenas com aumento da dose dos imunossupressores, particularmente do inibidor de calcineurina, não sendo necessária a associação de corticosteróides.[6] No caso da rejeição moderada a grave, o tratamento padrão é o uso de corticoides endovenosos em *bolus*, geralmente metilprednisolona 1.000 mg ao dia por 3 dias e redução gradual da dose, associado a aumento da dose da imunossupressão de manutenção. A melhora ocorrem em 70% a 80% dos casos.[2] Por vezes, a critério clínico, a RCA moderada com bilirrubina normal e a baixa agressão ductal podem ser tratadas apenas com ajuste da imunossupressão.

A resposta histológica após o tratamento começa nas primeiras 24 horas, com redução do infiltrado inflamatório, seguida da lesão endotelial e, por fim, a lesão ductal. A resposta completa pode ocorrer em 7 a 10 dias.[2]

A biópsia de controle geralmente é indicada nos casos de ausência de resposta e caso seja confirmada refratariedade ao corticoide, o tratamento é feito com imunoglobulina antitimócito (ATG) na dose de 1,5 mg/kg/dia por 3 a 14 dias, em um tempo de infusão de pelos 4 horas (dose acumulativa de 4,5 a 21 mg/kg).[7] É recomendável a administração de analgésicos e anti-histamínicos pré-infusão da timoglobulina para minimizar as reações adversas relacionadas à sua infusão, como febre/calafrios, dispneia, náuseas/vômitos, diarreia, hipotensão/hipertensão, mal-estar, erupção cutânea, urticária, diminuição da saturação de oxigênio e/ou cefaleia. Os efeitos adversos mais esperados com uso de ATG em curto/médio prazo são leucopenia, trombocitopenia e aumento da suscetibilidade a infecções, particularmente reativação de CMV e infecções fúngicas.[8] Deve-se monitorar o número de linfócitos do hemograma para ajuste da dose da medicação durante o tratamento:

- < 100/mm^3: suspender
- 100–150/mm^3: diminuir uma ampola
- 150–300/mm^3: manter a dose
- > 300/mm^3: aumentar uma ampola

De acordo com a literatura, o desenvolvimento de um episódio de rejeição mediado por células T, desde que tratado adequadamente, não tem impacto na sobrevida do enxerto a longo prazo.

7.5.2.2 Rejeição mediada por células T tardia

A rejeição aguda tardia ocorre após um período > 90 dias após o transplante, com incidência estimada de 7,5% a 23%.[4] Vários estudos demonstraram impacto significativo dessa forma de rejeição na redução da sobrevida do enxerto. Os fatores de risco para sua ocorrência incluem: idade jovem, sexo feminino, etiologia autoimune da doença hepática pré-transplante, doadores não biologicamente relacionados (doador falecido), episódio prévio de RMCT precoce e não adesão ao tratamento imunossupressor.

As características histológicas desse tipo de rejeição são semelhantes ao das descritas para RMCT, porém apresenta infiltrado menos proeminente de eosinófilos e linfócitos ativados, bem como menor lesão do ducto biliar e endotelialite. Geralmente, observa-se maior atividade de interface e atividade lobular. Em alguns casos, pode estar presente a perivenulite central, com envolvimento predominante de zona 3, com marcada endotelite de veias centrais e infiltrado predominantemente de mononucleares subendoteliais.[2] A presença de perivenulite central sem outras alterações clássicas de rejeição pode levantar à suspeita de outras causas de lesão hepática, como lesão de preservação/reperfusão, isquemia, tromboses ou estenoses vasculares, recorrência de HAI , devendo ser sempre consideradas no diagnóstico diferencial e excluídas.

O tratamento é o mesmo que o preconizado para a RMCT precoce, entretanto, há resistência aos corticosteroides em uma pequena porcentagem, com progressão para rejeição crônica em até 25% e risco de falência do enxerto em médio e longo prazos.[2]

7.5.2.3 Rejeição crônica

Epidemiologia

A rejeição crônica (RC) ocorre em 1% a 5% dos pacientes transplantados em idade adulta, sendo mais prevalente na faixa etária pediátrica, podendo ocorrer em até 16% dos casos. Permanece como causa de falência do enxerto hepático, apesar do declínio após início do uso de tacrolimo, quando comparado com uso de ciclosporina.[8] Os fatores de risco associados à sua ocorrência incluem doença hepática de etiologia autoimune pré-transplante, incompatibilidade de gênero entre doador e receptor, esquema de imunossupressão baseado em ciclosporina, má-adesão ao uso de imunossupressão, número e gravidade dos episódios de RMCT e retransplante por rejeição. Deve-se suspeitar desse diagnóstico em pacientes com história de RMCT que apresentam colestase progressiva não responsiva a modificações no esquema imunossupressor.[6]

Fisiopatologia

A patogênese da RC é multifatorial, como consequência de lesão vascular, lesão mediada por anticorpos e células T. O diagnóstico deve ser sempre confirmado por biópsia hepática e a avaliação histológica apresenta duas características clássicas: arteriopatia obliterativa e lesão progressiva de ducto biliar interlobular causando ductopenia[2] (Figura 7.5.4). A arteriopatia obliterativa ocorre em razão da infiltração por macrófagos espumosos, que provocam espessamento da camada íntima das artérias e do estreitamento e da oclusão do seu lúmen. Pode haver perda em pequenos ramos arteriais portais antes de alterações ductais, bem como lesões compatíveis com isquemia, balonização de hepatócitos, necrose e colestase em zona centrolobular.

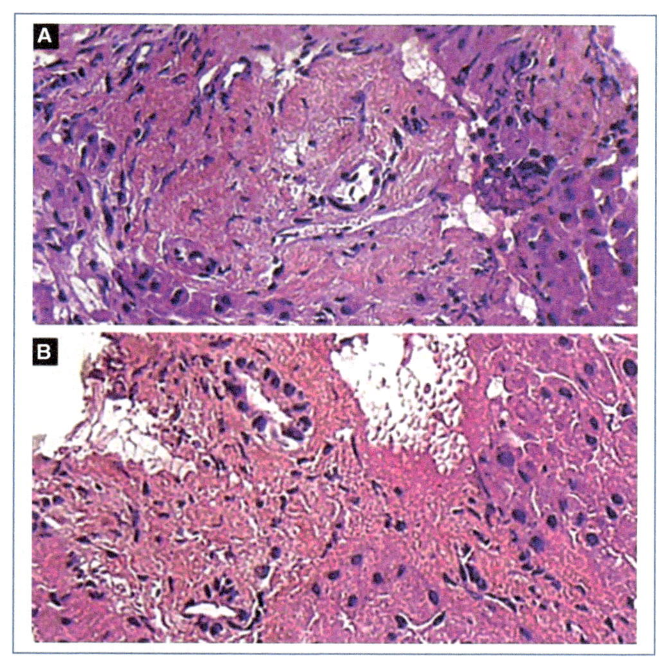

Figura 7.5.4 (A) Rejeição crônica ductopênica e ausência de ducto biliar em espaço-porta. (B) Rejeição crônica precoce com 2 ductos com alterações epiteliais degenerativas epiteliais em espaço-porta.

Fonte: Imagens gentilmente cedidas por Fabiana Roberto Lima.

Via de regra, a RC não leva à cirrose, uma vez que caracteristicamente não está relacionada com fibrose portal ou periportal.[2] A ductopenia, principalmente em zona 1, é uma característica clássica da RC e pode ser consequência de alterações isquêmicas e mecanismos imunológicos. Inicialmente, em comparação com o que ocorre na rejeição aguda, observa-se infiltrado portal linfocítico leve. Na RC, geralmente, não está presente a reação ductular e com a progressão da destruição ductal pode ser difícil a identificação dos espaços portais, tendo as colorações para citoqueratina, importante papel na identificação dessas regiões.

Estadiamento

A RC é classificada em precoce e tardia e sua distinção é importante pelas implicações prognósticas. Enquanto a rejeição precoce é potencialmente reversível, os casos mais avançados pouco respondem à terapia medicamentosa e, na maioria das vezes, evoluirão com perda do enxerto e necessidade de retransplante.[2]

Tabela 7.5.4 Esquema de Banff para estadiamento de rejeição crônica (RC).

Estrutura	RC precoce	RC tardia
Pequenos ductos biliares (< 60 μm)	Alterações degenerativas envolvendo a maioria dos ductos. Perda de ductos em < 50% dos tratos portais	Perda de ductos em > 50% dos tratos portais e alterações degenerativas nos tratos portais remanescentes
Arteríolas hepáticas em tratos portais	Perda em < 25% dos tratos portais	Perda em > 25% dos tratos portais
Vênulas hepáticas terminais e hepatócitos em zona 3	Inflamação mononuclear perivenular. Necrose e inflamação em zona 3. Fibrose perivenular leve	Inflamação variável. Obliteração focal. Fibrose moderada a acentuada
Ramos maiores de artéria hepática peri-hilar	Inflamação intimal. Deposição de células espumosas sem comprometimento luminal	Estreitamento luminal por células espumosas. Hiperplasia fibrointimal
Ductos peri-hilares hepáticos maiores	Dano inflamatório e deposição focal de células inflamatórias	Fibrose mural
Outros	Hepatite de transição com necrose irregular dos hepatócitos	Acúmulo de células espumosas sinusoidais. Colestase

Fonte: Desenvolvida pela autoria.

Importante ressaltar que, na presença de lesão ductal e/ou ductopenia, especialmente quando houver reação ductular e fibrose portal ou periportal, deve-se fazer diagnóstico diferencial com recidiva de colangite biliar primária, colangite esclerosante primária, colangiopatia isquêmica, lesão hepática induzida por drogas e estenose de via biliar, entre outras.

Tratamento

Diferentemente do que ocorre no tratamento da rejeição aguda, os esteroides não têm papel importante nesse cenário. A base do tratamento da rejeição crônica é o aumento da imunossupressão com inibidores de calcineurina (preferencialmente o tacrolimo) e na ausência de resposta, o retransplante é indicado. Alguns estudos têm indicado boa resposta com a associação de inibidores do mTOR (sirolimo e everolimo) no tratamento da rejeição crônica, com até 50% de reversão da rejeição.[9] Essas medicações podem ser uma boa opção, uma vez que esse tipo de rejeição é multifatorial e essa classe de medicações age em um ponto diferente da cascata imune em relação aos inibidores de calcineurina, sem aumentar sua incidência de efeitos colaterais. Os fatores preditores de não resposta ao tratamento da rejeição crônica incluem idade do doador, níveis de bilirrubina total e transaminases, extensão da ductopenia, pequena perda arterial e presença de aglomerados de células espumosas.[9]

7.5.3 REJEIÇÃO MEDIADA POR ANTICORPOS

7.5.3.1 Considerações gerais

Embora anticorpos específicos do doador possam ser encontrados em cerca de 25% dos candidatos a transplante, a rejeição mediada por anticorpos (RMA) é um subtipo raro de rejeição após transplante hepático, ocorrendo em < 1% dos casos e < 5% daqueles já sensibilizados. Ela deve ser considerada em todos os casos de RMCT que não respondem à terapia padrão, uma vez que os achados na biópsia não são específicos.[6] A forma mais grave de RMA é a hiperaguda e acontece no contexto de incompatibilidade ABO, raramente visto em transplante hepático.

7.5.3.2 Fisiopatologia

A rejeição mediada por anticorpos pode ser hiperaguda, aguda ou crônica, e pode ocorrer por conta da presença de anticorpos específicos do doador (DSA), que são aloanticorpos produzidos antes ou após o transplante, dirigidos principalmente contra as células endoteliais do órgão doado e que são responsáveis pela disfunção do enxerto.

A existência de aloanticorpos previamente ao transplante pode ser explicada em razão da exposição do sistema imunológico a antígenos "não próprios" e que se assemelha à formação de células T de memória. A formação de anticorpos "de novo" ocorre quando as células B "naive" entram em contato com aloantígenos (principalmente moléculas MHC).[4]

A presença de interleucinas inflamatórias (principalmente IL-1) ativa as células B, que levam à destruição do antígeno, com posterior apresentação de fragmentos desse antígeno por moléculas MHC II. Pode haver ativação de sinais coestimulatórios e de adesão celular, que levam à divisão e diferenciação das células B. Algumas dessas células B ativadas se diferenciam e iniciam a produção de DSA e outras migram para linfonodos que serão responsáveis pela amplificação da resposta ao anticorpo. Plasmócitos maduros podem produzir anticorpos sem a participação de células T e isso facilita novos episódios de rejeição.

7.5.3.3 Características clínicas e aspectos laboratoriais

A RMA hiperaguda é extremamente rara atualmente e está relacionada a transplantes com incompatibilidade ABO. É desencadeada dentro de horas a dias após a reperfusão e é caracterizada por elevação rápida de transaminases e hiperbilirrubinemia, coagulopatia, plaquetopenia e consumo de complemento. A forma aguda geralmente acontece nas primeiras semanas após transplantes ABO compatíveis em decorrência da existência de anticorpos HLA específicos do doador. A definição de RMA crônica ainda não está bem definida e parece estar relacionada com baixa imunossupressão em pacientes com presença persistente de DSA, sem disfunção clínica/laboratorial significativas ou com alterações apenas leves.

7.5.3.4 Características histológicas

A RMA hiperaguda é caracterizada por anticorpos específicos do doador (DSA) no soro, lesão das células endoteliais e positividade para depósito linear de CD4d nos sinusoides hepáticos. É marcada por necrose hemorrágica maciça ou irregular, trombos de fibrina nos ramos venosos portais e centrais, congestão sinusoidal e deposição de fibrina, edema endotelial e infiltração de neutrófilos. Os tratos portais podem exibir edema, hemorragia, reação ductular e infiltrados neutrofílicos. Pode existir arterite fibrinoide ou neutrofílica.[2]

A RMA crônica não apresenta características histológicas específicas, sendo os achados mais comuns infiltrado mononucleares portais e/ou perivenulares leve e fibrose portal, periportal ou perivenular progressiva.

Cada vez mais tem sido evidenciado a que a RMA pode estar sobreposta à RMCT típica e, nesses casos, os pacientes podem ser menos responsivos à terapia padrão, com maior porcentagem de cortico-refratariedade e maior chance de evolução para rejeição crônica.[2]

O CD4d é um marcador de ativação de complemento associado ao tecido e faz parte dos critérios de Banff para diagnóstico de RMA. O depósito linear ou granular de CD4d em células endoteliais de capilares e veia porta em mais de 50% da circunferência luminal é considerada positiva e tem maior valor diagnóstico quando está presente em mais de 50% dos tratos portais.[2] Esse achado isoladamente pode não estar relacionado à RMA, principalmente se presente focalmente. Porém, se presente de forma difusa, deve levantar a hipótese de RMA e devendo-se realizar a pesquisa de DSA, caso ainda não tenha sido feita. Outras causas de presença de coloração CD4d positiva é em casos de recidiva de HCV, HAI, CBP, colangite ou obstrução biliar.[2]

7.5.3.5 Diagnóstico diferencial

A RMA hiperaguda, por conta de tempo de aparecimento e características clínicas, faz diagnóstico diferencial com disfunção primária do enxerto, trombose vascular, choque e sepse. Em contrapartida, a RMA aguda deve ser diferenciada de lesão de preservação, obstrução biliar e hepatite colestática fibrosante, no entanto, essa diferenciação muitas vezes é difícil, uma vez que a RMA aguda e nem a RMA crônica apresenta características histológicas patognomônicas.

7.5.3.6 Tratamento

Como já mencionado, a RMA é rara, portanto, não apresenta protocolos bem estabelecidos para manejo. A Sociedade Internacional de Transplante Hepático recomenda a administração de corticosteroides em *bolus* para o tratamento inicial dos casos leves. Para os casos moderados e graves, a intervenção precoce com plasmaférese, imunoglobulina e anticorpos monoclonais (rituximabe, eculizumabe) são indicadas.

Não há recomendações específicas para os casos de RMA crônica; o tratamento é baseado na adesão à imunossupressão padrão. A RMA aguda não diagnosticada ou não tratada adequadamente pode levar à perda precoce do enxerto e a RMA crônica pode levar à fibrose progressiva e necessidade de retransplante.

7.5.4 CONCLUSÃO

O enxerto hepático apresenta comportamento diferente em relação aos outros órgãos sólidos, uma vez que a rejeição aguda geralmente não evolui com prejuízo na função do enxerto e a RC é incomum. Com o advento de novas medicações imunossupressoras, a incidência tanto da rejeição aguda, quanto da RC vem reduzindo. A rejeição aguda é mais comum e na maioria das vezes é responsiva ao aumento do tacrolimo ou ao tratamento com pulsoterapia com corticoide endovenoso, porém, na ausência de resposta, pode causar perda do enxerto e necessidade de retransplante. A RMA é raramente vista no transplante hepático e apesar de não apresentar tratamento bem definido, o uso precoce de plasmaférese, imunoglobulina ou rituximabe está indicado.

Referências

1. Tasdogan BE, Ma M, Simsek C, Saberi B, Gurakar A. Update on Immunosuppression in Liver Transplantation. Euroasian J Hepatogastroenterol. 2019;9(2):96-101.
2. Koo J, Wang HL. Acute, Chronic, and Humoral Rejection: Pathologic Features Under Current Immunosuppressive Regimes. Surg Pathol Clin. 2018;11(2):431-52.
3. Dhanasekaran R. Management of Immunosuppression in Liver Transplantation. Clin Liver Dis. 2017;21(2):337-53.
4. Ronca V, Wootton G, Milani C, Cain O. The Immunological Basis of Liver Allograft Rejection. Front Immunol. 2020 2;11:2155.
5. Dogan N, Hüsing-Kabar A, Schmidt HH, Cicinnati VR, Beckebaum S, Kabar I. Acute Allograft Rejection in Liver Transplant Recipients: Incidence, Risk Factors, Treatment Success, and Impact on Graft Failure. J Int Med Res. 2018;46(9):3979-90.
6. Charlton M, Levitsky J, Aqel B, O'Grady J, Hemibach J, Rinella M et al. International Liver Transplant Society Consensus Statement on Immunosuppression in Liver Transplant Recipients. Transplantation. 2018;102(5):727-43.
7. Demetris AJ, Kenneth PB, Dhillon AP, Ferrell L, Fung J, Geller SA et al. Banff Schema for Grading Liver Allograft Rejection: An International Consensus Document. Hepatology. 1997;25(3):658-63.
8. Schmitt TM, Phillips M, Sawyer RG, Northup P, Hagspiel KD, Pruett TL et al. Anti-Thymocyte Globulin for the Treatment of Acute Cellular Rejection Following Liver Transplantation. Dig Dis Sci. 2010;55(11):3224-34.
9. Choudhary NS, Saraf N, Saigal S, Gautam D, Rastogi A, Goja S et al. Revisiting Chronic Rejection Following Living Donor Liver Transplantation in the Tacrolimus Era: A Single Centre Experience. Clin Transplant. 2018;32(2).
10. Choudhary NS, Saigal S, Bansal RK, Saraf N, Gautam D, Soin AS. Acute and Chronic Rejection After Liver Transplantation: What A Clinician Needs to Know. J Clin Exp Hepatol. 2017;7(4):358-66.
11. Charlton M, Levitsky J, Aqel B, O'Grady J, Hemibach J, Rinella M et al. International Liver Transplantation Society Consensus Statement on Immunosuppression in Liver Transplant Recipients. Transplantation. 2018;102(5):727-43.

7.6

Individualização da Imunossupressão

Bruna Damásio Moutinho | Débora Raquel Benedita Terrabuio | Roque Gabriel Rezende Lima

7.6.1 INTRODUÇÃO

A melhora progressiva nas taxas de sobrevivência de pacientes após o transplante hepático tem sido relacionada, dentre outros fatores, à eficácia da imunossupressão. Nas últimas décadas, observou-se o advento de agentes imunossupressores mais específicos e eficazes, o que contribuiu na redução significativa das perdas do enxerto por rejeição aguda e crônica.

Nas décadas de 1960 e 1970, a taxa de sobrevida em um ano era inferior a 25%.[1] Na década de 1980, a introdução da ciclosporina começou a mudar esse cenário com redução nas taxas de rejeição e consequente aumento da sobrevida em cerca de 70%.[2] Já na década de 1990, imunossupressores mais seguros e mais efetivos no tratamento da rejeição, como o tacrolimo, aumentaram ainda mais a sobrevida. De acordo com o Registro Europeu de Transplante de Fígado, a sobrevida em 1 ano no ano 2000 atingiu 83%.[3]

Se, por um lado, houve redução significativa de rejeição e aumento da sobrevida do enxerto e do receptor, por outro lado, houve aumento dos eventos adversos relacionados ao uso dessas medicações, como aumento do risco de infecções, incidência de neoplasias, risco cardiovascular, diabetes, hipertensão, dislipidemia e disfunção renal.

Os protocolos de imunossupressão são específicos em cada serviço de transplante hepático, no entanto, para cada receptor deve haver um regime de imunossupressão individualizado, que leve em consideração a etiologia da doença hepática que levou ao transplante e possíveis comorbidades, de modo que os benefícios e riscos da terapia imunossupressora sejam equilibrados. Desse modo, a escolha do imunossupressor deve ser baseada na indicação do transplante, comorbidades dos pacientes, histórico de neoplasias e infecções, risco de insuficiência renal, possibilidade de gestação e experiência da equipe com os imunossupressores escolhidos.

Apesar de todo esse avanço, a rejeição continua sendo uma complicação temida e aproximadamente 25% dos pacientes sofrem pelo menos um episódio de rejeição após o transplante[4] e o objetivo do tratamento deve ser uma imunossupressão adequada para impedir a rejeição/perda do enxerto com efeitos adversos mínimos.[5]

7.6.2 MECANISMO DE AÇÃO DOS IMUNOSSUPRESSORES

A resposta imune desencadeada após o transplante hepático é predominantemente celular, sendo que a rejeição mediada por anticorpos é relativamente incomum em transplantes com compatibilidade ABO. A resposta imunológica pode ser dividida em três fases:

1. **Apresentação do antígeno:** aloantígenos do fígado do doador são apresentados as células T do receptor. Agem nessa etapa a globulina antitimocítica e globulina antilinfocítica, que podem impedir a apresentação de antígeno, porque podem esgotar as células T do destinatário.[5]
2. **Ativação e expansão de células T:** após a internacionalização do aloantígeno nas células T, ocorre ativação do fator N nuclear da célula T (NFAT), envolvendo imunofilina e calcineurina nesse processo e transcrição da interleucina-2 (IL-2). A IL-2 desempenha papel crucial de impulsionar a expansão clonal das células T. A maioria dos imunossupressores conhecidos agem nessa etapa. Os inibidores da calcineurina, ciclosporina e tacrolimo bloqueiam os alvos da calcineurina impedindo a ativação da transcrição do NFAT e da IL-2. Basiliximab e daclizumab são anticorpos monoclonais contra o receptor da IL-2 e bloqueiam a expansão das células T. Sirolimo e everolimo (inibidores da via da rapamicina, mTOR – do inglês *mammalian Target of Rapamycin*) também atuam nessa etapa. A azatioprina, o micofenolato de mofetil e o micofenolato sódico são antimetabólitos, que inibem a síntese de DNA e, portanto, bloqueiam a expansão clonal das células T.[5]
3. **Inflamação:** fase em que ocorre citotoxicidade mediada por células por conta da liberação de citocinas e quimiocinas. O resultado é a inflamação e a destruição tecidual, o que pode levar à perda do

enxerto. Nessa fase, agem os corticosteroides que inibem a inflamação por meio de regulação da síntese de interleucinas (IL-2 e IL-6) e interferon gama.[5]

7.6.3 ASPECTOS GERAIS DA IMUNOSSUPRESSÃO NO TRANSPLANTE HEPÁTICO

A imunossupressão após o transplante hepático é dividida em fase de indução e fase de manutenção, sendo que este capítulo vai abordar a fase de manutenção. Deve-se pesar o risco da rejeição/perda do enxerto e aqueles relacionados ao uso de imunossupressores, como aumento do risco de neoplasias, infecções, disfunção renal e doença cardiovascular. Estudo recentemente publicado, avaliando a sobrevida pós-transplante em longo prazo nas últimas três décadas, evidenciou diminuição da mortalidade por perda do enxerto e infecção no pós-transplante tardio, mas, por outro lado, houve aumento da mortalidade por neoplasias (15% no período de 1987 a 1990 e 27% entre 2011 e 2016) e infecção no pós-operatório precoce, sendo que 20% dos receptores que sobreviveram mais de 5 anos, apresentaram disfunção renal estágios 4 e 5, sendo que a ocorrência de rejeição foi responsável por apenas 1,7% dos óbitos tardios.[6]

A base da terapia imunossupressora de manutenção são os inibidores de calcineurina, sendo o tacrolimo o imunossupressor de escolha para a terapia inicial. Os agentes antiproliferativos, como o micofenolato e a azatioprina, e os inibidores do mTOR podem ser utilizados para reduzir os efeitos colaterais dos inibidores de calcineurina ou para aqueles pacientes com maior risco de rejeição e que precisam de imunossupressão dupla ou tripla.[7]

A escolha do imunossupressor ou combinação de imunossupressores é individualizada conforme idade e comorbidades do receptor, etiologia da doença hepática que levou ao transplante, concomitância com neoplasias ou transplante por carcinoma hepatocelular, ocorrência de efeitos colaterais (Tabelas 7.6.1 e 7.6.2), experiência prévia com os imunossupressores, histórico de rejeição aguda/crônica e tempo de transplante. Alguns desses tópicos serão abordados ao longo do capítulo.

Tabela 7.6.1 Efeitos adversos de imunossupressores usados no transplante hepático.

Imunossupressor	Corticoide	Ciclosporina	Tacrolimo	MMF/MFA	AZA	Everolimo
Leucopenia				+	++	+
Anemia				+	++	+
Plaquetopenia				+	++	+
Mielossupressão		+	+	++		++
Nefrotoxicidade		+++	+++			+
Hipertensão	+++	+++	++			+
Hipomagnesemia		+	+			
Hiperpotassemia		+	+			
Sintomas gastrointestinais	+	+	+	++		+
Hepatotoxicidade		+	+		+	
Hiperlipidemia	++	++	+			+++
Hiperglicemia	++	+	++			
Hiperplasia gengival		++				
Hirsutismo	+	+/++				
Neurotoxicidade	+	+	+			
Diabetes mellitus	+++	+	++			+
Má cicatrização	+					+
Osteoporose	+++	+	+			
Alopécia			+	+	+	
Malignidade		++	++	+		
Teratogenicidade				+++		+

MMF: micofenolato mofetil, MFS: micofenolato sódico; AZA: azatioprina; +: intensidade do efeito adverso.

Fonte: Adaptada de Brasil. Ministério da Saúde. Protocolo Clínico e Diretrizes Terapêuticas Imunossupressão no Transplante Hepático em Adultos. Brasília: CONITEC; 2016; Cheung A, Levitsky J. Follow-up of the Post-Liver Transplantation Patient: A Primer for the Practicing Gastroenterologist. Clinics in Liver Disease. 2017;21(4):793-813.

Tabela 7.6.2 Modificações na imunossupressão de acordo com a categoria do evento adverso.

Evento adverso	Conduta sugerida diante do evento adverso
Disfunção renal	Reduzir/suspender ICN dependendo da severidade da lesão renal e do tempo de transplante
Neurotoxicidade	Reduzir/suspender ICN dependendo da gravidade do acometimento
Diabetes *mellitus*	Reduzir/suspender corticoides Reduzir/suspender ICN de acordo com gravidade do acometimento Provável benefício na troca de TAC por ciclosporina
Doença cardiovascular	Reduzir/suspender ICN com troca por mTOR ou MMF/MFS
Infecções	Sem ***guidelines*** específicos, exceto para reduzir/suspender MMF/MFS em CMV Reduzir a IS de forma geral
Malignidades	Reduzir a IS de forma geral Iniciar mTOR
Gastrointestinais	Reduzir/suspender MMF Trocar MMF por MFS
Dislipidemia	Reduzir/suspender corticosteroides, ICN ou mTOR dependendo da gravidade do acometimento
	Iniciar MMF por MFA
Leucopenia/anemia	Reduzir/suspender MMF/MFS
Plaquetopenia	Reduzir/suspender mTOR de acordo com gravidade do acometimento
Edema	Reduzir/suspender mTOR de acordo com gravidade do acometimento
Úlcera oral	Reduzir/suspender mTOR de acordo com gravidade do acometimento

ICN: inibidores de calcineurina; TAC: tacrolimo; mTOR: inibidores do mTOR; MMF: micofenolato mofetil, MFS: micofenolato sódico; CMV: citomegalovírus; IS: imunossupressão.

Fonte: Adaptada de De Simone *et al.*, 2017.

7.6.4 IMUNOSSUPRESSÃO EM POPULAÇÕES ESPECÍFICAS

7.6.4.1 Colangite biliar primária

Pacientes transplantados por colangite biliar primária (CBP) possuem prevalência de recorrência da doença após transplante de 17% a 46%, segundo dados da literatura.[8-10]

Os regimes específicos de imunossupressão utilizados são os maiores fatores reprodutíveis relacionados à recidiva da CBP. O tacrolimo tem sido associado ao início acelerado e à gravidade da recidiva da doença, enquanto a ciclosporina parece ser protetora. Por isso, pacientes transplantados por CBP devem receber preferencialmente imunossupressão no pós-transplante com ciclosporina, já que se acredita que o uso desse imunossupressor diminua o risco de recidiva quando comparado com o uso de tacrolimo.[11]

Em uma coorte de 785 pacientes transplantados por CBP, observou-se que idade mais jovem ao diagnóstico e ao transplante, uso de tacrolimo e colestase grave nos primeiros 6 meses após o transplante foram fatores independentes associados a um maior risco de recidiva da CBP[11] e que o uso preemptivo de ácido ursodesoxicólico (AUDC) 13-15 mg/kg/dia reduziu o risco de recidiva da doença, perda do enxerto e óbito relacionado à doença hepática. A utilização de ciclosporina e AUDC preemptivos estão associados ao menor risco de recidiva da doença e menor mortalidade.[12]

Em nosso serviço, por volta do terceiro mês, período em que diminui o risco de rejeição celular aguda, opta-se por trocar o tacrolimo pela ciclosporina e associar AUDC, conforme evidências benéficas demonstradas pela literatura.

7.6.4.2 Hepatite autoimune

A sobrevida global após o transplante por hepatite autoimune (HAI) em 5 anos é de aproximadamente 75%.[13] No entanto, a frequência relatada de recidiva da HAI pós-transplante é alta e varia consideravelmente em uma faixa de 10% a 68% até 10 anos após o transplante. A frequência da recidiva aumenta com o tempo e varia de 8% a 12% em 1 ano[14] e 36% a 68% em 5 anos.[13,14] A grande variabilidade nessas taxas pode se dever à falta de biópsias de protocolo, o que limita a avaliação precisa da verdadeira incidência de recorrência.[15] A recidiva da HAI pós-transplante apresenta implicações para a sobrevida do enxerto e do receptor e parece estar relacionada com imunossupressão mais baixa e/ou livre de esteroides. O maior risco de recidiva foi associado à gravidade da atividade inflamatória da doença no explante, níveis elevados de IgG pré-transplante e incompatibilidade de HLA-DR3 entre doador e receptor.[15]

Dessa forma, pacientes transplantados por HAI devem receber imunossupressão mais alta no pós-transplante, dupla ou tripla. Não há consenso sobre a necessidade de manutenção dos corticosteroides em baixas doses por tempo indefinido, sendo que essa decisão deve ser feita de forma individualizada. Pode ser considerada a manutenção de corticoterapia em pacientes com episódios repetidos de rejeição celular aguda e naqueles com alto risco de recidiva da doença no pós-transplante: atividade inflamatória significativa no explante, níveis elevados de IgG no pré-transplante imediato, discordância de HLA-DR3 entre doador e receptor (receptor positivo/doador negativo). No caso de opção pela retirada do corticoide, o desmame deve ser lento, com reavaliações frequentes, preferencialmente após 1 ano do transplante, mantendo imunossupressão dupla com tacrolimo e micofenolato. Em nosso serviço, na ausência de fatores associados a maior risco de recidiva (atividade no explante, níveis elevados de IgG pré-transplante e múltiplos episódios de rejeição pós-transplante), optamos pela retirada da prednisona, iniciando sua redução para 10 mg/dia dentro do primeiro ano. No segundo ano, as doses permanecem entre 5 e 10 mg/dia e, a partir do terceiro ano, avalia-se a descontinuidade da medicação, preferencialmente com realização de biópsia hepática antes da suspensão para documentar que não há recidiva da HAI mesmo com enzimas hepáticas normais. Também realizamos dosagens seriadas de IgG e autoanticorpos pós-transplante, pelo menos duas vezes por ano.

7.6.4.3 Carcinoma hepatocelular

A recidiva do carcinoma hepatocelular (CHC) após o transplante pode ocorrer em 10% a 20% dos pacientes e depende principalmente do número e do tamanho dos nódulos do explante e do comportamento biológico do tumor.[5,16] Estudos sugerem que níveis altos de imunossupressão podem estar associados à maior risco de recorrência de CHC, portanto, pacientes transplantados por CHC devem ser mantidos com mínima imunossupressão necessária para evitar rejeição e, concomitantemente, reduzir o risco de recorrência do tumor.[5,7,16,17] Ciclos mais longos de corticosteroides e níveis mais elevados de inibidores da calcineurina estão associados a um risco aumentado de recorrência.[7]

Uma coorte brasileira de 1.119 receptores de transplante hepático por CHC encontrou recidiva do tumor no pós-transplante em 8% dos pacientes, em um tempo médio de 12 anos.[18] A recorrência foi de localização extra-hepática em 55% dos casos e hepática em 27%. Os fatores relacionados a maior risco de recidiva e menor sobrevida pós-transplante foram AFP > 400 ng/mL no diagnóstico, AFP > 200 ng/mL no pré-transplante, estadiamento fora dos Critérios de Milão ao diagnóstico/explante e à presença de invasão vascular no explante. Os pacientes com recidiva tumoral apresentaram maior mortalidade, com sobrevida em 1 ano de 34% e em 5 anos de 13%. Nessa coorte, não houve impacto da imunossupressão na recidiva e/ou sobrevida dos pacientes.[18]

Existem controvérsias sobre qual seria a melhor estratégia para reduzir a probabilidade de recidiva do CHC, o ideal seria manter a imunossupressão em níveis mínimos. Estudos retrospectivos sugerem efeito benéfico dos inibidores de mTOR já que essas drogas bloqueiam a angiogênese ao inibir a via do fator de crescimento endotelial vascular.[5,7,16]

A Sociedade Internacional de Transplante Hepático sugere que a meta inicial dos níveis mínimos de inibidores de calcineurina em pacientes transplantados por CHC deve ser < 10 ng/mL para tacrolimo e < 300 ng/mL para ciclosporina.[19] Embora estudos retrospectivos apontem para um efeito protetor dos inibidores de mTOR, ainda não há evidências que recomendem um tipo específico de imunossupressão em pacientes submetidos a transplante hepático por CHC.[19]

No nosso serviço, há uma tendência em associar everolimo ao tacrolimo e deixar o nível deste último em valores mínimos nos pacientes que apresentam risco aumentado de recidiva, como CHC multinodular, níveis elevados de AFP pré-transplante ou invasão microvascular no explante.

7.6.4.4 Neoplasias de novo

A imunossupressão está relacionada com o aumento do risco de neoplasias após o transplante hepático. Estudos *in vitro* e em modelos animais demonstraram que os imunossupressores aumentam a produção de TGF-b de acordo com a dose, promovendo a capacidade invasiva das células do tumor e a resistência a apoptose.[20] Pacientes transplantados apresentam risco de neoplasia 2 a 4 vezes maior do que a população geral, sendo que esse risco aumenta quanto maior o tempo de seguimento pós-transplante e é de 3% a 5% nos primeiros 3 anos e 11% a 20% aos 10 anos.[21] Os tumores de novo mais frequentes são os de pele carcinoma espinocelular e carcinoma basocelular.[21]

Da mesma forma que é possível o efeito antineoplásico dos inibidores mTOR na recidiva do CHC, é sugerido que essas drogas também possam evitar o surgimento de neoplasias de novo ou retardar a progressão de neoplasias.[16]

Até o momento, não existem estudos relacionando diretamente a utilização de micofenolato com neoplasias, no entanto, a utilização de micofenolato em transplantados cardíacos registrou efeito protetor contra neoplasias de novo. Um estudo[22] recente evidenciou 32,1% de neoplasias de novo em 392 pacientes transplantados de fígado em um seguimento de 8,5 anos, sendo mais frequente tumor de pele não melanoma. Em 18,1% dos pacientes foram suspensos os inibidores de calcineurina e mantido micofenolato em monoterapia. Os fatores associados a maior risco de neoplasia foram sexo masculino, idade avançada e transplante por CHC. O tempo de uso de micofenolato em monoterapia foi associado a um menor risco de neoplasias de novo, tanto de pele como de outros sítios.[22]

Da mesma forma que para o CHC, pacientes com neoplasias de novo devem ser mantidos com mínima imunossupressão necessária para evitar rejeição.

Em nosso serviço, em casos de neoplasias de novo, optamos por deixar imunossupressão mínima com tacrolimo e associamos everolimo ou micofenolato.

7.6.4.5 Insuficiência renal

Estudos demonstraram que no momento do transplante hepático 20% a 25% dos pacientes apresentavam taxa de filtração glomerular (TFGe) < 30 mL/min/1,73 m^2.[23,24] E que a incidência de lesão renal aguda (LRA) no pós-transplante pode variar de 17% a 94%.[25]

As causas da LRA estão relacionadas a eventos perioperatórios, como instabilidade hemodinâmica, síndrome de isquemia-reperfusão, disfunção primária do enxerto, uso de medicamentos nefrotóxicos e pinçamento da veia cava.[26] A terapia imunossupressora com inibidores da calcineurina tem sido a principal causa de doença renal crônica (DRC) pós-transplante hepático. Fatores relacionados com lesões pré-existentes antes do transplante (glomerulonefrite membranoproliferativa, diabetes *mellitus*, nefropatia por IgA, necrose tubular aguda) ou adquiridos no período perioperatório, também são contribuintes para DRC no pós-transplante.[7]

A imunossupressão baseada em inibidores da calcineurina está associada a uma diminuição da função renal que varia de 13% a 33%, dependendo da utilização isolada ou em combinação com outro imunossupressor.[7,27]

No pós-transplante imediato, pode-se retardar o uso de tacrolimo a partir do uso de um receptor anti-interleucina-2 (basiliximabe e timoglobulina) no perioperatório e após 4 dias da cirurgia. Em dois ensaios clínicos randomizados,[27,28] a terapia de indução com receptor anti-interleucina-2 em combinação com micofenolato e dose inicial baixa de tacrolimo ou início tardio de tacrolimo foi associada à melhora da função renal em 6 a 12 meses. Níveis de tacrolimo utilizados durante o primeiro mês pós-transplante em pacientes sem terapia combinada com micofenolato variaram de 8 a 15 ng/mL. Quando utilizada terapia de indução com ou sem combinação com micofenolato, os níveis de tacrolimo durante o primeiro mês variaram de 6 a 8 ng/mL com taxa semelhante de rejeição.[27,29]

Em pacientes com insuficiência renal, concentrações reduzidas de tacrolimo (< 10 ng/mL), dosadas no vale, no primeiro mês após transplante estavam associadas a menor comprometimento renal em 1 ano em comparação aos níveis mínimos de tacrolimo convencionais (> 10 ng/mL).[27,29]

Já o risco/benefício do uso precoce de inibidores de mTOR em baixas doses para facilitar a redução do tacrolimo durante a primeira semana após o transplante ainda está sob investigação.[7] Alguns estudos que utilizaram everolimo com níveis mínimos de 3 a 8 ng/mL, introduzidos precocemente após o transplante e tacrolimo em níveis menores que 5 ng/mL foram comparados ao uso de tacrolimo com exposição padrão. A associação everolimo e tacrolimo em dose baixa mostrou melhora significativa da função renal até 3 anos após o transplante, com risco muito baixo de rejeição.[30-33]

O uso de inibidores de mTOR associado a micofenolato evidenciou efeito benéfico na função renal, mas com aumento moderado do risco da taxa de rejeição em cerca de 10% a 12%.[34-36] O braço do estudo que utilizou everolimo em monoterapia, após retirada precoce de tacrolimo, evidenciou aumento do risco de rejeição de 20% e por isso foi encerrado.

A associação micofenolato com inibidores de calcineurina em baixos níveis foi associada a uma melhora renal modesta e baixo risco de taxa de rejeição (3,5%).[7,25]

Já o uso do micofenolato em monoterapia evidenciou melhora renal significativa, mas também a um risco aumentado de rejeição aguda (3% a 30%), por isso, o uso dessa medicação isolada deve ser avaliado com cautela.[37]

A introdução tanto de inibidores de mTOR como de micofenolato e poupadores de tacrolimo deve ser avaliada precocemente quando detectada piora progressiva da função renal, já que a introdução tardia das medicações não evidenciou melhora significativa da função renal.

No nosso serviço, ao detectar alterações progressivas da função renal, optamos por manter tacrolimo em níveis baixos (< 5 ng/mL) e associar um segundo imunossupressor, micofenolato ou everolimo, preferencialmente quando o *clearance* de creatinina ainda está acima de 50 mL/min/1,73 m^2.

7.6.4.6 Esteato-hepatite não alcoólica

Pacientes transplantados por esteato-hepatite não alcoólica (EHNA), de maneira geral, são pacientes portadores de síndrome metabólica (SM), a qual é caracterizada pela presença de obesidade central, dislipidemia, resistência à insulina e hipertensão. A SM pode piorar ou se desenvolver de novo após o transplante hepático. O risco de desenvolver SM de novo pós-transplante de fígado foi relatado em 33%, 27% e 40% em 3, 6 e 12 meses, respectivamente.[38]

A escolha da imunossupressão pode influenciar o desenvolvimento de vários aspectos da SM. Desse modo, a imunossupressão deve ser otimizada não apenas para minimizar os riscos de complicações metabólicas, mas também para reduzir o risco de desenvolver esteatose no enxerto e, consequentemente, recidiva de EHNA. Nesse contexto, os inibidores da calcineurina e os esteroides são os principais fatores de risco para essa evolução.

Os inibidores da calcineurina estão associados à dislipidemia, hipertensão e diabetes *mellitus* de forma independente,[7,39] enquanto os corticosteroides, além de se associarem à obesidade, também apresentam risco significativo para todos os componentes da SM e devem ter seu uso restrito sempre que possível.[7,39]

O diabetes *melitus* (DM) é afetado pela corticoterapia e pelo tacrolimo utilizados no início do pós-transplante.[39] Apesar do mecanismo de lesão do tacrolimo e da ciclosporina serem iguais e agirem diretamente nas ilhotas pancreáticas, estudos sugerem que o risco de desenvolver ou piorar o DM é significativamente maior com o tacrolimo do que com a ciclosporina (risco relativo 1,38, IC 95% 1,01-1,86).[40] Dessa forma, a suspensão do corticoide deve ser feita de forma precoce e o tacrolimo deve ser utilizado na menor dose possível.[39]

Em relação à obesidade, deve-se seguir os mesmo conceitos utilizados para DM. Um estudo mostrou que o uso precoce de everolimo junto à dose mais baixa de tacrolimo foi associado à modesta redução de peso em 1 e 2 anos após o transplante.[41]

Hipertensão arterial, hiperlipidemia e hipertrigliceridemia também são afetadas principalmente pelo uso de inibidores de calcineurina, sendo a ciclosporina a principal responsável por esses efeitos colaterais.[39]

Os inibidores de mTOR se associam à hiperlipidemia, mas está associado a menor ganho de peso e a uma menor frequência de eventos cardíacos,[7] enquanto os imunossupressores antiproliferativos (azatioprina e micofenolato) e as terapias baseadas em anticorpos (basiliximabe e timoglobulina) são neutros no que diz respeito ao impacto nas características da síndrome metabólica no pós-transplante.[7]

Desse modo, no pós-transplante por EHNA, a modulação de drogas imunossupressoras é recomendada, incluindo redução gradual precoce de esteroides e minimização de inibidores de calcineurina pela adição de antimetabólitos ou mTOR.

Referências

1. Meirelles Júnior RF, Salvalaggio P, Rezende MB, Evangelista AS, Guardia BD, Matielo CE et al. Liver Transplantation: History, Outcomes and Perspectives. Einstein (Sao Paulo). 2015;13(1):149-52.
2. Gotthardt DN, Bruns H, Weiss KH, Schemmer P. Current Strategies for Immunosuppression Following Liver Transplantation. Langenbecks Arch Surg. 2014;399(8):981-8.
3. Jain A, Reyes J, Kashyap R, Dodson SF, Demetris AJ, Ruppert K et al. Long-Term Survival After Liver Transplantation in 4,000 Consecutive Patients at a Single Center. Ann Surg. 2000;232(4):490-500.
4. Seiler CA, Renner EL, Czerniak A, Didonna D, Büchler MW, Reichen J. Early Acute Cellular Rejection: No Effect on Late Hepatic Allograft Function in Man. Transpl Int. 1999;12(3):195-201.
5. Dhanasekaran R. Management of Immunosuppression in Liver Transplantation. Clin Liver Dis. 2017;21(2):337-53.
6. Rana A, Ackah RL, Webb GJ, Halazun KJ, Vierling JM, Liu H et al. No Gains in Long-term Survival After Liver Transplantation Over the Past Three Decades. Ann Surg. 2019;269(1):20-7.
7. Charlton M, Levitsky J, Aqel B, O'Grady J, Hemibach J, Rinella M et al. International Liver Transplantation Society Consensus Statement on Immunosuppression in Liver Transplant Recipients. Transplantation. 2018;17(102):727-43.
8. Montano-Loza AJ, Wasilenko S, Bintner J, Mason AL. Cyclosporine A Protects Against Primary Biliary Cirrhosis Recurrence After Liver Transplantation. Am J Transplant. 2010;10(4):852-8.
9. Poupon R. Primary Biliary Cirrhosis: A 2010 Update. J Hepatol. 2010;52(5):745-58.
10. Sylvestre PB, Batts KP, Burgart LJ, Poterucha JJ, Wiesner RH. Recurrence of Primary Biliary Cirrhosis After Liver Transplantation: Histologic Estimate of Incidence and Natural History. Liver Transpl. 2003;9(10):1086-93.
11. Montano-Loza AJ, Hansen BE, Corpechot C, Roccarina D, Thorburn D, Trivedi P et al. Factors Associated with Recurrence of Primary Biliary Cholangitis After Liver Transplantation and Effects on Graft and Patient Survival. Gastroenterology. 2019;156(1):96-107.e1.
12. Corpechot C, Chazouillères O, Belnou P, Montano-Loza AJ, Mason A, Ebadi M et al. Long-Term Impact of Preventive UDCA Therapy After Transplantation for Primary Biliary Cholangitis. J Hepatol. 2020;73(3):559-65.
13. Montano-Loza AJ, Mason AL, Ma M, Bastiampillai RJ, Bain VG, Tandon P. Risk Factors for Recurrence of Autoimmune Hepatitis After Liver Transplantation. Liver Transpl. 2009;15(10):1254-61.
14. Campsen J, Zimmerman MA, Trotter JF, Wachs M, Bak T, Steinberg T et al. Liver Transplantation for Autoimmune Hepatitis and the Success of Aggressive Corticosteroid Withdrawal. Liver Transpl. 2008;14(9):1281-6.
15. Theocharidou E, Heneghan MA. Con: Steroids Should Not Be Withdrawn in Transplant Recipients with Autoimmune Hepatitis. Liver Transplant. 2018;24(8):1113-8.
16. Colmenero J, Crespo G, Rimola A, Navasa M. Inmunosupresión en el Trasplante Hepático. In: Clínic Barcelona. 2015.
17. Rodríguez-Perálvarez M, Tsochatzis E, Naveas MC, Pieri G, García-Caparrós C, O'Beirne J et al. Reduced Exposure to Calcineurin Inhibitors Early After Liver Transplantation Prevents Recurrence of Hepatocellular Carcinoma. J Hepatol. 2013;59(6):1193-9.
18. Chagas AL, Felga GEG, Diniz MA, Silva RF, Mattos AA, Silva RCMA et al. Hepatocellular Carcinoma Recurrence After Liver Transplantation in a Brazilian Multicenter Study: Clinical Profile and Prognostic Factors of Survival. Eur J Gastroenterol Hepatol. 2019;31(9):1148-56.
19. Berenguer M, Burra P, Ghobrial M, Hibi T, Metselaar H, Sapisochin G et al. Posttransplant Management of Recipients Undergoing Liver Transplantation for Hepatocellular Carcinoma. Working Group Report from the ILTS Transplant Oncology Consensus Conference. Transplantation. 2020;104(6):1143-9.
20. Associação Europeia para o Estudo do Fígado. Recomendações de Orientação Clínica da EASL: Abordagem de Doenças Hepáticas Colestáticas. J Hepatol. 2009;51:237-67.
21. Martin P, DiMartini A, Feng S, Brown Jr R, Fallon M. Evaluation for Liver Transplantation in Adults: 2013 Practice Guideline by the American Association for the Study of Liver Diseases and the American Society of Transplantation. Hepatology. 2014;59(3):1144-65.
22. Aguiar D, Martínez-Urbistondo D, D'Avola D, Iñarrairaegui M, Pardo F, Rotellar F et al. Conversion from Calcineurin Inhibitor-Based Immunosuppression to Mycophenolate Mofetil in Monotherapy Reduces Risk of De Novo Malignancies After Liver Transplantation. Ann Transplant. 2017;22:141-147.
23. Garcia-Tsao G, Parikh CR, Viola A. Acute Kidney Injury in Cirrhosis. Hepatology. 2008;48(6):2064-77.
24. O'Leary JG, Levitsky J, Wong F, Nadim MK, Charlton M, Kim WR. Protecting the Kidney in Liver Transplant Candidates: Practice-Based Recommendations From the American Society of Transplantation Liver and Intestine Community of Practice. Am J Transplant. 2016;16(9):2516-31.
25. Duvoux C, Pageaux GP. Immunosuppression in Liver Transplant Recipients with Renal Impairment. J Hepatol. 2011;54(5):1041-54.
26. Leithead JA, Rajoriya N, Gunson BK, Muiesan P, Ferguson JW. The Evolving Use of Higher Risk Grafts is Associated with an Increased Incidence of Acute Kidney Injury After Liver Transplantation. J Hepatol. 2014;60(6):1180-6.
27. Neuberger JM, Mamelok RD, Neuhaus P, Pirenne J, Samuel D, Isoniemi H et al. Delayed Introduction of Reduced-Dose Tacrolimus, and Renal Function in Liver Transplantation: the 'ReSpECT' Study. Am J Transplant. 2009;9(2):327-36.

28. Trunečka P, Klempnauer J, Bechstein WO, Pirenne J, Friman S, Zhao A et al. Renal Function in De Novo Liver Transplant Recipients Receiving Different Prolonged-Release Tacrolimus Regimens: The DIAMOND Study. Am J Transplant. 2015;15(7):1843-54.
29. Boudjema K, Camus C, Saliba F, Calmus Y, Salamé E, Pageaux G et al. Reduced-Dose Tacrolimus with mycophenolate mofetil vs. standard-dose tacrolimus in Liver Transplantation: A Randomized Study. Am J Transplant. 2011;11(5):965-76.
30. De Simone P, Nevens F, De Carlis L, Metselaar HJ, Beckebaum S, Saliba F et al. Everolimus with Reduced Tacrolimus Improves Renal Function in De Novo Liver Transplant Recipients: A Randomized Controlled Trial. Am J Transplant. 2012;12(11):3008-20.
31. Fischer L, Saliba F, Kaiser GM, De Carlis L, Metselaar HJ, De Simone P et al. Three-Year Outcomes in De Novo Liver Transplant Patients Receiving Everolimus with Reduced Tacrolimus: Follow-Up Results from a Randomized, Multicenter Study. Transplantation. 2015;99(7):1455-62.
32. Fischer L, Klempnauer J, Beckebaum S, Metselaar HJ, Neuhaus P, Schemmer P et al. A Randomized, Controlled Study to Assess the Conversion from Calcineurin-Inhibitors to Everolimus After Liver Transplantation – PROTECT. Am J Transplant. 2012;12(7):1855-65.
33. Sterneck M, Kaiser GM, Heyne N, Richter N, Rauchfuss F, Pascher A et al. Everolimus and Early Calcineurin Inhibitor Withdrawal: 3-Year Results from a Randomized Trial in Liver Transplantation. Am J Transplant. 2014;14(3):701-10.
34. Saliba F, De Simone P, Nevens F, De Carlis L, Metselaar HJ, Beckebaum S et al. Renal Function at Two Years in Liver Transplant Patients Receiving Everolimus: Results of a Randomized, Multicenter Study. Am J Transplant. 2013;13(7):1734-45.
35. Saliba F, Duvoux C, Gugenheim J, Kamar N, Dharancy S, Salamé E et al. Efficacy and Safety of Everolimus and Mycophenolic Acid With Early Tacrolimus Withdrawal After Liver Transplantation: A Multicenter Randomized Trial. Am J Transplant. 2017;17(7):1843-52.
36. Dumortier J, Dharancy S, Calmus Y, Duvoux C, Durand F, Salamé E, Saliba F. Use of Everolimus in Liver Transplantation: The French Experience. Transplant Rev (Orlando). 2016;30(3):161-70
37. Goralczyk AD, Bari N, Abu-Ajaj W, Lorf T, Ramadori G, Friede T, Obed A. Calcineurin Inhibitor Sparing with Mycophenolate Mofetil in Liver Transplantion: A Systematic Review of Randomized Controlled Trials. Am J Transplant. 2012;12(10):2601-7.
38. Jiménez-Pérez M, González-Grande R, Omonte Guzmán E, Amo Trillo V, Rodrigo López JM. Metabolic Complications in Liver Transplant Recipients. World J Gastroenterol. 2016;22(28):6416-23.
39. Burra P, Becchetti C, Germani G. NAFLD and Liver Transplantation: Disease Burden, Current Management, and Future Challenges. JHEP Rep. 2020;2(6):100192.
40. Haddad EM, McAlister VC, Renouf E, Malthaner R, Kjaer MS, Gluud LL. Cyclosporin Versus Tacrolimus for Liver Transplanted Patients. Cochrane Database Syst Rev. 2006;2006(4):CD005161.
41. Charlton M, Rinella M, Patel D, McCague K, Heimbach J, Watt K. Everolimus Is Associated with Less Weight Gain Than Tacrolimus 2 Years After Liver Transplantation: Results of a Randomized Multicenter Study. Transplantation. 2017;101(12):2873-82.

7.7
Doador com Infecção

Alice Tung Wan Song | Edson Abdala

7.7.1 INTRODUÇÃO

A transmissão de doenças infecciosas a partir de doadores de órgãos sólidos é um evento raro, porém associado a alto risco de morbimortalidade. Esse risco deve ser minimizado por meio da avaliação pré-transplante para o aceite do órgão, tendo-se em mente o máximo aproveitamento de oportunidades de transplante, dada a escassez de órgãos mundial. Para a avaliação do risco, os seguintes fatores devem ser considerados: risco epidemiológico a partir da história do doador; resultados de exames laboratoriais do doador; conhecimento do desfecho do receptor caso haja transmissão de infecção por meio do doador, para que o receptor e/ou sua família possam ser informados do risco, e uma decisão conjunta com a equipe possa ser tomada, considerando o risco de recusa do doador e o risco de permanência na lista de espera. Dados de estudos norte-americanos de 2008 a 2013 demonstraram que 0,16% de transplantes de órgãos sólidos de doadores falecidos tiveram como complicação infecções transmitidas por doador inesperadas, com letalidade consequente de 22%.

A maioria das infecções derivadas do doador é previamente esperada, como nos transplantes de doadores soropositivos para citomegalovírus (CMV) para receptores soronegativos. É esperado que o patógeno seja transmitido aos receptores dos órgãos, e estratégias profiláticas deverão ser utilizadas para mitigar tal risco, com o uso de medicações preventivas ou monitorização. A contraindicação absoluta para utilização de órgãos de um doador ocorre quando o risco de transmissão supera a possibilidade de benefício dos candidatos ao transplante.

Porém, em raros casos, a infecção pode ser transmitida ao doador de forma inesperada. Isso pode ocorrer em razão de um ou mais dos seguintes fatores: o doador adquiriu a infecção recentemente e ainda está no período de janela imunológica em que a detecção laboratorial ainda não é possível, ou não há disponibilidade de testes sensíveis; o doador possui uma infecção rara para o qual os testes comumente realizados para rastreamento não incluem tal patógeno; informações incompletas ou imprecisas do doador; e erros de comunicação ou falha de sistemas eletrônicos de comunicação. Apesar de serem ocorrências raras, a comunicação imediata e investigação de qualquer infecção suspeita de ter sido transmitida pelo doador no período pós-transplante, com consequente notificação das equipes responsáveis pelos demais receptores do mesmo doador, é imperativa para evitar ou minimizar os danos aos expostos.

Tais infecções ocorrem com maior frequência com doadores falecidos, mas também podem ocorrer com doadores vivos.

A imputabilidade de infecções derivadas de doador podem ser classificadas como demonstrado na Tabela 7.7.1.

Tabela 7.7.1 Definições da imputabilidade de infecções transmitidas pelo doador.

Imputabilidade	Definição
Definitiva	Evidência conclusiva para atribuição da infecção ao órgão transplantado
Provável	Evidência a favor da atribuição da infecção ao órgão transplantado
Possível	Evidência não é clara para atribuir a infecção ao órgão transplantado
Improvável	Evidências claramente a favor da atribuição da infecção a causas alternativas
Excluída	Evidência conclusiva para atribuir a infecção a causas alternativas que não o órgão transplantado
Não avaliável	Dados insuficientes para avaliação de imputabilidade

Fonte: Desenvolvida pela autoria.

7.7.2 AVALIAÇÃO CLÍNICO-LABORATORIAL DO DOADOR

Uma avaliação da história epidemiológica e social do doador traz importantes informações acerca do risco de infecções. Os exames laboratoriais a serem solicitados estão na Tabela 2. No Brasil, o teste de ácido nucleico (NAT – *nucleid acid testing*), que poderia reduzir o período de janela imunológica para HIV e hepatite C, principalmente, não é realizado por questões logísticas.

Tabela 7.7.2 Lista dos exames diagnósticos para rastreamento de infecções do potencial doador de órgãos sólidos.

Sorologia HIV
Sorologia hepatite B: anti-HBc, AgHBs, anti-HBs
Sorologia VHC
Sorologia CMV
Sorologia EBV
Sorologia sífilis
Sorologia toxoplasmose
Sorologia Chagas
Hemoculturas

Fonte: Desenvolvida pela autoria.

Não há contraindicação para doação de órgãos de doadores com sorologias reagentes (IgG) para CMV, EBV e toxoplasmose. Para sorologia reagente (Ig) para CMV, caso o receptor apresente IgG não-reagente para CMV, deverá receber profilaxia com ganciclovir por 3 meses.

7.7.2.1 Situações específicas

Suspeita ou confirmação de infecção bacteriana

A situação de maior risco ocorre com doadores com bacteremia. Nessas situações, se o doador recebeu pelo menos 48 horas de antibioticoterapia direcionada e apresentou melhora clínica, pode ser considerada a doação. Nesse caso, o receptor deverá receber a mesma antibioticoterapia, ou alternativa com mesmo espectro, por pelo menos 7 dias após o transplante.

Colonização por agente multidrogarresistente

Os fatores de risco para colonização e infecção por bactérias por colonização por agente multidrogarresistente (MDR) do doador são: uso de antibióticos causando pressão seletiva, idade avançada, ventilação mecânica, traqueostomia, presença de cateter venoso central e hospitalização prolongada.

Há poucos dados de literatura para recomendações no manejo da transmissão de agentes resistentes do doador para receptores de órgãos sólidos. De qualquer forma, não há contraindicação para doação de órgãos de doadores colonizados ou com infecção por agentes MDR, desde que não estejam com bacteremia e a infecção não seja localizada no órgão que será doado. Medidas para diminuir o risco de transmissão de bactérias MDR incluem terapia direcionada para o receptor por pelo menos 7 dias e comunicação dos dados microbiológicos para a equipe que recebeu o órgão o mais rapidamente possível.

Caso o transplante tenha sido realizado antes da disponibilização dos dados microbiológicos, antibioticoterapia direcionada deve ser prescrita assim que possível por, no mínimo, 7 dias.

HIV, hepatite B e hepatite C

Para os doadores com maior risco de vírus de transmissão sanguínea, como HIV, hepatite B e hepatite C, a transmissão via enxerto depende da incidência, prevalência e distribuição na população doadora, da carga viral no doador, do órgão a ser transplantado, e da eficácia de transmissão do vírus a partir do contato com sangue e tecidos. Os seguintes fatores são considerados de risco para infecção no doador com sorologia negativa, nos 30 últimos dias antes da captação do órgão:

1. Sexo com pessoa com infecção por HIV, VHB ou VHC suspeita ou confirmada.
2. Homem que teve sexo com homem.
3. Sexo em troca de dinheiro ou drogas ilícitas.
4. Sexo com pessoa que teve sexo em troca de dinheiro ou drogas ilícitas.
5. Uso de drogas injetáveis por razões não-médicas.
6. Sexo com pessoa que fez uso de drogas injetáveis por razões não-médicas.
7. Pessoa que esteve em prisão por período ≥ 72 horas.
8. Criança amamentada por mãe com infecção por HIV.
9. Criança nascida de mãe com infecção por HIV, VHB ou VHC.
10. História social ou médica desconhecida.

Os seguintes passos devem ser seguidos na avaliação dos doadores e no cuidado aos receptores:

- Discussão de riscos com consentimento informado dos candidatos em lista e vacinação conforme indicação.

- Avaliação do risco e testagem de doadores vivos e falecidos.
- Testagem de receptores.
- Coleta e armazenamento de amostras de doadores e receptores.
- Monitorização pós-transplante e reporte de eventos de doença derivada do doador.

Doador com sorologia positiva para HIV

Tais potenciais doadores são excluídos da doação caso a sorologia para HIV seja reagente.

Há estudos em andamento que analisam a possibilidade de doação de órgãos de doadores com sorologia reagente para HIV para receptores vivendo com HIV.

Doador com marcadores reagentes para hepatite B

Para hepatite B, títulos protetores de anti-HBs para prevenir transmissão de hepatite B não estão claros. O corte de valores acima de 10 UI/L tem sido demonstrado ser protetor para receptores de rins cujo doador possui anti-HBc reagente. Porém, para receptores de fígado, um limite de anti-HBs maior que 100 UI/L no receptor é comumente aplicado para receber enxertos de doadores com anti-HBc reagente isolado. Na Tabela 7.73, encontram-se as interpretações dos resultados dos marcadores de hepatite B do doador e as condutas a serem tomadas quanto à utilização do enxerto.

Tabela 7.7.3 **Interpretação dos resultados de rastreamento de hepatite B em doadores e suas implicações para utilização do órgão.**

Marcador	Interpretação	Utilização do órgão
AgHBs+	Infecção por hepatite B	Não utilizar
Anti-HBc+ isolado ou Anti-HBc+/ Anti-HBs+	Hepatócitos podem estar infectados, normalmente sem viremia. Transmissão pode ocorrer.	Utilizar somente em receptores com hepatite B aguda ou crônica ou com resposta imune à vacina. Realizar profilaxia com antiviral no receptor, por tempo indefinido.
Anti-HBs+ isolado	Doador vacinado	Utilizar

Fonte: Desenvolvida pela autoria.

Doador com sorologia positiva para VHC

Após o advento dos antivirais de ação direta e sua alta eficácia, a utilização de enxertos de doadores com sorologia reagente para hepatite C e viremia positiva tem se mostrado segura com ótimos resultados, mesmo para receptores com sorologia negativa para hepatite C.

Na Tabela 7.7.4, encontram-se as recomendações e condutas do serviço para a utilização desses enxertos. O tratamento, quando indicado, é realizado por 12 semanas.

Tabela 7.7.4 **Conduta e recomendação frente a doadores com sorologia e/ou viremia positivas para hepatite C.**

Doador	Receptor	Conduta
Sorologia reagente, viremia positiva ou negativa	Sorologia reagente, viremia positiva	Aceitar e tratar com DAA após estabilização clínica no pós-operatório
Sorologia reagente, viremia positiva	Sorologia reagente, viremia negativa	Aceitar e tratar com DAA após estabilização clínica no pós-operatório
	Sorologia negativa, viremia negativa	
Sorologia reagente, viremia negativa	Sorologia reagente, viremia negativa	Aceitar e realizar a vigilância quinzenal de viremia quantitativa de VHC no pós-operatório. Tratar com DAA assim que houver viremia positiva no receptor
	Sorologia negativa, viremia negativa	

Fonte: Desenvolvida pela autoria.

Doador com suspeita ou histórico de Covid-19

O risco de transmissão de Covid-19 de um doador para o receptor é desconhecido, porém não há casos confirmados até o momento. Os fatores que podem impactar na transmissão de Covid-19 a partir do enxerto incluem a viabilidade do vírus no sangue e nos órgãos específicos de um doador infectado. Na avaliação de aceite de órgão, devem ser levados em conta a situação epidemiológica local, a exposição individual do doador, além do risco de mortalidade do candidato a transplante na lista de espera. Deve ser reconhecido também que nenhum teste é 100% sensível ou específico e, portanto, resultados falso-positivos e falso-negativos podem ocorrer.

Para avaliação e decisão de aceite de doadores vivos e falecidos com suspeita ou confirmação de Covid-19, são seguidas as recomendações da Associação Brasileira de Transplantes de Órgãos (ABTO), de março de 2020, detalhadas nas Tabelas 7.7.4 e 7.7.5.

Tabela 7.7.4 Recomendações preliminares para utilização de órgãos de doadores falecidos com suspeita ou Covid-19 confirmada.

Doador	Recomendação
▪ Doador com Covid-19 ativa ▪ Doador com PCR para SARS-CoV-2 positiva ▪ Doador com Síndrome Respiratória Aguda Grave (SRAG) sem etiologia definida e teste laboratorial não disponível	Não utilizar
▪ Doador contato de casos suspeitos ou confirmados de Covid-19 ▪ Doador com suspeita epidemiológica ou clínica, porém com teste laboratorial negativo	Considerar utilizar, conforme urgência do transplante (ao utilizar, considerar colocar o receptor em isolamento respiratório e de contato após o transplante)
▪ Doador sem suspeita clínica ou epidemiológica	Utilizar
▪ Doador que teve Covid-19, com regressão completa dos sintomas há mais de 28 dias e novo teste laboratorial negativo	Considerar utilizar

Fonte: Desenvolvida pela autoria.

Tabela 7.7.5 Recomendações preliminares para utilização de órgãos de doadores vivos com suspeita ou Covid-19 confirmada.

Doador	Recomendação
▪ Doador com Covid-19 ativa	Não utilizar
▪ Doador com suspeita epidemiológica e clínica	Utilizar apenas após 28 dias de resolução completa dos sintomas e teste laboratorial negativo
▪ Doador com suspeita epidemiológica, sem clínica	Considerar utilizar apenas após 14 dias da exposição. Se disponível, pode-se realizar teste laboratorial o mais próximo do transplante para confirmar negativo
▪ Doador que teve Covid-19, com regressão completa dos sintomas há mais de 28 dias e novo teste laboratorial negativo	Considerar utilizar

Doença de SNC

Doadores com meningoencefalite sem diagnóstico são uma fonte incomum, porém potencialmente fatal de infecção derivada do doador. Exemplos reais incluem transmissão de raiva, vírus da coriomeningite linfocítica, vírus do Oeste do Nilo, tuberculose, criptococose, *Coccidioides immitis*, *Aspergillus* e *Balamuthia*. Portanto, qualquer meningite ou encefalite sem causa comprovada constituem contraindicação absoluta para transplante.

Doadores com meningite bacteriana comprovada com cultura positiva podem ser aceitos, desde que estejam há pelo menos 48 horas com tratamento antibiótico adequado antes da captação. O receptor deverá receber 7-14 dias de antibióticos direcionados ao agente isolado. Meningite causada por micro-organismos altamente virulentos como *Listeria* spp. é considerada como contraindicação à doação.

Pontos-chave

- Devem ser tomadas medidas de mitigação de risco para transmissão de infecções do doador para o receptor, em casos de doador com infecção suspeita ou confirmada.
- A análise do aceite do doador, em casos de dúvidas do risco infeccioso, deve incluir a avaliação do infectologista e a urgência do transplante.

Referências

1. Aguado JM, Silva JT, Fernández-Ruiz M, Cordero, E, Fortun AJ, Gudiol C et al. Management of Multidrug Resistant Gram-Negative Bacilli Infections in Solid Organ Transplant Recipients: SET/GESITRA-SEIMC/REIPI Recommendations. Transplant Rev. 2018;32(1):36-57.
2. Durand CM, Zhang W, Brown DM, Yu S, Desai N, Redd AD et al. A Prospective Multicenter Pilot Study of HIV-Positive Deceased Donor to HIV-Positive Recipient Kidney Transplantation: HOPE in Action. Am J Transplant. 2021 May;21(5):1754-1764.
3. Green M, Covington S, Taranto S, Wolfe C, Bell W, Biggins SW et al. Donor-Derived Transmission Events in 2013: A Report of the Organ Procurement Transplant Network Ad Hoc Disease Transmission Advisory Committee. Transplantation. 2015;99(2):282-7.
4. Jones JM, Kracalik I, Levi ME, Bowman 3rd JS, Berger JJ, Bixler D et al. Assessing Solid Organ Donors and Monitoring Transplant Recipients for Human Immunodeficiency Virus, Hepatitis B Virus, and Hepatitis C Virus Infection – U.S. Public Health Service Guideline, 2020. MMWR Recomm Rep. 2020;69(4):1-16.
5. Mularoni A, Bertani A, Vizzini G, Gona F, Campanella M, Spada M et al. Outcome of Transplantation Using Organs from Donors Infected or Colonized with Carbapenem-Resistant Gram-Negative Bacteria. Am J Transplant. 2015;15(10):2674-82.
6. Weinfurtner K, Reddy KR. Hepatitis C Viraemic Organs in Solid Organ Transplantation. J Hepatol. 2021;74(3):716-33.
7. Westphal GA, Garcia VD, Souza RL, Franke CA, Vieira KD, Birckholz VR et al. Guidelines for the Assessment and Acceptance of Potential Brain-Dead Organ Donors. Rev Bras Ter Intensiva. 2016;28(3):220-55.
8. White SL, Rawlinson W, Boan P, Sheppeard V, Wong G, Waller K et al. Infectious Disease Transmission in Solid Organ Transplantation: Donor Evaluation, Recipient Risk, and Outcomes of Transmission. Transplant Direct. 2018;5(1):e416.
9. Wolfe CR, Ison MG, AST Infectious Diseases Community of Practice. Donor-Derived Infections: Guidelines from the American Society of Transplantation Infectious Diseases Community of Practice. Clin Transplant. 2019;33(9):e13547.
10. Associação Brasileira de Transplante de Órgãos (ABTO). Comissão de Infecção em Transplantes. Novo Coronavírus – SARS-CoV-2. Recomendações no Cenário de Transplantes de Órgãos Sólidos Atualização 16/03/2020. Disponível em: http://www.abto.org.br/abtov03/Upload/file/Coronav%C3%ADrus%20-%20Recomendações.pdf.
11. American Society of Transplantation. SARS-CoV-2 (Coronavirus, 2019-nCoV): Recommendations and Guidance for Organ Donor Testing Updated on October 5, 2020. Disponível em: https://www.myast.org/sites/default/files/Donor%20Testing_100520_revised_ReadyToPostUpdated10-12.pdf. Acesso em: 23 ago. 2023.

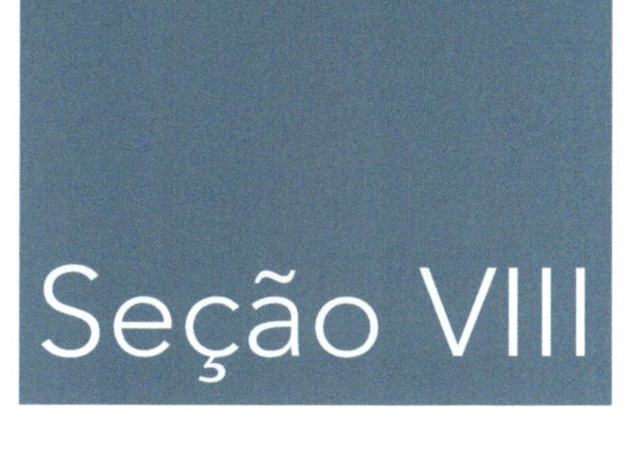

Cuidados Clínicos em Longo Prazo

Débora Raquel Benedita Terrabuio | Alberto Queiroz Farias

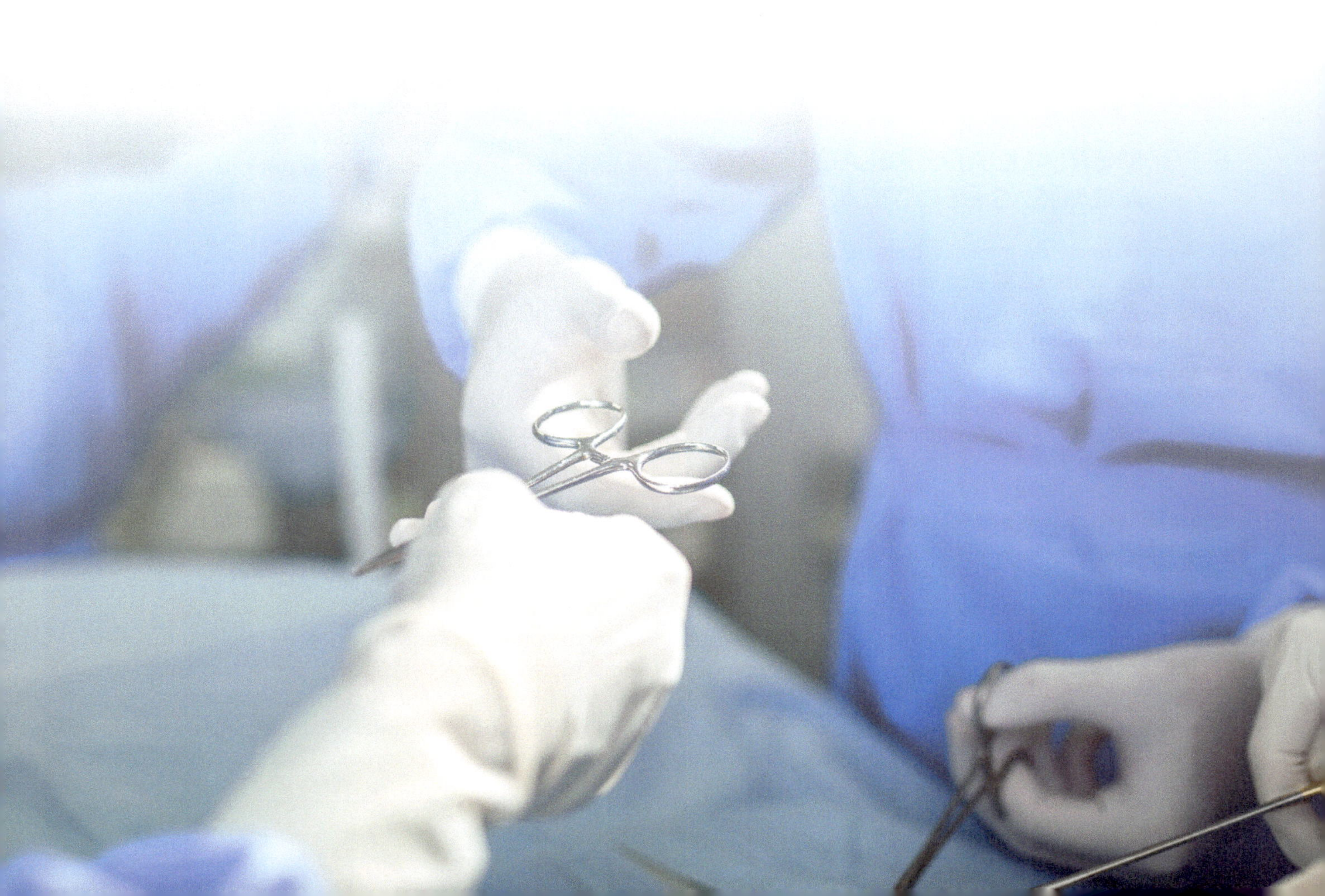

8.1

Acompanhamento em Longo Prazo do Transplante Hepático

Alberto Queiroz Farias | Luciana Lofêgo Gonçalves

8.1.1 INTRODUÇÃO

Nos últimos 25 anos, têm-se observado significativo aumento da sobrevida após transplante hepático, em grande parte em razão da melhor seleção e do preparo dos candidatos, ao aprimoramento da técnica cirúrgica e dos cuidados perioperatórios e da melhoria dos esquemas de imunossupressão. Apesar desses avanços, pacientes transplantados apresentam maior índice de mortalidade quando comparados à população geral pareada por idade, estimando-se haver redução de sobrevida de até 21% após 10 anos do transplante.[1,2] Cerca de um quarto das mortes no primeiro ano do transplante está ligada a causas hepáticas. Eventos não hepáticos como recorrência da doença de base, neoplasias, doenças cardíacas e renais e infecções estão relacionados a menor sobrevida em longo prazo e devem merecer atenção no seguimento em longo prazo.[1]

8.1.2 MORTALIDADE RELACIONADAS A CAUSAS HEPÁTICAS

A recorrência da infecção pelo vírus da hepatite C após o transplante é a regra em pacientes com viremia detectável na ocasião do transplante. Na ausência de tratamento antiviral, a progressão da doença no enxerto é rápida e os pacientes têm uma redução de sobrevida quando comparados aos pacientes transplantados por outras doenças.[3] O surgimento da terapia com drogas de ação direta (DAAs) modificou esse cenário. Atualmente, aceita-se que o tratamento da hepatite C após transplante deve seguir recomendações semelhantes às dos pacientes não transplantados, com a prescrição de drogas de ação direta por 12 semanas. Entretanto, deve-se ficar atento às interações medicamentosas entre DAAs e imunossupressores, com surgimento de efeitos adversos.[4] A infeção pelo vírus da hepatite B foi durante muito tempo uma contraindicação ao transplante uma vez que a recorrência no fígado transplantado era universal e comprometia gravemente o enxerto. O uso combinado de imunoglobulinas e análogos de nucleotídeos especialmente entecavir, tenofovir e tenofovir alafenamida, reduziu a recorrência da hepatite B após transplante para cerca de 50% em 5 anos e a sobrevida desses pacientes atualmente. O tratamento atual permite manter a viremia sob supressão, de forma que hepatite B deixou de ser contraindicação, fato confirmado pela excelente sobrevida após transplante, semelhante à observada para outras indicações.[4] A recorrência das doenças autoimunes do fígado, como colangite biliar primária, colangite esclerosante primária e hepatite autoimune geralmente tem pouco impacto na sobrevida do enxerto, pois podem ser manejadas com o tratamento habitual.[5] A esteato-hepatite não alcoólica, uma das principais indicações de transplante de fígado atualmente, tem elevadas taxas de recorrência. Aproximadamente 75% a 100% desses pacientes desenvolvem esteatose 5 anos após o transplante e cerca de 11% a 38% desenvolvem esteato-hepatite. Embora a recorrência da estato-hepatite não alcoólica não seja causa habitual de perda do enxerto, está associada ao aumento do risco de morte relacionada a doenças cardiovasculares.[4]

8.1.3 MORTALIDADE RELACIONADAS AS CAUSAS NÃO HEPÁTICAS

A imunossupressão após transplante contribui para o aumento do risco de neoplasias, infecções, doença renal e aumento do risco cardiovascular, e, portanto, deve ser mantida no menor nível possível.[1] É importante levar em consideração a possibilidade de interação entre as medicações habitualmente usadas pelos pacientes e os agentes imunossupressores mais utilizados como os inibidores de calcineurina (ciclosporina e tacrolimo), micofenolato mofetil, sirolimo ou everolimo. Essas interações podem tanto aumentar como diminuir os níveis séricos dos imunossupressores por meio de competição metabólica ou indução enzimática no sistema de citocromos.[6] O Quadro 8.1.1 mostra

Quadro 8.1.1 Interações medicamentosas mais frequentes com os agentes imunossupressores.

Drogas que aumentam os níveis dos imunossupressores	Drogas que reduzem os níveis dos imunossupressores	Drogas que potencializam os efeitos nefrotóxicos dos inibidores de calcineurina
Bloqueadores de canais de cálcio	Rifampicina	Aminoglicosideos
Antifúngicos triazólicos	Carbamazepina	Sulfametoxazol + trimetoprima
Antibióticos macrolídeos	Fenobarbital	Vancomicina
Metoclopramida	Fenitoina	Anti-inflamatórios não hormonais

Fonte: Desenvolvido pela autoria.

alguns exemplos de interações medicamentosas mais frequentes com os agentes imunossupressores. Na prática clínica, recomenda-se checar previamente a possibilidade de interações medicamentosas para efetuar o ajuste adequado da dose. Diversas ferramentas de uso fácil estão disponíveis em vários *sites* especializados (https://www.drugs.com/interaction/list/?drug_list=1383-0,3567-0,11-2744). É importante ressaltar que além de verificar as interações medicamentosas descritas na literatura, os níveis séricos de ciclosporina ou tacrolimo devem ser ajustados tanto no início do tratamento com nova droga quanto ao seu término, após suspender seu uso. O manejo das interações medicamentos é abordado em capítulo específico neste livro.

8.1.4 NEOPLASIAS MALIGNAS

O risco de desenvolver neoplasias malignas é 11 vezes maior nos pacientes submetidos à transplante de fígado do que na população geral.[7] A incidência de neoplasias varia de 3,1% a 14% e o risco cumulativo aumenta gradualmente com o tempo de sobrevida do enxerto, passando de 20% em 20 anos para 55% cerca de 15 anos após transplante.[8] Os tumores mais frequentes são o câncer de pele não melanoma, as doenças linfoproliferativas e os tumores sólidos do trato digestivo, do pulmão e de cabeça e pescoço. Esses tumores têm comportamento mais agressivo, menor resposta ao tratamento e pior sobrevida em pacientes transplantados.[1] Grupos específicos de pacientes apresentam maior risco de desenvolvimento de certos tipos de cânceres, como os pacientes com doença hepática alcoólica que apresentam maior risco de desenvolver câncer de cabeça e pescoço e câncer de pulmão, e os pacientes com colangite esclerosante primária que têm maior risco de câncer colo-retal. O tabagismo ativo após transplante aumenta o risco de neoplasia de pulmão, cabeça e pescoço, e esôfago. A orientação dos pacientes quanto aos fatores de risco modificáveis e o rastreamento dos cânceres mais frequentes deve fazer parte do acompanhamento do paciente transplantado. A redução da imunossupressão também é recomendada para amortizar o risco de neoplasias.[9] Sendo o câncer de pele não melanoma, a neoplasia mais frequente, uma avaliação dermatológica anual é recomendada para todos os pacientes transplantados. O uso de ciclosporina e azatioprina está relacionado ao aumento da atividade mutagênica da luz ultravioleta com potencial de acelerar seu potencial carcinogênico e, portanto, essas drogas devem ser evitadas em pacientes com fatores de risco para câncer de pele.[8]

8.1.5 DOENÇA CARDIOVASCULAR E METABÓLICA

A maior parte dos pacientes transplantados não morre em decorrência da falência do enxerto, mas, sim, de complicações metabólicas. Existe uma forte associação entre doença metabólica e eventos cardiovasculares, sendo esses responsáveis por mais de 20% das mortes nos pacientes transplantados de fígado. A imunossupressão acelera a doença cardiovascular, promove ganho de peso e agrava a síndrome metabólica.[1,4,9] Mais de dois terços dos pacientes transplantados exibem pelo menos um dos componentes da síndrome metabólica (obesidade, diabetes, hipertensão e hiperlipemia) e cerca de 58% preenchem os critérios diagnósticos para síndrome metabólica (Quadro 2).[10] O manejo adequado da síndrome metabólica é fundamental para a redução do risco cardiovascular. A hiperlipemia induzida pelos corticoides pode persistir mesmo após a suspensão dessa droga. O uso de estatinas para controle requer ajustes em razão da interação com os imunossupressores, uma vez que são metabolizadas via citocromo P450.[4] O desenvolvimento de diabetes *mellitus* após transplante é observado em até 15% dos pacientes e está relacionado, entre outros fatores, ao uso de corticosteroides e tacrolimo.[4] A prevalência de obesidade após transplante é de 30%

a 40% nos primeiros 5 anos e deve ser motivo de atenção para orientar o controle de peso o mais precocemente possível. Além disso, a recorrência de esteato-hepatite não alcoólica após transplante é de uma condição cada vez mais frequente e as suas implicações metabólicas têm papel importante na mortalidade tardia dos pacientes.[9] A hipertensão arterial é frequente nos transplantados de fígado, levando a maior risco de complicações cardiovasculares. A redução das doses dos imunossupressores, que sabidamente elevam a pressão arterial como corticosteroides e inibidores da calcineurina, é desejável e representa uma das estratégias de tratamento em associação à prescrição de medicações antihipertensivas.[5]

Quadro 8.1.2 Critérios diagnósticos para síndrome metabólica.

Presença de três ou mais dos cinco critérios abaixo
■ Obesidade central: circunferência da cintura superior a 88 cm na mulher e 102 cm no homem.
■ Hipertensão arterial: pressão arterial sistólica ≥ 130 mmHg e/ou pressão arterial diastólica ≥ 85 mmHg.
■ Glicemia alterada (glicemia jejum ≥ 100 mg/dL) ou diagnóstico de diabetes.
■ Triglicerídeos ≥ 150 mg/dL.
■ HDL colesterol ≤ 40 mg/dL em homens e ≤ 50 mg/dL em mulheres.

Fonte: Desenvolvido pela autoria.

8.1.6 DOENÇA RENAL CRÔNICA

A disfunção renal é uma das complicações mais frequentes da imunossupressão, com impacto na morbidade e mortalidade dos pacientes transplantados. Historicamente, cerca de 20% dos pacientes desenvolviam doença renal crônica 5 anos após transplante e 25% apresentavam doença renal crônica em estádio avançado em 10 anos, porém a mudança precoce do esquema imunossupressor nos pacientes de risco e naqueles com valores alterados de creatinina tem permitido preservar a função renal por longos períodos.[4] Diferentes estratégias de minimização da imunossupressão tem sido utilizadas para redução do risco renal e incluem o controle do diabetes *mellitus* e da hipertensão e a redução da dose dos inibidores de calcineurina, associação de drogas poupadoras de inibidores de calcineurina (everolimo, sirolimo e micofenolato mofetil). O uso de inibidores da enzima conversora da angiotensina e de bloqueadores de receptores da angiotensina estão associados à redução da nefrotoxicidade da ciclosporina e do tacrolimo e pode ser considerado para casos selecionados.[4,9]

8.1.7 INFECÇÕES

Pacientes imunossuprimidos têm maior risco de infecções quando comparados à população geral e as infecções em geral são mais graves. A vacinação é uma estratégia muito utilizada para prevenção e, sempre que possível, deve ser realizada preferencialmente antes do transplante. Após o transplante, as vacinas devem ser postergadas até a fase em que a imunossupressão inicial tiver sido minimizada (em geral, 6 meses após transplante). Não se recomenda vacinas de vírus vivos (sarampo, caxumba, rubéola, varicela, febre amarela e herpes zóster) para pacientes transplantados.[1]

8.1.8 ROTINA DE CONSULTAS AMBULATORIAIS

Em um paciente sem problemas importantes e com boa evolução, as visitas de seguimento ambulatorial podem seguir o cronograma apresentado adiante, com possibilidade de modificação de acordo com o quadro clínico do paciente:

- Semanalmente, no primeiro mês após o transplante.
- Mensalmente até o 3º mês.
- A cada 2 meses até o final do primeiro ano.
- A cada 3 meses entre o final do primeiro e o segundo ano.
- A cada 4 a 6 meses posteriormente.

Nas consultas, devem-se verificar os problemas clínicos mais comuns e os resultados dos exames laboratoriais de rotina.

Checar em cada consulta:

a. Função do enxerto, enzimas hepáticas e nível sérico de imunosupressores;
b. Recidiva da doença de base;
c. Complicações biliares e vasculares tardias;
d. Efeitos adversos de medicamentos e suas interações;
e. Complicações metabólicas mais comuns: diabetes, hipertensão arterial, ganho de peso, dislipidemia, hiperuricemia, doença cardiovascular;
f. Histórico de vacinações e infecções e suas profilaxias;
g. Rastreamento de neoplasias.

Referências

1. Watt KD. Keys to Long-Term Care of the Liver Transplant Recipient. Nat Rev Gastroenterol Hepatol. 2015;12(11):639-48.
2. Åberg F, Gissler M, Karlsen TH, Ericzon BG, Foss A, Rasmussen A et al. Differences in Long-Term Survival Among Liver Transplant Recipients and the General Population: A Population-Based Nordic Study. Hepatology. 2015;61(2):668-77.
3. European Association for the Study of the Liver. EASL Clinical Practice Guidelines: Liver transplantation. J Hepatol. 2016;64(2):433-85.
4. Chascsa DM, Vargas HE. The Gastroenterologist's Guide to Management of the Post-Liver Transplant Patient. Am J Gastroenterol. 2018;113(6):819-28.
5. Lucey MR, Terrault N, Ojo L, Hay JE, Neuberger J, Blumberg E, Teperman LW. Long-Term Management of the Successful Adult Liver Transplant: 2012 Practice Guideline by the American Association for the Study of Liver Diseases and the American Society of Transplantation. Liver Transpl. 2013;19(1):3-26.
6. Sethi A, Stravitz RT. Review Article: Medical Management of the Liver Transplant Recipient – A Primer for Non-Transplant Doctors. Aliment Pharmacol Ther. 2007;25(3):229-45.
7. Zhou J, Hu Z, Zhang Q, Li Z, Xiang J, Yan S et al. Spectrum of De Novo Cancers and Predictors in Liver Transplantation: Analysis of the Scientific Registry of Transplant Recipients Database. PLoS One. 2016;11(5):e0155179.
8. Burra P, Shalaby S, Zanetto A. Long-Term Care of Transplant Recipients: De Novo Neoplasms After Liver Transplantation. Curr Opin Organ Transplant. 2018;23(2):187-95.
9. Durand F. How to Improve Long-Term Outcome After Liver Transplantation? Liver Int. 2018;38 Suppl 1:134-38.
10. Alberti KG, Eckel RH, Grundy SM, Zimmet PZ, Cleeman JI, Donato KA et al. Harmonizing the metabolic syndrome: a joint interim statement of the International Diabetes Federation Task Force on Epidemiology and Prevention; National Heart, Lung, and Blood Institute; American Heart Association; World Heart Federation; International Atherosclerosis Society; and International Association for the Study of Obesity. Circulation. 2009;120(16):1640-5.

8.2

Rastreamento de Neoplasias

Bruna Damásio Moutinho | Roque Gabriel Rezende de Lima

8.2.1 INTRODUÇÃO

A sobrevida a longo prazo após o transplante hepático aumentou consideravelmente depois da introdução da terapia imunossupressora, no entanto, uma das complicações mais importantes da imunossupressão é o desenvolvimento de neoplasias.[1] As drogas imunossupressoras inibem a vigilância imune contra células malignas; algumas delas possuem potencial oncogênico direto, além de poder deixar susceptível o organismo a uma variedade de vírus com potencial oncogênico.[1] Vários estudos demonstram que o risco de malignidade de novo em receptores de transplantes de órgãos sólidos é 2 a 4 vezes maior do que na população geral pareada por sexo e idade.[1,2] Alguns estudos demonstraram que a principal causa de morte tardia em pacientes transplantados hepáticos são neoplasias de novo, representando mais de 25% da mortalidade geral e até 40% das mortes tardias,[2] sendo a maioria dos tumores relacionados a infecções virais.

Portanto, a detecção precoce com base em protocolos de triagem e acompanhamento, bem como tratamento precoce, podem melhorar o prognóstico a longo prazo de pacientes transplantados.

8.2.2 EPIDEMIOLOGIA

Um estudo norte-americano publicado recentemente,[3] multicêntrico, retrospectivo, analisou a incidência de neoplasias de novo em 108.412 transplantados hepáticos por um tempo médio de 6,95 anos. Nesse estudo, foi documentada 10.844 neoplasias, sendo 44,7% neoplasias de órgãos sólidos, 41,3% cânceres de pele e 14,0% neoplasias hematológicas. A incidência cumulativa de malignidade pós-transplante foi de 1,3% em 1 ano, 6,2% em 5 anos, 11,5% em 10 anos e 20,5% em 25 anos.

Em relação à recorrência do carcinoma hepatocelular (CHC) após o transplante hepático por CHC, a literatura mostra taxa de recorrência cumulativa de aproximadamente 20% em 5 anos e 22% em 10 anos, com algumas variações entre publicações diferentes.[4]

Castroagudín *et al.*[5] demonstraram recorrência do tumor de 10,9% após acompanhamento médio de 52 meses, sendo os locais de recorrência tumoral: enxerto hepático (38,9%), pulmão (33,3%), osso (27,8%), glândula adrenal (27,8%), gânglio (27,8%), peritôneo (11,1%), subcutâneo (11,1%), músculo (5,5%) e mediastino (5,5%).

A recorrência do CHC é considerada um fator preditivo importante para a sobrevivência pós-transplante, levando a taxas de sobrevida expressivamente menores nos pacientes que experimentam esse evento.[5]

Estudo brasileiro com 1.119 transplantados[6] observou taxa de recorrência de CHC pós-transplante de 8%. A taxa de sobrevida livre de doença foi de 94,4% em 1 ano, 89,8% em 3 anos e 88,3% em 5 anos.

8.2.3 FATORES DE RISCO PARA NEOPLASIAS DE NOVO

A imunossupressão desempenha um papel importante no desenvolvimento de neoplasias, atuando por meio de vários mecanismos, incluindo diminuição da vigilância imune, aumento da suscetibilidade a infecções, indução da resistência à insulina e efeito carcinogênico direto de alguns agentes imunossupressores. O tempo de exposição e a intensidade da imunossupressão também se correlacionam com a incidência de neoplasias malignas.[1,7,8]

Em indivíduos imunocompetentes, existe uma vigilância contínua do sistema imune, que funciona como supressor de tumor tornando possível controles de danos celulares; pacientes imunossuprimidos possuem um limiar mais baixo para a vigilância imunológica, permitindo a proliferação de células neoplásicas. A imunossupressão crônica também torna os pacientes mais propensos a infecções, principalmente infecções virais, algumas com potencial oncogênico. O vírus Epstein-Barr está relacionado ao linfoma de células B e a desordens proliferativas pós-transplante (PTLD), o vírus do papiloma humano (HPV) está relacionado ao carcinoma epidermoide de células escamosas e ao câncer anogenital, o herpes vírus humano-8 (HHV8) associado ao sarcoma de Kaposi, o poliomavírus ao câncer de pele Merkel e os vírus da hepatite B e C (HBV e HCV, respectivamente) ao carcinoma hepatocelular.[1,7,8]

Alguns imunossupressores estão associados a maior risco de malignidades do que outros. Os inibidores da calcineurina, sendo o tacrolimo o disponível no Brasil, podem induzir tumorigênese e crescimento tumoral, dificultando os mecanismos de reparo do DNA e a apoptose, induzindo a angiogênese tumoral por meio da estimulação do fator de crescimento endotelial vascular e promoção da transcrição e expressão funcional do gene TGF-β1, que resulta em invasão de células tumorais e potencial metastático.[7,8] Alguns estudos demonstraram que níveis elevados de tacrolimo (> 20 ng/mL) nas semanas imediatamente após o transplante aumenta a mortalidade a longo prazo por conta de infecções, eventos cardiovasculares e desenvolvimento de neoplasias.[8] Além disso, é conhecido o efeito diabetogênico do tacrolimo que causa diminuição da insulina e induz apoptose das células beta pancreáticas, sendo o diabetes um fator de risco para neoplasias, especialmente no CHC.

A azatioprina, outro imunossupressor utilizado em pacientes transplantados, está associada a danos no DNA e ao aumento da sensibilidade das células da pele aos danos causados pelo sol, estando associada a cânceres de pele.

Diferentemente do exposto, os inibidores da rapamicina (mTOR), como o everolimo e o sirolimo, estão possivelmente associados a uma menor incidência de neoplasia em pacientes transplantados. Estudos retrospectivos demonstraram que a incidência de doença neoplásica é inferior em pacientes com redução gradual de inibidores de calcineurinas com a introdução de inibidores de mTOR, em comparação com os indivíduos tratados com dose padrão de apenas inibidores de calcineurinas. Esse efeito protetor foi atribuído às suas propriedades antiproliferativas.

No entanto, é aconselhável manter a imunossupressão em doses mínimas possíveis diante de pacientes transplantados com doenças malignas. Mais evidências sobre os efeitos da imunossupressão no diagnóstico de neoplasias no cenário de transplante de fígado são necessárias.

Outros fatores de risco para neoplasias de novo (Tabela 8.2.1) em pacientes transplantados hepáticos variam de estudos para estudos. No entanto, acredita-se que idade avançada, sexo masculino, tabagismo, malignidade prévia, etiologia da doença hepática (alcoólica, esteato-hepatite não alcóolica e colangite esclerosante primária), obesidade e diabetes estejam relacionados com o aumento de risco de malignidades.[1,3]

Tabela 8.2.1 Fatores de risco para neoplasias de novo.

Neoplasia	Fatores de risco
Câncer de pele	▪ Idade > 40 anos ▪ Sexo masculino ▪ Pele clara ▪ Exposição ao sol ▪ Tabagismo ▪ Cirrose de etiologia alcoólica ▪ CEP como indicação de Tx ▪ Imunossupressão baseada em ciclosporina ▪ Imunossupressão baseada em azatioprina
Sarcome de Kaposi	▪ Infecção por HHV-8 ▪ Imunossupressão elevada
PTLD	▪ Idade > 50 anos ▪ Infecção por EBV (especialmente receptores soronegativos de órgãos de doadores soropositivos para EBV) ▪ Imunossupressão elevada ▪ Uso de globulina antitimócitos ▪ Imunossupressão baseada em ciclosporina ▪ HCV
Câncer de pulmão	▪ Tabagismo ▪ Transplante para doença relacionada ao álcool ▪ CHC
Câncer de cabeça e pescoço	▪ Tabagismo ▪ Transplante para doença relacionada ao álcool
Câncer gástrico e de esôfago	▪ Transplante para doença relacionada ao álcool ▪ Esôfago de Barrett ▪ Etnia asiática
Câncer colorretal	▪ CEP ▪ DII ▪ Lesões precursoras pré-transplante
CHC de novo	▪ Recorrência de cirrose no enxerto

Fonte: Adaptada de Burra *et al.*, 2018[8]; Burra *et al.*, 2015.[7]

8.2.4 FATORES DE RISCO PARA RECORRÊNCIA DE CHC

A literatura[5,6,9] apresenta alguns fatores de risco (Tabela 8.2.2) para a recorrência de CHC pós-transplante de fígado, os quais seriam: alfafetoproteína (AFP) pré-operatória > 400 ng/mL, classificação de Edmonson e Steiner grau 3 ou 4, tumor fora dos Critérios de Milão, mínima necrose do tumor após quimioembolização (TACE) e presença de invasão microvascular.

Tabela 8.2.2 Fatores de risco para recorrência de CHC.

Fatores de risco
AFP pré-operatória > 400 ng/mL
Classificação de Edmonson e Steiner grau 3 ou 4
Tumores grandes
Grande número de nódulos tumorais
Tumor fora dos Critérios de Milão
Mínima necrose do tumor após TACE
Invasão microvascular

Fonte: Desenvolvida pela autoria.

8.2.5 RASTREAMENTO PARA NEOPLASIAS ESPECÍFICAS

O objetivo dos protocolos de rastreamento de neoplasias deve ser a detecção precoce do câncer, estágio em que ainda é possível tratamento potencialmente curativo. No entanto, devem ser avaliados alguns fatores já que a triagem deve ter boa relação custo-benefício: prevalência de neoplasia, sobrevida esperada da população, sensibilidade e teste específico de triagem, possibilidade de terapia curativa, mortalidade, dano potencial (diretamente ou por meio de resultados falsos positivos ou negativos) e custo.[1] Como neoplasias de novo são uma das principais causas de morte em transplantados hepáticos, programas de triagem parecem ser justificados.

8.2.5.1 Câncer de pele

O câncer de pele é a neoplasia mais comum após o transplante hepático, embora nos paciente receptores de fígado a incidência seja menor do que em outros transplantados de órgãos sólidos, provavelmente pela imunossupressão menos intensa. Estudos populacionais[1,8,10] demonstraram incidência variando de 5,7% a 20% em 5 anos após o transplante hepático, sendo a maioria desses cânceres carcinoma basocelular e carcinoma de células escamosas. Os fatores de risco são os mesmos para a população geral: idade avançada, sexo masculino, fenótipo de pele clara, exposição ao sol e tabagismo. Pacientes com hepatite autoimune de longa data antes do transplante que fazem uso por muitos anos de prednisona e azatioprina possuem um risco adicional. Ciclosporina e azatioprina devem ser evitadas em pacientes com um ou mais fatores de risco para câncer de pele já que aumentam a atividade mutagênica direta da pele da radiação ultravioleta e aceleram seu efeito tumorigênico.[1,8,10]

8.2.5.2 Doença linfoproliferativa pós-transplante

A incidência relatada de doença linfoproliferativa pós-transplante (PTLD) varia de 1% a 3% nos receptores de transplante hepático, podendo chegar a 15% na população pediátrica, possivelmente por conta da ausência de exposição prévia à infecção por EBV nesta última,[8] já que a soronegatividade do EBV do receptor é o fator de risco mais consistente para PTLD em receptores de órgãos.[10] Alguns estudos demonstraram um risco aumentado até 12 vezes em comparação com as populações não transplantadas.[10] O monitoramento dos níveis de DNA do EBV pode ser útil no diagnóstico precoce do linfoma, no entanto, um valor de corte que preveja um maior risco para o desenvolvimento do linfoma não foi identificado.[1] Desse modo, não há consenso sobre o limiar em que os pacientes devem iniciar o tratamento preemptivo e a eficácia da profilaxia antiviral em pacientes soronegativos de alto risco para EBV não foi comprovada.[8]

8.2.5.3 Sarcoma de Kaposi

O sarcoma de Kaposi está relacionado com a infecção do HHV8. A soroconversão do HHV8 é relativamente comum após transplante de órgãos sólidos, no entanto, está associada à baixa morbidade. A incidência dessa neoplasia parece diminuir com o tempo após o transplante de fígado. A triagem para Kaposi representa um grande desafio, pois a carga viral do HHV8 em pacientes com a neoplasia é geralmente muito baixa, pouco detectada e os testes sorológicos ainda precisam ser padronizados.[8]

8.2.5.4 Câncer de pulmão

Transplantados de fígado possuem uma incidência duas vezes mais alta de câncer de pulmão comparados com a população geral. O rastreamento com radiografia de tórax e citologia do escarro não demonstrou melhora na mortalidade. A triagem com tomografia computadorizada (TC) de tórax permanece controversa por causa de seu alto custo e as diretrizes atuais não recomendam o uso da TC para rastrear câncer de pulmão.[1] Vários estudos demonstraram que o principal fator de risco a longo prazo para neoplasia de pulmão foi o tabagismo, sugerindo que o transplante de fígado é menos relevante para a sobrevivência do que o fumo. Isso significa que deixar de fumar continua sendo a melhor maneira de reduzir o risco de câncer de pulmão e deve ser obrigatório para todos os candidatos a transplante.[8]

8.2.5.5 Câncer de cabeça e pescoço e esôfago

Essas neoplasias são mais frequentes em receptores de transplante hepático do que na população geral, principalmente em pacientes com história de abuso de álcool e tabagismo. Um estudo italiano demonstrou um risco cumulativo para neoplasias de cabeça e pescoço em 10 anos de 1,84%, com probabilidade de sobrevida de 5 anos após o diagnóstico de 35,2%.[11]

O câncer de esôfago é menos frequente, mas seu prognóstico é bastante ruim. Seu principal fator de risco é o etilismo crônico. Pacientes com esôfago de Barret podem evoluir rapidamente para adenocarcinoma após o transplante hepático e, por isso, são recomendadas endoscopia de vigilância conforme os *guidelines* para esôfago de Barret.[1,10]

O rastreio para essas neoplasias ainda é controverso, mas alguns autores recomendam-no para pacientes com história de abuso prolongado de álcool e tabaco.[8]

8.2.5.6 Câncer gástrico

Acredita-se que a incidência de câncer gástrico seja aumentada entre transplantados hepáticos, especialmente nos países asiáticos onde essa neoplasia já possui alta prevalência. Não existe um protocolo específico de rastreio endoscópico pós-transplante de fígado para câncer gástrico, e não foi demonstrado que a triagem de rotina melhora a sobrevida.[8]

8.2.5.7 Câncer colorretal

A incidência de câncer colorretal (CCR) em transplantados hepáticos é um pouco maior do que na população geral, no entanto, é possível que a maior parte dessa diferença seja atribuível aos pacientes transplantados por colangite esclerosante primária (CEP) com doença inflamatória intestinal (DII) associada.[8]

Alguns autores sugerem que a triagem para CCR em transplantados de órgãos sólidos deve ser de acordo com as recomendações dadas para a população geral, podendo incluir exames de sangue oculto nas fezes realizados a cada ano, sigmoidoscopia a cada 5 anos ou colonoscopia a cada 10 anos.[1]

Os pacientes transplantados por colangite esclerosante primária com retocolite ulcerativa requerem rastreio especial. Estudos demonstram maior incidência de CCR nesse grupo, mas não está claro se a maior incidência se deve a retocolite ulcerativa de longo prazo ou se a terapia imunossupressora aumenta esse risco isoladamente. A Associação Americana para o Estudo de Doenças Hepáticas recomenda que os pacientes transplantados por colangite esclerosante primária com retocolite ulcerativa sejam submetidos à vigilância anual com colonoscopia.[1]

8.2.5.8 Câncer geniturinário

A incidência de cânceres do aparelho geniturinário (próstata, colo uterino, bexiga, rim) após transplante de fígado ainda é motivo de controvérsias na literatura. Alguns autores defendem que suas incidências não aumentam após o transplante, no entanto, alguns trabalhos recentes encontraram uma frequência aumentada de câncer renal em transplantados hepáticos, sugerindo triagem anual com ultrassonografia.[8] A triagem para câncer de próstata e câncer ginecológico deve ser igual a população em geral.[1,8]

8.2.5.9 Câncer de mama

Alguns estudos documentaram maior incidência de neoplasia de mama em transplantados em uso de ciclosporina. Foi sugerido que a ciclosporina pode atuar diretamente nos fibroblastos e/ou ter efeito no eixo hipotálamo-hipófise. São necessários mais estudos sobre o tema e, por enquanto, sugere-se que o rastreio siga as recomendações atuais feitas para a população em geral, com maior atenção para pacientes em uso desse imunossupressor.[8]

8.2.5.10 Carcinoma hepatocelular de novo

O risco de CHC de novo em um fígado transplantado ocorre quando há evolução do enxerto para cirrose. Nesses casos, o acompanhamento e a triagem deve ser igual ao realizado para pacientes cirróticos não transplantados. Recomenda-se ultrassonografia de abdome superior de 6 em 6 meses associado ou não à dosagem AFP.

8.2.5.1 Rastreamento para recorrência de carcinoma hepatocelular

O risco de recorrência de CHC pós-transplante hepático em pacientes previamente diagnosticados com CHC é uma grande preocupação, já que é considerada a principal causa de morte nessa população de pacientes. Esse risco aumenta se utilizados critérios expandidos para o transplante.

Chagas *et al.*[6], em um estudo brasileiro recente, demostrou que o tempo médio entre o transplante e o diagnóstico de recorrência de CHC foi de 12 meses e que em 85% dos pacientes o diagnóstico de recaída ocorreu nos primeiros 2 anos após o transplante. Nesse estudo, a maioria dos sítios de recorrência do CHC foi pulmão (40%), osso (25,5%) e peritônio (8,5%). Esses achados corroboram resultados da literatura e alerta para a necessidade de uma triagem de CHC abrangente após o transplante. Desse modo, as recomendações atuais para a triagem de recorrência de CHC após transplante são tomografia computadorizada ou ressonância magnética e AFP realizadas a cada 6 a 12 meses após o transplante nos primeiros 3 a 5 anos.[6] O objetivo é detectar recidivas em um estágio inicial, quando o tratamento cirúrgico ou locorregional com intenção curativa pode ser realizado. No entanto, ainda é motivo de discussão como a triagem do CHC nesse contexto deve ser realizada e qual o real custo-benefício dessa prática.

No Brasil, não existe uma recomendação nacional para rastreio de recorrência de CHC após transplante de fígado. No serviço de transplante hepático do HCF-MUSP, o rastreio pós-transplante é feito com tomografia computadorizada de abdome e tórax e cintilografia óssea anualmente associada à dosagem de AFP durante os primeiros 5 anos após o transplante por CHC.

Tabela 8.2.3 Proposta de protocolos de triagem para vigilância de neoplasias de novo em pacientes transplantados hepáticos.

Tipo de câncer	População transplantada de risco	Sugestão de rastreio
Pele	Todos Alto risco: ▪ caucasianos ▪ etiologia NASH ▪ homens > 50 anos ▪ uso de azatiorpina e ciclosporina	Baixo risco: exame de pele anual Alto risco: exame de pele com maior periodicidade Todos: uso de protetor solar
Hematológicos	Todos Alto risco: NASH, CEP, homens > 50 anos	Hemograma completo
Pulmão	Tabagismo Transplante para doença relacionada ao álcool CHC	Controverso Alguns autores indicam RX-tórax ou TC tórax para pacientes alto risco
Cólon/reto	CEP DII Lesões precursoras pré-transplante	Rastreio conforme população geral Alto risco: colonoscopia anual
Cabeça e pescoço	Tabagismo Transplante para doença Relacionada ao álcool	Exame de orelhas, nariz e garganta se suspeição
Mama	Mulheres > 50 anos	Mamografia conforme orientações para população geral
Próstata	–	Conforme orientações para população geral
Ginecológico	–	Exame pélvico e Papanicolau conforme orientações para população geral
Rim	–	Controverso

Fonte: Adaptada de Bhat *et al.*, 2019[3]; Burra *et al.*, 2018.[8]

Pontos-chave

- De modo geral, pacientes transplantados têm risco aumentado para neoplasias.
- Programas de vigilância são indicados apenas para algumas neoplasias.
- Quando indicado, o programa de vigilância é específico para cada neoplasia.
- Pacientes transplantados por CHC devem ser rastreados para recorrência do CHC com TC de abdome e tórax anual nos primeiros 3 a 5 anos pós-transplante.

Referências

1. Herrero JI. Screening of De Novo Tumors After Liver Transplantation. J Gastroenterol Hepatol. 2012;27(6):1011-6.
2. Herrero JI. De Novo Malignancies Following Liver Transplantation: Impact and Recommendations. Liver Transpl. 2009;15 Suppl 2:S90-4.
3. Bhat M, Mara K, Dierkhising R, Watt KD. Gender, Race and Disease Etiology Predict De Novo Malignancy Risk After Liver Transplantation: Insights for Future Individualized Cancer Screening Guidance. Transplantation. 2019;103(1):91-100.
4. Hwang S, Moon DB, Ahn CS, Kim KH, Ha TY, Song GW et al. Risk-Based Long-Term Screening for Hepatocellular Carcinoma Recurrence After Living Donor Liver Transplantation. Transplant Proc. 2013;45(8):3076-84.
5. Castroagudín JF, Molina-Pérez E, Ferreiro-Iglesias R, Abdulkader I, Otero-Antón E, Tomé S, Varo-Pérez E. Late Recurrence of Hepatocellular Carcinoma After Liver Transplantation: is an Active Surveillance for Recurrence Needed? Transplant Proc. 2012;44(6):1565-7.
6. Chagas AL, Felga GEG, Diniz MA, Silva RF, Mattos AA, Silva RCMA et al. Hepatocellular Carcinoma Recurrence After Liver Transplantation in a Brazilian Multicenter Study: Clinical Profile and Prognostic Factors of Survival. Eur J Gastroenterol Hepatol. 2019;31(9):1148-56.
7. Burra P, Rodriguez-Castro KI. Neoplastic Disease After Liver Transplantation: Focus on De Novo Neoplasms. World J Gastroenterol. 2015;21(29):8753-68.
8. Burra P, Shalaby S, Zanetto A. Long-Term Care of Transplant Recipients: De Novo Neoplasms After Liver Transplantation. Curr Opin Organ Transplant. 2018;23(2):187-95.
9. Park MS, Lee KW, Yi NJ, Choi YR, Kim H, Hong G et al. Optimal Tailored Screening Protocol After Living Donor Liver Transplantation for Hepatocellular Carcinoma. J Korean Med Sci. 2014;29(10):1360-6.
10. McCaughan GW, Vajdic CM. De Novo Malignant Disease After Liver Transplantation? Risk and Surveillance Strategies. Liver Transpl. 2013;19 Suppl 2:S62-7.
11. Piselli P, Burra P, Lauro A, Baccarani U, Ettorre GM, Vizzini GB et al. Head and Neck and Esophageal Cancers After Liver Transplant: Results from a Multicenter Cohort Study. Italy, 1997-2010. Transpl Int. 2015;28(7):841-8.

8.3

Hipertensão Arterial

Betania da Silva Rocha | Marconi Cedro

8.3.1 INTRODUÇÃO

Os avanços na terapia medicamentosa e das técnicas cirúrgicas levaram à melhora das taxas de sobrevida do paciente e do enxerto após o transplante hepático ortotópico. As taxas de sobrevida de 1 e 10 anos chegam a 81% e 59,4%, respectivamente. Paralelo a isso, um aumento considerável da prevalência de complicações cardiovasculares pós-transplante, com destaque para a hipertensão arterial, torna a avaliação e seguimento dessa complicação fator essencial do manejo crônico desses pacientes.

A doença cardiovascular é uma das causas mais comuns de óbito após o primeiro ano de transplante hepático, com Fouad *et al.* relatando que 41,6% dos pacientes sofreram uma ou mais complicações cardíacas dentro de 6 meses após o transplante hepático.[3] A combinação de fatores de risco como doenças pré-existentes, com destaque para a doença renal, a obesidade e a exposição crônica a agentes imunossupressores representam aumento da chance de desenvolvimento dessas complicações.

Sabe-se que a pressão arterial sistólica pode aumentar de 40 mmHg a 50 mmHg ao longo das semanas após o transplante de fígado e a sua etiologia varia com o tempo de período pós-transplante. Séries recentes de transplantes hepático, cardíaco e renal demostram taxas de prevalência de hipertensão no pós-transplante de 65% a 100%.

A terapia imunossupressora, que incluiu esteroides (p. ex., prednisona), inibidores de calcineurina (CNIs, incluindo tacrolimo e ciclosporina), alvo de inibidores da rapamicina em mamíferos (mTOR) e micofenolato mofetil (MMF), é adaptada às necessidades de cada paciente e de acordo com as diretrizes internacionais. Os esteroides são geralmente retirados após 6 meses de transplante, a menos que haja evidência laboratorial de rejeição aguda do enxerto.

Esse arsenal de medicamentos melhoraram as taxas de sobrevida do paciente e do enxerto, reduzindo muito os índices de rejeição. No entanto, essa exposição prolongada aos agentes não só está associada ao desenvolvimento de hipertensão arterial, mas também a complicações sistêmicas e metabólicas, hiperlipidemia, diabetes *mellitus* e obesidade.

A doença cardiovascular causa 21% dos óbitos em pacientes com transplante de fígado com enxerto funcionante que sobrevive há mais de 3 anos[6] e continua sendo uma causa comum de morte em pacientes transplantados.[7] As complicações cardiovasculares pós-transplante resultam de uma combinação de fatores que incluem doença pré-existente antes do transplante, doença renal preexistente ou agravante, obesidade e exposição crônica a agentes imunossupressores após o transplante.

Um estudo multicêntrico de fase III, randomizado, estudo duplo-cego em pacientes com transplante renal comparando a potência do sirolimo *versus* azatioprina em combinação com um regime basal de ciclosporina e prednisolona foram publicados. Esse estudo indicou que a hipertensão arterial foi mais frequente nas combinações de sirolimo com ciclosporina do que no grupo controle. Da mesma forma, Gonwa *et al.*[6] relataram maior pressão arterial diastólica observada no grupo sirolimo mais tacrolimo comparado com o grupo micofenolato mofetil mais tacrolimo (80 ± 11 mmHg *vs* 77 ± 11 mmHg; p = 0,02).

Em pacientes tratados especificamente com a ciclosporina, a hipertensão pode ocorrer em 58% a 82% dos pacientes. A incidência de hipertensão é menor em pacientes tratados com tacrolimo, em que 31% a 38% dos pacientes demonstraram desenvolver hipertensão.

8.3.2 FISIOPATOGENIA

O paciente cirrótico permanece em um estado vasodilatador da circulação hiperdinâmica, resultando em alto débito cardíaco e baixa resistência vascular sistêmica. Após transplante hepático, observa-se reversão da vasodilatação com função cardíaca hiperdinâmica sustentada, levando à hipertensão. O débito cardíaco elevado diminui gradualmente, atingindo níveis normais semanas ou meses após o transplante.

Os mecanismos de desenvolvimento da hipertensão após o transplante hepático são supostamente multifatoriais: estimulação da liberação de renina, suprarregulação dos receptores da angiotensina II, diminuição da filtração glomerular, reabsorção aumentada de sódio nos túbulos renais, hiperatividade simpática crônica e sistemas vasodilatadores prejudicados por conta da redução da produção de prostaciclina e óxido nítrico. Como consequência, a vasoconstrição sistêmica se desenvolve precocemente após o transplante hepático.

Os primeiros 6 meses após o transplante é o momento em que muitos pacientes podem desenvolver hipertensão e, por isso, é provável que outros mecanismos além do eixo renina-angiotensina estejam implicados.

Sabe-se que os níveis plasmáticos de atividade da renina aumentam a partir dos 12 meses após o término do transplante[19] e é possível que nesne momento, após o transplante, o eixo renina-angiotensina possa contribuir para a hipertensão. Julien *et al.* encontraram aumentos na renina ativa e total em 16 receptores de transplante de fígado hipertensos; as amostras foram coletadas 13 meses após o transplante.

Outra característica da hipertensão pós-transplante é a sensibilidade ao sódio. A terapia com ciclosporina é acompanhada por uma diminuição da taxa de filtração glomerular e reabsorção aumentada de sódio tubular. A retenção de sódio não é a única explicação para a hipertensão induzida por ciclosporina, porque ocorre antes de alterações mensuráveis no balanço de sódio e na função renal. Outro mecanismo postulado para a hipertensão induzida por calcineurina é a ativação de vias neurais simpáticas com constrição vascular mediada pelo sistema adrenérgico. No entanto, a redução moderada por inibidores adrenérgicos não confirmou o papel primário desse mecanismo. A ativação do sistema renina-angiotensina pode não ser reconhecida como uma das principais causas de desenvolvimento de hipertensão em receptores de transplante de fígado. Baixos níveis plasmáticos de renina foram observados durante o primeiro ano após o transplante de órgão.

Em comparação com a ciclosporina, o tacrolimo é considerado como tendo menos potencial para reduzir o débito cardíaco, aumentar a resistência vascular sistêmica e elevar a PA.

O efeito mineralocorticoide dos esteroides nos receptores de transplantes hepáticos também contribui para desenvolvimento da hipertensão; Boudjema *et al.* compararam terapia com tacrolimo com doses reduzidas com dose padrão, mostrando menor incidência de Hipertensão entre o grupo experimental, embora não tenha sido estatisticamente significante. Os autores observaram que no grupo experimental de tacrolimo em dose reduzida, as concentrações de fármaco no sangue tendiam a estar no limite superior do intervalo projetado, enquanto tendiam a diminuir no grupo controle, aproximando-se dos limites do alvo inferior.

Outro mecanismo envolvido é a alteração do controle circadiano da pressão arterial, com perda ou reversão da redução noturna normal da PA. Mudanças similares nos ritmos circadianos têm sido relatadas entre receptores de transplante hepático em 1 mês, assim como 1 a 2 anos após transplante.[4] A perda da variação da pressão arterial circadiana está associada ao rápido desenvolvimento de lesão hipertensiva de órgãos-alvo, incluindo hipertrofia ventricular esquerda, microalbuminúria e acidente vascular encefálico lacunar em outras situações clínicas.

Uma ligação entre o plasma ET-1 e a hipertensão pós-transplante pode ser postulada. Lerman *et al.* relataram elevações na ET-1 plasmática ao longo da primeira semana após o transplante e um aumento significativo da pressão arterial durante esse período. Textor *et al.* também documentou aumento da ET-1 e da pressão arterial na primeira semana após o transplante, embora os níveis plasmáticos de ET-1 tenham diminuído em direção aos valores pré-transplante durante as semanas 2 a 4. Eles documentaram níveis aumentados de ET circulante e urinária por até 2 anos após transplante hepático, com imunossupressão baseada em ciclosporina e tacrolimo e 65% dos pacientes eram hipertensos aos 2 anos. Estudos experimentais mostraram que a administração de inibidores de calcineurina está associada com aumento nos níveis circulantes de ET-1.

O aumento das pressões arteriais e dos níveis de creatinina sérica são as marcas dos inibidores da calcineurina. Mais comumente, a hipertensão se desenvolve sem sintomas durante os primeiros meses e anos após o transplante de fígado. Em comparação com a ciclosporina, o tacrolimo é considerado como tendo menos potencial para reduzir o débito cardíaco, aumentar a resistência vascular sistêmica e elevar a PA. A maioria dos estudos que avalia a incidência de hipertensão pós-transplante entre os receptores de transplante de fígado tratados com tacrolimo relata que ela excedeu ligeiramente 50%. No entanto, em muitos estudos, ainda é menor que 30%. Hoorn *et al.*[17] demonstraram em um modelo experimental de camundongos que a hipertensão causada pelo tacrolimo está principalmente relacionada à ativação exacerbada do cotransportador renal sódio-cloro.

Quadro 8.3.1 Possíveis mecanismos de elevação da Pa no pós-transplante hepático.

Reversão da vasodilatação sistêmica para vasoconstricção sistêmica
Maior sensibilidade ao sódio
Efeito mineralocorticoide dos esteroides
Alteração do controle circadiano da pressão arterial
Elevação de renina plasmática e endotelina-1
Ativação exacerbada do cotransportador renal sódio-cloro

Fonte: Desenvolvido pela autoria.

8.3.3 DIAGNÓSTICO

O diagnóstico de hipertensão arterial pode ser difícil por conta de alterações nos ritmos circadianos da PA após o transplante de órgãos sólidos. A monitorização automatizada da pressão arterial (MAPA) parece ser uma ferramenta útil para avaliar os valores da PA ao longo de 24 horas. Ele fornece informações sobre os padrões de PA durante o período noturno e o sono, além das atividades diárias.

Identificar precocemente os pacientes que desenvolvem hipertensão para um tratamento precoce e minimização de riscos é motivo de diversos estudos. A renina plasmática e a endotelina-1 (ET-1) são dois dos marcadores estudados.

O aumento da renina plasmática tem sido demonstrado em receptores de transplante com hipertensão estabelecida 13 meses após o transplante, mas baixos níveis de renina foram relatados durante os primeiros 4 meses após o transplante, mesmo naqueles que subsequentemente desenvolvem hipertensão.

A ET-1 é um potente vasoconstritor e aumentos nos níveis plasmáticos foram observados nos primeiros dias após o transplante de fígado, em associação com o aumento da pressão arterial média. Essas observações sugerem que o ET-1 pode estar envolvido no desenvolvimento da hipertensão pós-transplante precoce. Recentemente, foi demonstrado que o aumento na ET-1 leva a aumento na velocidade de vascularização e, portanto, causa rigidez arterial. O aumento da rigidez arterial pode a aumentar a pressão arterial e contribuir para o desenvolvimento da hipertensão. Apesar dos avanços, a identificação desses pacientes ainda é um desafio a ser vencido.

8.3.3.1 Manejo

Acredita-se que os mecanismos para hipertensão após o transplante estejam em grande parte relacionados à vasoconstrição renal (e sistêmica), bem como à TFG e excreção de sódio.

Por conta da contribuição da vasoconstrição arteriolar renal para a hipertensão pós-LT, os bloqueadores dos canais de cálcio (anlodipina, isradipina e felodipina) são frequentemente usados como agentes de primeira linha. Em alguns receptores de transplante de fígado tratados com esses agentes, ocorrem reações sintomáticas, incluindo palpitações e taquicardia, grave o suficiente para exigir uma mudança de tratamento em 30% dos pacientes. Identificar aqueles em risco para intolerância sintomática selecionaria os pacientes predispostos à toxicidade medicamentosa durante a imunossupressão após o transplante. A nifedipina é um inibidor do citocromo P450 intestinal, previsivelmente aumentando os níveis de CNI com potencial para toxicidade de CNI e pode causar edema nas pernas.

As terapias de segunda linha incluem betabloqueadores específicos (betabloqueadores não específicos podem reduzir o fluxo sanguíneo portal), inibidores da ECA , bloqueadores dos receptores da angiotensina e diuréticos de alça. Os inibidores da ECA e bloqueadores dos receptores da angiotensina podem exacerbar a hipercalemia induzida pela CNI, mas também podem fornecer propriedades antifibróticas para pacientes com alto risco de fibrose hepática (p. ex., hepatite C recorrente ou esteato-hepatite) e possivelmente proteger contra a lesão renal induzida calcineurina.[88] . As tiazidas e outros diuréticos são problemáticos em receptores de transplante em razão da potencialização de anormalidades eletrolíticas.

A administração de medicamentos anti-hipertensivos em pacientes com inibidores da calcineurina deve ser realizada com especial atenção às interações medicamentosas

As classes de drogas comumente usadas nesse cenário e as preocupações particulares após o transplante de fígado estão listadas na Tabela 8.3.1.

As drogas bloqueadoras dos canais de cálcio, como nifedipina, isradipina ou anlodipina, atuam de forma mais potente no músculo liso vascular para reduzir a resistência vascular. Como tal, tornaram-se os agentes preferidos para a redução da pressão arterial.

Tabela 8.3.1

Classes de drogas	Características	Efeitos adversos	Efeitos com a disposição de ciclosporina
Antag dos canais de cálcio	Potentes vasodilatadores		-
Di-hidropiridínicos Ninfedipina	Inverte a vasoconstrição mediada pela ciclosporina	Edema, cefaleia	-
Isradipina Fenodipina Anlodipina Nicardipina Diltiazem HCL	Potência moderada reduz a vasculopatia coronariana após transplante cardíaco Vasodilatador menos potente, potencializa a imunossupressão?	Taquicardia, *"flushing"* Edema, cefaleia	- - + ++ ++
Verapamil HCL		Obstipação, bradicardia, bloqueio atrioventricular	++
Betabloqueadores	Pode diminuir a cefaleia induzida por ciclosporina	Bradicardia e broncoespasmo	-
Alfa/betabloqueadores Labetolol	Eficaz por via intravenosa e oral	Bradicardia e hipotensão postural	-
Agentes adrenérgicos Clonidina	Diminui a atividade simpática	Sedação	-
Inibidores da ECA Enalapril	Limitada eficácia sozinho	Agrava hipercalemia, azotemia	-
Lisinopril	Eficaz com diuréticos, pode limitar a fibrose renal	Acidose metabólica sem "ânion gap"	-
Diuréticos Classe tiazídicos – p. ex., indapamida	Combate a retenção de sódio, potencializa outros medicamentos anti-hipertensivos	Agrava azotemia pré-renal, hiperuricemia	-
Diuréticos de alça – p. ex., furosemida	Ação potente e curta	Perda de magnésio e potássio	-

Fonte: Desenvolvida pela autoria.

Muitos têm efeitos menores ou desprezíveis nos níveis sanguíneos de inibidores da calcineurina, embora a nicardipina possa ter efeitos importantes e imprevisíveis. As doses devem ser aumentadas com cautela para limitar o edema, as dores de cabeça vasculares ocasionais e os sintomas de vasodilatação em excesso nos receptores de transplante de fígado, nos quais o débito cardíaco pode permanecer elevado por vários meses após o transplante.

Os bloqueadores beta-adrenérgicos atenuam o aumento reflexo da frequência cardíaca comumente observado durante a administração de vasodilatadores diretos, incluindo drogas bloqueadoras dos canais de cálcio e inibidores alfa-adrenérgicos.

Os agentes que bloqueiam o sistema renina-angiotensina, especificamente inibidores da ECA e bloqueadores dos receptores da angiotensina, são de valor limitado quando usados sozinhos logo após transplante de fígado. A atividade da renina plasmática é baixa nesse período, a menos que a terapia diurética seja usada. Esses agentes aumentam a hipercalemia e a acidose metabólica, que foram observadas durante a administração da ciclosporina.

Durante os últimos períodos após o transplante, a ativação do sistema renina-angiotensina torna-se mais evidente e esses agentes que agem nesse eixo podem ser usados de forma eficaz. Recentes estudos de receptores de aloenxerto renal indicaram que regimes anti-hipertensivos baseados na inibição da ECA, comparados com agentes bloqueadores dos canais de cálcio ou betabloqueadores, são seguros e eficazes.

Modelos experimentais de nefrotoxicidade relacionados aos inibidores de calcineurina indicam que o bloqueio da angiotensina diminui as respostas fibrogênicas dentro do rim. Os efeitos em rins humanos em receptores de aloenxerto hepáticos ainda são desconhecidos.

Uma tendência do uso de diuréticos pode elevar os níveis de creatinina sérica, principalmente aumentando o volume de contração em face de vasoconstrição mediada por inibidor de calcineurina no rim, levando a uma preocupação em relação à estabilidade da função renal.

Uma implicação importante para o envolvimento da ET-1 na hipertensão pós-transplante é a introdução recente de drogas antagonistas de ET. Estudos em ratos mostraram que os antagonistas do receptor ET poderiam prevenir o aumento da pressão arterial mediado pela CsA e também bloquear a vasoconstrição em arteríolas renais aferentes. Eles podem reduzir a pressão arterial na hipertensão induzida por CsA estabelecida. Antagonistas de ET recentemente entraram em ensaios clínicos em seres humanos e um estudo inicial demonstrou a eficácia de um desses medicamentos, o darusentan, no tratamento da hipertensão, com reduções significativas na pressão arterial sistólica observadas ao longo de um período de 6 semanas. Esses agentes não foram usados na hipertensão após o transplante de fígado. O papel da ET-1 no desenvolvimento da hipertensão após o transplante de fígado provavelmente não será conhecido até que os ensaios de antagonistas do ET estejam em andamento e sua eficácia na hipertensão do transplante possa ser avaliada.

A estenose da artéria renal deve sempre ser excluída antes da administração dessas drogas. Nós sempre temos que ter em mente que a hipertensão acompanha a função renal; portanto, a detecção precoce da função renal prejudicada não vale apenas em receptores de aloenxerto renal, mas também em outros transplantes de órgãos, como o hepático.

Em conclusão, a hipertensão, com sua origem multifatorial, pode se tornar um risco grave no transplante de órgãos sólidos, particularmente quando associada à lesão de órgãos-alvo. O tratamento deve ser coordenado com o regime imunossupressor e potenciais interações medicamentosas, a fim de alcançar o controle satisfatório da pressão arterial, hoje, parte essencial no acompanhamento dos receptores de órgãos sólidos.

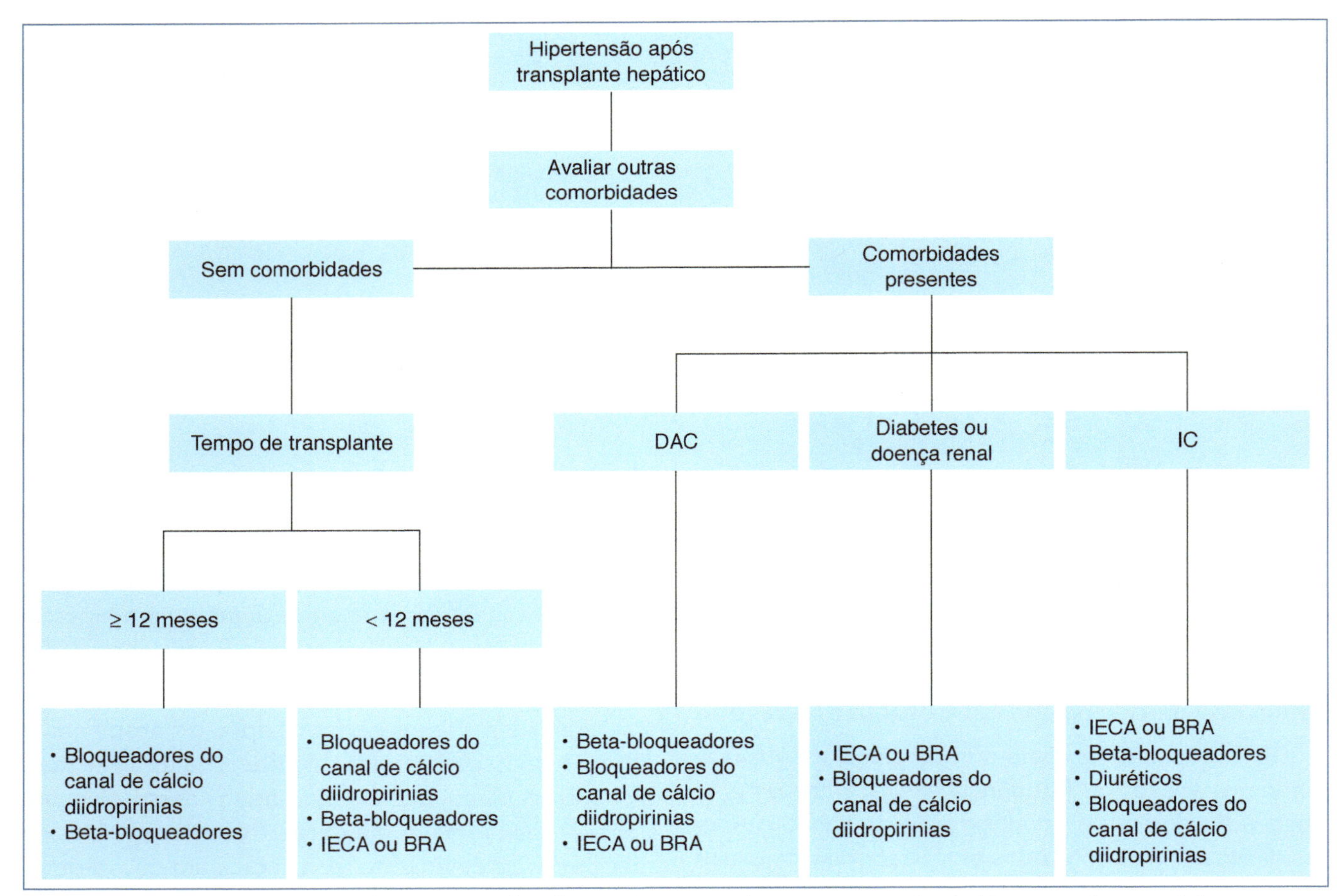

Figura 8.3.1 Algoritmo sugerido para escolha de anti-hipertensivos para manejo da hipertensão arterial no transplantado hepático.

Fonte: Desenvolvida pela autoria.

Referências

1. Olthoff KM, Merion RM, Ghobrial RM, Abecassis MM, Fair JH, Fisher RA et al. Outcomes of 385 Adult-to-Adult Living Donor Liver Transplant Recipients: A Report from the A2ALL Consortium. Ann Surg. 2005;242(3):314-23, discussion 323-5.
2. Watt KD, Pedersen RA, Kremers WK, Heimbach JK, Charlton MR. Evolution of Causes and Risk Factors for Mortality Post-Liver Transplant: Results of the NIDDK Long-Term Follow-Up Study. Am J Transplant. 2010;10(6):1420-7.
3. Fouad TR, Abdel-Razek WM, Burak KW, Bain VG, Lee SS. Prediction of Cardiac Complications After Liver Transplantation. Transplantation. 2009;87(5):763-70.
4. Textor SC, Taler SJ, Canzanello VJ, Schwartz L, Augustine JE. Posttransplantation Hypertension Related to Calcineurin Inhibitors. Liver Transpl. 2000;6(5): 521–30
5. Kahan BD. Efficacy of Sirolimo Compared with Azathioprine for Reduction of Acute Renal Allograft Rejection: A Randomised Multicentre Study. The Rapamune US Study Group. Lancet. 2000;356(9225):194-202.
6. Gonwa T, Mendez R, Yang HC, Weinstein S, Jensik S, Steinberg S, Prograf Study Group. Randomized Trial of Tacrolimus in Combination with Sirolimo or Mycophenolate Mofetil in Kidney Transplantation: Results at 6 Months. Transplantation. 2003;75(8):1213-20.
7. Jain A, Reyes J, Kashyap R, Dodson SF, Demetris AJ, Ruppert K et al. Long-Term Survival After Liver Transplantation in 4,000 Consecutive Patients at a Single Center. Ann Surg. 2000;232(4):490-500.
8. Lukes DJ, Herlenius G, Rizell M, Mjörnstedt L, Bäcman L, Olausson M, Friman S. Late Mortality in 679 Consecutive Liver Transplant Recipients: the Gothenburg Liver Transplant Experience. Transplant Proc. 2006;38(8):2671-2.
9. Jain A, Reyes J, Kashyap R, Dodson SF, Demetris AJ, Ruppert K et al. Long-Term Survival After Liver Transplantation in 4,000 Consecutive Patients at a Single Center. Ann Surg. 2000;232(4):490-500.
10. Hryniewiecka E, Zegarska J, Paczek L. Arterial Hypertension in Liver Transplant Recipients. Transplant Proc. 2011;43(8):3029-34.
11. Busuttil RW, Farmer DG, Yersiz H, Hiatt JR, McDiarmid SV, Goldstein LI, Saab S, Han S, Durazo F, Weaver M, Cao C, Chen T, Lipshutz GS, Holt C, Gordon S, Gornbein J, Amersi F, Ghobrial RM. Analysis of long-term outcomes of 3200 liver transplantations over two decades: a single-center experience. Ann Surg. 2005 Jun;241(6):905-16; discussion 916-8.
12. Mancia G, Fagard R, Narkiewicz K, Redón J, Zanchetti A, Böhm M et al. 2013 ESH/ESC Guidelines for the Management of Arterial Hypertension: the Task Force for the Management of Arterial Hypertension of the European Society of Hypertension (ESH) and of the European Society of Cardiology (ESC). J Hypertens. 2013;31(7):1281-357.
13. Textor SC, Burnett Jr JC, Romero JC, Canzanello VJ, Taler SJ, Wiesner R et al. Urinary Endothelin and Renal Vasoconstriction with Cyclosporine or FK506 After Liver Transplantation. Kidney Int. 1995;47(5):1426-33.
14. Textor SC, Wilson DJ, Lerman A, Romero JC, Burnett Jr JC, Wiesner R et al. Renal Hemodynamics, Urinary Eicosanoids, and Endothelin After Liver Transplantation. Transplantation. 1992;54(1):74-80.
15. Kon V, Sugiura M, Inagami T, Harvie BR, Ichikawa I, Hoover RL. Role of endothelin in Cyclosporine-Induced Glomerular Dysfunction. Kidney Int. 1990;37(6):1487-91.
16. Textor SC. De Novo Hypertension After Liver Transplantation. Hypertension. 1993;22(2):257-67.
17. Hoorn EJ, Walsh SB, McCormick JA, Fürstenberg A, Yang CL, Roeschel T et al. The Calcineurin Inhibitor Tacrolimus Activates the Renal Sodium Chloride Cotransporter to Cause Hypertension. Nat Med. 2011;17(10):1304-9.

8.4

Síndrome Metabólica Após o Transplante Hepático

Claudia Pinto Marques Souza Oliveira | José Tadeu Stefano | Mário Reis Alvares-da-Silva

O transplante hepático (TXH) é o tratamento de escolha para pacientes com doença hepática terminal e, se avanços nas técnicas terapêuticas e cirúrgicas aumentaram as taxas de sobrevida a curto prazo, a sobrevida a longo prazo não melhorou na mesma escala. Doenças cardiovasculares (DCV), neoplasias malignas e infecções são os principais fatores associados à morbidade e mortalidade tardias. De fato, estima-se que 19% a 42% da mortalidade não relacionada ao fígado seja atribuível à DCV. A síndrome metabólica (SM) é o fator de risco mais importante para DCV. Embora cada componente da SM isolado seja um fator de risco para DCV, quando três ou mais estão associados, o risco de eventos coronarianos torna-se maior que 50%. A morte por doença arterial coronariana em pacientes com SM é de 3 a 4 vezes mais frequente do que naqueles que não preenchem os critérios para a SM. Dados recentes de uma revisão sistemática e metanálise corroboram que a prevalência de SM e SM de novo são altas no pós-TXH. Esse estudo demonstra que a presença de SM está associada a eventos cardiovasculares, mas não a pior sobrevida. Pacientes com diabetes *mellitus* tipo 2 (DMT2) e obesidade no pré-TXH apresentam alto risco de desenvolverem SM e devem estar sob cuidadosa vigilância, a fim de prevenir, diagnosticar e tratar a SM o mais cedo possível, limitando o risco de DCV. Contudo, os dados sobre o impacto da SM na morbimortalidade pós-TXH ainda são escassos.

A SM tem sido definida como conjunto de doenças cujas principais manifestações decorrem da resistência insulínica e que compartilham fatores de risco semelhantes, como sedentarismo, dieta inadequada e deposição central de gordura, e está associada não só ao aumento da mortalidade cardiovascular, como também da mortalidade geral. Existem vários critérios para definir a SM, entre eles, aqueles preconizados pela Organização Mundial de Saúde (OMS), do *National Cholesterol Education Program/Adult Treatment Panel II* (NCEP/ATP III) e do International Diabetes Federation (IDF). Um dos mais amplamente utilizados, tanto na prática clínica como em estudos epidemiológicos, é o critério do NCEP/ATP III (Tabela 8.4.1), que define SM quando ocorre a combinação de três ou mais componentes dentre cinco: hipertensão (HAS), obesidade central, hiperglicemia, hipertrigliceridemia e baixo HDL-colesterol (*high-density lipoprotein*). A resistência insulínica não foi incluída nesses critérios diagnósticos, o que alguns consideram uma falha.

Tabela 8.4.1 Critérios para definição de síndrome metabólica (NCEP/ATP III).

Presença de três ou mais dos critérios abaixo	
Glicemia	**Glicemia de jejum ≥ 100 mg/dL**
Obesidade central	
Homens	Circunferênca abdominal > 102 cm
Mulheres	Circunferênca abdominal > 88 cm
Triglicerídeos	**≥ 150 mg/dL**
HDL-colesterol	
Homens	< 40 mg/dL
Mulheres	< 50 mg/dL
Pressão arterial	≥ 130/85 mmHg

Fonte: Adaptada de NCEP/ATPIII, 2002.[22]

Com o envelhecimento da população, a prevalência da SM tem aumentado na população em geral, associado ainda a hábitos dietéticos inadequados e ao sedentarismo da vida contemporânea. Estima-se que 20% a 30% da população tenha SM. Nos pacientes cirróticos, a prevalência de SM varia, segundo estudos, entre 5% e 29%, sendo mais frequente naqueles com doença hepática gordurosa não alcoólica (DHGNA). Um recente estudo populacional italiano, incluindo quase 140 mil indivíduos, chamou atenção para o fato de que há muitos casos de pacientes com "cirrose oculta", ou seja, com alteração de aminotransferases e plaquetopenia e sem diagnóstico estabelecido de doença hepática. Nessa população, é notável que fatores de risco associados à SM, como obesidade, hipertensão e DMT2, tenham sido significativamente superior ao encontrado na população em geral. Outrossim, a diminuição da resistência vascular periférica e a deterioração do estado nutricional, que costumam ocorrer com o agravamento da cirrose, podem mascarar a presença dos componentes da SM nesses pacientes.

Igualmente ao que se vem sendo notado na população geral, tem-se observado que pacientes com cirrose, candidatos a TXH, têm idade mais avançada e maior número de comorbidades associadas, como hipertensão arterial e DMT2. Além disso, essas condições clínicas podem agravar-se em decorrência do uso de imunossupressores e a passagem do tempo, colaborando com o aumento da morbimortalidade tardia pós-TXH. Assim, é significativo o aumento na prevalência de SM pós-TXH, girando em torno de 43% a 58% em alguns estudos. Quando analisada a prevalência de fatores da SM pós-TXH, DMT2 está presente em 30% a 40% dos casos, HAS em 60% a 70%, e dislipidemia em 50% a 70%. Parekh *et al.* estudaram a presença de SM antes e depois do TXH e analisaram sua correlação com a mortalidade de 598 pacientes adultos no período de 1997 a 2009. Os autores mostraram a elevação nas prevalências de DMT2, HAS e dislipidemia de 22%, 30% e 12%, para 35%, 56% e 22%, respectivamente. Apesar do incremento significativo na prevalência dessas três doenças, a duração do DMT2 foi o único parâmetro que teve impacto negativo na sobrevida a longo prazo. Outro estudo, com 252 pacientes transplantados de fígado, observou a presença de SM em 5,4% dos indivíduos no pré-TXH, enquanto no pós-TXH essa taxa aumentou para 51,9%, equivalente ao dobro da prevalência de SM estimada na população em geral. Os fatores preditivos independentes para SM no pós-TXH identificados na análise de regressão logística foram idade, índice de massa corpórea, diagnóstico de DHGNA no pré-TXH, triglicerídeos e DMT2. Recentemente em nosso meio, Alvares-da-Silva *et al.* e Linhares *et al.* observaram uma prevalência de SM de 25% após um ano de TXH, similar à população geral. No entanto, no quarto ano pós-TXH, a proporção de indivíduos com diagnóstico de SM dobrou, atingindo 50% dos pacientes. Além disso, os autores notaram alto risco cardiovascular nos indivíduos estudados, o que é consistente com dados publicados por outros grupos e sugere que o próprio TXH pode ser um fator de risco para doenças cardiovasculares.

A imunossupressão é uma das causas implicadas no aumento da frequência de SM pós-TXH. Atualmente, a imunossupressão a longo prazo costuma ser feita com corticosteroides, inibidores de calcineurina (ICN), inibidores mTOR (*mammalian target of rapamycin*) e antimetabólitos, e a exposição prolongada a essas drogas confere maior probabilidade de efeitos metabólicos no organismo (Tabela 8.4.2). Estudos bem documentados têm demonstrado que os perfis de eventos adversos dos imunossupressores contribuem para a SM e o risco cardiovascular em receptores de TXH. Os corticosteroides são habitualmente utilizados apenas durante os primeiros meses pós-TXH e seus efeitos indesejáveis, como resistência insulínica, DMT2, HAS, aumento do LDL-colesterol e deposição de gordura no tronco, face e pescoço são, na maioria das vezes, transitórios e dose-dependentes, regredindo após a suspensão da droga. Uma metanálise que incluiu 19 estudos randomizados que comparavam imunossupressão com e sem corticosteroides em receptores de TXH, e demonstrou que os pacientes que não receberam a droga no seu esquema imunossupressor apresentavam níveis de colesterol e risco de DMT2 significativamente mais baixos. Os outros agentes, em especial ICN, tacrolimo e ciclosporina, são usados a longo prazo, e costumam ser os responsáveis pelos efeitos adversos metabólicos mais duradouros e tardios.

Tabela 8.4.2 Efeitos metabólicos dos imunossupressores.

Classe de imunossupressores	Efeitos metabólicos
Corticosteroides	■ Aumento do apetite ■ Aumento da gliconeogênese ■ Diminuição da produção de insulina ■ Resistência insulínica ■ Efeito mineralocorticoide ■ Aumento do colesterol (LDL e HDL) ■ Deposição anormal de gordura (tronco, face e pescoço)
Inibidores de calcineurina	■ Diminuição da utilização periférica de glicose ■ Diminuição da produção de insulina ■ Vasoconstricção renal ■ Diminuição da taxa de filtração glomerular ■ Retenção de sódio e água
Inibidores mTOR	■ Diminuição das células beta pancreáticas ■ Resistência insulínica ■ Aumento da gliconeogênese ■ Diminuição da proliferação de adipócitos ■ Diminuição da atividade da lipase lipoproteica

Fonte: Adaptada de Watt e Charlton, 2011.[3]

A dislipidemia é comum no período pós-TXH, sendo recomendável que o perfil lipídico em jejum seja obtido anualmente nessa população. Hipercolesterolemia ocorre em 16% a 43% dos pacientes e hipertrigliceridemia em 40% a 47%, sendo a redução do HDL-colesterol também comum. A hipertrigliceridemia geralmente se desenvolve no primeiro mês após o TXH e permanece estável ao longo do primeiro ano. Em comparação, o colesterol sérico aumenta gradualmente e atinge um platô aos 6 meses. Pacientes com níveis elevados de colesterol pré-TXH são mais propensos a desenvolver hipercolesterolemia pós-TXH. A hiperlipidemia observada nesses pacientes está relacionada principalmente aos efeitos colaterais dos glicocorticoides e ICN. A imunossupressão em monoterapia com tacrolimo, com a retirada precoce de corticosteroides, comum em muitos centros transplantadores, tem sido associada a menores taxas de hipercolesterolemia e hipertrigliceridemia 6 meses pós-TXH em comparação à terapia dupla com tacrolimo e corticosteroides. Dentre os ICN, o tacrolimo parece ter um efeito menos proeminente sobre os lipídios do que a ciclosporina e há algumas evidências de que a conversão de ciclosporina para tacrolimo pode melhorar o perfil lipídico desses pacientes.

Em relação ao risco cardiovascular, ainda não existe um consenso sobre transplantados de fígado. Recentemente, nosso grupo avaliou o risco com escore de Framingham (FRS) no primeiro ano e quarto ano após o TXH e, se observou que o risco aumentou de 7,5% para 21%, ou seja, o risco cardiovascular em 10 anos é alto quatro anos após o TXH. Nesse mesmo do estudo, observou-se que 17,5% dos pacientes apresentaram pelo menos um evento cardiovascular e o escore de cálcio coronariano por tomografia computadorizada (CACS) demonstrou que 27,5% dos pacientes apresentavam calcificação coronariana de moderada a grave. Além disso, CACS e FRS apresentaram correlação significativa no quarto ano após o TXH o que parece justificar uma avaliação cardiovascular mais detalhada em pacientes com FRS intermediário e alto após primeiro ano de TXH. Na literatura atual, em geral, testes de estresse a cada 5 anos em pacientes com fatores de risco para doença arterial coronariana e mais frequentemente em pacientes com doença arterial coronariana preexistente têm sido preconizados. O teste de esforço físico é preferido para aqueles que são capazes de fazer o teste. Para aqueles incapazes de realizar testes de esforço, os testes de estresse com adenosina e dobutamina são alternativas.

O custo dos métodos para avaliar DCV e o fato de que nem todos os seguros cobrem seu rastreio fazem com que testes específicos sejam realizados em apenas alguns grupos de TXH. Entretanto, a prevenção, a detecção precoce e o manejo da SM pós-TXH são questões importantes para a comunidade transplantadora. Assim, de acordo com as diretrizes da British Transplant Society (BTS), os receptores de TXH com DHGNA e/ou SM devem receber aconselhamento nutricional, dietético e farmacológico, se necessário, com o objetivo de manter um IMC abaixo de 25 kg/m^2. O trabalho de uma equipe multidisciplinar, envolvendo dieta, exercícios, farmacoterapia e intervenção cirúrgica, quando apropriado, pode ser requerido (Nível C, Classe I). A atividade física pode reduzir as complicações metabólicas após TXH. Em um estudo prospectivo, a falta de exercício físico foi associada à obesidade abdominal em receptores de TXH. Outro estudo mostrou redução na porcentagem de gordura corporal em pacientes transplantados de fígado que participaram de um programa estruturado de exercícios de 12 semanas. Uma análise retrospectiva de pacientes com mais de um ano de acompanhamento pós-TXH encontrou uma associação inversa entre a intensidade do exercício e a SM. Além disso, os receptores de TXH devem ser rastreados para a presença de DMT2 e o controle glicêmico deve ser otimizado de acordo com as orientações do NICE (Nível A, Classe I). Em caso de HAS, agentes anti-hipertensivos como bloqueadores dos canais de cálcio ou enzima conversora de angiotensina devem ser prescritos. O alvo terapêutico de pressão arterial é de 140/90 mmHg, sendo 130/80 mmHg em pacientes com DMT2 e/ou disfunção renal (Nível A, Classe I).

De forma geral, o tratamento começa com a modificação da dieta e, se possível, reduzindo ou descontinuando o uso de corticosteroides ou modificando o ICN. Em um estudo com receptores de transplante renal, 53 pacientes com concentrações séricas de colesterol acima de 240 mg/dL foram randomizados para o uso de ciclosporina ou conversão para tacrolimo. A substituição promoveu redução significativa nos níveis de colesterol total e LDL, sem alteração na função renal ou no controle glicêmico. A dislipidemia deve ser controlada mantendo um colesterol LDL alvo abaixo de 100 mg/dL. A pravastatina e a ezetimiba são os agentes preferenciais por conta de sua eficácia demonstrada e da ausência de interações com os ICN (Nível C, Classe IIa). Deve-se ter atenção para as interações medicamentosas das drogas usadas para tratar dislipidemia com os agentes imunossupressores, que podem resultar em alterações nos níveis de imunossupressores e/ou aumento de toxicidade, incluindo rabdomiólise. Assim, os agentes para tratar a dislipidemia devem ser escolhidos cuidadosamente com base no regime imunossupressor do paciente, e os níveis de imunossupressores devem ser monitorados se as interações forem antecipadas. A ezetimiba também foi estudada isoladamente ou como adjuvante das estatinas em receptores de TXH. Tem sido demonstrado que reduz os níveis de LDL com níveis geralmente estáveis de imunossupressão e um baixo risco de efeitos colaterais graves. No entanto, houve relatos de mialgia, rabdomiólise, hepatite, pancreatite aguda e trombocitopenia.

Dado que, em grande medida, a imunossupressão exacerba ou promove o desenvolvimento de SM, a modulação da imunossupressão deve ser considerada em pacientes com DHGNA e/ou SM recorrente ou de novo. De acordo com as diretrizes da BTS para TXH em pacientes com DHGNA/SM, aos receptores de TXH devem ser administrados a um regime sem corticosteroides ou com retirada precoce das drogas em um período inferior a 3 meses. A redução da dose de ICN em pacientes com hiperlipidemia também é importante no tratamento da DHGNA, obesidade e SM pós-TXH. Os níveis de tacrolimo devem ser mantidos entre 5 e 8 ng/mL para reduzir o impacto na função renal e na dislipidemia, enquanto o micofenolato mofetila deve ser usado como o antimetabólito preferido, para permitir níveis mais baixos de tacrolimo (Nível B, Classe IIa).

Estudo de revisão publicado por Cotter e Charlton[16] demonstra que a esteato-hepatite não alcoólica (EHNA), a forma mais agressiva da DHGNA, está se tornando a indicação mais comum para TXH nos Estados Unidos e na Europa Ocidental. Atualmente, é a segunda principal indicação de TXH, ficando atrás apenas da doença hepática alcóolica (DHA). O manejo efetivo da EHNA e da SM é fator determinante para os resultados pós-TXH. Embora a curto e a médio prazos as taxas de sobrevida de pacientes e enxertos geralmente sejam satisfatórias pós-TXH para EHNA, os impactos da recorrência de EHNA e SM pós-TXH estão aumentando. Após o TXH, tanto a DHGNA recorrente quanto a SM de novo são comuns, contudo, as taxas de recorrência de EHNA e fibrose avançada são baixas. A identificação de grupos de alto risco e otimização do tratamento para as desordens metabólicas, antes e pós-TXH, é fundamental para manter um enxerto saudável, especialmente com as consequências da imunossupressão a longo prazo. Além disso, os receptores TXH por EHNA correm risco aumentado de eventos e malignidades, e sua condição justifica uma abordagem personalizada. A abordagem ideal para esses pacientes inclui o monitoramento das comorbidades metabólicas, imunossupressão sob medida, avaliação do papel da cirurgia bariátrica e nutricional, bem como de farmacoterapia. No geral, um tratamento mais agressivo da SM pós-TXH por meio de modalidades médicas e cirúrgicas e uma abordagem minimalista de imunossupressão é recomendada. Na Tabela 3, sumarizamos os principais fatores de risco para DHGNA/EHNA pós-TXH.

Tabela 8.4.3 Principais fatores de risco para DHGNA/EHNA pós-TXH.

Conhecidos	Possíveis
Diabetes	Immunossupressão baseada Tacrolimus
Hipertensão	Sexo feminino
Hiperlipidemia	
Disfunção renal	
Obesidade/ganho de peso	
Polimorfismo genético – PNPLA3	
PFIC-1 como indicação para fíagdo transplante	

PNPLA3: Patatin-like phospholipase domain-containing protein 3; PFIC-1: colestase intra-hepática familiar progressiva tipo 1.

Fonte: Adaptado de Germani *et al.*, 2019.[20]

Embora a presença de DHGNA aumente o risco de mortalidade por doenças relacionadas ao fígado, a DCV é a mais comum causa de morte em pacientes com DHGNA e EHNA. Como citado anteriormente, estudo recente, Younossi *et al.* também recomendam que pacientes com DHGNA, especialmente aqueles com múltiplos fatores de riscos cardiovasculares, sejam rastreados e que as comorbidades em pacientes com DHGNA/EHNA considerados para TXH, sejam avaliadas no pré e pós-TXH, uma vez que esses fatores afetam a mortalidade na lista de espera para TXH, além de levar a um aumento de complicações no pós-TXH, da morbidade e da mortalidade. Atualmente, nenhuma recomendação formal pode ser feita a respeito da frequência da indicação para TXH no grupo de pacientes com EHNA e DHA. No entanto, há evidências de que ambas as condições estão aumentando paralelamente. Qualquer tentativa de diminuir a incidência de DHGNA deve abordar a obesidade não só na fase adulta, mas também na infância, estimulando a adoção de estilos de vida saudáveis por meio de uma política de saúde abrangente.

8.4.1 TÓPICOS RELEVANTES

A prevalência de SM e SM de novo são altas no pós-TXH. A SM está associada a eventos cardiovasculares, mas não à pior sobrevida.

A SM é o fator de risco mais importante para DCV.

Pacientes com DMT2 e obesidade no pré-TXH apresentam alto risco de desenvolverem SM.

A imunossupressão a longo prazo costuma ser feita com corticosteroides, ICN, inibidores mTOR e antimetabólitos, e a exposição prolongada a essas drogas confere maior probabilidade de efeitos metabólicos no organismo.

Atualmente, a EHNA é a indicação de TXH que mais cresce nos Estados Unidos e na Europa Ocidental e é umas das principais causas de carcinoma hepatocelular (CHC) entre pacientes listados para TXH.

A esteatose hepática e EHNA são as complicações mais frequentes no pós-TXH.

A EHNA representa um desafio significativo no período pré e pós-TXH em razão de sua associação com SM, doença arterial coronariana, insuficiência renal crônica e apneia obstrutiva do sono.

Embora a terapia ideal ainda não esteja disponível no cenário pós-TXH, intervenções no estilo de vida continuam sendo a base da terapia para a EHNA pós-TXH.

O reconhecimento precoce com biópsias de protocolo e modalidades não invasivas, juntamente com a modificação de fatores de risco conhecidos, são os métodos mais eficazes para reduzir a progressão da EHNA na ausência de terapia farmacológica aprovada pela FDA.

Referências

1. Desai S, Hong JC, Saab S. Cardiovascular Risk Factors Following Orthotopic Liver Transplantation: Predisposing Factors, Incidence, and Management. Liver Int. 2010;30(7):948-57.
2. Stravitz RT, Carl DE, Biskobing DM. Medical Management of the Liver Transplant Recipient. Clin Liver Dis. 2011;15(4):821-43.
3. Watt KD, Charlton MR. Metabolic Syndrome and Liver Transplantation: A Review and Guide to Management. J Hepatol. 2010;53(1):199-206.
4. Madhwal S, Atreja A, Albeldawi M, Lopez R, Post A, Costa MA. Is Liver Transplantation a Risk Factor for Cardiovascular Disease? A Meta-Analysis of Observational Studies. Liver Transpl. 2012;18(10):1140-6.
5. Chascsa DM, Vargas HE. The Gastroenterologist's Guide to Management of the Post-Liver Transplant Patient. Am J Gastroenterol. 2018;113(6):819-28.
6. Cheung A, Levitsky J. Follow-up of the Post-Liver Transplantation Patient: A Primer for the Practicing Gastroenterologist. Clin Liver Dis. 2017;21(4):793-813.
7. Thoefner LB, Rostved AA, Pommergaard HC, Rasmussen A. Risk Factors for Metabolic Syndrome After Liver Transplantation: A Systematic Review and Meta-Analysis. Transplant Rev (Orlando). 2018;32(1):69-77.
8. Davis BC, Shadab Siddiqui M. Liver Transplantation: the Role of Metabolic Syndrome. Curr Treat Options Gastroenterol. 2017;15(2):316-31.
9. García-Pajares F, Peñas-Herrero I, Sánchez-Ocaña R, Torrres-Yuste R, Cimavilla-Román M, Carbajo-López A et al. Metabolic Syndrome After Liver Transplantation: Five-Year Prevalence and Risk Factors. Transplant Proc. 2016;48(9):3010-2.
10. Vida Perez L, Montero Alvarez JL, Poyato Gonzalez A, Briceño Delgado J, Costan Rodero G, Fraga Rivas E et al. Prevalence and Predictors of Metabolic Syndrome After Liver Transplantation. Transplant Proc. 2016;48(7):2519-24.
11. Jiménez-Pérez M, González-Grande R, Omonte Guzmán E, Amo Trillo V, Rodrigo López JM. Metabolic Complications in Liver Transplant Recipients. World J Gastroenterol. 2016;22(28):6416-23.
12. Chang AL, Cortez AR, Bondoc A, Schauer DP, Fitch A, Shah SA et al. Metabolic Syndrome in Liver Transplantation: A Preoperative and Postoperative Concern. Surgery. 2016;160(4):1111-7.
13. Oliveira CP, Stefano JT, Alvares-da-Silva MR. Cardiovascular Risk, Atherosclerosis, and Metabolic Syndrome After Liver Transplantation: a Mini Review. Expert Rev Gastroenterol Hepatol. 2013;7(4):361-4.
14. Kallwitz ER. Metabolic Syndrome After Liver Transplantation: Preventable Illness or Common Consequence? World J Gastroenterol. 2012;18(28):3627-34.
15. Alvares-da-Silva MR, de Oliveira CP, Stefano JT, Barbeiro HV, Barbeiro D, Soriano FG et al. Pro-Atherosclerotic Markers and Cardiovascular Risk Factors One Year After Liver Transplantation. World J Gastroenterol. 2014;20(26):8667-73.
16. Cotter TG, Charlton M. Nonalcoholic Steatohepatitis After Liver Transplantation. Liver Transpl. 2020;26(1):141-59.
17. Fatourou EM, Tsochatzis EA. Management of Metabolic Syndrome and Cardiovascular Risk After Liver Transplantation. Lancet Gastroenterol Hepatol. 2019;4(9):731-41.
18. Younossi ZM, Marchesini G, Pinto-Cortez H, Petta S. Epidemiology of Nonalcoholic Fatty Liver Disease and Nonalcoholic Steatohepatitis: Implications for Liver Transplantation. Transplantation. 2019;103(1):22-7.

19. Samji NS, Verma R, Keri KC, Singal AK, Ahmed A, Rinella M et al. Liver Transplantation for Nonalcoholic Steatohepatitis: Pathophysiology of Recurrence and Clinical Challenges. Dig Dis Sci. 2019;64(12):3413-30.
20. Germani G, Laryea M, Rubbia-Brandt L, Egawa H, Burra P, O'Grady J, Watt KD. Management of Recurrent and De Novo NAFLD/NASH After Liver Transplantation. Transplantation. 2019;103(1):57-67.
21. Linhares LMC, Oliveira CP, Alvares-da-Silva MR, Stefano JT, Barbeiro HV, Barbeiro DF et al. Evolution of Biomarkers of Atherogenic Risk in Liver Transplantation Recipients. Transplant Proc. 2018;50(10):3650-5.
22. National Cholesterol Education Program (NCEP) Expert Panel on Detection, Evaluation, and Treatment of High Blood Cholesterol in Adults (Adult Treatment Panel III). Third Report of the National Cholesterol Education Program (NCEP) Expert Panel on Detection, Evaluation, and Treatment of High Blood Cholesterol in Adults (Adult Treatment Panel III) final report. Circulation. 2002;106(25):3143-421.

8.5
Doença Óssea Pós-transplante

Evandro de Oliveira Souza

8.5.1 INTRODUÇÃO

O termo "doença óssea metabólica" indica aquelas condições que produzem densidade e força ósseas diminuídas. O desequilíbrio no fluxo mineral para o sangue ou a partir do sangue pode resultar em distúrbios como a osteomalácia e a osteoporose. Complexos mecanismos de regulação mineral são influenciados por hormônios, íons e a atividade de células específicas presente no tecido ósseo.[1]

A osteoporose é o tipo mais comum de doença metabólica do osso. Caracteriza-se por uma redução paralela do mineral ósseo e na matriz óssea, resultando em resistência diminuída e aumento do risco de fratura. Essa condição pode ser responsável por 1,5 milhão de fraturas por ano nos Estados Unidos. Em idosos, a incidência de osteoporose chega a um terço das mulheres e a um sexto dos homens. As fraturas osteoporóticas produzem altíssimo custo de tratamento, além de possuírem taxas de morbidade e mortalidade indireta muito altas.[1]

Dentre as diversas causas de osteoporose na população geral, as principais são: envelhecimento, administração de corticosteroide em dose alta, alcoolismo, tabagismo e deficiência de hormônio sexual, principalmente a menopausa nas mulheres.

Receptores de órgãos constituem um grupo de pacientes com alto risco de doença óssea após o transplante. A evolução técnica dessa terapêutica nas últimas décadas elevou significativamente o tempo de sobrevida dessa população, aumentando a incidência de distúrbios do metabolismo ósseo e consequente exposição desses pacientes a maior risco de fraturas no pós-operatório.[2]

Além da melhora do tempo de sobrevida, encontramos outros importantes fatores de risco para doença óssea associada ao transplante, como uso de drogas que interferem no metabolismo ósseo, condições pré-transplante que aumentam a fragilidade óssea, e distúrbios endocrinológicos e período de imobilização.[2]

8.5.2 DOENÇA ÓSSEA PRÉ-TRANSPLANTE

Particularmente, a osteoporose é uma complicação muito frequente em estágio avançado de doenças crônicas. Estudos que avaliaram portadores de doença hepática terminal encontraram uma prevalência de osteoporose que varia entre 12% e 70%.[3] Múltiplos fatores podem interferir no metabolismo ósseo de pacientes com doença hepática e estão listados na Tabela 8.51.

Tabela 8.5.1 Fatores que interferem no metabolismo ósseo de portadores de doença hepática.

Fatores
Uso abusivo de álcool
Tabagismo
Cirrose
Neoplasia
Desnutrição
Uso prolongado de corticoide
Doença renal
Deficiência de vitamina D
Distúrbios hormonais ▪ diabetes ▪ síndrome de Cushing ▪ hipogonadismo ▪ hiperparatireoidismo ▪ hipertiroidismo ▪ hipercalciúria

Fonte: Desenvolvida pela autoria.

Esses pacientes são suscetíveis a fraturas vertebrais, colo de fêmur e de rádio distal com maior frequência. Em pacientes com cirrose de qualquer etiologia, a prevalência de fraturas periféricas fica em torno de 10%, enquanto fraturas compressivas de vértebras podem chegar a 35%. Em portadores de doenças colestáticas, a ocorrência de fraturas é ainda maior, variando de 13% a 22% de acordo com o grau de insuficiência hepática.[2-4]

Idade, presença da menopausa nas mulheres, baixa densidade óssea mineral (DMO) antes do transplante e história de fratura prévia são os fatores preditores mais relevantes de perda óssea após o procedimento e também do risco de fraturas. Depois da cirurgia, com o início das medicações imunossupressoras, a perda da DMO é intensa entre o terceiro e sexto mês pós-operatório, levando esse paciente a um risco aumentado de fraturas por anos até que a perda óssea possa ser minimizada ou recuperada.[4]

Os doentes que aguardam em lista de transplante devem ser criteriosamente avaliados quanto à presença de perda óssea. Causas secundárias de osteoporose devem ser pesquisadas e tratadas; as mais comuns são: hiperparatireoidismo, hipogonadismo, tabagismo, uso de diuréticos de alça e baixa ingestão dietética de cálcio e vitamina D. A realização de densitometria óssea, exame que permite a medição da DMO, e pesquisa de fraturas vertebrais são importantes para balizamento terapêutico desses pacientes.[5]

O manejo terapêutico desses pacientes é similar à população geral acometida pela baixa DMO. As diretrizes atuais indicam que todos os pacientes com doença hepática terminal devem ser rastreados por um exame inicial de densitometria, e deve ser repetida após 2 a 3 anos para avaliar perda significativa, particularmente na presença dos fatores de risco. Para pacientes com doenças colestáticas com mais de um fator de risco e para aqueles que recentemente iniciaram a terapia com glicocorticoides, a densitometria deve ser repetida em um ano e o ideal é que a DMO seja medida novamente antes do transplante.[6]

A radiografia vertebral lateral pode ser importante como apoio na pesquisa de fraturas de vértebras dorsal e lombar. Deformidades e fraturas locais podem interferir no valor da DMO, levando a erros de interpretação. Para evitar essa imprecisão, os médicos devem perguntar sobre traumas anteriores e procurá-los durante o exame físico; se o risco de deformidades existir, o exame de radiografia pode ser útil.[7]

Alguns testes de laboratório também podem ser utilizados para avaliar metabolismo, incluindo cálcio sérico, vitamina D, fósforo, osteocalcina, propeptídeo amino-terminal do procolágenotipo I (P1NP) e paratormônio (PTH). Como existem medidas não invasivas confiáveis na avaliação da osteoporose, as biópsias ósseas raramente são usadas em pacientes cirróticos.[2,7]

A maioria das recomendações para o tratamento da osteoporose na cirrose foi baseada nos resultados obtidos nos ensaios que avaliaram mulheres na pós-menopausa e em estudos menores de pacientes com doenças hepáticas. Devem ser tratados aqueles diagnosticados com osteoporose, osteopenia (densitometria com escore T entre 1 e 2,5 desvios-padrão dos valores normais) com fator de risco (p. ex., doença colestática) e/ou fraturas associadas à fragilidade esquelética. Como regra, os fatores de risco modificáveis devem ser corrigidos a fim de minimizar a perda óssea, como a cessação do tabaco e do álcool e a prática de atividade física tanto quanto possível. Além disso, uma dieta balanceada deve ser estimulada, já que déficits nutricionais são comuns nesses pacientes.[6]

A suplementação de cálcio faz parte do tratamento da osteoporose. A ingestão total de cálcio deve atingir uma dose diária de 1,0 g a 1,5 g, variável de acordo com a idade e outros fatores. De preferência, devemos estimular uma dieta rica em cálcio, pois facilita a adesão dos pacientes. Utilizando um suplemento, o mais utilizado é o carbonato de cálcio ingerido com alimentos, para aumentar a absorção. Em conjunto a essa medida, a suplementação oral de 25-hidroxivitamina D deve ser realizada.

A reposição hormonal pode ser uma valiosa abordagem para pacientes com hipogonadismo, no entanto, deve ser avaliada criteriosamente sua indicação, em razão da possibilidade de colestase, além do potencial aumento do risco de carcinoma hepatocelular.[8]

Os bisfosfonatos são úteis no tratamento da osteoporose relacionada à doença hepática terminal por evitar a reabsorção óssea. São capazes de aumentar a massa óssea em mulheres na pós-menopausa, mas há preocupações sobre o potencial risco de ulceração em pacientes com varizes esofágicas.[5]

A calcitonina é capaz de inibir a atividade osteoblástica, mas o uso desse hormônio para pacientes cirróticos ainda é controverso. Não há dados que confirmem a eficácia e segurança na utilização de fluoreto de sódio e raloxifeno em pacientes com cirrose.

8.5.3 DOENÇA ÓSSEA PÓS-TRANSPLANTE

A desordem óssea após o transplante hepático está relacionada a muitos fatores de risco. Destacam-se osteodistrofia hepática preexistente, desnutrição, imobilidade prolongada, hipogonadismo e uso de imunossupressores. Observa-se um rápido declínio na DMO, que ocorre principalmente nos primeiros 3 a 6 meses e consequente aumento significativo da incidência de fraturas osteoporóticas. Estudos de histologia óssea demonstraram que a perda óssea é interrompida aproximadamente 6 meses após o transplante e tende a aumentar, especialmente na coluna lombar, podendo levar à recuperação dos ossos em até 2 anos após a cirurgia.[7] O aumento da DMO é significativamente maior entre mulheres na pré-menopausa do que na peri e pós-menopausa, provavelmente por conta do efeito do estrogênio no esqueleto.

A incidência de fratura após o transplante hepático bem-sucedido é relativamente alta e varia entre 10% e 43%. A maioria das fraturas ocorre durante os primeiros 2 anos, principalmente na coluna lombar.[8]

Tabela 8.5.2 Indicação de tratamento pré-transplante de fígado.

Osteoporose
Osteopenia associada a um fator de risco
Comprovação de fraturas associadas à fragilidade esquelética

Fonte: Desenvolvida pela autoria.

8.5.4 EFEITOS DOS IMUNOSSUPRESSORES NO METABOLISMO ÓSSEO

O uso terapêutico de glicocorticoides está associado a um aumento da perda óssea e risco de fratura. O osso trabecular é geralmente o mais afetado. Pacientes submetidos a transplante de órgãos geralmente são tratados com altas doses de glicocorticoides nos primeiros meses com redução gradual ao longo do tempo. Doses diárias de 7,5 mg de prednisona ou equivalente são considerados uma causa importante de perda óssea. Os glicocorticoides nas doses farmacológicas influenciam o metabolismo ósseo de forma direta (interferência na atividade dos osteoblastos, osteoclastose osteócitos) e de forma indireta(diminuição da absorção de cálcio pelo intestino, aumento da excreção de cálcio, redução da secreção do hormônio do crescimento e diminuição da secreção gonadal de estrogênio e androgênios).[10]

Os inibidores da calcineurina, ciclosporina e tacrolimo são amplamente utilizados no esquema de imunossupressão pós transplante hepático. São responsáveis por grande avanço na sobrevida do enxerto. Apesar de não ser totalmente esclarecido o mecanismo de interferência no metabolismo ósseo, acredita-se que uso da ciclosporina contribui para a diminuição da DMO a partir a uma desregulação da remodelação óssea resultando em maior taxa de reabsorção, aumentando significativamente o risco de fraturas. Esse efeito depende da dose utilizada e duração do seu uso. O tacrolimo (FK506) promove um excesso de reabsorção óssea sobre a formação. Por apresentar maior eficácia imunossupressora, geralmente é utilizado isoladamente, o que pode explicar menor interferência no metabolismo ósseo comparado ao esquema que utiliza ciclosporina que frequentemente é coadministrado com glicocorticoides. Além disso, estudos em ratos indicam menor taxa de desmineralização óssea naqueles expostos ao tacrolimo frente ao uso de ciclosporina.[10]

Sirolimo e everolimo são drogas anti-mTOR comumente usadas em transplantes, apresentam ação antiproliferativa e antiangiogênicas e, assim, sua interferência no metabolismo ósseo é inevitável. Parecem interferir no processo de maturação dos osteoclastos, favorecendo uma diminuição da reabsorção óssea.

Outras drogas imunossupressoras, como micofenolato mofetil e azatioprina, não apresentam efeitos deletérios ao osso em modelos experimentais. No entanto, há pouca informação disponível sobre os efeitos desses imunossupressores no metabolismo ósseo.[10] A Tabela 8.5.3 mostra os efeitos dos medicamentos imunossupressores no esqueleto.

Tabela 8.5.3 Efeitos dos imunossupressores no metabolismo ósseo.

Droga	Efeito
Glicocorticoides	
■ Direto	■ Inibe a formação óssea ■ Estimula a reabsorção óssea
■ Indireto	■ Diminuição da absorção de cálcio pelo intestino ■ Aumento da excreção de cálcio ■ Redução da secreção do hormônio do crescimento ■ Diminuição da secreção gonadal de estrogênio e androgênios
Ciclosporina e tacrolimo	■ Desregulação do *turnover* ósseo com reabsorção
Sirulimo e everolimo	■ Inibe a reabsorção óssea
Micofenolato mofetil	■ Não interfere
Azatioprina	■ Não interfere

Fonte: Desenvolvida pela autoria.

8.5.5 MANEJO DA DOENÇA ÓSSEA PÓS-TRANSPLANTE

Nos últimos anos, houve especial preocupação na gestão de longo prazo dos receptores de órgãos. O aumento da sobrevida é fruto de melhorias no cuidado desses pacientes, mas também traz desafios em lidar com intercorrências e patologias de acometimento tardio. A osteoporose pós-transplante é uma delas. Embora a patogênese não esteja bem estabelecida, distúrbios ósseos preexistentes e terapias específicas do transplante parecem desempenhar papel fundamental. No momento, não há conduta ideal para prevenção e tratamento de osteoporose e fraturas após transplante de órgãos. A Tabela 8.5.4 traz os itens importantes da avaliação do paciente transplantado.[11]

Tabela 8.5.4 Avaliação do metabolismo ósseo após transplante.

■ Pesquisa de dor óssea ou fraturas
■ Ingestão dietética de proteína e cálcio
■ Níveis de cálcio sérico, fósforo e paratormônio
■ Nível de 25-hidroxivitamina D
■ Cálcio urinário de 24 horas
■ Status gonadal: testosterona livre (homens) ou menopausa (mulheres)
■ Função tireoidiana
■ Densitometria (coluna lombar e quadris)
■ Radiografias da coluna vertebral (toracolombar)

Fonte: Desenvolvida pela autoria.

A terapia de prevenção deve ser adotada imediatamente após o transplante. O uso da menor dose possível e pelo menor tempo de glicocorticoides parece ser um dos fatores de maior importância. O tratamento com vitamina D e/ou bisfosfonato no primeiro ano após o transplante foi associado com uma redução na incidência de osteoporose e fraturas. Atualmente, existem vários tipos de medicamentos disponíveis para prevenção e tratamento da osteoporose pós-transplante. A suplementação diária de 1.000 a 1.200 mg de cálcio elementar deve ser recomendada para todos os receptores de fígado com (ou com alto risco de) osteopenia a fim de otimizar a remodelação e mineralização. Níveis de vitamina D devem ser mantidos a um nível sérico de pelo menos 30 ng/mL e a maioria desses pacientes necessitará de suplementação (geralmente 400 a 1.000 IU/dia). Os níveis séricos de 25-hidroxivitamina D devem ser verificado anualmente para avaliar a adequação da reposição.[11]

Existe muita indefinição quanto à terapia com bisfosfonatos em receptores de fígado. Não há consenso na literatura quanto a duração, dose (seja oral ou parenteral) e melhor população a se beneficiar com a terapia. Apesar disso, a American Association for the Study of Liver Diseases recomenda que a terapia com bisfosfonatos deve ser considerada nas seguintes circunstâncias:

- T-score menor que 2,5 ou fraturas não traumáticas;
- T-score entre 1,5 e 2,5 e outro fator de risco.

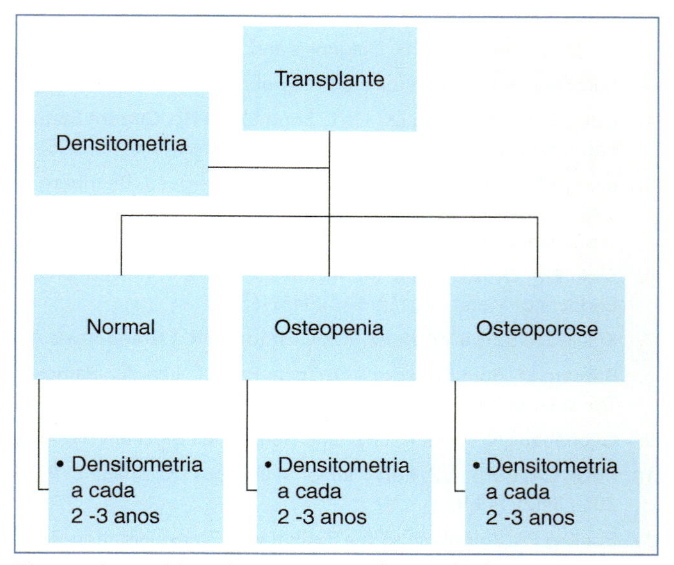

Figura 8.5.1 Manejo pós-transplante de fígado.
Fonte: Desenvolvida pela autoria.

O alendronato oral a 70 mg por semana é um medicamento de escolha inicial, embora outros agentes orais possam ser igualmente eficazes. Se a terapia oral não for tolerada o ácido zolendrônico intravenoso ou ibandronato pode ser usado. A terapia de reposição hormonal é uma alternativa em mulheres na pós-menopausa.[5,11]

As recomendações atuais para a avaliação e o tratamento dos distúrbios ósseos após o transplante, que estão ilustradas na Figura 1, sugerem que o rastreio da densidade mineral óssea deve ser realizado anualmente em pacientes com condições pré-existentes de osteoporose e osteopenia e a cada 2 a 3 anos em doentes com densidade mineral óssea normal. Os transplantados com osteopenia devem realizar exercícios regulares de suporte de peso e receber suplementação de cálcio e vitamina D. O tratamento com bisfosfonatos deve ser considerado em pacientes com osteoporose ou fraturas recentes ou recorrentes.[5]

É importante ressaltar que as medidas de controle e tratamento da doença óssea relacionada ao transplante necessitam de alto grau de vigilância desde o período pré-transplante até no pós-operatório mais tardio daqueles com maior tempo de sobrevida. O grande progresso na compreensão da história natural, patogênese e otimização da terapêutica são evidentes, no entanto, muitas questões permanecem sem resposta, sendo imperativa a realização de mais pesquisas nessa singular população.

Referências

1. Finkelstein JS. Osteoporose. In: Goldman L, Ausiello D. Cecil: Tratado de Medicina Interna. 22. ed. Rio de Janeiro: SaundresElsevier; 2005:1804-13.
2. Santos LA, Romeiro FG. Diagnosis and Management of Cirrhosis-Related Osteoporosis. Biomed Res Int. 2016;2016:1423462.
3. European Association for the Study of the Liver. EASL Clinical Practice Guidelines: Liver Transplantation. J Hepatol. 2016;64(2):433-85.
4. Lan GB, Xie XB, Peng LK, Liu L, Song L, Dai HL. Current Status of Research on Osteoporosis after Solid Organ Transplantation: Pathogenesis and Management. Biomed Res Int. 2015;2015:413169.
5. Lucey MR, Terrault N, Ojo L, Hay JE, Neuberger J, Blumberg E, Teperman LW. Long-Term Management of the Successful Adult Liver Transplant: 2012 Practice Guideline by the American Association for the Study of Liver Diseases and the American Society of Transplantation. Liver Transpl. 2013;19(1):3-26.
6. Stein EM, Ortiz D, Jin Z, McMahon DJ, Shane E. Prevention of Fractures After Solid Organ Transplantation: A Meta-Analysis. J Clin Endocrinol Metab. 2011;96(11):3457-65.
7. Kulak CA, Borba VZ, Kulak J Jr, Custódio MR. Osteoporosis After Transplantation. Curr Osteoporos Rep. 2012 Mar;10(1):48-55.
8. Baccaro LF, Boin IF, Pedro AO, Costa-Paiva L, Leal AL, Ramos CD, Pinto-Neto AM. Decrease in Bone Mass in Women After Liver Transplantation: Associated Factors. Transplant Proc. 2011;43(4):1351-6.
9. Guañabens N, Parés A. Liver and Bone. Arch Biochem Biophys. 2010;503(1):84-94.
10. Kulak CA, Borba VZ, Kulak Júnior J, Campos DJ, Shane E. Post-Transplantation Osteoporosis. Arq Bras Endocrinol Metabol. 2010;54(2):143-9.
11. Ebeling PR. Approach to the Patient with Transplantation-Related Bone Loss. J Clin Endocrinol Metab. 2009;94(5):1483-90.

8.6

Interações Medicamentosas de Imunossupressores e Ajuste de Dose

Maria Clara de Camargo Traldi | Alberto Queiroz Farias

8.6.1 INTRODUÇÃO

Nos últimos anos, observou-se o aumento da sobrevida dos pacientes transplantados. Isso se deve ao avanço na técnica cirúrgica e nos cuidados pós-operatórios, e, principalmente, aos avanços em relação aos diferentes esquemas de imunossupressão.[1,2,3]

O principal objetivo do uso de drogas imunossupressoras é diminuir o risco de rejeição do enxerto e tratá-la quando ocorre, contribuindo para a sobrevida do paciente.

Os imunossupressores têm faixa terapêutica estreita, fato que requer necessidade de monitorização frequente pelas graves consequências do uso inadequado. Se os níveis séricos estiverem inapropriadamente baixos, poderá ocorrer rejeição, enquanto altos níveis comumente estão associados a efeitos adversos.

O seguimento próximo e personalizado é essencial para sobrevida em longo prazo. O ajuste de doses deve levar em conta o surgimento de efeitos colaterais, capacidade de metabolização das drogas, comorbidades do paciente e suas medicações de uso contínuo e eventual.[2,3]

O conhecimento das interações e de como ajustar a imunossupressão é fundamental para instituir tratamentos concomitantes com segurança ao paciente. Este capítulo trata dos imunossupressores mais comumente utilizados e das principais interações às quais devemos nos atentar no seguimento do paciente transplantado.

8.6.2 PRINCIPAIS IMUNOSSUPRESSORES

8.6.2.1 Corticosteroides

Corticosteroide é uma classe de drogas tradicionalmente utilizada em esquemas de imunossupressão, principalmente na fase de indução e para tratamento de rejeição aguda.

Agem pela supressão da produção de anticorpos, sistema de complemento e citocinas pró-inflamatórias (IL-1,IL-2; IFNγ; TNFα), assim como estímulo de mediadores anti-inflamatórios (IL-10, TGFβ) e interferon-gama por linfócitos T. Prednisolona e metilprednisolona, drogas mais comumente usadas, são metabolizadas pelo grupo de enzimas CYP3A.

Efeitos adversos mais comuns

- Hipertensão arterial
- Diabetes *mellitus*
- Supressão adrenal
- Osteoporose
- Catarata

Interações medicamentosas

- Inibidores de calcineurina
- Inibidores de mTOR
- Antifúngicos derivados do grupo AZOL
- Rifampicina
- Ritonavir

8.6.2.2 Inibidores da calcineurina

São os mais comumente utilizados na rotina de transplante hepático.

Seu mecanismo de ação consiste na inibição da ativação e proliferação de células T, ao inibirem a calcineurina e a produção de citocinas.

Tacrolimo

O tacrolimo é uma droga lipossolúvel e hidrofóbica. Por conta dessas características, sua absorção oral é variável. Sua faixa terapêutica é de 5 a 10 ng/mL para a maior parte das situações clínicas após transplante.[4]

A metabolização do tacrolimo ocorre no fígado, com posterior excreção biliar e fecal, e depende do grupo de enzimas CYP3A4 e CYP3A5.[4]

Efeitos adversos mais comuns

- Hipertensão arterial
- Doença renal crônica
- Distúrbios eletrolíticos: hipomagnesemia, hipercalemia
- Resistência insulínica
- Dislipidemia

Interações medicamentosas

As interações podem levar tanto ao aumento quanto à redução das concentrações séricas do tacrolimo. Veja alguns exemplos:

a. Aumento do nível sérico
    - Antifúngicos cetoconazol e fluconazol
    - Macrolídeos (eritromicina, claritromicina)
    - Bloqueadores de canal de cálcio (exceto nifedipino)
    - Ritonavir
    - Alopurinol

b. Diminuição do nível sérico
    - Anticonvulsivantes ácido valproico, fenitoína, carbamazepina
    - Rifampicina: aumenta o *clearence* da droga e diminui sua biodisponibilidade, levando à diminuição da dosagem sérica.

c. Outros efeitos
    - Ciclosporina (aumento de toxicidade por efeito sinérgico)
    - Estatinas: elevação da concentração sérica das estatinas, com maior risco de miosite.

Ciclosporina

Assim como o tacrolimo, também apresenta faixa terapêutica estreita, de 100 a 150 ng/mL e sua metabolização também é feita pelo grupo de enzimas CYP3A4 e CYP3A5.[3,5]

Efeitos adversos mais comuns:

- Hipertensão arterial
- Doença renal crônica
- Distúrbios eletrolíticos: hipomagnesemia, hipercalemia
- Hiperlipidemia
- Diabetes
- Hiperplasia gengival
- Hipertricose

Interações medicamentosas

A maior parte das interações descritas com tacrolimo é compartilhada com a ciclosporina, sendo as drogas que mais comumente interagem:

- Cetoconazol:
- Bloqueadores de canal de cálcio (exceto nifedipino)
- Macrolídeos (eritromicina, claritromicina)
- Rifampicina
- Ritonavir
- Carvedilol
- Alopurinol
- Ácido valproico e carbamazepina
- Fluvoxamina
- Inibidores de mTOR

8.6.2.3 Inibidores mTOR

São drogas que atuam por inibição da proliferação de células B e T. Apesar terem estrutura química semelhante ao tacrolimo, têm mecanismo de ação diferente. Sua principal vantagem é, diferentemente dos inibidores de calcineurina, não serem nefrotóxicos.[2,3,5]

Everolimo

É metabolizado pelo grupo de enzimas CYP3A e CYP2C8. Possui uma meia-vida mais curta que sirolimo.

Efeitos adversos mais comuns

- Hiperlipidemia
- Trombocitopenia, anemia, leucopenia
- Complicações de feridas (cicatrização lenta)

Interações medicamentosas

- Macrolídeos (eritromicina, claritromicina)
- Rifampicina
- Bloqueadores de canal de cálcio (exceto nifedipino)
- Alopurinol
- Ácido valproico e carbamazepina
- Fluvoxamina

Sirolimo

Indicado para compor esquemas visando reduzir a toxicidade dos inibidores de calcineurina, como pacientes com perda de função renal. Também é metabolizado pelo grupo de enzimas CYP3A e, em menor grau, CYP2C8.

Efeitos adversos mais comuns

- Hiperlipidemia
- Trombocitopenia, anemia, leucopenia
- Pneumonite
- Estomatite
- Proteinúria
- Complicações de feridas

Interações medicamentosas

- Voriconazol
- Bloqueadores de canal de cálcio (exceto nifedipino)
- Macrolídeos (eritromicina, claritromicina)
- Rifampicina
- Ácido valproico e carbamazepina
- Fluvoxamina
- Alopurinol

8.6.2.4 Inibidores da síntese de purina e pirimidina

Azatioprina

Seu mecanismo de ação está relacionado à inibição da síntese de purinas, interferindo na síntese de DNA e RNA e diminuindo proliferação de linfócitos B e T. Pouco utilizada atualmente para transplante hepático.

Efeitos adversos mais comuns

- Supressão de medula óssea
- Náuseas e vômitos
- Hepatotoxicidade e colestase
- Pancreatite

Micofenolato de mofetila

É um inibidor seletivo de inosina monofosfato desidrogenase (IMPDH), cujo efeito resulta na diminuição da proliferação linfocítica. É metabolizado pela UDP-glucuronil transferases (UGT1A7/8/9, UGT2B7), sendo que parte de seu metabólito é eliminado pela bile e reabsorvido pela circulação entero-hepática.[2,3,5]

Efeitos adversos mais comuns

- Diarreia
- Supressão de medula óssea

Interações medicamentosas

- Ciclosporina (inibe circulação entero-hepática, reduzindo a concentração sérica dos metabólitos de MMF).[8]

8.6.2.5 Principais interações

- Entre imunossupressores

  A terapia combinada, composta de um inibidor de calcineurina e um inibidor de mTOR, mostrou-se eficaz. Devemos lembrar que ambas as classes de imunossupressores são substratos das enzimas CYP3A, portanto, recomenda-se redução da dose de inibidor de calcineurina. Esse benefício deve-se a dois motivos: ao usar menores doses de inibidores de calcineurina, os pacientes apresentam menor nefrotoxicidade, e ao usar terapia combinada, apresentam menores taxas de rejeição quando comparado aos pacientes em monoterapia inibidores de mTOR.

O uso associado de corticosteroides pode levar à diminuição de níveis séricos de inibidores de calcineurina e inibidores de mTOR.

8.6.2.6 Ajuste de doses

Na prática clínica, quando diminuirmos ou suspendermos de alguma droga, é prudente verificar a necessidade de ajustar a dose dos imunossupressores.[5,6,7]

Antifúngicos

Pacientes transplantados podem precisar de profilaxia antifúngica por conta da imunossupressão. Atenção para antifúngicos derivados de azol, pois são potentes inibidores das enzimas CYP3A, devendo-se ajustar a terapia imunossupressora no início do tratamento antifúngico e ao seu término. Anfotericina B não apresenta interações significativas, porém tem pior perfil de toxicidade, particularmente renal.[2,3,5]

Macrolídeos

Claritromicina e eritromicina são substrato da CYP3A e aumentam a concentração sérica de inibidores de calcineurina e inibidores de mTOR.[5]

Para evitar toxicidade, é recomendável reduzir a imunossupressão enquanto o paciente estiver em uso dessas drogas.

Hipoglicemiantes

O uso de corticoides e outras drogas, como inibidores da calcineurina, está associado ao surgimento de diabetes *mellitus* no paciente transplantado.[2,3,5]

Troglitazona e rosiglitazona são hipoglicemiantes orais que induzem expressão de CYP3A, aumentando metabolismo de inibidores de calcineurina, inibidores de mTOR e de corticosteroides. Caso sejam utilizados, será necessário ajuste de doses.

Os demais hipoglicemiantes utilizados na prática médica não apresentaram interações com efeitos clínicos demonstráveis.[2,3,5]

Anti-hipertensivos

Hipertensão arterial é um evento comum no período pós-operatório de transplante hepático.[9,10]

As drogas comumente utilizadas são betabloqueadores, bloqueadores de receptores de angiotensina e anlodipino.[11]

O bloqueador de canal de cálcio diltiazem, por ser metabolizado pela CYP3A, leva a aumento da concentração sérica dos inibidores de calcineurina e inibidores de mTOR. Essa propriedade tem sido utilizada como estratégia para aumentar o nível sérico de tacrolimo e ciclosporina em pacientes selecionados, com absorção deficiente e dificuldade de atingirem nível sérico.

Estatinas

Dislipidemia pode surgir como efeito adverso tanto dos inibidores de calcineurina quanto dos inibidores de mTOR. A primeira linha para tratamento de dislipidemia são as estatinas, as quais também são metabolizadas pela CYP3A.[2,3,5]

A ciclosporina causa elevação de concentração sérica de estatina, recomendando-se o uso de doses menores de estatina que as usuais. Não há evidência de interação clinicamente significante com tacrolimo, everolimo e sirolimo.

Tabela 8.6.1 Principais interações medicamentosas dos imunossupressores de uso comum.

Imunossupressor	Interação	Consequência
Ciclosporina (CYA)	Inibidores mTOR	Risco de nefrotoxicidade
	Carvedilol	Aumenta a absorção oral e concentração de ciclosporina
Inibidores da calcineurina (tacrolimo e ciclosporina)	Prednisolona	Diminui concentração de inibidor de calcineurina
	Antifúngicos derivados AZOL	Aumentam concentração sérica de inibidor de calcineurina
	Macrolídeos	Aumentam concentração sérica de inibidor de calcineurina
	Rifampicina	Diminui concentração de inibidor de calcineurina; risco de rejeição do enxerto
	Estatina	Aumento da concentração sérica da estatina, risco de rabdomiólise e miopatia
	Bloqueadores de canal de cálcio (anlodipino, diltiazem e verapamil)	Aumentam concentração sérica de inibidor de calcineurina
	Carbamazepina, ácido valpróico	Diminui concentração de inibidor de calcineurina; risco de rejeição do enxerto

(Continua)

Tabela 8.6.1 Principais interações medicamentosas dos imunossupressores de uso comum. (*Continuação*)

Imunossupressor	Interação	Consequência
Inibidores da calcineurina (tacrolimo e ciclosporina)	Carbamazepina, ácido valpróico	Diminui concentração de inibidor de calcineurina; risco de rejeição do enxerto
	Troglitazona, rosiglitazona	Diminui concentração de inibidor de calcineurina; risco de rejeição do enxerto
	Fluvoxamina	Inibição de CYP3A, contraindicado
Sirolimus	Ciclosporina	Aumenta concentração de ambos
	Voriconazol	Risco de toxicidade
Inibidores de mTOR (sirolimo e everolimo)	Prednisolona	Diminui concentração sérica de ambos
	Antifúngicos derivados AZOL	Aumentam concentração sérica Inibidores de mTOR
	Macrolídeos	Aumentam concentração sérica de Inibidores de mTOR
	Ritonavir	Aumentam concentração sérica de Inibidores de mTOR
	Bloqueadores de canal de cálcio (anlodipino, diltiazem e verapamil)	Aumentam concentração sérica de Inibidores de mTOR
	Carbamazepina, ácido valpróico	Diminui concentração sérica de Inibidores de mTOR, risco de rejeição
	Troglitazona, rosiglitazona	Diminui concentração sérica de Inibidores de mTOR, risco de rejeição
Azatioprina	Alopurinol	Mielotoxicidade
Micofenolato mofetil	Ciclosporina	Diminui concentração sérica de micofenolato
	Ganciclovir, Valganciclovir	Aumenta concentração do antiviral
Corticosteroides (prednisolona e metilprednisolona)	Antifúngicos derivados AZOL	Aumentam concentração de corticosteroide
	Rifampicina	Diminui concentração de corticosteroide
	Ritonavir	Aumentam concentração de corticosteroide

Fonte: Desenvolvida pela autoria.

Referências

1. Roberts MS, Angus DC, Bryce CL, Valenta Z, Weissfeld L. Survival After Liver Transplantation in the United States: A Disease-Specific Analysis of the UNOS Database. Liver Transpl. 2004;10(7):886-97.
2. Sethi A, Stravitz RT. Review Article: Medical Management of the Liver Transplant Recipient - A Primer for Non-Transplant Doctors. Alimentary Pharmacology & Therapeutics. 2007;25(3):229-45. doi: https://doi.org/10.1111/j.1365-2036.2006.03166.x.
3. Lucey MR, Terrault N, Ojo L, Hay JE, Neuberger J, Blumberg E, Teperman LW. (2013). Long-Term Management of the Successful Adult Liver Transplant: 2012 Practice Guideline by the American Association for the Study of Liver Diseases and the American Society of Transplantation. Liver Transpl. 2013;19(1):3-26. doi: https://doi.org/10.1002/lt.23566.
4. Iwasaki K. Metabolism of Tacrolimus (FK506) and Recent Topics in Clinical Pharmacokinetics. Drug Metab Pharmacokinet. 2007;22(5):328-35. doi: 10.2133/dmpk.22.328.
5. Monostory K. Metabolic Drug Interactions with Immunosuppressants. In: Rsoulfas G (Ed.). Organ Donation and Transplantation: Current Status and Future Challenges. Chapter 20. London: IntechOpen; 2018.
6. Hesselink DA, Ngyuen H, Wabbijn M, Gregoor PJ, Steyerberg EW, van Riemsdijk IC et al. Tacrolimus Dose Requirement in Renal Transplant Recipients is Significantly Higher When Used in Combination with Corticosteroids. Br J Clin Pharmacol. 2003;56(3):327-30. doi: 10.1046/j.0306-5251.2003.01882.x.

7. Anglicheau D, Flamant M, Schlageter MH, Martinez F, Cassinat B, Beaune P et al. Pharmacokinetic Interaction Between Corticosteroids and Tacrolimus After Renal Transplantation. Nephrol Dial Transplant. 2003;18(11):2409-14. doi: 10.1093/ndt/gfg381.
8. Naito T, Shinno K, Maeda T, Kagawa Y, Hashimoto H, Otsuka A et al. Effects of Calcineurin Inhibitors on Pharmacokinetics of Mycophenolic Acid and Its Glucuronide Metabolite During the Maintenance Period Following Renal Trans-Plantation. Biol Pharm Bull. 2006;29(2):275-80. doi: 10.1248/bpb.29.275.
9. Piscaglia F, Zironi G, Gaiani S, Mazziotti A, Cavallari A, Gramantieri L et al. Systemic and Splanchnic Hemodynamic Changes After Liver Transplantation for Cirrhosis: A Long-Term Prospective Study. Hepatology. 1999;30(1):58-64.
10. Textor SC, Taler SJ, Canzanello VJ, Schwartz L, Augustine JE. Posttransplantation Hypertension Related to Calcineurin Inhibitors. Liver Transpl. 2000;6(5):521-30.

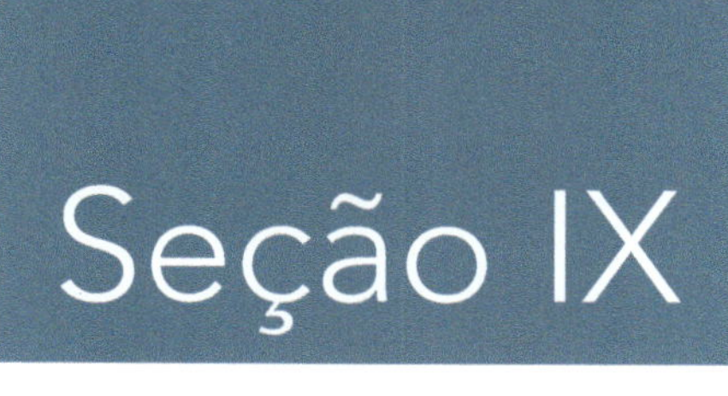

Seção IX

Aspectos Regulatórios do Transplante Hepático

Flávio Henrique Ferreira Galvão

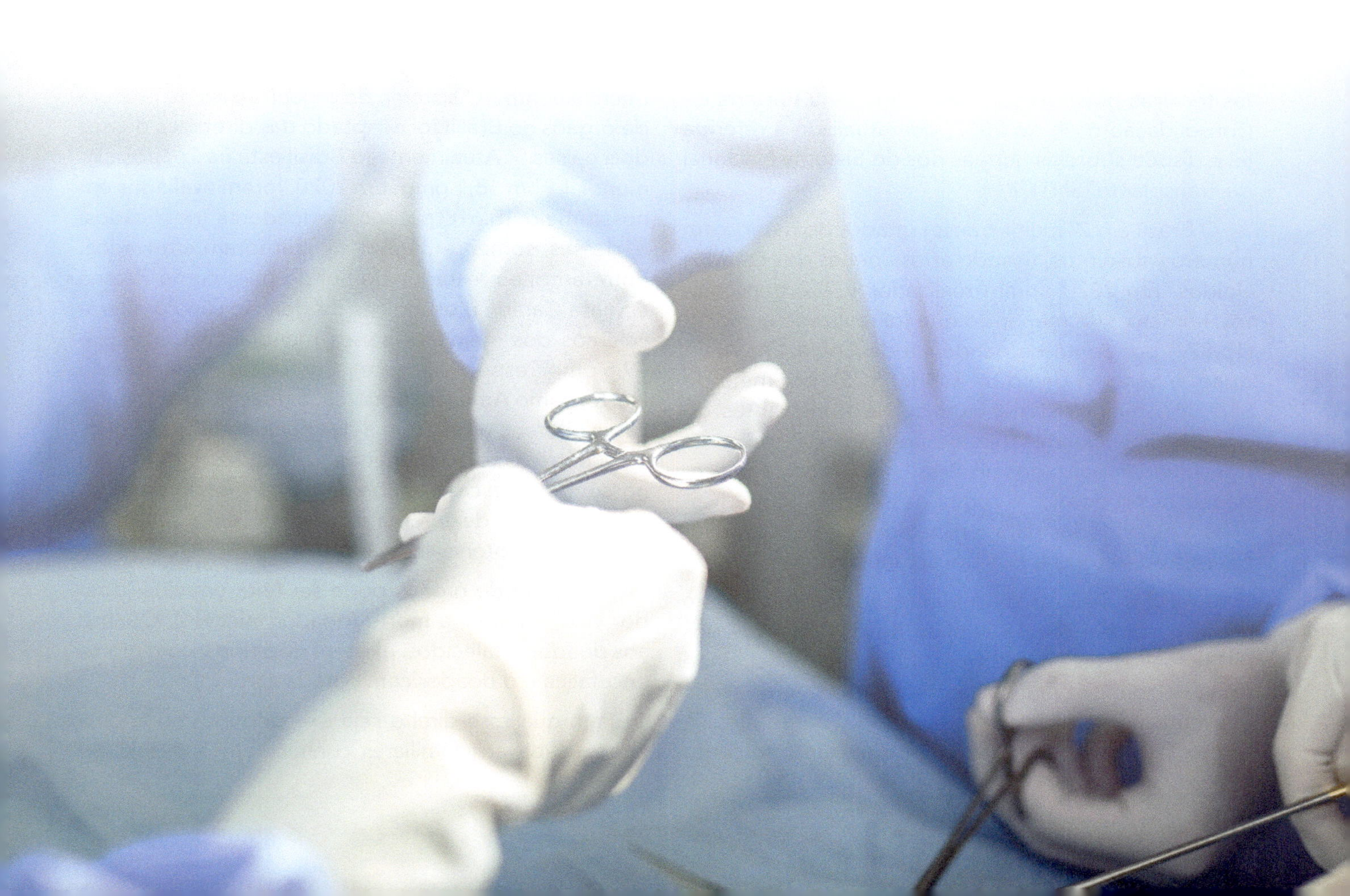

9.1

Organizações de Procura de Órgãos

Flávio Henrique Ferreira Galvão | Juliana Marquezi Pereira | Luciana Berttoco Paiva Haddad

9.1.1 INTRODUÇÃO

A doação de órgãos é etapa primordial no transplante de órgãos. É um processo ininterrupto, trabalhoso e delicado, que depende da confiança da população no sistema de transplante, do trabalho integrado das organizações de procura de órgãos e das ações dos profissionais de saúde no diagnóstico de morte encefálica e realização dos transplantes. Na doação de órgãos, a generosidade e a solidariedade da família devem suplantar um momento de grande dor.

As organizações de procura de órgãos no Brasil identificam os potenciais doadores, fazem o diagnóstico de morte encefálica e determinam qual será o destino do órgão doado seguindo critérios específicos para cada órgão, que envolve a gravidade da doença, o tempo de espera na lista e a compatibilidade sanguínea, imunológica e peso entre doador/receptor.

Essa atividade é regulamentada pela Lei nº 9.434, de 1997 e várias portarias, resoluções, ofícios e notas técnicas posteriores, principalmente a Portaria de Consolidação nº 4, de 2017, que atualizou a referida lei e dispõe sobre as normas dos do Sistema Nacional de Transplante (SNT).[1,2]

O Brasil é o 2º maior transplantador do mundo em números absolutos, ficando atrás apenas dos Estados Unidos. Em 2020, foram realizados 9.952 transplantes, número 37% menor do que foi realizado em 2019 (15.827) por conta da pandemia de Covid-19.[3] Além disso, o Sistema Único de Saúde (SUS), por meio do SNT, é o maior sistema público de transplantes do mundo, financiando totalmente 96% de todos os transplantes realizados no Brasil, incluindo os procedimentos no doador e todos os exames, as medicações e os cuidados para o receptor no pré-transplante, intraoperatório e pós-transplante.[3]

Uma das maiores dificuldades no transplante em nosso meio é a recusa familiar de doação, que nos últimos anos está superior a 40%. Essa dificuldade está relacionada principalmente à falta de informação e orientação para que os familiares possam refletir e aceitar a doação adequadamente em um momento de fragilidade e tristeza.[3] Em estudos realizados por nosso grupo, observamos que existe desinformação sobre doação e transplante, mesmo entre alunos e professores das faculdades de medicina.[4,5] Outras dificuldades na doação incluem: infraestrutura precária dos hospitais do SUS, subnotificação e demora no diagnóstico de morte encefálica, carência de profissionais capacitados para realização de transplantes, deficiência na manutenção adequada dos doadores e dificuldade no fluxo logístico para possibilitar o transporte do órgão no tempo certo de conservação e no local apropriado, no vasto território nacional.[3-5]

Geralmente, quanto melhor for o nível de desenvolvimento humano e de saúde pública e de informação sobre o transplante de uma população, maior serão os índices de doação.[3-5] Avalia-se o índice de doação de uma população verificando o número de doadores por milhão de população por ano (pmp). Os países com maior índice de doação em 2020 foram a Espanha e os Estados Unidos, com 49,6 pmp e 36,9 pmp, respectivamente.[3] O sistema de organizações de procura de órgãos no Brasil foi adaptado das diretrizes desses dois países.[6,7] Atualmente, o Brasil está na 26ª posição mundial, com 18,1 pmp. Em 2020, foram avaliados em nosso meio 10.618 potenciais doadores (notificados) e, desses, somente 31,29% (3.323) foram efetivados. Entretanto, em estados do Sul do país, como Paraná e Santa Catarina, os índices de doação são comparáveis aos dos melhores países mundiais (41,5 pmp e 39,5 pmp, respectivamente). Contudo, em estados do Norte, como Amapá e Roraima, a doação é incipiente. Essas diferenças refletem a desigualdade socioeconômica entre as regiões citadas.[3] Além disso, existe em nosso meio descaso e falta de compromisso de algumas unidades de terapia intensiva e emergência no cuidado de potenciais doadores.[4,5]

A doação de órgãos pode ser feita em vida (doador vivo) ou após a morte (doador falecido). Quanto aos doadores falecidos, existem dois tipos: com morte encefálica e o doador com parada cardíaca.

Para que esse direito seja exercido mesmo após a morte, cabe aos familiares conhecerem o desejo do doador. Sugere-se aos que desejam ser doadores manifestar essa vontade ainda em vida, pois somente com o consentimento dos familiares a doação de órgãos após a morte encefálica poderá ser realizada. A entrevista familiar para a doação, após o diagnóstico de morte encefálica, é uma das missões mais difíceis e cruciais do transplante de órgão e exige empenho e habilidade. A família deve ser bem-informada para decidir livremente sobre sua vontade de realizar a doação.[1,2]

A morte encefálica (ME) é a perda completa e irreversível das funções encefálicas, definida pela cessação das funções corticais e de tronco cerebral, portanto, é a morte de uma pessoa. O diagnóstico da morte encefálica é feito segundo critérios definidos pela legislação do país e é regulamentado pelo Conselho Federal de Medicina (Resolução CFM nº 2.173, de 23 de novembro de 2017), devendo ser feito por médicos com capacitação específica. É um processo longo, que pode demorar até 24 horas. São utilizados critérios precisos, padronizados e passiveis de serem realizados em todo o território nacional. Podem ser doados vários órgãos, que toleram diferentes tempos de preservação hipotérmica com as soluções de preservação padrões: coração (máximo de 4 horas), pulmões (4 a 6 horas), fígado (12 a 18 horas), pâncreas (12 horas), intestino (6 a 8 horas), rins (36 a 48 horas), córnea (7 dias), vasos (10 dias), pele, ossos e tendões (> 3 meses). Portanto, um único doador pode salvar inúmeras vidas.[3-5] Em 2017, o CFM retirou a exigência do médico especialista em Neurologia para diagnóstico de morte encefálica, assunto amplamente debatido e acordado com as entidades médicas.[2]

Após o diagnóstico de morte encefálica, é realizada a imediata conversa com a família sobre a doação por profissionais experientes. Estabelece-se uma luta contra o tempo, pois a morte encefálica provoca a degeneração dos órgãos que serão doados, exigindo cuidados específicos de preservação para que os órgãos não se tornem limítrofes (com excesso de degeneração ou marginais) ou inapropriados para o uso.[5]

A retirada de órgãos, tecidos ou partes de um corpo humano após a constatação de morte encefálica exige a autorização do cônjuge ou parente maior de idade e de até segundo grau familiar. Além disso, a doação só poderá ser autorizada após a realização de exames e testes para diagnóstico de infecção e infestação no doador. A morte encefálica deve ser comprovada por meio de exames feitos por médicos que não são da equipe de transplante, para evitar conflito de interesse. Para que o direito à vida de outras pessoas seja cada vez mais conquistado com esse recurso, cabe aos profissionais de saúde envolvidos a missão de informar e orientar convenientemente os familiares. A agilidade do sistema de captação de órgãos é fundamental para a qualidade do enxerto a ser transplantado, pois o tempo para realizar todo o procedimento para a doação e preservação de órgãos é muito pequeno.[1,2]

O doador vivo é qualquer indivíduo juridicamente capaz, que atenda os preceitos legais quanto à doação intervivos. Pela lei, somente parentes até o quarto grau e cônjuges podem ser doadores. Fora desse critério, somente com autorização judicial. O doador vivo pode doar um dos rins, parte do fígado ou do pulmão e medula óssea. Deverá ser realizada rigorosa investigação clínica, laboratorial e de imagem, pois é necessário que o doador esteja em condições satisfatórias de saúde, possibilitando que a doação seja realizada dentro de um limite de risco aceitável. Na doação intervivo, o doador pode indicar para quem ele doará o órgão.[1,2]

O outro tipo de doador falecido é o doador com parada cardíaca, cuja morte é constatada por critérios cardiorrespiratórios (coração parado), podendo a família autorizar a doação. Em alguns países, em situações específicas, órgãos desses doadores, como rins e fígado, podem ser utilizados para transplante. No Brasil, entretanto, esse tipo de doador pode doar apenas tecidos para transplante (córnea, vasos, pele, ossos e tendões).[1-3]

O Ministério da Saúde, as Secretarias Estaduais e Municipais de Saúde, a Associação Brasileira de Transplante de Órgãos (ABTO) e a comunidade transplantadora presente em hospitais cadastrados têm realizado grande esforço para melhorar os índices de doação no território brasileiro. As regulações formuladas estabeleceram a estrutura organizacional da procura, captação e alocação de órgãos no Brasil, e promovem sua adaptação às intercorrências ocasionais por meio de portarias, como na pandemia da Covid-19.

A seguir, descreveremos as características e as funções das instituições envolvidas na organização do sistema de procura, captação e alocação de órgãos no Brasil.

9.1.2 ESTRUTURA ORGANIZACIONAL DA PROCURA DE ÓRGÃOS NO BRASIL

A Portaria de Consolidação nº 4, de 28 de Setembro de 2017, aprimorou o funcionamento do Sistema Nacional de Transplantes. A organização dessa atividade envolve a integração das seguintes instituições: Sistema Nacional de Transplante, Central Nacional de Transplante, Centrais Estaduais de Transplante, Central de Notificação, Captação e Distribuição de Órgãos (CNCDO), Organização de Procura de Órgãos e Tecidos e Comissão Intra-hospitalar de Doação de Órgãos e Tecidos para Transplante (CIHDOTT).

Essa integração envolve as diferenças regionais de nosso país, onde alguns estados têm maior participação logística das CNCDO regionais (Paraná e Minas Gerais) e outros têm maior participação das Organizações de Procura de Órgãos (OPO). Contudo, essas instituições apresentam relação harmônica entre si, respeitando um grau de hierarquia (Figura 9.1.1).

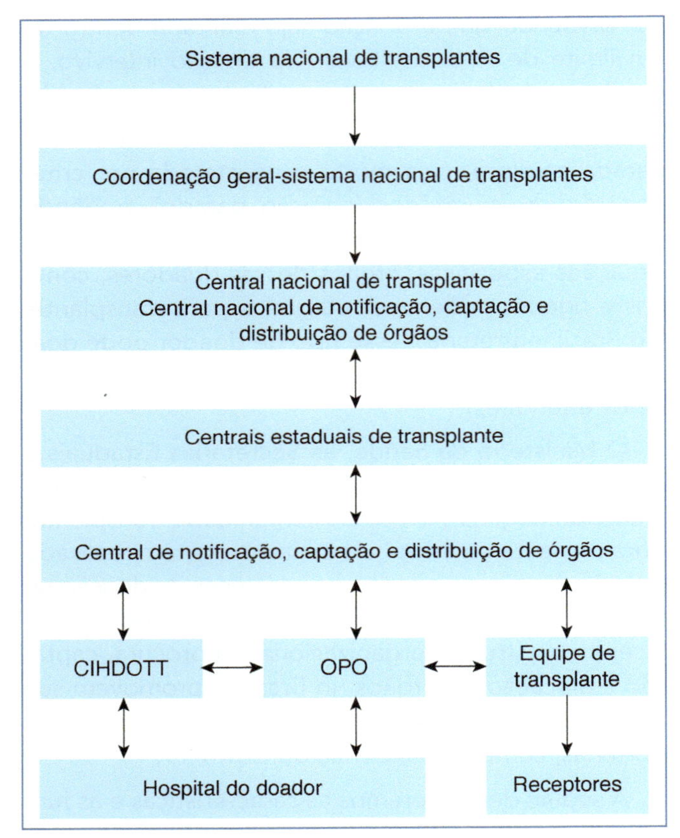

Figura 9.1.1 Fluxograma do funcionamento das Organizações de Procura de Órgão e estrutura do Sistema Nacional de Transplantes regulamentado pela Portaria nº 2.600, de 2009.

Fonte: Desenvolvida pela autoria.

A rede brasileira conta com 27 Centrais de Notificação, Captação e Distribuição de Órgãos, além de 14 câmaras técnicas nacionais, 506 centros de transplantes, 825 serviços habilitados, 1.265 equipes de transplantes, 63 Bancos de Tecidos, 13 Bancos de Sangue de Cordão Umbilical Públicos, 574 Comissões Intra-hospitalares de Doação e Transplantes e 72 Organizações de Procura de Órgãos.

A seguir, descreveremos detalhadamente a estrutura dessas instituições, suas atribuições e metodologia de inter-relação.

9.1.2.1 Sistema Nacional de Transplante

O Sistema Nacional de Transplante (SNT) está vinculado ao Departamento de Atenção Especializada e Temática (DAET) e à Secretaria de Atenção à Saúde (SAS)[1]. As funções de órgão central do SNT são exercidas por meio da Coordenação-Geral do Sistema Nacional de Transplantes (CG-SNT), que promove a harmonização das suas ações com as demais instituições, articula-se com os outros órgãos do Ministério da Saúde e regulamenta o SNT no Ministério da Saúde.

O SNT funciona de forma integrada com as Centrais de Notificação, Captação e Distribuição de Órgãos, Centrais Estaduais de Transplante, Organização de Procura de Órgãos e Tecidos e CIHDOTT para agilizar a notificação e o diagnóstico de morte encefálica de doadores e providenciar a logística de captação adequada de órgãos e tecidos, garantindo que estes cheguem em boas condições de preservação para beneficiarem outras vidas.

O SNT é composto por equipe multiprofissional especializada de alta competência, formados nos melhores centros do Brasil e do mundo. É liderada por gestor com extraordinária formação na área e que coordena especialistas envolvidos em uma rotina incansável de dedicação ao paciente. O caráter imprevisível de sua atuação, pois depende do aparecimento de um doador viável, impõe a necessidade de um alerta permanente, sempre dispostas a agir quando do aparecimento de um novo doador, garantindo uma metodologia apropriada de ponta a ponta para que o órgão chegue em condições ideais para o receptor.

A CGSNT é assistida por Grupos de Assessoramento Estratégico (GAE), que têm a função de elaborar diretrizes, propor melhorias na legislação dos transplantes, identificar indicadores de qualidade para as atividades de doação e transplante e emitir pareceres quando solicitados pela CGSNT. A CGSNT é também assessorada pelas Câmaras Técnicas Nacionais (CTN), constituída por especialistas de várias atividades relativas aos transplantes, que operam na parte técnica

1 Origem: PRT MS/GM nº 2.600/2009, art. 2º.

específica do processo de doação e transplante de órgãos e tecidos. Médicos e professores do HCFMUSP vêm contribuindo fortemente para o desenvolvimento do SNT por meio de suas participações nas CTN.

As atribuições do SNT incluem: informação imediata da deliberação de doação com a Coordenação-Geral do Sistema; transporte dos órgãos de avião, em condições padronizadas; e favorecimento da realização dos procedimentos por equipes de transplante. Também controla e monitora o procedimento de doação de órgãos e tecidos e transplantes realizados no país; promove o desenvolvimento do processo de captação e distribuição de órgãos e tecidos para fins terapêuticos; realiza ações de gestão política para aperfeiçoar a logística da doação; credencia novas equipes e hospitais para a realização de transplantes; e delibera o financiamento e a elaboração de portarias que regulamentam todo o sistema de transplante, desde procura, captação e alocação de órgãos até o acompanhamento dos pacientes transplantados. O SNT tem agido para reduzir o tempo de espera dos transplantes, visando diminuir a mortalidade na lista e melhorar a qualidade de vida dos pacientes.

As estatísticas do SNT consolidam os dados sobre transplantes, com informações coletadas das diversas partes que o compõem. O fornecimento dos dados é de responsabilidade das Secretarias de Saúde dos estados e do Distrito Federal. Os dados estatísticos são essenciais para o Ministério da Saúde registrar e divulgar a produção das cirurgias realizadas, bem como sistematizar índices que demonstrem o desempenho do setor nas unidades federativas, regiões e no país como um todo.

9.1.2.2 Central Nacional de Transplante e Central Nacional de Notificação, Captação e Distribuição de Órgãos

A Central Nacional de Transplantes (CNT) articula ações relacionadas ao transplante de órgãos e tecidos entre os diferentes estados da federação e com os demais integrantes do SNT, para que os órgãos e tecidos captados sejam transplantados nos receptores ideais. A CNT aperfeiçoa o gerenciamento das listas estaduais de receptores e promove a justiça e transparência na distribuição de órgãos e tecidos para transplantes, regionais e nacional. Ela institui mecanismos e critérios para a captação apropriada de enxertos e sua distribuição lógica, respeitando compatibilidade órgão/receptor, gravidade da doença e tempo de espera.

Para viabilizar e agilizar o processo de doação e captação em locais distantes do hospital do receptor, o Ministério da Saúde, por meio do CNT, concretizou um Termo de Acordo de Cooperação Técnica entre as empresas aéreas, Infraero, Comando da Aeronáutica e concessionárias dos principais aeroportos, que permite o transporte gratuito de órgãos e tecidos entre os estados, bem como das equipes médicas de retirada. Essa colaboração facilita sobremaneira o sistema de transplante em um país de dimensões continentais como o Brasil. A CNT funciona todos os dias, 24 horas por dia. Contatos: telefone: (61) 3315-9264, (61) 3315-6299 e 0800-644-64-45. Celular: (61) 99966-6290. E-mail: centralnacional@antigo.saude.gov.br.

9.1.2.3 Central Estadual de Transplantes

A Central Estadual de Transplantes (CET) funciona nos estados e no Distrito Federal. Nesses locais, há equipes especializadas e estabelecimentos de saúde autorizados a realizar diagnóstico de morte encefálica, retirada de órgãos e tecidos e transplantes de enxertos. Os hospitais notificam a CET quando há falência da atividade cerebral irreversível e a família concorda em doar os órgãos do parente.

As principais atribuições da Central são: coordenar as atividades de transplantes no âmbito estadual; inscrever os potenciais receptores, com todas as indicações necessárias à sua rápida localização e à verificação de compatibilidade do respectivo organismo para o transplante ou enxerto de tecidos, órgãos e partes disponíveis; comunicar ao órgão central do SNT as inscrições que efetuar, para a organização da lista nacional de receptores; notificar o órgão central do SNT sobre tecidos, órgãos e partes não aproveitáveis entre os receptores inscritos em seus registros, para utilização dentre os relacionados na lista nacional; exercer controle e fiscalização sobre as atividades; promover, organizar, orientar e controlar a realização das atividades especializadas de notificação, captação, distribuição e transplantes de órgãos, tecidos e partes do corpo humano; efetivar o registro e credenciamento de hospitais, instituições e equipes médicas aptas a procederem à retirada, transplantes e enxertos de órgãos e tecidos humanos; e gerenciar o sistema informatizado da lista técnica única de receptores.

O Art. 12, da Portaria de Consolidação n° 4, de 2017, define as regras para o credenciamento de uma CET.

9.1.2.4 Centrais de Notificação, Captação e Distribuição de Órgãos

A Central de Notificação Captação e Distribuição de Órgãos e Tecidos (CNCDO) funciona nos 23 estados e no Distrito Federal. Nesses locais, há equipes especializadas e estabelecimentos de saúde autorizados a realizar diagnóstico de morte encefálica, retirada de órgãos e tecidos, e transplantes de enxertos. Os hospitais notificam a Central quando há falência da atividade cerebral irreversível e a família concorda em doar os órgãos do parente

A CNCDO é responsável pela coordenação das atividades de transplantes a nível estadual, promovendo a inscrição de potenciais receptores de órgãos e tecidos. Tem como atribuição comunicar ao SNT as inscrições efetuadas para a organização da lista nacional de receptores; receber notificações de morte encefálica ou morte por coração parado, providenciar o transporte de órgãos e tecidos para os centros transplantadores de instituições de saúde autorizadas pelo SNT. Resumindo, as principais atribuições das CNCDOs são: identificação e manutenção de possível doador; realização do diagnóstico de morte encefálica; realização da entrevista familiar para doação; distribuição dos órgãos aos centros transplantadores de acordo com a lista técnica única; realização dos transplantes; e acompanhamento dos resultados pós-transplantes.

9.1.2.5 Organização de Procura de Órgãos e Tecidos

Quando a família autoriza a doação, a Organização de Procura de Órgãos e Tecidos (OPO) informa a viabilidade do doador à CNCDO, que realiza a distribuição dos órgãos, indicando a equipe transplantadora responsável pela retirada e implante do órgão ou tecido.

A OPO tem o papel de coordenação supra-hospitalar, responsável por organizar e apoiar, no âmbito de sua atuação, as atividades relacionadas ao processo de doação de órgãos e tecidos, a manutenção de possível doador, a identificação e a busca de soluções para as fragilidades do processo, a construção de parcerias, o desenvolvimento de atividades de trabalho e a capacitação para identificação e efetivação da doação de órgãos ou tecidos. A OPO tem como objetivo exercer atividades de identificação, manutenção e captação de potenciais doadores para fins de transplantes de órgãos e tecidos no âmbito de sua atuação. Também divulga a política de transplantes de modo a conscientizar progressivamente a comunidade sobre sua importância e tem interação permanente com as áreas potenciais de doação e equipes de transplantes. O profissional da OPO realiza avaliação das condições clínicas do possível doador, da viabilidade dos órgãos a serem extraídos e faz entrevista para solicitar o consentimento familiar da doação dos órgãos e tecidos.

9.1.2.6 Comissão Intra-hospitalar de Doação de Órgãos e Tecidos para Transplante

Todos os hospitais públicos, privados e filantrópicos com mais de 80 leitos devem ter de Comissão Intra-hospitalar de Doação de Órgãos e Tecidos para Transplante (CIHDOTT). Essas comissões devem ser instituídas por ato formal da direção de cada hospital e vinculadas diretamente à diretoria médica da instituição, sendo composta de, no mínimo, três membros integrantes de seu corpo funcional, dentre os quais um designado como Coordenador Intra-hospitalar de Doação de Órgãos e Tecidos para Transplante. Esse coordenador deverá ter participado do Curso de Formação de Coordenadores Intra-hospitalares de Transplantes, com certificado emitido pelo Sistema Nacional de Transplantes ou pela respectiva CNCDO.

As comissões são responsáveis por organizar o hospital para que seja possível detectar possíveis doadores de órgãos e tecidos no hospital; viabilizar o diagnóstico de morte encefálica, conforme a Resolução do Conselho Federal de Medicina (CFM) sobre o tema; criar rotinas para oferecer aos familiares de pacientes falecidos no hospital a possibilidade da doação de córneas e outros tecidos; e articular-se com a Central de Transplante do estado para organizar o processo de doação e captação de órgãos e tecidos. Além disso, as comissões também são responsáveis pela educação continuada dos funcionários da instituição sobre os aspectos de doação e transplantes de órgãos e tecidos; articulação com todas as unidades de recursos diagnósticos necessários para atender aos casos de possível doação; e capacitação, em conjunto com a CNCDO e o SNT, dos funcionários do estabelecimento hospitalar para a adequada entrevista familiar de solicitação e doação de órgãos e tecidos.

9.1.3 SISTEMATIZAÇÃO DO PROCESSO DE CAPTAÇÃO APÓS IDENTIFICAÇÃO DE UM DOADOR

Quando um doador é identificado, o hospital notifica a Central de Transplantes sobre um indivíduo em morte encefálica (potencial doador) ou com parada cardiorrespiratória. A Central de Transplantes determina a confirmação do diagnóstico de morte encefálica e inicia os testes de compatibilidade entre o potencial doador e os potenciais receptores em lista de espera de diversos órgãos. A CT também emite uma lista de potenciais receptores para cada órgão e comunica aos hospitais (equipes de transplantes) onde eles são atendidos.

Os critérios de seleção do receptor para cada órgão depende das características do órgão. Quando existe mais de um receptor compatível, a decisão de quem receberá o órgão segue critérios como a urgência do procedimento e o tempo de espera na lista. Em relação ao fígado, utilizam-se os critérios de identidade ABO e compatibilidade de peso (receptores devem ter relação de peso doador *versus* o receptor entre 0,5 e 1,5 = 50%). O fígado doado é ofertado em primeiro lugar àqueles pacientes que estiverem com doença mais avançada. O nível de gravidade da doença hepática dos pacientes é avaliado pelo sistema MELD.[8]

As equipes de transplante, junto com a Central de Transplante, adotam as medidas necessárias para viabilizar a retirada dos órgãos (meio de transporte, cirurgiões, pessoal de apoio etc.). Os órgãos são retirados e o transplante é realizado. No caso de morte por parada cardiorrespiratória, após avaliação do doador por critérios definidos, os tecidos são retirados e encaminhados para bancos de tecidos.

Após a confirmação da morte encefálica, autorização da família e localização de um receptor compatível, a retirada dos órgãos para transplante é realizada em um centro cirúrgico, por uma equipe de cirurgiões autorizada pelo Ministério da Saúde e com treinamento específico para esse tipo de procedimento. Já em relação aos tecidos, após a avaliação do doador e autorização da família, a retirada de tecidos é realizada por uma equipe capacitada para tal, de um banco de tecidos ou vinculadas a este. Após a retirada dos órgãos e tecidos, a equipe médica recompõe o corpo do doador, não impedindo a realização do velório.

9.1.4 EXEMPLO DA SISTEMATIZAÇÃO DA CAPTAÇÃO DO GRUPO DE TRANSPLANTE DE FÍGADO DO HCFMUSP E AS ORGANIZAÇÕES DE PROCURA DE ÓRGÃOS

A seguir, apresentaremos um fluxograma mostrando a comunicação entre a coordenação do grupo de transplante de fígado do HCFMUSP e as organizações de procura de órgãos (Figura 9.1.2). Assim, quando a CNCDO oferta um doador, por conta do dinamismo do processo e da quantidade de profissionais envolvidos, é necessária uma boa comunicação intra e entre equipes e agilidade no processo. No intuito de evitar erros, é fundamental que a Coordenação de Transplantes da equipe que captará o órgão entre em contato com a Central Estadual de Transplantes, checando dados como nome, registro, tipagem sanguínea, peso e idade – tanto do doador quanto do receptor. Verifica-se também a qualidade do doador (limítrofe ou não) e a gravidade do receptor, além do horário e local da cirurgia de captação. Essas informações são fundamentais para que se faça uma combinação ideal entre doador e receptor, visando ao sucesso do transplante.

Também é necessária a comunicação com a OPO, confirmando que a equipe captará determinado órgão e, mais uma vez, checar nome do doador, local e horário da cirurgia. Cumpridas essas etapas, toda a equipe de captação é notificada e convocada.

Ao chegarem ao Serviço Hospitalar onde será a cirurgia de captação, as equipes cirúrgicas apresentam-se ao enfermeiro da OPO, que coordenará a sala cirúrgica da retirada de órgãos. Solicita-se o prontuário do doador e, na presença do médico da equipe, verifica-se documentos: tipagem sanguínea, termo de doação, termo de morte encefálica e sorologias; e combina-se com demais equipes como será feita a perfusão, que deverá variar de acordo com os órgãos que serão retirados. Cabe ao coordenador da Sala Cirúrgica organizar e entregar a documentação do doador e uma cópia da descrição cirúrgica preenchida pelo cirurgião.

Ao final da cirurgia, as equipes seguem aos seus Serviços de Saúde com os órgãos captados para os respectivos transplantes e o corpo do doador, devidamente recomposto, é entregue à família.

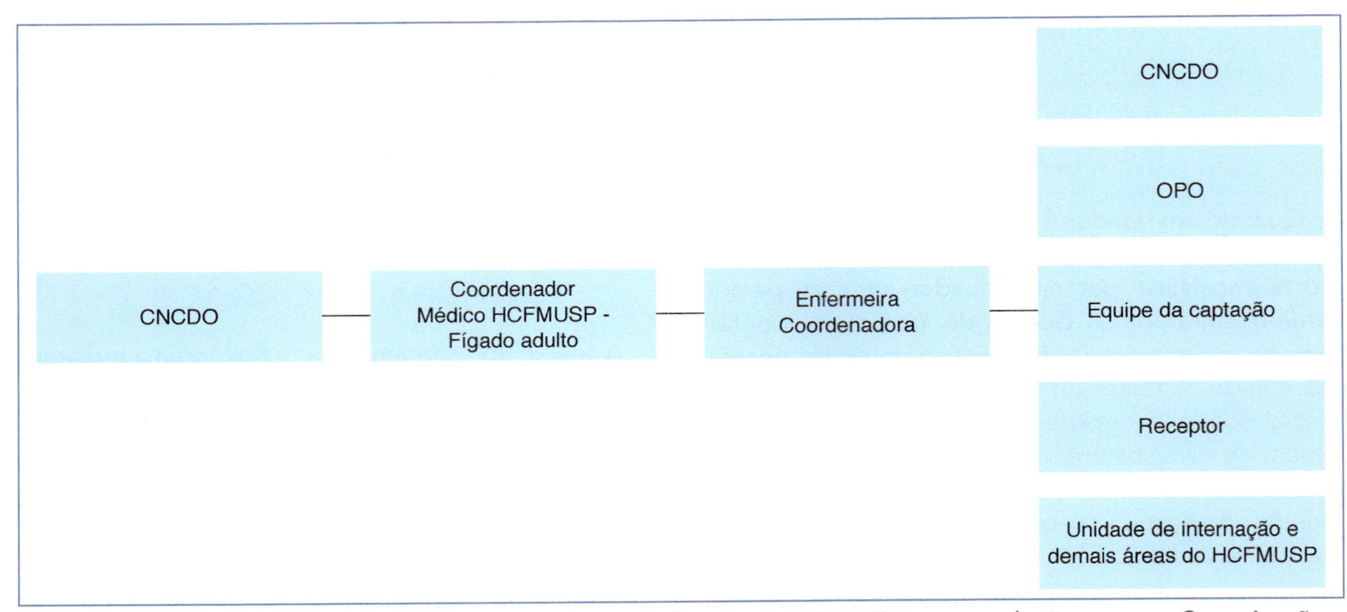

Figura 9.1.2 Sistematização do grupo de transplante de fígado do HCFMUSP e suas relações com as Organizações de Procura de Órgãos durante o processo de doação.

Fonte: Desenvolvida pela autoria.

9.1.5 CONCLUSÕES

1. As Organizações de Procura de Órgãos atuam no Brasil desde 1997, quando foi realizada sua legislação específica, e desenvolvem trabalhos fundamentais para a viabilização de doadores para transplante no Brasil, além de formar a base do que é atualmente o maior programa público mundial de transplante.
2. Apesar do sucesso do transplante no Brasil, nossas OPOs ainda apresentam importantes dificuldades como a falta de estrutura, principalmente de UTI, nos hospitais do SUS, subnotificação e dificuldades da realização do diagnóstico de morte encefálica, alto índice de negação familiar à doação, carência de profissionais especializados em transplante de órgãos e grandes diferenças socioeconômicas regionais.

Referências

1. Brasil. Casa Civil. Lei nº 9.434, de 4 de fevereiro de 1997. Dispõe sobre a remoção de órgãos, tecidos e partes do corpo humano para fins de transplante e tratamento e dá outras providências. Disponível em: https://www.planalto.gov.br/ccivil_03/leis/l9434.htm.
2. 2. Brasil. Ministério da Saúde. Portaria de Consolidação nº 4, de 28 de setembro de 2017. Dispõe sobre a consolidação das normas sobre os sistemas e os subsistemas do Sistema Único de Saúde. Disponível em: https://bvsms.saude.gov.br/bvs/saudelegis/gm/2017/prc0004_03_10_2017.html.
3. 3. Associação Brasileira de Transplantes de Órgãos (ABTO). Registro Brasileiro de Transplantes (RBT). 2020:XXVI(4). Disponível em: https://site.abto.org.br/wp-content/uploads/2022/03/leitura_compressed-1.pdf.
4. 3. Galvão FH, Caires RA, Azevedo-Neto RS, Mory EK, Figueira ER, Otsuzi TS et al. Conhecimento e Opinião de Estudantes de Medicina sobre Doação e Transplante de Órgãos. Rev Assoc Med Bras (1992). 2007;53(5):401-6.
5. 4. Amaral ASR, Roza BA, Galvão FHF, Jardim KM, Medina-Pestana JO. Knowledge of Organ Donation Among One Group of Brazilian Professors of Medicine. Transplant Proc. 2002;34(2):449-50.
6. 5. Bacchella T, Galvão FH, Jesus de Almeida JL, Figueira ER, de Moraes A, César Machado MC. Marginal Grafts Increase Early Mortality in Liver Transplantation. Sao Paulo Med J. 2008;126(3):161-5.
7. 6. Matesanz R (ed.). El Modelo Español de Coordinación y Trasplantes. 2. ed. Madrid: Aula Medica Ediciones; 2008.
8. 7. Nathan HM, Conrad SL, Held PJ, McCullough KP, Pietroski RE, Siminoff LA, Ojo AO. Organ Donation in the United States. Am J Transplant. 2003;3 Suppl 4:29-40.
9. 8. Chaib E, Massad E, Varone BB, Bordini AL, Galvão FH, Crescenzi A et al. The Impact of the Introduction of MELD on the Dynamics of the Liver Transplantation Waiting List in São Paulo, Brazil. J Transplant. 2014;2014:219789.

9.2

Legislação do Transplante de Órgãos

Flávio Henrique Ferreira Galvão | Silas Camargo Galvão | Estela Regina Ramos Figueira

9.2.1 INTRODUÇÃO

A Lei n° 9.434, de 4 de fevereiro de 1997, institui a legalidade e a gestão da remoção de órgãos, tecidos e partes do corpo humano para fins de transplante como atividade terapêutica acessível gratuitamente a todos os brasileiros pelo Sistema Único de Saúde (SUS). Ela revogou a Lei n° 8.489, de 18 de novembro de 1992, e o Decreto n° 879, de 22 de julho de 1993, que até então regulavam de maneira incipiente o transplante no Brasil.1

Baseada na Constituição Federal de 1988 que determina o direito à vida, a Lei n° 9.434, de 1997, com suas modificações e ajustes posteriores (Tabela 9.2.1), e em sintonia com as Leis n° 8.080/1990 e 8.142/1990, que regem o funcionamento do SUS, favoreceu fortemente o desenvolvimento do transplante de órgãos em nosso meio.

Atualmente, o Brasil é o líder mundial de transplantes financiados por sistema público de saúde e o segundo país do mundo em números absolutos de transplantes realizados, ficando atrás apenas dos Estados Unidos. Cerca de 96% dos transplantes realizados no Brasil são financiados pelo Sistema Único de Saúde (SUS), que investe mais de R$ 1 bilhão por ano nessa atividade. Esse financiamento é realizado em todas as etapas do transplante, incluindo os procedimentos no doador e todos os exames, medicações, internações, consultas e cirurgias do receptor. Em 2020, foram realizados 9.952 transplantes no Brasil, número 37% menor do que o realizado em 2019 (15.827), provavelmente em razão da Covid-19.[2]

Inicialmente, a Lei n° 9.434 apresentou uma deficiência, uma vez que adotou a doação presumida, em que todos os indivíduos são considerados doadores a não ser que se manifestassem contra essa opção em documento oficial. Esse tipo de doação é usado em muitos países europeus, com bons resultados, contudo, gerou rejeição da população brasileira e importante declínio na doação de órgãos no Brasil nessa época. Assim, a Lei n° 10.211, de 23 março de 2001, revogou esse dispositivo, estabelecendo no país a doação consentida, em que a família do doador deve ser consultada sobre a efetivação da doação, o que melhorou os índices de doação. Apesar dessa ação, a doação após a morte encefálica ainda está abaixo do ideal em nosso meio pois a negação familiar está aumentando nos últimos anos, ficando acima de 40%. Essa situação provoca aumento da mortalidade dos pacientes nas listas de transplante de órgãos. Uma das atuações mais importantes para o aumento da doação de órgãos são as campanhas sobre doação na mídia e a informação da população sobre a necessidade dos transplantes para salvar vidas.

No Brasil, o transplante de órgãos é operacionalizado por ação das instituições públicas, incluindo o Ministério da Saúde, Secretarias (estaduais e municipais) de Saúde e os hospitais públicos filantrópicos, beneficentes e privados. Envolve procedimentos de alta complexidade e a participação ativa da população, não só como receptores dos transplantes, mas também como doadores voluntários de órgãos.

A Lei n° 9.434 criou o modelo estrutural do funcionamento dos transplantes de órgão em todo o território nacional, constituído pelas seguintes instituições: Coordenação Geral do Sistema Nacional de Transplante (CGSNT); Central Nacional de Transplante; Central Nacional de Notificação, Captação e Distribuição de Órgãos (CNNCDO); Coordenações Estaduais de Transplante (CET); Central de Notificação, Captação e Distribuição de Órgãos (CNCDO); Organização de Procura de Órgãos e Tecidos (OPO); e Comissão Intra-hospitalar de Doação de Órgãos e Tecidos para Transplante (CIHDOTT). Suas atribuições estão detalhadas no capítulo Organizações de Procura de órgãos deste livro .

Essas instituições trabalham de forma hierárquica e integrada para garantir a realização de transplantes a todos os brasileiros, assegurando assim o direito à vida com justiça, dignidade e os princípios éticos de beneficência (aos receptores), não maleficência (aos doadores), autonomia dos envolvidos e responsabilidade social. Os principais agentes nesse sistema são os doadores de órgãos, os receptores e as instituições do SNT, incluindo os hospitais públicos, privados, filantrópicos e beneficentes.

Tabela 9.2.1 Descrição da legislação relacionada ao transplante de órgãos no Brasil ao longo do tempo, incluindo leis, portarias, resoluções, ofícios e notas técnicas, organizado em ordem crescente de anos.

Legislação	Enunciado
Lei nº 8.489, de 18 de novembro de 1992	Dispõe sobre a retirada e transplante de tecidos, órgãos e partes do corpo humano, com fins terapêuticos e científicos e dá outras providências. Revogada pela Lei nº 9.434, de 1997.
Decreto nº 879, de 22 de julho de 1993.	Regulamenta a Lei nº 8.489, de 18 de novembro de 1992, que dispõe sobre a retirada e o transplante de tecidos, órgãos e partes do corpo humano, com fins terapêuticos, científicos e humanitários. Revogado pelo Decreto nº 2.268, de 1997.
Lei nº 9.434, de 4 de fevereiro de 1997	Dispõe sobre a remoção de órgãos, tecidos e partes do corpo humano para fins de transplante e tratamento e dá outras providências. Revogaram-se as disposições em contrário, particularmente a Lei nº 8.489, de 18 de novembro de 1992, e o Decreto nº 879, de 22 de julho de 1993.
Decreto nº 2.268, de 30 de junho de 1997	Regulamenta a Lei nº 9.434, de 4 de fevereiro de 1997, que dispõe sobre a remoção de órgãos, tecidos e partes do corpo humano para fim de transplante e tratamento, e dá outras providências.
Lei nº 9.434, de 4 de setembro de 1997	Dispõe sobre a remoção de órgão, tecidos e partes do corpo humano, para fins de transplante, tratamento e dá outras providências.
Resolução CFM nº 1.480, de 8 de agosto de 1997	Critérios de Morte Encefálica.
Portaria nº 2.109, de 26 de fevereiro de 1998	Estabelece normas para credenciamento das Centrais de Notificações, Captação e Distribuição de Órgãos e autorização para estabelecimentos e equipes especializadas promovem retiradas, transplantes ou enxertos de tecidos e órgãos. Revogada pela PRT/GM/MS nº 3.407, de 5 de agosto de 1998.
Portaria nº 3.409/GM, de 5 de agosto de 1998	Institui a Câmara de Compensação de Procedimentos de Alta Complexidade.
Resolução CONSU nº 12, publicada no Diário Oficial da União nº 211, de 4 de novembro de 1998	Dispõe sobre a cobertura de transplante e seus procedimentos por parte das operadoras de planos e seguros privados de assistência à saúde.
Portaria nº 270, de 24 de junho de 1999	Aprova instruções quanto à realização e cobrança dos transplantes de órgãos no Sistema Único de Saúde (SUS), estrutura e coordenação do SNT.
Portaria SE/SAS nº 16, de 22 de julho de 1999	Regulamenta o financiamento e a distribuição de recursos para a execução das atividades assistenciais inerentes ao SNT.
Portaria Nº 936/GM, de 22 de julho de 1999	Cria o grupo de procedimentos no Sistema de Informações Hospitalares do Sistema Único de Saúde (SIH/SUS).
Portaria GM nº 82, de 3 de janeiro de 2000	Estabelece o Regulamento Técnico para o funcionamento dos serviços de diálise e as normas para cadastramento destes junto ao Sistema Único de Saúde.
Portaria nº 905/GM, de 16 de agosto de 2000	Estabelece que a obrigatoriedade da existência e efetivo funcionamento da Comissão Intra-Hospitalar de Transplantes. Revogado o Art. I, pela Portaria GM/MS nº 1.752, de 23 de setembro de 2005.
Portaria GM Nº 333, de 24 de março de 2000	Cria, no âmbito do Sistema Único de Saúde, os Bancos de Valvas Cardíacas Humanas – normas para cadastramento.
Portaria GM nº 903, de 16 de agosto de 2000	Cria, no âmbito do Sistema Único de Saúde (SUS), os Bancos de Sangue de Cordão Umbilical e Placentário (BSCUP).
Portaria GM nº 1.183, de 25 de outubro de 2000	Cria o Registro Nacional de Doadores de Órgãos e Tecidos.
Portaria nº 92, de 23 de janeiro de 2001	Estabelece os procedimentos destinados a remunerar as atividades de Busca Ativa de Doador de Órgãos e Tecidos mantendo na Tabela do SIH/SUS os Grupos de Procedimentos e procedimentos. Revoga a Portaria GM nº 3.410 e a Portaria Conjunta SE/SAS nº 10. Revogados seus arts. 9º e 12.
Portaria nº 56, de 22 de fevereiro de 2001	Altera os "tipos de atos" constantes da Portaria GM nº 92/2001 (itens 37, 38, 40 e 42).

(Continua)

Tabela 9.2.1 Descrição da legislação relacionada ao transplante de órgãos no Brasil ao longo do tempo, incluindo leis, portarias, resoluções, ofícios e notas técnicas, organizado em ordem crescente de anos. (*Continuação*)

Legislação	Enunciado
Lei nº 10.211, de 23 março de 2001	Altera dispositivos da Lei nº 9.434, de 4 de setembro de 1997. Dispõe sobre a remoção de órgãos, tecidos e partes do corpo humano para fins de transplante e tratamento.
Portaria GM/MS nº 627, de 26 de abril de 2001	Aprova os Procedimentos de Alta Complexidade do SIA/SUS e do SIH/SUS constantes, respectivamente, do Anexo I e do Anexo II desta portaria, como integrantes do Sistema de Complexidade Ambulatorial e Hospitalar do SUS; aprova como estratégicos os Procedimentos Estratégicos SIA/SUS e SIH/SUS, constantes do Anexo III e Anexo IV desta Portaria, respectivamente; e dá outras providências.
Portaria SAS nº 242, de 6 de julho de 2001	Autorizar a realização/cobrança do procedimento de Implante de Valva Cardíaca Humana de que trata a Portaria GM/MS nº 652, de 23 de junho de 2000, pelos seguintes estabelecimentos hospitalares e suas respectivas equipes médica.
Portaria nº 1.117, de 1 de agosto de 2001	Altera os valores de remuneração de procedimentos constantes da Portaria GM/MS nº 92, de 21 de janeiro de 2001, e integrantes da Tabela de Procedimentos do Sistema de Informações Hospitalares do Sistema Único de Saúde (SIH/SUS).
Portaria GM nº 1.558, de 6 de setembro de 2001	Determina à SAS que inclua na Tabela de Procedimentos do Sistema de Informações Hospitalares (SIH/SUS) procedimentos destinados a remunerar o procedimento/preservação e avaliação microscópica de córnea para transplante realizado por banco de olhos.
Portaria SAS nº 526, de 16 de novembro de 2001	Atualiza, na forma dos Anexos I, II, III e IV desta Portaria, os Procedimentos de Alta Complexidade e Estratégicos do Sistema de Informações Ambulatoriais e Sistema de Informações Hospitalares - SIA e SIH/SUS, aprovados pela Portaria GM/MS nº 627, de 26 de abril de 2001.
Portaria SAS nº 536, de 22 de novembro de 2001	Estabelece o prazo de 60 dias, a contar da data de publicação deste ato, para que as Secretarias Estaduais de Saúde e do Distrito Federal, encaminhem, à Secretaria de Assistência à Saúde, o pedido de renovação da autorização emitida às equipes especializadas e aos estabelecimentos de saúde públicos ou privados, para retirada de tecidos, órgãos e partes e o seu transplante ou enxerto, correspondente a cada área específica, cuja validade esteja expirada. Estabelece também a obrigatoriedade por parte de estabelecimentos e equipes de saúde (públicos ou privados) de dar continuidade ao acompanhamento dos pacientes transplantados.
Código Civil de 2002 (CC/02) – Lei nº 10.406, de 10 de janeiro de 2002	Regulamenta a doação de órgãos, tecidos e partes do corpo *post mortem*: Art. 13. Salvo por exigência médica, é defeso o ato de disposição do próprio corpo, quando importar diminuição permanente da integridade física, ou contrariar os bons costumes. Parágrafo único. O ato previsto neste artigo será admitido para fins de transplante, na forma estabelecida em lei especial. Art. 14. É válida, com objetivo científico, ou altruístico, a disposição gratuita do próprio corpo, no todo ou em parte, para depois da morte. Parágrafo único. O ato de disposição pode ser livremente revogado a qualquer tempo. Art. 15. Ninguém pode ser constrangido a submeter-se, com risco de vida, a tratamento médico ou a intervenção cirúrgica.
Portaria GM nº 541, de 14 de março de 2002.	Aprovar, na forma do Anexo desta Portaria, os Critérios para Cadastramento de Candidatos a Receptores de Fígado – Doador Cadáver, no Cadastro Técnico de Receptores de Fígado – "lista única" – das Centrais de Notificação, Captação e Distribuição de Órgãos (CNCDO).
Portaria GM nº 1.686, de 20 de setembro de 2002	Aprova as Normas para Autorização de Funcionamento e Cadastramento de Bancos de Tecidos Musculoesqueléticos pelo SUS.
Resolução RDC nº 190, de 18 de julho de 2003	Determina Normas Técnicas para o funcionamento de bancos de sangue de cordão umbilical e placentário.
Resolução RDC nº 347, de 2 de dezembro de 2003	Determina Normas Técnicas para o Funcionamento de Bancos de Olhos.
Resolução CFM nº 1.752, de 8 de setembro de 2004	Autorização ética do uso de órgãos e/ou tecidos de anencéfalos para transplante, mediante autorização prévia dos pais.

(*Continua*)

Tabela 9.2.1 Descrição da legislação relacionada ao transplante de órgãos no Brasil ao longo do tempo, incluindo leis, portarias, resoluções, ofícios e notas técnicas, organizado em ordem crescente de anos. (*Continuação*)

Legislação	Enunciado
Portaria GM nº 2.381, de 29 de setembro de 2004	Cria a Rede Nacional de Bancos de Sangue de Cordão Umbilical e Placentário para Transplantes de Células-tronco Hematopoiéticas (BrasilCord), e dá outras providências.
Portaria GM nº 2.480, de 17 de novembro de 2004	Aprova o Regulamento Técnico para Transplante de Células-Tronco Hematopoiéticas, e dá outras providências.
Portaria GM nº 715, de 1º de dezembro de 2004	Cria a Câmara Técnica Nacional de Transplante de Córnea.
Resolução COFEN nº 292/2004	Normatiza a atuação do Enfermeiro na Captação e Transplante de Órgãos e Tecidos.
Portaria SAS nº 1, de 6 de janeiro de 2005	Cria a Câmara Técnica Nacional de Tecidos.
Portaria SAS nº 160, de 17 de março de 2005	Cria a Câmara Técnica Nacional de Transplante de Pulmão.
Portaria SAS nº 161, de 17 de março de 2005	Cria a Câmara Técnica Nacional de Transplante de Rim.
Portaria GM nº 1.752, de 23 de setembro de 2005	Determina a constituição de Comissão Intra-hospitalar de Doação de Órgãos e Tecidos para Transplante em todos os hospitais públicos, privados e filantrópicos com mais de 80 leitos. Revoga-se o art. 1º da Portaria GM nº 905, de 2000.
Portaria SAS nº 507, de 30 de setembro de 2005	Cria a Câmara Técnica Nacional de Histocompatibilidade.
Portaria SAS nº 508, de 30 de setembro de 2005	Cria a Câmara Técnica Nacional de Transplante de Pâncreas.
Portaria SAS nº 509, de 30 de setembro de 2005	Cria a Câmara Técnica Nacional de Transplante de Intestino Delgado.
PORTARIA GM nº 783, de 12 de abril de 2006	Determina a obrigatoriedade de utilização dos sistemas de informação desenvolvidos pelo SNT e pelo DATASUS para alimentação das informações sobre doação e transplantes e para gerenciamento das listas de espera para transplantes de órgãos/tecidos em todo o território nacional.
Portaria nº 1.160, de 29 de maio de 2006	Modifica os critérios de distribuição de fígado de doadores cadáveres para transplante, implantando o critério de gravidade de estado clínico do paciente.
Portaria nº 1.262, de 16 de junho de 2006	Aprova o Regulamento Técnico para estabelecer as atribuições, deveres e indicadores de eficiência e do potencial de doação de órgãos e tecidos relativos às Comissões Intra-hospitalares de Doação de Órgãos e Tecidos para Transplante (CIHDOTT). Revogada pela PRT GM/MS nº 2.600, de 2009.
Lei nº 11.584, de 28 de novembro de 2007	É instituído o Dia Nacional da Doação de Órgão.
Resolução CFM nº 1.826, de 6 de dezembro de 2007	Dispõe sobre a legalidade e o caráter ético da suspensão dos procedimentos de suportes terapêuticos quando da determinação de morte encefálica de indivíduo não-doador(a).
Declaração de Istambul, de 30 de maio de 2008	A Declaração de Istambul foi criada em visando combater e minimizar o tráfico de órgãos e turismo para transplante, e discutida entre 30 de abril e 1º de maio de 2008, em Istambul, na Turquia.
Portaria nº 2.041, de 25 de setembro de 2008	Tabela de Procedimentos, Medicamentos e OPM do SUS.
Portaria nº 2.042, de 25 de setembro de 2008	Define a forma de ressarcimento pelo SUS dos procedimentos relativos à retirada de órgãos para transplantes aos hospitais não-autorizados ou não credenciados ao SUS.
Resolução RDC nº 67, de 30 de setembro de 2008	Dispõe sobre o regulamento técnico para o funcionamento de bancos de tecidos oculares de origem humana.
Portaria nº 3.193, de 24 dezembro de 2008	Altera a Tabela de Procedimentos, Medicamentos, Órteses/Próteses e Materiais Especiais do Sistema Único de Saúde (SUS).
Portaria nº 2.600, de 21 de outubro de 2009	Aprova o Regulamento Técnico do Sistema Nacional de Transplantes.

(*Continua*)

Tabela 9.2.1 Descrição da legislação relacionada ao transplante de órgãos no Brasil ao longo do tempo, incluindo leis, portarias, resoluções, ofícios e notas técnicas, organizado em ordem crescente de anos. (*Continuação*)

Legislação	Enunciado
Portaria nº 2.601, de 21 de outubro de 2009	Institui, no âmbito do Sistema Nacional de Transplantes, o Plano Nacional de Implantação de Organizações de procura de órgãos e Tecidos (OPO).
Portaria nº 2.620, de 21 de outubro de 2009	Inclui e altera procedimentos na Tabela de Habilitações do Sistema de Cadastro Nacional dos Estabelecimentos de Saúde e na Tabela de Medicamentos e OPM do SUS.
Resolução nº 66, de 21 de dezembro de 2009	Dispõe sobre o transporte no território nacional de órgãos humanos em hipotermia para fins de transplantes.
Portaria nº 2.932, de 27 de setembro de 2010	Institui no âmbito do Sistema Nacional de Transplantes (SNT) o Plano Nacional de Implantação de Bancos de Multitecidos – Plano BMT.
Portaria nº 510, de 27 de novembro de 2010	Altera valores de alguns procedimentos (exames complementares para diagnóstico de ME, transplantes etc.), Medicamentos e OPM do SUS na Tabela de procedimentos da Portaria GM nº 2.848, de 6 de novembro de 2007.
Portaria nº 511, de 27 de novembro de 2010	Altera valores de Procedimentos de Ações Relacionadas a Doação de órgãos, tecidos e células para transplante.
Resolução CFM nº 1.949/2010	Revoga a Resolução CFM nº 1.752/04, que trata da autorização ética do uso de órgãos e/ou tecidos de anencéfalos para transplante, mediante autorização prévia dos pais.
Portaria nº 844, de 2 de maio de 2012	Estabelece a manutenção regulada do número de doadores no Registro Brasileiro de Doadores Voluntários de Medula Óssea (REDOME).
Portaria nº 845, de 2 de maio de 2012	Estabelece estratégia de qualificação e ampliação do acesso aos transplantes de órgãos sólidos e de medula óssea, por meio da criação de novos procedimentos e de custeio diferenciado para a realização de procedimentos de transplantes e processo de doação de órgãos.
Resolução RDC nº 32, de 11 de junho de 2012	Dispõe sobre as diretrizes para embalagens primárias utilizadas no acondicionamento de tecidos humanos para fins terapêuticos e dá outras providências.
Portaria nº 2.172, de 27 de setembro de 2012	Institui a atividade de Tutoria em Doação e Transplantes no âmbito do Sistema Nacional de Transplantes.
Portaria nº 3.365, de 28 de dezembro de 2013	Autoriza a liberação dos recursos financeiros para o Estado da Bahia, referente ao incentivo previsto na Portaria GM/MS nº 2.922, de 28 de novembro de 2013.
Portaria nº 2.758, de 11 de dezembro de 2014	Institui, no âmbito do Sistema Nacional de Transplantes (SNT), financiamento para a ampliação do acesso ao Transplante de Células-Tronco Hematopoiéticas (TCTH) alogênico não aparentado.
Resolução CIB nº 231/2014	Aprova a transferência do processo de gestão do recurso de doação/transplantes de órgãos, dos municípios do estado para a SESAB.
Portaria de Consolidação nº 4, de 28 de setembro de 2017	Consolidação das normas sobre os sistemas e os subsistemas do Sistema Único de Saúde (SUS).
Decreto nº 9.175, de 18 de outubro de 2017	Regulamenta a Lei nº 9.434, de 1997, para tratar da disposição de órgãos, tecidos, células e partes do corpo humano para fins de transplante e tratamento.
Resolução CFM nº 2.173, de 23 de novembro de 2017	Define a atualização dos critérios do diagnóstico de morte encefálica.
Portaria nº 2.117, de 11 de julho de 2018	Institui, no âmbito do Sistema Único de Saúde (SUS), a estratégia para assistência emergencial em casos de Insuficiência Hepática Hiperaguda relacionada à Febre Amarela (IHHFA), por meio da análise e acompanhamento específicos dos transplantes de fígado.
Portaria nº 1.232, de 6 de agosto de 2018	Concede habilitação a estabelecimentos de saúde para transplante de fígado em febre amarela.
Resolução COFEN nº 611, de 2 de agosto de 2019	Atualiza a normatização referente à atuação da equipe de enfermagem no processo de doação de órgãos e tecidos para transplante, e dá outras providências.
Nota Técnica nº 25/2020 – CGSNT/DAET/SAES/MS (0014073431)	Critérios técnicos para triagem clínica do coronavírus (SARS, MERS, SARS-CoV-2) nos candidatos à doação de órgãos e tecidos e para manejo do paciente em lista de espera e do transplantado.

(*Continua*)

Tabela 9.2.1 Descrição da legislação relacionada ao transplante de órgãos no Brasil ao longo do tempo, incluindo leis, portarias, resoluções, ofícios e notas técnicas, organizado em ordem crescente de anos. (*Continuação*)

Legislação	Enunciado
Nota Técnica nº 36/2020 – CGSNT/DAET/SAES/MS	Complementa as orientações da Nota Técnica nº 25/2020-CGSNT/DAET/SAES/MS (0014073431) e sua atualizações, incluindo os critérios técnicos para o gerenciamento do risco sanitário de células-tronco hematopoiéticas (CTH) para fins de transplante convencional e para o manejo de doadores e de receptores de CTH frente à pandemia de coronavírus (SARS-CoV-2).
Ofício Circular nº 10/2020/ CGSNT/ DAET/SAES/MS, de 23 de março de 2020	Contenção da transmissão do coronavírus (SARS-CoV-2) para os profissionais de saúde e pacientes de transplante.
Portaria nº 656, de 1º de abril de 2020	Altera a Portaria de Consolidação nº 4, de 2017, para atualizar a Seção IV do Capítulo VI do Anexo I do regulamento técnico do Sistema Nacional de Transplantes (regulação de transplante de fígado no hepatocarcinoma).
Portaria nº 3.021, de 4 de novembro de 2020	Altera a Portaria de Consolidação nº 4, de 2017, para dispor sobre o controle social no Subsistema de Atenção à Saúde Indígena (SasiSUS) e dá outras providências.
Nota Técnica nº 32/2021 – CGSNT/DAET/SAES/MS 0019887862	Os pacientes que tenham sido comprovadamente diagnosticados com ascite refratária, terão MELD-Na ajustados para 29 pela equipe do Núcleo de Sistema de Informação da Coordenação Geral do Sistema Nacional de Transplante (CG-SNT).

Fonte: Desenvolvida pela autoria.

Segundo a Lei nº 9.434, em conjunção com o Código Civil de 2002 (CC/02) –Lei nº 10.406, de 10 de janeiro de 2002, artigos 13 a 15 –, a doação de órgãos é gratuita e de livre decisão do doador ou familiar no caso de doação pós-morte. É um ato de benevolência e solidariedade que pode ser feito em vida (doador vivo) ou após a morte (doador falecido). No Brasil, a doação envolvendo negociação comercial ou influência econômica é crime. No caso de doador falecido, é necessária a realização do diagnóstico de morte encefálica, que é regulamentado pelo Conselho Federal de Medicina (Resolução CFM nº 2.173, de 23 de novembro de 2017) e deve ser realizado por médicos com capacitação específica, observando o protocolo estabelecido pelo CFM. Após o diagnóstico de morte encefálica, procura-se remover os órgãos rapidamente, pois, ao longo do tempo, ocorre degeneração dos órgãos que serão doados, exigindo cuidados específicos para que estes não se degenerem. Podem ser doados vários órgãos, como coração, pulmões, fígado, pâncreas, intestino, rins, córnea, vasos, pele, ossos e tendões.

Após a constatação da morte encefálica, é realizada a imediata entrevista com a família por profissionais experientes. A família deve ser bem-informada para decidir livremente sobre sua vontade de realizar a doação. Para que esse direito seja exercido mesmo após a morte, cabe aos familiares conhecerem o desejo do doador. Sugere-se aos que desejam ser doadores manifestar essa vontade ainda em vida, pois somente com o consentimento dos familiares a doação de órgãos após a morte encefálica poderá ser realizada.

Após a doação e captação, os órgãos vão para pacientes que estão aguardando em lista única, definida pela Central de Transplantes da Secretaria de Saúde de cada estado e controlada pelo Sistema Nacional de Transplantes (SNT). Essa lista determina qual será o destino do órgão doado seguindo critérios específicos para cada um deles, que envolve gravidade da doença, tempo de espera na lista, compatibilidade sanguínea e imunológica entre os indivíduos envolvidos e o tamanho do órgão em relação ao receptor.

No doador com parada cardíaca, a morte é constatada por critérios cardiorrespiratórios (coração parado). Em alguns países, em situações específicas, os órgãos desses doadores, como rins e fígado, podem ser utilizados para transplante e, por isso, tem aumentado o número de doadores. No Brasil, entretanto, a família desse tipo de doador pode autorizar a doação apenas de tecidos para transplante (córnea, vasos, pele, ossos e tendões).

O doador vivo é qualquer indivíduo juridicamente capaz, que atenda aos preceitos legais quanto à doação intervivos. Pela lei, somente parentes até o quarto grau e cônjuges podem ser doadores. Fora desse critério, somente com autorização judicial. O doador vivo pode doar um dos rins, parte do fígado ou do pulmão e medula óssea. Deverá ser realizada rigorosa investigação clínica, laboratorial e de imagem, pois é necessário que o doador esteja em condições satisfatórias de saúde, possibilitando que a doação seja feita dentro de um limite de risco aceitável. Na doação intervivo, o doador pode indicar para quem ele doará o órgão.

O receptor é motivo de grande atenção do sistema de transplante. São realizados vários exames e intervenções terapêuticas no pré-operatório pela equipe de transplante para tentar realizar o procedimento nas melhores condições possível e para ter a melhor recuperação. O transplante somente será feito com o consentimento expresso do receptor, após devidamente aconselhado sobre a excepcionalidade e os riscos do procedimento, por meio de autorização.

Se o receptor for juridicamente incapaz ou estiver privado de meio de comunicação oral ou escrita, o consentimento para a realização do transplante será dado pelo cônjuge, companheiro(a) ou por parente consanguíneo ou afim, na linha reta ou colateral, até o quarto grau, de maior idade e juridicamente capaz. Esse consentimento é firmado em documento subscrito por duas testemunhas presentes na assinatura do termo de consentimento livre e esclarecido.

A legislação do transplante de órgãos vem se adaptando ao longo do tempo para se adaptar aos problemas episódicos de saúde e aos anseios de nossa sociedade. O Ministério da Saúde, por meio da Portaria de Consolidação N° 4, de 28 de setembro de 2017, procurou aprofundar e aprimorar as práticas do transplante de órgão no Brasil, visando favorecer ainda mais o desenvolvimento do transplante em nosso meio.[3]

Mais recentemente, ocorreram novas adaptações, como no surto de febre amarela, que causou falência hepática aguda com necessidade de transplante desse órgão (Portaria n° 2.117, de 11 de julho de 2018), estabelecimento determinações metodológicas de proteção ao doador e receptor na pandemia do Covid-19 (Ofício Circular n° 10/2020/CGSNT/DAET/SAES/MS, de 23 de março de 2020), atualização da indicação do transplante de fígado para hepatocarcinoma (Portaria n° 656, de 1° de abril de 2020) e ascite refratária (Nota Técnica n° 32/2021-CGSNT/DAET/SAES/MS 0019887862)

No Capítulo V, das Sanções Penais e Administrativas, Seção I, Dos Crimes, da Lei n° 9.434, de 4 de fevereiro de 1997, são previstas medidas repressivas às pessoas que cometerem delitos na prática dos transplantes, estabelecendo-se como crime as seguintes situações, seguidas das respectivas penas:

Art. 14. Remover tecidos, órgãos ou partes do corpo de pessoa ou cadáver, em desacordo com as disposições desta Lei:

Pena – reclusão, de dois a seis anos, e multa, de 100 a 360 dias-multa.

§ 1° Se o crime é cometido mediante paga ou promessa de recompensa ou por outro motivo torpe:

Pena – reclusão, de três a oito anos, e multa, de 100 a 150 dias-multa.

§ 2° Se o crime é praticado em pessoa viva, e resulta para o ofendido:

I – incapacidade para as ocupações habituais, por mais de trinta dias;

II – perigo de vida;

III – debilidade permanente de membro, sentido ou função;

IV – aceleração de parto:

Pena – reclusão, de três a dez anos, e multa, de 100 a 200 dias-multa.

§ 3° Se o crime é praticado em pessoa viva e resulta para o ofendido:

I – incapacidade para o trabalho;

II – enfermidade incurável;

III – perda ou inutilização de membro, sentido ou função;

IV – deformidade permanente;

V – aborto:

Pena – reclusão, de quatro a doze anos, e multa, de 150 a 300 dias-multa.

§ 4° Se o crime é praticado em pessoa viva e resulta morte:

Pena – reclusão, de oito a vinte anos, e multa de 200 a 360 dias-multa.

Art. 15. Comprar ou vender tecidos, órgãos ou partes do corpo humano:

Pena – reclusão, de três a oito anos, e multa, de 200 a 360 dias-multa.

Parágrafo único. Incorre na mesma pena quem promove, intermedeia, facilita ou aufere qualquer vantagem com a transação.

Art. 16. Realizar transplante ou enxerto utilizando tecidos, órgãos ou partes do corpo humano de que se tem ciência terem sido obtidos em desacordo com os dispositivos desta Lei:

Pena – reclusão, de um a seis anos, e multa, de 150 a 300 dias-multa.

Art. 17. Recolher, transportar, guardar ou distribuir partes do corpo humano de que se tem ciência terem sido obtidos em desacordo com os dispositivos desta Lei:

Pena – reclusão, de seis meses a dois anos, e multa, de 100 a 250 dias-multa.

Art. 18. Realizar transplante ou enxerto em desacordo com o disposto no art. 10 desta Lei e seu parágrafo único. [Art. 10. O transplante ou enxerto só se fará com o consentimento expresso do receptor, assim inscrito em lista única de espera, após aconselhamento sobre a excepcionalidade e os riscos do procedimento. (Redação dada pela Lei nº 10.211, de 23.3.2001)]:

Pena – detenção, de seis meses a dois anos.

Art. 19. Deixar de recompor cadáver, devolvendo-lhe aspecto condigno, para sepultamento ou deixar de entregar ou retardar sua entrega aos familiares ou interessados: [...]

Art. 20. Publicar anúncio ou apelo público em desacordo com o disposto no art. 11 [Art. 11. É proibida a veiculação, através de qualquer meio de comunicação social de anúncio que configure: a) publicidade de estabelecimentos autorizados a realizar transplantes e enxertos, relativa a estas atividades; b) apelo público no sentido da doação de tecido, órgão ou parte do corpo humano para pessoa determinada identificada ou não, ressalvado o disposto no parágrafo único; c) apelo público para a arrecadação de fundos para o financiamento de transplante ou enxerto em benefício de particulares]:

Pena – detenção, de seis meses a dois anos.

Art. 20. Publicar anúncio ou apelo público em desacordo com o disposto no art. 11:

Pena – multa, de 100 a 200 dias-multa.

9.2.2 CONCLUSÃO

A legislação sobre transplante no Brasil figura entre as melhores do mundo, vem se adaptando às necessidades de nossa sociedade ao longo do tempo e criou o Sistema Nacional de Transplante, que é responsável por gerenciar o maior programa mundial de transplante financiado pelo sistema público de saúde (96% de todos os transplantes no Brasil) e o segundo do mundo em número absoluto de transplantes realizados (quase 10 mil transplantes realizados em 2020).

Referências

1. 1. Brasil. Casa Civil. Lei nº 9.434, de 4 de fevereiro de 1997. Dispõe sobre a remoção de órgãos, tecidos e partes do corpo humano para fins de transplante e tratamento e dá outras providências. Disponível em: https://www.planalto.gov.br/ccivil_03/leis/l9434.htm.
2. 2. Brasil. Ministério da Saúde. Portaria de Consolidação nº 4, de 28 de setembro de 2017. Dispõe sobre a consolidação das normas sobre os sistemas e os subsistemas do Sistema Único de Saúde. Disponível em: https://bvsms.saude.gov.br/bvs/saudelegis/gm/2017/prc0004_03_10_2017.html.
3. 3. Associação Brasileira de Transplantes de Órgãos (ABTO). Registro Brasileiro de Transplantes (RBT). 2020:XXVI(4). Disponível em: https://site.abto.org.br/wp-content/uploads/2022/03/leitura_compressed-1.pdf.

9.3
Ética em Transplante Hepático

Luciana Bertocco de Paiva Haddad

Destaques

- O transplante de órgãos envolve questões éticas particulares relacionadas à doação de órgãos, disponibilidade de órgãos e sua alocação.
- O transplante de fígado com doador vivo tem aspectos éticos importantes por envolver um doador saudável.
- Por conta da escassez de órgãos, diferentes opções surgiram para atenderem às demandas de transplantes. Essas questões envolvem diferentes aspectos éticos, como nos doadores com parada cardíaca e doadores com critérios expandidos, como doadores idosos e com tempo de isquemia prolongado.
- Aspectos éticos devem ser considerados em transplantes em pacientes com doença alcoólica, tentativa de suicídio, infectados por HIV, retransplantes e de outras nacionalidades.

9.3.1 INTRODUÇÃO

O transplante de fígado evoluiu rapidamente de um procedimento experimental para a terapia padrão para o tratamento da doença hepática terminal. Os resultados do transplante hepático em termos de sobrevida são crescentes, com sobrevida em 1 e 5 anos de 88% e 72%, respectivamente, para transplantes com doadores cadavéricos, e 90% e 78% com doadores vivos. Esse ganho se deu por avanços nas técnicas cirúrgicas, imunossupressão, cuidados intensivos e preservação de órgãos. O número de candidatos a transplantes inscritos em lista de espera cresce continuamente. Apenas no Brasil, existem cerca de 21 mil inscritos para transplante de rim e cerca de 1.100 para fígado. Em 2017 foram realizados apenas 5.929 transplantes de rim e 2.109 de fígado. A demanda reprimida decorrente exerce pressões de todo tipo, que resultam em técnicas e iniciativas destinadas a aumentar o suprimento de enxertos, seja de doador cadáver, seja de doador vivo. Além disso, a mortalidade em lista de espera é elevada. Esse desbalanço entre oferta e necessidade de órgãos é o principal aspecto que norteia as questões éticas do transplante hepático.

Define-se assim uma função inédita para a comunidade transplantadora, qual seja, a de compatibilizar quatro pólos muitas vezes divergentes entre si: os princípios da ética médica, os novos métodos e as novas iniciativas adotadas por alguns centros mais ousados, os interesses dos candidatos a doador e receptor e a opinião da sociedade em geral, da qual dependem todas as doações.

Ética é a ciência da moral, que, por sua vez, é o capítulo da filosofia que trata dos costumes e dos deveres. A ética é responsável pela investigação dos princípios que motivam, distorcem, disciplinam ou orientam o comportamento humano, refletindo especialmente a respeito da essência de normas, valores, prescrições e exortações presentes em qualquer realidade social. A ética também define e codifica as normas das atividades humanas.

A ação contrária ao que o outro tem como referencial de certo ou errado, aceitável ou não passa a ser antiética, apesar de que a mesma ação pode não representar, para outra pessoa ou grupo de pessoas, atitude ou comportamento antiético. Existem pelo menos dois conceitos de ética: a ética da convicção, que trata dos deveres, e a ética da responsabilidade, que trata dos fins humanos.

9.3.2 DOAÇÃO DE ÓRGÃOS

O sistema atual de doação de órgãos no país é normalizado pela "Legislação Brasileira sobre Doação de Órgãos Humanos e de Sangue", cuja segunda edição data de 2009. A Lei nº 9.434, de 4 de fevereiro de 1997, dispõe sobre a remoção de órgãos, tecidos e partes do corpo humano para fins de transplante e tratamento e dá outras providências. Segundo ela, a doação de órgãos em vida ou deve ser gratuita e voluntária. Além disso, realizada por estabelecimento de saúde, público ou privado, e por equipes médico-cirúrgicas de remoção e transplante previamente autorizados pelo órgão de gestão nacional do Sistema Único de Saúde (SUS).

Na doação após morte encefálica, a autorização é dada pelos familiares, depois dos esclarecimentos do processo de doação e transplantes prestados pela equipe de procura de órgãos.

Há uma série de esforços feitos para aumentar a disponibilidade de órgãos para transplantes. Deve ser feito um treinamento para reconhecimento da morte encefálica pelas equipes médicas. Já foi demonstrado que a taxa de doação aumenta quando o processo é realizado por equipes experientes e treinadas. Além disso, contato com os familiares dos possíveis doadores deve ser feito pelas equipes das OPOS , levando em conta o momento emocional delicado. Muitos familiares declinam da doação por falta de informação ou dificuldade de tomar a decisão em um momento difícil.

Outros modelos de doação de órgãos após morte encefálica, não aplicados no Brasil, são a doação mandatória e o consentimento presumido. Na doação mandatória, todas as pessoas devem definir em vida se serão ou não doadores, sendo essa opção colocada em algum tipo de documento pessoal. Essa decisão não pode ser revertida por familiares. Na doação presumida, considera-se todo indivíduo doador, a menos que ele expresse a vontade contrária quando em vida.

É fundamental que a família do doador tenha plena convicção de que todos os cuidados necessários foram tomados e todos os recursos possíveis foram acionados e que o processo evoluiu de forma desfavorável apesar de todos os esforços das equipes envolvidas. Questões religiosas podem assumir relevância na decisão de se efetuar ou não a doação. Às vezes, a ausência ou presença da autoridade religiosa pode impedir ou dificultar a doação. Algumas pessoas sentem mais a responsabilidade de fazer a escolha pelo outro. Na falta da manifestação anterior do provável doador, a família é quem decidirá. Muitas famílias mostram extrema dificuldade em chegar ao consenso e, sem o consentimento de todos, não ocorre doação.

9.3.3 DOAÇÃO APÓS PARADA CARDÍACA

Essa modalidade de doação ainda não é realizada no Brasil, mas já ocorre em muitos centros no mundo. A doação após parada cardiocirculatória pode ser controlada ou não controlada. Na controlada, a doação ocorre após retirada do suporte ventilatório em pacientes sem perspectiva de vida, embora não tenha critérios de morte encefálica. Na doação não controlada, o paciente sofre uma parada cardíaca que pode ser intra-hospitalar ou externa. Nesses casos, o paciente é reanimado por 30 minutos e, após esse período, pode ser candidato à doação.

As questões éticas que se colocam nesses casos são:

1. São aceitáveis medidas invasivas para preservar os órgãos desses doadores, mesmo antes do consentimento dos familiares?
2. Poderia ocorrer uma potencial ressuscitação inadequada em potenciais doadores? Como controlar esses procedimentos?
3. Os métodos usados para preservação de órgãos podem modificar a causa do óbito?

9.3.4 TRANSPLANTE COM DOADOR VIVO

O transplante com doador vivo é uma forma de expandir a oferta de órgãos. Nos casos de doação do lobo esquerdo, o que geralmente é utilizado em doações para crianças, o risco do doador é bastante minimizado. Já doações de lobo direito estão associadas à maior morbidade do doador.

Uma das principais questões éticas desses transplantes é o quanto se justifica colocar em risco uma pessoa saudável para beneficiar outro indivíduo. Outra questão é se o consentimento esclarecido seria suficiente para assegurar situações em que um indivíduo doa parte de seu órgão para um familiar.

Há dificuldade de compatibilizar o princípio com o respeito ao livre arbítrio do doador, que decide correr riscos para salvar a vida de outro ser humano. Para melhor compreensão de como interagem todas essas variáveis, no caso dos transplantes, analisemos como tem evoluído recentemente a posição da comunidade transplantadora em relação à doação de órgãos em vida. Representam condutas baseadas no princípio da responsabilidade.

1. **Doador relacionado:** os doadores intervivos devem ser familiares dos receptores e a doação deve ser sempre voluntária. A retribuição financeira direta a um doador vivo é ilegal.
2. **Doador não relacionado (também chamado bom-samaritano):** nesses casos, doadores devem demonstrar a proximidade ao receptor (amizade) e deve haver autorização judicial.

Entretanto, na doação de órgãos, o exercício da autonomia do doador depende da decisão da equipe que o assiste nesse ato. Sem a participação do clínico que o avalia e do cirurgião que o opera não existe doação. Define-se assim um julgamento baseado num binômio que inclui a vontade do doador e o discernimento da equipe responsável pelo transplante. O exercício desse discernimento ganha particular importância, considerando que a cirurgia de doadores vivos é o único setor da cirurgia na qual uma operação de grande porte é realizada em indivíduos sadios. Não devem surpreender, portanto, as dúvidas sobre a legitimidade ética de realizar, sem indicação médica, cirurgias que carregam um potencial de mortalidade e morbidade, ainda que pequenos.

9.3.5 ALOCAÇÃO

O sistema de alocação de órgãos no Brasil tem como princípio garantir a equidade de acesso, justiça e autonomia, independentemente de raça, gênero, condição social ou financeira. A alocação utilizando o sistema MELD baseia-se em um esforço de oferecer o órgão a pacientes mais graves, reduzindo a mortalidade em lista de espera. Entretanto, a possibilidade de sobrevida deve ser considerada também na alocação, permitindo assim favorecer um número maior de doentes diante da oferta insuficiente de órgãos.

De certa forma, o sistema MELD favorece a justiça face à equidade, uma vez que priorizando doentes mais graves, aumenta-se o risco de mortalidade perioperatória, reduzindo à disponibilidade. Essa é uma controvérsia presente nos sistemas atuais de alocação, com situações especiais que também são contempladas, como hepatocarcinoma, ascite refratária e encefalopatia.

Além disso, há questões regionais a serem consideradas, muito presentes no Brasil. Os tempos de espera são diferentes nos diversos estados, favorecendo de certa forma doentes com melhores condições sociais, que tenham possibilidade de mudarem de estado em busca de filas de espera mais reduzidas.

A distribuição de órgãos às vezes pode envolver dilemas éticos. Assim é que rins com elevado tempo de isquemia, doadores idosos e história clínica do doador às vezes podem influir na decisão de se transplantar ou não. A possibilidade de recusa do receptor pelo enxerto é outra questão. São conhecidos serviços em que há recusa a se submeter ao transplante pelos resultados adversos observados.

Não são raros também os recursos judiciais interpostos por pacientes, muitas vezes de mais poder econômico, que aguardam na fila e que desejam solução mais rápida para o seu caso. Muitas vezes, não há justificativa técnica para a ordem judicial e, nesses casos, deve a CNCDO regional se munir de todas as informações necessárias para efetuar a contestação.

9.3.6 TRANSPLANTES EM POPULAÇÕES ESPECÍFICAS

9.3.6.1 Doença hepática relacionada ao álcool

A conduta envolvendo pacientes com doença hepática alcoólica tem mudado nas últimas décadas, com a experiência em transplantes e o aumento da incidência de cirrose alcoólica. No início dos transplantes, o paciente com cirrose alcoólica era considerado menos prioritário, por ser considerada uma doença autoinduzida. Além disso, haveria o risco de recorrência da doença após o procedimento.

Mais recentemente, o alcoolismo passou a ser visto como uma doença com componentes físicos e psicossociais. Há, por exemplo, maior concordância de desenvolvimento da dependência em gêmeos monozigotos do que em heterozigotos.

Assim, pela aplicação do princípio de justiça, a alocação de órgãos ocorre de modo semelhante quando a causa da cirrose é o álcool. Na legislação brasileira, há uma exigência de abstinência do álcool por um período mínimo de 6 meses para permitir a inscrição em lista de espera por um transplante.

A sobrevida pós-transplante desses pacientes é semelhante às demais causas. A recorrência do etilismo pode levar a uma recidiva da doença, além de predispor a ocorrência de rejeição por uso irregular da medicação imunossupressora. Estudos mais recentes mostram que a taxa de recidiva do abuso de álcool de forma moderada ou acentuada ocorre em 13% dos transplantados por essa causa. Para minimizar o risco de recidiva, deve ser dado suporte psicológico e social, tanto pré como pós-transplante.

9.3.6.2 Tentativas de suicídio

Pacientes que apresentam insuficiência hepática aguda por tentativa de suicídio envolvendo ingestão de substâncias toxicas (mais frequentemente, o acetominofeno) necessitam psicológico, psiquiátrico e social, se possível, antes da realização do transplante. Nos casos em que a tentativa de suicídio representa um episódio isolado reativo a um quadro depressivo ou a algum fator desencadeante, sem outras comorbidades, podem ser considerados candidatos ao transplante.

Casos em que a tentativa de suicídio é recorrente, na presença de doença psiquiátrica crônica, abuso de drogas, ou limitado suporte social; a indicação do transplante deve ser analisada com rigor pela equipe multidisciplinar.

9.3.6.3 Pacientes infectados pelo HIV

A doença hepática está muitas vezes associada à infecção pelo HIV, principalmente nas infecções pelos vírus da hepatite. Atualmente, o tratamento antirretroviral garante a esses doentes uma sobrevida longa. Dessa forma, a maioria dos centros, incluindo o Brasil, permitem o transplante em pacientes HIV positivos, desde que com carga viral indetectável e ausência de AIDS doença.

9.3.6.4 Retransplantes

O retransplante é responsável por cerca de 10% dos transplantes realizados no mundo. A alocação de órgãos em alguns casos de retransplante são controversos, por conta da escassez destes. A sobrevida no retransplante é menor do que no transplante inicial, com média de 53% em 3 anos. Cabe a discussão se os casos de retransplante deveriam receber menor prioridade em função do maior risco, ou se, ao contrário, deveriam receber prioridade, dentro do conceito de oferecer todo cuidado possível ao paciente que já recebeu um primeiro órgão.

Deve ser considerada, então, a indicação do retransplante. Recidiva da ingesta alcoólica ou não aderência ao tratamento imunossupressor podem contraindicar o retransplante. Entretanto, nas demais causas normalmente são alocados como os demais.

9.3.6.5 Aspectos relacionados à nacionalidade

Nos Estados Unidos, imigrantes só podem receber 5% dos órgãos captados, embora o percentual de órgãos doados por imigrantes, frequentemente ilegais, seja bem mais alto. Tal fato anuncia questão ética importante.

Recentemente, um estrangeiro, de passagem pelo Brasil, sofreu grave intercorrência e necessitou de se submeter a transplante. Apesar da negativa de acesso ao tratamento por parte do Sistema Nacional de Transplantes, do Ministério da Saúde (SNT/MS), o paciente conseguiu a cirurgia por meio de recurso à justiça. As urgências, bem caracterizadas, impõem situação que, por si só, exige a conduta médica imediata, independentemente de qualquer outro fator interveniente.

9.3.7 CONCLUSÕES

As principais questões éticas relacionadas ao transplante hepático decorrem do desbalanço entre demanda e oferta. No Brasil, as questões regulatórias são regidas por Lei, definindo prioridades, alocação etc. O SNT busca um balanço entre equidade, justiça e autonomia. O sistema de doação utilizado no país considera o desejo dos familiares, que devem autorizar a retirada de órgãos no caso de doação pós-morte encefálica.

A doação intervivos é aceita em nosso país, após consentimento livre e esclarecida do doador voluntário. É vedada remuneração para tal ato.

Os transplantes devem seguir os princípios do Código de Ética Médica. Nele, no capítulo VI é tratada a questão de doação e transplantes:

> **Capítulo VI – Doação e transplante de órgãos e tecidos**
>
> [...]
>
> ***Art. 72*** *É vedado ao médico participar do processo de diagnóstico de morte ou da suspensão dos meios artificiais de prolongamento da vida de possível doador, quando pertencente à equipe de transplante.*
>
> ***Art. 73*** *É vedado ao médico deixar, em caso de transplante, de explicar ao doador ou seu responsável legal e ao receptor ou seu responsável legal, em termos compreensíveis, os riscos de exames, cirurgias ou outros procedimentos.*

Art. 74 *Retirar órgão de doador vivo quando interdito ou incapaz, mesmo com autorização do responsável legal.*

Art. 75 *Participar direta ou indiretamente de comercialização de órgãos ou tecidos humanos.*

Além disso, devem seguir a Legislação Brasileira de Transplantes e toda regulamentação nela vigente.

Pontos-chave

- Introdução: cenários dos transplantes no Brasil e conceitos éticos
- Aspectos éticos relacionados à doação de órgãos
- Transplantes com doadores vivos
- Alocação de órgãos
- Transplantes em populações específicas
- Doença hepática relacionada ao álcool
- Tentativa de suicídio
- Retransplantes
- Pacientes infectados pelo HIV
- Outras nacionalidades

Referências

1. Brasil. Câmara dos Deputados. Legislação Brasileira sobre Doação de Órgãos Humanos e de Sangue. 2. ed. Brasília: Biblioteca Digital da Câmara dos Deputados; 2009.
2. Associação Brasileira de Transplante de Órgãos (ABTO). Registro Brasileiro de Transplantes. São Paulo: ABTO, 2019.
3. Silveira PVP, da Silva AA, Oliveira ACS, Alves AJ, Quaresemin CR, Dias CM et al. Aspectos Éticos da Legislação de Transplante e Doação de Órgãos no Brasil. Rev. Bioét. 2009;17(1):61-75.
4. UNOS 2016 Annual Report www.unos.org
5. OPTN/SRTR 2016 Annual Report http://optn.transplant.hrsa.gov/ar2016/
6. Reich DJ, Mulligan DC, Abt PL, Pruett TL, Abecassis MM, D'Alessandro A et al. ASTS Recommended Practice Guidelines for Controlled Donation After Cardiac Death Organ Procurement and Transplantation. Am J Transplant. 2009;9(9):2004-11.
7. Ethical considerations in the allocation of organs and other scarce medical resources among patients. Council on Ethical and Judicial Affairs, American Medical Association. Arch Intern Med. 1995 9;155(1):29-40.
8. DiMartini A, Dew MA, Day N, Fitzgerald MG, Jones BL, deVera ME, Fontes P. Trajectories of Alcohol Consumption Following Liver Transplantation. Am J Transplant. 2010;10(10):2305-12.
9. Paulino LAF, Teixeira SLC. Ética em Transplantes. Rev Med Minas Gerais. 2009;19(3):264-8.
10. Conselho Federal de Medicina (CFM). Resolução n° 1.246, de 8 janeiro de 1988. Disponível em: https://portal.cfm.org.br/wp-content/uploads/2020/09/1246_1988.pdf.

9.4

Cuidados Intensivos com o Doador de Órgãos

Joel Avancini Rocha Filho | Estela Regina Ramos Figueira

9.4.1 INTRODUÇÃO

No Brasil, a maioria dos transplantes de fígado é realizada com órgãos provenientes de doador falecido por morte encefálica (ME). Morte encefálica é um termo clínico e legal, definido no Brasil pela Resolução do Conselho Federal de Medicina nº 1.480, de 8 de agosto 1997, como perda completa e irreversível das funções encefálicas, com cessação das atividades corticais e do tronco encefálico.

Embora nos últimos anos tenha havido um aumento do número de doadores efetivos, este número ainda é insuficiente para atender à demanda. De acordo com dados da Associação Brasileira de Transplantes (ABTO), nos últimos 5 anos , o número médio de notificações foi de 10.717 (51,68 por milhão de população [pmp]), sendo 3.404 (16,42 pmp) o número de doadores efetivamente utilizados. Portanto, nossa taxa de conversão de 31,76% quando comparada à dos Estados Unidos, que atingiu 72,5%, indica que estamos perdendo muitos doadores no caminho da notificação ao transplante efetivado.

O período entre o diagnóstico de morte encefálica e a captação do órgão na sala de operação é a janela de oportunidade para que as terapêuticas, direcionadas à melhor preservação dos órgãos para transplante, sejam implementadas. Atualmente, a maior parte das diretrizes e recomendações para o melhor cuidado com o doador não estão fundamentadas em estudos clínicos randomizados (ECR), mas, sim, nos aspectos fisiopatológicos da ME, nas estratégias terapêuticas extrapoladas das unidades de terapia intensiva (UTI) e no consenso de especialistas. O objetivo deste capítulo é abordar as alterações fisiopatológicas que acompanham a ME e discutir aspectos do tratamento intensivo para a otimização da perfusão e da função dos órgãos a serem transplantados, com foco na ressuscitação cardiopulmonar, monitorização e terapias complementares.

9.4.2 FISIOPATOLOGIA DA MORTE ENCEFÁLICA

Alterações fisiopatológicas importantes acompanham a instalação da morte neurológica conforme a isquemia cerebral (IC) progride em direção rostrocaudal pelas diferentes partes do cérebro. Independentemente da etiologia, desencadeia-se uma cascata progressiva de eventos com aumento do edema cerebral e da pressão intracraniana com consequente diminuição da oxigenação e da perfusão cerebral, seguida de herniação, parada do fluxo sanguíneo e necrose do tecido cerebral.

Inicialmente, na IC ocorre ativação vagal com bradicardia e hipotensão. Com a isquemia da ponte, a ativação do reflexo de Cushing resulta em estimulação simpática com hipertensão arterial moderada, bradicardia e padrão respiratório irregular. Conforme a isquemia progride em direção caudal, há comprometimento dos núcleos vagal e cardiomotor na medula oblonga (bulbo) com perda do reflexo barorreceptor, desencadeando estimulação simpática sem contraposição parassimpática, o que resulta na "tempestade simpática (TS)". A TS que acompanha a ME é um estado hiperdinâmico grave, acompanhado de grande aumento das resistências vasculares pulmonar e sistêmica, aumento do débito cardíaco, hipertensão arterial grave e taquicardia, o que pode induzir arritmias, isquemia miocárdica e disfunção cardíaca. A TS é o primeiro estado de atividade cardiovascular importante que acompanha o processo de ME; ela induz grave resposta inflamatória sistêmica e compromete de sobremaneira a perfusão dos órgãos, ndodeve ser tratada de forma agressiva.

Com a progressão da herniação, ocorre destruição dos centros vasomotores medular e pontino, e herniação das tonsilas cerebelares, resultando em perda do tono simpática, queda massiva da resistência vascular sistêmica e hipotensão arterial grave. O colapso cardiovascular decorrente da perda da atividade adrenérgica é o segundo estado de atividade cardiovascular característico da ME. Nessa fase, a hipotensão é potencializada pela disfunção miocárdica produzida pela TS e pela hipovolemia decorrente do diabetes , secundário ao infarto da neuro-hipófise. A redução da produção da triiodotironina (T3) pode amplificar o efeito depressor miocárdico e, consequentemente, agravar a hipotensão.

9.4.3 MONITORIZAÇÃO E TRATAMENTO

Todo doador deve ser admitido em unidade de terapia intensiva com as metas terapêuticas orientadas aos valores mais próximos da normalidade de sua fisiologia cardiovascular, pulmonar, metabólica e renal (Tabela 9.4.1).

Tabela 9.4.1 Monitorização e manutenção do doador.

Cardiovascular	
Monitorização	Eletrocardioscopia continua (D2, V5), SpO, PVC (cateter multilúmen), PAM, cateter venoso periférico de grosso calibre.
Metas	PAM ≥ 65 mmHg, PA sistólica < 160 mmHg, PA diastólica < 90 mmHg, FC 70-100 bpm, débito urinário > 0,5 mL/kg/min, PVC 6-10 mmHg, POAP 8-12 mmHg, SvO > 70%, FEVE > 45%, normotermia, hemoglobina > 7 g/dL
Volume	**Ringer lactato e Plasma-Lyte**
Vasopressores	Iniciar com vasopressina 0,01-0,04 UI/min Noradrenalina 0,01-2 μg/kg/min
Pulmonar	
Metas	PaO /FiO ≥ 300, SpO > 95%, PaO > 100 mmHg, PaCO 35-45 mmHg, pH 7,35-7,45
Ventilação	Volume corrente 6-8 mL/kg, pressão de *plateau* ≤ 30 cm H20, PEEP 8-10 cm H 0, menor FiO para manter PaO > 100 mmHg, manobras de recrutamento após qualquer desconexão com ventilador
Hormonal	
Metilprednisolona	Indicação: ação anti-inflamatória, instabilidade hemodinâmica (insuficiência adrenal) Dose: 15 mg/kg ou 1.000 mg ou 250 mg + 100 mg/h
T3/T4	Indicação: instabilidade hemodinâmica, administrar isolada ou associada à vasopressina e/ou à metilprednisolona Dose: T3 4 μg + 3 μg/h ou T4 20 μg + 10 μg/h
Vasopressina	Indicação: instabilidade hemodinâmica vasoplégica e/ou diabetes com hipotensão Dose: 0,01-0,04 UI/min
Desmopressina	Indicação: diabetes *insipidus* (Na > 145) sem hipotensão Dose: 1-4 μg + 1-2 μg 6/6h
Renal	
Meta	Diurese > 0,5 mL/kg/h, controle do diabetes *insipidus*, glicemia 120-180 mg/dL, normovolemia, normotermia

Fonte: Desenvolvida pela autoria.

9.4.3.1 Cardiovascular

A manutenção da estabilidade hemodinâmica é o maior desafio dos cuidados intensivos no doador. A instabilidade hemodinâmica de causas variadas (vasoplegia, hipovolemia, disfunção miocárdica e outras), que ocorrem em curto espaço de tempo, muitas vezes em paralelo e, que sem suporte evolui rapidamente à parada cardíaca, requer manejo proativo com identificação e terapia rápida e precisa.

A monitorização hemodinâmica deve incluir: eletrocardioscopia continua D2 e V5; saturação venosa periférica de oxigênio (SpO); acesso venoso central multilúmen para monitorizar pressão venosa central (PVC) e orientar a reposição volêmica e infusão de drogas vasoativas; e uma linha arterial para monitorização da pressão arterial média (PAM). O cateter de artéria pulmonar (CAP) não está recomendado como rotina, porém, na instabilidade hemodinâmica, pode estar indicado para monitorizar o DC e manter satisfatórias as pré e pós-cargas cardíacas, otimizando de forma segura o balanço entre reposição fluida e vasopressores na ressuscitação hemodinâmica dos casos mais críticos. A ecocardiografia é indicada na avaliação da instabilidade hemodinâmica que não responde à reposição fluída inicial. Ela está indicada de rotina na avaliação do potencial doador de coração. Outros monitores menos invasivos tem sido empregados para monitorização do DC e otimização da volemia. Os mais utilizados se baseiam na análise do contorno da onda de pulso arterial. A despeito de não termos ECR mostrando superioridade desses monitores no aumento do número de órgãos transplantados, eles têm a vantagem de avaliar rapidamente a fluidorresponsividade, que é um importante parâmetro na ressuscitação volêmica do doador.

As metas hemodinâmicas preconizadas são: pressão arterial média (PAM) ≥ 65 mmHg, pressão arterial (PA) sistólica < 160 mmHg, pressão arterial diastólica < 90 mmHg, frequência cardíaca (FC) 70-100 bpm, SpO > 95%, normotermia, débito urinário > 0,5 mL/kg/min, pressão venosa central (PVC) de 6-10 mmHg e SvO > 70%, hemoglobina > 7 g/dL. Quando com CAP: índice cardíaco (IC) > 2,4 L/min/m , pressão ocluída de artéria pulmonar (POAP) de 8-12 mmHg e resistência vascular sistêmica de 800-1200 dynas/s/cm. Fração de ejeção de ventrículo esquerdo > 45% na ecocardiografia.

O objetivo do suporte cardiovascular é a proteção cardíaca à TS (isquemia miocárdica e disfunção ventricular esquerda) e adequação volêmica orientada para otimizar a perfusão de órgãos. No controle da TS, as drogas de eleição são as de início de ação rápido e meia-vida curta, sendo indicado inicialmente betabloqueio com esmolol e, se necessário melhor controle da hipertensão, a vasodilatação com nitroprussiato de sódio. Porém, é importante salientar que a TS é uma fase curta e, logo, com a progressão da ME e perda do tono simpático, se instalará rapidamente o quadro de vasodilatação e hipovolemia que deverão ser tratados concomitantemente e de forma balanceada, orientados pela monitorização hemodinâmica. A hipotensão, de modo geral, é inicialmente tratada com reposição fluida com Ringer lactato e com a administração de vasopressores. A reposição deve estar orientada para as metas hemodinâmicas descritas anteriormente, com o objetivo de evitar a hipervolemia e seus efeitos adversos sobre os diversos órgãos potencialmente utilizáveis para transplante. A vasopressina vem sendo considerada a terapêutica de primeira linha no suporte cardiovascular da ME. Catecolaminas exógenas, dopamina, adrenalina e noradrenalina esgotaram rapidamente o ATP miocárdico e demonstraram efeito adverso cardíaco. Adicionalmente, os agonistas alfa-adrenérgicos, como noradrenalina e fenilefrina, têm potencial em aumentar a permeabilidade capilar pulmonar e promover vasoconstrição coronariana e mesentérica, e seu uso têm sido indicado como terapêutica adjunta da vasodilatação no choque grave.

9.4.3.2 Pulmonar

O pulmão na ME está sujeito a inúmeras injúrias graves. Síndrome da resposta inflamatória sistêmica grave, tempestade simpática (TS), edema pulmonar e infecção são responsáveis por taxas de utilização de potenciais pulmões inferiores a 20%. O aumento da pressão arterial sistêmica e de átrio esquerdo em decorrência da TS resulta em aumento da pressão arterial pulmonar e subsequente lesão endotelial, resultando em dano pulmonar direto. O aumento da permeabilidade capilar pulmonar que acompanha a ME, associado ao maior comprometimento do ventrículo esquerdo quando comparado com o do ventrículo direito em decorrência da TS, torna o pulmão particularmente susceptível a desenvolver edema pulmonar, principalmente se a reposição fluida for agressiva e proporcionar sobrecarga volêmica. Quando o pulmão do doador for utilizado para transplante, a estratégia mais recomendada é a normovolemia, respeitando as pressões de enchimento, PVC 6-10 mmHg e PAPO 8-12 mmHg.

Estratégias ventilatórias recomendadas para melhor oxigenação e proteção pulmonar são: pH 7.35-7.45, relação PaO /FiO ≥ 300, volume corrente de 6-8 mL/kg, pressão de ≤ 30 cm H O, PEEP 8-10 cm H O, manobras de recrutamento após desconexões do paciente com o respirador (protocolo do teste de apneia), a menor FiO para PaO > 100 mmHg, SpO > 95% com frequência respiratória ajustada para PaCO entre 35-40 mmHg.

9.4.3.3 Hormonal

A isquemia do eixo hipotalâmico-hipofisário produz graves distúrbios metabólicos com importantes repercussões sistêmicas decorrentes da redução nos níveis da vasopressina (AVP), do hormônio adrenocorticotrófico (ACTH), do hormônio estimulador da tireoide (TSH).

Corticosteroides

As duas principais razões que justificam a terapia corticosteroide são o suporte à falência do eixo hipotalâmico-hipofisário-adrenal (instabilidade hemodinâmica) e para atenuar a inflamação induzida pela ME e assim melhorar a qualidade do órgão e sua função pós-transplante. A ME desencadeia grave resposta inflamatória sistêmica, caracterizada pela elevação dos níveis plasmáticos dos mediadores inflamatórios, como interleucina-6 e fator de necrose tumoral, que são prejudiciais à sobrevida dos enxertos. Efeitos anti-inflamatórios benéficos dos corticosteroides já foram demonstrados na função de órgãos e na sobrevida de enxertos de rim, pulmão e coração, e parecem ser resultado da atenuação dos efeitos das citocinas inflamatórias liberadas em consequência da ME. A administração de corticosteroides também pode estar justificada para superar a insuficiência adrenal relativa que acompanha a ME. Sua administração deve ser sempre considerada na instabilidade hemodinâmica. Altas doses de metilprednisolona, 1.000 mg, 15 mg/kg IV ou 250 mg IV , seguido da infusão de 100 mg/h, diminui os efeitos da cascata inflamatória induzida pela ME na função dos órgãos. Metilprednisolona só deve ser administrada após a tipagem sanguínea, pois tem potencial de suprimir a expressão do antígeno leucocitário humano (HLA).

Vasopressina

O dano isquêmico à hipófise posterior (neuro-hipófise) leva à diminuição da secreção da arginina vasopressina (AVP), ou hormônio antidiurético (ADH), resultando no diabetes (DI). Até 90% dos doadores com ME apresentam deficiência grave de AVP e grande parte destes apresentam DI neurogênico. O DI neurogênico não controlado produz diurese massiva (> 1.000 mL/h) capaz de causar hipovolemia, pela perda de volume intravascular, e hipernatremia. Esse fato contribui de forma importante na hipotensão grave e na instabilidade hemodinâmica que acompanham a ME, uma vez que esses pacientes já apresentam vasodilatação pela insuficiência autonômica. A reposição da AVP recomendada é 1 UI, seguido da infusão de 0,01-0,04 UI/min, de acordo com a resistência vascular sistêmica entre 800 e 1.200 dynas/seg/cm – idealmente, a dose deve estar abaixo de 2,5 UI/h.

Os efeitos benéficos da vasopressina incluem: aumento da PA, redução do grau de suporte inotrópico e tratamento do DI. Em doses menores de 2,5 UI/h, a vasopressina também se associou ao melhor funcionamento dos enxertos de fígado, rim e coração. O uso da AVP é preditor independente de aumento da taxa de recuperação e de diminuição da taxa de recusa de órgãos para transplante.

A ação vasoconstritora da AVP é mediada pelos receptores subtipo V1, encontrados na musculatura lisa vascular e sua ação antidiurética é mediada pelos receptores subtipo V2, encontrados no epitélio dos ductos coletores renais. Enquanto a vasopressina está indicada para doadores com hipotensão e DI, a desmopressina (1-desamino-8-D-arginina, DDAVP), seu análogo sintético, V2 específico, está indicada na hipernatremia (Na > 145 mEq/L) sem hipotensão, em doadores com débito urinário > 2,5 mL/kg/h. O débito urinário não deve exceder 4 mL/kg/h. A hipernatremia está associada à pior sobrevida do enxerto hepático. Na presença concomitante de hipernatremia e hipotensão, casos mais severos de DI, pode estar indicada a associação da AVP com a DDAVP. A dose recomendada de DDAVP é 1-4 µg IV; se necessária dose adicional, 1-2 mcg a cada 6 horas. A DDAVP aumenta a concentração do FVIII e FvW, porém, para se obter efeito procoagulante, a dose recomendada é muito maior, de 0,3 µg/kg.

Os sinais da DI são: poliúria (> 3 L/d ou 2,5 mL/kg/h), hipernatremia (Na > 145 mEq/L), hiperosmolaridade plasmática (> 295 mOsm/L), baixa gravidade específica da urina (< 1.005) e baixa osmolalidade urinária (< 200 mOsm/L). Hipopotassemia, hipofosfatemia e hipomagnesemia geralmente acompanham o DI, exigindo monitorização e reposição.

Tiroxina e tri-iodotironina

O dano isquêmico da hipófise anterior (adenoipófise) leva à diminuição da secreção do hormônio estimulador da tireoide (TSH), resultando em diminuição da tri-iodotironina livre (T3). Os níveis de T3 livre também são afetados pela diminuição da conversão periférica do T4 em T3, que é o hormônio com atividade biológica 5 vezes maior que seu precursor, o T4. A despeito de dados conflitantes, a redução dos níveis de T3 tem sido implicada na diminuição progressiva de contratilidade miocárdica e instabilidade hemodinâmica da ME.

A administração de T4 em doadores hemodinamicamente instáveis diminuiu significativamente o suporte vasopressor. Análise retrospectiva realizada com 63.593 doadores, a reposição com hormônio tireoidiano, se associou com aumento na captação de coração, pulmão, rim, pâncreas e intestino. As diretrizes sugerem o uso de hormônio tireoidiano em pacientes com instabilidade hemodinâmica e/ou fração de ejeção de VE < 45%, isoladamente ou em associação a AVP e corticosteroide. Na reposição, tanto T3 como T4 têm sido utilizados. Entretanto, T3 é a forma biologicamente ativa, tem início mais rápido de ação e não está sujeito aos fatores que interferem na conversão do T4 para T3. A dose recomendada de T3 é de 4 µg IV, seguido da infusão de 3 µg/h, e a de T4 é de 20 µg IV, seguido da infusão de 10 µg/h.

Insulina

A ME é acompanhada pela diminuição dos níveis de insulina, aumento da resistência à insulina e da gliconeogênese, resultando em hiperglicemia. A hiperglicemia no potencial doador pode estar associada ao declínio da função renal após o transplante. Deve-se sempre avaliar a contribuição da diurese osmótica, secundária à hiperglicemia, no contexto da diurese do DI. A recomendação é manutenção do controle glicêmico com bomba de infusão de insulina com meta de manutenção da glicemia entre 120-180 mg/dL.

9.4.3.4 Renal

As alterações sistêmicas que acompanham o desenvolvimento da ME têm impacto negativo significante sobre o sistema renal. A tempestade simpática, o colapso cardiovascular secundário a perda do tono simpático, a hipovolemia causada pelo DI, a severidade da resposta inflamatória sistêmica e as alterações hormonais causam hipoperfusão das células justaglomerulares renais e ativação do sistema renina-angiotensina-aldosterona (SRAA). A ativação do SRAA causa retenção de água e sal e vasoconstrição renal, que compromete o fluxo sanguíneo renal, gerando lesão tubular e glomerular e insuficiência renal aguda. O resultado é a diminuição da viabilidade do órgão para o transplante, assim como piora da função renal pós-transplante. As recomendações protetoras renais incluem manutenção da normovolemia, controle hemodinâmico com as metas supracitadas, tratamento agressivo da hipoperfusão sistêmica, com balanço apropriado entre reposição fluída e administração de vasopressores, e manutenção do debito urinário > 0,5 mL/kg/h, e controle do diabetes e da glicemia entre 120-180 mg/dL.

9.4.3.5 Hipotermia

A hipotermia se instala rapidamente após a perda da termorregulação hipotalâmica. Temperaturas abaixo de 33°C devem ser evitadas por estarem relacionadas a efeitos adversos, como piora da coagulopatia, depressão miocárdica, arritmias e instabilidade hemodinâmica. Entretanto, a hipotermia moderada (34-35°C) no doador diminuiu a necessidade de hemodiálise na primeira semana após o transplante de rim, sem risco aparente a outros órgãos que foram transplantados. A adoção dessa prática tem sido variada. A recomendação tradicional ainda é a mais usada, com manutenção da normotermia, que, na maioria dos casos, requer aquecimento ativo.

9.4.3.6 Antioxidantes

A ME está relacionada com excessiva produção de espécies reativas de oxigênio (ROS), que tem potencial em causar dano celular com comprometimento dos órgãos. A terapia antioxidante com N-acetilcisteína (NAC) no doador melhorou a sobrevida do enxerto hepático em 3 e 12 meses. Esse efeito protetor foi confirmado no transplante renal após pré-tratamento com NAC. A terapia antioxidante com ácido alfalipólico no doador diminuiu os marcadores inflamatórios, disfunção renal precoce e pancreatite no transplante simultâneo de rim-pâncreas. O pré-condicionamento farmacológico com sevoflurano, administrado por via inalatória na ventilação mecânica do doador, diminuiu a disfunção precoce do fígado transplantado. Embora os estudos clínicos venham demonstrando resultados benéficos com o uso de terapêuticas antioxidantes, ainda não se tem recomendações para uso rotineiro.

9.4.4 ANESTESIA PARA CAPTAÇÃO DE ÓRGÃOS

Os objetivos da anestesia no doador de órgãos são atenuar o reflexo simpático à estimulação cirúrgica, abolir resposta motora e manter as metas hemodinâmicas e perfusionais já discutidas (Tabela 1). Os cuidados com monitorização, ventilação mecânica, controle glicêmico, acessos vasculares e hemodinâmica geralmente seguem os instituídos previamente na UTI. É importante observar os cuidados relacionados ao transporte e ao posicionamento do doador na mesa de operação. O perfil hemodinâmico é frágil e o doador facilmente evolui com instabilidade hemodinâmica ou desenvolve hipóxia durante o transporte ou transferência para a mesa. O tempo de troca do ventilador de transporte para o aparelho de anestesia deve ser minimizado e as manobras de recrutamento pulmonar devem ser realizadas após qualquer desconexão do ventilador. Deve-se verificar a patência dos acessos vasculares existentes assim como confirmar a presença de um acesso de grosso calibre.

O preparo da sala inclui a checagem da disponibilidade de concentrado de hemácias, de colchão térmico (temperatura 35-37°C) e de drogas vasopressoras (AVP, noradrenalina, adrenalina).

A anestesia deve controlar os reflexos espinhais e motores. Agentes anestésicos voláteis (sevoflurano, isoflurano ou desflurano) em 1 concentração alveolar mínima, junto com bloqueadores não-despolarizantes (cisatracúrio, vecurônio ou rocurônio), bloqueiam os reflexos relacionados a cirurgia. No início da cirurgia deve ser administrado metilprednisolona 1.000 mg. A anticoagulação é essencial na captação para evitar complicações trombóticas, heparina na doses de 5.000 UI/10 kg, deve ser administrada via cateter venoso central, 5 minutos antes do pinçamento aórtico.

Referências

1. Associação Brasileira de Transplantes de Órgãos (ABTO). Dimensionameto dos Transplantes no Brasil. São Paulo: ABTO; 2020.
2. Israni AK, Zaun DA, Gauntt K, Schaffhausen CR, McKinney WT, Miller JM, Snyder JJ. OPTN/SRTR 2021 Annual Data Report: Deceased Organ Donation. Am J Transplant. 2023;23(2 Suppl 1):S443-74.
3. Drake M, Bernard A, Hessel E. Brain Death. Surg Clin North Am. 2017;97(6):1255-73.
4. Bloom M B SA, Malinoski D J. Critical care of the organ donor. In: Pretto E A BGJ, DeWolf A, Klinck J R, Niemann C, Watts A, Slinger A D, editor. Oxford Textbook of Transplant Anaesthesia and Critical Care. 1: Oxford University Press; 2015.
5. Kotloff RM, Blosser S, Fulda GJ, Malinoski D, Ahya VN, Angel L et al. Management of the Potential Organ Donor in the ICU: Society of Critical Care Medicine/American College of Chest Physicians/Association of Organ Procurement Organizations Consensus Statement. Crit Care Med. 2015;43(6):1291-325.
6. Garrity ERBR, O'Connor MF, Dalton A. Management of the Deceased Organ Donor. UpToDate. Jul 6, 2020.
7. Al-Khafaji A, Elder M, Lebovitz DJ, Murugan R, Souter M, Stuart S et al. Protocolized Fluid Therapy in Brain-Dead Donors: the Multicenter Randomized MOnIToR Trial. Intensive Care Med. 2015;41(3):418-26.
8. Meyfroidt G, Gunst J, Martin-Loeches I, Smith M, Robba C, Taccone FS, Citerio G. Management of the Brain-Dead Donor in the ICU: General and Specific Therapy to Improve Transplantable Organ Quality. Intensive Care Med. 2019;45(3):343-53.
9. Niemann CU, Feiner J, Swain S, Bunting S, Friedman M, Crutchfield M et al. Therapeutic Hypothermia in Deceased Organ Donors and Kidney-Graft Function. N Engl J Med. 2015;373(5):405-14.
10. Ball IM, Hornby L, Rochwerg B, Weiss MJ, Gillrie C, Chassé M et al. Management of the Neurologically Deceased Organ Donor: A Canadian Clinical Practice Guideline. CMAJ. 2020;192(14):E361-9.
11. D'Amico F, Vitale A, Piovan D, Bertacco A, Ramirez Morales R, Chiara Frigo A et al. Use of N-Acetylcysteine During Liver Procurement: A Prospective Randomized Controlled Study. Liver Transpl. 2013;19(2):135-44.
12. Orban JC, Quintard H, Cassuto E, Jambou P, Samat-Long C, Ichai C. Effect of N-Acetylcysteine Pretreatment of Deceased Organ Donors on renal allograft function: A Randomized Controlled Trial. Transplantation. 2015;99(4):746-53.
13. Ambrosi N, Arrosagaray V, Guerrieri D, Uva PD, Petroni J, Herrera MB et al. Alpha-Lipoic Acid Protects Against Ischemia-Reperfusion Injury in Simultaneous Kidney-Pancreas Transplantation. Transplantation. 2016;100(4):908-15.
14. Minou AF, Dzyadzko AM, Shcherba AE, Rummo OO. The Influence of Pharmacological Preconditioning with Sevoflurane on Incidence of Early Allograft Dysfunction in Liver Transplant Recipients. Anesthesiol Res Pract. 2012;2012:930487.